LES
ELEMENTS
DE LA
MÉDECINE-PRATIQUE,

TIRÉS DES ÉCRITS D'HIPPOCRATE

ET DE QUELQUES AUTRES MÉDECINS

ANCIENS ET MODERNES:

Où l'on traite des Maladies les plus ordinaires à chaque
Age, dans les différentes Saisons de l'année, selon les
différentes constitutions de l'Air, sous divers Climats, &
en particulier sous celui de Béfiers.

*Avec des Remarques de Théorie & de Pratique pour servir de
Prodrome à une Histoire générale des Maladies.*

Par M. BOUILLET, Correspondant de l'Académie Royale des Sciences,
Docteur en Médecine de la Faculté de Montpellier, Professeur Royal des
Mathematiques, Sécrétaire de l'Académie des Sciences & Belles-Lettres de
Béfiers, & Médecin des Hôpitaux de la même Ville.

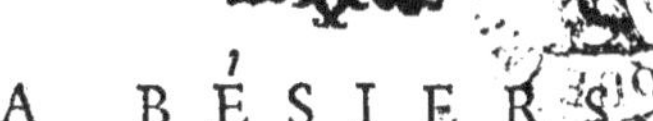

A BÉSIERS,

Chez FRANÇOIS BARBUT, Imprimeur du Roy,
& de l'Académie des Sciences & Belles-Lettres.

M. DCC. XXXXIV.

AVEC APPROBATION ET PRIVILEGE DU ROY.

Nunquam aliud Natura, aliud sapientia dicit.
Juvenal. Satyr. 14.

Novi veteribus non opponendi , sed , quoad fieri
potest, perpetuo jungendi fœdere. *Bagliv.* .
Prax. Med. lib. 1. cap. 1.

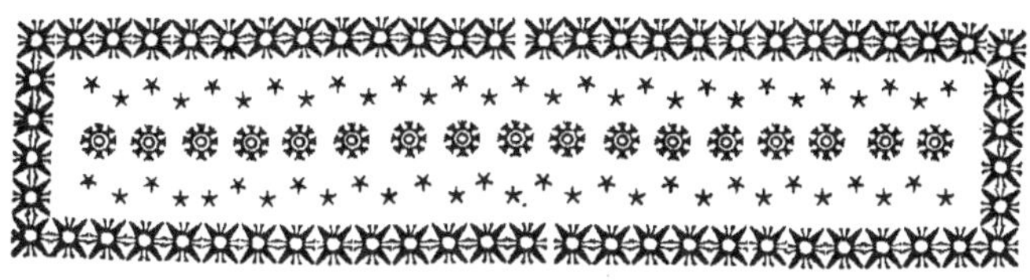

PREFACE.

J'AVOIS refolu de donner inceffamment une Hiftoire générale des Maladies felon le Plan que j'en publiay en 1737; mais les occupations journalieres de la Pratique, abforbant prefque tout mon temps, ou du moins ne me permettant pas de me livrer à un travail fuivi & de longue haleine, je compris bientôt qu'à moins de quelque conjonéture favorable, je ne pourrois de long-temps executer mon deffein. Je ne le perdis pourtant pas de vûë, ce deffein, & je ne laiffay rien échapper de tout ce qui pouvoit y entrer. Je lûs par intervalles les meilleurs Praticiens foit anciens, foit modernes, j'examinay les vûës qu'ils propofent pour le traitement des Maladies, & les moyens qu'ils employent pour remplir ces vûës, j'obfervay foigneufement la naiffance, la marche, le progrés & la terminaifon des Maladies que j'avois à traiter, je mis même par écrit de temps en temps ce que je remarquois de plus effentiel dans la Pratique: en un mot, je tâchay d'augmenter le Recüeil de mes materiaux; & je penfois à tirer du moins de ce Recüeil une Hiftoire abbregée des Maladies qui font les plus communes dans ce Pays, pour fervir comme de prélude à l'Hiftoire que j'ay annoncée, lorfque j'eus oc-

ã

cafion de voir deux grands Ouvrages de Médecine-
Pratique qui venoient d'être réimprimés depuis peu,
fous les noms, l'un de M. Manget, & l'autre de M. Allen.

Ces deux Ouvrages qui ont été fi bien receus,
quoyqu'ils ne renferment prefque rien qui appartienne
en propre à leurs Autheurs, me firent naître l'idée de
celui que je donne aujourd'huy. Ils m'apprirent que
le Public ne trouve pas toûjours mauvais qu'on lui
remette devant les yeux les Ouvrages des autres, &
ils m'enhardirent à emprunter des Médecins qui m'ont
précedé, certaines Piéces dont j'avois befoin pour
former avec mes Obfervations particulieres un Volume un peu plus confiderable & dont les Commençants ou les jeunes Médecins puffent rétirer un plus
grand avantage. Je penfay donc, à l'imitation de ces
deux Autheurs, à tirer d'Hippocrate & de quelques
autres Médecins tout ce qui pouvoit convenir à mon
deffein, & de ces differents morceaux j'en formay des
Elements de Médecine-Pratique, où j'ay tâché d'éviter
certains défauts que j'avois remarqués dans les deux
Ouvrages dont je viens de parler.

Pour mettre mes Lecteurs à portée de juger de ces
défauts, je vais expofer en peu de mots l'ordre & le
deffein de ces Ouvrages. Dans le premier qui nous a
été donné par Mͬ. Manget fous le títre de *Bibliotheca
Medico-Pratica & Medico-Chirurgica*, on trouve en huit
gros Volumes *in Folio* une vafte compilation de tout
ce qui a été donné fur toutes les Maladies foit Mé-
dicales, foit Médico-Chirurgicales par les plus habiles
Médecins & Chirurgiens des deux derniers Siécles :

& cela par ordre alphabetique des Maladies, enforte
que fous le mot *Arthritis*, par exemple, on trouve
ce que Menjot, Sydenham, Mufgrave, Vvillis & plufieurs autres nous ont laiffé fur cette Maladie.

Dans l'autre qui porte le nom de M^r. Allen Médecin Anglois, on voit en fept Volumes *in* 12, un
abbregé de la Médecine-Pratique, où l'on donne les
fentiments des plus habiles Médecins fur les caufes des
Maladies, & fur leurs Remedes. ,, Au moyen de ce «
Livre, *dit-on dans l'Avertißement qui eft à la tête de*
la nouvelle Edition françoife, les jeunes Médecins pour- «
ront s'exempter de parcourir un grand nombre d'Au- «
theurs de Pratique-Médicinale, parmi lefquels on peut «
dire qu'il ne s'en trouve aucun qui ne laiffe bien des «
chofes à défirer ; foit parceque les uns font trop diffus, «
pour qu'on veuille fe donner la peine de les lire d'un «
bout à l'autre ; foit parceque les autres font trop concis, «
ou ne traitent pas de toutes les Maladies ; ou qu'enfin «
n'écrivant que felon la Pratique receûë en leur Pays, «
& qui eft conforme par confequent à la Temperature «
de l'Air, à la maniere dont les Habitants vivent & fe «
nourriffent, & à toutes les autres circonftances qui «
obligent à varier le traitement des Maladies, il arrive «
de là qu'un Autheur, quelque habile qu'il foit, qui «
donne un Traité de Pratique-Médicinale, ne fçauroit «
convenir en beaucoup de chofes pour différents Pays, «
& fe trouve fouvent condamné, quoyqu'injuftement, «
par des Médecins dont la Pratique n'eft pas femblable «
à la fienne. Pour obvier à cet inconvenient, on a ré- «
cüeilli dans cet Abbregé les fentiments des Autheurs «

„ de divers Pays, afin que ceux des Lecteurs qui font
„ capables de choifir, le puiffent faire commodément &
„ avec fruit. «

Sur l'expofé que je viens de faire du Plan de ces
deux Ouvrages, on voit d'abord qu'ils font excellents
chacun en leur genre, & que des Médecins confom-
més, des gens capables de choifir peuvent y puifer de
grandes lumieres, ou du moins fe rappeller le fouvenir de ce qu'ils avoient lû dans les meilleurs Praticiens,
& qu'ils pouvoient avoir oublié.

Mais ces deux Ouvrages ne me paroiffent pas également utiles aux jeunes Médecins, à ceux qui n'ayant
quitté que depuis peu l'Ecole, n'ont eu encore ni le
temps ni l'occafion de fe décider fur les Regles qu'ils
doivent fuivre dans le traitement des Maladies. Un inconvenient qui leur eft commun, c'eft qu'ils offrent
l'un & l'autre différents fentiments fur chaque Maladie,
qu'ils en expliquent différemment les caufes, qu'ils en-
feignent différentes manieres de la traiter, & qu'ils
laiffent aux Lecteurs *capables de choifir* le foin de faire
ce choix *commodément & avec fruit.* Mais de jeunes
Médecins, des gens fans experience & fouvent fans une
grande étude feront-ils en état de faire ce choix ? Pour-
ront-ils entre tant de différents fentiments fur une même Maladie, & entre tant de différentes methodes,
choifir le fentiment le plus vrayfemblable & la merhode
la plus feüre ? C'eft ce qu'on ne croira fans doute qu'a-
vec beaucoup de peine.

Un fecond inconvenient qui eft encore commun à
ces deux Ouvrages, c'eft qu'ils ne donnent ni l'un ni

l'autre aucun principe général de Pratique, & qu'ils ne visent qu'à proposer pour chaque Maladie une foule de différents Remedes & de différentes Formules. Or parmi cet assemblage confus de différents Remedes & de différentes Formules, de jeunes Médecins sçauront-ils discerner ce qui conviendra le mieux à la Maladie qu'ils auront à traiter.

Enfin un troisiéme inconvénient se présente encore à l'égard du premier de ces Ouvrages : c'est, qu'il est & trop cher, pour que bien de jeunes Médecins en puissent faire la dépense, & trop vaste pour qu'ils veuillent se donner la peine de le lire.

Je pourrois pousser plus loin mes Remarques sur ces deux Ouvrages ; mais il suffira d'ajoûter qu'il est à craindre, qu'au lieu de guider seûrement les jeunes Médecins, ils n'égarent ceux qui les liront, qu'ils ne leur inspirent de la confiance pour la multiplicité des Remédes, & qu'ils ne les jettent dans le pur empirisme.

On n'a rien de semblable à craindre des Elements de la Médecine-Pratique. Quoyque tirés pour la plus grande partie de différents Autheurs qu'on a transcrits mot à mot, quoyque formés, pour ainsi dire, par des *Découpures* comme les Ouvrages dont on vient de parler, ils n'offrent point comme eux différentes Méthodes, ils ne laissent point le Lecteur en suspens sur le choix des Regles fondamentales, sur celui des Remédes & des Receptes ou Formules. Les différentes Piéces qui composent ces Elements, ont été choisies & arrangées dans la vûë qu'elles formassent ensemble un deſſein, qu'elles tendiſſent toutes à une même fin, qu'elles concouruſſent unaniment à l'établiſſement d'une Méthode générale, d'un Syſtême de Pratique qui embraſſât genéralement toutes les Maladies depuis l'Enfance juſqu'à l'âge le plus avancé, ſous divers Climats, & dans quelque Saiſon que ce fût de l'année. Du moins dans les Remarques qui ſont placées à la fin de l'Ouvrage, on a tâché de concilier les contrarietés que ces Piéces ont paru renfermer : on a raméné tout à ce Syſtême, ou à cet aſſemblage de Regles de Pratique qu'on voudroit fixer pour toûjours.

Ce Syſtême eſt celui d'Hippocrate & de quelques autres habiles Praticiens qui ſont venus après luy : car je n'ay eu icy d'autres vûës que d'expoſer d'un côté ce qui s'eſt obſervé dans la Pratique depuis les temps les plus reculés, ce que j'ay vû obſerver par mes Maîtres, & ce que j'ay obſervé moi-même en ſuivant leurs traces, & de faire voir de l'autre que c'eſt là le vray Syſtême qu'on doit ſuivre.

D'où l'on pourra aiſément inférer que mon intention n'a pas été d'inſtruire les vieux Médecins, les Médecins qui ont de l'étude & de l'experience ; & que je n'ay prétendu travailler que pour des Commençants, pour de jeunes Médecins qui ont beſoin qu'on leur indique les Autheurs qu'ils doivent prendre pour leurs guides, ou qu'on leur montre la route qu'ils doivent tenir & les Regles qu'ils doivent ſuivre pour conduire leurs Malades.

C'eſt pourquoy je n'ay pas fait difficulté d'emprunter d'Hippocrate & de quelques autres Médecins les Regles fondamentales de la Pratique & les premiers principes de la Theorie : mais quoyque ces Notions préliminaires m'ayent paru abſolument néceſſaires aux Commençants, quoyque j'en releve l'utilité en plus d'un endroit de ces Elements, j'ay crû toutesfois devoir moins inſiſter ſur ces Notions générales, que ſur les exemples particuliers & ſur les faits de Pratique ; auſſi de quatre Parties dont ces Elements ſont compoſés, les deux dernieres, où je m'attache principalement à rapporter un grand nombre de cas qui ont paſſé par les mains d'Hippocrate & de Ballonius, & tout ce que j'ay obſervé moi-même dans la Pratique pendant pluſieurs années, ſont-elles beaucoup plus étenduës.

On commence donc par donner d'après Hippocrate une idée de la Médecine, & des devoirs eſſentiels auſquels cet Art oblige ceux qui en font profeſſion. On fait enſuite l'énumeration des Maladies qui ſe préſentent le plus ſouvent : on indique les voyes par leſquelles ces Maladies ont coûtume de ſe terminer : on rapporte les Regles générales qui ont été propoſées par cet ancien Médecin, ſoit pour conſerver la Santé, ſoit pour traiter les Maladies ; & c'eſt là deſſus que roule la premiere Partie de ces Elements. Ce ne ſont là que des Notions générales & préliminaires, qui ſuppoſent même un grand nombre d'autres connoiſſances ; mais elles ſuffiront ſans doute à un jeune Médecin qui ſçait l'Anatomie, la Matiere Médicale & toutes les autres parties des *Inſtitutions* qu'on enſeigne dans les Univerſités, ou qui voudra ſe donner la peine de conſulter les Autheurs qui ont traité expreſſément toutes ces matiéres, & qui ont été indiqués dans ces Elements.

Dans la seconde Partie on donne une idée générale de l'œconomie animale & des causes des Maladies d'après M^r. *Helvetius*, à quoy l'on a ajoûté une Dissertation de M^r. *Stahl* sur la Theorie & la Pratique des Maladies les plus ordinaires à chaque âge. Ce sont encore des Notions générales, mais dont un jeune Médecin doit être instruit pour pouvoir penetrer les causes d'une infinité de cas particuliers & pour pouvoir y apporter les Remédes convenables. C'est dans ces deux Autheurs & dans ceux que j'ay indiqués à la fin de cette Partie, que les jeunes Médecins doivent prendre des veûës qui embrassent le traitement de toutes les Maladies pour tous les âges, pour tous les Sexes & pour tous les Climats du monde.

La troisiéme Partie contient une exposition des Maladies qui arriverent en Grece pendant quelques années du temps d'Hippocrate, & de celles qui furent les plus communes à Paris du temps de M^r. de Baillou sçavant Médecin de l'Ecole de Paris, qui vivoit vers la fin du 16e. Siécle. Là on voit d'abord que malgré la distance des temps & la différence des Climats les mêmes Maladies ont presque toûjours regné, d'où il est naturel de conclure que les mêmes Regles de Pratique, j'entends les Regles générales & fondamentales, doivent avoir lieu dans tous les temps & dans tous les Climats. On voit aussi dans Hippocrate les efforts que la Nature abandonnée à elle-même ou sans autre secours que celui d'un Regime convenable, faisoit en des temps determinés pour se delivrer des Mala-

dies

dies dont elle étoit accablée ; d'où l'on doit inférer les
Regles qu'il faut fuivre pour l'aider en pareil cas : &
c'eft ce que fit fans doute Hippocrate, comme on le
dira ailleurs. Enfin on voit dans Ballonius les efforts
que faifoit de fon temps la Médecine pour fe mettre
fur les pas de la Nature, pour en imiter les démarches, & pour établir des Regles feûres de Pratique.
Si à ce que j'ay rapporté d'Hippocrate & de Ballonius,
on joint les autres Autheurs que j'ay indiqués à la fin de
cette Partie, ou du moins ce que nous ont donné les Riviere, les Sydenham & les Chirac, on prendra une No-
tion de la Médecine-Pratique depuis fon enfance jufqu'au point de perfection où elle eft parvenuë aujour-
d'hui ; ce qui fera fans doute d'une grande utilité pour
les jeunes Médecins, puifqu'en voyant par quels dégrés cet Art admirable s'eft formé & perfectionné, ils
ne pourront que s'en inculquer les Regles plus profondement dans leur efprit, & fe convaincre en même
temps plus aifément de leur certitude.

Dans la quatriéme Partie on expofe les Maladies
qui ont été les plus communes dans la Ville de Béfiers depuis 1730 jufqu'à la fin de 1742, & l'on rapporte la maniere dont elles ont été traitées. On parle
d'abord de la temperature de notre Climat, & après
avoir donné une idée générale des Maladies qui y font
les plus fréquentes, & des Caufes *évidentes* qui nous
ont paru avoir le plus de part dans la production de
ces Maladies, on defcend dans un détail qui paroîtra
fans doute ennuyeux à bien des perfonnes, mais que
nous avons cru néceffaire à de jeunes Médecins que

les faits & les exemples particuliers inſtruiront bien mieux & en moins de temps que les Préceptes généraux, ſur tout ſi ces Préceptes ne leur ſont pas tout-à-fait inconnus, comme nous le ſuppoſons, & comme nous avons droit de le ſuppoſer après ce qui a été inſéré dans les deux premieres Parties. Je rapporte les différentes Maladies que j'ay eu occaſion de voir dans des perſonnes de différent âge, de différent ſexe, de différente condition, & je les expoſe les unes après les autres comme elles ſe ſont préſentées dans la Pratique, ſelon le temps où elles ſe ſont montrées & avec les mêmes couleurs ſous leſquelles elles ſe ſont offertes à mes yeux. J'ay cru devoir ſuivre cet ordre préferablement à tout autre, ſoit parcequ'il m'a paru plus utile pour les Commençants, qui ne trouvent pas dans la Pratique les Maladies rangées par ordre comme dans les Livres, ſoit parce que n'ayant remarqué aucune différence dans le caractere eſſentiel des Maladies les plus communes qui ont paru pendant pluſieurs années, des Fiévres, par exemple, je n'ay eu garde de les diſtinguer en différentes eſpeces de *Conſtitutions*, pour ne pas jetter mal-à-propos les jeunes Médecins dans l'impoſſibilité de traiter methodiquement ces Maladies à chaque renouvellement d'année. En un mot j'ay ſuivi l'ordre de la Nature, & j'ay répreſenté auſſi fidelement qu'il m'a été poſſible tout ce qui s'eſt offert à moi dans la Pratique. Je ne me flatte pourtant pas de n'avoir rien omis. Il eſt difficile qu'un Tableau qui répreſente tant d'objets, puiſſe les répreſenter tous parfaitement. Il doit ſans doute manquer à chaque objet

bien des traits qui m'ont échappé, & que je me ferai
un devoir d'ajoûter lorfque je me les rappellerai. Tout
ce que je puis certifier, c'eft que je n'ay point travaillé
d'imagination, & que tous les traits que j'ay tracés ont
été copiés d'après nature.

C'eft aux Maladies *aiguës*, aux différentes efpeces
de Fiévres & aux autres Maladies accompagnées de
Fiévre que je me fuis principalement attaché. C'eft
fur tout contre ces Maladies que les jeunes Médecins
fe doivent armer de tous les fecours que leur Art peut
leur fournir, parcequ'elles font & les plus communes,
& qu'elles décident le plus promptement de la vie ou
de la mort. J'ay rapporté auffi quelques exemples de
Maladies *chroniques*, de celles fur tout pour lefquelles
on m'avoit communiqué des Confultations de quelques Praticiens de Montpellier; mais j'en ay rapporté
peu, me refervant d'entrer là-deffus dans un plus grand
détail dans l'Hiftoire des Maladies des années fuivantes, à laquelle j'ay refolu de travailler, fi l'Effay
que je donne aujourd'huy a le bonheur de plaire. Ces
Confultations & quelques Differtations Académiques
que j'ay inférées dans cette Partie, préviendront peut-
être l'ennuy où des Defcriptions continuelles des Maladies auroient pû jetter mes Lecteurs.

Du refte on n'a rapporté un fi grand nombre d'exemples dans cette quatriéme Partie, qu'afin de faire voir
par un grand nombre de faits, que malgré la différence
de l'âge, du fexe, des conditions, des faifons, des conftitutions de l'Air, on a toûjours fuivi la même methode quant au fonds, mais avec les modifications necef-

faires que les différentes circonftances des Maladies ont paru demander. On n'a pas craint même d'être accufé de vanité en rapportant les heureux fuccés de la Methode qu'on a fuivie, parcequ'on ne s'eft point donné pour Inventeur de cette Methode, & qu'on a reconnu publiquement qu'on la devoit aux fçavants Praticiens qui nous ont précedé.

Dans la Conclufion de cette Partie on donne les raifons fur lefquelles a été fondée notre Methode, ou pour mieux dire, celle d'Hippocrate & des fameux Praticiens qui font venus après lui. On fait voir que ce Syftême de Pratique n'eft qu'une imitation de celui que la Nature fuit elle-même dans la guerifon *fpontanée* des Maladies, & qu'il eft fondé fur les loix de l'œconomie animale & fur les nouvelles Obfervations faites à l'ouverture des Cadavres morts de différentes Maladies.

Tout cela eft fuivi de Remarques qui jettent un plus grand jour fur différents endroits de ces Elements, qui concilient enfemble quelques uns de ces endroits qui paroiffent oppofés, & qui les raménent à la même Theorie & à la même Pratique. On n'y diffimule pas que jufques vers la fin du dernier Siécle, jufqu'aux *Barbeyracs* & aux *Chiracs*, qui entrerent plus avant que n'avoient fait leurs Prédeceffeurs dans les vûës d'Hippocrate, ou pour mieux dire, dans celles de la Nature, la Pratique de la Médecine à l'égard d'un grand nombre des Maladies aiguës, n'étoit qu'un pur tâtonnement. On y ofe même avancer que dans les Pays étrangers, elle n'eft pas encore délivrée de tout tâtonnement, & on le prouve par les Ouvrages les plus récents des plus habiles Praticiens des Pays voisins. On y soûtient la nécessité des fréquentes Saignées dans les Maladies inflammatoires, & des Purgations réïterées dans les Maladies de Pourriture, ou de l'un & de l'autre de ces Remédes dans les Maladies compliquées d'Inflammation & de Pourriture. On va plus loin. On tâche de fixer à cet égard les Regles de la Pratique, & d'en introduire l'unité dans tous les Climats de la Terre. Il est vray que la mode & les préjugés s'y opposeront; mais si l'on fait reflexion que dans tous les Pays du monde on suivoit autrefois la Pratique d'Hippocrate, & que la Nature a été toûjours & sera toûjours la même, on aura moins de peine à se ranger à mon sentiment. On ne sera pas même ébranlé par l'autorité de Celse, qui dans la Preface de son Livre *de Medicina* soûtient que la Médecine ne doit pas être la même par tout, *differre pro natura locorum genera Medicinæ; & aliud opus esse Romæ, aliud in Ægypto, aliud in Galliis*: Car il sera aisé de faire voir que cela ne se doit pas entendre des Regles essentielles & fondamentales de la Pratique, mais de leur application ou des modifications qu'il y faut apporter eu égard à chaque Climat & à la maniere de vivre de ses Habitants.

J'aurois pû donner à cet Ouvrage une autre forme, & le rendre en quelque façon plus scientifique. J'aurois pû l'intituler *Les Elements de la Médecine-Pratique démontrés par les Reflexions simples & naturelles que tout homme sensé peut faire sur les mouvements de la Nature, c'est à-dire, sur ce qu'on éprouve en soy-même, ou qu'on observe dans les autres soit en Santé, soit en Maladie* : & par une suite de Propositions liées ensemble comme dans un Ouvrage de Mathematique, & confirmées par des Scholies tirées des Loix de l'œconomie animale & des Observations faites sur les Cadavres, j'aurois pû fixer la route qu'on doit tenir dans le traitement des Maladies. Hippocrate nous a donné un exemple de ces sortes de Demonstrations, & je n'avois qu'à marcher sur ses traces, & à faire à l'égard des autres Parties de la Médecine-Pratique, ce qu'il fit lui-même dans son Livre *de l'ancienne Médecine* à l'égard de l'Art *Diætetique* ou du Regime. Voici comme il s'y prend selon la Traduction que M^r. Dacier a donnée de ce Livre.

„ C'est la nécessité seule, (*a*) *dit-il*, qui a fait cher„cher & trouver l'Art *Diætetique* ; car on a veû que les „Malades se trouvoient fort mal de manger les mêmes „viandes que les Hommes sains, comme cela arrive „encore. Je suis même persuadé qu'au commencement „on n'auroit pas trouvé le regime & les viandes dont „se servent aujourd'huy ceux qui se portent bien, si les „mêmes choses dont les Chevaux & tous les autres ani„maux se nourrissent leur avoient suffi, comme l'Herbe, „le Foin, &c. "

„ En effet je ne doute point que les Hommes n'a„yent eu d'abord la même nourriture que les Bêtes, „& que celle dont on se sert aujourd'huy, n'ait été

(*a*) Νῦν δ' αὐτὴ ἡ ἀνάγκη ἰητρικὴν ἐποίησε ζητεῖσθαί τε καὶ εὑρεθῆναι ἀνθρώποισιν· ὅτι τοῖσι κάμνουσι τ' αὐτὰ προσφερομένοισιν, ἅπερ οἱ ὑγιαίνοντες, ἐ ξυνέφερεν ὡς οὐδὲ νῦν ξυμφέρει.

trouvée dans la suite des temps, parceque cette pre- «
miere qui étoit trop forte & trop indigefte leur cau- «
foit les mêmes maux qu'elle cauferoit aujourd'huy. Car «
il ne faut pas douter, qu'elle ne caufaft de grandes «
douleurs & de grandes Maladies, & qu'elle n'abre- «
geât même nos jours. . . . Voilà quelle a été la né- «
ceffité qui a obligé les Hommes à chercher un Regime «
convenable à leur nature, & qui leur a fait trouver «
celui qui eft en ufage aujourd'huy. «

„ Après avoir donc battu & lavé le Froment, l'a- «
voir bien purgé, l'avoir fait moudre & faffer, ils l'ont «
petri & fait cuire, & en ont fait du Pain. . . . . Et «
quel nom plus propre & plus convenable peut-on «
donner à cette invention, que celui de Médecine? «
puifqu'elle n'a été trouvée que pour la nourriture & «
la fanté des Hommes. . . . (*a*) Du moins il eft certain «
que c'eft une invention très-importante, & l'effet d'une «
grande methode & d'une forte reflexion. . . . «

„ Voyons donc, fi ce qu'on appelle communement «
la Médecine (*la Diætetique*) qui a été inventée pour «
le foulagement des Maladies, mérite ce nom, & quelle «
a été fon origine. (*b*)Pour moi je fuis perfuadé, comme «
je l'ay déja dit, que perfonne ne fe feroit avifé de «
chercher cet Art, fi les mêmes viandes & le même «
regime euffent été propres aux Malades & aux Sains. «
Auffi voyons-nous que ceux qui n'ont point l'ufage de «
la Médecine, ne s'abftiennent d'aucune des chofes «

(*a*) Ἐπεὶ τόγε δ᾽ ἕνεκα κὴ μέγα καὶ πολλῆς τέχνης τὲ κὴ σκέψ.
(*b*) Ἐμοὶ μὲν γὰρ ὅπερ ἐν ἀρχῆ εἶπον, οὐδ᾽ ἂν ζητῆσαι δοκέη ἰητρικὴ οὐδείς,
εἰ ταὐτὰ διαιτήματα τοῖσί τε κάμνουσιν, κὴ τοῖσιν ὑγιαίνουσιν ἥρμοζεν.

» qu'ils defirent, (*a*) au lieu que ceux qui ont cherché &
» trouvé la Médecine, ont eu la même penfée & les
» mêmes vûës que ceux dont j'ay déja parlé, & ont
» commencé à retrancher de la quantité des Aliments
» & à en donner beaucoup moins qu'ils ne faifoient. «

　» (*b*) Comme on a vû que cette diminution réüffif-
» foit & faifoit du bien à quelques-uns, & qu'elle ne fou-
» lageoit nullement les autres qui étoient trop malades
» & trop foibles pour digerer même cette petite quan-
» tité d'Aliments, on a trouvé que ces derniers avoient
» befoin d'une nourriture plus foible. Voilà pourquoy
» on a inventé les *Sorbitions* ῥοφήματα, en mêlant un peu
» de ces Aliments forts avec beaucoup d'eau, & en leur
» faifant perdre leur force par ce mélange & par la ma-
» niere de les faire cuire. «

　» (*c*) Quand il s'eft trouvé des Malades, qui n'ont
» pas même pû fupporter cette nourriture, on la leur
» a retranchée, & on les a reduits aux fimples Breu-
» vages, dont on a reglé & l'ufage & la quantité afin
» de n'en donner ni trop, ni trop peu par rapport à
» leur foibleffe. «

Le tour

(*a*) Οἱ δὲ ζητήσαντές τε καὶ εὑρόντες ἰητρικὴν, τὴν αὐτὴν κείνοισι διάνοιαν ἔχοντες περὶ ὧν μοι οἱ πρότερ Θ λόγοι εἴρηται, πρῶτον μὲν οἶμαι, ὑφεῖλον τῇ πλήθε Θ τῶν σιτίων αὐτέων τ τελέων, καὶ ἀντὶ πλεόνων ὀλίγα ἐποίησαν.

(*b*) Ἐπεὶ δ' αὐτέοισι τῦτό ὅτι μὲν ὅτε πρός τινας τῶν καμνόντων ἤρκεσε, καὶ φανερὸν ἐγίνετο ὠφελῆσαι, οὐ μὲν τι πᾶσί γε, ἀλλ' ἦπαν τινας ὧδε ἔχοντες, ὡς μὴ δ' ὀλίγων σιτίων δύνασθαι ἐπικρατέειν, ἀσθενεσέρου δή τιν Θ ἐδόκεον οἱ τοιοῦτοι δεῖσθαι, εὗρον ῥοφήματα. . . . . .

(*c*) Ὁκόσοι δὲ μη δὲ τῶν ῥοφημάτων ἐδύναντο ὑποκρατέειν, ἀφεῖλον καὶ ταῦτα, καὶ ἀφίκοντο ἐς πόματα, καὶ ταῦτα τῇσι τε κρήσει, καὶ τῷ πλήθει διαφυλάσσοντες, ὡς μετρίως ἔχῃ, μήτε πλείω τῶν δεόντων, μήτε ἀκρητέσερα προσφερόμενοι, μή δ' ἐνδεέσερα.

Le tour que prend Hippocrate pour démontrer les
principales regles du Regime, est des plus simples &
des plus géometriques : c'est un exposé clair & concis des Observations & des Reflexions sur quoy elles
ont été fondées. D'abord il fait remarquer que la nécessité obligea les premiers Hommes à se faire un Regime différent de celui des Bêtes : puis il ajoûte que
cette même nécessité, qui, comme l'on sçait, est d'autant plus ingenieuse qu'elle est plus pressante, les força
bientôt à inventer pour les Malades un Regime différent de celui dont ils usoient en santé.

Pour rendre plus sensibles les verités qu'il veut exposer, il met devant les yeux de ses Lecteurs toutes
les Reflexions & les demarches que la necessité ou
des Observations rëiterées firent faire à ces premiers
Hommes, qu'on peut regarder comme les Inventeurs
de la Médecine. Ayant observé, dit-il, que la nourriture qui leur étoit commune avec les Bêtes étoit trop
forte, qu'elle leur furchargeoit l'eftomach, & qu'elle
leur caufoit des douleurs, des maladies & la mort, ils
s'appliquerent bientôt à chercher une nourriture moins
grossiére, plus aifée à digérer & incapable de les incommoder ; & appellant à leur fecours l'experience
ou la Phyfique experimentale de ces premiers temps,
après bien des essais, des Observations & des Reflexions, ils fe fixerent au Pain & aux autres Aliments
dont on fe nourrit en santé. Voyant enfuite que les
mêmes Aliments dont ufoient les gens fains, incommodoient ceux qui étoient malades, ils comprirent aifément qu'il en falloit diminuer la quantité pour ces

derniers; & voyant encore que malgré cette diminution, ces Aliments étoient trop forts pour certains Malades, ils penferent à les affoiblir en les faifant cuire avec de l'eau pour faire des Potages, des Crêmes ou des Panades; enfin pouffant encore cette idée plus loin en faveur de ceux qui ne purent pas même fupporter ces Aliments ainfi affoiblis, ils eurent recours aux fimples Breuvages, aux Decoctions des Plantes, aux Ptifanes, aux Boüillons, dont ils reglerent l'ufage & la quantité fuivant le befoin des Malades.

Voilà le tour que prend Hippocrate. Voilà la maniere aifée & naturelle dont il démontre les premières Regles du Regime. Il ne lui auroit pas été difficile de continuer fur le même ton, & de nous dévoiler les progrés qu'avoit fait de fon temps la *Therapeutique* ou l'*Art de guerir*, par le fecours de l'Obfervation, de la Reflexion & de l'Experience. Il n'avoit qu'à faire remarquer d'un côté que le Regime ne fuffifant pas ou agiffant trop lentement pour guerir certaines Maladies, & de l'autre qu'ayant obfervé que les Hémorrhagies, les Vomiffements, les Devoyements, gueriffoient quelquefois ces mêmes Maladies, que la *Diætetique* n'avoit pû guerir, les premiers Médecins avoient été forcés d'en venir à une operation qui fuppleât aux Hémorrhagies en évacuant promptement le Sang fuperflu, & d'employer des drogues que leur Phyfique experimentale leur avoit fait reconnoître propres à vuider par en haut ou par embas les humeurs nuifibles, pour fuppléer aux Vomiffements & aux Devoyements *fpontanées.* Et en remontant ainfi à l'origine de la *The-*

rapeutique, à l'invention naturelle de l'*Art de guerir*, & en parcourant succeffivement tout ce que l'Obfervation, la Reflexion & l'Experience avoient fait découvrir de fon temps, il auroit démontré d'une maniére aifée & naturelle les Regles fondamentales de la Pratique.

Hippocrate avoit au fouverain degré l'efprit d'Obfervation & celui de Reflexion. Il en a donné des preuves non-équivoques dans fes Ouvrages. On avoit auffi de fon temps effayé bien des Remédes ; & il ne lui auroit pas été difficile de faire voir la liaifon des Maximes de Pratique qu'il donne avec les Obfervations & les Experiences qui avoient été déja faites : mais s'il ne fit pas d'Ouvrage exprès pour démontrer cette liaifon, c'eft qu'il préfuma fans doute qu'on la trouveroit aifément en étudiant avec foin fes Ecrits, & en conférant fes Obfervations avec fes Maximes.

Cependant afin de fixer pour toûjours ces Maximes & quelques autres qu'on a fondées depuis fur de nouvelles Obfervations & de nouvelles Reflexions, j'aurois pû aujourd'huy fuivre le plan qui nous a été tracé par Hippocrate : j'aurois pû refondre entiérement ces Elements & leur donner en quelque façon une forme géometrique. L'Ouvrage en auroit été peut-être plus agréable aux Sçavants ; mais il auroit été fans doute beaucoup moins utile aux Commençants, à ceux qui n'ont jamais lû Hippocrate, Ballonius, &c. & qui ont befoin qu'on leur en facilite la lecture. D'ailleurs pour venir heureufement à bout d'une pareille entreprife, il m'auroit fallu un plus grand loifir que celui

dont j'ai pû difpofer. Cependant fi on juge la forme
que je viens d'expofer , plus convenable à ces
Eléments , que la difpofition fous laquelle ils paroiffent aujourd'hui , je tâcherai de la leur donner , après que j'aurai publié mes Obfervations
des Années 1743 & 1744. En attendant , j'efpere qu'on voudra bien fe contenter du fond de
l'Ouvrage , & excufer les fautes que je puis avoir
commifes , foit dans le deffein , foit dans l'exécution.

EXTRAIT DES REGISTRES

DE L'ACADEMIE ROYALE DES SCIENCES,

Du 4. Mars 1744.

MRS. *Bernard de Juſſieu & Ferrein qui avoient* été nommés pour examiner un Ouvrage de M^r. Boüillet *Correſpondant de l'Académie*, qui a pour titre, Elements de Médecine-Pratique, tirés des Ecrits d'Hippocrate, & de quelques autres Médecins anciens & modernes, où l'on traite des Maladies les plus ordinaires à chaque Age, dans les différentes Saiſons de l'année, ſelon les différentes Conſtitutions de l'Air ſous divers Climats, & en particulier ſous celui de Béſiers, avec des Remarques de Théorie & de Pratique, pour ſervir de Prodrome à une Hiſtoire générale des Maladies, *en ayant fait leur rapport, la Compagnie a jugé que le choix des Auteurs indiqués dans les trois premieres Parties de ce Traité, étoit fait avec beaucoup de diſcernement ; que la quatriéme Partie qui eſt l'Ouvrage propre de M^r. Boüillet, marquoit en lui une grande habileté dans la Phyſique & dans la Médecine ; & qu'enfin cet Ouvrage méritoit d'être imprimé.*

En foi de quoi j'ay ſigné le préſent Certificat. A Paris, ce 7. Mars 1744.

GRANDJEAN DE FOUCHY,
Secretaire perpetuel de l'Académie Royale des Sciences.

fifcation des Exemplaires contrefaits, de dix mille livres d'Amende contre chacun des Contrevenans, dont un tiers à Nous, un tiers à l'Hôtel-Dieu de Paris, l'autre tiers au Dénonciateur, & de tous dépens, dommages & intérêts : à la charge que ces Préfentes feront enregiftrées tout au long fur le Regiftre de la Communauté des Imprimeurs & Libraires de Paris, dans trois mois de la date d'icelles; que l'impreffion defdits Ouvrages fera faite dans notre Royaume & non ailleurs, & que notredite Académie fe conformera en tout aux Reglemens de la Librairie, & notamment à celui du 10. Avril 1725 ; & qu'avant que de les expofer en vente, les manufcrits ou imprimés qui auront fervi de copie à l'impreffion defdits Ouvrages, feront remis dans le même état, avec les Approbations & Certificats qui en auront été donnés, ès mains de notre très cher & féal Chevalier Garde des Sceaux de France, le fieur Chauvelin ; & qu'il en fera enfuite remis deux Exemplaires de chacun dans notre Bibliotheque publique, un dans celle de notre Château du Louvre, & un dans celle de notre très cher & féal Chevalier Garde des Sceaux de France le fieur Chauvelin : le tout à peine de nullité des Préfentes, du contenu defquelles vous mandons & enjoignons de faire joüir notredite Académie, ou ceux qui auront droit d'Elle & fes ayant caufe, pleinement & paifiblement, fans fouffrir qu'il leur foit fait aucun trouble ou empêchement : Voulons que la copie defdites Préfentes qui fera imprimée tout au long au commencement ou à la fin defdits Ouvrages, foit tenuë pour düement fignifiée, & qu'aux Copies collationnées par un de nos Amés & Féaux Confeillers & Sécretaires, foy foit ajoûtée comme à l'Original : Commandons au premier notre Huiffier ou Sergent, de faire pour l'exécution d'icelles tous Actes requis & néceffaires, fans demander aucune permiffion, & nonobftant clameur de Haro, Chartre Normande & Lettres à ce contraires : Car tel eft notre plaifir. DONNE' à Fontainebleau le douziéme jour du mois de Novembre, l'An de Grace mil fept cens trente quatre, & de notre Regne le vingtiéme. Par le Roy en fon Confeil. *Signé* SAINSON.

Regiftré fur le Regiftre VIII. de la Chambre Royale & Syndicale des Libraires & Imprimeurs de Paris, num. 792. fol. 775. conformément aux Reglemens de 1723. qui font deffenfes, Art. IV. à toutes perfonnes de quelque qualité & condition qu'elles foient, autres que les Libraires & Imprimeurs, de vendre, debiter & faire afficher aucuns Livres pour les vendre en leur nom, foit qu'ils s'en difent les Auteurs ou autrement, & à la charge de fournir les Exemplaires prefcrits par l'Art. CVIII. du même Reglement. A Paris le 15. Novembre 1734,
G. MARTIN Syndic.

TABLE
DES SOMMAIRES.

PREMIERE PARTIE.

Maximes & Observations générales d'Hippocrate, recüeillies par M. le Clerc dans son Histoire de la Médecine, & par Lommius dans son Livre intitulé* Observationes Medicinales, *traduit en François sous le titre de* Tableau des Maladies.

SECONDE PARTIE.

Où l'on donne une idée générale de l'Oeconomie animale & des causes des Maladies, & où l'on traite en général des Maladies des différents Ages.

TABLE.

TROISIE'ME PARTIE.

QUATRIE'ME PARTIE.

TABLE.

TABLE.

Supplement de la premiere Partie.

Supplement de la ſeconde Partie.

Supplement de la troiſiéme Partie.

Supplement de la quatriéme Partie.

FAUTES ET OMISSIONS.

PAge 21. ligne 12. fubitement ou, plus *lifés*, fubitement, ou plus lig. 13. *lifés* excés. pag. 23. lig. 11. *lifés* généralités. lig. 17. éclaircir, *lifés*, éclairer. pag. 42. lig. 11. *lifés*, pertinacius. pag. 46. lig. 29. *lifés*, cantilenam. pag. 57. lig. 19. exactement, *lifés*, foigneufement. pag. 75. lig. 29. *lifés*, ftillarunt. pag. 79. lig. 25. cæpit *lifés*, cepit. pag. 89. lig. 18. *lifés*, oppreffione. pag. 92. lig. 25. *lifés*, exhaufta. pag. 99. lig. 11. *lifés*, lippientes. pag. 106. lig. 28. *lifés*, ifte. pag. 117. lig. 16. *lifés*, profternebat. pag. 128. lig. 28. *lifés*, filia. pag. 143. lig. 1. ou, *lifés* ou qui. lig. 22. les premiers jours d'un Vomiffement, *lifés*, les premiers jours ou d'une Sueur fymptomatique ou d'un Vomiffement. pag. 147. lig. 8. notre methode, *lifés*, l'application de notre methode. pag. 149. lig. 18. on vit, *lifés*, après des pluyes abondantes on vit. pag. 154. lig. 31. quitte de Fiévre, *lifés*, quitte de fa Fiévre. *& ailleurs* quitte de Fiévre, *lifés* quitte de la Fiévre. pag. 156. lig. 7. πρίνον lifés, πρίνου. pag. 174. lig. 19. d'huile, *lifés*, l'huile. pag. 184. lig. 8. *lifés*, purgations. pag. 193. lig. 31. *lifés*, Olei. pag. 200. lig. 36. l'intervalle, *lifés*, l'intervalle des Redoublements. pag. 227. lig. 11. *Thea contrit.* lifés, *Rhei contuf.* pag. 255. lig. 10. atteints, *lifés* atteintes. pag. 280. lig. 12. *lifés* : on y appliqua auffi. pag. 309. lig. 35. combattre. C'eft *lifés*, combattre : c'eft. pag. 325. lig. 25. tout *lifés*, tous. pag. 345. lig. 21. ullâ *lifés* ulla lig. 25. *lifés*, reftituta. pag. 351. lig. 20. infanuit *lifés*, infaniit. pag. 380. lig. 24. *lifés* Remédes.

Préface. pag. viii. lig. 2. unaniment, *lifés* unanimement. pag. xiv. lig. 5. *lifez* l'Inventeur.

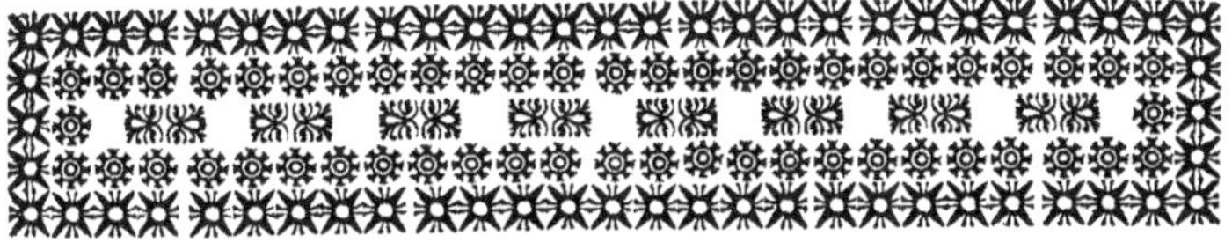

LES ELEMENTS

DE LA

MÉDECINE-PRATIQUE,

TIRE'S DES ESCRITS D'HIPPOCRATE

& de quelques autres Médecins anciens & modernes.

PREMIERE PARTIE.

Maximes & Obſervations générales d'HIPPOCRATE, recüeillies par M^r. Le Clerc, dans ſon *Hiſtoire de la Médecine* ; & par Lommius, dans ſon Livre intitulé *Obſervationes Medicinales*, traduit en François ſous le titre de *Tableau des Maladies.*

I.

Sentiments d'Hippocrate concernant la Médecine & les Médecins en géneral.

Hiſt. de la Médec. Part. 1. liv. 3. ch. 29.

1. TOUTE la Médecine eſt établie depuis long-temps ; & l'on a trouvé le principe & la voye pour découvrir, comme on l'a déja fait, pluſieurs excellentes choſes, qui ſerviront encore à en découvrir beaucoup d'autres ; pourveu que celui qui les cherchera ſoit propre à cela, & qu'ayant connoiſſance de ce qu'on a déja trouvé, il ſuive la même piſte. Celui qui rejette tout ce qui a été fait avant lui, & prenant une autre route dans ſa recherche, ſe vante d'avoir trouvé quelque choſe de nouveau, ſe trompe lui-même & trompe les autres avec lui.

1. *De Priſca Medicina.*

Partie I.   A

2. Lex.

2. La Médecine eſt le plus noble de tous les Arts. Mais l'ignorance de ceux qui l'exercent, & de ceux qui en jugent témérairement, fait qu'elle eſt regardée comme le moindre. D'ailleurs ce qui nuit à la Médecine, c'eſt qu'elle eſt la ſeule entre les Arts, où il n'y a point d'autre peine établie contre ceux qui l'exercent mal, que le deshonneur & la honte, mais c'eſt à quoi ces ſortes de gens ne ſont pas ſenſibles. Ce ſont des eſpeces de Comediens, qui repréſentent des perſonnages bien differents de ce qu'ils ſont eux-mêmes. Car il y a beaucoup de Médecins de nom, mais peu qui le ſoient effectivement, ou dont les œuvres répondent à la Profeſſion qu'ils ſont.

3. De Priſca Medicina.
4. Aph. 1. lib. 1.

3. Il en eſt de la Médecine comme des autres Arts, il y a de bons & de mauvais Ouvriers. 4. L'Art eſt long, & la vie eſt courte, l'occaſion échappe, l'experience eſt trompeuſe, & le jugement difficile. Il ne ſuffit pas que le Médecin faſſe ſon devoir, le Malade & ceux qui ſont auprès de lui doivent faire le leur; & il faut que les choſes de dehors ſoient diſpoſées comme il eſt convenable.

5. Lex.

5. Pour pouvoir acquerir la ſcience de la Médecine dans un haut degré, les conditions ſuivantes ſont néceſſairement requiſes, la diſpoſition naturelle, les moyens de s'inſtruire, l'étude & l'application dès l'enfance, un eſprit docile & bien tourné, de la diligence & beaucoup de temps.

5. Præceptiones.

6. Un Médecin ne doit pas avoir honte de s'informer des moindres perſonnes du peuple, touchant des Remedes que ces perſonnes ont donnés avec ſuccès. C'eſt à mon avis par ce moyen-là que l'Art de Médecine s'eſt établi peu-à-peu. C'eſt-à-dire, en ramaſſant & récüeillant une à une les Obſervations faites en divers cas particuliers, leſquelles étant enſuite toutes jointes enſemble, ont fait un corps complet.

7. Lib. de Arte.

7. Quelques-uns ſe font un mêtier de décrier celui d'autrui, ſans obtenir ce qu'ils ſe propoſent, & ſans qu'il leur en revienne d'autre avantage que celui de faire une vaine parade de leur ſçavoir. Il y a, à mon avis, bien plus d'eſprit à trouver ou à inventer des choſes utiles (*comme eſt la Médecine*) & à perfectionner ce qui ne l'eſt pas encore, qu'à s'efforcer par des diſcours peu honnêtes de détruire auprès des ignorants, & des gens ſans experience, des choſes de cette nature qui ont été établies par d'habiles gens, & que l'experience a confirmées.

8. Ibid.

8. Ceux qui tâchent de détruire la Médecine, ſous le pretexte que l'on meurt ſouvent entre les mains des Médecins, n'ont pas plus de raiſon de blâmer la conduite des Médecins, que celle des Malades, comme ſi les premiers ne pouvoient qu'ordonner mal-à-propos des Remedes, & que les derniers ne fiſſent point de fautes de leur côté, ce qui leur arrive néanmoins très-ſouvent: ou comme ſi l'on ne pouvoit pas imputer la mort du Malade à la violence inſurmontable de la Maladie, auſſi-bien ou plûtôt, qu'à la faute du Médecin qui la traite.

9. Ce n'eſt pas que les Médecins ne faſſent jamais des fautes. Ceux

qui en font le moins, ou qui en font peu souvent, doivent être fort estimés; car il est impossible que l'on rencontre toûjours aussi juste qu'il seroit nécessaire. *9. De Prisca Medicina.*

10. Les plus habiles Médecins sont quelque fois trompés dans les cas qui se ressemblent. *10. Epidem. L. 6.*

11. C'est plûtôt l'opinion ou la conjecture qui juge des Maladies obscures & difficiles à connoître, que l'Art; quoiqu'en cette rencontre ceux qui ont de l'experience soient preferables à ceux qui n'en ont pas. *11. Lib. de Flatibus.*

12. Un Médecin approuve souvent ce qu'un autre Médecin desaprouve. C'est ce qui expose leur Art à la calomnie du Peuple, qui s'imagine à cause de cela qu'il n'y a rien de plus vain que cet Art. Il en est, dit-on, de même du Métier des Médecins que de celui des Augures, dont l'un dit, à l'égard du même Oiseau, que s'il a paru du côté gauche c'est un bon signe, mais que si on l'a vû du côté droit le présage est mauvais, & l'autre dit tout le contraire. *12. De victus ratione in acutis.*

13. Il ne faut jamais assûrer positivement qu'un tel Remede guerira, parceque les moindres circonstances font varier les Maladies, & qu'elles se rendent quelquefois plus longues, & plus mauvaises que l'on ne pense. *13. Praceptiones.*

14. Le but de la Médecine est de délivrer entierement les Malades de leurs maladies, ou du moins d'en appaiser la violence; mais on ne doit pas entreprendre ceux dont la maladie est incurable par elle-même, ou par la destruction totale des Organes, car la Médecine ne peut pas s'étendre jusques-là. *14. Lib. de Arte.*

15. Un Médecin doit souvent visiter ses Malades, & prendre garde à tout avec une grande attention. *15. Lib. de decenti habitu.*

16. Il importe beaucoup à un Médecin pour établir son crédit, d'avoir un air de santé, & une bonne couleur. On s'imagine quelquefois qu'un homme, qui n'a pas le corps bien disposé, ne sçauroit donner d'utiles avis aux autres qui sont dans le même état. *16. Lib. de Medico.*

17. Un Médecin doit avoir de la propreté dans ses habits; de la gravité dans ses maniéres. Il doit être moderé dans toutes ses actions; chaste & retenu dans le commerce qu'il est obligé d'avoir avec le Sexe. Il ne doit point être envieux, ni injuste, ni aimer le gain deshonnête. Il ne doit pas être grand parleur; mais il faut néanmoins qu'il soit prêt à répondre à tout le monde avec douceur. Il doit encore être modeste, sobre, patient, prompt à faire tout ce qui est de son devoir, sans se troubler, pieux, sans aller jusqu'à la superstition, se conduisant avec honnêteté dans sa Profession, & dans toutes les actions de sa vie. 18. En un mot, il doit être homme de bien, & avoir en même tems la prudence, & l'industrie requise pour bien exercer son Art. *17. Ibidem.* *18. L. de Gland.*

19. Il n'y a point de deshonneur pour un Médecin, lorsqu'il est en peine touchant la maniére dont il doit se conduire en de certains cas auprès d'un Malade, de faire appeller d'autres Médecins, afin d'aviser, *19 Lib. Praceptionum.*

conjoinctement avec eux, sur ce qu'il y a à faire pour le bien du Malade.

20. Ibidem. 20. Pour ce qui est du Salaire que l'on doit au Médecin, il en usera en cette recontre avec honnêteté, & avec humanité; ayant égard au pouvoir, ou à l'impuissance où se trouve le Malade de le recompenser plus ou moins liberalement. Il est même des occasions où le Médecin, ne doit point demander, ni attendre de recompense; comme lorsqu'il a traité un Etranger, ou un Pauvre, qui sont des personnes que tout le monde est obligé de secourir. Il y a d'autres occasions où il peut convenir par avance de son Salaire avec le Malade, afin que ce Malade se remette avec plus d'assûrance entre ses mains, & soit persuadé qu'il ne l'abandonnera point.

21. De Prisca Medicina. 21. Ceux qui ont les premiers jugé que la Médecine étoit digne que l'on reconnût Dieu pour son Auteur, ont, a mon avis, raisonné juste.

22. Lib. de decent. ornat. 22. La Médecine a une grande veneration pour les Dieux; & les Médecins ont cela de commun avec les Philosophes, ou avec ceux qui font profession de la Sagesse, qu'ils ont la connoissance de la Divinité fortement imprimée dans leur esprit.

„ Voilà quelles sont les principales Maximes d'Hippocrate, & ce qu'il
„ pensoit touchant la Médecine en géneral, & le devoir des Médecins.
„ On verra aussi ce que l'on doit penser sur la Médecine dans le Mé-
„ moire que je lûs à nôtre Academie en 1732, sur *l'existence, l'étenduë*
„ *& la noblesse de la Médecine.* A l'égard du devoir des Médecins, on
„ peut consulter là-dessus *Rodericus-à-Castro, Cæsar-Claudinus, Jonston,*
„ *Zacutus, Bohnius, Trillerus,* qui ont traité cette matiére fort au long,
„ principalement *Bohnius,* dans un Ouvrage intitulé *De Medici officio du-*
„ *plici, Clinici nimirum & forensis,* & qui a été inseré tout au long dans
„ le 6. tome de la Bibliotheque Medico-pratique de M. Manget.

I I.

Tableau des Maladies, Part. III. *Enumeration des Maladies les plus ordinaires à chaque Age, dans chaque Saison de l'année & selon les differentes Constitutions de l'Air.*

Présages des Maladies tirés de l'Age, de la Saison, &c. IL y a des Ages, des Saisons, des Constitutions de l'Air, des Climats, &c. dans lesquels certaines Maladies sont plus ordinaires, d'où l'on observe qu'il est moins dangereux d'être attaqué d'une Maladie qui soit conforme à l'Age ou au Temperament, ou à l'Habitude ou à la Saison, &c. Ainsi les Enfants & ceux qui sont encore à la Mammelle, sont sujets aux Vomissements, à la Toux, aux Insomnies, aux Frayeurs, aux Humiditez d'Oreilles, aux Chancres de la Bouche, aux Inflammations du Nombril, & lorsque les Dents paroissent, aux Démangeaisons des Gencíves, aux Convulsions, aux Cours de Ventre & aux Fiévres.

Dans un âge un peu plus avancé, quoiqu'encore au-dessous de celui de Puberté, les maux ordinaires sont, l'Inflammation des Amygdales, les Luxations des Vertebres de l'Epine, le Rachitis, l'Asthme, les Vers, les Stranguries, les Pierres de la Vessie, les Ecroüelles, les Verrues, les Froncles & beaucoup d'autres Tumeurs.

Dans l'âge de Puberté outre plusieurs maux de l'Enfance, les longues Fiévres & les Saignements de Nez sont ordinaires. L'Adolescence est exposée aux Maladies les plus aiguës, aux Crachements de Sang, à la Phtisie & à l'Epilepsie. L'âge Viril est sujet à la Léthargie, à l'Inflammation de la Pleure & des Poumons, à l'Asthme, à la Phrenesie, aux Fiévres ardentes, aux longs Dévoyements, aux Cholera-Morbus, à la Dyssenterie, à la Lienterie & aux Hémorrhoïdes.

Les Vieillards ont le plus souvent des difficultés de Respirer, des Toux de Catarrhe, des Vertiges. L'Apoplexie, les Insomnies, les Larmoyements, les Humiditez d'Oreilles & celles du Nez, la Foiblesse de Vûë & d'Ouïe, les Douleurs Néphretiques, la Strangurie & la Dyssurie, mais particuliérement la Lientérie, la Dyssentérie & les autres Devoyements sont leurs Maladies ordinaires. Outre cela ils sont fort sujets aux Gouttes, aux Démangeaisons par tout le Corps & à la Cachexie.

La Vieillesse est exposée aux Maladies Chroniques & opiniâtres, l'Adolescence aux Maladies aiguës, l'âge qui tient le milieu est celui où les Maladies sont moins frequentes. Les Maladies des petits Enfants se terminent ordinairement en quarante jours ou sept mois ou en autant d'années, ou continüent jusqu'à l'âge de Puberté: mais celles qui ne quittent point à cet âge, durent le plus souvent pendant toute la vie.

Dans quelque âge que ce soit, les Personnes maigres & délicates ont plus de disposition à la Phthisie, à l'Atrophie, aux Dévoyements, aux Catarrhes, aux Pleuresies & aux Inflammations des Viscéres, & les Personnes replettes à l'Asthme & à la Suffocation de Poitrine qui cause le plus souvent la mort subite; ce qui arrive très-rarement aux Gens maigres Au reste, ces derniers sont foibles & les autres sont lourds & pesants.

A l'égard des differents Temps de l'année, quoiqu'il n'y ait point de Maladie qui ne puisse arriver dans toutes les Saisons, le Printemps néanmoins rappelle plûtôt celles qui s'excitent par le mouvement des Humeurs, comme les Fluxions, la Toux, les Hémmorrhagies, les Pustules, les Abscez, enfin toutes les Maladies des Nerfs & des Articles qui ont des Paroxismes éloignez les uns des autres. Il produit outre cela des Ophtalmies, la Phrénésie, & la Mélancholie, l'Epilepsie, l'Esquinancie, la Gratelle, la Lépre, &c. Le Printemps est la Saison la plus salutaire de l'année & pour l'ordinaire les Maladies de cette Saison ne sont point mortelles.

Outre que l'Eté peut donner lieu à beaucoup de Maladies qui sont ordinaires dans le Printemps, il y arrive des Fiévres-Continuës & Ardentes,

---

Remarques.

Maladies des Personnes maigres ou grasses.

Maladies ordinaires au Printemps.

Maladies ordinaires en Eté.

quantité de Fiévres-Tierces, des Ophtalmies, des Vomissements, des Inflammations aux Parties-naturelles, & toutes les Maladies qui peuvent s'enfuivre des Sueurs trop abondantes, ou celles dans lefquelles il s'en produit qui font capables d'épuifer les forces, telles que font les Fiévres-Colliquatives, qui feront d'autant plus frequentes que l'Eté fera plus femblable au Printemps. Au refte, l'Eté eft plus dangereux que l'Hyver, & il l'eft moins que l'Automne.

Maladies ordinaires en Automne. Toutes les Maladies de l'Eté ne font pas moins communes dans l'Automne : mais cette Saifon produit particulierement des Fiévres-Erratiques & Quartes, des Epilepfies, la Manie, la Mélancholie, l'Afthme, les Tumeurs de Ratte, l'Hydropifie, l'Atrophie, la difficulté d'Urine, la Paffion Iliaque, la Lienterie & les Sciatiques. L'Automne eft une Saifon pernicieufe, il n'y a point dans l'année de tems plus propre à la Pefte ; les Perfonnes qui font exténuées par des longues Maladies periffent le plus fouvent dans cette Saifon, & ces Maladies s'y produifent de même, fur tout la Fiévre-Quarte : Enfin elle eft très-fatale aux Phtifiques, aux Atrophiés & aux Etiques ; l'on diroit qu'elle n'eft pas plus féconde en Fruits qu'elle l'eft en Maux.

Maladies frequentes en Hyver. L'Hyver caufe des Douleurs de Tête, les Vertiges, l'Apoplexie, la Léthargie, les Rhumes du Cerveau, les Enroüements, les Toux, il aigrit les Maux de Gorge, de Poitrine & ceux du Ventre. Cette Saifon eft moins falutaire que le Printemps, mais elle eft préferable à l'Eté, & par confequent bien moins dangereufe que l'Automne.

Remarques generales fur les Saifons. On peut obferver fur toutes les Saifons en général & fur chacune en particulier, que lorfqu'elles ne fe dérangent point du temperament qui leur eft propre & qu'elles gardent conftamment leur ordre naturel, les Maladies qui y arrivent font de même conftantes, régulieres & d'une Crife facile, & qu'au contraire les variations de l'Air ont des influences certaines fur les Maladies, & qu'elles en pervertiffent l'ordre & le jugement : mais fi l'année infinuë & raméne infenfiblement les Saifons fous une égale Temperature, les Maladies feront de même uniformes & d'un ordre affuré dans leurs mouvements. Je ne dois pas oublier de dire que les Enfants & ceux qui font d'un âge peu éloigné de l'Enfance, font en meilleure Santé dans le Printems & au commencement de l'Eté ; les Vieillards depuis le Printems jufques vers le milieu de l'Automne, & ceux qui font d'un âge entre l'Adolefcence & la Vieilleffe depuis le milieu de l'Automne jufqu'au Printems.

Préfages tirés des Conftitutions de l'Air. On peut auffi préfager diverfes Maladies felon la diverfité de l'intemperie de l'Air & des Saifons ; fi après un Hyver fec & dominé par le Vent du Nord, le Printemps eft pluvieux & échauffé par les Vents du Midy, on peut dire que l'Eté fera fecond en Fiévres-Aiguës, en Ophtalmies, en Dyffenteries, particulierement dans les Femmes & aux Hommes d'un Temperament humide : mais fi l'Hyver eft plus doux, qu'il donne des Vents chauds, & que le Printems plus fec produife des Vents froids, les Femmes qui doivent Enfanter au Printems courent rifque d'Avorter, & s'il arrive que leur Enfant vienne à Terme, il fera Infirme & ne fera pas de longue vie. A l'égard des Hommes, ils feront attaqués d'Ophtalmies fêches & des Dyffenteries, & s'ils font parvenus à la Vieilleffe, il leur arrivera des Fluxions qui cauferont la mort à la plûpart. Après un Eté froid où les Aquilons ont dominé, fi l'Automne eft pluvieux & chaud, l'Hyver fuivant caufera des Douleurs de Tête, des Toux, des Fluxions, des Enroüements, la Phtifie à quelques uns. Que fi enfuite d'un Eté fec & froid l'Automne a une pareille Intemperie, cette Conftitution de temps ne fera avantageufe qu'aux Temperaments humides, particulierement aux Femmes : mais il arrivera des Ophtalmies fêches, des Fiévres-Aiguës & Chroniques, & toutes les Maladies que l'Atrabile excite.

On obferve encore que les diverfes qualitez de l'Air, foit qu'il foit ferein, ou nebuleux, ou pluvieux, & fuivant les differents Vents qui foufflent, aident beaucoup à juger de l'évenement des Maladies qui regnent alors. Il eft favorable que l'Air foit ferein & pur, c'eft pourquoy l'on préfere l'Air de la Campagne à celui de la Ville, les lieux Champêtres aux lieux Marécageux, les Climats de Pleine-Terre aux Côtes Maritimes, les lieux Montagneux aux endroits voifins des Lacs & des Etangs, l'Air de Terre à celui de Riviére, l'Air fec au Tems pluvieux, la Pluye aux Broüillards, l'Air du Midi à celui du Matin, & celui du jour à celui de la Nuit. Le bon Air contribuë beaucoup à la bonne Santé, & même à la guerifon des Maladies dont on eft attaqué. Le meilleur temps d'Hyver eft lorfqu'il ne fait point du tout de Vent ; en Eté c'eft lorfqu'il fouffle un Vent d'Orient. Après un Temps ferein le meilleur eft celui qui eft égal, foit qu'il foit froid ou chaud : le plus mauvais de tous eft celui qui eft le plus inégal & inconftant, d'où vient que la plûpart des Malades meurent dans cette Saifon, lefquels avoient furvecu à toutes les autres, & Hippocrate a fort bien obfervé que fi dans un même jour l'Air change entierement du chaud au froid, on peut en préfager des Maladies femblables à celles d'Automne. Au refte les Temps fecs font toûjours plus fains que les Temps de pluye. Ceux-là neanmoins donnent des Fiévres-Aiguës, des Ophtalmies, des Phthifies, des Dyffenteries, de longues difficultés d'Urine & des Gouttes : mais les Pluyes aménent de longues Fiévres, des Dévoyements, des Pourritures, des Apoplexies & des Épilepfies, des Efquinancies, des Paralyfies & des Cancers.

Parmi les Vents, ceux du Nord & d'Orient font plus favorables que ceux du Sud & du Couchant, quoiqu'il n'en foit pas de même dans tous les Pays. Lorfque les Vents du Septentrion s'emparent de l'Air, il arrivera des Pleurefies, des Toux, des Enroüements, des Suppreffions de Ventre & d'Urine, & des Friffonnements. Ces Vents néanmoins confirment la bonne difpofition des Corps fains, & les rendent plus forts & plus alertes :

mais lorfque les Vents du Midy occupent l'Air, il en arrive des Gouttes-Sereines, des Surdités, des Stupeurs, des Vertiges, des Pefanteurs de Tête, des Devoyements, enfin la Nonchalance & la Pefanteur de tout le Corps. A proportion que les autres Conftitutions de l'Air tiennent plus des Vents ou chauds ou froids, elles préparent des Maladies conformes à leurs conditions.

„Tout ce qu'on vient de rapporter dans cet Article, fe trouve auffi „dans *Corn. Celfe Lib.* 2. *Cap.* 1. auquel on pourra avoir recours : mais on „ne trouve point dans *Celfe* ni dans *Lommius* l'énumeration des Maladies „particulieres aux Filles & aux Femmes, quoiqu'on eût peu la recüeillir „des Livres d'Hippocrate *De Morbis Virginum & de Morbis Mulierum;* „c'eft pourquoi nous la prendrons cette énumeration, pour ce qui regarde „les jeunes Filles dans *Francifci Ranchini Tract. de Morbis Virginum,* „Sect. 11. Cap. 2. où l'on trouve ce qui fuit. " *Quatuor Morborum Virginalium claffes inftituendas effe exiftimamus. Prima erit eorum qui Menfium effluvium, tum etiam deflorationem impedire poffunt, ut claufura uteri, & infignis vulvæ aut cervicis uteri adftrictio naturalis. Secunda aliorum, qui junioribus Virginibus contingere poffunt, quales funt Chlorofis, feu Febris alba & amatoria, Obftructiones, Pica, Malacia, Sitis, Cordis palpitatio, difficultas Refpirationis, Hemicranici dolores, Melancholicæ Affectiones, Timores, Pavores, Laffitudines Corporis. Tertia quorumdam qui grandioribus accidere folent, ut Hyfterica fuffocatio, Furor uterinus Animi deliquium, Epilepfia, &c. Quarta denique eorum qui in Defloratione generari poffunt, ut Vulvæ excoriatio & inflammatio cum rubore, Dolore & Hæmorrhagia.* Et pour les Maladies des Femmes, on en trouvera le denombrement dans Sennert, Rodericus-à-Caftro, Riviere, Ettmuller, &c.

„Pour l'énumeration generale de toutes les Maladies qui peuvent affli-„ger le Corps Humain, on la trouvera dans les *nouvelles Claffes des Ma-„ladies* par M. de S A U V A G E S, aujourd'huy Profeffeur Royal en „Médecine dans l'Univerfité de Montpellier.

I I I.

Les Signes des Crifes.

Tableau des Maladies *part.* 1. COmme toutes les Maladies aiguës & violentes font ordinairement jointes à la Fiévre-Putride, & qu'ainfi elles ne fe terminent que par des Crifes, au lieu que les Maladies chroniques, legeres ou fans Fiévre, fe gueriffent peu-à-peu & fans Crife, je crois devoir rapporter ici mes Obfervations fur les Mouvemens-Critiques qui arrivent dans les Fiévres.

De même que certaines Conftellations annoncent les changements des Saifons de l'année, de même auffi l'on prévoit par des Signes particuliers les Crifes qui doivent arriver dans les Maladies. Tels font le Délire, l'Affoupiffement, l'Assoupissement, les Vertiges, *l'erreur* & l'interruption des Sens, les grandes douleurs de Tête, de Col, d'Estomach, des Hypocondres, ou d'autres Parties, le Tintement d'Oreilles, les fausses Lueurs que le Malade apperçoit, les Larmes involontaires, les Nausées frequentes, les Ardeurs, & la Soif plus forte que de coûtume, le déréglement & l'inégalité subite du Poulx, la suppression de l'Urine, le murmure extraordinaire des Entrailles, & l'agitation du Malade; il change en effet à tout moment de situation, quelquefois il s'écrie, & se jette hors de son Lit; on le prendroit pour un furieux à son air, à son maintien, & à toutes ses actions. L'Accez de la Fiévre est pour lors très-violent, il devance le précedent d'environ une heure, & commence par un Frisson plus fort & plus pénetrant que de coûtume.

Lorsque la Crise doit être heureuse, elle se fait par une Sueur abondante, ou une Hémorrhagie par les Narines, un Vomissement de Matiéres bien mélangées, ou un Cours-de-Ventre; après quoi la Fiévre cesse entierement.

Les premiers avant-coureurs d'une Crise qui doit survenir le lendemain, paroissent durant la nuit, ou pendant le jour si la Crise doit arriver la nuit suivante; & Hippocrate même a observé, que la nuit qui précede le jour, où la Crise doit terminer la Maladie, est troublée & fâcheuse. On doit aussi sçavoir que les Accidents sont plus pressants la nuit que le jour, & que les uns annoncent seulement les Crises, & les autres en sont tout ensemble les Signes & les Causes: ceux-ci sont les Sueurs, le Vomissement, les Selles, les Urines & les Hémorrhagies; ceux-là sont les Délires, les Insomnies, les Assoupissements, les Larmes involontaires, & d'autres semblables Symptômes. Les uns & les autres Signes ont cela de commun, qu'ils promettent la Santé, après les Signes de Coction, & menacent de la Mort, s'ils sont joints avec ceux de la Crudité; ainsi ils ne sont favorables que dans la vigueur, ou peu auparavant l'état de la Maladie, parcequ'alors la Crudité de l'Humeur est surmontée. C'est sur ce fondement qu'Hippocrate juge que la Crise est prochaine lors que la Coction s'est déclarée. Ces mêmes Signes sont très-pernicieux au commencement d'une Maladie; ils ne le sont pas moins dans l'accroissement d'une Fiévre maligne. Si elle est moins dangereuse de sa nature, ils marquent alors que la Crise doit être imparfaite, parceque quand le Malade doit recouvrer parfaitement sa Santé, la Nature differe ses efforts pour la Crise, jusques à une entiere Coction: au lieu que si la violence de la Maladie doit triompher des forces de la Nature, celle-ci livre tout d'abord le combat, tente quelque Crise avant le temps, & donne des marques assez sensibles de ses efforts prématurés.

Il est donc évident que les Signes de Coction sont toûjours salutaires, & que ceux des Crises sont d'eux-mêmes incertains, & qu'ils doivent leur caractere different, d'heureux, ou de funestes, à la Crudité ou à la Coction.

Donnons maintenant les marques qui font connoître la route que la Nature prépare aux Evacuations Critiques, & de quel genre celles-ci doivent être, afin que le Médecin puisse encore s'en servir pour régler ses jugements à cet égard. Je suppose donc une Fiévre aiguë, où la Coction, & par consequent la Crise, ne doivent pas se differer, il faut pour lors attendre plûtôt une Evacuation qu'un Abscés.

Les Signes d'une Hemorrhagie Critique par les Narines.

L'Evacuation qui doit arriver sera sans doute une Hémorrhagie du Nez, si l'un ou l'autre des Hypocondres est tendu sans être douloureux; si la Respiration est difficile, si une douleur de Tête, avec des élancements, accompagne l'ardeur de tout le visage, principalement des Yeux, des Narines, & des Joués; si la Vûë est trouble, & represente de fausses Lueurs, si le Malade a le Col douloureux, avec un tintement d'Oreilles ou la Surdité, si les Yeux pleurent soudainement & deviennent rouges, si les Artéres des Tempes battent violemment, que les Narines s'émincent & démangent, sur tout si une douleur considerable occupe le Visage & les Tempes. Ajoûtés à ces marques, si outre l'élevation du Poulx, & sa véhemence ordinaire dans toutes les Evacuations Critiques, il est encore ici ondulent.

Cette sorte de Crise survient ordinairement aux Fiévres ardentes, & à la Phrénésie, de même qu'aux douleurs de Tête, qui sont aiguës & continuelles, lors même qu'il n'y a point de Fiévre, sur tout si ces douleurs occupent le Front & les Tempes. Elle arrive encore ordinairement dans les Inflammations aiguës des Hypocondres, principalement dans celles du Foye & de la Ratte. L'on présage avec plus de certitude une Hémorrhagie, si c'est la saison de l'Eté, que le Malade soit dans la fleur de son âge, & n'ait pas encore passé sa trente-cinquiéme année. Mais autant que cette Crise est ordinaire dans les Fiévres aiguës & dans la Phrénésie, autant elle est rare dans la Létargie & la Péripneumonie. La Pleûrésie tient le milieu, ensorte qu'elle est plus sujette à l'Hémorrhagie du Nez que les dernieres Maladies, & moins que les précedentes.

Les Signes d'un Vomissement Critique.

LE Vomissement doit survenir, lors qu'avec une Pesanteur de Tête, des Vertiges, & des Eblouïssements, le Malade a des envies frequentes de vomir, qu'il ressent un dechirement d'Estomach, qu'il a une grande amertume dans la Bouche, qu'il crache fouvent une Salive claire, & qu'on lui remarque des mouvements convulfifs à la Lévre inferieure.

Les Hypocondres fe foulevent alors, & empêchent la Refpiration ; le Poulx eft refferré & dur. Le Vomiffement fera plus affuré, fi c'eft dans une Fiévre-Tierce, fi la perfonne a plus de trente-cinq ans, fi c'eft en Eté, qu'il arrive un Friffon, & que les parties fituées au-deffous des Hypocondres fe refroidiffent.

Les Signes d'un Cours-de-Ventre Critique.

LA Crife fe fera par un Cours-de-Ventre, fi l'Humeur fe porte aux Entrailles, & qu'il ne s'enfuive pas de Vomiffement, ni d'Evacuation extraordinaire par les Urines, fur tout fi le Ventre eft alors plus bilieux & plus libre qu'auparavant ; enfin fi dans la Santé le Malade n'étoit pas fujet aux Hemorrhagies du Nez, ni aux Sueurs, mais plûtôt aux Devoyements, & qu'il ait coûtume de boire de l'eau froide. Lorfque le temps approche, où l'on doit vuider par les Selles, les Inteftins s'agitent, murmurent, & l'on a des Tranchées, fuivies d'une péfanteur ou d'une douleur interne, aux environs des Lombes, & enfuitte dans la partie inferieure du Ventre. Cette Obfervation n'a pas échappé au fçavant Hippocrate, qui dit, que fi dans les Fiévres la douleur des Lombes furvient à la douleur & au murmure des Hypocondres, il arrive pour l'ordinaire un Dévoyement.

Les Signes d'une Crife par les Sueurs.

IL faut efperer que la Crife fe fera par les Sueurs, fi le Malade n'eft pas fort affoibli, que les Selles & les Urines foient fupprimées, fur tout fi l'on ne voit aucun figne qui annonce le Vomiffement : mais s'ils fe rencontrent avec ceux de la Sueur, la Crife fe fait par les Sueurs & par le Vomiffement. L'on eft encore plus certain qu'il doit arriver des Sueurs, fi, outre les marques précedentes ; l'Accez, dans fon accroiffement, caufe le Délire, comme il arrive dans les Fiévres ardentes, que tout le corps s'échauffe & devienne rouge, & qu'il en forte une Vapeur chaude, qu'on ne remarquoit pas auparavant. Le Poulx eft pour lors ondulent & très-mol ; l'Urine eft épaiffe & toute bilieufe.

On doit principalement attendre des Sueurs, fi vers le temps de la Crife le Malade rêve qu'il fe baigne ; ce qui m'arriva autrefois dans une Fiévre aiguë avec le même fuccez. Les Sueurs font ordinaires dans toutes fortes de Fiévres, fur tout dans celles qui font aiguës & ardentes. Souvent la Phrénéfie indique les Sueurs lorfque

Crife doit être bonne. Les Sueurs falutaires font univerfelles, chaudes, & fortent abondament de la Tête. Avec ces mêmes marques, elles font avantageufes dans toutes les Inflammations aiguës des Hypocondres.

Le pronoftic des Crifes par les Hémorrhoïdes ou les Ordinaires des Femmes, doit s'établir fur les fignes propres de ces Evacuations.

Les Signes d'un Abfcez Critique.

L'Eruption d'un Abfcez peut auffi terminer une Fiévre : Voici les Signes fur lefquels on en fonde le préfage. La Maladie, loin de fe diffiper peu-à-peu, fe foûtient avec une Fiévre, & une douleur toûjours égale, & quoiqu'il n'arrive aucune Evacuation fenfible, que la Coction foit rétardée, qu'une Douleur, une Laffitude, un Affoupiffement, & quelque legére Sueur furviennent à une partie peu confiderable du Corps, avec tout cela, des Signes falutaires répondent de la vie du Malade. Il faut que la Maladie ne foit pas mortelle de fa nature, mais feulement longue, qu'elle ait paffé le vingtiéme jour, que le Poulx foit bon & les Forces entieres. Le préfage d'un Abfcez eft encore mieux établi, fi l'on rend long-temps une Urine cruë & tenuë : mais malgré toutes ces circonftances l'Evacuation critique d'une Urine épaiffe & blanche, avec un fédiment abondant, garantit d'un Abfcez, parceque la Coction a achevé de dompter la Maladie, & qu'elle fe diffipe fans autre Evacuation fenfible & fans Abfcez.

Vous reconnoîtrez aux marques fuivantes qu'il doit arriver un Abfcez auprès de l'Oreille, qu'on nomme pour cette raifon *Parotide*, fi après une foudaine, mais courte difficulté de refpirer, il furvient une pefanteur de Tête mêlée de douleur, avec un profond affoupiffement & la furdité. Cet accident eft ordinaire dans les Fiévres aiguës, où la Létargie, la Phrénéfie, & les autres femblables Symptômes de la Tête fe terminent affez fouvent par cet Abfcez parotide.

Lorfque dans une Fiévre chronique l'on a des fignes d'un Abfcez, & que ceux du *Parotide* manquent, on peut s'affurer que ce dernier n'arrivera pas : mais qu'il s'en fera plûtôt à un article dans les parties inférieures, où il y ait quelque douleur, ou pefanteur, ou tenfion, ou ardeur.

Il eft bon de répeter ici ce que j'ai dit ailleurs, que l'on peut avec raifon foupçonner un Abfcez après le vingtiéme jour de la Fiévre; qu'il furvient plus frequemment l'Hyver, où il dure plus long-temps, & rentre plus difficilement; que les jeunes Gens (au-deffous de trente années) y font plus fujets que les Vieillards dans leurs plus longues Maladies. Ceux-ci font plûtôt furpris de Fiévre quarte, dans ces rencontres, fur tout fi leur Fiévre n'eft pas continuë, mais que vague &

incertaine elle dure jufques à l'Autômne. On remarque auſſi qu'une longue Fiévre , pourvû que ſes Accès commencent par un Friſſon & finiſſent par des Sueurs,comme dans les Fiévres tierce & quarte , ſe termine rarement par un Abſcez , parceque l'Humeur s'en évacuë à chaque Accez : Nous pouvons ajoûter que l'Abſcez qui ſurvient aux parties inférieures , dans les Fiévres lentes & chroniques , eſt moins dangereux que celui qui ſe forme auprès des Oreilles , comme il arrive dans les 'Maladies aiguës.

Lorſqu'après l'éruption de l'Abſcez la Fiévre ſubſiſte , & qu'il ne perce pas en dehors , il ne ſuppurera point avant le vingtiéme , mais ſeulement entre ce jour-là & le ſoixantiéme. S'il arrive qu'avant de ſuppurer il ſe diſſipe de lui-même quoique la Fiévre perſiſte , il préſage une prompte Phrénéſie & la Mort enſuite , principalement ſi l'Abſcez eſt parotide. Cet Abſcez eſt ſalutaire qui vient aux parties inférieures loin du foyer de la Maladie , & des principaux organes de la Vie , dans un ample eſpace qui contient toute l'Humeur morbifique , & où il s'éleve facilement en dehors : Un tel Abſcez ne permet jamais le retour de la Maladie , & en emporte tout le levain. On peut eſperer le même ſuccez de celui qui s'éleve en pointe , qui mûrit également , & qui eſt un peu panché en en-bas , ſans être dur ni fourchu. Le plus facheux eſt celui qui tend à rentrer en dedans , & dont la peau (qui le couvre) eſt éteinte & décolorée. Il n'eſt pas moins funeſte , quoiqu'il ſoit élevé en dehors , s'il eſt très-ample & plat.

Les paſſions de l'Ame ne contribüent pas peu à déterminer le genre de l'Evacuation Critique : en effet , la crainte produit les Selles , le Vomiſſement ou les Urines ; la joye promet des Sueurs. Il faut auſſi remarquer que la Criſe ne ſe fait pas toûjours par une ſeule , mais ſouvent par pluſieurs Evacuations differentes. Dans une Fiévre ardente , par exemple , l'Hémorrhagie du Nez peut commencer la Criſe , qui doit s'achever par des Sueurs aſſez abondantes.

La bonne Criſe.

IL faut qu'une Criſe pour être parfaite ait toutes ces conditions. Qu'elle ſoit fidelle , *c'eſt-à-dire qu'elle évacuë l'Humeur qui doit être évacuée , & qu'elle ne ſoit pas un vain effort de la nature.* Qu'elle ſoit certaine , *entiere , complette & conforme aux Signes qui l'ont devancée.* Qu'elle ſoit évidente , *ou ſuffiſamment abondante , & manifeſte.* Qu'elle ſoit ſûre , *ou ſans danger.* Elle doit être prévenuë par des Signes au jour indice , favorable & ſalutaire : Enfin cette Criſe précedée des Signes de Coction doit arriver dans un jour critique,

& produire des Evacuations convenables, *proportionnées aux caufes effentielles, & à la qualité de la Maladie.* A l'approche de la Crife le Poulx devient inégal, & l'on y remarque plus de battements grands que de petits, plus de prompts que de tardifs, plus de moderez que de frequents, plus de forts que de languiffants, avec une conftance égale de médiocrité, ou de viteffe dans la contraction & la dilatation de l'Artére. Une telle Crife rend au vifage du Malade fa ferenité; elle dégage la refpiration, & donne au Corps la force de fe mouvoir & d'agir; elle rétablit l'égalité du Poulx, l'ordre & la médiocrité de fes battements. Il eft encore utile au Pronoftic d'une Crife falutaire, de confiderer fi le genre de Fiévre, dont il s'agit, fe termine plus fouvent & plus facilement de cette maniére, comme fi c'eft une Fiévre ardente, ou tiérce, &c.

Les Signes qui promettent la Crife, ou qui ne permettent pas d'en efperer.

POUR connoître fi une Fiévre doit fe terminer par une Crife ou non; faites attention, fi c'eft une grande Maladie, dont les Accez anticipent & croiffent toûjours de beaucoup, fi la Nature en foûtient conftamment les attaques, & donne bientôt des indices de fon triomphe fur les Humeurs revoltées; enfin fi l'âge & le temperamment du Malade, la faifon, & l'efpece de la Fiévre n'éloignent pas le préfage de la Crife, il eft conftant que la Maladie cedera tout-à-coup au victorieux effort de la Nature, & d'autant plûtôt que fes fignes feront dévenus plus marqués & plus forts. Si au contraire la Maladie, par fa violence & fa malignité, prévaut fur les forces du Malade, & fe maintient long temps dans fa crudité; l'évidence d'une Mort prochaine éfface l'efperance de la Crife, qui fe trouve ainfi malheureufement prévenuë du defaftre & de l'accablement de la Nature. La Crife ne dément point fes fignes, & favorable ou non, elle ne manque pas de les fuivre. Je ne comprends point parmi les Signes dont je parle, tous ceux que l'on remarque dans une Maladie: mais ceux-là feulement qui dévancent immédiatement la Crife, ou la préviennent de quelques heures, *& qui confiderez en particulier, font équivoques pour la Vie ou pour la Mort, & ne décident pas par eux-mêmes du fuccès ou du mauvais fort de la Maladie.* Si cependant il arrivoit que les fignes prochains de la Crife n'en fuffent pas fuivis immédiatement comme on eût pû l'efperer; elle fera certainement très-facheufe, & peut-être que le Malade y fuccombera à l'heure même. Mais remarquez que les fignes d'une bonne Crife font pour l'ordinaire moins

trompeurs que ceux d'une mauvaiſe ; & que les uns & les autres ſont
toûjours équivoques dans les Fiévres aiguës : Ajoûtez que l'on doit
plus de confiance aux ſignes favorables dans la vigueur de la Maladie,
qu'aux autres qui ne le ſont pas, à moins que le Corps ne ſoit très-
affoibli.

En quel temps la Criſe ou la Mort doit arriver.

ON ne guerit point d'une Maladie aiguë ſans quelque Criſe ;
mais ſouvent la Mort en a tenu lieu ; & quoique la Criſe ſalutaire n'arrive jamais que dans l'état de la Fiévre, on peut mourir
dans le commencement, dans l'accroiſſement, ou dans la vigueur de
la Maladie. Le déclin (de quelque Maladie que ce ſoit) ne produit
jamais ni de Criſe ni de danger, parceque quand la vigueur eſt ſur-
montée, la Fiévre s'affoiblit & ſe diſſipe inſenſiblement, pourvû
qu'on ne dérange point la Nature par aucune erreur.

L'on peut mourir au commencement d'un Accez, comme il arrive
ſouvent dans les mortelles Inflammations des Parties internes, & dans
ces Fiévres, où une Pituite épaiſſe & viſqueuſe vient à ſuffoquer la
chaleur naturelle, pour lors le Corps devient froid, ſans pouvoir
réchauffer, le Poulx eſt vermiculaire & entiérement défaillant : L'on
meurt accablé d'un ſommeil profond. Quelquefois, mais plus rarement, la Mort ſurvient à l'accroiſſement de l'Accez, & plus ſouvent
dans ſa vigueur, lorſque la Nature eſt vaincuë par la force du mal,
qui joint à l'ardeur extrême qui conſume le Malade, le jette dans
un Délire violent, accompagné de Convulſion & de Fureur : ce qui
ajoûtant de nouvelles forces au peu qu'il en reſte à la Nature, tranſ-
porte tout-à-coup ce Malade hors de ſon Lit ; enſorte néantmoins
qu'il rétombe bientôt dans une défaillance, & une ſyncope qui termine ſa Vie. On meurt rarement au décours d'un Accez : mais lorſque cela doit arriver, l'on tombe en défaillance, parceque la chaleur naturelle expire alors entiérement avec celle de la Fiévre, & ſoit
aſſis ou couché, on meurt ſubitement, par une Sueur legere & té-
nace. Enfin il eſt conſtamment vray de dire que la Mort ſaiſit ordinairement au temps le plus facheux de l'Accez, qui eſt celui où l'on
doit marquer la derniere heure.

L'Ordre des Jours Critiques.

JE croirois avoir rapporté tout ce qui regarde les Criſes, s'il ne me
reſtoit encore à parler des Jours où elles ſurviennent, & qui pour
cette raiſon ſont nommez Critiques par Hippocrate, qui en eſt le
premier Obſervateur.

Les Jours de Crise sont le 3, le 5, le 7, le 9, le 11, le 17, le 20 : lequel nombre de 20 fait trois Semaines, à les compter de maniére que le huitiéme jour soit le commencement de la seconde Semaine, dont le quatorziéme est la fin, & le principe de la troisiéme Semaine, suivant Hippocrate. Les Jours Septenaires se comptent par 4, ensorte que le quatriéme est le dernier du premier nombre Quartenaire, & le premier du second qui finit au septiéme : ainsi la troisiéme Quartaine commencera la deuxiéme Semaine & se terminera à l'onziéme jour, qui sera le premier du quatriéme Quartenaire, & terminera la seconde Semaine au quatorziéme. Le cinquiéme Quartenaire, qui commence la troisiéme Semaine, s'étend du 14 au 17, qu'il comprend, & où commence la sixiéme Quartaine, qui achéve la troisiéme Semaine au vingtiéme, qui est le dernier jour de la sixiéme Quartaine, & de la troisiéme Semaine. L'on compte depuis 20 jusqu'à 40, de même qu'on a fait dans la premiere Vingtaine. Les Maladies qui passent le quarantiéme jour dégénerent dès lors en Chroniques ; elles n'affectent plus les jours impairs, soit Quartenaires, soit Septenaires : mais seulement se jugent aux jours pairs, c'est-à-dire, qu'elles se reglent par chaque vingtiéme, comme le 60, le 80, le 100, &c.

Il faut aussi remarquer que tous les Jours Critiques ne sont pas d'égale force ; que les Septenaires, ou les derniers de chaque Semaine sont les plus puissants, ensuitte les Quarténaires, qui sont le milieu de chaque Semaine, après lesquels viennent ceux qui remplissent les intervalles des précedents, & que les Médecins appellent intercurrents. Les plus salutaires, entre les Critiques, sont le 7, le 14, le 9, le 11, le 20, le 17, le 5, le 4, & le 3. Les jours dangereux, & le moins Critiques, sont le 6, le 8, le 10, le 12, le 16, & le 19. Quelques Auteurs veulent que le 13 soit douteux, & qu'il tienne le milieu entre les bons & les mauvais jours. Tous les jours impairs de la premiere Vingtaine, peuvent quoique plus foiblement que les Critiques, indiquer l'évenement d'une Fiévre aiguë, parceque ces mouvements sont plus forts durant cet espace de temps, après lequel elle se relâche & se rallentit, de maniére que dans la seconde Vingtaine il n'y a plus que le dernier de chaque Semaine qui puisse être Critique, comme le 27, le 34, & le 40 jour, qui est le dernier de la seconde grande Semaine, comme le 20 l'est de la premiere.

Parmi les Jours Critiques il y en a qui sont les indices des autres, Hippocrate les nomme Jours de consideration, parcequ'ils donnent à connoître par des Signes certains, & qu'il annoncent, pour ainsi dire, ce qui doit arriver aux Jours Critiques suivants. Ce sçavant homme a donc observé que le 4 est l'indice du 7, comme le 11

du 14,

du 14, & le 17 du 20. Ainsi quand au premier jour d'une Fiévre aiguë l'on ne voit aucun signe funeste, & que l'Urine donne des marques de Coction, la Crise ne passera pas le quatriéme jour: mais si cette Fiévre est dès lors accompagnée de plusieurs signes mortels, le Malade succombera vrai-semblablement avant le quatriéme jour; & Hippocrate a fort-bien remarqué que les symptômes doivent être tout d'abord très-violents dans les Maladies dont le terme-fatal est très-prochain. Si la Crise attend le septiéme jour, on verra dans l'Urine un nuage rouge au quatriéme, & tous les autres signes seront dès lors salutaires: cependant il se peut faire que par quelque manquement du Malade ou du Médecin, la Crise retarde jusques au neuviéme, ou à l'onziéme jour; puisque dans les Maladies salutaires les manquements reculent la Crise, & qu'ils avancent le terme de celles qui tendent à la mort. Si l'onziéme de la Fiévre n'apporte aucun indice de Crise, il ne la faut pas attendre avant le vingtiéme: mais si la Crudité diminuë vers le septiéme, on peut esperer la Crise avant le 20, au lieu que quand la Crudité persiste jusques au quatorziéme, & que la Maladie se meut lentement, celle-ci ne sera jugée qu'au 40, parceque les Jours indices gardent le même ordre de puissance que nous avons remarqué aux Jours critiques, & que, comme la lenteur de la Maladie éloigne de plus en plus l'attente de celle-cy, elle recule aussi l'effet du présage de ceux-là.

Il est encore necessaire d'observer que les Maladies ont plus de véhemence & d'impetuosité jusqu'au 14, que depuis ce temps-là jusqu'au 20; & que celles qui doivent atteindre le 40 perdent peu-à-peu leur ressort, jusques à ce jour, après lequel, entiérement affoiblies, elles s'éteignent plûtôt, par une lente Coction ou par un Abscez, qu'elles ne se jugent par une Crise; de-là vient qu'elles ne se terminent quelquefois qu'au bout de cent jours, d'autres après sept mois, quelques unes à la septiéme année, suivant la remarque d'Hippocrate, d'autres enfin après plusieurs semaines d'années.

„ Ceux qui voudront en sçavoir davantage sur cette matiére pour- «
ront lire les Traités de Galien περὶ κρίσεων κỳ περὶ κρισίμων ἡμερῶν & pres- «
que tout le sixiéme livre de Prosper Alpin *De præsagienda vita &* «
morte Ægrotantium : en joignant à cette lecture ce qu'à donné là- «
dessus le célèbre M. Hoffman dans le troisiéme tome de sa *Médécine* «
raisonnée, sect. 1. chap. xv. & dans sa Dissertation *De Crisium natura* «
ejusque explicatione rationali. Nous dirons aussi un mot sur ce sujet «
dans nos Remarques, après avoir rapporté ce que pensoit Hippo- «
crate sur les Causes de la Santé, & des Maladies, & sur les Chan- «
gements qui leur arrivent.

Partie I. C

I V.

Des moyens de conserver la Santé.

Hist. de la
Médecine Part.
I. liv. III. c. 13.

Epid. lib. VI.
sect. 4.

VOICY les Conseils qu'Hippocrate donnoit à ceux qui se portent bien.

L'une de ses principales Maximes étoit celle-cy, que pour entretenir sa Santé, *il ne faut ni trop se charger de Nourriture, ni être paresseux à prendre de l'exercice, ou à travailler,* ἄγκνσις ὑγιείης, ἀκοπίη ἔργης, ἀοκνίη πόνων.

Il disoit en second lieu, *qu'il ne falloit point s'accoûtumer à un regime de vivre trop exact, ni trop étudié, ni à manger trop peu; parce,* ajoûtoit-il, *que ceux qui se sont fait une fois cette regle, se trouvent très-mal pour peu qu'ils s'en écartent; ce qui n'arrive pas à ceux qui vivent un peu plus irregulierement, ou avec plus de liberté.*

Il ne laisse pas néanmoins d'examiner tout ce dont les personnes saines se nourrissoient en ce temps-là. Il examine aussi tous les Aliments dont on se sert aujourd'huy. Mais il seroit trop long de rapporter tout ce qu'il dit là-dessus. *On peut consulter ses trois livres de la Diete qui ont été traduits en François par M. Dacier.*

Hippocrate n'est pas moins exact sur la matiére de la *Boisson.* Il s'attache principalement à distinguer les bonnes *Eaux* d'avec les mauvaises. *Les meilleures,* selon lui, *doivent être fort claires, legeres, sans odeur ni goût, & puisées de Sources qui soient tournées au Levant.* Les Eaux *salées,* & celles qu'il appelle *dures,* c'est-à-dire à mon avis, *pesantes,* & celles qui sont *marécageuses,* sont les plus mauvaises, aussi-bien que celles qui viennent des *Neiges fondues.*

A l'égard du *Vin,* il conseille en quelques endroits de le mêler avec une égale partie d'Eau, & Galien remarque qu'Hippocrate regle par là la juste proportion qu'on doit garder dans ce mélange, ensorte, dit-il, que le Vin pur puisse chasser par sa force ce qui nuit au Corps, & l'Eau contribuer à temperer l'acreté des humeurs. Mais je pense qu'il ne s'agit en ces passages, que des cas particuliers qui y sont exposés, & peut-être que c'étoit la plus grande quantité de Vin qu'on but en ce temps-là, où l'on n'en beuvoit presque jamais de pur. Aussi voit-on qu'Hippocrate reglant la quantité de Vin que l'on doit prendre, par rapport aux differentes Saisons de l'année, dit qu'en Eté on le doit beaucoup tremper, au Printemps & en Automne un peu moins, & qu'en Hyver on doit (1) moins y mettre d'Eau qu'en tout autre temps, ce qui présuppose qu'il en faut toûjours mettre.

(1)
Οἶνος ὡς ἀκρη-
τίσυτος. id est

Le Vin le moins

L'Exercice qu'il conseille, tant à ceux qui se portent bien qu'aux

Valetudinaires, devoit être pris selon les regles & avec les précautions qu'il marque, dans ses Livres de la Diete, auxquels on aura recours. On peut aussi consulter Mercurial, qui traite à fond de cette matiére.

Au reste, comme la Santé ne dépend pas seulement du bon usage de la *Nourriture*, & de l'*Exercice* ou du *Repos*, & qu'il est d'ailleurs important d'avoir des Regles pour les autres choses qu'on appelle *Non-naturelles*, comme sont le *Sommeil* ou les *Veilles*, l'*Air* & les autres corps qui nous environnent, ce qui doit *sortir de notre Corps*, ou y *être retenu*, & enfin les *Passions*; la conservation, dis-je, de la Santé dépendant de toutes ces causes, Hippocrate n'a pas manqué de donner des Preceptes sur tout cela.

Pour commencer par les choses qui doivent sortir de nôtre Corps ou y être retenuës, il vouloit qu'on eût un grand soin de ne pas amasser ou garder trop long-temps les Excrements.

Il conseilloit encore comme un grand Preservatif contre les Maladies, les *Vomitifs*, qu'il faisoit prendre une ou deux fois le mois pendant l'Hyver & le Printemps.

Il blâmoit l'excés en toutes sortes de rencontres, & il vouloit qu'on l'évitât par rapport au Sommeil, aux Veilles, &c.

On trouve aussi dans ses Ecrits diverses Remarques, touchant le bon & le mauvais *Air*. Il fait voir que la bonne ou la mauvaise disposition de l'Air dépend non-seulement des divers Climats, mais de la situation de chaque Lieu en particulier, qu'il examine à cet égard avec soin. Ce n'est pas qu'il prétende insinüer que l'on doive être trop scrupuleux sur cet article, ou qu'il veüille obliger chacun à quitter son Lieu natal, ou celui où l'on est établi, pour en chercher un meilleur, ce qui troubleroit toute la Societé; mais c'est pour faire connoître aux Médecins quelles sont les Maladies qui doivent regner en un endroit plûtôt qu'en un autre, afin qu'ils tâchent de les prévenir, ou qu'ils s'étudient à y porter du remede, & qu'ils apprennent à compter sur la diverse situation des Lieux, par rapport à la Santé & aux Maladies.

Hippocrate reconnoissoit enfin le bon & le mauvais effet des *Passions*, & il vouloit qu'on se modérât beaucoup à cet égard.

„ Ceux qui voudront se rendre habiles dans l'Art de conserver la «
Santé, doivent lire les six Livres ὑγιεινῶν de *Galien*, le premier Livre «
de *Celse* sur la Médecine, le quatriéme Livre des Institutions Médi- «
cinales de *Riviere*, & surtout le Chap. IX. où il traite du Regime «
qui convient à chaque Age, & le Chap. X. où il enseigne le Regime «
qu'on doit garder dans chaque Saison de l'année. On lira aussi le «
premier Tome de la Médecine raisonnée de *M. Hoffman*, & sur tout «

C ij

,, les Chap. XII. & XIII. du second Livre, la Table VI. du Livre de
,, M. *Nenter*, intitulé *Fundamenta Medicinæ Theoretico-Pratica*: l'Essay
,, sur la Santé, traduit de l'Anglois de M. *Cheyne*, la These soûtenuë
,, aux Ecoles de Médecine de Paris le 4 Mars 1723 & inserée en Latin
,, & en François à la tête du second Vol. de l'*Orthopedie* de M. *Andry*,
,, *An præcipua valetudinis tutela exercitatio?* La These soûtenuë aux
,, mêmes Ecoles le 28 Fevrier 1741, *An juxta varias anni tempeſtates*
,, *variè regenda Corporis humani Sanitas? &c.* Voyés encore *Horſtius*,
,, *Plempius*, *Ramazzini* & les Differtations de M. *Hoffman*.

V.

Pratique d'Hippocrate, ou ſa Maniere de traiter les Maladies. Maximes générales ſur leſquelles cette Pratique eſt fondée.

Hiſtoire de la Médecine *part.* 3. *liv.* 111. *c.* 15.

S I l'on fait reflexion ſur le pouvoir qu'Hippocrate attribuoit à la *Nature*, par rapport à l'Œconomie animale & aux Maladies en particulier, dont la Nature eſt ſelon lui l'Arbitre & le Juge, les terminant dans un certain temps limité & par des mouvements reglés, comme on l'a remarqué en parlant des *Criſes*, on en inferera d'abord qu'il devoit ſe contenter d'être ſpectateur des efforts de la Nature; ſans en faire beaucoup de ſon côté, pour l'aider en cette rencontre.

On ſera même confirmé dans cette penſée, ſi l'on conſulte les Livres intitulés *des Maladies Epidémiques*, qui ſont comme les Journaux de la Pratique d'Hippocrate; car il en réſultera que cet ancien Médecin ne fait le plus ſouvent autre choſe que décrire les accidents d'une Maladie, & ce qui eſt arrivé à chaque Malade jour par jour, juſqu'à ſa mort ou à ſon rétabliſſement, ſans parler d'aucun Remede. Il n'eſt pas néanmoins abſolument vrai qu'il n'en fit jamais point, comme on le connoîtra par la ſuite; mais il faut convenir qu'il en faiſoit très-peu, par rapport à ce qui s'eſt pratiqué dans les Siécles ſuivants. On verra quels ſont ces Remedes, après que l'on aura rapporté en abregé les principales Maximes, ſur leſquelles ils ſont fondés.

Hippocrate diſoit en premier lieu, que *les contraires, ou les oppoſés ſont les Remedes de leurs oppoſés*; c'eſt-à-dire, que ſuppoſé que de certaines choſes ſoient oppoſées les unes aux autres, il faut les employer les unes contre les autres. Il explique cette Maxime dans l'Aphoriſme, où il dit; que *l'Evacuation guérit les Maladies qui viennent de Replétion, & la Replétion celles qui ſont cauſées par l'Eva-*

cuation. Ainſi le chaud détruit le froid, & le froid le chaud, &c.
Il diſoit ſecondement que la Médecine eſt *une addition de ce qui
manque , & une ſouſtraction, ou un retranchement, de ce qui eſt ſuperflu.* Axiome qui ſe trouve auſſi expliqué par celui-ci; *il y a*, dit
nôtre Auteur, *des Sucs, ou des Humeurs, qu'il faut en de certaines
rencontres vuider , ou faire ſortir du Corps, ou les deſſecher , & d'autres
qu'il faut remettre dans le Corps , ou faire qu'elles s'y produiſent derechef.*

Quand à la maniére de s'y prendre , pour *ajoûter* ou *retrancher* ,
il avertit en général, que *l'on doit ſe garder de vuides , ou de remplir , tout d'un coup , ou trop vîte , ou trop abondamment , & qu'il
eſt même dangereux de réchauffer , ou de réfroidir ſubitement ou , plus
qu'il ne faut , tout ce qui va à l'exès étant ennemi de la Nature.*

Hippocrate reconnoiſſoit en quatriéme lieu ; qu'*il faut tantôt dilater , & tantôt reſſerer , dilater ou ouvrir* (4) *les paſſages par leſquels
les Humeurs ſe vuident naturellement , lorſqu'ils ne ſont pas ſuffiſamment ouverts , ou lorſqu'ils ſe ferment , & au contraire reſſerer & étreſ-
ſir les paſſages relâchez , lorſque les Sucs qui y paſſent n'y doivent point
paſſer , ou qu'il en paſſe trop ; il ajoûte , qu'il eſt des occaſions où l'on
doit adoucir , qu'il en eſt d'autres où il faut endurcir , & d'autres où
il faut ramollir ; d'autres où il faut rendre plus mince ou plus ſubtil ,
& d'autres où il faut épaiſſir ; d'autres où l'on doit exciter ou reveiller ; & d'autres enfin où l'on eſt obligé de rendre engourdi ou d'ôter
le ſentiment ; le tout par rapport aux Humeurs , ou aux parties ſolides du Corps.*

Il donne cette cinquiéme leçon, *qu'il faut prendre garde au cours
que les Humeurs prennent , d'où elles viennent , où elles vont , & en
conſequence de cela , lorſqu'elles vont où elles ne doivent pas aller ,
qu'on leur faſſe* (5) *prendre un detour , ou qu'on les conduiſe d'un autre côté , à peu près comme on détourne les eaux d'un Ruiſſeau : Ou
en d'autres occaſions , qu'on tâche de* (6) *rappeller ou faire retourner en
arriere ces mêmes Humeurs , attirant en haut celles qui ſe portent en
bas , & en bas celles qui ſe portent en haut.*

Il rémarque en ſixiéme lieu, que *l'on doit faire ſortir par des voyes
convenables ce qu'il faut neceſſairement qui ſorte , & qu'on doit prendre
garde que les Humeurs , qui ſont une fois ſorties des Vaiſſeaux , n'y
entrent pas derechef.*

Voici un ſeptiéme Precepte, *quand on fait*, dit nôtre Auteur ,
*quelque choſe ſelon la raiſon , quoique le ſuccès ne réponde pas toûjours ,
on ne doit point aiſément ou trop vîte changer de maniére d'agir ,
tant que les raiſons que l'on a eues au commencement ſubſiſtent.* Mais
comme cette Maxime peut quelquefois tromper , en voici une hui-

(4)
Ἁι ἔφοδɷ.

(5)
παροχετεύειν.
Derivare.
(6)
ἀντιϲπᾶν.
Revellere.

tiéme qui lui fert de correctif ou de limitation. *Il faut*, dit Hippocrate, *faire une grande attention* (7) *à ce qui foulage, & a ce qui fait du mal ; à ce qu'on fupporte aifément, & à ce qu'on ne fçauroit fouffrir.*

Le neuviéme Confeil eft un des plus importants, (8) *Il ne faut rien faire témérairement, il faut quelquefois fe repofer, ou demeurer fans rien faire, de cette maniére fi vous ne faites point de bien au Malade, vous ne lui faites du moins point de mal.*

Aux extremes Maladies il faut, felon Hippocrate, *des Remedes extremes. Ce que les Médicaments ne gueriffent pas, le Fer le guerit ; ce que le Fer ne guerit point, le Feu le guerit ; mais ce que le Feu ne peut guerir, doit être regardé comme incurable.* Enfin nôtre Auteur avertit, *qu'on ne doit point entreprendre les Maladies defefperées, cela étant au deffus des forces de la Médecine.*

Voilà dix ou onze Maximes des plus générales de la Pratique d'Hippocrate, qui fuppofent toutes ce grand Principe qu'il a pofé au commencement, que *la Nature guerit elle-même les Maladies.*

„ Outre ces Maximes générales, *Hippocrate* en donne beaucoup
„ de particulicres, foit fur la Diete des Malades, foit fur la Saignée,
„ foit fur la Purgation, foit fur les autres Evacuations, Maximes, que
„ *M. Le Clerc* a recüeillies dans fon Hiftoire de la Médecine, mais
„ qu'on fe difpenfera de tranfcrire ici, d'autant plus qu'elles trouve-
„ ront place dans nos Remarques. *Galien* a auffi donné quatorze Li-
„ vres fur la maniére de traiter les Maladies, que ceux qui n'enten-
„ dent pas le Grec, feront fort-bien de lire dans la belle & élegante
„ Traduction Latine de *Linacre*, fameux Médecin Anglois. *Fernel* a
„ donné encore une fort-belle Therapeutique univerfelle, & *Baglivi*
„ deux Livres fur la Pratique, qu'un jeune Praticien doit confulter en
„ y joignant, avec les reftrictions néceffaires, ce que *MM. Hoffman,*
„ *Juncker* & *Nenter* ont donné fur ce fujet.

LES ELEMENTS

DE LA

MÉDECINE-PRATIQUE

TIRE'S DES ECRITS D'HIPPOCRATE
& de quelques autres Médecins.

SECONDE PARTIE,

Où l'on donne une idée générale de l'Oeconomie animale & des Caufes des Maladies, & où l'on traite en général des Maladies des differents Ages.

POUR ne pas trop groffir ce Volume, on fe bornera encore dans cette Partie à des Généralités. On fe propofe auffi un autre avantage, c'eft d'accoûtumer les jeunes Médecins à embraffer d'une feule vûë tous les dérangements qui peuvent arriver à l'Œconomie animale depuis la naiffance jufqu'à l'Age le plus avancé, & de leur rendre familieres les Notions générales, que ceux, qui ont quelque connoiffance des Sciences & des Arts, fçavent être fi fécondes & fi propres à éclaircir l'efprit, & à le guider dans les cas particuliers.

Dans la premiere Partie, on a vû ce que penfoit Hippocrate fur la Médecine & fur les Médecins : On a leu d'après *Lommius* le dénombrement des Maladies les plus ordinaires à chaque Age, &c. Dans celle-cy, nous donnerons, d'après un célébre Médecin * Allemand, les fondements de la Theorie & de la Pratique de ces mêmes

* M. *STAHL.*

Maladies; & pour le détail des Maladies ſoit des petits Enfants, ſoit des jeunes Perſonnes de l'un & de l'autre Sexe, ſoit des Perſonnes d'un âge moyen, ſoit des Vieillards, ſoit enfin des Perſonnes qui exercent des Profeſſions penibles & capables de déranger la Santé, nous renvoyerons aux Auteurs qui ont le mieux diſſerté ſur chacun de ces ſujets en particulier.

On tranſcrira donc mot-à-mot la Diſſertation Latine de *M. Stahl*, après avoir rapporté ce qu'a donné ſur l'*Oeconomie animale & ſur les Cauſes des Maladies*, un ſçavant Médecin * de la Faculté de Paris, ou, pour mieux dire, après avoir inſeré tout au long l'Extrait de ſon Ouvrage, tel que l'a donné *M. de Fontenelle* dans l'Hiſtoire de l'Académie Royale des Sciences de l'année 1722. Et dans nos Remarques nous tâcherons de concilier les idées & les vûës de ces deux Auteurs, de les pouſſer plus loin s'il ſe peut, & de les accommoder au Syſteme général de Pratique que nous avons deſſein d'établir ici ſur les Principes d'Hippocrate, ou, ce qui revient au même, ſur l'Obſervation exacte des mouvements de la Nature.

* *M. Helvetius, premier Médecin de la Reine.*

I.

Idée générale de l'Oeconomie animale & des Cauſes des Maladies.

Hiſt. de l'Acad. R. des Sciences 1722. p. 22. & ſuiv.

M. Helvetius ayant raſſemblé, d'abord pour ſon ſeul uſage particulier, quantité d'Obſervations ſur la Petite-Verole que ſon experience lui avoit fournies, crût enſuite qu'il ſeroit utile de les donner au Public, ne fût-ce que pour confirmer une pratique nouvelle qui s'eſt établie dans le traitement de cette Maladie, & qui n'a peut-être pas encore vaincu tous les préjugés contraires. Ces Obſervations, & les Raiſonnements que l'on en tire, n'euſſent pas été entendus, s'ils n'euſſent été précedés d'une connoiſſance générale du Corps-Humain conſideré par rapport aux Maladies dont il peut être attaqué, & cette même connoiſſance ſervira de Préliminaire à des Obſervations ſur d'autres ſujets, que l'Auteur laiſſe eſperer au Public.

Le Sang eſt le fluide général où roulent confuſément toutes les differentes liqueurs deſtinées à differentes fonctions dans le Corps-Humain. Leur difference de nature eſt telle qu'elles ſont perpetuellement en fermentation, & de là vient la chaleur perpetuelle de toutes les Parties. Dans le Sang ſe diſtinguent principalement deux liqueurs heterogenes, les Globules rouges, & la Lymphe blanche & filamenteuſe.

teuſe. M. Helvetius croit que c'eſt la Lymphe où ſont contenuës toutes les differentes liqueurs qui enſuite ſe ſéparent, & que les Globules ne ſervent qu'à entretenir la fermentation. Il conjecture qu'ils
ſont formés d'une Huile, & d'un Sel nitreux.

Lorſque les Arteres en ſe ramifiant toûjours ſont devenuës Capillaires, il naît de ces petits rameaux des Vaiſſeaux Lymphatiques,
c'eſt-à-dire, que la Lymphe mêlée auparavant avec la partie rouge
du Sang, la quitte pour entrer ſeule dans ces Vaiſſeaux, de quelque
maniére que ſe faſſe cette ſéparation, ce qu'on tâchera d'expliquer
dans la ſuite. Les Veines, tant qu'elles ſont Capillaires, ont auſſi
des Vaiſſeaux Lymphatiques, & M. Helvetius croit qu'il y a Arteres
& Veines Lymphatiques, que les unes prennent la Lymphe dans le
Sang & la portent vers les extremités, que les autres reprennent la
Lymphe ſuperfluë, celle qui n'a été employée à aucun de ſes differents
uſages, & la reportent dans le Sang.

Les Arteres ſanguines ont un reſſort aſſés vif, & très-manifeſte ;
le Sang forcé à y entrer par l'impulſion du Cœur les dilate, mais
auſſi-tôt elles ſe reſſerrent par leur reſſort naturel, & par là pouſſent
encore le Sang en avant; de plus elles le battent, le briſent, l'atte-
nuënt. Les Veines, & les Vaiſſeaux Lymphatiques n'ont point ce reſſort, & les liqueurs qu'ils contiennent ne ſont battuës que par le
mouvement des Arteres voiſines.

Les Vaiſſeaux ſanguins, & les lymphatiques ſe diſtribuent par tout
le Corps en nombre infini, ou plûtôt le Corps entier n'eſt preſque
que l'aſſemblage prodigieux de ces Vaiſſeaux. M. Helvetius remarque
que les injections les plus fines & les plus ſurprenantes peuvent être
trompeuſes en ce qu'elles donnent tous les Vaiſſeaux pour ſanguins.
Cependant il eſt bien ſûr qu'il y a des Lymphatiques par tout, puiſque
la Lymphe ſeule eſt capable de nourrir les parties, & par cette même
raiſon il y a des Lymphatiques ſans nombre dans la plus petite partie.

Les Glandes filtrent les liqueurs qu'elles prennent dans la Lymphe, l'Urine, la Bile, le Suc Pancreatique, &c. mais comment les
filtrent-elles ?

On ne peut ſe contenter d'une certaine conformité de groſſeur &
de figure entre la partie de la liqueur qui doit paſſer, & l'ouverture du Vaiſſeau qui la doit recevoir. Il paſſeroit trop de parties heterogenes à celle qui doit paſſer, pourvû ſeulement qu'elles ne fuſſent
pas plus groſſes, & à ce degré de petiteſſe & au deſſous nulle figure
ne ſeroit un obſtacle.

Il ne paroît pas non-plus vraiſemblable que differentes liqueurs prennent dans les Glandes, où l'on ſuppoſera un levain particulier, le
different caractere qui les ſpecifie. Un Chien à qui on a lié les deux

Arteres émulgentes, & dans les Reins duquel par conséquent il ne se fait plus de filtration d'Urine, vomit, & ce qu'il vomit a une forte odeur d'Urine, d'où il suit qu'il y avoit dans le Sang des parties urineuses toutes formées, indépendamment du prétendu levain qui les auroit rendues urineuses dans les Reins. De même si le Foye est obstrué & squirreux, la Bile qui n'y a point passé, & qui se répand dans toute l'habitude du Corps, ne laisse pas d'être une véritable Bile.

M. Helvetius adopte donc un troisiéme sentiment, qui ayant été insinué en 1705 *, a été expliqué plus au long d'après M. Vinslou en 1711 * & 1712 *. C'est celui qui suppose que les Vaisseaux secretoires ont été originairement, & dès la premiere formation de l'Embrion, abreuvés de la liqueur qu'ils doivent séparer. Il y ajoûte que comme tous les Vaisseaux Lymphatiques partent des sanguins, ainsi tous les secretoires partent des Lymphatiques. Selon cette idée les Lymphatiques originairement imbibés de Lymphe seront les premiers secretoires, ou des secretoires généraux qui prendront dans le Sang cette liqueur composée de toutes les autres à l'exception des Globules rouges, & des secretoires particuliers prendront dans la Lymphe, les uns l'Urine, les autres la Bile, &c.

Quand le Sang a passé par toutes les circonvolutions que font les Arteres capillaires dans une Glande, il a déja beaucoup perdu de sa vitesse dans ce labirinthe tortueux; la Lymphe entre de là dans un Vaisseau Lymphatique qui n'a de lui-même aucun ressort, aucun mouvement; elle arrive donc à l'ouverture du Vaisseau secretoire avec une lenteur qui aide au secretoire à faire mieux sa fonction, car une plus grande vitesse pourroit y causer l'irruption de quelques parties heterogenes.

Tout cela supposé, on peut prendre une idée assés juste des Maladies.

Si par de mauvaises digestions il se répand dans tous les Vaisseaux un Chile crud, grossier, aigre, enfin d'un caractere different de celui qu'il faudroit, il doit d'abord parcequ'il est trop heterogene au Sang, & qu'il y entre comme en masse, en rallentir le mouvement doux & reglé de fermentation, & ensuitte quand il s'est un peu plus mêlé avec le Sang augmenter ce même mouvement à mesure qu'il se dévelope, & que les parties plus divisées, plus attenuées, rencontrent plus de parties du Sang ausquelles elles sont encore heterogenes. Voilà le frisson, & le chaud de la Fiévre. Elle cesse quand ce mauvais Chile à force de circuler & de fermenter a été enfin dompté par le Sang, qui se l'est rendu homogene.

Le mauvais Chile étoit dans tous les Vaisseaux, tant Sanguins, que Lymphatiques, mais parceque les Lymphatiques ont moins de mou-

* Histoire de l'Acad. *pag.* 25.
* *Pag.* 19.
* *Pag.* 27.

vement & agitent moins leurs liqueurs que les Sanguins, ou du moins que les Arteres, il est possible que ce Chile fût comme en repos dans les Lymphatiques en comparaison de l'agitation où il étoit dans les Sanguins, que parconsequent il se soit moins développé dans les Lymphatiques, & qu'il ait besoin pour cela d'un certain temps, au bout duquel il coulera dans les Sanguins, & y excitera de nouveau le mouvement de la Fiévre. Ce sont là les Fiévres Intermittentes; les Vaisseaux Lymphatiques en tiennent la matiére comme en reserve. Que s'ils participent assés au mouvement général, pour pouvoir fournir cette matiére sans interruption aux Vaisseaux Sanguins, la Fiévre est continuë. Il est aisé de concevoir par là ce que c'est que la Continuë avec des Redoublements.

Il arrive souvent des inflammations dans les Fiévres, c'est-à-dire, qu'au milieu de cette fermentation impetueuse & dereglée il s'amasse du Sang en trop grande quantité dans quelque partie. S'il y séjourne trop long-temps, il s'y corrompt, cause des Abscès, & quelquefois la Gangrene. Le siége de l'Inflammation donne le nom à des Maladies differentes, si elle est dans la Pleure, c'est une *Pleuresie*, dans les Glandes du Poumon, c'est une *Peripneumonie*, &c.

M. Helvetius croit que les Inflammations viennent de ce que le Sang est entré dans les Vaisseaux Lymphatiques, soit parceque sa grande agitation lui a donné la force d'y penetrer, soit parceque ces Vaisseaux ont été dilatés par une Lymphe épaissie. Ce qui l'a conduit à cette idée, à été l'Observation des *Rougeurs de l'Oeil*, qui sont de petites Inflammations. Alors le Sang est entré dans les Vaisseaux Lymphatiques de la *Conjonctive*, qui ne devoient contenir qu'une liqueur claire & sans couleur.

Si les filtrations ne se font pas comme elles doivent dans quelques unes de ce nombre infini de differentes Glandes de toutes grandeurs qui composent une grande partie de la masse du Corps humain, si ces Glandes, sur tout celles qui sont destinées à séparer les principales liqueurs, sont engorgées de ces mêmes liqueurs qui n'auront pû se débarrasser de tant de replis tortueux qu'elles avoient à parcourir, ce qu'on croiroit devoir arriver à tout moment, alors l'Humeur qui devoit passer s'arrête ou refluë dans le Sang ou dans la Lymphe, & comme elle y est en plus grande quantité qu'il ne faloit, elle change la dose nécessaire du mélange total, elle corrompt le caractere des autres liqueurs, les rend elles-mêmes moins propres à se filtrer dans leurs couloirs particuliers, & devient la cause d'Obstructions nouvelles. La fermentation naturelle du Sang alterée, mais avec peu de violence, produit une Fiévre lente.

Comme les effets d'un engorgement de Glande peuvent subsister long-temps fans caufer un defordre total, & que d'ailleurs tout engorgement dans des parties d'une ftructure fi délicate & fi embaraffée doit être difficile à vaincre, ce font là les caufes des Maladies *Chroniques* ou longues; les Fiévres ordinaires, fur tout accompagnées d'inflammation, font des Maladies *Aigües*, qui fe terminent en un temps beaucoup plus court, foit par le rétabliffement de la Santé, foit par la Mort. M. Helvetius traite féparément de ces deux efpeces de Maladies, & des Curations qui leur conviennent.

A l'égard des Aigües, il fait voir que les mauvais levains contenus dans le Sang paffent aifément dans les premieres voyes, c'eft-à-dire dans l'Eftomach, & dans les Inteftins ; on l'a déja vû par l'exemple de l'Urine ou de la Bile arrêtée. Il faut donc attaquer ces Humeurs dans les premieres Voyes, & c'eft ce qu'on fait par les Purgatifs & les Vomitifs. Nous ne nous arrêtons point fur leur maniére d'agir qui eft affés connuë.

Le principal ufage de la Saignée eft de prévenir les inflammations, ou d'en arrêter le progrès, après quoi elles fe diffipent fouvent d'elles-mémes, ou de les diffiper immediatement. On ôte au Sang qui entreroit dans les Vaiffeaux Lymphatiques, non pas précifément la force de fa rarefaction extraordinaire, mais celle de fa quantité. Si l'inflammation eft formée, un moyen naturel d'en empêcher le progrès fera de detourner le Sang de la partie où eft l'inflammation. Or une Saignée caufe à l'endroit où elle eft faite une efpece de vuide que le refte du Sang tend à remplir ; il eft déterminé à couler en plus grande abondance du côté où fe fait l'épanchement, & en effet il fortiroit entiérement par-là fi on lui en laiffoit le temps. D'autre part l'Aorte en fortant du Cœur fe divife en fuperieure & en inferieure, & par confequent une Saignée du Pied qui determine le Sang à couler plus abondamment dans l'Aorte inferieure le détourne en partie de la fuperieure, & de la region de la Tête. De même une Saignée du Bras le détourne des regions inferieures. On appelle ces Saignées *Revulfives*, & c'eft le fiége de l'inflammation qui régle l'endroit où il les faut faire.

Il eft poffible que de nouveau Sang fe portant en grande abondance dans une partie enflammée entraîne avec lui celui qui y fejournoit, & la dégage. Ce feroit là l'effet d'une Saignée *Derivative*, contraire à la *Revulfive*, & qu'on feroit à la Gorge, par exemple, pour une inflammation du Cerveau. Elle diffipéroit immediatement l'inflammation, mais il eft moins permis d'attendre un bon fuccès de cette Saignée que de l'autre, & au contraire elle eft à craindre fi elle n'eft placée avec beaucoup de circonfpection.

Les Saignées que l'on ne fait point par rapport à des inflammations, mais feulement pour defemplir des Vaiffeaux trop tendus, pour mettre les Arteres en état de reprendre leur reffort , pour rendre de la molleffe & de la foupleffe aux parties, ne font proprement ni Dérivatives, ni Révulfives. Il en faut ménager le nombre & la quantité, parceque les Arteres ne font mifes en reffort que par le volume de la liqueur qui les étend, que ce volume trop diminué ne les étend plus affez & ne fait plus joüer fon reffort, ce qui leur caufe de l'inaction, de l'affaiffement & une langueur générale à tout le Corps.

Il refte les Maladies Chroniques caufées par une Obftruction de quelque groffe Glande, telle que le Foye, ou des Glandes de quelque grande partie, comme le Poumon. Elles feront plus ou moins dangereufes ou difficiles à traitter felon la partie attaquée, par exemple, il y aura toûjours plus de peril au Poumon qu'au Foye ; felon que l'Obftruction fera plus ou moins inveterée ; felon le caractere de l'Humeur qui aura formé l'Obftruction ou celui qu'elle y aura pris. Après les Remedes généraux, c'eft-à-dire ceux des Maladies aiguës, qui confiftent à defemplir les Vaiffeaux par quelques Saignées, à dégager les premieres Voyes par des Purgatifs ou des Vomitifs, il faut venir aux Remedes particuliers des Maladies Chroniques ; ce font les Delayants qui attenüent & incifent les Humeurs groffiéres ou épaiffies, & les Aperitifs, tels que le Mars ou la Limaille de Fer, qui débouchent, apparemment en dilatant les Vaiffeaux. On fçait par le fyftême de la filtration des Glandes que l'Eau s'unit plus aifément à l'Eau, l'Huile à l'Huile, &c. qu'à une autre liqueur heterogene, & de là vient qu'il faut apporter un choix dans les Délayants, qui pour incifer les Humeurs engorgées doivent s'y unir. Mr. Helvetius defapprouve abfolument en ces Maladies toute Saignée dérivative, il eft aifé d'en voir la raifon ; le mouvement du Sang qui le porteroit dans la partie attaquée ne feroit pas affés fort, & l'Obftruction, formée ordinairement affés long-temps avant que d'être connuë, eft devenuë trop rebelle, on ne feroit que l'augmenter.

Pour fe mettre bien au fait des loix de l'Œconomie animale, à une étude profonde de l'Anatomie & à de frequentes diffections de Cadavres, on joindra la lecture de quelques-uns ou de la plûpart des Traités fuivants: ALPHONSI BORELLI, *De motu Animalium ;* LAURENTII BELLINI *Opufcula,* ARCHIBALDI PITCARNII *Opera Medica,* JOH. BERGERI *De natura Humana,* JAC. KEILLII *Tentamina Medico-Phyfica ,* HERM. BOERHAAVII *Inftitutiones Medicæ,* FRID. HOFFMANNI *Medicina rationalis fyftematica ;* les Ouvrages de M. HECQUET, Médecin de la Faculté de Paris ; le Traité de la caufe de la Digeftion par M. ASTRUC, aujourd'huy Profeffeur en Médecine au College Royal ; les Differtations

„ de M. Fizes, Profeſſeur Royal en Médecine dans l'Univerſité de
„ Montpellier, & ancien Profeſſeur de Mathematiques, réimprimées
„ depuis peu à Montpellier en un vol. *in* 4°. Sçavoir, 1°. *Partium*
„ *Humani corporis ſolidarum conſpectus Anatomico-Mechanicus.* 2°. *De*
„ *Hominis Liene ſano.* 3°. *De naturali ſecretione Bilis in Jecore* ; la Diſ-
„ ſertation de M. Michelotti Aggregé au College des Médecins
„ de Veniſe, *De ſecretione fluidorum in corpore animali* ; les Phyſio-
„ logies de Mrs. Juncker, Nenter, Alberti, & des autres
„ Diſciples de M. Stahl, &c.

„ On trouvera auſſi dans quelques-uns des Ouvrages que l'on vient
„ d'indiquer, principalement dans les Ecrits de Mrs. Boerhaave,
„ Hecquet, Hoffman, &c. de quoy s'inſtruire plus à fond
„ ſur les cauſes des Maladies,

I I.

De Morborum Ætatum fundamentis.

CAPUT I.

Morborum Ætatis appellatio.

STAHLII
Diſſertatio.

MORBOS *Ætatis* dum appellamus, tales intelligimus, qui
certis differentiis *ætatum*, ita familiares ſunt, ut non modo,
quoties occurrunt, maxime in *talibus* deprehendantur, qui ætatis
certum gradum attigerint, & ſub eo verſentur; ſed qui etiam perſonis talem ætatem degentibus, magis immineant, eoſque facilius
invadant; *diverſis* verò *ætatibus* aliis, minùs familiares ſint, niſi fortè
ex aliqua *vicina*, in alteram anticipando, tranſiliant; aut *initia* ſua,
in aliqua prægreſſa ætate, jam altius poſita, tanquam fœcundas radices, ad *ſubſequentes* etiam ætates extendant, & malos ſuos fructus
pertinaci continuitate protrudant.

Ætates verò ipſas diſpeſcimus præcipue in *quatuor* illa tempora,
Impubertatis, *Pubeſcentiæ*, *Virilitatis* & *Senectutis*.

Hæc quatuor habent ſuas ſubdiviſiones, ut primum, *Infantiam &*
Pueritiam comprehendat ; ſecundum *Adoleſcentiam & Juventutem*;
tertium *Robur & Conſiſtentiam*; quartum *Declinationem & Defectum*.

Infantia primos ſeptem annos ætatis habet; *Pueritia* ſecundos ad
decimum-quartum. *Adoleſcentia* tertium *Septenarium* cum *dimidio*,
quod pertingit ad vigeſimi-quinti anni medium. Hoc vero ætatis
tempore ſenſibiliter *adoleſcere*, ſeu ſuccreſcere in longum & latum homo

ferè remittit ; pinguefcere enim , neque ordinarium quiddam eft , neque tam ad partium ordinarium cenfum fpectat diffufa pinguedo.

Juventus ab anno vigefimo-quinto ad trigefimum-quintum, vel circiter. *Robur virilis* ætatis ab illo anno, aut paulò antè ad quadragefimum
fecundum circiter. *Confiftentia* indè feu fubfiftentia , id eft, nulla profecto vigoris corporis *increbefcentia* , fed fi non fenfibilis remiffio, ad
minimum nihil , nifi nuda continuatio *roboris* hactenus percepti. Et
hoc ufque ad *Septimi-feptenarii* exitum , nempè anni *Quadragefimi-
noni* finem.

Illinc manifefta *declinatio* octavo feptenario, quinquaginta-fex annis: abhinc ad noni feptenarii finem confeffum *decrementum* : & ferè
hoc ipfo termino, fpecialis aliquis, & ad quietem refpiciens, *defectus*,
morbus aut *morbida debilitas*, pofthac verò neceffaria *Philofophia* , eo
nempè fenfu quo aliquis *confiderationem mortis* illam effe definivit.

His ætatum gradibus , peculiares funt illi quos indè ætatum
appellamus morbi , ita quidem ut certi ex his *pueritiæ* : alii *adolef-
centiæ & juventutis* primordiis : diverfi *juventutis* terminis & *robori
virili* : certi denique *fenio* magis, eveniant.

Cum tamen nullus ferè aut paucissimi fortè ex omnibus hifce morbis exiftant, quin in alias quoque , & *diftinctiffimas* quidem, *ætates*
cadere poffit; proindè ad differentiam præcipuam conftituendam, quæ
ætatis morbos magis ftrictè tales, ab alteris illis *vagabundis* erroribus
disjungat, hanc notamus diverfitatem.

Impetus externus & concurfus caufarum fortuitarum eft illud, quod
res omnes ex fua natura *ordinatas, ftatas, & determinatas*, turbare &
præpoftere evocare atque incitare valet.

Ætatum morbi, & cum his omnes alii peculiares, excitantur, id
eft deducuntur è potentiâ fuâ in actum. 1. A caufis magis *intrinfecis*,
tacitis quafi, & habent adeò exortum veluti magis fpontaneum. 2. A
caufis externis levioribus. 3. Iifque fimul magis generalioribus.

Eveniunt contrà fimiles tales morbi, *indifferenter* aliis quibuflibet
ætatibus, & fiunt ità è *peculiaribus* veluti *communes*, interventu & im-
pulfu caufarum. 1. *Extrinfecarum*, *impetuofiorum* & *vi* quàdam direc-
tâ agentium. 2. Concurfu caufarum *internarum graviorum* , aliundè
infigniter *coacervatarum* aut *exacerbatarum*. 3. Energia caufarum *fpe-
cialiffimarum* , fpeciem ejufmodi morbi præcipuè & magis immediatè
inducentium. 4. Tanto magis verò à multâ aut diuturnâ *affuefactione*.

Neque tamen per fe quoque, aut ita per externa accidentia, ita indifferenter eveniunt omnibus hominibus, quin caufas *pragreffas*, feu ,
ut in medicis fcholis loquuntur, *antecedentes*, fupponant, *generaliores*
nimirum, quæ ad ægrotandum *in genere* difponant ipfum corpus.

Sunt verò tales , partim pure *materiales*, quæ ipfam caufam *mate-*

rialem læfionum fuppeditant; partim magis *inftrumentales :* illæ humorum *quantitas & qualitas turbata :* hæc folidiorum partium, *viarum
& meatuum* fpecialis conformatio.

Quam ipfam quidem, *pofteriorem*, propterea magis ad *inftrumenta-
lium* rationem reducimus, quia etiam f. n. ita conftitutæ effe poffunt,
ut *per fe & immediate* nullam læfionem habere dici poffint ; oriente
verò aliquâ *materialium* illarum caufarum, tunc demum, ad illarum
proportionem itâ fe habeant, ut cum his concurrendo, tanto facilius
ulteriorem læfionem promoveant.

Sunt verò hæ ipfæ præcedaneæ caufæ, maxime ipfa vulgò fic dicta
Temperamenta ; quæ partim *humorum* propria confiftentia, imò *quantitate & qualitate*, partim folidiorum *porofarum* partium *laxitate*
vel *denfitate*, maximè verò horum utrorumque mutua *proportione* mechanica, abfolvuntur.

Hæc, ut omnium *morborum*, in *motu activo & paffivo ;* caufæ magis
mechanico-Phyficæ, antecedentes funt; ita noftrorum quoque *ætatis morborum* agmen ducunt, *viamque* ipfis fternunt & pandunt, & *materiam*
fubminiftrant.

Unde non itâ *à priori*, omnes homines in *quoflibet*, neque *certos*
morbos præcipites funt, ut *ætates* hæ, per fe, periculum iis afferrent:
fed tunc demum, quando *prædifpofitionem* talem habent, quæ veluti
potentia quæpiam tacita fit, à certis fubfequentibus & concurentibus
fociis caufis, in actum deducenda.

Habet verò hæc confideratio, hunc *ufum*, ad *differentiam* morborum noftrorum *ætatum* conftituendam, clinico-practicum, ut non modo
præfagire poffit medicus, fi aliquem hominem fpectat, quibus morbis
in genere expofitus ille fit, quod eft à *temperamento ;* fed etiam, quibus
obnoxius fortè fuerit, nunc fit, futurus fit, quod eft ab *ætatum* difcrimine, adeòque noftri præfentis fori. Quod quidem tanto certius,
de *præfenti* aut *futuro* prædicere poteft, fi certus redditus fuerit, quod
patiens talis *præterito* ætatum fuperatarum tempóre, vel *in genere*, vel
certo aliquo *modo*, affecta valetudine fuerit. Quæ utraque fane *diag-
nofeos & prognofeos* ratio, quantum ipfam *veritatem* folidæ *theoriæ* medicæ illuftrare & decorare, & ipfis Medicinæ ineuntibus excultoribus,
quantum certitudinis & *fiduciæ* conciliare poffit, facile eft conceptu.

Cæterum ad folam differentiam *frequentiæ & promptitudinis* noftrorum ætatis morborum referimus, *fexus* diverfitatem ; ut potè cujus intuitu, *fœmineo* utique fexui, plerique *ætatum* morbi magis familiares
funt ; neque tamen id ipfum etiam ita indifferenter, fed magis demum
à tempore *pubefcentiæ* impofterum ; nifi incongrua *educationis* quoque
ratio *fœmineo fexui* fere adhiberi folita, etiam in *primam* ufque *ætatem*
turbarum aliquid inferat, quod tamen magis ad *accidentalia* difcri-
mina referendum.   CAPUT

CAPUT II.

Morborum Ætatum hiftoria.

EX iis quæ capite præcedente diximus, dilucidum fore fperamus, quod non æque *communes* illos morbos, qui ab externis & fortuitis veluti caufis, uni vel alteri ætati accidere poffunt, noftra tractatione evolvere fufcipiamus: fed illos tantum, qui è caufis & circumftantiis talibus pendere videntur, quæ *ætatibus* hujus modi diverfis quafi magis *intrinfeca* & velut ordine quodam naturæ, annexæ apparent.

Quantumvis enim hoc ipfo non damnare velimus illorum quoque laborem, qui illos morbos, quibus in diverfis ætatibus, major veluti *occafio* eft, una recenfere fuftinent; cum laboriofitati potius præmium quam reprehenfionem, fponte & lubentes deferamus: ad noftrum tamen fcopum, ex ipfa mente præcipuè D. D. *præfidis*, exactiorem arbitramur methodum, ea, quæ magis *directè* ab ipfarum ætatum *intrinfeca* quadam ratione dependere videntur, ftricte & veluti feorfim pertractare.

Qua quidem intentione, vel omnino feparare & omittere neceffe ducimus illos morbos, qui magis directe ab *externis, fortuitis* caufis, proficifci apparent; ut ut maximè caufæ ejufmodi uni ætati, præ aliis, facilius obtingere poffint; vel ad minimum harum *externarum* & *fortuitarum* caufarum & ita quoque morborum inde pullulantium catalogum, feorfim recenfere.

Damus exemplum. *Gonorrhæa virulenta* eft morbus maxime familiaris *ætati juvenili*. Non tam ex ulla *Phyfica* ratione, quam quod potius *civilis* & *moralis* occafio carnalium inquinamentorum, huic ætati magis obtingat, tam ratione *formæ* corporis, quam *levitatis* animi, *difcurfationum* quoque vagabundarum, tali ætati magis folitarum; qualia in *virili* ætate pleraque omnia rarius obtingunt, adeòque nec illam frequentiam hujus mali, inter viros facile poft fefe trahunt. *Hydrocephalus*, verus, infantiæ primæ affectus, aut fane ufque inde initia fua nactus, ab *externa* caufa, partus *angufti*, & *fegnis* vitio pendet, quo *conftrictis* diutius *venis jugularibus, hydrops* ille in his partibus exoritur, qui in aliis laxioribus *artificialiter* conciliari folet, fi liberis relictis *arteriis, venæ* ligentur: concurrit ad hanc fpecialiffimam caufam *externam, violentam,* mollities *cranii* & *cutis* capitis, *ætati* huic propria, fed concurrit tantum. Et ita in aliis quoque confimilibus affectibus.

Miffis itaque his, infiftimus potius illis, qui ab unius *ætatis* præ alia, specialioribus, & magis *propriis* & magis *intrinsecis* causis dependere videntur.

Sunt verò hujusmodi (1) in infantia affectus circa *caput*, qui partim è *pilorum* nativitate, partim à *dentitionis* molimine pendere videntur..

Hujusmodi sunt ulcerationes leves, & superficiales veluti, *cutis, capitis,* & *faciei* quoque, versus *posteriores* capitis regiones, circa *aures,* & *genarum* cum his contiguitatem.

Dolores, ardores, æstus, circa caput ; occulorum & *aurium* inflammatoriæ passiones, *oris* interni *ardores* & *aphthæ.*

Convulsiva & *epileptica* pathemata, facilè *coorientia,* & repullulantia, aut assuefientia..

2. In pueritiâ, inter quartum & septimum annum, increbescunt, præcipuè *duo* considerationis eximiæ *affectus, hæmorrhagia* narium, & *dolor* capitis æstuans..

Aut horum loco, in differente *temperamento, coryza* frequentior ; & *gravedinosi* capitis dolores, aut *dentium* graves passiones.

Circa & versus tempus *Pubertatis,* non contingunt æque insignes peculiares affectus ; sed manent adhuc modo dicti : magis tamen eveniunt pathemata circa *fauces,* tumores *anginosi,* inflammatorii, aut *tonsillarum* viscosi inflatorii..

Abhinc circa tempus *Adolescentiæ* floridæ, frequentiores circa *pectus* ingruunt affectus, *Tusses sicca* efferæ, aut *humidæ* quoque *acres,* & impetuosæ, *Raucedines : Asthmata convulsiva,* dolores *Rheumatici* circa *scapulas, Thoracem, Humeros, Cervicem : Palpitationes cordis.*

Inter eandem & *Juvenilem* familiares *Hæmoptysis, Phthisis, Pleuritis* vera & spuria *spasmodico-arthritica..*

At in iis qui *temperamenti* ratione, cum vitæ genere *sedentario* & segni concurrente, laborant, *Hypocondriacæ* passiones maximè vigent, hac ipsâ inter *Adolescentiam Juventutem* fluctuante ætate. Imò sunt è talibus non ità rari qui præpostera medicationum methodo, aut sponte quasi interdum in hac etiam ætate. *Hemorrhoides internas* experiantur..

Frequentes verò admodum sunt huic ætati (concurrentibus *iracundiâ* nimiâ *exæstuatione* à præcipitibus motibus, & subjunctis frivolis *refrigerationibus,* ingurgitationibus *vini æstuosi*) *Arthritides vagæ* cum *Hypocondriaco-Hepaticis,* aut *Pleuriticis* periculis quasi connexæ, ut cum istæ supprimuntur, hæc contra exardescant..

Inter *Juvenilem* & *Virilem* ætatem, in nostris maximè *frigidioribus* Regionibus, si vita *otiosior* cum motibus corporis rarioribus, sed *succussatoriis,* concurrat, *dolores lumbares ;* & ex illa damnabili *empiriâ,* ad hoc præcipuè negotium præcipiti (dum illis quibus *lumbi* dolent, ftatim *calculi* labor indicitur, & nullis fere *experimentis* magis fcatet vulgus, quam contra *calculum*) qua ftatim variis *pellentibus*, ad *calculi* fufpicionem utuntur, *Nephritis* primo *fimplex*, mox *calculofa*.

Confiniis juvenilis & virilis ætatis, profundiores circa *os facrum* & *coxendices*, dolores; qui fi fpontè vel arte malé fuccedente, vel *decubitus* motuum incongruorum, &c, vitiis, ad caput *offis femoris* declinent, à *Gonagra* & *Podagra* unguem latum abfunt: Neque fanè opus eft, nifi præcipiti aliquo fudorifico regimine, præmaturè inftituto, quin præfto fint.

In ipfa virili ætate, *Hæmorrhoïdes externæ*, five *apertæ*, five *turgida*, five *tumidæ*, feu *cacæ*; *calculus, Gonagræ* & *Podagræ* initia: *Hectica: Hydropes.*

Senectus ipfa morbus. *Decrementa*,& infufficientes fucceffus *Hæmorrhoïdalium* excretionum affuetarum: *mictus cruenti: Gonagræ* & *Podagra* diuturni, pertinaces, lentiffimi progreffus, Paroxifmi: *apoplexia: paralyfes: Catarrhi fuffocativi: afthmata: atrophiæ* & *Marafmus.*

Hi funt præcipui illi morbi, qui *ætatibus* talibus magis peculiares occurrunt: & quidem, ut fuprà dictum, magis ab *internis* & quafi *tacitis* primordiis commoventur.

Interim non prætereunda ullo modo eft morborum horum in diverfis fuccedentibus *ætatibus* confpiratio, tam *exiftendi*, quam *effendi* de qua itaque ftatim.

CAPUT III.

Convenientia & dependentia morborum Ætatum.

ANtequam ad *fpecialiorem* perveftigationem caufalem morborum noftrorum *ætatum*, accedamus, præmittere libet animadverfionem illam generaliorem, quâ innotefcat quomodo hi morbi inter fefe cohæreant.

Certè fi paulo tantum attentius, fumma quafi genera morborum *ætatum* perveftigemus; obfervabimus quod illa in univerfum fint. 1. *Fluxus.* 2. *Stafes*, 3. *Motus fpafmodici.* Nimirum *Hæmorrhagiæ; Catarrhi: Dolores tenfivi, vibrativi, lancinatorii, palpitatorii.*

Differentia potiffima deprehendetur in *loco:* qui in *junioribus* magis eft caput: inde pectus: abhinc hypocondria: deindè lumbi: pofteà os facrum & coxæ: denique pedes. *Convenientia* itaque omnium ætatum morborum eft, quod in fingulis *ætatibus* circa *idem objectum* verfentur, nempè licet differant *fubjecto*, loco, circa *Hæmorrhagias, Catarrhos, dolores* & *Spafmos.*

Dependentia morborum ætatum in eo maxime obfervatur, quod,

qui *una* ætate, alicui horum *generum* morbo jamjam obnoxii & fub-
jecti fuerunt, illi *fequentibus* ætatibus, aliis ad illud idem maximo
genus pertinentibus, veluti adftricti deprehendantur.

Licet enim minime neceffarium fit, ut omnes *ætates*, morbo aliquo
ejufmodi jam tactæ fuerint; ut ab ipfis *prioribus*, quafi jugis & perpetua difpofitio, ad *fuccedentes* ætates continuetur : Sed potius iidem
illi, qui *priores* fuas ætates, *alacriter & vegete* tranfegerunt, perfrequenter & *fubfequentibus* demum ætatum gradibus, in morbos hujufmodi, & *iocis* quidem, tali ætati *congruis*, prolabantur.

Tanto magis tamen, *facilius & certius*, in aliqua *fuccedente* ætate,
erumpunt morbi tales in *locis* ifti *ætati* confuetis; fi *præcedente* aliqua
ætate fimile *genus* morbi, licet in *loco* diverfo, jamjam viguerit.

Ubi tamen denuo fummopere obfervandum eft, quod exactiores
illæ differentiæ *locorum* fecundum *ætates*, morbos tales fubeuntium,
tunc maxime emineant, fi non ab ipfa *immediate* præcedente ætate
ille iftius generis morbus, ad fubfequentem tranfmitatur.

Quandocumque enim ab *immediate* præcedente *ætate*, aliquis morbus illi *peculiaris*, & valde efferatus, & in frequentem eruptionem
deductus, annos *fubfequentis* periodi attingit: frequentiffime fit, ut
non modo in illam fefe extendat, & tam *objectum* quam *fubjectum*,
feu *locum*, ut hactenus, fervet: fed etiam fæpe numero per totam
etiam illam periodum, hoc eodem modo perennet.

Contra vero, fi in una *priore* ætate, certus horum generum morbus emicuerit, proxime fubfecuta vero ætate, meliore vitæ genere,
aut *femimedica* rerum non naturalium proportione inftituta, progreffus ejus, aut fucceffus, inhibitus fit: fuccedente vero alia, *ulteriore*
ætate, concurrentibus denuo *occafionalibus* caufis, aliquid morbidi
provocetur: tunc fervat quidem fæpe numero eandem *fpeciem*, va-
riante tamen *loco*, illo nempe, qui maxime ifti præfenti ætati con-
gruat, occupato.

Verbi gratia, exempla minime infrequentia in praxi obfervavit D.
Præfes, ubi non modo mares, fed ipfæ etiam *fœminæ*, circa primordia *confiftentis* ætatis, *tenfiones* & vel ut *cuneum* infixum circa *os facrum* expertæ funt, uno alteroque anno, & *bis* quidem, aut *ter*,
fingulis, revertentes, à *concuffionibus* etiam, à vectura, ad *lancinato-
rios & æftuofos*, dolores exacerbatas : quæ tandem, & fatis mature,
in Hæmorrhoïdes, apud alios in *mictum cruentum* copiofiffimum, eruperunt, & tunc quidem etiam fine infignibus doloribus: quæ per-
fonnæ omnes, in *pueritia & prima adolefcentia* copiofiffimis *narium
hæmorrhagiis* laboraverant, intercedente vero *adolefcentia* ulteriore &
juventute, horum nihil amplius fenferant. Dum nempe *viri* agiliore &
mobiliore vitæ genere, *fœminæ infantum* geftatione & *puerperiis* fre-

quentioribus, hac media ætate præcipuas *materiales* horum morborum *causas* excuffiffent.

Similiter, qui in *teniore* ætate, aut *adolefcentia*, *capitis* doloribus æftuofis & valde *lacinatoriis*, obnoxii fuerunt, illi fi ad *virilem* ætatem accedunt, *intermediam* vero juvenilem, ex aliqua agilitate vitæ generis, tranquilliorem exegerunt: incidunt hoc tempore facilè in *arthritico-ifchiaticas* paffiones, aut affines illas *ifchiatico-nephriticas*, concurrente præprimis medicationum inconveniente methodo.

E contrà qui à pueritia fæpè & multum *narium Hæmorrhagia* affecti fuerunt, fi *adolefcentiam* quoque otiofam, fegnem aut vinofam tranfigant; retinent communiter hanc eandem evacuationem, hac eadem quoque *ætate* ufque ad *triginta* vel amplius annos.

Quibus autem *catarrhales* affectus frequentiores, in *juventa* teneriore obtigerunt, illi incurrunt *fuccedentibus* ætatibus, in *Afthmaticos*, *Tufficulofos* & frequentiffimè *Phthificos* affectus: In *Diarrhæas*, *Vomitus*, *Colicas* flatulentas: In dolores *Arthriticos*, obtufos quidem fed contumaciffimos; denique in *Paralyfes*, *Tremores*, *Tumores* ædematofos.

Perfrequenter autem retinent etiam *reciprocas* illas & veluti *fluctuatorias* regurgitationes, ad varias illas partes, feu *loca*, quibus per ætates præcedentes fimiles affectus infederunt.

Ante omnia frequentiffima eft hujufmodi patientibus, *palindrome* illa ad caput; ut nempè, fi talis *catarrhalis* dolor & *gravitas*, ex alia aliqua parte depellatur, novas illas turbas circa *caput* incurrant, ut *gravedines*, *vertigines oculorum* & ipfius energiæ *vifûs* læfiones, *furditatem*, *linguæ* paralyfes, *Tonfillarum* frequentes inflationes, aut pectoris *Afthmatica*, *tufficulofa fputatoria* humida, Pathemata.

Sicut itaque *Convenientia* inter morbos *ætatum* illa eft, quod in fingulis ætatibus ejufdem *generis* morbi evenire poffint.

Ità *dependentiæ* ratio, in eo maximè verfatur, quod præcipuè ejufdem *fpeciei* morbus, in pofterioribus ætatibus repullare foleat, cujus modi in *præcedente* aliqua, jamjam *invaluit*, licet in diverfo tunc temporis *loco*. Quas Obfervationes, *practicis circumfpectis*, ad ulteriorem elucidationem commendamus.

CAPUT IV.

Ætiologiæ morborum ætatum generales.

NON fruftra utique eft, quod *generali* conceptu, in omnium rerum claffibus fervare jubent fcholaftici: *Entia non effe multiplicanda præter neceffitatem.* Si enim pauca fufficiunt, diffufior apparatus magis ad confufionem, quam ullum ufum, viam fternere videtur.

Licet enim fuperfluitas numerica rerum ejufdem generis, non æquè nocere poſſit: ſpecifica utique ſeu diverſarum planè rerum ſuperfluitas, longè propinquior eſt noxæ inferendæ.

Antè omnia in illis rebus, quæ arbitrii noſtri non ſunt, uti aliquid neglexiſſe & ignoraſſe, *ſcientiæ*, *certitudini* & *veritati* detrahit: Ita *ſuperflua* quæ in ipsâ re non præſto ſint, affingere, neque *ſcientiæ*, neque *experientiæ* conducit.

Primis *Mechaniſmorum* principiis conſentaneum eſt, ut *materiæ* quæ cæteris potentiis *motuum* pelli debet, reſpondeat harum *proportioni*, tam in *quantitate*, quam in *qualitate*. Scilicet, ne vel nimia ejus ſit quantitas, quæ ſive mole ſive pondere, motus energiam ſuperet: neque immobilior ejus qualitas quæ vel ordinarium gradum motus impediat, vel majorem requirat.

Non latet me, quod in ultimis hiſce verbis, tota difficultas fortè hæreat; ſi quidem illud: *Majorem gradum motus requirere*: dirigens aliquod & cum *electione* agens, propter finem & ſcire ad finem, agens, ſupponit. Sed ut illa ipſa demonſtratio, non directè eſt noſtri inſtituti, ità *ſupponere*, tantiſper eandem libet, in diſcuſſione ipsâ, ſi requiratur, rationem ejus reddituro: ſimul verò uno verbo monere, quod utique illa, & *requiſitio vis majoris*, & *aſſumtio*, executio, & *perpetratio* ejuſdem, omni modo, *deſtinate*, ſcite & *propter finem*, quotidiè inſtituta occurrat, in *Vomitu* à repentinâ ingurgitatione, imò nauſea *imaginaria*: Diarrhæa à purgante *nondùm* aſſumto: morbis à perſuaſione, &c.

Datur vero in corpore hæc *biga* ſimpliciſſimarum *mobilitatis* difficultatum, nempè (1) *quantitatis* abundatia (2) *qualitatis ſpiſſitudo*, utraque requirit utique *motuum* propreſſoriorum *intenſionem*: Si quidem & major *Menſura*, & per conſequens majus *Pondus*, auctiorem *impulſum* poſcit: & *craſſior* conſtitutio alicujus *fluidi* fortiore *preſſione* per *anguſtiores* meatus, opus habet.

Abundantiam ſanguinis, in corpori dari, negant *Helmontius* & Aſſeclæ. Sanguinem aiunt eſſe *Theſaurum vitæ*, promptuarium *ſpirituum*, *Balſamum* naturæ, ſedem *animæ*, è ſacris textibus. Putant indè, rei *utiliſſima nimium* dari non poſſe.

Sed videntur *diſtinctiorem* negligere inter *eſſentiam*, uſum directum, & *immediatum* & *mediatum* ejuſque circumſtantias.

Sanguis quatenùs *bonus* de cætero & laudabilis eſt, in eo nunquam in corpore ſit *nimius*: Id eſt, ſi *bis* tantùm ſanguinis, quantum alias neceſſitas exigeret, in corpore ſtabulari poſſet, & quidem ſinè aliquâ alteratione *bonitatis* ſuæ: tunc eſſet utique *bonus* ſanguis & non abundaret *bonitas* ejus.

Quatenus verò *uſum* præſtat ſanguis definiendum utique eſſet, an in corpore animali *definitus* fit ille *ufus*, an *indefinitus* ; fi *definitus*, tunc quidquid ultrà iftum *terminum* excedit, inutile ad minimum, adeoque *nimium* erit.

Sed totam litem dirimit, *modus* utilitatis. Cujus cum Helmontianis temporibus minus adhuc innotuerit evidentia, excufare ipfum, ut in aliis pluribus, ità in hoc quoque negotio, non fuerit nefas.

Eft verò *modus ille*, quo fanguis *ufum* vitalitatis Corpori præftat duplex: alter magis *formalis*, ultima nempe illa, & immediata ratio, quæ *vita* dicitur : alter verò magis *inftrumentalis*, quo prior ille præftatur, *motus* perpetuo *tranfmifforius*, feu *circulatio* fanguinis.

De *priore* illo, licuerit de noftris adhuc temporibus dicere, quod paulo ante de *helmontianis* dictum eft : quam tamen caufam hîc orare odiofum fimul, & ab inftituto alienum fuerit.

Pofterius verò, eft utique penitus noftri præfentis fori. Cum *ufus* fanguinis, *motu* circulatorio, tranfmifforio, progreffivo abfolvatur : Neceffaria utique erit fanguinis in *quantitate* proportio ; Nimirum, non modo ad energiam feu *gradum* motus, fed etiam ad *capacitatem* meatuum.

Undè, fi *plus jufto* ipfius generatur ante omnia & mox *redundabit* illa ejus abundantia, in has duplices circumftantias, ut videlicet & *motum* ejus prægravet, & vias atque *meatus* oneret : aut deficiente horum utrorumque concurfu *proportionato*, *ftafes*, aut ad minimum *fpiffefcentiam*, adeoque *bonitatis* quoque fuæ, feu *qualitatis*, vitium, prolabatur.

Notum enim effe debet ex hodiernis principiis, quod motus fanguinis reciproco ufui inferviat : Dum nempe non modo partibus, hoc tranfitu *vitalem* fuam energiam præftat : fed & ab ipfarum partium fpongiofa conftitutione, fub hoc tranfitu, debitam fuam fluxilitatem nancifcitur.

Ex quo itaque mutuo habitu, fanguinis movendi & partium tranfmittentium, facilè apparet, quomodo abundantia fanguinis corpori nocere poffit.

Licet verò hoc modo perfpici poffit, quod ubicumque nimia fanguinis quantitas obtingit, ibi nocere poffit : Nondum tamen expeditum habemus negotium ; fiquidem alii obloquuntur, qui negent plus fanguinis in corpore generari, quam exacte neceffarium fit.

Dicunt, *Naturam nihil facere fruftra*. In quo nos quidem quam maximè confentientes habent ; diffentientes verò penitùs in eo, an femper *finem* fuum affequatur ? Imò, an finis ille unicè & femper fit ille ultimus, quem nos putamus ?

Ita enim V. G. in confeffo eft, quod homo, de cibis fapidis & palato fuo gratis, fæpè numero longè plus ingurgitet, quam vel neceſſarium , vel utile omnino ſit : In morbis ipſis , appetunt plerumque patientes , ea , quæ morbo minimè conveniunt : illi qui *Tabaci fumo*, qui *ebrioſitati*,aſſuefacti ſunt, quanto deſiderio feruntur ad has ſuas delicias ? Quo verò fine ? Non ſanè abſolutè nullo , ſed *ſaporis* , *odoris* , &c. causâ , imò quia *ſic placet.* Cur non eodem modo in ſanguinis congeſtione etiam ſupervacua ? Sane quia in ſe utilis , imò neceſſarius eſt , penum indè inſtructam velle , imo potius *copiam* quam *inopiam* intendere , quid abſonum ?

At verò illi , qui hic nihil tribuunt *electivis* & *arbitrariis* actibus, ſed hæc omnia à ſola *mechanica* deducta volunt , aut ambabus manibus largiantur nobis neceſſe eſt , dari *ſummam* , *frequentiſſimam* , talem *abundantiam* ; aut in arctum profectò redigentur.

Si enim tantum chyli à cibis ſecedit & in vias , atque indè mox in ſanguinem , irrumpit , quantum ipſis ineſt ; in confeſſo verò eſt , quod plerique homines longè plus edant quam neceſſarium eſſet : (quod ſane vel inde liquet quia ſi panem nudum aut alios ſimpliciores , licet εὐπεπλάτυς cibos edere deberent , vix quartam partem ejus , quod de ſapidioribus vorant , aſſumerent.

Confiteantur utique ſimul neceſſe eſt , quod proindè pleriqne homines non poſſint non *plethora* illa , ſeu copioſa ſanguinis *abundantia* , laborare.

Sed ne nimii in his rebus ſimus , patebit utique ipſo exemplo , quod *Natura* illa aliquid in corpore agat *fruſtra* , id eſt , ſine ullo probabili ſaltem , nedum neceſſario , uſu : ſi pingueſcentiam conſideramus : quæ , cui quæſo uſui , nedum neceſſitati & non potius oneri ? Nimius ille appetitus ad fercula grata , cui uſui ? An non verò , uti plus juſtò appetit , ita plus juſtò arripit & retinet ? Diſparitatis ſanè rationem ullam , nuſpiam deprehendimus.

At at alius , certius , imo *apodicticum* fundamentum , quod plus ſanguinis , quam in præſens neceſſarium eſt , in corpore congeri & generari , non modo poſſit aut ſoleat , ſed etiam debeat , monſtrant nobis ipſæ *ætatum* maxime rationes , & confirmant illud deindè *ætatum* quoque morbi. Ante omnia poſtulamus nobis dari , quod ſanguis , ipſam quoque *efformationem* partium corporis , *poroſarum* ad minimum *impulſu* & *tranſpulſu* ſui , juvari poſſit.

Deindè quod ad *efformatas* illas explendas requiratur utique proportionata ſanguinis ſufficientia.

Jam ſi conſideremus corpus , ab Ipſa infantia & pueritia manifeſtum utique eſt , quod hoc his temporibus tum in dies ampliùs *extendi* debeat , tum *expleri.* *Extenſio* illa peragenda utique eſt , tanta ſanguinis quantitate , quæ major ſit , quam præſens capacitas exquiſitè admittat.

Dum

Dum verò illud quod de die in diem extenſum magis eſt , *expleri* deinceps debeat ; *expletionem* quidem hanc , peragit deindè illa ipſa quantitas , quæ antea , ut abundans , extenſionem præſtiterat ; ſed ad novam ulteriorem extenſionem , nova utique perpetuò quantitate opus eſt , quæ , quia in ordine ad effectum cui inſervit , prior ſemper eſt , neceſſario proindè in præſens ſemper abundat , ut pote futuro demum uſui adhibenda.

E quibus utique circumſtantiis debitè penſitatis , non poteſt non diluceſcere , quod in corpore augeſcente , extendendo , explendo , neceſſario plus ſanguinis in promptu eſſe debeat , qui futuris ejus uſibus deſtinetur, quam ad præſentem ipſius ſtatum , abſolute & ex⸱ quiſite requiratur. Sed de his jam ſatis.

Nimia ſanguinis copia , primo omnium impedit facilem & expe⸱ ditum ejus circuitum : cum verò ab hoc & quidem à *tranſmiſſione* ipſius per partes poroſas , univerſa ejus ſufficiens *fluxilitas* dependeat : fit inde , ut cum increbeſcente ipſius *congeſtione* , mox *qualitas* etiam ipſius ſeu *conſiſtentia* inquinetur.

Utrumque verò hoc vitium nempè tam nimia ejus abundantia , quam juxtò ſpiſſior conſiſtentia , non poteſt ex interna potentia cor‑ poreæ œconomiæ ullo modo corrigi aut emendari , niſi ſolo *motu.*

Sicut enim *motus* , etiam paulò tantum fortior ſolito , progreſſum , adeoque & attenuatoriam divulſionem ſanguinis per poros partium non tantum *univerſaliter* , ſed etiam *particulariter* , mox perficere & præſtare poteſt : ita poteſt etiam valdè *auctus* & ſatis diù *continuatus* hujus modi *intenſior* motus , ipſam ejus *quantitatem* conſumere & in ſerum diſſolvere.

Si verò planè ſincerè , de puro ſanguine , portionem aliquam eji⸱ cere libeat (quæ proximè quidem ad imminutionem abundantiæ via eſt, ſed extraordinaria) aliter hoc utique fieri non poteſt , niſi *preſſione* ſeu preſſoriâ *congeſtione* ſanguinis , ad certum aliquod veluti *ſpira‑ culum* : locum nempè ubi minus *obſeptus* , ſed tenerioribus tantum velamentis contextus ſit exitus.

Si jam *congeſtio* talis , ſeu *compreſſio* ſanguinis verſus *caput* contin‑ git (*conſtricto* nempè *tono* reliqui corporis : undè qui gravius capite dolent , frigent & pallent reliquo corpore & habent ſuperficiem il‑ lius ad viſum *conſtrictam* ut macilenti veluti appareant) intentione ſine dubio *expreſſionis* , nempè evacuationis ſinceræ *Hæmorrhagicæ* ; ſed exitum non ſortitur , ſive ob *meatuum* anguſtiam , ſive ſanguinis minorem *tenuitatem* , ſive utrumque *conjunctim.*

Oriuntur inde non modo dolores illi *tenſivi* & à tenſione *lancina‑ torii* , (nempè ſingulorum pulſuum tenſiunculam acutè ſentiendo) *æſtuoſi* quoque *turgefactorii* & *rubefactorii* capitis : qui , ſi Hæmor⸱

rhagia perrumpat, mitescunt. Sed etiam in *temperamentis*, seu *structu-ra* corpris & *habitu* sanguinis, magis *phlegmaticis*, extravasationes & stases *lymphatico-salivalis* humoris, seu *catarrhales* affectus fiunt.

Quæ quidem utræque, à talibus *compressionibus* ad caput & *con-gestionibus* circa caput, ortæ *laxitates* viarum & meatuum in hac parte, magis magisque dispositam, & capacem talium *congestionum* reddunt ipsam partem, ut in posterum non modo magis pateat *ir-ruptionibus & illapsibus* veluti *passivis & fortuitis*: sed etiam tanto magis assuefaciunt *agens* ipsum in corpore nostro, ut data aliqua *proclivitate* ad agendum, tanto citius hanc viam *excutiendi* quod mo-lestum est, reassumat & pertinatius ad illam tendat atque moveat.

Et hæc quidem sufficiant, pro *generali* plerorumque morborum, præ-cipuè verò qui *ætatibus* magis peculiares sunt, *ætiologia*; & hac qui-dem uti communissima, ita simplicissima, simul verò utique sufficien-tissima, ad provocandos varios motus intensiores, *tonico-spasmodicos*, ut pote quibus solis, *quantitas & qualitas* partim corrigi, partim discuti & excuti possunt.

Acrimoniam & sapores, uti in totum non rejicimus, ita ubi in sus-picionem venire merentur, magis saltem pro *consequente* ventilationis insufficientis, deprehendimus & agnoscimus. Ab impeditiore enim motu, aut planè facta *stasi*, increbescit demum *corruptio*; neque illa quidem *sanguinis*, ut pote quæ non sit, nisi vel *purulenta* vel *putrida sphacelosa*: sed seri & *lymphatico-salivalis* humoris *salso-acris, ulcerosa*.

Interim nemo negare potest, quod ubi maximè manifestæ hujus generis *salsæ* corruptiones emicant variis *ulcerationibus*; ibi nihil mi-nus quam hujusmodi *spasmodico-motorii* affectus & *excussoria* commo-tiones atque congestiones, seu ut ipsi vocant, irritatorii effectus, ob-servari soleant.

Testes & exempla sunt, omnes *Scabiosi* (in *venereâ* lue manifestis-sima est *viscositas* magis & ab illâ *Stasis*, adeòque necessitas *motuum Spasmodicorum* propressoriorum, ab his verò *tensiones & vibrationes* illæ dolorificæ) *Leprosi, Icterici, urinâ suppressione* laborantes, imò & *vinosi*, aut *acidis, amaris, acribus* modo condimentis, modo me-dicamentis, non magis utentes quam abutentes, quibus tamen sin-gulis, nihil horum *effectuum* vel *affectuum* obtingit, nisi manifesta illa causa *quantitatis* aut *spissitudinis*, notabiliter subsit.

Tanto magis verò premit hanc *saporum*, & comprobat nostram *quantitatis* & nudæ *spissitudinis* excedentium *Ætiologiam*, expe-rimentalis illa observatio & certitudo, quod hujusmodi *spasmodici* affectus, eorumque effectus *congestorii & expressorii*, non ut ab ali-quâ *acrimoniâ vagâ* hinc inde in corpore cooriantur: sed *specialiter & determinatè* circà talia loca, ubi maxime effectum, nempe *excussio-*

nem & *expreſſionem* ſortiri vel poſſunt, vel jamjam aſſueverunt.

Denique verò & ultimo hoc *generalis ætiologiæ* loco , nequaquam omittere debemus, ipſorum motuum *aſſuefactionem*. Licet enim motus *tonico-ſpaſmodici*, ipſam *quantitatis* & *fluiditatis* læſionem , proximè & quaſi preſſe inſequantur; quando tamen frequentius celebrati ſunt , adeòque *agens* illud , motuum efficiens promptiori eorumdem exercitio aſſuefactum eſt : Succedit facillime eorumdem *reaſſumptio* , diverſis temporibus , etiam ob leviores cauſas , aut magis in genere morales.

Undè maxime eſt , quod licet *materia* jamjam præſto ſit, non tamen paroxiſmus ſtatim aut perpetuo vigeat , *Arthriticorum* , *Nephriticorum* , *Podagricorum* , *Hypocondriaco-Hyſtericorum* , *Spaſmorum* & dolorum ; promptiſſime vero & certiſſime illis temporibus ſuſcipiatur & recrudeſcat , quando inſignis aliqua animi commotio, *terror, ira , coorta fuit*.

CAPUT V.

Pathologia Morborum Ætatum ſpecialior.

CONSULTO prorſus præmiſimus *generaliorem* illam Ætiologiam ; cui tanquam *fundamento* , noſtri ſpeciales *ætatum* morbi innituntur ; ut videlicet tanto preſſius & brevius deindè *ſpeciales* ipſorum rationes addere , adeòque totam rem planam atque expeditam habere valeremus.

Conſiſtit verò *ſpecialior* illa ratio , quâ certis *ætatibus* tales motuum, congeſtionum , compreſſionum & expreſſionum *molimina* eveniunt , in *ſpeciali* & *ætatibus* hujuſmodi quaſi peculiari *reſtrictione* generalium illarum cauſarum , ad & circa certa & quidem diverſa corporis *loca*.

Infantiam quod concernit, nullum eſt dubium , quin hac durante corpus maxime in *ſolideſcentia* ſua pertexi , & veluti ſumma manus primæ *efformationi* imponi debeat. Hæc in *ſolideſcentiam* pertextio abſolvitur utique *Lymphaticæ* ſubſtantiæ (tanquam magis immediatæ materiæ *nutritionis*) uberiore proventu. Ex hac prognaſcitur textura corporis in *ſolidum* , efformantur & perficiuntur omnes partes *fibroſo-poroſæ* , tanquam *receptacula* & *colatoria* inpoſterum humorum.

Accedit præcipuè regimen *infantum diæteticum* , exquiſite naturale; ubi videlicet *cibo* ſimplici , uno eodemque , *pulte* & *lacte* , aluntur : qui ſatiet quidem appetitum & neceſſario proventui nutrimenti ſufficiat , palatum verò nihil irritet, aut præpoſteram *appetentiam* , adeòque ſuperfluam *ingeſtionem & nutritionem* introducat.

Ubicunque itaque talis eſt , *diæta* infantum , ibi nullæ ex *abundante* ſanguine turbæ; ubicunque vero diverſa eſt *cibandi* ratio , &

variis *cupediis* , prævocati infantes , *voracitati* aſſueſcunt, ibi obſervatur quotidie , etiam talis velut *accidentalis* , major & præmaturæ
ſanguinis coacervatio & pendentia inde ulteriora pathemata.

Poteſt verò etiam hoc ipſo loco plurimum ipſa diverſitas *temperamenti*. Siquidem *ſanguineo-cholerici* habitus infantes, ipſimet quoque
facilius *ſanguineis* coacervationibus & commotionibus obnoxi fiunt.

Alias verò & magis ordinariè , eveniunt *infantili ætati* familiarius,
affectus illi , qui magis à *Lymphæ* nutritiæ *abundantia* , inſufficiente
progreſſu , *ſtaſi* , *corruptione* pendent.

Affectus nimirum *catarrhales* ſtagnatorii , ulceroſi.

Idque circa *caput* magis propterea , quia caput frequentiſſimo abuſu
& errore negligentius contectum, frigoris allabentis modo percellente
ſenſu , ad *ſtricturas* ſuperficiales & cutaneas adducitur : modo frigoris
effectu in humores *gelatinoſos Lymphales* , horum condenſatio & mu-
ceſcentia in his lócis producitur, quæ in *ſtaſin* & indè in corruptionem præcipitant, adeòque modo catarrhales illos , aut denique ulcero-
ſos affectus inducunt.

Interim eveniunt utique huic *ætati* à *dentitione* ſi impeditior evenit,
humores & dolores *inflammatorii* circà *faciem* , *maxillas* , *aures* ,
ophthalmici quoque rubores & *eryſipelatoideæ* inflationes atque rubores
faciei ; *Cephalalgia* quoque æſtuoſæ cum oculorum ſomnolentia , id
eſt , interno circa nervos opticos dolore ſæpiùs infeſtant.

Quibus omnibus ſi frequentes & enormes *ploratus* atque *ejulatus*
accedant , tanto major ad caput *compreſſio* & circà caput conſtrictio
ſanguinis obtingit. Cum præcipuè à *ſingultuoſa* illa *ejulatione* & ipſo
clamoſo ploratu eminentiſſimè rubeſcat & turgeſcat univerſa facies.
Quæ omnia ad *ſanguineas irruptiones* prædiſponunt ad minimum has
partes. Evenire autem ipſæ *perruptiones* , in hac quidem *ætate* , non
æquè ſolent.

Pueritia verò jam magis actuales ſanguinis *perruptiones* , ſeu *Hæmorrhagias* narium experitur. Cum enim hæc *ætas* perruptioni *dentium*
majorum , præcipuè caninorum adhuc propior ſit & ab hac majoribus
circà caput *inflammatoriis* & *æſtuatoriis* pathematibus expoſita , prætereà ſupradicta illa *efformatio* velut ultima , hac *ætate* in *extenſionem*
& *expletionem* deduci quam maximè incipiat : cui tamen ipſi præcipuè
rei , ſanguinis miniſterium deberi , ſupra monuimus. Propterea generatur non modo jam ejus major copia, quod præcedente *Infantia* , de
Lympha nutritia magis factum erat : ſed defertur etiam ſeu conge-
ritur tanto magis ad caput.

Uſus *cerebri* ad rationis exercitium & ejus ſubſidia *Memoria* &
Phantaſiæ actum , extra controverſiam eſt ; *aptatio* verò cerebri ad
expeditiorem uſum per ſanguinis copioſiorem affuſionem præſtari vi-

detur. Siquidem non modo fanguis in fe partium *vivacitatem* & *ala-critatem*, *agilitatem tonicam* adjuvat; fed etiam partes magis *exfangues* alluvione fui copiofiore, *Lymphaticarum* & ferofarum portionum uberiore admiffione, tanto magis diftendit & *poros* ipfarum permeabiles reddit atque fervat.

Et fanè videtur hoc ipfum manifefto confirmare, quod ab arbitrario majore ftudio *memorandi*, *fpeculandi* actu, in non affuetis præfertim, caput fenfibiliter *incalefcere*, imò fubindè *dolere* & vafa circa illud *turgefcere*, obfervetur: & rurfus à nimia fanguinis ad & circa caput congeftione *turbulenta*, *nimia* & *agiliffima* quafi *memoria* & *phantafiæ* intenfio, *vigiliæ*, *deliria* cooriri deprehendantur.

Magis *accidentaliter* familiaris eft huic ætati; fed utique *familiaris* voracitas, præcipuè per incontinentiam *cupiditatis* & fere *indulgentiam* propinquorum, *varia* & *fapida* his ætatibus offerentium. Ejufdem cenfus funt *curfio* fanguinis, quæ ut undiquaque, ita tanto magis circà meatus hac ætate patentiores circà caput, exundare deinde, & perruptionibus materiam & irritationem fubminiftrare poteft & folet.

Tanto magis ubi femel aut iterum *à cafu*, *verberibus*, *jactibus* ad faciem & nares, repentina concuffio & *expreffio* violentius promota eft, ubi utique femper, fi femel data eft via, & quidem ad negotium quadantenus neceffarium, aut ad minimum utile, tanto facilius, imò pertinacius fuccedente tempore ad eandem denuo infiftendam, diriguntur *motus* & *molimina fpafmodico-prefforia*.

Ex hifce *Caufis*, partim quidem *accidentalibus*, huic tamen *ætati* præ aliis valdè familiaribus, partim verò magis propriis & velut Effentialibus huic ætati obtingit eidem frequentius imo velut ordinariè, fanguinis tum coacervatio, tum commotio, tum denique præcipuè & peculiariter *verfus caput congeftio*.

Hæc *Congeftio*, fi *erumpit*, infignes noxas poft fe non trahit, nifi ubi nimis *frequens*, *in confuetudinem* abit: ut nempè tum ob *leves* Caufas fufcipiatur, tum *facile* quoque & *expedite viarum* majore in dies permeabilitate perficiatur; è quibus circumftantiis deindè major majorque *abufus* & *exceffus* increbefcit. Si verò vel ob *fpiffitudinem* fanguinis nimio majorem, vel ob meatuum *anguftiam* ad exitum vel nimis repentinam & impetuofam *irruptionem*, nimis immodeftè *turgefacti* fanguinis, five extrinfecus factam, intempeftivam nimiam viarum *conftrictionem* & cohibitionem, congeftus fanguis ad *exitum* non perveniat, fed tantum circa caput copiofius *reftrictus* ftagnet: Eveniunt indè partim *tenfiones* illæ fubtiles membranarum & fibrarum quæ *vibrativum* & *lancinatorium* fenfum à pulfûs vibrationibus perfentifcere faciunt: partim æftus & ardores *eryfipelaceo-inflammatorii*, diverfis partibus circa caput externum obtingentes, adeòque modo

Ophthalmiam, modò *Otalgiam* & *Parotides* , modò *Odontalgiam* , modò *Anginodes* faucium affectus , &c. frequentissimè *Cephalalgias acutas* & *continentium febrium* specimina aut ad minimum *Ephemeras* post sese trahunt.

Catarrhales hujus ætatis affectus plurimum pariter afficiunt nares : undè vel jam ab *infantiâ coryfa* frequentes , *falfa* , *acres ulcerationes* faciei & capitis : aut si hæc non succedant, multæ *gravedines* & indè varii *tensivi* dolores capitis , *somnolentia* & *torpor* sensuum , habetudo *vifus*, *aurium* internarum ulcerationes , *tonsillarum* tumores , &c. subnascuntur.

Imò ipfæ *convulsiones* facilius eveniunt huic ætati , si progressus & successus *expressionum* illarum non modo *laboriofè* succedat , sed penitus *externis* incongruis medicationibus reprimatur ; undè tum gravioribus *inflammatoriis* capitis doloribus , tum *retropulsis ulcerationibus* ejusdem , in infantia quidem *convulsiones* magis transitoriæ succedunt : *Puerili* verò ætate , moliminibus dictis nullatenus commodè succedentibus , aut temerè repropulsis & repentè repressis , nequaquam rarò accidunt & eveniunt *Epilepsia* facillimè in habitum transeuntes.

Et hi fanè sunt præcipuorum *puerilium* morborum fontes , è quibus tum dicti , tum si qui sunt alii , huic *ætati* magis familiares morbi promanare observantur.

Adolescens ætas , inde à *pubertatis* tempore , notoriam illam & repentinam mutationem circa organa *spiritalia* &*vocalia* habet , qua vox *tenerior* & *acutior* in *graviorem* & *raucam* degenerat.

Undè maxime notum est , quod illi qui usque ad momenta veluti *pubertatis* , *acutam* & *clangofam* vocem, multo exercitio usurparunt , momento quasi eandem ita amittant , & in *gravem* atque *raucam* atque afperam transire experiantur , ut multis annis ad nullam amplius cantinelam sese applicare valeant.

Notanda verò omni modo est hæc mutationis vocis *increbefcentia,* usque ad ipfam *virilem* ætatem : ea tamen differentia , ut sub ipsis mutationis primordiis , tantò magis circà superiorem ipsius laringis partem , hærere videatur mutationis caufa : cum efformationem illam *glottidis* in arctum & tensivum ejus motum, vix quicquam amplius exequi valeant.

Quæ res cum manifestam laxitatem circa has partes inferat , non valdè mirum est , si fientibus *compressoriis* congestionibus fanguinis ad superiora , in has partes tantò facilior impetus , *ingressus* , *infarctus* , obtingat. Quia verò exitui minus commoda sunt hæc organa , proinde etiam non ita perfrequens quidem est fanguinis ex hisce locis *eruptio* ; interim neque adeò admodum infrequens , neque , ubi utique fine externa notabili violentia contingit , alii facile , quam

huic ætati , *mediis* nempe inter *pubertatem* & *confiftentem* ætatem
annis , facile eveniens aut familiaris.

Notatu interim maxime dignum arbitramur (præcipuè cum à fcrip-
toribus practicis , nequaquam ita , uti tamen certa in praxi eft res ,
obfervatum & annotatum legamus) , quod *Hæmoptyfes* illæ , quæ ita
fine externa fenfibili violentia , contingunt , communiter adeò tacite
erumpant , ut fæpiffimè nequidem eo tempore quo prorumpunt ,
tuffim conjunctam habeant , aut fi hæc utique concurrat , tam exigua communiter fit , ut ipfa in fe notoriè minimum ad hunc eventum contribuat : cum vel milliefque contingat , ut tuffis decies
majore impetu ferociens vel fimiles , vel aliarum ætatum patientes
angat , & tamen *Hæmoptyicus* effectus minimè omnium , inde fub-
fequatur

Imò obfervatum meminimus in *Hæmaptyico* , impetuofiffimos hujus
profufionis paroxyfmos perpeffo & *Tuffi* , extra has exacerbationes
fluxus , impetuofiffimè concuffo , quod , quoties *eruptio* fanguinis
emicatura effet , *Tuffis* ita diftinctiffimè quafi *vacua* , nihil *rauca* ,
nihil *afpera* , fed *clara* & *clangofa* & velut acute *fonora* evaferit , ut
ipfa ægri conjux , fœmina alicujus judicii id ipfum quafi prima ani-
madverterit & nimis quam certo effectu deinceps verum & perpe-
tuum deprehenderit.

Interim fi *perruptiones* hujufmodi (uti nullius omninò funt pretii ,
ob periculum fuccedentis *ulcerationis* in exfangui pulmonum fyfte-
mate præfentiffimum) non ad *exitum* pertingant , præbent materiam
& anfam partim *ficca* , efferæ Tuffi , imò *fpafmodico* , *periodico* &
quafi paroxifanti *afthmati* , idque *irritatoriis* , *prefforiis* , *ftagnatoriis*
moliminibus : aut parvis *vomicis* , & inde *ulcerationibus Phthifico-*
Hecticis , aut latioribus *inflammatoriis* affectibus *Peripneumonico-*
Pleuriticis ; nempe *Stafi* à congeftoriis moliminibus fuborta ; aut
Anginofo-apoftematicis faucium & tonfillarum inflammationibus. Et
hæc quidem *internè.*

Externè verò , *fpafmis* & *tenfionibus* modo indolentibus , modo
fummè dolorificis , circa *cervicem Nucham* , *Scapulas* , *Humeros* ,
Thoracem : Undè his præcipuè *ætatibus* familiares iftæ *Pleuritides-nothæ* :
quæ quidem fi incongrue tractentur , *æftuofis* , *oleofo-acribus* ad difcuf-
fionem tententur , facillimè in *Pleuritides* , aut prævalefcente ætate ,
vel concurrente *hypocondriaca* , aut *cholerico-melancholica* , *iracunda*
conftitutione , in *Hepaticas* inflammationes tranfeunt : quibus con-
currens *febris acuta* , nifi per *eriticos* , aut alios *tempeftivos* fudores
ventiletur & terminetur , vel acutum , funeftum exitum fortitur , vel
in *Hecticas* aut *Phthificas* confumptiones & fatifcentiam tranfmigrat.

Et hæc fanè eft *Adolefcentis* quoque & *Juvenilis* ætatis morborum fatis manifefta *Pathologia* , quoad *Pectoris* regionem.

Hypocondriaca verò Pathemata , uti nullo difpari caufarum *fun-damento* innituntur ; ità notari unicè debet , quod *fanguiflua excretionis* exitus, ad quam ipforum redundantia & *congeftio* fanguinis refpicere poteft & folet , fint vel *Ventriculus* ubi *Vomitus cruentus* erumpit , vel *Hæmorrhoïdes internæ*. De quo negotio , cum quædam *univerfim* in nupera Differtatione inaugurali de *Vena porta* , fub præfidio & ad mentem D. D. *Præfidis* habita , prolixe tradita fint ; quædam etiam , adjuvante Altiffimo , à nobis proximè fimili Differtatione præponenda fub manibus fint , propterea jam prolixius illa tractare fuperfedemus.

- Inter *Juvenilis* & *Virilis* ætatis confinia quafi , recenfuimus fuperius *lumbares* dolores, qui dum à vulgo ftatim pro actuali *calculo* taxantur & tractantur , fæpè numero in hunc degenerant. Et quidem mediantibus remediis *pellentibus* , nempè talibus , quæ vel copiofiorem fanguinis *congeftionem* , circà renes, vel relaxationem *toni* renum , adeòque intimiorem in ipfos *penetrationem* fanguinis promoveant : vel *conftrictionem tonicam* & exprefforiam renum provocant : adeòque utroque modo copiofiori *acceffui* , penitiori *ingreffui* , imò *impreffioni* , *infarctui* , *ftafi* , *inflammationi* , verbo *Nephritidi* viam fternant.

Poffunt tamen idem etiam exercitia veneris immoderatiora , huic præcipuè ætati & potentiâ & infolentiâ , familiariora. Neque tamen hæc folum , fed & contraria nimia *continentia* & *abftinentia* obftinata , affuefacta interim & *voracitatis* ac lautæ diætæ & *otii* exceffibus. Ubi nifi reliqua *athletica* fanitatis velut abundantia , præcipuè *vinofa* & *aromatica* caliditate concurrente , imò vero animi *cupiditatibus* hujus generis , non fimul penitus abnegatis , aut *fpontanea eruptiones* involontariæ fuccedunt , aut modo dicta Pathemata *Nephritica* , propullulant , aut alia graviora quædam , *Epileptico-maniaca* fubnafcuntur.

Promovet verò hanc quoque fpecialem paffionem *Nephritico-lumbarem* , motus fuccuffatorius à vectura , equitatione inconfueta , præcipuè utrifque *præcipiti impetu* fufceptis.

Quomodo è *Nephritide*, aut habituali tali diuturniore decubitu & fucceffive affuefacto infarctu *renum* quo illi fanguine turgidiores adeòque calidiores ; evadunt vel ab actuali aliquando *ftafi*, leviffimâ etiam ulceratione calculi renum proventus deinceps pullulare poffit & foleat , cum propriam tractationem mereatur non eft æquè noftri loci. Interim ea eft in genere fententia D. D. *præfidis*, quod *calculi in renibus*, proventus iifdem & initiis , & fundamentis innitatur, quibus *arenofitatis* & *calculi* in Pulmonibus Phthificorum *apoftematicorum* : Nifi quod cum pulmonum perpetuus, fortis & ad impedimenta impatiens fit motus, non tam facile in illis quam in reni-

bus

bus, ubi quieta, tarda, lenta , omnia motuum contamina exiſtunt, huic
negotio occaſio præbeatur.

Virilis ætas expoſita *motibus hæmorrhoïdalibus* , ex eo præcipuè fun-
damento videtur, quod partim completior diſpoſitio , partim conſue-
tior executio negotii *generationis* huic ætati quaſi propriâ eſt.

Ubi nimirum notandum , quod quidem non æquè illi , qui tem-
perato & naturali uſu harum rerum potiuntur , his incommodis
affici obſerventur, maximè verò illi qui vel præter *modum* naturæ
& præcipuè *temperamenti & diætæ* , *continentiæ* ſtudent : aut qui ex
abundanti exercitio , in *abſtinentiam* hujuſmodi tranſeuntes , nullum
ne involuntarium quoque exitum experiuntur : interim tamen neque
à plena, aut acri , lauta aut vinoſa diæta , neque ab otio , neque ab
animi pathematibus ſibi temperant.

Ubi nimirum rectè utique ab experientiâ exiſtimat vulgus , quod
Salaciores maximè , *iracundi & avari* , *podagræ* candidati ſint : Cum
enim *podagra* ſit affectus ætatis *provectioris* , ubi *venereorum* abuſuum ,
partim tædio , partim prudentia & penſitatione majore , frequentiores
induciæ fiunt ; recidit eo ipſo negotium tanto facilius ad ea quæ
modo diximus. *Ira* verò, *ſollicitudo* trepida & *terrores* , magis com-
motionem inducunt , cum ante dictæ circumſtantiæ *materialem* cauſam
præbere luculentius appareant. Quod verò cauſa ad *plethoram* ſeu
naturali ordini congrua veluti neceſſitas , copioſioris proventus ſanguinis quàm *in præſens* abſolutè neceſſarium erat , huic *ætati* obtingere poſſit , ſuadet utique ipſa *ſeminis* geneſis. Cum enim & quidem
tanto magis in *hypoteſi* , in talibus perſonis, quæ deinceps his generibus
affectuum magis obnoxiæ fiunt , *conſumtio* frequentior *ſpermatis* &
conſequenter uti ſolemne eſt naturæ , ſubducti *reparatio* & nova far-
rago , locum hic inveniat : ad hanc verò ſparmaticam *materiam* tanquam omnium ſententia quaſi *florem* omnis nutrimenti requiratur :
fieri proinde non poteſt quin tanto auctior vel nutritiæ materiæ in
genere proventus & inde ſanguinis etiam tanto magis & copioſior
elaboratio conſequatur : vel ſi è ſanguine ſemen petendum ſit , ſanguinis ipſius tanto copioſior proventus in hoc eodem genere requiratur.

Tanto magis verò videtur aliqua hic ſanguinis auctior geneſis in
ſuſpicionem vocanda , cum ipſa utique genitalium organorum im-
mediatorum *turgefactio*, ſub actu , à ſanguine dependeat : eoque ipſo
quibus moderatè abundat ſanguis , ad has res proniores ſint.

Quod tanto magis in genere ex eo confirmari videtur , quia jam
inde ab *Hipocratis* temporibus annotatum eſt , quod *Impuberes* &
Eunuchi podagra obnoxii non fiant : niſi quod *hæreditaria* diſpoſitio &
Rhenmatico-arthritici dolores , partim exceptionem, partim diſtinc-
tionem hic mereantur.

Partie II. G

Hanc itaque *specialem* potiorem , & *materialem* causam , *virilis* ætatis morborum , facimus & agnoscimus, per quam , quæcumque vel generalibus alicundè nascitur & fovetur *Plethora* , decubitum suum præcipuè circa has partes nanciscatur , nempè circa *lumborum , coxarum* & *Ischii* in genere : *Intestini* verò *recti* & *ossis sacri* specialissime regiones.

Sicut enim *exteriora* & sanguinis commotionibus magis expositæ & assueta *generationis* organa & *intestinum rectum* , vasa habent, quæ ab iisdem ferè originibus nascuntur , ita fluctuatorium consensum motuum *spasmodicorum* propter congestionem & pressionem sanguinis , facillima participatione invicem suscipiunt.

Sicut verò *eruptio* illa quæ per *Hæmorrhoïdes externas* fieri debet non parum impedita est; ita eget utique fortiore pressione : hæc ipsa verò latiore circumcirca partium constrictione. Diffundit se verò illa ad omnes illas partes, quæ non modo de *vasis* quasi conjugatis , nempè ab *iliaca interna* ramificatione profectis participant : sed etiam *ramos* illos ipsos *insigniores*, una contingunt, ambiunt, involvunt : adeòque sua *strictura* variè restringere , dispellere , remorari , adeòque alicubi ad *eruptionem* comprimere sanguinem possunt.

Undè quidem est , quod illi , quibus *externarum Hæmorrhoïdum* eruptio ingruit, *tensivis* illis spasmis circà initium & exitum *ossis sacri,* morsibus veluti in ipso *intestino recto* & exitu ejusdem , afficiantur : idque maximè si *expeditius* negotium succedat.

Sin secus & *impeditius* progrediatur, *latius* circum & ve'ut *eminus,* molimina eadem tentantur , & loco *compressionum* spasmodicarum , non nisi micationes insufficientes , subtiles in sigillaribus fibris *tractiones* & *vibrationes* suscipiuntur : adeòque *ischiadici* & *lumbares* dolores. Qui frustranei motus , si *exitu* quidem destituantur , *reditu* verò increbescant , & sæpius suscipiantur, sensim ad *femora, genua, pedes* , extensi, nequidem amplius ad *finem* suum primum & pristinum respiciunt , aut ad *expressionem* ipsam tendunt , sed magis velut ad lentam *consumptionem* spectant. Ubi quidem neque observatio *Sydenhamii* , de febrili habitudine *podagræ* , ullo modo negligenda est : neque magnæ istæ conspirationes *sudationis crurum* & *pedum* cum subsequentibus aut revertentibus *Gonagrico-podagricis doloribus* spernendæ ; quæ tamen , quia ad nostrum scopum directè non faciunt , tetigisse tantùm suffecerit.

At verò nunquam ita intacta *prætereunda* est communissima illa & jam tum antiquis utique practicis notata, familiaris complicatio *Hæmorrhoïdum* cum *nephritide* & *calculo* : adeò quidem , ut sane è *decem hæmorrhoïdariis* , vix unus obveniat, quin *calculosis* pathematibus simul laboret.

Licet enim *Calculus* fæpè occurrat , citrà *Hæmorrhoïdum* perruptionem unquam toleratam : Reciprocè tamen ab *hæmorrhoïdibus* ad *calculum* longè frequentior & velut ordinaria eft illa communicatio
Conf. HIPP. VI. *Aphor.* XI.

Junioribus verò paulò viris , fi *hæmorrhoïdes* valdè copiofe fluentes
fupprimantur , *mittum* cruentum copiofiffimum accidere , nihil novi
eft , quod ipfum quidem in fœmineo quoque fexu , iterum atque iterum annotavit *D. D. Præfes.*

Senioribus autem, *vegetis* quidem illis *rubicundis , iracundis , vino-
fis , mafculis*, ingruunt non raro *mittus cruenti* ab iifdem caufis , *hæmorrhoïdum* nempè confuetarum ceffatione , aut nunquam adhuc ad
perruptionem deductarum , fruftraneis *congeftionibus* βιαίως tamen
& copiofe factis.

Si verò *ætatibus* proximè prægreffis quoque jam tùm fruftranei illi ,
longinqui, fpafmodici folum , *motus , dolorifici , vibrativi* infolefcere
cœperunt: *feniore* ætate , ubi ad *alacres & vegetas perruptiones* elanguit
ἐνέργεια , ad finem feu fcopum fuum , *hæmorrhoïdum* nempè *expreffionem*
tantò minus pertingunt : fed facilius longè in *habituales* pertinaces ,
contumaces ejufmodi *fpafmos* , modo *dolentes* , modo *indolentes ri-
gidos* tamen & fixos , *contracturas* nempè , obfirmantur.

Nimirum ut in *pueritia*, è motibus *propprefforiis* non bene ad exitum
pertingentibus , *convulfiones & epilepfia* pullulant , quarum pofteriores
facile in *habitum* deducuntur : Ita in *progreffu* ætatum , magis *dolorifici* illi fubtiliter *vellicatorii & vibratorii* fpafmi , *fibrillares* in *differ.
de motibus humor. fpafmodicis* dicti , in iftarum locum eveniunt.

Supereft aliquid dicere de *apoplexia* ; eft hæc omninò morbus ætatis
confiftentis præcipuè , aut *fenefcentis* imò *fenilis.*

Confiftenti ætati quæ accidit , communiter eft *fanguinea* à diffufione
fanguinis extravafati in *cerebro* , vel ante *fenfus & motus* abolitionem,
quæ recepta eft fententia , vel ad minimum poft eandem ut quafi
poft *mortem.*

Talibus enim *morientibus* turgefcunt & extuberant *oculi* , ftridunt
dentes , convulfi motus concutiunt partes capitis , *linguam* fæpè & la-
bia , *rubet* ferè & *turget* facies : ubi *mortui* apparent , prorumpit è
naribus & faucibus fluxus fanguinis diù continuans.

Senioribus autem quæ evenit , magis *phlegmatico-pituofa* eft , aut
fanè *exfanguis* , cum pauca lenta faliva & *fpuma* ante os.

Attendenda hic eft maximè illa *compaffio* veluti , feu *reciproca* confpiratio *pedum* cum *capite.* Quæ licet vulgo parùm ferè attendatur , no-
tabiliffimè tamen percipi folet in ufu *pediluviorum* ad effectus dolo-
rificos *capitis.* Imò jam *Hippocrates* 6. *Aph.* 21. notat. *infanientibus
fi varices fuperveniant , aut Hemorrhoïdes , infania folutionem fieri.*

Sicut enim inter *juveniles* & *viriles* annos , si *hæmorrhoïdes virili* ætate insuescentes rursus supprimentur , facile pathemata in *pectore , juvenilia* recrudescunt , & quasi postliminio repullulant; cum contra juxtà eundem *Hipocratem* , *lib. de Humoribus , hæmorrhoïdes bene fluentes à pleuritide præservare censeantur.* Ita si molimina , ad illas pertinentia perversâ αναδρομη versus *caput* ferantur , oppressiones ibidem faciles afferunt , vel *sanguineas* vel *serosas.*

Quid quod dubium vix ullum sit , quin multi , quos pro *apoplecticis* efferimus , magis *thoracis spasmo* quam *capitis* affectu suffocati perierint: ubi quidem *rubor* ille *genarum* quem *apoplectici seniores* cum *phthisicis* pessimè habentibus communem monstrant , considerationem mereri videtur , quæ sententia est D. D. Præsidis.

Ne tamen nimii in rebus hisce simus , hic *pathologiam* hanc nostram *specialem* concludimus , ulteriorem harum *comparationum* & *connexionum* exasciationem , quibus judicium & otium est , commendantes ; aliquorum etiam ulteriorem elucidationem, in dissertatione quæ sub manibus est de *motu sanguinis hæmorrhoidali* , expectantes.

CAPUT VI.

Morborum Ætatum Therapeïa.

UTI *Titulus* Dissertationis nostræ *fundamenta* morborum ætatum promittit , cui promisso nos hactenus satis fecisse arbitramur ; ita *Therapeïam scrupulosiorem* hic exequi instituto nostro non conveniret : suffecerit proindè Therapiæ quoque morborum ætatis, ipsa *fundamenta* constituere.

Morborum ætatum & eorum quidem *graviorum* , *fundamentum* partim in *fluxu* sanguinis, partim in *stasi* ejus, & hanc moderantibus *motibus* congestoriis, ad fluxum ejus tendentibus, positum esse, hactenus deduximus ; causam ulteriorem *fluxuum* in *quantitate* sanguinis , *materialiter* , in *irritationibus*, tum *turgefactoriis* sanguinis , tum *excussoriis , animi* , impulsivè , sitam esse diximus.

Causam *stasium* in spissitudine posuimus, quam facillimè eadem *quantitatis* abundantia induci posse & solere notavimus: propter *stasin* verò præoccupandam , aut expediendam , *motus* deindè spasmodicos pressorios, magis particulariter cooriri , simul innuimus.

Hæc omnia si pauliper tantum ordinatè pensitentur , apparebit statim , *primarium* fundamentum *curationis* in *quantitatis* sanguinis necessaria proportione & *mobilitatis* ejus , imò & *commotionum* actualium conveniente moderatione , ponendum esse.

Hæmorrhagiæ ipsæ , pensitatis bene omnibus circumstanciis , nisi à *violenta* tantum caufa evocatæ fuerint , (nam de purè & abfolutè *violentis* , abfolutè nullus nobis eft fermo) femper in tantum funt *bonæ* intentionis. Succeffus incongruus & malus , *accidentaliter* à nimia *copia* , aut nimia *frequentia* fucceffiva nafcitur.

Has artificialiter imitari , tantò magis impedit , quò magis ibi in poteftate noftra eft , tum *tempus* emiffionis tranquillum eligere , tum *quantitatem* pro lubitu , ad rei exigentiam , metiri.

Cum enim natura femel commota & firma intentione ad agendum fibi præfixa , raro in pura *Phyfica* proportione fubfiftat , fed frequentiffime aliquid amplius , propter moleftiam , agat : præterea quando perruptio alicubi facta eft , fluxus *paffivus* , feu *lapfus* fluidi contenti , non in ejus poteftate fit : ita his rebus commode profpicit *artis* arbitrium.

Sicut verò Naturæ communiffima via , nimiam *copiam* fanguinis placidè imminuendi , eft fucceffiva ejus *confumtio* per colliquatoriam *refolutionem* in ferum. Hæc verò ordinario *motu* fanguinis circumpulforio abfolvitur : ita imitari hanc poffumus , arbitrario *motu* corporis , qui *duabus* vel *tribus* horis tantùm perficiat , quantùm placidiffimus ille *viginti* vel *triginta* horis.

Hic idem *motus* , fimplex, fed ingens , eft mechanifmus , ad *fpiffitudinem* etiam fanguinis , imò actuales ejus *ftafes* , hinc indè pullulantes, expediendas. Undè tantopere utilis eft *motus* corporis omnibus *ætatibus* & contra *otium* noxium : adeò , ut inde frequentiffime contingat, ut , qui *mobiliori* vitæ genere per *juventutem* , imò *virilem* ætatem , ufi funt, quando laborum fuorum fructu in *otio* uti fibi proponunt , certò inde *ægrotefcere* incipiant , & quidem tanto certius , quò magis *pancratice* , *athletice* & *floride* antea valuerunt.

Inftituendi verò funt *motus placide* , continuandi autem *diutiùs* , imò *repetendi.* A *repentinis* verò , præcipuè in *ftafi* manifeftiore , ante omnia verò in *abundantia*, abftinendum.

Moderatio etiam *affumptorum* poteft aliquid , fed revera non multum : E *paucis* enim cibis non minùs *affumit* natura , quam è multis *admittere* folita eft. *Motus laboriofus* præftat. Cæterum habet hoc *victus fimplex* optimum , quod non facile ex illo gula invitetur ad *nimium* capiendum.

Si hæc locum non inveniant, vel ægrotandum eft , vel *imminutione* fanguinis abundantiæ confulendum.

Spiffitudini , partim ipfo *motu* fubveniendum , partim medicamentis leniter *attenuantibus.*

Commotioni præfenti nimiæ per *diluentia* , *temperantia* , *refrigerantia* fuccurrendum , inter quæ pofteriora , *nitri* ufus , cum digeftivis *vitriolico-alcalicis* , *arcano duplicato* , *tartaro vitriolato* , &c. plus hic poteſt , quam multa alia. *Anodyna* prudentiſſime adhibenda.

Et hæc , ubi à *ſanguine* eſt vitium, quod quidem ordinariè & periculoſiùs & frequentiùs affligit.

In cauſa magis *catarrhali* ad *catarrhalia* reſpiciendum ; cautè verò ortus, genus, imò veritas hujus generis *catarrhorum* dignoſcenda.

Ante omnia qui *junioribus* annis *venæ ſectioni* aut *ſcarificationi* aſſueverunt , ne in *ſeram ſenectutem* illam deſerant.

Hæmorrhoïdum apertio ſive jam *conſuetæ* ſint , ſive demum *aſſuefaciendæ* , quantum conſiderationis mereatur , præſente loco minimo explicari valet : deducetur verò proximè , cum Deo, proprio.

Et hæc pro *fundamentis Therapeiæ* quoque morborum *ætatum* ſufficiant.

„ M. Hoffman a traité auſſi des Maladies les plus ordinaires aux „ différents Ages dans ſa Diſſertation *De ætatis mutatione morborum* „ *cauſa & remedio* , où l'on trouvera de fort belles Remarques de „ Théorie & de Pratique.

„ Pour les Maladies les plus ordinaires à chaque Age en parti- „ culier, on aura recours à différents Auteurs. On trouvera dans les „ Œuvres de *Ranchin* trois amples Traités, l'un *De Morbis Puerorum* , „ l'autre *De Morbis Virginum* , & le troiſiéme *De Morbis Senum*. „ *Welſted* a fait deux Traités exprès , l'un *De Ætate vergente* , & l'au- „ tre *De Ætate adulta*. Outre *Ranchin* , voyez *Sennert* , *Ettmuller* , „ *Harris* , *Zuinger* , *Hoffman* , *Juncker* , *Nenter* , &c. pour les Mala- „ ladies des petits Enfants.

„ *Rodericus-à-Caſtro* , *Riviere* , *Ettmuller* , *Freind*, &c. doivent être „ conſultés pour les Maladies particulieres aux Filles & aux Femmes. „ Enfin pour les Maladies des perſonnes qui exercent différentes Profeſſions, „ ayez recours à *Ramazzini* & à ſon Abbréviateur M. *Hecquet*. *Plempius* „ a traité en particulier *De Togatorum valetudine tuenda* : *Furſtenau, De* „ *Morbis Jureconſultorum. Cockburn , De Morbis Navigantium. Zuinger,* „ *De Morbis Præliantium* , &c. Voilà pour les Maladies internes.

„ Quant aux Maladies externes dont on peut être attaqué à quel- „ que âge que ce ſoit, on en trouvera la Théorie & la Pratique dans „ les Traités de Chirurgie faits par *Fabricius ab Aqua pendente* , *Fa-* „ *bricius Hildanus, Munnicks , Juncker , Heiſler* ; dans la Diſſertation „ *De vulneribus* par M. *Chirac* ; dans le Traité des Tumeurs par M. „ *Deidier* , & dans ceux *De Tumoribus & de Suppuratione* par M. *Fizes*. „ M. *Aſtruc* a donné un Traité complet *De Morbis Venereis* , que l'on „ doit conſulter. Pour les Maladies des Os , voyez *Ch. Heyne Tentamen* „ *Medico-Chirurgicum*, & le Traité de M. *Petit* , célébre Chirurgien de „ Paris. Enfin pour les Maladies des Yeux , des Oreilles, des Dents , &c. „ ayez recours à Sennert , Plempius, &c. & aux Traités de MM. Du- „ verney, Maitre-Jan , Saint-Yves , Fauchard , &c.

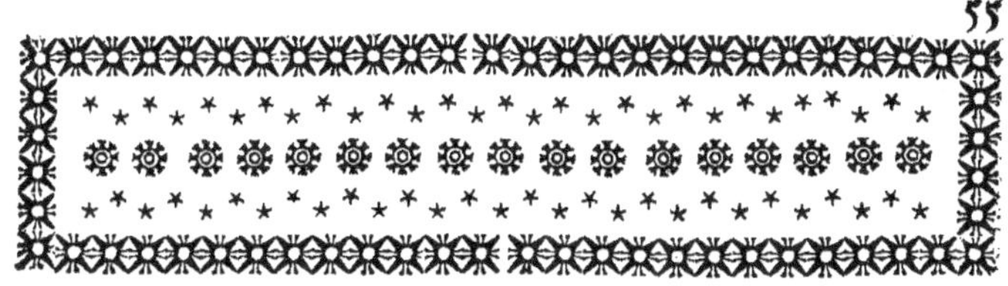

LES ELEMENTS

DE LA

MÉDECINE-PRATIQUE

TIRE'S DES ECRITS D'HIPPOCRATE
& de quelques autres Médecins.

TROISIE'ME PARTIE.

Des Maladies les plus fréquentes dans chaque Saison de l'Année , selon les differentes Constitutions de l'Air , & sous divers Climats.

AVANT-PROPOS.

APRE'S avoir rapporté dans la premiere Partie les noms des Maladies les plus ordinaires à chaque Age , dans chaque Saison , &c. & après avoir donné dans la seconde une idée generale des causes des Maladies , & un Essay sur les Maladies particulieres à chaque Age , l'ordre que nous nous sommes prescrits , demande que nous parlions maintenant des Maladies les plus fréquentes dans chaque Saison de l'année , selon les différentes Constitutions de l'Air , &c. Mais comme on pourroit croire que nous allons dévoiler ici les mysteres de la Médecine-Pratique ; il est à propos d'avertir que notre dessein n'est pas d'entrer aujourd'hui si avant en matiere , & que pour mieux étayer le systême de Pratique que nous proposerons dans la quatriéme Partie de cet Ouvrage & dans nos Remarques , nous avons crû devoir exposer d'avance les *Faits*

& les *Obfervations* purement hiftoriques fur lefquelles ce fyftême a été fondé par *Hippocrate* ,& par ceux qui ont marché fur fes traces ; & c'eft à quoi on fe bornera dans cette Partie, à cela près que dans le fecond Article on laiffera entrevoir les principaux traits de ce fyftême en rapportant quelques Obfervations d'un ancien Médecin ✻ de l'Ecole de Paris , qui a merité le nom d'*Hippocrate François*.

* G. De Baillou.

Le premier Article ne contiendra donc que la Traduction Latine faite par *Foefius* du premier Livre des Maladies populaires que tout le monde attribuë unanimement à *Hippocrate*. Là on trouvera une narration fuccinte , mais fidelle de la conftitution de l'Air dans l'Ifle de *Thaffos* pendant quelques années , & des Maladies qui y regnerent dans chacune des faifons de ces mêmes années. On y verra la naiffance , les progrès , & toutes les circonftances de ces Maladies avec leur fin heureufe ou malheureufe , ou la maniere dont la Nature toute feule vainquît ou fût vaincuë : En un mot on y verra le fonds fur lequel Hippocrate a bâti fon fyftême de Pratique ; car c'eft principalement , ce que je préfume , qu'il a eû en vûë dans les Hiftoires qu'il a rapportées à la fin de ce Livre , & dans le troifiéme , qu'on croit avec raifon n'être qu'une fuite du premier. En effet dans fes autres Ouvrages Hippocrate donne des préceptes ; là il n'eft qu'Hiftorien : ailleurs il parle en Maître de l'Art dont il eft le Fondateur ; ici il n'eft que Spectateur des œuvres de la Nature : d'où j'infere qu'à l'égard des Malades dont il eft fait ici mention, il ne s'abftenoit de Remedes , & n'obfervoit avec tant d'exactitude tout ce qui leur arrivoit journellement , qu'en vûë de découvrir la route que tiendroit la Nature dans le cours de leurs Maladies , afin de pouvoir l'imiter & l'aider dans d'autres occafions.

Pour entrer dans ma penfée , on fuppofera qu'autrefois entre plufieurs Malades , comme aujourd'hui parmi les Pauvres , fur-tout de la Campagne , les uns en réchappoient par les feules forces de la Nature , ou par les Evacuations que cette fage Mere procuroit , & les autres périffoient par le deffaut de ces mêmes Evacuations ; on fuppofera , dis-je , que fur de pareilles obfervations Hippocrate comprit bientôt la néceffité d'un Art , qui imitât les démarches de la Nature , qui fecondât fes mouvements , & qui fuppléât dans certains cas à ce que la Nature opere fi heureufement dans d'autres.

Pour fonder cet Art , il falloit donc obferver avec la derniere exactitude tous les mouvements de la Nature, auffi-bien dans ceux qui avoient le bonheur de réchapper de leur Maladie, que dans ceux qui avoient le malheur d'y fuccomber , afin de connoître par là à quoi les les uns devoient leur guérifon , & dans quelles circonftances , ou par quelles voyes la mort avoit enlevé les autres. Il falloit auffi laiffer

agir

agir la nature toute feule, & ne point la troubler dans fes Opérations. Car enfin, comment auroit-on pû imiter fa conduite, feconder fes vûës, prévenir fes erreurs, fi on n'avoit fait des obfervations exactes & fouvent réïterées, de fes mouvements & de fon inaction, de fes efforts heureux, & de fes efforts inutiles ou malheureux,
de fes victoires, & de fes défaites ? Comment auroit-on pû auffi
comparer enfemble tous les mouvements qu'elle excite, & diftinguer
ceux qui tendent à la guérifon, d'avec ceux qui menacent de la mort,
fi on les avoit interrompus, ces mouvements, ou fi on les avoit dérangés par l'application de quelque remede, & fi les accidents caufés
par l'action de ce remede s'étoient joints & confondus avec ceux qui
procedent uniquement du fond même du mal ? Il falloit donc, comme
on l'a dit, s'abftenir de tout remede, & n'être fimplement que Spectateur de l'état & du fort des Malades qui devoient fervir à l'éta-
bliffement de l'Art.

Or c'eft, à mon avis, ce que fit Hippocrate à l'égard des Malades
dont il parle dans les deux Livres qu'il nous a laiffés fur les Maladies
populaires. Ce grand Homme ne leur prefcrivoit prefque aucun remede : il fe contentoit d'obferver exactement, & de marquer jour
par jour ce qui leur étoit arrivé, afin de reconnoître fûrement en
quel temps & de quelle maniere, ou par quelles voyes leur Maladie
s'étoit terminée par les feules reffources de la Nature. Il faifoit à l'é-
gard de la Médecine, ce qu'on fait depuis long-temps dans les Académies des Sciences à l'égard de la Phyfique : il ramaffoit des faits,
des obfervations ; & c'eft, je penfe, là-deffus qu'il fonda les Maximes de Pratique, dont on a donné le précis dans la premiere Partie
de cet Ouvrage. C'eft à ces mêmes Obfervations qu'on doit fans
doute le dénombrement & les préfages des Maladies, les fignes des
Crifes, &c. qu'on a auffi rapporté ci-devant. Enfin, c'eft apparemment de ces mêmes Obfervations qu'il tira ce principe fondamental
de la Médecine-Pratique, que *la Nature, ou guérit elle-même les Maladies, ou indique aux Maîtres de l'Art les voyes qu'il faut fuivre pour
les guérir.*

Au refte, je n'ignore point que la plûpart des Commentateurs expliquent tout autrement le filence qu'a gardé Hippocrate fur la maniere dont il s'étoit comporté dans cette occafion ; mais je n'entrepren-
drai point de les refuter : une pareille difcuffion ne feroit pas ici à fa
place. C'eft dans mes Remarques que je tâcherai de faire voir le peu
de fondement de leurs conjectures, & de mettre dans un plus grand
jour ce que je viens d'avancer.

Νούσων φύσιες
ἰητροί. *Ep. l. 6.*
ἀνατεθεῖσα δὲ (φύ-
σις) δηλοῖ τοῖσι
τὰ τῆς τέχνης
ἰδόντι ἅ ποιη-
τέα. *Lib. de
Arte.*

I.

De Morbis vulgaribus.

Sectio I. *Status primus.*

1. IN Thafo ad autumnum, circiter æquinoxium & fub vergiliarum occafum, pluviæ multæ, continentes & leves fuerunt, non fecus ac fpirantibus auftris. Hyems auftrina quæ flatus aquilonares parvos, & jufto majores ficcitates habuit, atque etiam in totum Veri fimilis fuit. Ver autem auftrinum, frigidum, parvas habens pluvias. Æftas ut plurimùm nubila, in quâ ab imbribus ceffatio fuit. Anniverfarii venti (qui Etefiæ dicuntur) parùm, tenuiter, disjunctim, fegregatimque fpiravere. Exiftente igitur toto nos ambientes aëris ftatu auftrino, & ad magnas ficcitates vergente, ante Ver quidem, quod fuperior ftatus fubcontrarius & aquilonius factus fuerit, paucis febres ardentes contigerunt, eæque valdè mites & facillimè confiftentes, quæ neque fanguinis ex naribus profufionem nifi paucis, neque mortem attulerunt. Multis verò aurium tumores fubnafcebantur qui in alteram partem vergebant, plerifque etiam in utramque, iifque febre vacuis & in erectum ftantibus nec decumbentibus, etfi nonnullis paulifper incalefcerent. Omnibus abfque noxa extincti funt, neque cuiquam, velut ii, qui alias fui ortus caufas habent, fuppurationem fecerunt. Horum autem ea fuit natura, ut molles & laxi effent, magni, diffufi aut fparfi, fine inflammatione & dolore, omnibufque fenfim & fine ullâ fignificatione evanefcerent. Fiebant ifta quidem adolefcentibus, juvenibus, ætate florentibus, atque horum plurimis qui in paleftrâ & gymnafiis exercebantur : mulieribus verò paucis contingebant. Multis tuffes aridæ & inanes, quibus cum tuffi nihil educebatur, nec ità multò poft voces raucefcebant. Quibufdam verò ex temporis intervallo inflammationes cum dolore in alterum teftem erumpebant, quibufdam etiam in utrofque. Alii quidem febribus corripiebantur, nonnulli verò fine febre perfiftebant; atque adeò hæc ipfa plurimis gravia & molefta fuere ; de reliquo autem quod ad ea attinet quæ ad Chirurgiam fpectant, in his inculpatè habebant.

2. Ante verò æftatis initium & per ipfam æftatem, atque etiam ad hyemem, eorum multi qui jam longo intervallo confumpti erant, tabefacti decubuerunt, fiquidem & multis de tabe in dubium venientibus, ipfa tunc eft confirmata. Eft ubi etiam eos, qui naturâ erant ad tabem promptè comparata, tùm plurimùm occupavit: ex his

multi atque etiam plurimi interierunt. Atque haud scio , si quis ex decumbentibus etiam modico tempore superfuit. Celerius verò interierunt , quam talia transigi soleant , præsertim cum alios & diuturniores , & cum febribus conjunctos pertulerunt , nec interierunt , de quibus paulò post scribetur : solus namque & eorum qui tunc viguerunt maximus morbus , multos tabes ipsa peremit.

3. Eorum autem plurimis hujusmodi affectus aderant , febres horroris sensu insignes , assiduæ & acutæ in totum quidem non desinentes , sed quæ erant ex semitertianarum genere , uno die leviores , altero verò insuper ingravescentes , omninòque vehementius increscentes. Sudores autem perpetui , non tamen per totum corpus diffusi , extremorum refrigeratio multa , quæ vix quidem incalescebant. Alvi conturbatæ biliosa , pauca , sincera , tenuïa , mordacia egesserunt , crebròque assurrexerunt. Urinæ tenues , crudæ , decolores , atque paucæ , aut crassitudinem , & paucum quod desideret habentes , neque probè consistentes , sed in quibus ea quæ subsidebant cruda & intempestiva erant. Tussiendo verò pauca , densa , concocta rejiciebant , & quæ paulatim ac nonnisi ægrè educerentur. Qui autem violentissimè conflictabantur , iis ne parva quidem concoctio adfuit , sed perpetuò cruda expuebant. Horum etiam plurimis fauces statim & ad extremum usque rubore & inflammatione affectæ doluerunt , fluxionibusque parvis tenuibus & acribus tentati , citò consumpti malèque vexati sunt , perpetuò cibos omnes aversabantur , neque siti capiebantur , multique circà mortem delirabant. Atque ista quidem tabidis contigerunt.

4. Jam verò ad æstatem & autumnum febres multæ , assiduæ , neque violentæ prehendebant , istaque diù laborantibus , non his qui cætera molestè habebant , contigerunt. Alvi plurimis valdè placidè conturbatæ sunt , nihilque effatu dignæ noxæ attulerunt ; urinæque plurimis boni quidem coloris & puræ aderant , sed tenues , & quæ tandem judicationis tempore concoquebantur. Hi non admodum tussiculosi erant , neque ea quæ tussi rejiciuntur negotium exhibebant , neque cibum non aversabantur modò , verùm etiam exhibendi illius facilem faciebant copiam. In summâ igitur , afficiebantur qui tabescebant , non quomodo cæteri tabidi solent ; sed febribus cum horroris sensu correpti parum insudabant , interdum alii vagas quodammodo & errabundas accessiones habebant , neque in totum febres desinebant , sed quæ in speciem tertianarum insultus facerent. Inter eos autem , quibus erant brevissimi morbi , ii ad vigesimum diem judicatione solvebantur ; plerisque verò ad quadragesimum , nonnullis etiam ad octogesimum. Est ubi ne sic quidem , sed errabundè & nullâ observatâ judicatione quibusdam desinerent. Horum quoque

H ij

plurimis, quæ non longo poft intervallo remiferant febres reverſiones fecerunt, iifdemque dierum ambitibus poſt ipfas reverſiones judicabantur, earumque nonnullæ ægros ita produxerunt, ut fub hyemem affligerentur. Ex his autem omnibus, qui in hâc ſtatus conditione deſcripti ſunt, ſolis tabidis lethalia contigerunt, in aliis verò febribus nequaquam obvenere.

Sectio II. *Status ſecundus.*

5. A Nte autumnum in Thaſo tempeſtates non tempeſtivæ, ſed cum multis auſtris & aquilonibus repentinæ & humidæ prorupere, taliaque ad vergiliarum occafum ufque & ſub vergilias ipſas extitere. Hyems autem aquilonia, aquæ multæ, vehementes, magnæ, nives, hifque intermixta, ut plurimum, aëris ſerenitas. Atque iſta omnia contingebant, nec certè admodùm inoportuna erant frigora : jam verò poſt brumale folſtitium, eoque tempore quo ſpirare incipit Favonius, extremæ hyemis frigora magna fuere, aquilones multi, nives & pluviæ continenter multæ, cœlumque cum ventorum turbine nimboſum & nubilum, eaque ipſa non remiſerunt, ſed ſe ad Æquinoxium extenderunt; ver autem frigidum, aquilonium, pluvioſum, nubilumque, neque admodùm æſtuans æſtas fuit. Venti anniverſarii continenter ſpiravere, ſtatimque ad Arcturum perflantibus Aquilonibus aquæ admodùm multæ : exiſtente igitur anno toto humido, frigido, & aquilonio, ad hyemem quidem, ut plurimùm benè valuerunt, ante ver autem plerique omnes moleſtè & graviter vitam traduxerunt.

6. Primùm itaque lippitudines fluentes cum dolore, humentes & crudæ obortæ ſunt, ſordes in occulis concretæ (quas lemias vocant) parvæ, nec ſine difficultate multis erumpebant, quæ cum plurimis revertiſſent, tandem ad autumnum reliquerunt. Jam verò per æſtatem & autumnum ex inteſtinorum lævitate & torminibus, continuâque & inani egerendi cupiditate laborarunt, alvique fluidæ, bilioſa, tenuia multa cruda & mordacia, nonnunquam etiam aquoſa dejecerunt. Plerifque etiam circumflui non ſine dolore humorum affluxus contigere, bilioſi, aquoſi, ſtrigmentoſi, purulenti, & qui urinæ difficultatem facerent, non ex proprio aliquo renum vitio, ſed quod iſtis alia in aliorum vicem ſuccederent. Vomitiones pituitoſæ, bilioſæ, & crudorum ciborum eductiones ac ſudores aderant, atque omnibus undiquaque diffluebat humiditas multa. Multis autem hæc fiebant, qui recti & ſtantes à febribus erant vacui, plerifque etiam febre correctis, de quibus mox ſcribetur ; in quibus verò deſcripta omnia deprehendebantur, ii non ſine labore tabidi evadebant. Jam

quidem ad autumnum & sub hyemem febres erant assiduæ, atque eorum paucis quibusdam ardentes, diurnæ, nocturnæ, semitertianæ, tertianæ exquisitæ, quartanæ, erraticæ.

7. Atque enumeratarum febrium singulæ multis oriebantur, ardentes verò omninò paucis, iique ex ægrotantibus minimùm laborarunt. Nam neque sanguis ex naribus, nisi paucus admodùm, iisque paucis profluxit, neque delirarunt, cæteraque omnia placidè tulere. Horum plurimis, benè admodùm constituto & composito judicationis ordine, febris ardens cum intermissione in septendecim diebus solvebatur, atque haud scio an quisquam tunc ex hâc ipsâ interierit, aut ad phrenitim devenerit. At verò tertianæ plures quidem quam ardentes & laboriosiores fuerunt, atque in his omnibus ritè & ordinè à primo insultu ad quaternos circuitus processère, in septem verò absolutè judicabantur, neque horum cuiquam reverterunt. Quartanæ autem multis per initia certo & rato quartanæ tenore cæperunt, quibusdam verò non paucis ex aliis febribus & morbis secessus in quartanas fiebant, longæque his pro consuetudine, atque etiam interdùm longiores contingebant. Sed & quotidianæ, nocturnæque, & errantes multæ diuque plerisque perseveravere, tùm erectis, tùm decumbentibus; horumque plurimos febres sub Vergilias & in hyemem usque comitabantur. Multos autem statim ab initio præcipuèque pueros convulsiones cum febre tentabant, quæ etiam febribus succedebant, erantque hæc plurimis diuturna quidem, innoxia tamen, nisi si quibus cætera omnia perniciem adferrent.

8. At verò continuæ quidem omninò febres erant, nihilque intermittebant, sed omnes invadebant earum febrium more, quæ ad tertianarum naturam propius accederent; uno quidem die leviores, altero verò vehementiores, omnium quæ tunc contingerent violentissimæ, longissimæ, & laboriosissimæ; per initia leves & in totum perpetuò increscentes diebus judicatoriis insultus habebant, & in deterius procedebant; quæ etiam cum parum allevassent, celeriter rursus ex intermissione vehementius invadebant, & diebus judicatoriis magnâ ex parte deterius affligebant. In his omnibus rigores incompositè & errabundè contingebant, paucissimique & minimi. Verùm in cæteris febribus majores, ut & sudores multi, his verò perpauci nihilque allevantes, sed contrà noxiam afferentes. His magna extremorum perfrictio, quæ vix etiam recalescerent, neque penitus pervigiles erant, maximè verò hi etiam vicissim sopore gravabantur. Alvi omnibus quidem conturbatæ erant, malèque affectæ, istis verò multò pessimè. Horum autem plurimis urinæ aut tenues erant, crudæque ac decolores, aliquantoque post intervallo nonnihil concoctæ, non sine judicatoriis signis, aut crassitudine quidem præditæ, verùm turbidæ,

nihil confiftentes aut fubfidentes , neque concoctæ , aut paucæ , vitiofæ , crudæ , fubfidentes , & in fummâ peffimæ omnes. Tuffes quidem febres comitabantur , fed neque quam utilitatem aut noxiam tunc tuffis attulerit licet fcribere. Diuturna itaque & difficilia hæc erant , valdèque incompofitè & errabundè , atque citrà folutionem horum plurima , tùm his qui exitialiter valdè , tum his qui nequaquam ita fe haberent , permanebant. Si quibus enim aliquantulum intermitterent , in iis celeriter , reverfiones faciebant. Eft ubi quibufdam iifque paucis, ad octogefimum diem cum breviffimè judicatione folverentur, nonnullis repeterent , ut etiam in hyemem eorum plurimi ægrotarent, plerofque verò omnes abfque judicatione deferebant. Hæc autem tùm his qui fuperftites erant, tùm iis qui moriebantur ex æquo contigerunt.

9. Cumque multa eaque varia effet in morbis judicationis ceffatio, maximum fanè & peffimum fignum plerofque omnes ad extremum ufque profecutum eft , quod cibos omnes averfarentur , iique maximè qui cætera quoque exitialiter haberent. In his verò febribus non admodùm inoportunè fiticulofi erant. Longo autem progreffu temporis , cum & labores multi , malaque corporis extenuatio fieret , his humorum feceffus, aut viribus fuperiores , aut minores quam ut prodeffent quicquam , fuccedebant , fed qui confeftim intrò recurrerent , & in deterius contenderent. Atque his aderant inteftinorum tormina , crebræ, & inanes egerendi cupidines , inteftinorum lævores, & alvi fluentes , nonnullis etiam aqua inter cutem cum ejufmodi enumeratis cafibus , aut fine his contingebat : ftomachi faftidia. Ex his verò quicquid violenter urgebat , aut ftatim è medio tollebat , aut prorfus nihil conferebat. Papulæ parvæ , quæ nec fatis pro dignitate morborum excretioni refpondebant , fed contra celeriter difparebant , aut aurium tumores oboriebantur qui fenfim , & fine ullâ fignificatione evanefcebant. Nonnullis ad articulos præcipuèque ad coxendicem decumbebant , paucis decretoriè definebant , fed celeriter rurfus priftinum habitum affequebantur.

10. Ex quovis autem hominum genere interibant quidem , atque ex his plurimi pueri jam à lacte depulfi , iifque quibus ætas paulùm procefferat, octennes , aut decennes , nec dum etiam puberes ; atque ifta quidem his non fine fuperius defcriptis , multis verò fuperiora abfque his contingebant. Quibus autem ad urinæ difficultatem res tota fe converterat , in eamque humorum feceffus fierent , iis hoc unum utile omniumque efficaciffimum fignum fuit , quod etiam plerofque omnes ab imminenti maximo difcrimine vindicavit. Accidit verò plurimis urinæ difficultatem potiffimumque his ætatibus fieri , itemque aliis multis , qui etiam in morbis erecti obambulabant. Hic quoque fubita quædam & magna omnium mutatio aderat. Alvos namque fi

contigiſſet fuſas fuiſſe, ex confeſtim peſſimè cogebantur, & ad omnes cibos alacres erant, poſteaque placidæ febres tentabant. Verùm quę ad urinę difficultatem ſpectabant, ea his diuturna & moleſta fuere, urinęque copioſę, craſſę, & variantes & rubrę, partimque cum dolore purulentę. Atque hi omnes ſuperſtites evaſere, neque eorum quemquam interiiſſe cognovi.

11. In quibus verò caſibus nullum periculum inſpectum eſt, eorum quę exeunt maturationes omnes, num undique tempeſtivè procedant, conſiderandæ ſunt. In quibus etiam num abſceſſus bono ſint, aut cum judicatione fiant, videndum eſt. Concoctiones judicationem brevi fore, & certam ſalubritatem portendunt. Cruda verò & incocta, quęque in malos abſceſſus vertunt, aut judicationis ceſſationem : aut dolorem, aut diuturnitatem, aut mortem, aut eorumdem reverſiones ſignificant. Horum autem quodcumque maximè futurum ſit, ex aliis conſiderandum. Summâ curâ anniti oportet, ut pręterita enarres, pręſentia cognoſcas, & futura prędicas. Duoque iſta elaboranba ſunt, ut in morbis commodes, aut ne quid offendas. Artem tria iſta circumſcribunt, morbus, æger & medicus qui artis eſt adminiſter, ęgrumque oportet unà cum medico morbo reluctari.

12. Capitis & cervicis dolores & gravitates ſi febres comitentur, aut ſine iis accidant, phrenitide quidem laborantibus ad convulſiones deſinunt, præſertim ubi æruginoſa vomitione refuderint : ſed & eorum nonnulli celeriter intereunt. Qui febribus ardentibus, aliiſve conflictantur cum cervicis dolore & temporum gravitate, ſi tenebricoſa caligo oculis obverſatur, præcordiorumque contentio ſine doloris ſenſu affuerit, iis ſanguis è naribus profunditur. Qui verò toto capite gravitatem ſentiunt, cum oris ventriculi morſu & ſtomachi faſtidio, ii bilioſa & pituitoſa vomitione rejiciunt. Quibus in caſibus plerumque pueris convulſiones maximè fiunt : eadem etiam mulieribus contingunt, prætereàque obſcœnorum locorum dolores ; grandioribus autem natu, & quos jam calor defecit, partium reſolutiones, aut inſaniæ, aut cæcitates.

Status tertius.

13. PAulò ante Arcturum, ſub ipſoque Arcturo, imbres copioſi & magnę ſpirantibus aquilonibus in Thaſo fuerunt. Circà Æquinoctium autem & ad Vergilias uſque parvæ & modicæ pluviæ auſtrinæ. Hyems aquilonibus perflata juſto majores ſiccitates, frigidos ventos, & magnas nives habuit. Ad Æquinoctium autem maxima frigora. Ver aquilonium, exuperantes ſiccitates, modicæ pluviæ & frigidæ ; circà Æſtivum ſolſtitium aquæ paucæ, frigora magna ad Ca-

nem ufque. Poft Canem verò ad Arcturum ufque , per calidam eftatem eftus magni , qui non per intervalla aut fenfim fierent , fed tum perpetui , tum vehementes. Non pluebat , anniverfarii venti fpiravere. Ad Arcturum autem pluviæ auftrinæ ad Æquinoctium ufque. In hâc temporis conditione ad hyemem partium refolutiones ceperunt , multofque invaferunt , ex quibus nonnulli celeriter interierunt, mirè quippe vulgariter graffabatur hic morbus , cætera verò integrè degebant. Febres autem ardentes ante Ver cæperunt , & ad Æquinoctium ufque & ad Æftatem perfeveraverunt. Quos itaque ftatim fub ipfa Veris & Æftatis primordia morbus invafit , plerique omnes fuperftites evaferunt , paucique interierunt. Cum verò Autumnus effet, pluviæque impeterent , lethales erant , plurefque peribant.

14. Inerant verò in febribus ardentibus affectiones hujufmodi , ut qui benè & largiter fanguinem è naribus profudiffent , ii vel ex eo maximè fervati viderentur ; neque ullum , cui modò fanguis benè profluxiffet , hoc in ftatu mortuum videre licuit. Philifcus fiquidem & Epaminon ac Silenus , quod his quarto die & quinto de naribus parùm ftillaverit , mortem obierunt. Plerique igitur omnes ægri appetente judicatione rigore corripiebantur , iique potiffimum qui fanguinem è naribus non profudiffent , atque hi infuper novo fuborto rigore exudarunt. Quofdam etiam fexto die morbus regius prehendit , verùm iftos per veficam expurgatio , aut commota alvus , aut larga fanguinis è naribus profufio fublevavit , quale quid Heraclidę , qui apud Ariftocydem decumbebat , contigit , quippe qui largum è naribus fanguinem profudit : & alvum conturbatam habuit , & per veficam perpurgatus eft. Vigefimo autem die judicatione eft liberatus, non quomodo Phanagorę famulus , qui , cum ipfi , nihil horum quicquam eveniffet , periit. Plurimis fanguis è naribus erumpebat , præcipuè tamen adolefcentibus & ętate florentibus , atque eorum bona pars periit , qui fanguinem è naribus non profuderunt. Ætate autem provectioribus , res fefe in morbum arquatum vertebat , aut iis alvi commotę , aut inteftinorum difficultates aderant , quale quid Bioni , qui ad filenum decumbebat , contigit. Æftate etiam inteftinorum difficultates populariter vagatę funt , & quidam eorum qui morbis conflictabantur , quibus etiam fanguis è naribus eruperat , hunc exitum habuerunt , ut in difficultatem inteftinorum inciderent, quale quid Eratonis puero & Myllo accidit , qui poft multam fanguinis è naribus profufionem , in difficultatem inteftinorum delapfi funt & periculo exempti.

15. Copiofus igitur præcipuèque hic humor fluitabat. Siquidem nonnullis impendente judicatione fanguis è naribus non profluxit , fed ad aures enati tumores difparuerunt. Quibus evanefcentibus ad finiftri

niftri lateris inanitatem , fummamque coxendicem gravitas decubuit , doloribufque poft judicationem obortis , atque urinis tenüibus prodeuntibus , paucum è naribus fanguinem profundere cœperunt. Ac circiter quartum & vigefimum diem Antiphonti Critobuli filio , humores in fanguinis è naribus profluvium feceflerunt , quod ubi defiit , integrè circà quadragefimum diem judicio eft abfolutus. Mulieres præterea multæ ægrotârunt , minùs tamen quàm viri , nec ità multæ obierunt. Plurimæ autem difficulter partum ediderunt , atque à partu infuper laborarunt , ipfæque potiffimum obierunt , non fecus ac Telebuli filia , quæ fexto à partu die interiit. In febribus itaque plurimis menfes apparuerunt , nonnullis etiam fanguis ex naribus profluxit , multifque Virginibus id tùm primùm contigit. Eft ubi etiam fanguis è naribus , quibufdam verò menftruæ purgationes erumperent , quale quid in Daïtharfis filiâ virgine tùm primùm apparuit , cum largâ fanguinis è naribus profufione. Atque haud fcio , quibus horum quicquam ritè evenerit, an ex iis quęquam perierit. In quas verò pręgnantes morbus fortè incidit , hæ omnes, quod fciam , abortionibus periclitatæ funt. Plurimis verò urinæ bene quidem coloratæ, tenues autem & pauca habentes fubfidentia , cum dejectionibus tenüibus & biliofis. Plerifque verò alioqui judicatis , morbus in inteftinorum tormina defiit , quale quid Xenophani & Critiæ accidit. Urinæ etiam quibufdam dilutæ , multæ , liquidæ, tenues poft judicationem fuerunt, in quibus cum reliqua etiam probè judicata forent, multa fubfedere. Atque hoc quidem recenfere æquum videtur , in quibus fuere : Bion qui apud Silenum decumbebat , Cratia quæ cum Xenophane verfabatur , Aretonis puer , & Mnefiftrati uxor. Qui omnes poftea in difficultatem inteftinorum delapfi funt. An verò idcircò id contigerit , quod urinæ dilutæ prodierunt , animadverfione dignum eft.

16. Multi circà arcturum undecimo die judicatione abfoluti funt, neque his , quæ ob juftam caufam fieri folent morborum reverfiones, recurrerunt. Sub hoc tempus autem fopore opprimebantur , atque inter hos plures pueri , qui omnium vel maximè morte exempti funt. Ad Æquinoctium verò & ad Vergilias ufque, & fub Hyemem , febres ardentes accidebant. Quin etiam tunc plurimi perpetuò cum febribus delirio corripiebantur , atque ex his pleræque omnes moriebantur , Æftate autem pauci tales evadebant. Invadentes itaque febres ardentes , quibus præfens immineret pernicies , fatis indicabant. Nempè ftatim ab initio febris acuta cum modico infuper rigore prehendebat, vigiles erant, impotentes animi , fitibundi , æftuatione & corporis incontinenti jactatione confliictabantur , cum parvo tenuique fudore circà frontem & claviculas oborto , nullo tamen per totum corpus

diffuso , multum deliri erant , timore & omni mœrore confecti , ac velut animum despondentes , extrema paulatim frigus concipiebant , pedes summi , maximèque manuum summitates , diebus paribus accessiones contingebant ; plerisque verò omnibus maximi labores die quarto aderant , sudoresque longissimè subfrigidi , nec extrema amplius recalescebant , sed livida & frigida permanebant , neque amplius sitiebant. Urinæ his erant nigræ , tenues & paucæ , alvique restiterunt , ac ne his quidem , quibus hec acciderent , sanguis è naribus profluxit , sed paucus stillavit , neque horum cuiquam res ad recidivam devenit , verùm sexto die cum sudore perierunt. Phreniticis autem contigerunt quidem descripta non omnia, sed his ferè undecimo die , quibusdam etiam vigesimo judicatione solvebantur ; quos statim ab initio circà tertium aut quartum diem phrenitis non prehenderat , sed primo tempore moderatè se habebant , iis circà septimum diem morbus ad vehementiam devenit.

17. Magnus itaque fuit morborum numerus, atque ex ægris precipuè interibant adolescentes , juvenes , ætate florentes , quique erant glabro corpore , cute subalbidâ , extenso & nigro capillitio , & nigris oculis , otiosè & segniter vitam degentes , voce altâ , exili , asperâ , balbi , iræ precipitis , & acerbæ , plurimeque hujusce generis mulieres peribant. At verò hoc in statu ex quatuor maximè signis servabantur ii , quibus aut ex naribus benè sanguis profluxisset ; aut urina multa in quâ quod desidebat copiosum & laudabile erat , per vesicam processisset ; quique aut per alvum turbulenta , biliosa , tempestivè demitterent ; aut in difficultatem intestinorum delaberentur , multisque usu venit , ut non ab uno ex descriptis signis judicarentur , sed ut plurimi per omnia percurrerent , & graviùs habere viderentur. Sed hi omnes , quibus ista contingerent , incolumes evaserunt. Mulieribus item & virgunculis evenerunt paulò ante memorata signa omnia. Decernebat autem , si quibus aut horum quippiam optimè fieret , aut liberaliter muliebria apparerent , nullaque (quod sciam) ex his quibus horum quid optime factum esset , interiit. Philonis namque filia , cum liberaliter ex naribus sanguis effluxisset, quod septimo die intempestiviùs cœnasset , mortem obiit.

18. Quibus invitis per febres acutas atque adeò ardentes lachrymæ effluunt , in his dum cætera exitialiter non se habeant , sanguinis ex naribus profluvium expectandum est. In his siquidem qui malè habent, non sanguinis eruptionem , verùm mortem portendunt. Quibus febre judicatoriè desinente , tumores ad aures in febribus cum dolore suborti , neque conquiescunt , neque suppurantur , eos , biliosum alvi profluvium , aut intestinorum difficultas , aut quod in urinis crassis subsidet , liberat , quale quid Hermippo Clazomenio evenit. Quod verò

ad judicia attinet , ea , ut fatis perfpicere licet , aut funt inter fe fimilia , aut diffimilia. Velut in duobus fratribus apparuit , qui ad thea-
trum Epigenis habitabant , quibus , cum eâdem fimul horâ morbus
cœpiffet , ætate provectiori fexto die , juniori verò feptimo decrevit ;
reverfus utrique eâdem fimul horâ , dies quinque intermifit , atque ex
reverfione uterque fimul in totum die decimo feptimo eft judicatione
liberatus. Plurimis autem quinto die decrevit , feptem intermifit , &
poft reditum die quinto judicatio facta eft. Quibufdam etiam feptimo
die decrevit , diebus feptem intermifit , & ex recidivâ die tertio judicatio facta eft. Nonnullis quoque morbus die feptimo judicatus eft ,
cumque diebus tribus intermififfet , feptimo decrevit. Aliquibus die
fexto morbus decrevit , atque ubi dies fex intermififfet , tribus diebus
prehendit , quos etiam ubi uno die reliquiffet , altero rurfus prehendit & judicatus eft, quemadmodum Evagonti Daïtharfis filio contigit.
Aliis fexto die decrevit , feptem intermifit , & ex repetitione die quarto judicatus eft , quale quid Aglaïdæ filiæ ufu venit. Plurimi igitur
eorum qui tunc ægrotarunt hunc habuerunt morbi tenorem , atque
haud fcio an eorum cuiquam qui fuperfuerunt rité factæ morborum
reverfiones non recurrerent , omnefque , quod fciam fervabantur quibus hoc recidivæ genus contigit, neque hoc modo ægrotantium cuiquam morbum rurfus repetiviffe memini. Moriebantur autem plurimi
ex his morbis fexto die , velut Epaminondas , Silenus & Philifcus An-
tagoræ filius.

19. Quibus tubercula ad aures enafcebantur , ea die vigefimo decernebant. Sedata autem funt in omnibus , quibus non fuppurarunt
ad veficam tamen fefe converterunt. Cratiftonacti , qui ad heraclium
decumbebat , & fcymni fullonis ancillæ fuppurarunt, & perierunt. Nonnullis verò morbus die feptimo decrevit, novem intermifit diebus , reverfus eft , & ex recidivâ quarto die judicatus eft. Phanocritus , qui
apud Gnatonem Pictorem decumbebat, feptimo die judicatione eft abfolutus. Sub Hyemem verò circà brumale Solftitium ad Æquinoctium
ufque , febres ardentes & phrenitides perdurabant , multique peribant.
Judicationes tamen varié ceciderunt , plurimifque quinto ab initio die
morbus decrevit , quarto intermifit , repetiit , & ex recidivâ quinto
die judicatio facta eft , omninò diebus quatuordecim. Atque hunc in
modum pueris plurimis, quin etiam natu grandioribus judicatio facta
eft. Nonnullis verò undecimo die morbus decrevit , decimo quarto
repetiit , perfectèque vigefimo judicatus eft. Quod fi qui vigefimo novo infuper rigore corriperentur , iis quadragefimo die morbus decrevit. Plerique autem omnes fub primam judicationem denuò rigebant.
Quin etiam quidam per exordia fub judicium ipfum novo rigore correpti , adhuc in ipfis morborum reverfionibus , unà cum judicatio-

ne riguerunt. Vere autem rigebant omninò pauci , Æſtate plures , per Autumnum adhuc plures , ſub Hyemem longè plurimi , at ſanguinis è naribus profluvia ceſſarunt.

Sectio III.

20. QUænam in his , quæ ad morbos ſpectant dignotio faciendæ ſit , facilè diſcemus , ex communi omnium & cujuſque propriâ naturâ , ex morbo & ægroto , ex his , quæ offeruntur , & eo , qui offert. Nam & ex his meliùs vel graviùs ſe habent. Præterea ex univerſali ac particulari aëris conditione , & regionis cujuſque , ex conſuetudine , victus ratione , vitæ genere , ex cujuſque ætate , ægri ſermonibus , moribus , ſilentio , imaginationibus , ſomnis , vigiliis , ex inſomniis , quæ qualia & quando obveniant videndum eſt , vellicationibus , pruritibus , lacrymis , ex acceſſionibus , dejectionibus , urinis , ſputis , vomitionibus. Videndæ ſunt etiam quæcumque fiunt morborum viciſſitudines : & ex quibus in quos ſuccedant , & quinam abſceſſus perniciem aut ſolutionem portendant. Sed & ſudor , rigor , perfrictio , tuſſis , ſternutationes , ſingultus , ſpiritus , eructationes , flatus ſilentes , ſtrepitum cientes , ſanguinis eruptiones , ora venarum ex ano ſanguinem fundere ſolita (Greci Hæmorrhoïdas dicunt.) atque ex his quæ per hęc contingunt conſideranda ſunt.

21. Febrium hæ quidem ſunt continuæ , quæ quidem interdiù prehendunt , noctu intermittunt , aut noctu prehendunt , interdiù intermittunt. Sunt & ſemitertianæ , tertianæ , quartanæ , quintanæ , ſeptimanæ & nonanæ. In febre autem continuâ morbi ſunt valdè præcipites , maximi & graviſſimi pręcipuèque lethales ; at omnium eſt tutiſſima quartana , placidiſſima & longiſſima. Non enim ſolùm per ſe ipſa talis eſt , verùm etiam ab aliis magnis morbis vindicat. In ea verò quę ſemitertiana dicitur , tùm morbi acuti accidunt , tùm etiam pręter cęteras iſta pręcipuè lethalis eſt. Quin etiam tabes & quicumque alii morbi longi affligunt , in hâc potiſſimùm detinent. Nocturna non admodum lethalis eſt , longa tamen. Diurna longior , nonnullis autem ad tabem vergit. Septimana longa eſt , non tamen lethalis. Nonana hâc adhuc longior , ſed non lethalis. Tertiana exacta celerem habet judicationem , neque lethalis eſt. Quintana autem omnium eſt peſſima ; hęc nempè ante tabem , aut jam contabeſcentibus ubi ſupervenerit , perimit.

22. Inſunt autem in ſingulis hiſce febribus , tùm continuis , tùm intermittentibus , formę , conſtitutiones & acceſſiones hujuſcemodi : Videlicet quidem continua quibuſdam , ubi incœpit , floret & viget maximè , & in gravius tendit , circà judicium verò in ipſoque judi-

cio extenuatur. Nonnullis verò leniter ac latenter incipit, increscit autem in dies exacerbaturque, sed sub judicium in ipsoque judicio abundè emicat. Est ubi ex moderatis initiis augescit & exacerbatur, & simul atque aliquantisper vigorem acceperit, ad judicium usque sub ipsumque judicium rursus se remittit; atque hæc in omnem febrem omnemque morbum cadere solent. Ex his autem benè subductâ ratione victum offerre necesse est. Jam quoque multa alia præcipua signa his sunt cognata, de quibus partim aliquando scriptum est, partim verò scribetur. Quæ tecum animo reputanti, perpendendum considerandumque, quodnam præceps periculum & mortem portendat; aut quodnam superstitem ægrum fore indicet, & cuinam admovendus cibus nec ne, & quando, & quantus, & quinam cibus futurus sit.

23. Quæ diebus paribus invasiones habent ea diebus paribus decernunt. Quorum verò accessiones imparibus diebus fiunt, ea imparibus judicantur. Circuituum autem qui diebus paribus judicant, primus est decretorius quartus, sextus, octavus, decimus, decimus-quartus, vigesimus-octavus, trigesimus, trigesimus-quartus, quadragesimus-octavus, sexagesimus, octogesimus, & centesimus. Circuituum verò qui diebus imparibus judicant, primus est tertius, quintus, septimus, nonus, undecimus, decimus-septimus, primus & vigesimus, septimus & vigesimus, & trigesimus primus. Considerandum autem est quod si quid aliter extrà hos præscriptos dies decernat, recidivas fore perniciemque portendi, animumque advertere, & nosse oportet, his in temporibus futuras judicationes, ad salutem aut perniciem tendere, vel momenta in melius aut deterius facere. Prætereàque videndum est, quibusnam circuitibus febres errantes, quartanæ, quintanæ, septimanæ, nonanæ, judicationes subeant.

Ægroti quatuordecim.

PRIMUS.

14. PHiliscus, qui propter Mœnia habitabat, primo die decubuit, eumque febris acuta prehendit, cum sudoribus & nocte laboriosâ; postridiè ingravescentibus omnibus, ex alvi dilutione meliusculè habuit, cum nocte quietâ. Die tertio, mane & ad meridiem usque, liber à febre esse visus est, ad vesperam verè febris acuta invasit cum sudore & siti, lingua inaruit, nigrum lotium reddidit, nox gravis & molesta fuit, non dormivit prorsusque deliravit. Quarto, graviora evaserunt omnia, urinæ nigræ, nox facilior fuit, & urinæ melius coloratæ. Quinto, circà meridiem parum idque sincerum è naribus stillavit, urinæ variæ, in quibus sublimia quædam

innatantia rotunda , genitali femini fimilia , difperfa inerant , neque refidebant. Huic fuppofitâ glande , flatuofa pauca prodierunt , nox gravis fuit , fomni parvi , verba cum delirio , extrema undiquaque frigida , quæ nec etiam ad calorem ampliùs revocari poterant , urinam nigram reddidit , aliquantulùm dormivit , fub diem vox defecit , fudor frigidus obortus eft , fummitates livefcebant. Die fexto circà meridiem obiit. Spiratio huic perpetuò quafi intrò revocanti & ingeminanti rara & magna fuit ; lien in gibbofitatem rotundam fublatus eft , & ad finem ufque fudores frigidi perfeverarunt. Acceffiones diebus paribus invaferunt.

Æger fecundus.

25. Sthenum , qui in Platamone habitabat , juxtà Evalcidis ædes , ex laboribus , compotationibus , & exercitationibus intempeftivis , ignis , hoc eft , febris vehementiffima prehendit. Cœpit autem ex lumbis laborare , & capitis gravitate teneri , cum cervicis diftentione. Primo die ex alvo biliofa , fyncera , fpumantia , abundè faturata & affatim colorata multa prodiere. Urinæ nigræ , in quibus nigra fubfidebant , fitibundus erat , lingua infuper arida , nocte nihil dormivit. Altero die , febris acuta fuit , dejectiones plures , tenuiores , fpumantes , urinæ nigræ , nox inquies & gravis , aliquantulùm deliravit. Tertio , omnia gravia evafere , præcordiorum contentio utrimque ad umbilicum promiffa , fubmollis , dejectiones tenues , nigricantes , urinæ turbidæ , nigræ , nox infomnis , verba multa , rifus , cantus , continere fe non potuit. Quarto , eadem affligebant omnia. Quinto , per alvum receffere fyncera , biliofa , lævia , pinguia , urinæ tenues , pellucidæ , paulùm ad intelligentiam rediit. Sexto , circà caput tenuis & paucus fudor obortus eft cum extremorum frigore & livore , multa corporis incontinentia & jactatio , nihil demifit alvus , urinæ reftiterunt , febris acuta. Septimo , voce defectus eft , corporis fumma non amplius ad calorem revocari poterant , nihil minxit. Octavo , fudor frigidus per omnia membra diffufus eft , cum puftulis rubentibus , rotundis , parvis , varis non abfimilibus , quæ permanebant , neque abfceffum faciebant. Alvus verò parum concitata , ftercora tenuia , crudis fimilia , multa non fine labore demifit , urina cum dolore mordax reddebatur , corporis fumma paulifper ad calorem reducebantur , fomni exigui erant ac veluti fopores , vox defecit , urinæ tenues & perfpicuæ. Nono eadem ferè omnia. Decimo , potum non capiebat , fopore detinebatur , fomni autem exigui erant. Ab alvo fimilia prodibant , minxit affatim fubcraffum in matellâ depofitum. Quod fubfederat , hordei tofti non exactè moliti craffioribus fruftulis fimile erat , album , fum-

ma corporis iterùm frigida. Undecimo die, obiit. Huic per exordia ad extremum usque spiratio magna & rara fuit , & continens præcordiorum palpitatio. Ætatis annum agebat ferè vigesimum.

Æger tertius.

26. HErophontem febris acuta prehendit , alvus circà initia pauca, & cujusmodi in crebra , & inani egerendi voluntate solent, demisit, deindè verò tenuia , biliosa & copiosa ; somnum nullum capiebat , urinæ nigræ & tenues erant. Quinto die, manè surditas obvenit, exasperata sunt omnia, lien sublatus intumuit , cum præcordiorum contentione, ex alvo pauca & nigra percurrebant , desipuit. Sexto , delirabat, sub noctem sudor obortus est , frigus , delirium perseverabat. Septimo , corporis summa perfrixerunt , siticulosus fuit , deliravit, sub noctem ad mentem rediit , dormivit. Octavo , febricitavit , lien imminuebatur , prorsus ad intelligentiam rediit , ad inguen doluit , primumque ei tumor subortus est , quà lieni è directo respondebat , deindè dolor ad utramque tibiam transiit , nox facilis, urinæ meliùs coloratæ, in quibus quædam alba subsidebant. Die nono , sudore oborto morbus decrevit , intermisit , quintò post reversus est die , simulque lien in tumorem sublatus est , febris acuta , rursusque surditas. Tertio post recidivam die imminuebatur lienis tumor , minorque surditas erat , dolor crura invasit , noctu sudore oborto ad decimum septimum diem judicatus est , neque in morbi reversione deliravit.

Æger quartus.

27. PHilini uxorem in Thaso , quæ filiam pepererat , cum ex naturæ præscripto purgationes procederent , cæteraque leviter haberet, Decimo quarto post partum die , ignis , hoc est , febris vehementissima cum rigore prehendit. Huic circà exordia oris ventriculi dolor contigit & præcordiorum dextrorum , locorum muliebrium dolores , purgatio defecit. Ex subdito autem pesso ista quidem allevata sunt ; capitis verò & cervicis lumborumque dolores perseverabant , somni non aderant , extrema frigida , sitibunda erat , alvus adusta pauca demittebat. Urinæ tenues & per initia decolores. Sexto die ad noctem multùm deliravit, rursusque ad intelligentiam rediit. Septimo , siticulosa , dejectiones biliosæ , in plenum & assatim coloratæ. Octavo , novo rigore suborto febris acuta prehendit , convulsiones multæ non sine dolore, multùm deliravit. Glande subditâ ad desidendum exsurrexit, multaque prodierunt cum bilioso affluxu. Somnum capere non poterat. Nono convulsiones ; decimo aliquantulum mente constabat ; un-

decimo dormivit, omnia in memoriam fubierunt, fed ftatim rurfus deliravit. Convulfa autem urinam confeftim multam reddidit, rarò ab iis qui affidebant admonita, craffam, albam (quale quid in fubfidentibus urinis vifitur, quæ longo intervallo in matulâ depofitæ & refervatæ returbantur) eaque non fubfidebat, fed colore & craffitudine veterini generis urinas referebat, atque iftius modi fuerunt urinæ, quas videre licuit. Ad decimum quartum diem totum corpus palpitationes occuparunt, multùm loquebatur, aliquantulùm mente conftabat, fed confeftim rursùs defipuit. Circà decimum feptimum voce defecta eft, vigefimo obiit.

Æger quintus.

18. E Picratis uxor, quæ apud Archigeten decumbebat, cum jam partus inftaret, vehementi rigore correpta eft, nec (ut aiebant) incaluit, & poftridiè eadem adfuerunt. Tertio die filiam peperit, cæteraque omnia ritè atque ordine procefferunt. Altero à partu die eam febris acuta prehendit, cum oris ventriculi, & locorum muliebrium dolore; quæ quidem ex fubdito peffo allevata funt, fed tùm capitis, tùm cervicis, ac lumborum dolor invafit, neque fomni ulli aderant. Ex alvo pauca, biliofa, tenuia & fincera demifit cum urinis tenuibus & nigrantibus. Sexto poftquam febris corripuit die, fub noctem deliravit. Septimo exafperata funt omnia, cum pervigilio defipuit, fitibunda fuit, ex alvo biliofa omnia abundeque colorata fecefferunt. Octavo, rursùs fuborto rigore liberaliùs quievit. Nono, iifdem perfeverantibus ; decimo moleftus crurum, rursùsque oris ventriculi dolor invafit, cum capitis gravitate, & abfque delirio, aliquantò plus dormivit, alvus fubftitit. Undecimo, meliùs coloratas urinas cum copiofo fedimento reddidit, levius habuit. Decimo quarto, fuborto novo rigore febris acuta prehendit. Decimo quinto, biliofa, flava fubfrequentia vomitione refufa funt, ex fudore febris reliquit. Sub noctem febris acuta, urinæ craffæ, quæ album habebant fedimentum; quibus decimo fexto ad noctem ingravefcentibus, moleftè habuit, non dormivit, deliravit. Decimo octavo fitibunda fuit, lingua retorrida, non dormivit, multùm deliravit, crurum dolor infeftavit. Ad vigefimum manè parvo fuborto rigore fopor tenuit, placidè dormivit, biliofa pauca, nigra vomuit, fub noctem furditas oborta eft. Circiter verò vigefimum primum, finiftrum latus undique gravitas cum dolore occupavit, parvâ infuper fuborta tuffi ; urinæ craffæ, turbulentæ, fubrubræ, quæ depofitæ non fubfederunt. Cætera verò levius habuit, neque à febre immunis fuit. Statim per exordia faucium dolor & rubor adfuit, columella contracta fuit, fluxio acris, mordax, & falfa

ad

ad extremum perseveravit. Ad vigesimum septimum diem , febre libera , urinæ cum sedimento aderant , latus aliquantulùm doluit. Ad
trigesimum verò quartum febris corripuit , alvum biliosa conturbâ-
runt. Quadragesimo, pauca biliosa vomuit. Octogesimo, judicatione
prorsùs est absoluta , & febre liberata.

Æger sextus.

29. C Leonactidem , qui suprà Heraclium decumbebat , ignis , hoc
est , febris vehemens , vago & incerto quodam ordine prehendit. Capitis & lateris sinistri circà initia dolor adfuit, cæterorumque membrorum perindè ac ex lassitudine labores. Febrium accessiones aliæ subindè absque ullo ordine, & nunc quidem sudores, nunc
verò minimè. Febrium insultus, ut plurimùm , diebus decretoriis ferè
invadebant. Ad vigesimum-quartum diem extremæmanus frigescebant,
vomitione refusa sunt biliosa , flava , subfrequentia , non longè verò
post, virulenta , quibus omnibus levatus est. Circiter trigesimum, sanguis fluere ex utrâque nare cœpit , idque inconstanter paulatim ad judicationem usque , sed nec cibum aversabatur , nec siticulosus toto
tempore fuit, neque verò insomniâ torquebatur , urinæ tenues , non
tamen decolores erant. Ad quadragesimum verò , subrubra minxit ,
cum sedimento multo rubro , levius habuit. Post quæ variè se habuerunt urinæ , ut quæ interdùm sedimentum haberent , interdùm verò
nequaquàm. Sexagesimo , urinis sedimentum multum , album & læve
adfuit , remissa sunt omnia , febris intermisit. Urinæ verò iterùm tenues quidem, boni coloris tamen. Die septuagesimo à febre liber fuit ,
quæ dies decem intermisit. Octogesimo , rigore oborto febris acuta
prehendit , sudor multus , urinis sedimentum rubrum , læve adfuit,
Quibus perfecta judicatio successit.

Æger septimus.

30. M Etonem ignis , hoc est , febris vehemens , prehendit
cuw lumborum gravitate & dolore. Postridiè ex liberaliore aquæ potu alvus rectè demisit. Tertio, capitis gravitas tenuit , dejectiones tenues , biliosæ aliquantulùm rubentes prodierunt. Quarto,
exasperata sunt omnia, bis ex nare dextra sanguis paulatim effluxit ,
nox laboriosa , dejectiones eædem, quæ die tertio, urinæ nigricantes ,
quæ sublime quiddam in medio innatans , subnigrum divulsum, nec
subsistens habebant. Quinto die ex nare sinistrâ liberaliter sanguis sincerus effluxit,sudore oborto judicatus est. Post judicationem autem cum
pervigilio præter rationem loquebatur,urinæ tenues & nigricantes erant.
Post capitis perfusiones quievit , mente constitit. Huic morbus non rever-

ũt, verùm etiam poft judicationem crebrò fanguis è naribus erupit.

Æger octavus.

31. ERafinum, qui ad Bootæ torrentem habitabat, febris à cœnæ
vehemens corripuit, noctem turbulentam tranfegit ; primus
dies quietus fuit, nox laboriofa. Poftridiè, ingravefcentibus omnibus
fub noctem deliravit. Tertio die, laboriofè habuit, multùm deliravit. Quarto, graviffimè per noctem verò nihil dormivit, fomnia aderant
& ratiocinationes, deindè deteriora, magna & imprimis animadver-
tenda, timor & magna corporis incontinentia. Quinto, manè com-
pofitus erat, omninòque ad intelligentiam redierat. Ad meridiem verò
valdè infanivit, neque fe cohibere poterat, fumma corporis frigidæ
& liventia, urinæ crudæ, fub folis occafum defunctus eft. Huic ad
extremum ufque febres cum fudore aderant, præcordiorum tumor
& contenfio non fine dolore. Urinæ verò nigræ, fublimia quædam
in medio innatantia rotunda habebant, neque fubfidebant & ex alvo
ftercora demiffa funt ; fitis continua non magna tamen. Convulfiones
cum fudore fub mortem multæ.

Æger nonus.

32. IN Thafo, Critoni erecto & obambulanti pes vehementer dolere ex pollice cœpit, eodem die decubuit, cum horrore &
ftomachi faftidio aliquantulùm incalefcens, fub noctem defipuit.
Poftridiè per totum pedem & ad talum tumor fubruber & contenfus,
puftulæ parvæ, nigræ, febris acuta, infaniâ correptus eft. Ex alvo
merè biliofa plurima procefferunt. Poftridiè ex quo laborare cœperat,
mortuus eft.

Æger decimus.

33. CLazomenius, qui ad Phrynicidæ puteum decumbebat, igne,
hoc eft, vehementiffimâ febre correptus, per exordia ex capite, cervice & lumbis dolere cœpit. Confeftim furditas, neque fomni
aderant, febris acuta prehendit, præcordium in tumorem fublatum
fuit, neque valdè contenfum, lingua arida. Die quarto, fub noctem
deliravit. Quinto, cum moleftiâ exafperata funt omnia, ad undecimum verò aliquantulùm remiferunt, alvus ab initio ad decimum-
quartum ufque, multa, tenuia, aquæ fimilia tranfmittebat. Quod ad
dejectiones attinet, commodè habebat, deindè alvus fupreffa eft.
Urinæ per totum morbum tenues quidem, boni tamen coloris erant,
& fublime quiddam in medio innatans multum, non nihil difperfum
habebant, neque fubfidebant. Ad decimum-fextum, paulò craffiores
urinas reddidit, quibus paulum inerat fedimenti, non nihil allevatus

est, meliùsque fibi conftabat. Decimo-feptimo, rursùs tenues profluxerunt; fecundum utramque aurem tumor cum dolore fubortus eft,
fomni non aderant, delirabat, crurum dolore vexabatur. Vigefimo,
judicatione à febre vindicatus eft, non fudavit, omninòque ad intelligentiam rediit. Circà vigefimum-feptimum, vehemens coxendixis dolor obortus, ftatimque fedatus eft. Quæ autem ad aures erant tubercula neque conquiefcebant, neque fuppurabant, verum dolebant. Ad
trigefimum-primum, ex alvi profluvio, aquofa excrementa multa &
cujufmodi in difficultate inteftinorum effe folent, prodierunt, craffas
urinas reddidit, tubercula circà aures conquieverunt. Circà quadragefimum verò, oculi dextri dolor fubortus eft, hebetior vifus fuit,
conftitit.

Æger undecimus.

34. DRomeadæ conjugem poftquam filiam peperiffet, cæteraque
omnia rite atque ordine procederent, poftridiè rigor cum
febre acutâ prehendit. Primo ftatim die præcordii dolor invafit, non
fine ftomachi faftidio, hortore, magnâque corporis incontinentiâ, neque iis, qui poft confecuti funt, diebus fomnum capere potuit. Spiratio rara, magna, fubitòque revulfa, ac velut retracta fuit. Poftridiè ejus diei quo rigor cepit, ex alvo commodè ftercora procefferunt, urinæ, craffæ, albæ, turbulentæ, cujufmodi effe folent quæ fubfederunt, ubi in matellâ multo tempore depofitæ returbantur, neque
fubfidebant, noctu nihil dormivit. Tertio, ad meridiem novo fuborto
rigore febris acuta prehendit, urinæ fimiles, præcordii dolor, ftomachi faftidium & naufea aderant, nox difficilis fuit, neque dormivit,
fudor per totum corpus frigidus diffufus eft, ftatim tamen rursùs ad
calorem rediit. Quarto, præcordii dolor aliquantùm remifit, fed unâ
cum dolore capitis gravitas adfuit, fopore nonnihil detenta eft, nares paucum ftillarauit fanguinem, lingua valdè reficcata, fitibunda
fuit, urinæ tenues, oleofæ, parum dormivit. Quinto, fiticulofa, nau-
feabunda, urinæ eædem, ex alvo nihil feceffit, circà meridiem valdè
deliravit. Confeftimque rursùs parum ad intelligentiam rediit, ubi
furrexiffet fopore detenta eft, paulum perfrixit, nocte dormivit, deliravit. Sexto, die manê novus fubortus eft rigor celeriterque recaluit,
fudor toto corpore dimanavit, extrema frigefcebant, deliravit, fpiratio, magna & rara fuit. Paulò poft convulfionibus à capite fubortis
celeriter defuncta eft.

Æger duodecimus.

35. INcalefcens quidam cœnavit, bibitque largiùs, nocte omnibus
vomitu refufis febris acuta prehendit cum præcordii dextri do-

lore, inflammatio fubinanis ad interna vergebat , nox molefta & difficilis fuit. Urinæ verò per initia craffæ , rubræ , quæ in matulâ depofitæ non fubfidebant , lingua valdè refficcata , non admodum erat fiticulofus. Quarto die , febris acuta invafit , undique dolores urgebant. Quinto , minxit læve, oleofum, multum, febris acuta detinebat. Sexto, ad vefperam plurimum deliravit, neque nocte dormivit. Septimo exafperata funt omnia , urinæ fimiles erant: verba multa profundebat , neque fe continere poterat. Ex alvo irritata , liquida & turbulenta , cum lumbricis feceffèrunt : nox perindè laboriofa fuit. Manè verò ex rigore febris prehendit acuta , fudor calidus fubfecutus eft, ex quo fine febre effe vifus eft, non multum quievit. Ex fomno perfrictio, crebra fputatio, ad vefperam multum deliravit. Paulò poft verò nigrorum, paucorum bilioforum vomitus eft fubfecutus. Nono , perfrictio, magnum delirium, neque dormivit. Decimo, crurum dolor invafit, ingravefcebant omnia , defipuit. Undecimo, mortuus eft.

Æger decimus - tertius.

56. MUlier quędam quæ in Littore decumbebat , trimeftri fœtu gravida , igne , hoc eft, vehemente febre , correpta eft, ftatimque ex lumbis dolor invafit. Die tertio , cervicem , caput , circà jugulum , manumque dextram dolor occupavit. Celeriter verò lingua voce defecta eft , manus dextra non fine convulfione elanguit ; quale quid in partium refolutionibus lèvibufque fiderationibus contingere folet , & deliravit prorsùs , nox difficilis & laboriofa fuit, neque dormivit , ex conturbata alvo biliofa , fincera & pauca feceffèrunt. Quarto , linguæ vox foluta , eorumdem convulfiones , & undique dolores perdurabant ; præcordia cum tumore dolor occupavit , fomnum non capiebat , prorsùs deliravit, alvi perturbatio aderat , urinæque tenues nec probati coloris reddebantur. Quinto, febris acutæ prehendit cum præcordiorum dolore , penitùs deliravit , alvi recrementa biliofa erant, fub noctem fudor obortus eft , & à febre vindicata. Sexto , ad mentem rediit, allevârunt omnia , ad jugulum verò finiftrum perfeverabat dolor , fitibunda erat, urinas tenues reddidit, neque quievit, Septimo , tremor corripuit , aliquantulùm foporata eft , nonnihil deliravit, juguli & brachii finiftri dolores perfeveraverunt , cætera verò allevârunt , ad fe planè rediit. Tribus autem diebus detecit febris ab eâque immunis vifa eft , undecimo rediit , & novo infuper perorto rigore febris vehemens corripuit. Ad decimum verò quartum diem , biliofa , flava , crebrâ vomitione funt refufa , obortoque fudore à febre judicatione eft liberata.

Æger decimus-quartus.

37. **M**Elidia, quæ ad Junonis ædem decumbebat, ex capite, cervice, & pectore vehementer dolere cœpit, confestimque febris acuta prehendit. Menstruæ verò purgationes paucæ visæ sunt, horumque omnium continentes erant dolores. Sexto die, profundus eam sopor corripuit, stomachi fastidium & æstuatio, horror, malarum rubor, deliravit. Septimo, profuso sudore febris intermisit, dolores perseverabant, febris rediit, somni parvi aderant. Urinæ per totum morbum laudabilis fuere coloris, cęterùm tenues; alvi recrementa tenuia, biliosa, mordacia, admodum pauca, nigra, graveolentia prodierunt. In urinis subsederunt alba & lęvia, sudor dimanavit, die undecimo judicatione integrè est absoluta.

* SECTIO ULTIMA. Æger primus.

1. **P**Ythio ad Telluris ædem habitabat. Huic statim primo die tremor ex manibus, febris acuta, & mentis vacillatio cœpit. Quæ omnia postridiè exasperata sunt, & tertio eadem perseveravere. Quarto, ex alvo pauca, sincera, biliosa transmissa sunt. Quinto invaluerunt omnia, somni exigui aderant, alvus constitit. Sexto, sputa fuerunt varia, aliquantulùm rubra. Septimo, os perperam distractum est. Octavo, ingravescentibus omnibus etiamnùm tremores permanebant. Urinæ verò à principio quidem, & ad octavum usque diem tenues, decolores, sublime quiddam in medio innatans nubilum habebant. Decimo, sudoribus obortis, paulòque maturioribus redditis sputis, judicatus est, & sub judicium ipsum urinæ aliquantisper tenues visæ sunt. Post judicationem verò, quadragesimo tandem die, circà sedem suppuratio facta est, & in stranguriam abscessus transiit.

Æger secundus.

1. **H**Ermocrates, qui secundùm novum murum decumbebat, igne, hoc est, vehementissimâ febre correptus est. Cœpit ex capite lumbisque dolere, præcordia molliter contendebantur. Lingua verò per exordia deusta fuit, confestimque surditas obnata est, somni non aderant, sed nec admodum sitibundus erat. Urinas crassas, rubras, quæ in matella depositæ non subsidebant, reddidit. Ex alvo verò exusta non pauca demissa sunt. Quinto die, urinas minxit tenues, suspensum quid in medio habentes, neque subsidentes. Sub noctem desipuit. Sexto, aurigine tentatus est, ingravescebant omnia, neque sibi satis constabat. Septimo, molestè habuit, urinæ tenues, similes

* Ici commence dans le Grec le troisième Livre; mais ce n'est qu'une suite du premier, comme l'a fort bien remarqué Monsieur FREIND.

erant, identidem fubfequentibus diebus fe geffit. Ad undecimum autem diem allevari omnia vifa funt. Sopor cœpit, urinæ craffiores, fubrubræ, deorfum tenues erant, neque fubfidebant. Paulifper ad intelligentiam rediit. Decimo-quarto, à febre immunis fuit, non fudavit, dormivit, prorsùs mente conftabat, urinæ eædem. Ad decimum-feptimum revertit morbus, incaluit, deinceps febris erat acuta, urinæ tenues. Rursùs autem vigefimo die judicatus eft, à febre immunis fuit, neque fudavit. Hoc toto tempore cibum averfabatur, mente conftabat, loqui non valebat, lingua reficcabatur, non fitiebat, fopore tentatus aliquantulùm dormivit. Circiter verò quartum & vigefimum, denuò incaluit, alvus fluida, liquida & tenuia multa demifit, & proximis deinceps diebus febris acuta prehendit, lingua exufta eft. Septimo & vigefimo obiit. Huic per totum morbum furditas permanfit, urinæ craffæ & rubræ non fubfidebant, aut tenues & decolores, & fufpenfum quid in medio innatans habebant. Cibum verò capere non valebat.

Æger tertius.

3. QUidam in Dealcis hortis decumbens, ex longo intervallo capitis gravitate & temporis dextri dolore conflictatus, ex levi verò occafione, igne, hoc eft, vehementi febre correptus, decubuit. Poftridiè ex finiftra nare paucus, fincerus fanguis effluxit. Alvus autem ftercora probè demifit. Urinæ tenues, in quibus varia inerant fufpenfa quædam in medio innatantia, hordei tofti non exactè moliti craffioribus fruftulis fimilia, genitaleque femen referentia. Tertio die, febris acuta prehendit, dejectiones nigræ, tenues, fpumantes proceffere, & quæ in iis feceffibus fubfidebant, livida erant, fopore aliquantulum premebatur; cum defurgeret, moleftè habebat. Quæ in urinis fubfidebant, livida & aliquantifper glutinofa erant. Quarto, biliofa, flava, pauca, vomitione rejecit, paulùmque intermittens, virulenta. Ex nare finiftra paucus fincerus fanguis defluxit, dejectiones eædem urinæque erant, paucus tenuifque fudor circà caput & jugulum obortus eft, lien fublatus intumuit, femur è directo refpondens dolor prehendit. Præcordiorum dextrorum contenfio fubmollis fuit, nocte non dormivit, aliquantulùm deliravit. Quinto, dejectiones fuere copiofiores, nigræ, fpumantes, in quibus fubfidebant nigra, nocte nihil dormivit, defipuit. Sexto, dejectiones nigræ, pingues, glutinofæ, fœtidæ erant, dormivit, meliufque mente conftabat. Septimo, lingua valdè reficcata, fitibundus erat, non dormivit, deliravit, urinas tenues neque probè coloratas reddidit. Octavo, alvi recrementa nigra, pauca, coacta; quievit, ad fefe rediit, neque valdè fiticulofus

fuit. Nono, oborto rigore febris acuta invafit, infudavit, perfrixit, deliravit, dexter oculus perverfus eft, lingua reficcata, fiticulofus erat & infomnis. Decimo, in iifdem verfabatur. Undecimo, prorsùs per omnia mente conftabat, febre liber, infudavit, urinæ tenues ad judicationem vifæ funt. Duos dies à febre integer remanfit, quæ decimo-quarto repetiit, mox verò nocte non quievit, omninò defipuit. Decimo-quinto, urinam turbidam reddidit, cujufmodi fit ex his quæ ubi fubfederunt, commoventur, febris acuta prehendit, penitùs defipuit, non quievit, genua & tibias dolor occupavit. Ab alvo autem ex glande fuppofitâ, ftercora nigra exierunt. Decimo-fexto, urinæ tenues funt redditæ, quæ fufpenfum quiddam in medio innatans nubilofum habebant, deliravit. Decimo-feptimo, manè extrema frigefcebant, tegumentis convolutus eft, graviter febricitavit, fudore per totum corpus dimanante allevatus eft, paulò plus intelligebat, neque febre liber, fitibundus erat. Vomitione refufa funt biliofa, flava, pauca. Ex alvo verò ftercora prodierunt, ac mox paulò nigra, pauca, tenuïa. Urinæ tenues, neque laudabilis erant coloris. Decimo-octavo, fopore detentus eft, neque ad intelligentiam redierat. Decimo-nono, eadem perfeveraverunt, urinæ tenues erant. Vigefimo, dormivit, in totum mente conftabat, fudore correptus à febre immunis fuit, nec fitivit. Urinæ verò tenues erant. Altero & vigefimo, paululùm defipuit, nonnihil fitivit, præcordiorum dolor & continens ad umbilicum palpitatio occupavit. Quarto & vigefimo, in urinis fubfidentia inerant, penitùs mente conftabat. Vigefimo-feptimo, coxendicis dextri dolor cœpit, urinas tenues reddidit, in quibus fubfidentia inerant, de reliquo verò placidiffimè habuit. Ad vigefimum-nonum, oculus dexter doluit, urinæ tenues redditæ funt. Quadragefimo, pituitofa, alba, copiofa, alvus dejecit, fudore multo ex toto corpore diffluente, perfecta judicatione eft abfolûtus.

Æger quartus.

4. PHiliftes in Thafo ex longo intervallo capite dolebat, tandemque etiam altiffimo fopore aliquantulùm correptus decubuit. Obortis autem ex comeffationibus febribus affiduis, ingravefcebat dolor, nocte primùm incaluit. Primo die, biliofa, pauca, vomitione refudit, flava primùm, deindè verò æruginofa plurima. Ab alvo autem ftercora exierunt, nox implacida fuit. Poftridiè furditas obvenit, febris acuta cum præcordiorum dextrorum contenfione, quæ intrò vergebant. Urinas tenues & perfpicuas reddidit, in quibus fufpenfum quiddam in medio innatans paucum, femini genitali fimile inerat. Circà meridiem vehementer infanivit. Die tertio, permoleftè habuit.

Quarto, convulfionibus exagitatus eft, exafperata funt omnia. Quinto, fub tempus matutinum defunctus eft.

Æger quintus.

5. CHærion, qui apud Demænetum decumbebat, ex potu, febre vehementiffimâ correptus eft, ftatimque capitis gravitas cum dolore occupavit, non dormivit, alvus perturbata feceffus tenues & aliquantulùm biliofos demifit. Tertio die, febris acuta invafit & capitis tremor, præcipuè verò labri inferioris, paulòque poft rigor, convulfiones, omninò defipuit, nox molefta fuit. Quarto, quievit, paulifper dormivit, deliravit. Quinto laboriosè habuit, exafperata funt omnia, delirium, nox molefta, non dormivit. Sexto, eadem perfeveravere. Septimo, novo fuborto rigore febris acuta prehendit, & per omnia membra diffufo fudore judicatus eft. Huic per totum morbum ex alvo dejectiones biliofæ, paucæ, finceræ prodierunt. Urinæ tenues erant, boni coloris, quæ fublime quiddam in medio innatans nubilofum habebant. Ad octavum, urinas melioris coloris, in quibus fubfidentia inerant candida & pauca, reddidit, ad intelligentiam rediit, à febre immunis fuit, quæ nono repetiit. Ad decimum-quartum autem, graviter febricitavit, infudavit. Decimofexto, biliofa, flava, copiofa, vomitione rejecit. Decimo-feptimo, novo defuper orto rigore febris acuta invafit, & fudore dimanante à febre judicatione abfolutus eft. Urinæ poft morbi reverfionem & judicationem melioris erant coloris, atque in his fubfidentia inerant, neque per recidivam mentis alienatio adfuit. Decimo-octavo, paulùm incaluit, atque infuper fitibundus; urinæ tenues, fublime quiddam in medio innatans nubilofum habebant; aliquantulùm deliravit. Ad decimum-nonum, à febre immunis fuit, cervicis dolor occupavit, urinis fubfidentia inerant. Vigefimo, perfectâ judicatione abfolutus eft.

Æger fextus.

6. EUryanactis filiam Virginem, ignis, hoc eft, febris vehementiffima prehendit. Sine fiti autem perpetuò permanfit, neque cibos ullos admittebat. Alvus pauca demifit, urinæ tenues, paucæ, neque probi coloris erant. Incipiente autem febre, ad fedem dolor erat. Sexto verò die, à febre immunis fuit, non fudavit, judicata eft. Quod ad fedem enatum erat, paululùm fuppuravit, fimulque judicatione difruptum eft. A judicatione feptimo die, rigore correpta aliquantulùm incaluit, fudavit. Octavo verò poft judicationem die, non admodum riguit, pofteàque extremorum frigus femper adfuit.

Ad

Ad decimum, poſt eum quem habuerat ſudorem, deliravit, rursùſque
ſtatim ad mentem rediit. Iſta autem, ut ferebant, ex deguſtata uva
huic contigerant. Ubi autem duodecimum diem intermiſiſſet, plurimùm rursùs deſipiebat. Alvus conturbata, bilioſa, pauca & ſincera,
tenuïa, mordacia reddidit, crebrò deſurgebat. Septimo verò die, ex
quo poſtremùm deliraſſet, mortua eſt. Hæc ab ipſo morbi exordio
ex faucibus doluit, & continuum ruborem habuit, gurgulioque re-
tractus eſt, deſtillationes multæ, parvæ, tenues, acres aderant. Tuſ-
ſiebat, neque concoctum quicquam educebat. Toto morbi tempore
omnis generis cibos averſata eſt, neque quicquam appetivit, non
ſitiit, neque quicquam effatu dignum bibit, taciturna erat, nihil
loquebatur, mœror & animi deſperatio inerat : erat autem nativa
quædam ac congenita ad tabem propenſio.

Æger ſeptimus.

7. QUæ apud Ariſtionem erat & anginâ conflictabatur, primùm
ex linguâ laborare cœpit. Vox obſcurè ſe prodebat, lingua rubens & reſiccata erat. Primo die, horruit, incaluit. Tertio, rigor,
febris acuta prehendit, colli tumor ſubruber, durus & in pectus utraque ex parte imminebat, extrema frigida, livida, ſpiratio ſublimis,
potus per hares refluebat, neque devorare quicquam poterat, dejectiones & urinæ reſtiterunt. Quarto, exaſperata ſunt omnia. Quinto,
anginâ periit.

Æger octavus.

8. QUi ad Mendacium forum decumbebat adoleſcens, ex laſſitu-
dinibus, laboribus ac curſibus præter conſuetudinem, igne,
hoc eſt, febre vehementiſſimâ, correptus eſt. Primo die, conturbata
alvus, bilioſa, tenuia, multa reddidit. Urinæ tenues & nigricantes
erant, ſomnum non cepit, ſitibundus fuit. Poſtridiè, exaſperata ſunt
omnia, dejectiones plures erant & importuniores, neque dormivit,
mens perturbata fuit, aliquantulùm inſudavit. Tertio, inquietè habuit, ſitibundus, nauſeabundus, multa corporis jactatio & anguſtia,
deliravit; extrema livida & frigida, præcordiorum contenſio ſubmol-
lis utrinque. Quarto, ſomnum non cepit, pejus habuit, ſeptimo
obiit, ætas erat annorum propè viginti.

Æger nonus.

9. MUlier ad Tiſamenum moleſtis volvuli caſibus appetita fuit,
multis vomitionibus conflictabatur, potum continere non

poterat. Dolores circà præcordia aderant, qui in inferioribus secundùm ventrem locis cum torminibus assiduis urgebant. Non sitiebat, incalescebat, extrema perpetuò frigescebant, stomachi fastidio laborabat, vigil erat. Urinas paucas, tenues reddidit. Alvi recrementa cruda, tenuia, pauca. Nil amplius juvare poterat ; defuncta est.

Æger decimus.

10. EX his quæ circà Pantimiden erant, mulier quædam ex infantuli fœtûs abortione, prima die igne, hoc est, febre vehementissima, correpta est. Lingua resiccata, siticulosa erat, æstuabunda cum insomniâ. Alvus conturbata ex multis tenuibus & crudis. Postridiè, novo oborto rigore, febris acuta prehendit, venter multa reddidit, non dormivit. Tertio die, inaugebantur dolores : quarto deliravit : septimo defuncta est. Alvus per totum morbum recrementis multis tenuibus, crudis fluxit, urinæ paucæ, tenues erant.

Æger undeimus.

11. ALteram ex abortivo fœtu circitèr quintum mensem, ignis, hoc est, febris vehementissima, prehendit. Per exordia verò sopore rursùsque insomniâ detinebatur cum lumborum dolore & capitis gravitate. Secundo die, alvus turbata est, primumque pauca, tenuia & sincera dejecit. Tertio, plura & pejora, nocte nihil dormivit. Quarto, mens emota fuit, metus atque animi ægritudo inerat, dexter oculus perversus est, sudor paucus & frigidus circà caput dimanavit, extremitates frigidæ. Quinto, exasperata sunt omnia, multùm deliravit confestimque rursùs ad intelligentiam rediit, siticulosa erat, insomnis. Alvus per totum morbum multis & intempestivis fluxit. Urinæ paucæ, tenues, nigrescentes erant : extrema frigida, sublivida. Sexto, eadem perseverârunt. Septimo, extincta est.

Æger duodecimus.

12. QUæ in mendacium foro decumbebat, tum primùm laboriosè masculum enixa, igne, hoc est, febre vehementissimâ correpta est. Statim per exordia sitibunda, ex stomachi fastidio & oris ventriculi dolore laborabat, lingua resiccata erat, alvus tenuibus, paucis perturbata fuit, neque somnum cepit. Postridiè, novo aliquantulùm suborto rigore febris acuta prehendit, modicus circà caput sudor frigidus dimanavit. Tertio, non sine dolore ab alvo cruda, tenuia, multa demissa sunt. Quarto, novus obortus est rigor,

exasperata sunt omnia, pervigil fuit. Quinto, molestè habuit. Sexto,
eadem perseverârunt. Ex alvo verò liquida multa secessere. Septimo,
novo suborto rigore febris acuta corripuit, sitis multa aderat, & in-
continens corporis jactatio, ad vesperam frigidus toto corpore diffu-
sus est sudor, perfrixit, extremorum frigus, quæ nec jam ad calorem
revocare poterant : iterùmque sub noctem oborto rigore extrema non
recalescebant, neque dormivit, aliquantulùm deliravit, confestimque
rursùs ad intelligentiam rediit. Octavo, circà meridiem recaluit,
sitivit, sopore oppressa fuit, nauseabunda. Biliosa, pauca, non nihil
flava, vomitione refudit; nox inquies, non dormivit, multùm
confertas urinas reddidit, idque non sentiens. Nono, remissa sunt
omnia, sopore detenta est ad occasum, suborto aliquantulùm rigore,
pauca, biliosa, vomuit. Decimo, rigor, febrilis insultus, neque
quicquam quievit. Manè urinam multam, in qua nulla subsidentia
inerant, reddidit, extrema recaluerunt. Undecimo, vomuit virulenta, biliosa, non ita multò post rigore correpta est, rursùsque
extrema frigescebant. Sub occasum, sudor, rigor, vomuit multùm,
noctem molestè tulit. Duodecimo, multa, nigra, fœtida vomuit,
singultus multus adfuit, & sitis molesta. Decimo-tertio, rigore correpta, nigra, graveolentia, multa vomitu effudit. Circà meridiem
verò voce defecta est. Decimo-quarto, sanguis per nares effluxit; defuncta est. Huic per totum morbum alvus lubrica, & horroris sensus
adfuit. Ætas erat annorum ferè septemdecim.

„ Nous placerons à la tête des Remarques le troisiéme Livre *des* «
Epidemies d'Hippocrate, avec quelques autres Articles, qui forme- «
ront une espece de Supplement à ces Elements. C'est-là où nous in- «
diquerons ceux d'entre les Commentateurs, qui nous ont paru le «
mieux entrer dans l'esprit & dans les vûës d'Hippocrate. «

II.

Des Maladies les plus ordinaires sous le Climat de Paris.

L'ECRIT du celebre G. de Baillou sur les Maladies qui eurent
le plus de cours à Paris depuis 1570 jusqu'en 1579, m'a paru
d'autant plus mériter une place dans ces Elements, qu'il est le seul,
je pense, qui ait été fait en France sur le modele du Livre *des Epidemies* d'Hippocrate : qu'il prouve manifestement que dans les derniers siecles & sous notre Climat les Maladies les plus communes
étoient au fond les mêmes que celles qui regnoient autrefois en Grece;

& qu'il contient d'excellents avis pour la Pratique , & des exemples propres à confirmer nôtre fiftême. Je n'ai pas cru toutefois devoir le tranfcrire ici tout entier : j'ai tâché feulement de ne rien laiffer d'effentiel ; & ce que j'en donne, fuffira fans doute pour le deffein que je me fuis propofé. La Préface de l'Auteur fera juger de l'utilité de l'ouvrage , & les conféquences que nous en tirerons le rendront encore plus eftimable.

V. les Remarques.

Gulielmi Ballonii Epidemiorum & Ephemeridum Libri duo.

B. L. *Gulielmus de Baillou M. P. S. D.*

CUM quifque noftrûm ita vivit , ut fe ad voluptatum illecebras natum non exiftimet: & brutorum more non negligit quid ante pedes fit, quid à tergo , quid denique fequens dies fit allatura. Sed prudenter temporum anteceffiones animadvertit, & futuris quoad poteft præfentia annectit. Fruftrà alioqui communi hoc folo frueremur, fruftrà alius ante alium nafceretur: fed meliùs natura ex communi quodam Chaô , aut Democriti fortuito atomorum adhæfu concurfuque homines produxiffet, ut nil antè, nil poft, nil molle & juvenile, nil fenile foret & vietum. At cum illa fapienter nil univerfum profuderit, fed ætates conftituerit, quibus homines inter fe, tanquam in Comœdiæ actibus perfonæ diftinguerentur: eam fingulorum confenfionem effe vóluit, ut qui. ante nati fuerint tanquam ufu rerum & temporis curfu triti calluerint, aliquid à fe cognitum, vifum, cultum animadverfumque ad pofteros manu transfundant. Ut in id unum intenta pofteritas augeat, minuat, limet aut novum cudat. Quod fi homini defit, deeffe quoque illam vim oportet quâ Deum propè attingit, nec quicquam eft quo pecudes, quas ventri obedientes natura effinxit, ab homine vincantur ac fuperentur. Quæ caufa fuit, ut anniverfarias temporum vices, ftatus eorum ratos, inconftantefque in memoriæ fubfidium fcripferimus, ut id ad ufum ejus artis quam colimus, accommodetur. Siquidem qui fpretis temporum obfervationibus, quorum par eft & ad morborum cognitionem & curationem momentum & ratio , ad faciendam medicinam fe accingit, idem is agit ac qui aliquò perventurum fe confidit, cùm ne conftet quidem quâ fit ingrediendum. Contrà, præclarè in obeundo fui officii munere verfantur, quorum animo impreffa eft notitia antecedentium temporum, & confequentium progreffus, ut cum morbi hujus aut illius indolis inciderint, aliquid novum contigiffe non dicant, & novorum morborum, tanquam incogniti cujufdam monftri acceffu ac fronte non terreantur. Quod iis accidit qui in diem vivunt, paulùm admodum fentientes quid olim adventarit, atque ita ad admirationem fciolorum & plebeïorum afylum confugiunt: & dum rei admirationi incumbunt, multa finunt elabi ac effluere, quorum facta copia immortalem gloriam iis acquireret. Si verò temporum quæ adfunt, fola ratio habenda, pofthabitâ præteritorum curâ, quò pertinet memoria, cui tanquam reconditiori thefauro rerum anteactarum obfervatarumque imago concreditur, ex quo tanquam penu, cum ufus erit, aliquid tandem eliciamus: unde hiftoriam celebrarunt veteres, quod in ea omnium fæculorum, rerumque prægreffarum imago contineretur. Imo Hiftoriæ nomen deduxerunt ἀπὸ τȣ ἱσάναι τὸν τῆς μνήμης ῥȣν: quod illa curfum fluxumque memoriæ compefcat ac retardet. 4. *Cal. Novembr.* 1574.

Gulielmi Ballonii M. P.

Ἐπιδήμια.	Morbi populares.
Ἐφημερίδες.	Diaria.
Πάρεργα.	Appendices.
Τετηρημένα.	Obfervata.
Ἐρωτήματα ἀξιόλογα.	Quæftiones memorabiles.
Σύμμικτα.	Mifcellanea.

Quemadmodum rebus omnibus, quæ materiâ conftant, nafcendi conditio data eft, ita & intereundi neceffitatis lege aut naturâ potius conceditur. Quod cum aut primordiis ipfis, quæ æternitatis nefcia viciffitudines varias fortiuntur acceptum ferant, aut potius diviniori cuidam caufæ; quæ ex fe omnis concretionis coagmentationifque expers, & fuo ipfa nutu fefe movens ac fuftentans, illud in confeffo effe debet corporum cœleftium vim aliquam in hæc inferiora defluere ac conferri. Unde placuit Ariftoteli mundum hunc inferiorem à fuperiore regi, ac adminiftrari. Et graviffimus author ac omnium Philofophorum princeps Plato occulto adumbrat artificio principatum iftum manifeftum corporum cœleftium in hæc inferiora, dum fingit quofdam effe Deos majores qui minoribus Diis curam adminiftrationemque rerum harum fublunarium & caducarum demandent. Quod ipfum primum movens Cœlum aut Natura, imò ipfius naturæ author & Architectus ab omni corporum mixtione fecretus nullum commercium cum his inferioribus habere videatur: Itaque agendi ac mutuo patiendi ratio omnis à quodam corporum cœleftium influxu eft, abundèque conftat quantum hæc infima corpora vim fuperiorum experiantur, quacumque ratione id fiat: maximè verò quod qualitates quædam funt, ac interjacent quibus*is fit confenfus ac conglutinatio ut fefe invicem excipiant, aliaque in alia convertantur: quæ caufa eft cur corpora noftra aëris qualitatem facilè experiantur five ejus alienam mutationem. Nec abs re dictum eft unà cum temporibus mutari

Cap. 1. Lib. 1. Met.

In Timæo.

Hipp. Lib. de Aëre, Locis & Aquis.

corporum conditionem ita ut qualis est aër tales & spiritus & humores existant. Quin etiam cum statuuntur ab Hipp. morborum principia, plenitudo, vis seu violentum & cœlum, nomine cœli omnis rerum cœlestium vis audienda, imò contra multorum opinionem Galenus non aliò refert τὸ θεῖον, quam ad varias aëris affectiones & alterationes, quas pro corporum cœlestium accessu discessuve, positione aut interjectu suscipit, adeò magna est vis à superis causis in hæc inferiora influens, magnaque adeò aëris nos circumfluentis, spirituum impetum facere natorum & humorum, imò & partium solidarum consensus & conspiratio. Quod autem partes ipsas solidas attingat, præterquam quod sensus fidem facit, dictum etiam est ab antiquo præceptore, cerebro aërem ipsum vim, vigorem, ac prudentiam elargiri, quod evolutum plus habet virium & momenti quam implicatum.

Lib. de morb. sacro.

Quoniam autem morem & ingenium morborum unde aut εὐήθεις, aut κακοήθεις ἢ εὐσταθεῖς passim ab Hippocrate dicuntur ex observatione tum antegressorum tum præsentium temporum facile repetimus, & ad normam istam dignoscendi, præsentiendi, imò & medendi momenta captamus; ideò Medicus inglorius suaque functione parum dignus videatur, qui horum rationem animo complexus non fuerit; si ideò morborum κακοήθεια æstimatur quod ii superent nostra remedia tametsi ex arte ac legitimè quæsita ac administrata sint, nostrarum est partium ex temporum observatione diligenter ac pensiculatim attendere an ista κακοήθεια corpori an cœlo tribuenda sit, ut si præ vi, ac ingenio pravo morbi ægro contingat obire, omnes animadvertant non industriam defuisse, sed adversum eventum mori morbi tribuendum esse : itaque antiqui in hac parte laborarunt maximè, & quoad ejus fieri potuit eam præclarè coluerunt.

Videndum num tempus cum morbo pugnet : nam hominis natura sæpe universi potestatem non superat. Hipp. lib. de dieb. decretor.

Hoc veluti præludio & levioris armaturæ excursione via munienda est ad popularium morborum explicationem quam nostro marte comparavimus, ut nobis in memoriæ subsidium sufficeret, in quo alias nudè temporum vices ac vires explicamus, alias rem exemplis illustramus, alias nostro marte aliquid agimus, & velut amentatis hastis digitum inferimus, & veterum scriptorum monimentis, exemplisque tanquam probatis ac subsidiariis utimur, ut indè ad Dei immortalis gloriam & Reipub. salutem id totum referatur.

Constitutio Autumnalis anni Domini 1570.

Siccitas licet imbribus salubrior morbis tamen non vacat.

ANNUS septuagessimus suprà sesquimillesimum nebulosus ac pluvius fuit πολὺς πλάδος, excessit toto decursu in calido humidoque cœlo ac suffocante. Quæ ut longior fuit temporis constitutio, ita alia fuit natura, conditioque morborum, qui in hanc tempesta-

tĕm inciderunt quàm cum nativam suam temperiem conservat. Quanquam siccitas ipsa morbis vacua non est ut Hipp. demonstravit. Mediam in æstatem febrium putridarum ilias incidit, magnam partem
duplices tertianæ, continuæ, putres: vesperi exacerbationes, nox mo-
lestiæ plena, dolor capitis implacabilis omnes adoriebatur, lumborum
dolor, jactatio, inquietudo: serosorum humorum ac pituitosorum
maximè proventus per æstum incaluerant, & nothas tertianas intule-
rant. Eos invadebant potissimum, qui melonibus & similibus immo-
dicè uterentur, & quibus præterea familiaris vomitus & diarrhæa
adesset. Paucis pepercerunt qui similiter vescerentur. Quibus solennia
remedia maturè adhibita, non ità diù tentati sunt, qui secus fecerant,
diù laborarunt: multis ad hydropem versus est morbus, præsertim
si cathartica abhorruissent, & aquam egregiè potavissent.

  Autumno ineunte postliminio redeunt morbi, qui paulo antè inducias fecerunt, revivescunt ac repullulant, imò periculosiores. Nam
Galenus videtur asserere vere & æstate morbos oriri potius ob plenitudinem quandam quam ob κακοήθειαν. Sed Autumni tempore magis viget
qualitas quam quantitas & malo ingenio præditus morbus. Multis
sudores primis diebus parùm levantes nec morbum ullatenus solven-
tes, qui decubuere de solo capite conquerebantur. Virgines visæ sunt
febre, quam τειταιοφυία vocat Gal. prehendi, quas inappetentia potùs
in summo æstu premeret. Quandam similis febris infestabat, & meridiè
exacerbationes, septimâ horâ vespertinâ frigidi sudores, circà sextum
diem καῖρος per protopathiam genitus, nam & remissionis tempore perseverabat carus, septimo sudor erupit calidus satis. Alvus astricta nec
nisi πρὸς ἀνάγκίω dejiciens; si fluxisset, spes aliqua superfuisset: Die
decimo quarto convulsa interiit: omnes corporis partes convellebantur.
Incuriâ matris alvus nihil de humore morbifico reddidit: de vermibus erat suspicio.

Autumno graf-
santur sæpè malè
movati morbi.
ἀναγκάςωτοι κỳ
δύσκριτοι.

  An neotericorum standum opinione qui in febribus putridis à venæ
sectione temperant, quod in mesenterio humores concludantur?
Contra stat experientia, nam statim à sectione morborum levatio.

Febrium Pu-
tridarum
ἡγεμονικὴν V. S.

  In tumore ventris puerorum cum præsertim sitis, symptoma ferè
intolerabile adest, ea maximè methodus sequenda est ut latentis incendii ratio habeatur. Itaque debet sanguis mitti nec dehortari debet
ætatula. Deindè purgandum corpus Senna & Rheo frequenter vel Sy-
rupo Regis Saboris cum Senna. Qui parcunt his remediis, parcunt
& vitæ.

Tumenti pue-
rorum ventri con-
fert V. S.

  Pluvioso cœlo plerisque efferi in Pulmones catarrhi.

  Multis dysenteriæ implacabiles, hydropes. Non-nullis præsertim
vino deditis apoplexiæ.

  Anno isto parotides etiam fluente alvo non cessarunt, undè copiæ materiæ significatur, quæ & ad alendas parotides sufficiebat, & ad alvi profusionem: sed hominem alvo repressâ necavisse quendam Empiricum observavimus.

Pleuritides prædicto autumno grassatæ sunt, potius dolores erant laterum ob διάχυσιν (id est diffusionem) seri à capite. Non erat magna δύσπνοια, non tam in tumore & phlegmone consistebant, quam in affusione quadam erysipelatode: juvabat venæ sectio.

Nobili viro dolor erat perpetuus lateris circum mammam sinistram, nullis cessit remediis: perseverat quatuor menses, inopinato rumpitur abscessus in pleura conceptus, livens, vermiculatum sputum educitur, evasit: tamen febricula manet & vestigium aliquod doloris remanet, forte tandem tabidus interibit: metus ne pulmo huic lateri adhæreat. Ἀνακάθαρσις perpetuo procuranda.

In malignis temporum constitutionibus præsertim cum febres ἀσώδεες vexant & ægri uruntur, sæpissimè detrahitur laudabilis sanguis magno ægrorum & virium detrimento, serum nullum aut paucum, floridus sanguis. Serum calor absumit, truces oculi, jactationes, καρδιωγμοὶ. An venæ sectio tunc utilis? Nequaquam aut parcè detrahatur, imò alexipharmaca & cardiaca dentur: alvus blandè & sæpè eluenda, nam dejectionibus instar pultis croceæ morbus solvetur: Hoc Hipp. & Gal. consilium est: Vomitiones sistere, & sanguinem plenius detrahere nocet.

Nobili cuidam viro ἰσχρεία fuit. Suppresso urinæ profluvio lethargus, de funere cogitatur, largissimè profluit urina, brevi tamen moritur.

Dum regalia celebrantur & vino Hippocratico aromatiti indulgetur, multis tonsillarum inflammationes contingunt. Cuidam juveni, qui illud vinum biberat de nocte angina oborta, cum strangularetur, jugulum gladio aperuit, saniei plurimum emanat, convaluit: An urgente necessitate idem fieri potest?

Constitutio Hyemalis anni Domini 1570.

EODEM anno hyeme ineunte humorum congeries, quæ radices altas aliquas fecerat atque latuerat, sese prodit & deserens intimas corporis partes foras erupit: hinc alvi fluores pigro euntes gressu, dejectiones apparebant subrubræ, fœtentes, hepaticæ, mesaraicæ maximè: dysenteriæ multis contigerunt, etiam blandis è lacte injectis clysmatis profundebatur alvus, adeò copiosa suberat materia! Multi periere, vires languebant ob fluores ejusmodi: sectio venæ multis profuit. . . . . Fluores erant symptomatici, multis commodè statim initio suppressimus, quibus non suppressi sunt diù perseverârunt, imò semestres fuerunt.   Nobili

Nobili viro fuppreſſa rhei uſu alvus tumorem phlegmonodem totius abdominis attulit, iteratâ phlebotomiâ tumenti alvo occurſum eſt, ſanguis erat ἰκτεριώδης.

An in prædictis fluoribus dyſentericis aſſiduus clyſmatum anodynorum uſus tutus? Nequaquam: & in hoc valdè Medici decipiuntur cum inteſtina abluendi lacte finem non faciunt, dum enim inteſtina ſic proluuntur & diluuntur, effæminatio & mollitudo affertur ipſis inteſtinis, unde fit διάθεσις quam Galenus ῥευματικὴν vocat.

In magnis vomitionibus clyſterum uſus frequens & boli ex rheo valent; nam potiones facilè excluduntur.

Joannis Platearii vidua hydrope pulmonis laborabat quo interiit. Difficultatem ſpirandi per annos triginta habuerat, de opreſſione ſtomachi querebatur. Sed id tantùm per conſenſum fiebat, omnes membranę putruerunt, cor aquâ natabat nec facilè movebatur. E capacitate thoracis aquæ libræ ſex putrentis educuntur: in latus dextrum facilè declinabat, in ſiniſtrum non poterat citrà ſyncopem: aruerant pulmones, pulſus magnus, elatus, tardus, interciſus, & intercalarem habens in pulſatione una atque altera intermiſſionem: Sævis cum doloribus & magna opreſſone interiit.

Multis pulmonicis levi de cauſa dolores lateris excitantur pleuritidem mentientes: an his frequens venæ ſectio? Minimè, cum tantùm aut flatus ſit aut febris exigua: ſi inflammationis ſit ſuſpicio id quidem agendum & protinus ad anodyna recurrendum.

Cæterùm notandum pleriſque hyeme præſertim rigente dolores ejuſmodi laterum excitari à congeſtione ob ambientem frigidum. An his ſectio venæ imperanda? Ad orgaſmum impediendum, faciendum, aut omninò quieſcendum, nam purgationi tunc nullus locus. In hoc à pleriſque peccatur, & ideò Hippocrates purgationi præfert phlebotomiam.

Conſtitutio Verna anni Domini 1571.

CUM Hyems præceſſiſſet aſperrima ac exciperetur ab auſtrino pluvioque tempore nec non magnæ aquarum inundationes eſſent, ineunte vere magna morborum ilias fuit: ſed maximè ſub finem hyemis & ῥεύματα innumera in pulmones, undè tuſſes & dolores laterum: in fauces, unde Anginæ & tonſillarum dolores. Et cùm tempus vernaret & tepidiuſculum foret repentini laterum dolores oriebantur. In doloribus hujuſmodi ſectio venæ non profuit, ac quærebant num aliud eſſet remedium præter iſtud ſolenne quod primum ducitur in pleuritide, nam innumeri fato eripiebantur quibus ſecta foret vena, ſic colligebant à ſero potiùs cacoëthe & maligno eos oriri dolores, quam ab inflammatione, ille humor pepaſmum non admittebat: promptè oriebátur dolor & inopinatò, tussiculæ siccæ erunt, deindè dolor fugiebat, facilè alvus irritabatur, cessabat dolor post V. S. sed subindè renascebatur : multis ad pulmones μετάσασις, deindè ad caput, quæ omnia orgasmum, ferociam, tenuitatem humoris cum πεπασμῦ ἀδυναμία significabant. Pleuritides erant ἐρυσιπελατώδεες.

Nobili mulieri post horrores acuta febris orta est cum lingua aspera, dolore lateris acuto, δυσπνοία : sectâ ter venâ non quievit, deindè repentè sedatus est, evanuit potiùs : quarto rubent insigniter genæ, deliria, mentis alienationes, frequentes surrectiones ἀλυσμοὶ, nullus lateris dolor, caput dolebat, febris duplo major; medicamentum datum quod vomitu rejectum movit humores & non exegit, quod pessimum : vermes semipedem longi excernuntur per alvum: caloris & frigoris vices : an id à vermibus esset, dubium erat; lingua torrefacta apparebat & mucore plena: Peripneumonica facta est per translationem : alvus liquidis ducitur excrementis, vicesimo interiit. Debueramus illam pluribus sectionibus venæ exercere, præsertim cum peripneumoniæ adessent argumenta : nam morbus iste maximè phlebotomiam postulat.

Peripneumonici sæpè imbecilli sunt & delinquunt animo ob incendium & obsidionem partis principis, & tamen non oportet esse valdè timidos in secanda vena, imò audacter mittendus sanguis.

Dolores laterum à Vermibus. Puero dolor erat circum latera, detrahebatur audacter sanguis, dolores non concedebant, inopinatò vermes exclusi sunt, dolores quieverunt, an vermes id facere potuerunt? Ita prorsùs, imò & innumeras doloris species excitare possunt in omnibus partibus, ac præsertim si ad ventriculum repant. Mulierem vidimus cui stomachus & ventriculus intumuerat cum suffocationis periculo, exclusis vermibus levata est. An huic sectio contulisset? Nequaquam. Itaque nos admodum esse sagaces. oportet.

Parotides febre non cessante perniciosæ. Equiti febris continua, urina cum hypostasi multâ, divulsâ, cineritiâ. Tales in iis apparent quibus laborat lien aut sinistrum hypocondrium : auris sinistræ dolores, ingens erat incendium : Septimo ad inferiorem maxillam tumor. Missus fuit sanguis, omnia paccantur, setò recrudescunt, nocte sequenti ingentes parotides apparent, quæ ad aspectum increscebant, oppressio summa, febris minor, musculorum κροταφητῶν tensio & dolor, omnia in pejus abiere: vigesimo primo interiit.

In febribus tertianis & continuis parvas manuum contractiones vidimus: hoc à venoso genere translationem indicat; interdùm his venæ sectio confert, sæpè periculum creat.

Pleuritidis in peripneumoniam facilis transitus. Cuidam pleuritico sectâ venâ dolor disparuit, an ideò securos de morbo esse oportet? Nequaquam, nam multos statim peripneumonicos evasisse vidimus : Ingens erat sitis, incendii in pulmone nota, tussis non aderat nisi aliquandò : fallacia sæpè sunt signa

gna inflammationis pulmonis, quia exquifita rarò urget. Si inflammatio ἀκριβῶς, ingens tuffis, fitis, lingua cum virore pallida, pulfus
duriufculus cum mollitudine, vomitiones, circà alvum dolores : alvus facilè irritatur, fic cautos & reftrictos effe oportet in ufu medicamentorum catharticorum. Animus videtur fæpè deficere.

An cum animus linquere videtur, à fectione venę (quæ hic præ- *Ob animi deli-*
fentius & unicum remedium) temperandum ? Nequaquam, imò eâ *quium non tem-*
fæpè repetitâ fanguis copiosè detrahendus, nec terrerio portet iftis deli- *perandum à V. S.*
quiis, non funt enim συγκοπλικὰ, nec madoribus & τῇ ἐφιδρώσει, quæ
fæpè adeft ob cordis incendium. Et experientia & ratio & judicium
Medicorum fi quando aliàs hîc maximè elucet.

Cum gravida mulier morbo tenetur qui maximè fectionem venæ
poftulet, an graviditas à crebra fectione & larga profufione fanguinis avocabit ? Cum enixæ funt ingentem evacuationem fanguinis
habent & impunè fuftinent, imò mulieres crebriores & largiores
venæ fectiones ferunt quàm viri, hîc-ne reftrictiores effe oportet.

Procurandum omni ftudio ne parotides fuppurent, nam & lon-
gitudine opus habent & fæpè in chœradas abeunt cum fuppurant,
& tunc nec clyfteribus nec catharticis peperceris.

Cum quis Iliaca paffione cum crebris vomitionibus torquetur,
prolapfum ilei inteftini vereri oportet, (nam non fæpè iliaca paffio
aliundè oritur) cum autem prolapfum eft inteftinum, tametfi vires admodum debiles videantur ob infectos fpiritus, oportet blandis medicamentis alvum folvere : qui revocati erant humores à partibus inferis ad fuperiores. Nobilis mulier id declaravit, quam re-
purgavimus poftquam repofitum inteftinum fuit, tametfi omnes extimæ partes frigefcerent, fruftrà enim ad cardiaca confugitur : id
quod foras eminebat in hac nobili muliere adeò erat exiguum ut
id omnes negligerent, imò Chirurgus negabat effe inteftinum, alioqui,
inquiebat, alius foret tumor & major. Quidam tamen Medicus rei
anatomicæ peritiffimus obfervavit enterocelem mulierum effe peri-
culofiorem quam virorum licet fit multò minor, & ab ea fæpius interire, & fanè hoc vidimus, nam in mulieribus id quod tumet fæpè non fuperat medietatem annularis digiti : at in viris fæpiffimè
capitis magnitudinem refert, & non ità periculosè laborant. An
quod in mulieribus verè cœcum inteftinum obftruitur & defcendit,
in viris autem alia inteftina & præfertim ileos.

Conftitutio fecunda.

ANNO 1571 circà menfem Auguftum cum immodicus foret fu-
gacium fructuum ufus vagata funt tormina, fluores alvi, dyfen-

teriæ : nil proficiebatur remediis folennibus, ventriculi tortiones, cæliacæ
paffiones ; inclinante Luna multi perierunt. Febres funeftiffimæ, acutæ,
mali moris ; omnes vefperi exacerbabantur, vomitiones æruginofæ, pa-
raphrenitides, ἀγρυπνίαι, ἀλυσμοὶ, omnia fere qualia in peftilentibus con-
ftitutionibus : magna cerebri & nervofi generis imbecillitas. Etfi alvus flueret, non concedebat febris : Morbi erant κακοήθεες, & nobis incautis multos è medio tollebant. Multis fuerunt faucium exulcerationes, ftomachi ipfius fqualor, degultiendi difficultas nifi erecta
cervice, vox clangofa. De iis videtur dixiffe Hipp. fauces exulcerari
cum febre malum : & fi malum aliquod fignum adfuerit, periculum.

Circà menfem Septembrem multis mulieribus laboriofus partus,
mors denique.

In ifta conftitutione multi quartanarii decubuerunt, qui fine remediis derelicti funt, omnes penè convaluerunt : quibus curiosè adhibita remedia, ii ferè interiere, præfertim fi macilenti biliofique
forent. Sic cum quartanis agendum mitiffimè, ne officiofa feduli-
tas plus obfit quam profit.

Conftitutio tertia.

ANNO Domini 1573 cùm tota æftas inæqualis fuiffet, fi unquam alias morborum inæqualium & maximè febrium quartanarum maxima fuit feges, quod mirum, ftatim & primo infultu
febres erant quartanæ. Obfervarunt primates Medici vigefimo antè
anno talem conftitutionem temporis viguiffe, in qua innumeri penè à quartanis perierunt ; quibus mortuis lien planè flaccidus ta-
buerat, nec non exhafta erat bilis in cyfti, & illius loco con-
creverat lapis. Qui duplices quartanas habuerunt aut febrem com-
plicatam, aut qui vi & arte febrem depellere voluerunt, omnes ferè
interierunt. Ineunte Januario quartana fpeciem mutavit, & in
aliis duplices tertianas, in aliis continuas mites effecit. Deindè pruritus, puftulæ ardentes, rubores, & dolores articulorum innumeris, præfertim qui macilenti & febre ficcati forent. Sudores pro-
ruperunt omnibus febribus, an quod ficcitas hepatis & habitus
corporis caufa fuerit ?

Conftitutio quarta.

STATIM initio menfis Novembris hyems incepit algidiffima, quæ
ad menfem Martium fæviit, poft hominum memoriam nunquam obfervata fuit tam diuturna. Aquilonia quidem erat confti-
tutio, fed & fævior & diuturnior, fic morborum ferax neceffariò

fuit, in omnibus intolerabiles dolores capitis fuerunt : ἀγρυπνία, quod tamen non convenit hyemi ; nam cum sani, tum ægri de vacuitate somni & occursu variorum somniorum dormiendo querebantur, cum hyeme longi & profundi somni esse debeant, & nullæ aut paucæ apoplexiæ. Cur non ? Cum & aquilo cerebro noceat, undè non mirum si de capite conquererentur, imò Medici talia hypnotica præscripserunt, qualia æstivis fervoribus. Grassabantur faucium inflammationes exquisitæ, difficultates degultiendi συναγχικαὶ, non tamen in lingua ariditas summa erat. Febres lentæ continuæ, cum colli & dorsalium musculorum dolore superficie tenus, nec non cum convulsivo tremore si diù decumberent sine manifesto auxilio. Languebant vires, erat in multis præ frigore veluti σφακελισμὸς, (crudorem gaza vertit) & squalor quidam, Virgil. in Georg. Adultionem vocat, *penetrabile frigus adurit.* Pleuritides multæ grassatæ sunt, multos interemere : gravissimi dentium dolores, ophthalmiæ alias siccæ, alias humidæ & ψωροφθαλμίαι : vertigines, otalgiæ, tinnitus aurium, à suppressis excrementis dolores ad hypocondria, tusses implacabiles.

Exacta hyeme mense Martio omnes penè pleuritides funestæ, nullis cedebant remediis, epidemiæ erant & κακοήθεες, sine ullo violento motu prehendebant. Dolor erat fugax, & cum ægri benè habere putarentur & immunes à dolore lateris, interibant : erant à sero acri, indomito, cuniculos & viam sibi parante, erysipelatodes, non phlegmonodes ; non erat magna difficultas spirandi, sed dolor tantum mediocris, & hinc decepti Medici : ingens erat sitis, leipothymiæ erant, & præter rationem vires vacillabant. Nil commemorabile expectorabart.

Vagabantur innumeri herpetes, aphthæ pueris : pauci ab aphthis immunes fuerunt : pustulæ in extrema lingua sero plenæ : mulieres istas aphthas contempserunt tanquam leve malum & inauditum, sed in cancros abiere : testamur innumeros ab istis cancris sublatos. Cum talis viget constitutio, frequentibus purgationibus, & ptyalismis morbos antevertere oportet.

Occupatus pleuritide generis commemorati vir nobilis cum periculosè ægrotaret sexto die sudavit, nil septimo natura excrevit. Naturam irritaveramus nostris remediis ad crisim accelerandam : revera ferè in ista crisi interiit, nisi ætas juvenilis impedivisset, mors obvenisset. Gal. in Epid. multum ætati tribuit. Mirum quomodo evasit, cum dies sextus Tyrannus sit : hic erat inflammatio, at illam sedaveramus tentatis sæpè phlebotomiis.

Nobilis juvenis initio febricitans, nec usum vini reliquit, nec à sole & valida exercitatione abstinuit : putabat se suo robore morbum sine remediis, & decubitu victurum, tandem fractus morbo

Aristot. in Probl.

fexto decubuit, fecta vena, catharticum datum, allevatur: decimo pacantur omnia, undecimo exacerbantnr, jactatur, delirat, furit, ἐμάνη, lingua arida, ἄδιψος : partes extimæ. Satis temperatæ, interiora ardent, oculi flagrantes, ἐφίδρωσις, tremores membrorum: mors. Sic morbi initio moderati & curabiles ex eventu funefti fiunt per incuriam & errores commiflos in victus ratione. Quò pertinet admodum notanda hiftoria de eo, qui leviter febricitans quod intempeftivè cœnatus effet, interiit.

Menfe Junio omnes morbi ingentem corruptionem in corporibus' fubeffe fignificabant : nam vomitiones affiduæ cum inquietudine, & omnibus ferè ægris vermium excretio per os & alvum : idque non modò in juvenibus, fed & in fenibus : fanguis quicumque detrahebatur, erat planè ferofus & putris, ichores erant & ferofi humores, qui phrenitides faciunt, deliria, convulfiones. Multis pruritus intolerabiles, febres levi de caufa orientes, multæ ad lipyriarum naturam accedebant, latens intus incendium, extima moderata, horrores ex intervallis, ac fi propter humores ἑτερογενεῖς, ad naturam febrium horrificarum accederent, arida lingua, φεικώδης, dolores ad alvum, aliis dejectiones biliofæ nihil juvantes, aliis alvus impensè arida, & vomitiones rerum ingeftarum, modò alienarum : omnes proptèr infolentiam horum fymptomatum ægros toxico infectos credebant, intus conceptum incendium maximè erat.

Toto menfe Junio, Julio, Augufto, febres vagabantur mali moris. Medici decipiebantur, tanquam quotidianas intermittentes putantes, quod fingulis noctibus repeteret febris. Verum affiduę erant, & tamen hoc fugiebat Medicos; nam interdiù benè ominò habere videbantur. Initio quidem erat febris vacuitas, fed poft unum atque alterum paroxifmum affidua erat febris. Noctes omnibus implacidiffimæ, interdiù mens erat integra, doloris quædam vacuitas, fed erat fumma linguæ ariditas, amaror, averfatio ciborum, fitis, jactationes, vefperi inopinatò fine fenfu caloris & frigoris aut inæqualitatis fenfim reaccendebatur febris, fummas inferens moleftias, dolores capitis atrociffimos, alienationes mentis, fitim ingentem, vacuitatem fomni : febris tamen non adeò manifefta. Cum fic noctem exegiffent quafi fpiritibus infectis, tanta matutino tempore erat imbecillitas ut animam agere viderentur, imò, multi exolutis frigidis fudoribus fcatentes, ἀσφυξία aut exilitas & inæqualitas in pulfu, calor admodum aridus. Adeò tempus matutinum terrificis erat fymptomatis plenum etiam primo quaternario, ut multi facro oleo peruncti fuerint, qui unâ horâ poft primæ reftituti fanitati videbantur. Et tale morborum ingenium nunquam fe obfervaffe Medici dicebant: fic obfervato hoc more morbi nullis ægris datum eft medicamentum manè,

fed circum undecimam aut poft meridiem, & antè medicamentum in-
gerebatur cibus: nullis item fecta vena, nifi jam die affecto. Caufam
tantorum fymptomatum in matutinum tempus incurrentium effe credebamus, quod maligno vapore morbi infecti de nocte fpiritus adeò
imbecilli effent, ut appetente die, quo tempore humores qui intrò con-
fluxerant à centro ad habitum corporis revocantur, vix illuftrare poffent corpus: quod fi fudor manè aliquis unà erupiffet, prærepta occafio fuiffet tantis fymptomatis, at nullus erupit nifi fymptomaticus,
frigidi enim erant ob fummam imbecillitatem corde occupato. Imò in
plerifque, ut dixi, obfervata quædam pulfus exilitas & veluti carentia,
in aliis formicans pulfus, & hæc præfertim diebus criticis contingebant, ac fi natura fruftrà aggrederetur crifin. Qui crifim fubiere nono
aut undecimo die cum magno vitæ difcrimine fuerunt: aliis febris pro-
tracta & fine crifibus ferè foluta, quafi infractâ & domitâ fucceffu temporis ferociâ morbi. Multis parotides apparuerunt, aliis funeftæ, aliis
non.

Morbillis illo tempore prehendebantur pueri. Nos autem obfervavimus febres omnes eas quæ jam grandiores natu prehendunt,
morbillis vulgò pueros exercentibus, omnes, inquam, eas mali effe
moris & funeftas, ac fi aliquid refipifcerent de febre ea quę morbillis comes eft. Et quoniam ob cutis mollitiem exanthemata pueris
erumpunt, ideò funeftam vim morborum iftorum depellunt, alioqui deperirent. Satis autem magnifeftum erat eas febres quæ in
grandiores inciderent, ejufdem effe moris cum febribus pueros exanthematis obfitos exercentibus, quod cum fumma inquietudinis &
doloris fenfione ut ægri ne minimum quidem contrectari poffent,
vidimus multis obortas effe maculas rubentes, mox livefcentes cum
fumma membrorum confractione, eas Græci ἐκθύματα vocant, celfus
papulas vertit, quod in epidemiis multis contigiffe vidimus magno
ægrorum periculo, & Galenus ideò ait eas papulas malas ut fignum
& ut caufam: ut caufam quia & phlogofin fignificabant partium internarum & humorum κακοήθειαν: ut fignum, quia funt judicatoriæ
non judicantes, nec enim tanto morbo folvendo fatis funt & pares.
Quod (fi quando aliàs) in ea temporis conftitutione innumeris contigit, ut mirum non fit, fi tranflatione facta ad cerebrum multis parotides obortæ fuerint, quæ duabus de caufis funt perniciofæ, tum
quod morbo impares fint, tum quod omnis tranflatio ab infimis partibus ad fuperas fit perniciofa, & quod mirum fuit, pulfus non erat
incendio interno analogus: febres illæ ad hemitritæos & τεταρταφυεῖς accedebant, quæ inflammationis funt foboles & cacoëthiam fequuntur.

Vidimus multos quibus fluxerat alvus excrementis biliofis, ut ait
Hippocrates, cum borborygmis. Sed ifti fluores parum proderant.

Comm. in 3.
Prorrh.

In

In pestilentibus morbis qualis-cumque excretio juvat.

Tamen præstabilius erat alvum quomodocumque fluere quam subsistere, nam materia morbifica excernebatur. Tamen si quæ excernerentur substitissent, deterius actum esset cum ægris, adeò quæ injiciebantur alimenta in corpus, statim corrumpebantur. Aliis fluente etiam alvo cardiogmi remanebant. Aliis ἀπερασφέτως fluxit alvus cum mentis læsione & comatosa dispositione, atque evaserunt, adeò natura juvabatur istâ excretione, licet symptomatica foret : nam in pestilentibus & malè moratis morbis qualescumque excretiones juvant : urinæ nullis erant flammeæ, sed saltem boni erant coloris ; quod boni signi rationem habet, & saltem ad longitudinem apparet, ut in Epidemiis Galenus observavit.

Nonnullis, tametsi febres essent continuæ, per unum diem aut duos vacuitas febris adesse visa est, quod novum non est : nam in Epidemiis quidam febre continua laborabat, & octavo die à febre immunem fuisse ait Hippocrates, & eodem loco prægnans mulier assidua febre occupabatur, per tres dies febre vacavisse scribit Hippocrates, undecimo die febris repetiit, & judicata est : quod notandum, ne eos evasisse existimes, quod febre vacare videantur.

Venæ sectio & catharsis non impendiunt variolarum aut morbillorum eruptionem.

Εξανθήματα Epidemia fuisse in pueris diximus : unum notavimus, insolentia symptomata eorum eruptionem præcedebant. Nam puellæ Domini Mommoræi intolerabilis erat dolor dexteri brachii, adhibita frustrà remedia, rara fuerunt exanthemata, si plura & si citò paruissent non ita doluisset, per tres menses iste dolor brachii mansit, & nullis vel validissimis remediis cessit. Beasaldę filio annos sexdecim nato dolor implacabilis ad spinam dorsi : purgationes, litus, phlebotomiæ : quarto die erumpunt morbilli adeò copiosi ut nihil copiosius : diù latebant antequam erumperent. Duabus filiabus Domini Amorei febres lentę, dolores implacabiles capitis, purgationes, clysmata, & tamen erumpunt abundè exanthemata. An commodè præscribi possunt medicamenta antèquam morbilli sese prodant ? An illa impediunt motum naturæ ? Imò inopinato venam secuimus & medicamentum purgans dedimus ; quibus die sequenti aut postridiè apparerent variolæ, & meliùs multò habuerunt, quàm quibus non ausi fuerimus idem exhibere : sic parum probabile quod dicitur, minus affatim erumpere papulas si corpus antè purgaveris.

Constitutio Autumnalis anni Domini 1574.

ANNO 1574, cum æstas pluvia esset & austrina & autumnus eam excepisset eodem temperamento infinitos prehenderunt dentium dolores, coryzæ, ophthalmię, tusses, pulmonum affectiones, res, deftillationes in partes fubjectas; imò & nonnullis apoplexiæ. Cerebrum ità oppletum erat, ut vel minima occafione omnes iftas calamitates excitaverit. Fugaces dolores omoplatarum, pectoris, & dolores pleuritin ementientes. Juvit non valdè medicamentis corpus agitare : coquere, mitigare ferum, quod & copiâ & qualitate moleftum erat.

Dum fævit hyems dolores pectoris & lateris fæpiffimè graffantur : qui fæpè à flatu crudo & frigido in pulmonem thoracemque ducto oriuntur ; & mendax eft id quicquid eft. Ad id feftinanter Medici phlebotomiam præfcribunt & id temerè. Potius valet ufus lituum & thermafmaton. Hîc graviffimè aberratur ufu & experientia parum probanda.

3. Aph.

Doloribus pectoris à flatu nocet V. S.

Mirum illud eft, hyemales febres, quod ad fenfum externum pertinet, mites effe & manfuetas : fed fi fitis, linguæque ariditas fpectetur, aliud multò nobis apparet. An non retruditur intrò calor, copiâque augetur & qualitate ? Internæ partes æftuant. Non tantæ jactationes, quantæ æftate, fed quibus vifcera funt præcalida, in iis multus æftus intùs, multus fqualor. Et quod vulgò dicitur, verum non videtur, ut hyeme validiffima medicamenta præfcribantur. Nam fi multum calida fint, adaugebunt inteftinum illud incendium, immò & leïentericum quid efficient, non fine ægrorum damno. Sic expectanda ibi, fi quandò aliàs, concoctio effet. Si habeatur humorum quidem ratio, validis utique medicamentis locus effe debet. At quià fuperficies inteftinorum æftuat ob revocatum intrò calorem, verendum ne augeatur incendium calore medicamenti & fi quandò valet illud, πέπονα φαρμακέυειν, illud ad hyemales morbos referendum. Dum enim rationem reddit Galenus, cur morbi hyemales fint longi, ad contumaciam humorum id refert, & quia nil in corpore foras protruditur, fed abftrufum reconditumque intus eft. An igitur calidiffima medicamenta hyeme ufurpanda ? Nequaquam.

2. Aph.

Conftitutio Hyemalis anni Domini 1574.

CUM hyems anni 1574, cujus pars media incurrit in annum 1575, auftrina fuiffet & έυδιος, nec ὡράιως ὡρᾶια fuiffent, morbillorum, variolarum, puncticularum, exanthematon, rubiolarum magna ilias fuit. Vulgò obfervantur maculæ rubræ, puncticulæ (ut vocant) cum tanquam pulicum morfus apparent, ecthymata, quæ putamus eas effe livefcentes maculas, quas purpureas vulgus vocat ; variolæ & rubiolæ. Maculas fæpè in morbis vidimus, in quibus ingens erat æftus partium interiorum, & illæ aliquandò difparent citò, aliquandò ad tempus aliquod, fed breve con-fiftunt. Ferè ad rubiolas accedunt. Sed rubiolæ diutiùs manent, & fua habent tempora, & pathognomonica. Et ex his quædam funt fu-perficiariæ, aliæ non ita humiles: item aliquandò præcurrunt febrem manifeftam, aliquando febris funt comites, id eft, quarto, aut quin-to, aut fexto, aut alio die apparent. Et hæ funt deteriores & pef-fimæ, nifi febris conquiefcat. Confuli Seguerio cum dolorem præ-fentiret, & quendam extraneum calorem, cum è Senatu rediiffet, ftatim totum corpus erubuit, & rubiolis eft contaminatum : & hoc non ità formidandum. Uxori Bodini & Lyffæi febris præceffit : illa feptimeftrem partum excuffit vi morbi, eodem modo maculatum, quo & mater. Hæc nono die morbi, qui dies feptimus erat ab exa-cerbatione, nonus ab invafione : nam febris videbatur intermittere, cum multa fanguinis copia falfum (ut vocant) germen excluſit, vi & morbi & naturæ, cum tamen maculæ ardorem amififfent. Hæc funt ru-biolarum argumenta, febris modò ad manum mitis, modò acerrima, jactatio & inquies corporis, membrorum confractio, ἀλυτμὸς, modò ἀνέμετος, modò ναυτιώδης, tum affecto ore ventriculi, tum ob malig-nam qualitatem. Oculi lacrymabundi, propenfio in fomnum, & ta-men dormiendi impotentia : & idcircò maximè vix in fomnum impen-dent, quod is facilè interrumpatur ob tuffim. Inter παθογνωμονικὰ enim tuffis, oculorum ardor & flagrantia (ut fic dicam) raucedo cum jactatione numerantur. Alia affidentia & communia. Appetit enim maximè partes fuperiores malum, & pulmones arteriaque af-pera facilè patiuntur. Undè uvulæ inflammatio multis, & deglutien-di difficultas, angina quædam ficca (ut vocat Hipp.) per eryfipela-toden phlogofin, ut fuffocatio indè : multis & parotides comites funt, & præcedunt & fequuntur, quæ non funt ità metuendæ, fi non oriantur per tranflationem à partibus inferis, fed tantum per exo-nerationem ipfius cerebri. Undè uni ex iftis mulierculis nupèr me-moratis, cum æftus effet maximus, oculorum erant lachrymæ per-petuæ, & dolores in oculo profundi, immo & coryza, & aurium dolor. Sed hæc à capite erant. Inter cetera ficcitas in lingua maxi-ma eft, & implacabilis fitis cum ἀνορεξία. Lyffæi uxori quæ impræ-gnationem flalfam habebat, præter morem rubiolarum in ventre & thorace & inguinibus maculæ & ardentes notæ paruerunt, nullæ fe-rè in facie, undè metus erat ne in utero inflammatio conciperetur, quod facilè potuit contingere, quia concurfus fuerat multus fangui-nis inanis in uterum. Et miror cur id non contingerit. Dejectiones albebant, & fuppreffam bilem indicabant. Quibufcumque gravidis rubiolæ oboriuntur, abortionis metus eft. Id experientia docuit.

In rubiolis tametfi fitis urgeat, cavendum ne potus fit frigidus :

quia cum corpus impurgatum eft, & obftructum eft, ufu frigidæ augetur obftructio, & fic motus venenatæ materiæ impeditur.

Rubiolæ accedunt ad eryfipelatis naturam, morbilli feu variolæ ad herpetem miliarem.

Cum obftinato animo dolores oculorum & ophthalmias divexare confpicis, ne obftinatè contra malum pugnes : fed remiffionem aliquam & inducias aliquas naturæ concede. Verum enim confpicimus quod à Celfo dictum eft, oculorum morbi fruftrà multis remediis vexantur, per fe ipfi fanefcunt. In Navarrhea domo qui puer decumbebat, fatis apertè id declaravit. Ac de eo comperimus illud verum quod Hippocrates fcripfit, oculi lippiantes optimè permutantur fi & lachryma, & fordes, & tumor fimul fieri inceperint. Si verò lachryma fordi fuerit admixta & non valdè calida, fordes autem alba fuerit & mollis, & tumor levis folutus : fi hæc ità habuerint, oculus conglutinabitur ad noctes ut doloris expers fit, atque hoc modo res minimè periculofa fuerit ac diuturna. Si verò lachryma procedit multa & calida, cum pauciffima forde ac parvo tumore, atque hoc tantùm ex altero oculo, tunc diuturnum valdè malum fuerit, verùm non periculofum. Et doloris expers eft hic modus & judicationem expectare oportebit ad vicefimum aut 40 diem. Ratio horum dictorum in promptu eft.

Servo cuidam Nobilis Sueffionenfis per dies aliquot è naribus fanguis noctù diùque fluebat. Ad ætatem hæmorrhagia ifta referebatur, ac nulli movebat ullius mali eventus fufpicionem. Expers febris non erat. Tandem victus malo, cum reliquos dies egiffet ὀρθοστάδλω, decubuit, febris ad manum mordax & validiffima. Nox implacida. Manè cum defideret & defurgeret ad defidendum, laxatis veluti fibris, furfum deorfumque excreta funt multa fœtentia : & vomitio erat humorum viridium. Pulfus concidit. Horâ duodecimâ repentè interiit. De eo verum eft quod Galenus fcripfit quodam in loco. Excretiones omnes fœtentes funt perniciofæ.

Conftitutio Verna anni Domini 1575.

MORBI admodum longi fuerunt, qui & præcedente hyeme, & Autumno funt graffati, & in Vernum tempus inciderunt. Nec mirum : nam πολὺς πλάδος, & ob auftrinam conftitutionem inæqualemque multa excrementitia collecta funt, quæ morborum periodos adauxerunt. Ineunte Vere & fub finem Hyemis cum ferum multum redundaret in capite, & in ventre corrupta multa forent, morbi capitis, oculorum, thoracis & ventris inferioris, lentitudines, laffitudines, anhelationes, dolores ftomachi & juncturarum graffati funt.

N ij

Horum fuit mos & ingenium. In quibufdam implacabiles fuerunt dolores : pleuritides multos aliquandò jugularunt. Repentè admodùm inciderunt, celebratâ femel atque iterum phlebotomiâ concefferunt; à deftillationibus à capite fluxerunt penè omnes : & fubeft fufpicio feri mali. Maximè verò dolores lateris patiebantur ii quibus, aut natura imbecilli pulmones, aut vitio laborantes. Ventris tormina multis fuerunt, quæ non nifi magna evacuatione furfum ac deorfum ceffarunt. Multi dolores nephritin referebant. At non erant tamen.

Vidimus Nicolaum le Grand Sangermanum, difficultate fpirandi laborantem cum pandiculationibus & extentionibus & ofcitationibus crebris. Dubitabamus aliquid effe ὑποχονδριακὸν. Hic melius habuit poft frequentiffimas purgationes.

Cum conjecturis affequêre aut fluxum alvi adventaturum, aut vomitionem, aut utrumque potiùs in morem choleræ morbi, cave ne purgans agitanfve des medicamentum. Nam periculum indè fæpè evenit. Nam agitati humores validè multos & graves excitant tumultus, immò & fyncopas, & alia ejufmodi, quæ folent innocenti per fe medicamento attribui, idque immeritò. Declarat virgo fidelitate plena. Atque eo modo videtur interpetranda opinio Hipp. cùm ait, eos qui pravo utuntur cibo, ægrè ferre purgationes. Virgines intemperantes facilè à medicamento perturbantur. Ideòque illic circumfpectos effe oportet.

Cuidam viro continuâ laboranti, præ calore febrili decocto ferè & hactenùs finè remediis derelicto intempeftivè Medicus vocatus venam fecuit, & ut dierum fupputatio erat, nonus dies ferè aderat : à fecta vena recreatus plurimum, duabus horis poft oborto fudore copiofo interiit. Si materia parata fuiffet, & remedia tempore ufurpata, & vires fuffeciffent ad tolerandum illum fudorem criticum, aut fi natura non tum citò crifin poft phlebotomiam aggreffa fuiffet, nil indè periculi fuiffet infecutum. Hinc difcere oportet, periculofam omnem evacuationem, aut die critico præfente, aut inftante, præfertim fi morbi hiftoria fit benè ordinata. Immò, & fæpè vidimus, experientiâque didicimus, dato medicamento non valido fexto die, jam feptimo appetente graves & periculofas ὑπερκαθάρσεις attuliffe. Nam tanta commotio affertur, ut fymptomatica indè confequatur evacuatio. Nam mixtim, confufè & promifcuè omnia evacuat natura.

Ex doloribus lateris maxima pars à defluxione à capite oritur. Sed pleuritidon & dolorum lateris tres ferè ideas in operibus arris obfervavimus : alii enim dolores funt ob phlegmonem, alii ob eryfipelatoden affectionem, alii ob purum & fincerum humorem à capite labentem. Et tunc non eft tàm pleuritis, quàm lateris dolor. Ac ferè talis dolor inflammationis non eft comes, fed tantum congeftionis cujufdam humomoris, & adhæfionis. Imò infinitos vidimus laborantes dolore lateris ob copiam excrementi in pulmone , cujus pars tenuior & ferofior dum ad membranas funditur, dolores excitat. Sed quod diligentèr eft notandum, major eft pars & pleuritidon & dolorum lateris tum à congeftione cujufdam excrementi in pulmonem, & thoracem, tum ob recurfum tenuioris humoris per orgafmum à ventre inferiore, quàm à capite & partibus fuperioribus, quod diligentèr videndum, quoniàm plerique non audent purgare & folvere ventrem. At fæpè hoc plùs confert quàm phlebotomia. Imò tunc venæ fectioni locus non eft , nifi fortè femel id fiat. Undè in confulis uxore dolorem lateris patiente quinquies fecta vena, idque fruftrà. Hyems erat: à capite malum erat. Quod notandum valdè. Nam cum Hipp. ait 3. Aphor.. Hyeme vagari pleuritides , vult explicare illud quod fcribitur Lib. de loc. in homin. ubi difputat de pleuritide fine fputo. Eft autem dolor lateris à congelatione. An in talibus laterum doloribus tuta fectio venæ ? Nequaquam. Sic non oportet cum tam multis turpiter errare. Incredibile enim dictu, *quam multos trita vulgataque medendi via ac præfertim in pleuritide perdidit ?*

Verifimile ne eft iftud quod fcribit Galenus , fectionem arteriarum in manu dolorem lateris , & qui circum jecur erat folviffe ?

Peripneumoniæ ficcæ & pleuritides , id eft, quæ non tam in humore & tumore phlegmonode confiftunt , quam in phlogofi & vagabunda affatione aut aduftione, jugulant homines incautos & minimè cogitantibus Medicis. Harum aucthor eft ferum acre, fubtile, malignum , efferum , eludens exclufionis anfam, & pepafmi occafionem , à quo liderantur pulmones derepentè. Signa funt rubores genarum fugaces , tuffis inanis, indolentia ferè , jactationes , ariditas linguę, & extenuatio prætèr rationem , dolores pungentes & fugaces. An in his fecanda vena ? An potiùs confilio Hippocratis veniendum ad tepefacientia & paregorica medicamenta? ¹

Quoniam plerofque pueros febribus continuis & vehementibus videmus interire , quibus fortè omiffio phlebotomiæ obfuit, an non tutò fecari puellis eo in cafu vena poteft ? Ità reverà. Nam noftrates afferunt fuas experientias de fectione in bimis & junioribus.

An in die critico mittendus fanguis ? Galenus ita fcribit: quoniam fæpè , cum quis fex aut quinque dies ægrotavit, ad curationem accerfimur , expediet utique fanguinem mittere , etiam fi prima occafio fit prętermiffa. Quocunque enim die mittendi fanguinis fcopos in ęgrotante inveneris, in hoc præfidium hoc adhibeto, etiam fi vigefimus ab initio morbi dies fuerit. Scopi verò funt, magnus morbus, virium robur, excepta ætate puerili, & ambiente nos aëre vehementer calido. Galenus autem ifta maximè fcribit contrà eos, qui de fectione venæ ftatuentes, in hoc gravitèr peccaverunt. Nam ultrà quartam diem venam non fe-

¹Lib. 3. De Morbis.

Cap. 22. Lib. De Sang. miff.

cabant : undè in Epid. tacitè eis suam ignorantiam obtrusit, cum ait : *anaxioni octavo die venam secui.*

In inspiciendis urinis cavendum est ne decipiare, & ne temerè tibi aliquid sine ratione persuadeas. Malum est enim aliquid in arte Medica comminisci, ut inducaris ad hoc vel illud agendum.

Cum dolores vagabundè tenent nothas costas, & continuatione membranarum attingunt aliquandò mammas, & partes sterni anteriores, cautè videre oportet an propter ventris inferioris cacochymiam, à qua propter vapores elatos dolores surgunt, sensio adsit doloris, an causa ipsa à partibus superioribus pendeat, an verò in thorace ipso sit. Vulgò enim secatur vena, undelibet dolor sit : atque id quidem malè. Quis enim nescit, si dolor iste agnoscat causam in ventre inferiore, non modò non prodesse phlebotomiam, sed etiam nocere sæpè, quod attractio fiat à partibus inferis, & si nondum adsit pleuritis, ea per sectionem venæ acceleretur.

An causarum περικαταρτικῶν prætermittenda ratio in morbis ? Nequaquam. Hipp. enim in Epid. de febribus continuis acturus meminit crapulæ, apricationis in sole, potûs vini meracioris, laborum, lassitudinis. Et in diæta τῶν ὀξέων, cum de febribus continuis agit quas ab attractis ichoribus nasci putat, lassitudinum & laborum & vigiliarum meminit, tanquam causarum περικαταρτικῶν, sed tamen ad morborum κỳ γένεσιν κỳ διάγνωσιν conferentium.

Toto mense Aprili & Maio iidem penè morbi, qui & ineunte vere. Veteres morbi repullularunt. Nunquam quod meminissent, tam diuturnos & inexpugnabiles morbos Medici observarunt.

Pleuritides siccæ & humidæ vagatæ sunt, dolores lateris, tusses, ophthalmiæ, gravitates capitis, & inter cætera parotidon magna copia fuit, sed illæ sine febre erant. Et maximè juniores & calidiores prehenderûnt, non absque febre, sed ea moderata. Si quandò alias, illud contigit videre quod ab Hipp. scriptum est in Epid. Lib. 1. Sect. 1. n. 1.

Multos videmus aut ischiade laborare, aut alio articulo, cum ne tantillum aut cervices doluerint, aut collum, aut guttur, aut claviculas, aut occiput. An verò credibile à capite tam efferum humorem, ut nullos dolores in mediis viis excitet, sed solum cum ad articulos devenerit ? Nequaquam. Et non temerè innocens caput medicamentis agitemus.

Aph. 7. Lib. 6.

Yvoni Chirurgo ἀπυρέτῳ ἐόντι ferè dolores aderant capitis profundi, vehementes, lancinantes, divellentes, διατίωντες, ut indè vires penè consternarentur. Atque Hipp. scribit, dolores sublimes non sublimibus minus esse malos. Addè quod quò profundiores sunt, eò partes magis momentaneæ læduntur. Omni modo laboratum est ut dolores sedarentur cataplasmatis, pipionibus, oxyrhodinis, cucurbitulis, terna aut quaterna venæ fectione : nil profectum eſt, imò ne pilularum quidem uſus profuit. Vena frontis ſecta, ſed præfentiſſimum attulit remedium arteriotomia. Dicto enim citius dolores conquievere.

Vulgò obſervatur proclives admodum eſſe catarrhos in dentium acetabula, ſi dens unus vitium attigit. Sublato dente, aut confeſtim ceſſat affluxio humoris, aut ſaltem nullo gravi ſymptomate ſe profert. Sin dens remanet vitiatus, nullus pené dies eſt, quo non præſertim veſperi, aut externa aliqua occaſione incidente, & dolores recrudeſcant, & non affluxus humoris aliàs frigidi, aliàs alius generis percipiatur. Quod medius fidius mirandum eſt, maximè verò, exempto dente fluxionum provocatore tam repenté fluxum conſiſtere. Hoc exemplum ſatis nos poteſt inducere ad cognitionem repetitionis febrium.

L I B E R   I I.

Æſtiva Conſtitutio anni Domini 1575.

DEPREHENDIMUS ſeri bilioſi, efferi, ſi quandò aliàs, magnitudinem & malignitatem : atque hujus maximè vis & copia in cerebro apparebat : quod cum plethoricis auctum eſſet ſymptomatis, non mirum ſi ophthalmiarum, præſertim ſiccarum, parotidon non funeſtarum, ſine febre, tuberculorum circum maxillas, dentium dolorum, colli & occipitis dolorum maxima fuerit annona. Atque inter cætera capitis dolores viguêre tanti tamque longi, ut Medicorum opera eluderetur. Seri malignitas remediorum vim ſuperabat. Nec non concluſum ibi in capite, & exitum non habens, non poterat non affectionem nutrire. Undè cùm ſine febre ægri viderentur, tamen erat neſcio quæ oris ſiccitas, oculorum rubedo, pulſus in temporibus manifeſtus, ſenſus ponctionis & lancinationis. Ac valdè notandum quod Galenus ſcribit : rubor oculorum cum ſequi poſſit ob ventriculi inflammationem, maximè verò exiſtit proptèr diſpoſitionem in cerebro inflammationi ſimilem. Atque tunc dolor eſt quidam perverſans; & habet aliquid puerorum τὴν σειρίασιν referens.

Febres continuæ præſertim quæ exacerbationes nocturnas habent, aut levem aliquam perfrigerationem, aut rigorem habent, acerbationis præambulonem. Et cum id non ſit periodicum nec, ſequatur motum materiæ à partibus internis ad exteriores, non confert in ejuſmodi febribus vomitum ciere. At in periodicis, initio paroxiſmorum, præſertim ſi facilè vomitu rejici poſſe conjecturâ aſſequare, utile eſt valdè vomitorio excretionem tentare per os. Et ita veterum decreta ſancivere.

De linguis ampla eſt materies, præſertim quod pertinet ad judicium de febribus faciendum. Ferè cum lingua alienum quid in fese habet, tum aut febrem suspicamur, aut affectum aliquem partium internarum.

Febres aliæ sunt venosæ, aliæ sunt γαςρικαὶ, id est, quædam phlogosin sequuntur potiùs venosi generis, quàm vitium humorum in præcordiis contentorum. Quæ venosi sunt generis, hæ primo quoque tempore per phlebotomiam cessant, quæ alius sunt generis, non facilè phlebotomiâ solvuntur, contra potius cathartico egent.

Fernel. cap.
6. Lib. 1. Meth.
Med.

Docuimus aliquandò in morbis nec præcipitantèr timidos, nec temerè securos esse oportere. Quòd Galeni consilium est. Sæpè vidimus ægros insultu gravissimo morbi quam primum territos, deindè morbum desæviisse: & cum omnia secura esse viderentur, repentè morte prærepti sunt. Adeò humores præsentissimo cuique veneno adæquandi in corpore latent. Et ad hunc locum pertinent duæ tresve historiæ à Galeno citatæ, de quibusdam, qui minimè opinantibus Medicis sublati sunt è medio. Ut Medici prudentis sit videre ac providere, ne quid insidiarum struat morbus latens

Si in deliriis & phrenitidibus (modo non jam sit alienatio, sed alteratio tantum) magnæ, ut sit, in cerebro inflammationis notæ adsunt, nunquid contenti esse debemus sectione venæ in brachiis & cucurbitulis? Nunquid & tutò & ex arte aperiri possunt aut arteriæ aut venæ frontis? Illud enim est dolorum proximum ventrem aperire. Si in dolore capitis intolerabili & apertio venæ frontis, & arteriotomia confert, nunquid in phrenitide hoc fieri potest?

Quibus in capite focus est, ut jam doctrinæ gratiâ febris *Capitalis* dicatur; oculi rubent, dolorque pulsatilis percipitur, est velut ὑπέρχυτος venarum capitis, ut prisco quidem verbo, sed non inepto explicat Hip. an non arteriotomia confert? Audimus D. Cardinali Lotareni, qui febre veluti *Capitali* interiit, aperto capite repertas venas omnes adusto plenas sanguine, & meninges veluti tactas de cœlo & sideratas, quod nos in primo libro explicuimus.

Passim in libris de morbis scripsit Hipp. uterum maximè sincipiti consentire. Ideò cum mulieres queruntur de syncipite, videndum numquid sit aliquid hystericum

Constitutio Autumnalis anni Domini 1575.

UT initium æstatis humidiusculum fuit, sic finis, imò major pars sicca fuit & pluviis carens. Autumni principium, squalidum, siccum, pluviis carens; Vina generosissima fuerunt. Verùm illud fuit. In siccitatibus omnia salubriora. Morbi nulli populares vagati sunt, nisi quod infantium ætatula febribus tentata fuit præsertim eorum qui calidiore & sicciore temperamento, morbosi & valetudinarii degerent.

Præ

Præ cæteris pusiones laborarunt quibus adfuit ὀδοντίασις : deliria, jactationes, vigiliæ multæ, squalor & calor summus corporis, ut ad narcotica veniendum fuerit & ad usum papaveris. Evadebant multo alvi profluvio. Seri acris & biliosi copia multa erat. Et verum fuit illud Galeni; aëris ambientis humiditas pituitosos acervat humores, & non paucas
generat aquositates. Siccitas verò pauciores generat humores, sed qualitate biliosiores reddit. Ob eam causam febres numero pauciores sunt
iis quæ fiunt in temporibus pluviosis, sed sunt acutiores. Hoc maximè
in febribus quæ vagatæ sunt observavimus. Facilè prehendebant, jactationes & ἀλυσμὸς inducebant, vomitiones, deliria. Urinæ non erant
tinctæ & calori analogæ. Caliginosus humor verè redundabat, aut potiùs
ichor. Alvi fluxilitas cum excrementis ὑδατοχόλοις ἀκρίτως morbum depel-
lebat. Multis dolores ad dorsum, aut in quasdam alias partes. Contemperantia & lenientia juvabant. Sed solo sudore dolores levati, quia i-
chor tantum id faciebat. Quartanarum febrium ilias multa. Facilè enim
excitantur, ob conceptum calorem & squalorem in partibus imis. Quibus capita humidiora, iis parotidon similes extuberantiæ ponè aures
excitatæ sunt. Verè erant ἐπάρματα non παρώτιδες.

Multis tusses fuerunt siccæ, molestæ valdè, & dolores capitis incre-
dibiles. Juvit dare narcotica ad compescendam destillationis vim. Deindè, tametsi febris aliqua adesset, sed non tam essentialis quàm symptomatica erat, pilularum juvit usus.

Ophthalmiæ siccæ vagatæ sunt, quibus majoribus erat occurrendum
remediis. Contemperantia valdè juvabant.

Sed & plerisque præsertim mulieribus, quarum corpora densiora dif-
flationis beneficio carent, in tibias factæ sunt valdè importunæ fluxiones, eæque efferæ & malignæ. Quicquid in cutaceis apparebat, erat partim phlegmonodes, partim erysipelatodes. Repressum, refluebat ad alias
partes. Adeò effrenis & indomitus erat humor.

In præcedentibus annotavimus in sævitia symptomatum, quæ erant
prænuncia exanthematon (sed hoc ignorabamus, quia fortè cautiores fuis-
semus) nos medicamenta & phlebotomiam tentavisse, cum ea eruptio
præstò adesset. Et tamen innocuum utrumque remedium fuit. Ut jam
anile sit credere nil in exanthematis tentandum. Imò ex tribus pueris
exanthemata passis, qui purgatus est levius habuit. D. Denisot narrat,
Abbati cuidam, cum nil de exanthematon eruptione constaret, phlebotomiâ largè celebratâ à prandio erupisse illa. Calumniabantur Medicos.
Tamen nil indè evenit deterius. Immò cum servæ cuidam exanthemata
eaque densissima paruissent, nec non lingua intumuisset, flagrante
etiàm malo secta est vena, copiosus detractus sanguis, & hoc innocuum
fuit. Notandum hoc.

Quorsum tam reverenter quidam dant medicamenta & non nisi

πέπονα φαρμακεύειν volunt? Quasi verò tam sanctè audiendus ille aphorismus Hippocratis : nam cum quis diù sanus vixit, & repentè incidit in
morbum (nisi fortè is adeò sit levis, ut nullius egeat curâ ac procuratione) nunquid humores aut quantitate aut qualitate peccantes, & prę
copia putrefacti & naturam obruentes sui evacuationem postulant? Si
fluores alvi copiosos natura molitur, idque legitimè & ægrorum commodo, cur non & idem ars efficiat? Si initiis morborum, cum tamen si
quandò alias , omnia cruda sint, laxamus alvum cur non audacius aliis
temporibus, nisi cum natura est proximè morbum aggressura? At fateor in inflammationibus medicamenta non conferre, præsertim validiora. Sed si mesenterium obstructum & humoribus plenum, cur non
pharmaca præscribes ?

Refectoris impluviorum uxor prægnans latus dextrum dolet. Dùm
sana est ,de eo querula est latere, fortassis quia pars hæc infirmior
est, aut hæret pulmo ad costam. Mirum quod contigit. Cùm febris
increbescebat , quæ certè erat partim essentialis, partim symptomatica,
tantus dolor erat, ut summam difficultatem spirandi afferret. Ergò
non erat pleuritis, sed dolor lateris pro motu febris, & humoris
exacerbatus. Nam quicumque laterum doloribus est obnoxius, dum
febris adest, aut adesse debet, dolet tunc latus, eodem modo ac si
pleuriticus foret. Frangente se febris calore, minuitur dolor. Quod
arguit dolorem istum accidentarium esse. An his sectio venæ confert ?
Confert, sed non sæpius repetita, quia non tam fit per inflammationem aut impactionem, quàm infirmitatem, ut quæ pars infirma est,
facilè corpori condoleat. Maximè verò sese profert dolor in gravidis
ob compressionem vasorum.

Constitutio Hyemalis anni Domini 1575.

QUICQUID dicat Aphorismus istæ *siccitates imbribus salubriores* : oportet distinguere αὐχμὸν, ϗ ξηρότητα. Nam siccitas bona
est, sed αὐχμὸς & tempus αὐχμηρὸν malum est. Nam excessum in siccitate facit & ostendit. Et qui humores tali tempore dominantur, non
tam humores sunt quàm ἰχῶρες & serum αὐχμηρὸν. Et non est quod dicat quis in squaloribus ipsis nullum aut paucum excrementum redundare : ut ea ratione in siccitatibus dolores articulorum fieri non putarit
cnm Hippocrate Galenus. Bifariam aut trifariam respondemus : primum quovis tempore, etiam sicco, potest proventus esse humorum,
aut potius ichorum : ut non tam quantitas ejus quod superfuit, quàm
ejus qualitas consideretur. 2. Si adest serum superfluum in corporibus,
tempore squalido, non tam adest prima generatione materiali, quàm
formali, id est si præcedat humiditas multa, deindè repentè adveniat

constitutio pluviis carens immò squalens & caliginosa, aderat materia ratione antecedentis humidæ tempestatis : sed succedente sicca & squalida , absumitur quidem crassior quædam pars, sed serum quoddam remanet propriam habens generationem , διὰ τ8ς αὐχμ8ς, quod deterius toto humore. 3. Si qualis aër tales spiritus & humores, quis dubitat quin spiritus nostri squaleant, item & humores? 4. In αὐχμοῖς etiam alimentum ipsum aret & squalet. Sic partes nostræ internæ arent & squalent in ejusmodi statu. Undè videmus corpora emaciari, & quæ tenuïa sunt corpora, & λεπ7ὰ, ea penè extabescunt. Adeò magna vis τ̃ αὐχμῶν. Et nisi nos ipsi vidissemus numquam crededissemus tantam esse vim squalorum. Æstas quidem per se ista squalida, sana fuit. Sed totus Autumnus & hyems malè sana fuit. Autumni initio (ait Hipp.) serum dominatur. Quod, credo, fit bifariam, tum ob intempestivum usum fructuûm horariorum , tum ob præcedentem æstatem , quæ adussit humores & nescio quam siccitatem in partes solidas induxit. Jam antè docuimus dolores capitis summos in ejusmodi squaloribus vagatos esse, ophthalmias siccas & αὐχμηράς, species quasdam ignis sacri in tibias, in brachia. Quasdam paralyses non valdè contumaces , sed malas ob effrenem vim seri. Maximè verò Autumno finito, Ischiades genus muliebre vexarunt. At numquam Ischiades in siccitatibus? Non quidem ratione ipsius temporis, nec quandiù viget tale tempus, non adsunt. Sed cùm repressus est squalor succedente Autumno & Hyeme, tùm dolores isti populati sunt; nec quosvis tenuerunt, sed mulieres. Quod his de causis contigit. Fusio fit ob squalores, corpora perspirantia non tam graviter habent á fusione ipsa , niminum perspirabilia læduntur : at tale genus mulierum. Item tùm demùm isti dolores fuerunt , cum squalidum tempus autumnalis constitutio & hyemalis excepit ; ut non sit mirum, si in corporibus astrictis, ob proximitatem constitutionum penè contrariarum, mutatio facta fuerit magna. Et arthritides & ischiades etiam in mulieribus diuturnæ non fuerunt: quia non erant genitæ à frigidis & crassis humoribus, ut ferè fit, sed à sero quodam. Undè clamosæ quidem fuerunt, sed non diuturnæ.

Nunc videamus duo, cur mulieres eo non solùm tempore potiùs ægrotarint quàm viri , sed etiam totâ ferè hyeme. Posteriùs quinam alii morbi post tonsillas, ischiades, dolores capitis in hominum genus miserè invaserint.

Ac primùm quod in squaloribus mala dolorifica ab indomito potiùs sero, quàm à multa materia in vulgus sæviant, præter ea quæ superiùs dicta sunt, illud est commemorabile, quod scribit Hipp. dolorificas admodùm ophthalmias in squaloribus vagari. Immò si viveret Hipp, non posset meliùs describere morbos qui eo ipso tempore vagati sunt, Nam & meminit tussium vehementissimarum & peripneu-

Sect. 7. lib. 6. Epid.

moniarum, & ante æquinoctium faucium inflammatarum, & levium fyderationum: deinde fub finem ait: Et eruptiones in æftate fiebant, & in ficcitatibus lippitudines dolorofæ populariter graffabantur. Primùm viri potiùs tuffiebant quàm mulieres, quia, ait, foras magis prodirent viri quàm mulieres. Et poft dicit, anginæ famulas frequentiùs corripiebant, quibus & violentiffimæ fiebant, & eas interimebant. Quod annotavi de ferva confulis Scaronii, cui talis erat angina ficca & tanta ficcitas & αὐχμὸς in faucibus, ut præ falivæ defectu illa ferè fuffocaretur. Et prout injiciebatur aliquid madefaciens & humectans, ità illa facilius refpirabat. Deniquè multis abfceffus, & ardores circum faciem, fauces, oculos, ut in eorum canthis pruritus intolerabiles, tumores fub linguâ & ad guttur.

Sed & innumeris dolores ventris inferioris à difpofitione inflammatoria, ut potiùs ad phlebotomiam recurrendum effet, quàm ad catharticum. Adeò præfentis abfceffûs erat metus; multis venam fecuimus, & profuit.

Inter cætera mirum fuit, quod ferè totâ hyeme, folæ mulieres ferè corripiebantur. Hipp. tale aliquid obfervat: ait enim de puftularum eruptione in fqualoribus. Nulli mafculo tales erupiffe vidi. Nulla autem mulier mortua eft, cui hæc fiebant.

Sub finem hyemis mulieres non fuerunt à morbis immunes, ut nec ante, nam plerafque eodem tempore tenefmi dolorifici vexarunt, ut populariter in mulieres, & gravidas præcipuè vagarentur.

Quibus naturâ infirmi erant pulmones & vitiati, illi derepentè in febrem inciderunt, in dolores lateris, in peripneumonias, quæ intra quinque & feptem dies mortem attulerunt. Multos interiiffe vidimus. Qui primo quoque tempore curati, antequam febris aucta fuiffet, & auxiffet ufum refpirationis, ii ferè evaferunt.

D. Denifot narrat de quodam juvene nobili: huic erant ulcufcula nullâ arte fanabilia. Recrudefcebant fanata. Tandem vifum eft optimum fi hydrargyro oblineretur, & tamen fputatio feu falivatio non procuraretur. Sine relapfu convaluit.

Notavimus jam antè multis oboriri dolores lateris, qui aut fecta vena, aut aliquo remedio ufurpato, ftatim evanefcunt. Et propterea fecuros effe non oportet. Nam indè fæpè peripneumonia fuccedit. Immò ifti dolores lateris funt tantùm accidentarii, nimirùm per refudationem feri acriufculi in corpore ipfius pulmonis flabulantis. Et cum febris adeft, & præfertim thoracem occupat, fit velut ebullitio humorum & orgafmus, & hinc modò in dextro, modò finiftro latere dolor oboritur, qui pleuritin refert, fed non eft. Et medici ftatim fecant venam fatis imprudenter, & cùm febris perfeverat, æftus, fitis ingens, & difficultas fpirandi perfeverat: tamen fecuri effe folent,

& benè actum cum ægro putant, quod tam levi remedio cesserit malum. Sed fovetur in pulmone multò deterius malum, nempè phlogosis à fervente ichore & sanie in corpore ipsius pulmonis. Ac primùm aliquis dubitarit, an inflammatio pulmonis dolores in lateribus excitet. Primùm id experientia vidimus. Immò plerique vìx distinguunt inflammationem pulmonis cum febre conjunctam à febre causode, quod vera inflammatio pulmonis rarò adveniat : sed illi ferè peripneumonici intereant, quorum pulmones infirmi naturâ multam saniem collegerunt, undè corruptio ipsius pulmonis secuta est. Vidimus apertum cadaver Joannæ Navarrhorum Reginæ, & Caroli noni Gallorum Regis, & Joannis le Myre, & Mercatoris ad insigne trium Corollarum, qui omnes interiêre à latente peripneumonia, precedente dolore lateris aliquo, sed non magno : & iis omnibus corpus pulmonis putre erat, & saniosum, & fœtentissimum. Carolus Rex peripneumonicus erat, sed inflammatio verè eum non sustulit, quanquàm dolores lateris eum sæpè fatigarent. Sed alii verè peripneumonici intrà sex aut septem dies periêre ; cùm in latere dolor ortus esset, qui derepentè evanuit. Et quæ inde peripneumoniæ, & febres focum in pulmone habentes, nascuntur ; decipiunt Medicos. Hippocrates cùm peripneumoniam describit, ait : *Peripneumonia fit cùm pulmo sanguinem, aut pituitam salsam in se attraxerit. Ab initio, & per totum morbum tussis arida & acuta, rigor, febris, dolor in pectore & in dorso incumbit, aliquandò etiam in latere, erecta cervice spirat.* Maximè verò observavimus in iis dolores laterum excitari, quibus aut thorax hydrope laborat, aut pulmo duriusculus sanie multa scatet. Quòd in superioribus visum est. An talibus phlebotomia confert ?

Doctor Medicus certò affirmavit, vidisse se quendam Quartanarium, cui in decursu febris ulcuscula toto corpore paruerunt maligna. Consilio quorundam frictiones ex hydrargyro usurpantur. Sanantur ulcera, imò & febris ipsa quartana

De simili casu vid. Tom. 2 Consiliorum Authoris Consilio secundo.

. In quorumdam febribus curandis, meliùs est sexies pharmacum dare, quàm semel phlebotomare. Quia febrium materia in talibus est in mesenterio conclusa, & non per genus venosum sparsa. Sed quibus corpus calidum, humidum, & putredini obnoxium, presertim parùm perspirans, & cùm venæ sunt amplæ, tutò sectio venæ tentatur. Et reverà, magnæ est prudentiæ observare in ægris, quibus phlebotomia potiùs confert & quibus purgatio potiùs, ut non peccetur in medendo.

Constitutio Verna & Æstiva anni D. mini 1576.

NOn fuit hæc tempestas morborum ferax. Aquilo mensis Martii & Aprilis partem aliquam perflavit. Quod nos videre potuimus, dux maximè partes, morborum, qui fparfim vagati funt, authores fuerunt, caput & venter inferior. Hic innumeros dolores hypocondriorum intulit, per quandam expreffionem infernè sursùm mali feri & ichoris à cacochymia manantis. Hi dolores falfas nothafque pleuritides retulerunt. Nec tam de fecandâ venâ cogitavimus, quàm de purgando, quanquàm & phlebotomiæ locus fuit. Dolores erant fævi, & inter cæteros adoriebantur mulieres, prçfertim valdè oxythymes, & quibus anxietas, ægritudoque aliqua fuit. Febres ii dolores accerfebant fatis malas. Caput autem innumeras fluxiones toto menfe Aprili, Maio & Junio, expreffit in maxillas, dentes, guttur, humeros, brachia. Vidimus multos, quibus hemiplegia minabatur, aut paralyfis. Multis refolutiones quædam mufcülorum Maffeteron evenerunt. Serum malum & cacoëthes à capite manabat. Et oportuit neceffariò ad venæ fectionem defcendere ob dolorum acerbitatem. Parulides multis, & quædam putredines maxillarum contigêre. Denique caput multorum malorum origo fuit. Dubitabatur tamen an iftæ affectiones brachiorum & articulorum effent omninò à capite, an etiam per metaftafin quandamevenirent, naturâ fefe exonerante, & à genere venofo in nervofum, humorem excutiente; in quibufdam reverà à capite malum erat, in aliis concurrebat etiam cacochymia corporis ; nam vidimus qui omninò immoti manerent, cùm tamen caput non doluiffent, nec in partibus fuperioribus quicquam alienum fenfiffent, fic videbatur quædam diffufio humoris à genere venofo in nervofum, & veluti expreffio.

Ad æftatem morbilli pueros infeftarunt, profluvia alvi comitabantur : ingens humorum erat corruptela, an morbili ἀπὸ τῦ θείυ funt ? Reverà abfceffus funt maximâ ex parte, & fequuntur conftitutionem corporis, quanquàm temporis conditio vires nefcio quas addit. Sed reverà à corpore eft id quicquid eft : & fi folùm effet hoc ab aëre, folis excretionibus, & influxibus malignis id eveniret, & eas folis medicamentis alexitericis oppugnaremus. At ingentia profluvia alvi quæ fequuntur, & quæ nifi fequerentur, multò deteriùs cum ægris ageretur, declarant cacochymiam corporis ad id maximè conferre, & oportere etiam folennia & vulgaria aliorum morborum remedia præfcribere, & hujus cacochymiæ, quæ reverà habet aliquid prçter communem communis cacochymiæ fortem, virus eft id quod in cutem efflorefcit.

Quæftio effe poffit, an non phlebotomia confert in iftis defluxionibus à capite, licèt humor dolorem excitet ? Frigidus enim videtur, & potiùs pophlegmatifmis aut errhinis effet repurgandus, quoniàm illàc viam quærit cùm cerebrum quodammodò diffunditur ac liquatur, quod Hippocrates διάχυσιν vocat. Tamen quoniam videmus in locis calidioribus, potè carnofis facilè phlegmonas excitare, si quid tale cogit, fortè à phlebotomiâ non eft temperandum.

Febres quæ vagabantur, partim ex iis quædam erant longæ, ut quæ corpora εὔσαρκα corripiebant; partim breves. Acutæ fatis & valdè molestæ. Quod mirum fuit, in multis fudores aderant maxima febris parte. Et dubitabamus, an tutò dari poffet aliquid, aut tentari, nos referebamus iftius fudoris caufam ad copiam mali feri. . . .

Nobili viro repentè oboritur dolor paulò fuprà orbitam oculi, cum tumore quodam exiguo. Adminiftrantur remedia anodyna. Aliquantùm proficitur. A decimâ matutinâ ad quintam ferotinam dolor perfeverabat ἀπυρέτως. Sequentibus diebus idem contingebat. Paulùm admodùm aut anticipabat exacerbatio doloris, aut retardabat. Arteriotomia celebrata. Admotum emplaftrum de ranis. Conceffit aliquantum dolor. Uno antè anno litum ex hydrargyro fuftinuerat. Reliquias Danaûm exiftimabamus. Exitus acta probaturus eft. Admirabilis hæc periodus ad meridiem, cùm luis venereæ reliquiæ moveantur de nocte.

Joannes le Coq per diffufionem humoris à capite quibufdam primùm particularibus convulfionibus captus eft. Magna copia pituitæ ad os fluebat. Epileptico modo convulfus eft. Caput aliquandò læfum fuerat, ut audio. Gulæ & veneri indulferat nimis. Nos in purgationem capitis incumbendum voluimus. Tamen aliquibus poft diebus febriculæ occafione inductus Medicus venam fecuit. Non multò poft interiit. An non in epilepfia mittendus fanguis? Nequaquàm, nifi aut fuppreffio fit aliqua folennis, aut fanguinis copia adfit, aut tranflatio maligna, & fumma partium inferiorum obftructio. Sed ratione cerebri vix confert.

In morbis Medico multùm eft negotii fæpè : nec enim folùm ei cura eft habenda mefenterii ; fed pulmonum, capitis. Etenim quod alvo contingit, idem & cæteris partibus. Alvus fæpè, quia commune eft receptaculum potulentorum, & efculentorum, habet evacuationes, & καταρρήξεις. Idem aliis partibus evenit. Poftquam enim diù congefferunt excrementa, tandem minimâ occafione externâ laxatis veluti fibris, exonerare fe volunt. Hinc tuffiendi diuturnæ moleftiæ, defluxiones, diarrheæ, & in febribus longis ῥευματισμοὶ, ut Author libri de typis annotavit. Et id valdè annotandum, ut reddatur ratio, τῆς συμπαθείας, ϗ μίξεως τ̄ νοσημάτων.

In vico hortorum uxor fabri lignarii peperit. Nefcio quid aliud evenerat, fed ab eo tempore fingulis cujufque menfibus febre corripitur, quæ quadraginta horas durat. Deindè fuccedit fudor copiofus. Convalefcit. Quid declarat menftrua hæc febris? Notandum hoc.

Autumnales morbi, & præfertim febres peffimæ funt. Et levi de caufa febris repetit, ob humorum aduftionem & penitiorem vim putredinis. Nam cùm humores per æftatem adufti fint, immò & partes internæ quadamtenùs ficcatæ fint, & fqualidæ factæ, maxima eft in febrem aptitudo & proclivitas. Nec facilè morbi tales depelluntur, quia habituales fiunt. Ac præclarum effet philofophari de humorum & morborum autumnalium proprietate. Nec enim inæqualitas temporis horum malorum author effe videtur, ut placet veteribus. Eft alia quædam abditior & fecretior caufa. An quod eo tempore ferum dominatur, ut placet Hippocrati ? An quod, ubi eft infirmitas, ibi morborum eft proventus & contumelia ? At Autumnus peculiarem hominibus conciliat imbecillitatem, nec vis elucet & apparet ut aliis in temporibus. Quod declarant ipfæ arbores, quæ folia relinquentes, omnes fenefcunt. Si id quercubus evenit, cur non homini quercubus imbecilliori ?

Jofferius Procurator, magno metu territus aliquot poft diebus hypocondrium finiftrum doluit. A vetere cacochymia ferum putre fubierat partes iftas, & vis erat atrabilarii humoris. Secta ftatim vena. Neutrum in latus decumbere poterat, ἀπύρετος ferè. Si biberet vinum illud dolorem afferebat, & fenfum cujufdam acrimoniæ. Ter repurgatus, & materia fæculenta valdè exclufa, convaluit.

Conftitutio Autumnalis anni Domini 1576.

ANNOTATUM paulò fuperiùs quæ videatur effe de morbis autumno vagantibus, & de ipfius autumni temperie opinio. Annotarunt & Chirurgi hac maximè conftitutione omnia ulcera effe δυσεπυλωτικὰ. Hoc autem inclementiam, & gravitatem ipfius aëris indicat : tamen morborum non fuit ferax autumnus. Quartanæ febres multæ, & erraticæ vagatæ funt. Atque maximè illud obfervavimus, quod Hippocrates, in aphorifmis annotavit, φθινοπώρῳ σπλῆνες. Nam conquerebantur omnes potiùs ægri de hypocondrio finiftro. Et quantùm judico, in morbis autumnalibus eft κακοήθεια ob aduftionem, & excitantur paroxyfmi inordinatè & erraticè per quandam effumationem venenatam. Immó ægrefcunt potiùs medendo. Nec bonum obftinato quodam animo velle eos morbos deturbare & demoliri. Et quod diligenter animadvertendum eft in morbis autumnalibus non eft exactè cibandum, & obfervanda ea lex, & ratio victus, quæ in aliorum temporum morbis tenetur. Autumnalium enim morborum κακοήθεια adjectione fucci alibilis tollitur, & cùm humorum & fpirituum fit quædam exuftio & fqualor, id mitigandum eft, ac contemperandum bonitate alimenti. Idipfum Hippocrates, & poft eum Galenus animadvertit. Ità enim Galenus, morbis qui ex corruptione fiunt, autumnus

affimilatur.

affimilatur. Ideò qui eo febricitant tempore, continuâ optimi ali- Comm. ad Aphor. 17. lib. I. Aphorif.
menti indigent adjectione; & fi vires validæ fuerint, fæpè & multa ; fi
imbecilles, pauca & fæpiùs offeremus. Et paulò antè dixerat, defectum per fe exigere adjectionem alimenti, corruptionem autem, τἑω
ἐπίκεϱσιν. Et quod fuperiùs dictum eft de adjectione cibi, idem dici
poteft de detractione fanguinis. Si corruptio magna eft autumno, fi vires
imbecillæ, cur tamen liberaliùs eo tempore demitur fanguis ? In hoc
peccatur maximè. Et vidimus fæpè multa venæ fectione fatigatos fuiffe
ægros, & nihil aut parùm allatum effe adjumenti. Sic correctio illius venenatæ qualitatis (nifi fortè manifeftæ cacochymiæ cum plethora adjumenta fuerint) potiùs eft providenda, quàm evacuandum
liberaliter, aut de alimento detrahendum. Atque in eo multi peccant.
Quòd autem fufpicio effe debeat venenatæ vis in omnibus ferè morbis
autumnalibus, id patet maximè. Ægri facilè emaciantur, liquefcunt
ac extabefcunt, cùm tamen videantur fat bellè habere, & nullum aut
exiguum dolorem fe fentire fateantur. Febres lentæ funt, continuæ,
fymptomaticæ, nam in diathefi confiftunt, & contumaci quadam
obftructione, & vitio partium. Declarant dolores qui paroxyfmis &
exacerbationibus redeuntibus fentiuntur. Nam quibufdam in finiftro
hypocondrio dolor percipitur, qui aliàs circumfcribitur eo loco, aliàs
ad claviculas ufque protenditur, pleuritin mentiens, ut in uxore
D. Gabrielis toto Autumno apparuit. Aliàs circùm regionem hepatis,
ut in ea Virgine apparuit, quæ manebat è regione Ecclefiæ Sanctæ
Crucis. Aliàs ad furas & tibias, ut Satelliti Mabirio, & Præfidi Dour-
fæ. Aliàs ad os ftomachi feu ventriculi, fenfim ad os fterni perrep- Lib. I. Epid. noftror.
tando, etiam fine manifefto calore, ut Burgenfi Servo Domini Chal-
mefi contigit. Nullus credat, quæ fit fœtura fymptomaton, morbos
autumnales comitantium, ut Medici circà ea debeant potiùs effe fpec-
tatores & admiratores, quàm actores. Et nifi experientia id me docuif-
fet, numquàm id credidiffem. Ac quod maximum eft, fæpè in morbis
autumni medentium oleum, & opera perditur. Et ut ingenuè dicam,
idem ingenium videntur habere morbi autumnales, quod & carcino-
mata. Ac non mirum fi ægrefcant medendo. Hæc annotare volui,
ut certiores facti de more & indole ipforum morborum, & in diæte-
tice, & in pharmaceutice aliter nos geramus, quàm in aliis morbis.
Ac hoc verum affevero, in magna Quartanariorum Iliade & fœtura
anno 1571 ex Quartanariis, qui & phlebotomiis, & medicamentis
vexati funt, omnes ferè perierunt. Qui incurati fuerunt, ii ferè omnes naturæ vi ad menfem Martium fenfim convaluerunt. Vide quæ in
primo libro annotata funt.

Mirum id de quo conqueritur quidam. Ait enim fibi dolorem effe
in ventriculo penè intolerabilem. Et is dolor exacerbatur, maximè

cùm bibit vinum. Et illud fumptum aliquot poſt horis vomitu cogitur excludere. A cæteris non ità offenditur. Undè hoc? hypocondriacum illud eſſe videtur. Et phlogofis eſt, & difpofitio inexplicabilis ea in parte. Idem contingebat mulieri fplenicæ, & melancholicæ. Si enim hauriebat vinum album, dolor in finiſtro hypocondrio
erat intolerabilis. Idem Joſlerio Procuratori eveniebat. Vide quod
ante fcriptum eſt.

Jo. Chalumeau annos natus 50 aut plus eo, corpore fqualido &
viſceribus pari modo affectis, nephriticis fymptomatis conflictatus
eſt. Dolor fixus. Excretio nonnullorum lapidum ex intervallis. Ren
finiſter lapide angulos obtufos habente obfeſſus eſt. In ureteris principium implantatus deprehenſus eſt poſt anatomen. Febris concluſa plus
in receſſu quàm in fronte habens, aduſtio & fqualor. Extimus habitus alſioſus. Lingua fqualida & horridula, æſtus & fitis. Meïebat
plus juſto. Urina aquea planè. Senſim extabuit. Diabete interiit. Ren
alter lapide non obfeſſus. Juſto minor erat, & penè collapfus erat.
In altero lapis prędictus deprehenſus eſt. Nullum commemorabile
vitium, quod fub obtutum caderet. Sed morbus partium fępè τῆς
ὀργῆς ἐτίας eſt, & fæpè fitis eſt renum irritata facultate attractrice. Et
hic morbus inexplicabilis eſt ferè. Quęſtio eſſe poteſt, quomodò ren
tam malè affectus ferum à fanguine fecernit? Cur non fanguinem
faniofum & feroſum aut ferum fanguinolentum pręterlabi finit?

Qui fit, ut ventus qui per rimulam, aut anguſtiorem locum af-
pirat (qui vulgò *vent coulis* dicitur) deteriùs partes afficiat, quàm
qui per ampliorem locum irrepit? Immo quendam veluti σφάκελισμὸν
& venenatam vim infert.

Conſtitutio Hyemalis anni Domini 1576.

HIC confiderari potuit quantam vim habeat aër & tempeſtas.
Nam cùm auſter maxima ex parte perflaviſſet, nervorum &
cerebri œconomia plurimùm labefactata eſt. Et reverà habet θεῖόν τι. Nec
enim tam eſt humorum parens; quàm author διαθέσεώς τινος in partibus
ipſis. Vel enim partes firmat, vel imbecilles facit. Undè flante auſ-
tro βαρυκοΐαι, νωθρότιλες. Quare? quia ſυντονία ipforum nervorum afficitur ac labefactatur: corpus fit καταρρῶδες, fiunt in corpore quædam καταρρήξεις, modò in interno corpore, modò in externo. Si in
interno, vel in alvum ipfam fiunt, hìnc diarrhœæ & alvi profufiones:
fi in pulmone id fit, dolores lateris, præfertim pituita liquefcente &
πνευματωμένῃ. Et fic de reliquis partibus. In interno corpore fiunt
iſtæ καταρρήξεις, vel à capite ipfo in fubjectas partes, unde paraple-
giæ, & ἡμιπληγίαι; vel in ipfiſſimis partibus, hìnc paralyfes particu-

lares. Sed morborum magna fœtura est, præsertim paralyseon, hemiplegiarum, defluxionum, διαχύσεων τῦ φλέγματος, si caput affectum est aut gravatum. Affectum, ut cum inclementia cœli afficitur. Unde plerique exeunt domo manè sani & sicci, qui attracto haustoque aëre nubiloso, aut frigidioris auræ appulsu, statim tussiunt, vocem raucam compressamque habent. Gravatum autem caput, veteris excrementi suppressione. Sunt enim quædam capita, quæ excrementosa magis sunt quàm alia, porrò inter homines vim tempestatum & mutationum præsentiunt qui sunt λεπτομερέστατοι, & spiritus quoque tenues & subtiles habent. Porrò per totam hyemem & sub principium veris magna paralyseon fuit ilias : & non solùm erat fluxio quædam subfrigida à capite, sed & concursus cacochymiæ pecculiaris corporis. Hanc quidam ad Cœlum referebant. Juvit sępiùs in his etiam resolutionibus & defluxionibus phlebotomare.

Mirum illud est & non negligendum, quod celebres Lithotomi Parisienses se observasse dicunt, cassiam nocentissimum esse medicamentum iis, quibus sectione detractus est lapis. Proptereà Laurentius senior, lithotomiæ prudens & peritus, contendebat primum à Medicis λιθοτομηθέντι medicinam facturis, ut ne cassiam præscriberent. Observasse enim se asserebat multorum periculo id medicamenti devoratum esse, & omnia in deterius versa fuisse.

Dumæi filia annos 17 nata febricitavit; huic dolor nonnullus ad claviculas & brachium ferè ad olecranum. Non putabatur fluxio tam maligna, nec quod subtus cuniculos ageret. Cœperunt illum morbum quibusdam remediis agitare, anodyna applicare, purgare, oppositæ partis venam secare. Septimo die comatosa, ac veluti resoluta fit. Partes quæ dolebant, cœperunt esse indolentes. Nil in superficie apparebat. Mors. Brachium erat velut syderatum parte internâ ad periostium, ante mortem nigrescebat. Circà ipsius periostium serum & virus reperitur, quod exusserat & corruperat partem. Immò jam labes pervaserat ad interiorem thoracis partem, ac si surda fuisset, ut ita loquar, pleuritis. Admiranda sunt effecta seri venenati.

In domo J. Trouvé Notarii Clericus annos 22 natus, horruit atque incaluit. Nox implacida, vomitiones assiduæ rerum variarum, deindè velut cineritiæ ac nigricantes. Dolor ad totum ventrem implacabilis. Hypocondria ἐπώδυνα, & distenta. Neutrum in latus decumbere potuit. Febris assidua. Jactationes. Ferre potuit phlebotomias : nec adjutus est. Venter perpetuò siccus, non solvebatur. Volvuli magna erat suspicio. Quinto die repentè interiit. Vomendi finis non fuit. Incendium intùs magnum. Mortuus valdè à maligno intumuit. Aperto cadavere, colon erat velut nigrefactum, epiploon totum putre. Ad regionem hepatis sanies purulenta. Fœtebant adeò, omnia, ut viscera dimovere horribile fuerit. Audio halitum illi fœtentem fuisse.

Servus Gaillardi Julianus in febre assidua opprimebatur penè. Natura causam oppressionis detexit, procurato expectorato. Medicus in febribus etiam essentialibus debet curam habere & pulmonum & partium aliarum, quæ fovent novum morbum vetere pejorem. Hinc successiones morborum. Et prout variarum affectionum sedes, ita var iæ crises.

Constitutio Autumnalis anni Domini 1577.

AUTUMNUS anni Domini 1577 ἐξανθημάτων puerilium feracissimus. Immò qui annis, usu & experientiâ valebant, tantam puerorum cladem vix se unquam percepisse dictitabant. Æstas salubris fuit, sicca & squalida. Ver & principium Æstatis humidum & tepidum. Sed mirum cùm Æstas saluberrima fuisset, cùm vacarent ferè omnes Medici munere ob ægrotantium inopiam, quomodò eruptio ista pustularum tot pueros sustulerit. Quicunque enim initio prehendebantur, sçviente ac flagrante malo omnes penè peribant; & non proficiebat hilum ars ea, quæ multis auxilio esse solet. Tanta seri venenati erat malignitas! Maximè verò ob ἀναρρόπιν aut ob capitis quandam peculiarem plethoram, facies deturpabatur, oculi intumebant, ut metus esset aut exertionis, aut prçsentis cæcitatis. Paucis apparuerunt ἀπνέως. Erant enim mali moris. Quarto aut quinto die febres assiduæ incidebant. Antequam clades ista invasisset, viris & majoribus apparebant maculæ, ecthymata, miliares pustulæ, & cætera id genus, idque Æstate maximè. Sed id nullum afferebat periculum. Certum est quodam tempore, quodam statu, certum genus hominum, certo morbi genere tentari; quod Hippocrates in Epidemiis animadvertit. Quod Plinius scitè scripsit. Universis gentibus ingruunt morbi; & generatim modò servitiis, modò procerum ordini, aliosque per gradus.

Cap. 50. lib. 7.
& Cap. 1. lib 16.
de Mentagra.

Filius Damisellæ de Mommor habuit aliquid notabile. Dolor lateris post vehementes exercitationes, & corpore plethorico. Secta vena. Febre auctâ, & exacerbatâ, summa erat difficultas spirandi. Ad nothas penè costas dolor erat. Peripneumoniæ metus erat. Nec nisi ferè erectâ cervice spirare poterat. Febris paroxysmo inclinante (nam remittebat, non intermittebat) difficultas spirandi minuebatur, & dolor lateris. Sic febris erat essentialis, potiùs quàm symptomatica. Non tàm juvabat sectio venæ, quàm purgatio. Natus est patre hepatico, & aliquid habet reverà συγγενές. Verebamur de pleuritide ex dorfo. Non erat tamen. Nam talis pleuritis Hippocrati crifin habet *Lib. de morbis.* per urinas. Is verò potiùs per alvum, & cavebamus ne errorem committeremus. Nam fputa erant biliofa. Talibus apparentibus Hippocrates cavet ne deorfum purgemus. Hoc an verum videto. Ingens humorum colluvies deturbata eft, & prudentis Medici eft in talibus videre nùm potiùs purgandum (quod facit D. Magnus Medicus) ut non tàm liberaliter fanguinem mittamus.

Nobilis viri Perroti morbus notandus. Dolor pectoris. Rauca vox *Eryfipelas intùs* & fummiffa, non libera. Difficultas fpirandi. Tuffis nulla. Febris aut *foras prodire bo-* nulla aut exigua. Repentè intùs foras tumor apparuit in offe fterni. *num.* Eryfipelatodes quid, audacter detractus fanguis, quod latentis phlogofeos (quæ inflammationem tandem in pulmone peperiffet) nobis erat fufpicio. Convaluit.

Damifellæ cujufdam latus dolentis hiftoria commemorabilis. Nam cum pulfus languidiffimus effet, & penè de feretro cogitaretur, ratione doloris prefentis, qui eam facilè profternabat, miffus audacter fanguis fanitatis author fuit. Sic fortuitus aufus fępè rationem prudenter initam fuperat.

Equitis Torquati D. de Rochefort filio annos 12 nato erumpunt exanthemata. Cùm defęvire viderentur, fpuit & expectorat cruentum, nec non meiit cruentum, idque abundè coguntur Medici, etiam pręfentibus exanthematis, venam aperire. Evacuato per viam urinarum fanguine tandem moritur. Aperto cadavere, internum etiam corpus ecthymatis fcatebat. Rupta erant vafa fanguinis, & in regione renum multus collectus erat. Hoc fymptoma novum deprehenfum eft.

Gratiani latus dolentis notanda hiftoria, Sexies fecta vena, fępè repurgatus eft. Miraculo evafit. Ferè ictericus erat, & fanguis ἰκτεριώδης. Etiam in magna cacochymia audendum eft, nec diffidendum ità viribus. Hæ enim recreantur, prout de faburra detractum fuerit.

Filii D. Poiffe obfervanda hiftoria. Falluntur quippè fępè Medici, qui audientes ῥοῖζος quoddam junctum cum dolore lateris, cum expectoratione exigua; de finiftro rei eventu pręfagiunt. Ifte convaluit pręter fpem. Et febris erat potiùs effentialis. In omni febre effentiali, cùm junctus eft dolor lateris, febre aucta, dolor augetur. At in vera pleuritide augetur febris aucto dolore. Filius Damifellæ de Mommor id teftatus eft, de quo antè. Et Medici plurimùm debent animadvertere, ut dignofcant an febris fit effentialis, an non, quoties agitur de dolore lateris.

Quidam nuper matrimonio junctus, cûm irà incanduiffet, febre corripitur. Nondum à nuptiis dies octo intercefferant. Verebantur nè ei phlebotomia noceret. Tamen ob ingentem febrem celebratur. Satis alacriter tulit; fed intrà modum conftitutum eft. Excrevit innumerabilem humorum copiam per alvum. Languit planè. Insomnis. levia deliria. Post corporis purgationem ingentem sanitati restitutus est.

Medicus narravit de quodam fluore dysenterico laboranti. Post multa remedia consilio Medicorum, ad usum lactis bubuli recens mulcti adactus est. Coagulatum in ventriculo : incredibile dictu quanta indè symptomata, defectiones animi , & similia. Undè lac coagulatum in ventriculo aut intestinis, instar veneni esse, Dioscoridem asseveravisse credunt. Tamen, cùm necessitas ad usum lactis inclinaret, acutior Medicus consuluit, ut lac coqueretur, chalybearetur, deindè aqua injiceretur in lac dum coqueretur. Usus est, profuit valdè ; & illud est de consilio Aëtii , capite de coctura lactis. Et admirabile id est, quomodò lac ita paratum conferat.

Coagulatio lactis coctione & aqua injectione impeditur.

Si à viribus sumitur indicatio, fortè id fallax est. Nam videmus sæpè in principiis morborum & pulsus intermissionem & inæqualitatem summam : & tamen audacter purgatio instituitur , & venæ sectio. An hoc tutò fit ? Ab oppressione potiùs est ea infirmitas , proindè natura deoneranda est, ut recreari possit.

In morbi principiis virium infirmitas ab oppressione.

D. Duretus febre assiduâ laborabat. Sputa erant prava. Noluit corpus medicamentis agitare, & naturæ maximam negotii partem commisit. Sed ecce dum natura non revocatur ab instituto, die 7. 11. 14. & 17. sudor apparuit juvans plurimùm. Agant quidquid velint Practici. Sed reverà dierum observatio magni facienda est. Et credo naturam plus secernendo , & sudorem unum excitando prodesse, quàm Medicos suis medicamentis. Immo naturæ officium perturbatur.

Dierum criticorum observatio magni facienda.

In uxore D. Rose mirum fuit, quod pilularum uterinarum & blandarum usus dolores excitavit in utero , inguinibus, suris tibiarum , adeò partium istarum maximus est consensus ?

Damiselle Dolot, & de Bobigny in febre longa futura opinione nostrâ, dolor ingens ventriculi. Inopinato utraque convaluit usu pilularum stomachicarum. Et reverà tollunt quandam causam conjunctam mali. Et idem in contumacibus doloribus stomachi faciendum.

Gener D. de Brezé febricitabat , insigniter tussiebat. Circà quartum diem ecthymata. Nobis non apparebant. Cassia serò data. Multùm purgatus. Manè aperta vena. Credebamus impurum sanguinem detractum iri. Sincerus erat, nec enim serum habebat. Animo defecit post primum ferè vasculum. Temerè quidem secabamus venam. Bilem ἄκρητον ferè per inferiora dejecit. Iterùm atque iterùm purgatus, integrè convaluit. In discrimen conjectus est. Et nil tale moliendum. Naturæ totum relinquendum. Tamen dùm & purgatus & phlebotomatus

fuiffet, convaluit. Valuit id quidem experimentum ad fanitatem
breviorem & integriorem. Sed periculofum erat valdè & minimè
imitandum.

Mater D. Hellain in febrem incidit. Orgafmus humorum, dolor
tibiarum implacabilis. Jactatio. Nox inquieta. Manè ceffante veluti
tibiarum dolore, finiftri lateris dolor oboritur. Difficultas fpirandi.
Aperta vena. Die fequenti aperta etiam vena. Datum à meridie medicamentum. Ecce infignis pulfus mutatio, eaque terrifica. Intercifus
pulfus, quafi tendens ad caprizantem, inequalis, inordinatus, aliquantùm intermittens. Talis perfeveravit per quinque aux fex dies;
& cùm id ab humoris melancholici tetro vapore contingere videretur non defitum eft eam purgare. Purgata eft. Pulfus ad fuam
naturam, & fymmetriam rediit. In fenibus pulfus mutationes non
ità citò nos terrere debent.

Serva Stephani Colot cœliaca mihi vifa eft ex iis fignis quę proponit Fernelius. Et hic locus non eft ficcè prętereundus, quoniam
in controverfiam venit fępè. Et Medici fruftrà nituntur fupprimere.
Falsâ opinione febris ducuntur & ad phlebotomiam veniunt. Denique
non fatis accuratè diftingunt τὸ κοιλιακὸν, ἡ λειεντερικὸν. Ifta autem
ferva ita erat affecta. Primùm dolor infignis ad os ventriculi. Putabant illam ea in parte percuffam, fed fruftrà. Jactatio erat affidua.
Dormiendi impotentia. Quotidiè excernebatur copia ingens materiei
albicantis, veluti pulticulam referentis. Non leienterica erat, fed
erat excretio cœliaca. Etenim ventriculus fuo fatisfecerat officio,
fed ἀνάδοσις erat impedita· Et in hoc jacet difcrimen inter leienteri-
cam & cœliacam affectionem. Febris repentè oboritur, tùm ob
vigilias perpetuas & labores, tum ob motum materiei tam fœtentis,
cujus vapor cor feriens, non poteft non febriculam quandam excitare. Et in hoc affectu, fi maximè aliàs, oportet cunctari, & vires
fuftinere, ut tanto morbo fufficiant. Talis affectio fępè obfervatur,
ac fępè Medici quid facto opus fit, ignorant.

Ver & principium Æftatis anni Domini 1578.

HYEMS non ità infalubris fuit, licèt fuam temperiem non omninò benè fervaverit. Et cùm aufter circà finem hyemis per-
flaviffet, deindè veris initio aquilo dominatus fuiffet per dies aliquot,
malè morati morbi in hominum genus invasère. Prefertim verò dolores capitis acerbiffimi. Nefcio quo pacto à dominatu aut auftri,
aut alius cujufdam figni ferum malignum & indomitum in animan-
tium capitibus generatum fuerat, quod virulentiæ fuæ argumenta
prębebat, quocumque influxiffet, & ubicumque conftitiffet, fi in

fauces, & aſperam arteriam influebat tuſſes violentas, pruritus quoſ-
dam in pectore & inania tuſſiendi deſideria excitabat. Immò Medici
qui popularis morbi ſęvitiam conſiderabant, eos affectus ei conſimiles
arbitrabantur, quem olim *Coqueluche* vocitabant. Saltem magna erat
affinitas. Nullis cedebant remediis tuſſes. Ophthalmiæ ſęviſſimæ,
dentium dolores, ardoris ſenſus in capite maximus. Dolores lateris
maximè finiſtri. Nam pro quatuor ægrotis pleuriticis, quibus latus
dextrum affligebatur, quindecim aut plures latus finiſtrum dolebant.
Quod quâ ratione contigerit, obſervatione quoque dignum exiſtit.
Idem obſervavimus aliis annis ut lib. 1. Epidemiorum noſtrorum ſcriptum eſt. Multis gingivarum inflammationes contigêre & faucium dolores : denique & tuſſes iſtæ inanes valdè laborioſæ, & ophthalmiæ,
& laterum dolores populariter graſſabantur, & pauci admodùm fuerunt, quibus aut dolor capitis, aut coryſa, aut colli & cervicis dolor, aut aliquid ſimile contigerit. Et quod mirum fuit. Qui humor
per nares excernebatur, licet frigidus ſentiretur, tamen exurebat &
exulcerabat partes per quas fluebat, undè dolor intolerabilis. Maximum
remedium fuit in phlebotomia, ob inflammationes, & pulſatiles dolores, quos talis bilis aut ſerum bilioſum excitavit. Sic ideâ differe-
bant multi dolores, ab iis doloribus quos aliis temporibus humor
bilioſus pariebat. Simile quid obſervavimus contigiſſe, in hoc ipſo
Libro, cùm loquebamur de ſpecie cujuſdam ſirialeos, quæ capita
multorum affligere viſa eſt.

D. de Boiſſy dolens latus ſatis docuit, quod à medicamentis dolores laterum, preſertim cùm fiunt à fluxione, tantùm abeſt ut ju-
ventur, ut irritentur magis. Contrà, qui laterum dolores principia
duxerunt à partibus inferioribus, non niſi medicamentis purgantibus,
iiſque validis adjuvantur.

Multis in latere dolor eſt. Particula quæ dolet, non videtur eſſe
tanti, ut proptereà mittatur ſanguis tàm audacter, & ſimus ſolliciti
adeò de dolore parvam circumſcriptionem habente. An non fortè
idem judicium haberi poteſt de particula illa thoracis laborante, quod
& Hippocrates habuit de eo, cui pars femoris, & pedis pollex dolebat. Id parvi momenti videbatur. Tamen indè mors eſt inſecuta. Et
Galen. Comm. in Hiſt. de eo cui pollex pedis dolebat ; miratur cur
Hippocrates omiſerit phlebotomiam. Magnâ id contemplatione opus
habet. Nam cùm natura ſuis viribus uſa conatur aut materiam, aut
virus quoddam à ſeſe depellere, alias in emunctoriis partium, alias
in crure, aut in capite aliquod ſignum edit depulſionis iſtius materiæ. Undè aut epinyctis, aut plegmone, aut phlogoſis apparet,
tanquàm morbi prænuntia, niſi tu ipſe aliàs provideris. Et quod in
iſtis partibus facit, idem in thorace fieri poteſt. Hinc fruſtrà ad de-
fluxionem

fluxionem id mali refertur. Sed fit per tranflationem à parte in partem, velut orgafmo quodam. Et audacter fanguis mittitur, aut purgatio inftituitur, cùm in bubonibus aut in alia parte apparet fignum
aliquod tranflationis materiei, non tam forte quantitate, quàm qualitate peccantis; fi poffis conjicere aliquid fimile caufam effe doloris
lateris, intrepidè ea præftabis quæ diximus. Ac nonnulli Medici hoc
parùm animadvertentes, de ifto dolore parùm funt folliciti minimè
rati particulam effe materiei defectæ, & decifæ à majore materiei
mole : ac interim inopinâ morte multi præventi, occafio fuerunt,
cur in infamiam & dedecus incurrerint.

In vomitionibus fiftendis aut finendis multùm à plerifque labora-
tur. Videtur enim eodem modo conari natura in evacuatione materiei, regionem ventriculi occupantis, quo & in ventre inferiore
evacuando, aut in cerebro repurgando. Et quoniam moleftus eft vomitus, inclamatur poft Medicos, ut omni arte fiftant vomitum. At
nonnifi vitæ difpendio de vomitum compefcente remedio decernitur;
ut enim alvum liquidam, & diarrhœam fiftere fæpè exitiale eft, ità
quoque & vomitum. Et prudenter Medici faciunt, qui vomitum vomitu, fecundùm Hippocratem curant.

Ut in diarrhœa itâ in vomitionibus fiftendis, aut finendis magna cautio adhibenda.

Uxor Adriani Vallæi, tota febriculofa, cùm peperiffet ægrè, in
morbum incidit valdè gravem. Magna & aquarum & fanguinis fuit
effufio. Clinica mulier, alimenti copiâ volens iftam evacuationem
compenfare, febrem auxit, cruditates attulit, hincque fpeciem aliquam corruptionis. Octavo die cùm alvus fatis liquida foret, datus
eft bolus ex conferva rofarum cum rhabarbaro : hoc medicamento,
humor biliofus, concavo hepatis cunclufus dum motus eft, tantum
incendium; tantus calor apparuit, ut illa penè conflagare videretur.
Hinc aucta in dies febris, multa fymptomata terrifica apparuerunt.
Tandem poft phlebotomiam unam atque alteram, & purgationes fatis
frequentes reftituta eft. Docuit nos hiftoria hæc, intempeftivam ciba-
cionem longorum morborum parentem effe.

Cibatio intempeftiva morborum magnorum parens.

Conftitutio Æftiva anni Domini 1578.

JAM antè de Æftatis initio dictum eft. Sub finem Æftatis iidem
ferè morbi qui & anteà viguerunt. Æftas flagrans & æftuofa fuit.
Pueros quadrimeftres, decimeftres, & paulò adultiores febres adortæ
funt, quæ innumeros fuftulerunt. Maximè ifta folennis tuffis, quæ
Quinta, feu *Quintana* vulgò dicitur, de quâ antè dictum eft. Hujus gravia funt fymptomata. Pulmo ità irritatur, ut omni contentione
nitens excutere id quod moleftum eft, nec admittat fpiritum, nec

viciſſim facilè reddat. Intumeſcere videtur, & quaſi ſtrangulabundus æger mediis faucibus hærentes ſpiritus habet. Quidam verbum fictitium eſſe putant per ὀνοματοποιίαν, ab eo ſono, & ſtrepitu, quem edunt ità tuſſientes. Alii non indè repetunt, ſed vocari latinè tuſſim *Quintanam* putant quod certis horis repetat. Id quod experientia verum probat. Nam vacant iſtâ tuſſiendi moleſtiâ aliquandò horarum quatuor aut quinque ſpatio, deindè repetit iſte tuſſiendi παροξυσμὸς, aliquandò tam moleſtus eſt, ut ſanguis & per nares, & per os vi excernatur. Sæpiſſimè ſubverſio ventriculi contingit. Nondùm quemquam authorem legi, qui de ea tuſſi verba faceret.

Ac dubitant an à capite, an à corpore ipſius pulmonis, an aliundè ſerum, aut ichor, aut ὀῤῥὸς, aut ferina deſtillatio manare ſoleat; videtur eſſe à pulmone ipſo. Nam pleroſque vidimus ità tuſſientes, quibus poſt inanem conatum ſemiputris materia incredibili quantitate excreta eſt. Ut veriſimile ſit, eam materiam reſidem, & ibi collectam ipſius tuſſis cauſam eſſe. Aliis videtur eſſe à capite ipſo, veluti liquefacto per quandam διάχυσιν, ut loquitur Hippocrates. Quid ſi aliundè! Nam commemorabiles duo ſunt loci apud Galenum & Hippocratem, ex quibus elici poſſit demonſtratio horum: Galenus in Epid. ſiccæ tuſſis cauſas aſſignans, ſtatuit primam cauſam eſſe exaſperationem gutturis & faucium: ſecundam, intemperiem inſtrumentorum reſpirationi ſervientium. Tertiam craſſitiem humoris. Quartam humoris tenuitatem. Deindè de humore tenui ità ſcripſit. Humor autem tenuis per guttur & aſperam arteriam delabens in pulmonem φθάνει χεῖοθ, id eſt, antevertit fundi, ac dividi, vel antè effunditur ac diſpergitur (nam interpres elegantem vocem φθάνει negligenter omiſit) quàm à ſpiritu per tuſſim concitato excludatur. Quod Thaſiis contigit, ut potè capite repleto ab auſtrino ſtatu, & ſic deſtillationem tranſmittente omnibus thoracis regionibus: Et ad part. 17. ejuſdem lib. ſcripſit: „quæ deſtillationes capitis primùm homines rau„cos ac tuſſiculos reddunt, nec tandem conſiſtunt, hæ alteram tabis „ differentiam afferre ſolent. Duæ enim ſunt ejus differentiæ, una eſt ex fluxionibus à capite; altera ex affectibus ipſius pulmonis, maximè poſt expuitionem ſanguinis, potiſſimùm vaſe rupto. Sępè numerò verò fluxione impleto pulmone alia de cauſa ex partibus aliis, non ex capite: quaſi verò aliundè ſit ῥεῦμα, quam à capite. Locus, meo judicio, malè latinus factus eſt, πολλάκις δὲ καὶ ῥευματιϑέντος τῦ πνεύμονοϛ, διὰ τινα ἄλλην αἰτίαν ἐκ μορίων ἑτέρων, οὐκ ἐκ τ̃ ἐκ τῆς κεφαλῆς. Ego puto ῥευματίζεϑ poſſe explicari, non deſtillatione affici, ſed irrigari & repleri per quendàm modum raptus à partibus internis & per quandam ἐπ᾽ ηξιν, id eſt, colliquationem partium vicinarum ipſi pulmoni, vel etiam proprii ejus excrementi, quod fundi poteſt ac liquari. Hisconformiter idem Hippocrates ſcripſit: Eryſipelas in pulmone fit, cùm ſit nimium reſiccatus ab ardore, à febribus, labore ac intemperie. Nam tum plurimum ſanguinis ad ſe trahit, maximè ex magnis venis. Hæ enim ipſi ſunt vicinæ, & ipſi incumbunt; trahit enim tenuiſſimum ac debiliſſimum. Cùm traxit, febris ex eo fit acuta, tuſſis ſicca, repletio in pectore, dolor acutus in anterioribus & poſterioribus partibus, maximè circum ſpinam, nimirum magnis venis calefactis. Vomunt aliquando ſubcruentum, aliquando ſublividum. Vomunt pituitam & bilem, & animo linquuntur. Quo loco explicat etiam naturam ipſius tuſſis moleſtiſſimæ, quæ *quinta* appellatur. Et tuſſis ſiccæ occaſio non à capite eſt, ut pleriſque videtur; ſed aliquando à pulmone ipſo, aliquando à ſubjectis partibus. Quod ſit à pulmone ipſo, declarat ingens copia pituitæ putris, & ſemipurulentæ quæ extuſſitur: nam ſi eſſet ſola ferina deſtillatio cauſa illius tuſſis permoleſtæ, quæ vulgo *quinta* dicitur, non ea copia incredibilis materiei excludetur. Quanquàm non nego à capite aliquid defluere quod irritet. Quid enim impedit, quominùs eo modo ſe habeat materia in pulmone collecta, quo & ea materies quæ in ventre eſt? At quæ eſt in ventre, prout movetur aliquando, ità tormina, & punctiones alvi excitat, dyſenteriam, diarrhœam, exulcerationes leves: ità quoque in pulmone irritat, pungit dum movetur, & tuſſiculoſos homines reddit, tuſſes veras excitat, & inane tuſſiendi deſiderium. Quapropter errant qui ad caput tuſſis occaſionem referunt: vel potius ad id referetur, quod cum dormienti deſtillatio in pulmonem facta eſt, moram aliquam trahens acrimoniam majorem acquiſivit. Deinde eo modo quo excitatur in cerebro ſternutamentum, materia iſta in pulmone tumultuatur, movetur ac agitatur, undè facultas partis irritata, tuſſim iſtam promovet. Cæterùm quod irritetur ῥευματισμὸς aliquis in pulmonem aliundè quàm à capite, declarat ingens copia materiei, quæ excernitur in ſuppurato à caſu. Vix enim credat aliquis, quanta illius materiei copia evacuetur, quam non eſt credibile à capite manare & tam citò ἐκπυῆῖναι, ſed aliis è partibus ad thoracicas partes affluit. Porrò incredibile dictu, quales & quantæ fuerint febres, quæ adorſæ ſint eos, quos illa tuſſis vulgò dicta *quinta* divexarit: graves, vehementes, inordinatæ, & anxioſæ fuerunt. Et licet alvus fluat, vix mitigantur, immò ad quandam maciem & tabem ægros ducunt. Mirumque eſt, quod pueris multis qui ferinis iſtis deſtillationibus ſunt conflictati, ab iſtis intereundum fuit & iis excluſus eſt paulò antè mortem, aut poſt, humor viſu terribilis, ac ſi abſceſſus in cerebro fuiſſet. Alii interiere cum ſumma difficultate ſpirandi, eàque terribili & immedicabili. Quæret quis, an pulmonis venæ poſſunt eſſe focus, & conceptaculum febrium iſtarum continuarum eſſentialium?

Comm. ad part.
73. Secti. 2. lib.
I.

Initio lib. 2.
Calida destil-
lationes, exte-
nuationem corpo-
ri afferunt.

Gal. Comm. ad
part. 28. Secti.
I. lib. I. Epid.

Possunt esse : si credere est Galeno, Comm. in librum Epid. primum. Porrò unum annotandum, quod obfervavimus in ejufmodi morbis, id est, & febre assidua, & tussi molesta, quæ *quinta* vocatur : corpus intumefcit, deinde valdè extenuatur. Quod autem corpus intumefcat, & coloratius reddatur in liquationibus istis, & fusionibus pituitæ, docet Hippocrates lib. de morbis, & cur id fiat, docet. Item quod extenuatio postea contingat, idem Galenus docet in Epidemiis, dum explicat, cur Thasii tusfientes & catarrho acri, ferino & maligno ad extremam extenuationem adducerentur. Locus est valdè notandus, & diligenter legendus. Quanquam tumor & elevatio feu insuflatio cutis potest antecedere extenuationem ; quia extenuationem & contractionem cutis, laxitas ipfius præcedit Hippocrati.

Filiola D. Richer, & D. Rose, & Joannes Connart febre continua prehensi funt cum tussi (quam *quintam* vocant) ; comites fuere & tussis, & febris ad tabem ufque. Incredibilia fuerunt symptomata. Colliquatio penè illis contigit, juxta id quod dictum est antè, nempè destillationes calidas & acres extenuationem corpori afferre. Præter spem convaluerunt.

Filius D. Connart populari illâ tussi, quæ *quinta* vocatur, laborabat. Febris contiua. Incredibilis pituitæ putris copia è pulmone tussi educta est. Mirum non est si vi talis tussis pueri nequeuntes expectorare, intereant. Nam opprimuntur materiei & copia, & qualitate peccantis pondere.

Filiola D. Sangermani *quintana* tussi laborabat. Vifa est convaluisse. Recruduit morbus. Antè obitum excreta est è cerebro per nares materia latentis abfcessûs. Annotavimus paulò antè multis id contigisse tussi populari afflictis, ut filio fororis Philiberti Santueil. An non id ferinæ destillationis occafio esse potuit ?

Quæstio est, an non tutò in angina, conclamatis omnibus, in gutture foris fectio fieri possit ? Periculofum id quidem, sed dummodò id fiat à perito artifice, qui norit nervos recurrentes vitare, id periculo vacat. Certam autem falutem pollicetur : fatius enim est anceps tentare remedium, quàm nullum. Et fortassis hoc omittitur præsidium magno ægrotantium incommodo. Fortassis idem & in pleuritide factitari potest inter quintam & fextam costam ; exigua enim puris evacuatio magna affert commoda mortalibus.

In morbis malignis potius in alterationem per alexipharmaca incumbendum videtur, quam in evacuationem. At dicet quifpiam, videmus iis qui laborant febribus malignis, & morbis id genus, urinæ magnam contingere excretionem, alvum multis & biliofis ferri excrementis, morbo præfertim ad crifin eunte : idque eodem modo fieri, quo videmus in aliis morbis evenire, in quibus fimplex putredo vitium facit. At dicendum fciendumque eft, eam quæ contingit excretionem, non tam moliendam effe, quam naturæ opitulandum, & oppugnandæ malignæ qualitati ftudendum. Tales enim humores, etfi fortaffis funt ejus qualitatis participes; hi tamen non tam per fe ipfi morbum alunt foventque, quam extranea quædam putredo, & qualitas maligna ordinariam putredinem fua malignitate fuperans. Sic agendum primùm cum maligna qualitate. Deinde cùm fracta domitaque fuerit, cum humoribus agendum. At dices, ut in lue venereâ multa tentatur excretio per cutim & alvum, licet potiùs luis venenum qualitate infeftet, quoniam coëffunditur humor bonus fovens, tanquam fubjectum, iftud virus; fic in morbis malignis fieri debet. Quanquam credo à multis graviter peccari. Et non abs re Hippocr. τὸ βέλτιον in morbis obfervandum putavit, id eft, videndum effe medico; num præter humorum folitam putredinem, fit aliquid quod propter putredinis excellentiam aliam curandi rationem poftulet. Eft enim ubi vacuare & coquere oportet, eft ubi alterare oportet, id eft oppugnare alexiterio. Si enim infignis aliqua fit evacuatio, ubi in virium robur & qualitatis malignæ evictionem incumbere oportet, hîc graviter peccatur & in perniciem ægri ftruuntur infidiæ. At difficilè cognofcitur ea maligna qualitas: difficile quidem; fed vitalis facultatis ftatus id facilè indicat. Quanquam qui morbi oppreffionem caufam fui agnofcunt, aut in quibus bilis tumultum facit, ofculumque ventriculi infeftat, fæpe fimilitudine fymptomatum nobis imponunt. Hîc autem experientiffimorum expectatur judicium.

Conftitutio Æftiva anni Domini 1579.

DOLORES laterum vagi ægros moleftabant. Non exiguam partem occupabant, fed totum latus ad regionem hypocondriorum. Dominabatur nefcio quis teter vapor & humor. Expectorabant fatis facilè. Nonnullis toto morbi tempore fudor emanabat; qui medicis dabat negotium quod curandi occafionem præriperet. Contagiofi erant aliquantum. Et nifi aër Etefiis & anniverfariis ventis perflantibus temperatus fuiffet, metus erat morborum peftilentium atque malignorum. Non juvabat multum venæ fectio, præfertim cùm morbus aliquantum procefferat. Et circa menfem Auguftum multis in fauces, & partes ori vicinas, fluxiones fuerunt acres, inflammatoriæ.

Puella D. Deuveil febre laborabat, cui fucceffit alvi profluvium. Levata eft. Diebus interjectis aliquot perpetuò querula eft & lachrymabunda. Exclamat & ejulat aliquandò & pavoris plena à fomno excitatur. Alii ad vermes id revocant, alii ad inteftinorum torfionem. Tandem mater ei minata eft, incuffitque metum; ufurpatis aliquot remediis & conciliato fomno pedetentim primæ fanitati reftituta eft.

Annotavimus antè de filia Dumæi & Joan. Puthomme filio, quod uterque nefcio quâ ferina & indomita deftillatione laboraverit, quâ interierit. Sed puer hic exanthemata patiebatur, quæ ἀξιολόγως non eruperunt. Serum erat malignum, quod corruptionem parti attulit. Indeque mors eft confequuta. Id in morbillorum & variolarum fufpicione evenire folet. Quid hîc facias? Nam fi dum urgent dolores illi, fi dum tumet pars ad fuppurantia feftines, corruptionis metus major erit. Si in folis anodynis confiftas, opera fortaffis ludetur. Itaque videtur id confilii fequendum, quod aliquandò eadem in mali fpecie medici fecuti funt. Etenim dum quædam tempeftas fæviret, puftularum & eruptionum ferinarum ferax, oborti funt tumores & dolores in variolis, quæ pueros necabant corruptis partibus folidis. Itaque in eam itum eft fententiam ut Emplaftrum de Vigo cum Mercurio applicaretur, aliis litus levis ex hydrargyro fieret. Mirum in modum id remedii profecit. Id quod non negligi debet, ne tam facilis & ad manum parati remedii contemptus calamitatem ægris afferre videatur.

Pueris ut & cæteris alius ætatis, nonnifi prudenter medicatio decerni debet. Sed major in illis cautio eft adhibenda. Novimus plerifque data medicamenta, qui eo ipfo die, medio purgationis tempore, interierunt. Id quod non fine calumnia, & artis dedecore contigiffe vifum eft. Maximè verò id attendendum, cùm jam corpus eorum puerorum fqualet aretque, & aut vi morbi, aut diuturnitate fra&tum debilitatumque eft. Hippocrates enim obfervavit ficcos, id eft, jam morbo afflictos & extenuatos non facilè medicamentum tolerare. At turpis eft calamitas dato medicamento, eodem die, ægrum interire. Id quod nos ad perpetuam memoriam his litteris mandandum putavimus. Cum enim jam corpora elanguêre, potius in refe&tionem incumbendum eft, quam in evacuationem. Tametfi fortaffe objiciat quis, fubeffe tetrum humorem qui malum foveat. Sed fæpe etiam cum eo humore anima effunditur, & potiùs emendandus eft bonitate fucci alibilis, quam agitandus. Eft autem ubi natura feu potiùs corpus languet quam ægrotat. Languere enim aliud quippiam eft quam ægrotare. Intemperies ἢ ἀτονίαν invehit: ἐκ τῆς δὲ ἀτονίας alienatio, ex alienatione languor. Sic roborandum eft potiùs, quam vacuandum. Unde enim natura magis opis eft indigens, indè magis eft illi occurrendum.

De Phlebotomia pueris celebranda, major quædam quæftio eft. Nam objici folet ætatula. Galenus valdè religiofus eft. Nam multas apponit conditiones, antequam hoc de remedio decernatur. Ait enim, fi poft decimum-quartum annum pleuritis aut peripneumonia oboriatur, fi puer fit fanguineus, fi ver fit, fi regio temperata; audacter venam fecabis. Quasi verò id tempus sit expectandum, & eæ spectandæ conditiones. Duretus, unicus Hippocratis interpres, rogatus sententiam cur Hippocrates pueris pleuriticis aut peripneumonicis venam non secaverit? respondet, Hippocratem non agnovisse pueros pleuriticos aut peripneumonicos. Id quod audiendum ratione τȣ ἐπιδεικτικȣ. Cum enim pueris sanguis sit crassiusculus, cum benignus & halituosus, caret iis stimulis, qui sunt necessarii ad incitandum sanguinem. His accedit, quod nutritioni & auctioni sanguis satisfacit, ut reliquus paucus sit. At non idem de juvenibus judicium. Cum enim justum ceperint incrementum, superfluit. Hinc confectariæ hemorrhagiæ, & earum loco dysenteriæ. At si ne his modis quidem supervacuus sanguis evacuetur, morbi progerminant. Unde spuitiones sanguinis, pleuritides, peripneumoniæ. Quæ ratio Dureti an valeat, judicandum relinquitur. Idem videtur indicasse Galenus Comm. in Aph. 29. lib. 3. quærit enim an illud verum sit quod Hippocrates scripserat, juvenibus sputa sanguinis & tabes evenire: ita respondit. Hæc quidem non secundum ætatis naturam juvenes patiuntur, sed secundum aliquid quod patiuntur magis: idest ex eventu id accidit. Plura illo loco legas.

Nobilis vir febre tertiana laborabat. Medicus qui illi medebatur, ut erat αἱμόφοβος, detractionem sanguinis neglexit. Quarto paroxismo ruptis velut venis, & facto impetu quodam in partibus internis, tanta foras excretio sanguinis est consecuta, ut eo ipso die illi obeundum fuerit.

In febribus continuis rigores frequentes in mulieribus & virginibus. Lumborum & colli dolores, & alia terrifica symptomata eruptionem menstruam significant. Et detractio sanguinis postridie movet menses. Id quod D. Duhamel contigit, cum ea gravissimè haberet. *Gal. ad parti 50. Sect. 3. lib. 1. prohibet.*

In ulceribus aut vulneribus nervorum & partium nervalium instillata olea calidissima à convulsione, & cæteris symptomatis terrificis prohibent. An quia summa attenuandi & penetrandi vi & facultate pollent, vulnerisque coalitum impediunt; sicque ichori, à parte affecta mananti, maligno exitum præbent? An quià calidum nervosis partibus amicum?

Uxor J. Bon-denier varices magnos habebat in cruribus & tibiis. Temperamento est melancholico. Consilio super ea re adhibito apertæ sunt venæ: Detracta est sanguinis copia insignis. Ab eo tempore nullum commemorabile incommodum secutum est. Galenus cap. 4. lib. de atrabile. *Apertio varicum tuta & salutaris.*

Observarunt quidam in iis reperiri solere abscessum in hepate, quibus à vulnere capitis intereundum fuit. An hoc verum, experientiâ doceri debet. Deinde cur ita eveniat, inquirendum.

Anno Domini 1580 & 1581 Pestis gravissima in homines sæviit.

Quanta fuerit calamitas, quàm dolenda symptomata, aliis locis aperiemus, sed id magno nostro dolore. Nunc unum ex iis quæ mulieribus acciderunt, commemorare consilium est. Omitto aliis in locis explicandum, omnes penè mulieres abortivisse, quibus à pestilenti morbo moriendum fuit. Id quod minimè insolens est & abortivisse quidem minus mirum, sed paulò antè ipsum obitum ea incidit calamitas. Illud verò quod in præsentem locum explicandum transtulimus, est ejusmodi. Innumeris contigerunt dolores ad hypogastrium. An essent uterini, an alterius generis, non facile fuit colligere. Et tamen summa fuit & sævitia, & diuturnitas. Immò tanta diuturnitas & acerbitas, ut medicorum omnis & opera & industria lusa fuerit. Cujusmodi id fuerit, & an resiperet aliquid ἐπιδημικὸν, an verò σποραδικὸν, medicis vel experientissimis, incompertum fuit. Multis autem oriebantur tumores ad emunctoria, & illi erant ἀσινέες innocui. Cùm intonuisset, humores, quasi mutato more, & ingenio, excitarunt tumores & malignos, & pestiferos. Quanta est tempestatum vis ! Rursum cùm pestis velut sua tempora habuisset ; & desæviisset, denuò tumores in faucibus & emunctoriis apparuerunt, & ii omni cacoëthià vacarunt.

Empiricorum remedia metallica morbos desperatos profligant & cur. Empirici aliquando mirificum quoddam effectum præstant, dum suis utuntur metallicis. Immò vincuntur morbi, qui ordinariis evacuationibus vinci non poterant. An quoniam per istas ὑπερκαθάρσεις solvitur veluti tenor, & vis naturæ; & fit colliquatio, quædam tam succorum laudabilium, quam illaudabilium, ut idem contingat quod in litu hydrargyri ? Solvitur enim compages, & ἴσα & vis partium omnium, & humiditas etiam ipsis insita partibus illiquefit. Undè non modò ordinarii humores, sed διαθέσεις ipsæ solvuntur, & evanescunt.

Filiæ D. de Masseparault manantem aurem habebat. Id quod effluebat, erat ἰχωροειδές. Suppressum id est. Dolor indè capitis ejusdemque gravitas. Caput videbatur sustinere non posse. Febris. Nullis malum capitis cessit remediis. Mors. Inventus est gravis in cerebro abscessus.

Mesenterii abscessus symptomata & signa. D. de Longueil ad mensem Maïum tormina. Abundat & humore bilioso & succo crudo. Utriusque humoris mores inæquales, motus inæqualis. Dolor ad imum ventrem inclinans ad partem potius dextram. Turgebant adeò humores ut ferè oppressus fuerit, toto aqualiculo in tumorem elato. Febris successit partim periodica, partim non. Tandem excrevit puris materiam, facto in mesenterii partem, aut intestino aliquo abscessu. Melius habuit. Post longum tempus, & longas adeò purgationes convaluit. Horrebat aliquandò & rigebat, sed rigor erat à suppurato. Omnis enim rigor aut est ἀπὸ τ ἀλγεινῶν, aut ἀπὸ τ ἑλκέων.

En relisant Ballonius, on s'est apperçû qu'en avoit omis cy-devant quel-
ques

ques traits & quelques observations, dont il n'est pas juste de priver le
Lecteur. Ainsi après ces mots Compescat ac retardet. pag. 85. *ajoûtez*
At intereà omnes rogatos velim, quibus induſtriæ futurus eſt fructus
aliquis, ut eum hebeſcere non ſinentes adverſaria conſcribant, Divi-
num intereà Senem cujus laus omnem memoriam eſt ſuperatura, imi-
tati: ut nos unà incumbentes operi, unum aliquid moliamur, cujus
fructus & utilitas ad poſteros permaneat. Vale.

Après ce mot Purgaveris. pag. 96. *ajoûtez ce qui ſuit.*
Eodem anno cùm dies per aliquot ſatis rigida hyems viguiſſet,
circà ſolſtitium hyemale innumeræ fluxiones vagantur in oculos, pulmones & ſubjectas partes: pleriſque collum riguit ac ſi tetanus eſſet:
ſtupores brachiorum, lancinationes cum ſtupore quodam, multi apoplectici interiere, multi repentè interierunt exudantes & exoluti, ac ſi
Anglici ſudoris ſpecies aliqua foret: febres cum ſudoribus manantibus
toto tempore.

Nobili mulieri cachecticæ poſt horariorum fructuum uſum immo-
dicum vomitiones bilioſæ, æruginoſæ, dolor ad ſtomachi regionem.
Cautum erat à Medico ne vomitus ſiſteretur, tamen præter conſilium
repreſſus eſt. Virulenta materia repreſſa atrociſſimum dolorem cum
tumore accerſivit in prima corporis regione. Supervenit recurrente
humore ad partem affectam febris ἀσώδης, algent extima, uruntur interna, poſt duodecim horas à lipyria interiit: ſic nocet plurimum
diarrhœas & vomitiones ſiſtere, præſertim ſi quæ excernuntur, excer-
ni debent.

Notandum quod ſcribit Rondeletius, ſæpè terreri Medicos, cùm
vident ob dolores capitis vires admodum detritas: non audent enim
aut inſignes venæ ſectiones, aut valida præſcribere medicamenta. Et
tamen in his tantorum dolorum ſedatio conſiſtit. Tamen iſto infirmi-
tatis metu non terreri debemus. Quid tantoperè enim corpus frangit, & ſpiritus diſſolvit? Dolor. Ergò eum amovere ſtudeamus. Quoniam autem ſtupeſcit quodammodo ſenſus ob inſignem dolorem, dan-
da ſunt medicamenta valida, quæ naturæ calcar addant, alioqui inanis erit opera. Et ſic fecimus in ſervo Epiſcopi Ciſteronenſis, cùm
adeò præ dolore capitis infirmum eſſet caput, ut animam agere videretur. Tutudimus venam frontis & ſatis copioſè ſanguinem detraxi-
mus. In illo verum comperimus quod Hipp. ſcribit, *quibus capitis*
ac colli dolor adeſt & totius corporis tremula impotentia, ſanguinis
eruptio ſolvit.

Numquid in vulgata hydropicorum curatione plurimùm ubîque
aberratur? Nam cum paſſim hepar hydropicorum vitiatum ſit, exuc-
cum, & per quendam maraſmum περιφρυγία arefactum, tamen ſæpè
& confertim dantur ſcammoniata, antimonium, ſuccus ebulorum,

Partie III.   R

Cap. de dolore
capitis ex bile.

Virium infir-
mitas in vehe-
mentiſſimis dolo-
ribus non debor-
tatur V. S. &
purgationem.

In Coacis.

fambuci, thymeleæ, chamelęæ, tithymalorum : numquid adaugetur hepatis intemperies? Nunquid malum malo cumulatur ? Et augetur perpetua generatio ? Undè nullo profeûu omnia hæc propinata vidimus. Immò ab his multos interiiſſe teſtamur , quod ſerum utile traxiſſent, & majorem ſitim, calorem, febrem, ſqualorem corpori attuliſſent, nil de materia morbifica dempſiſſent. An non alia medendi ratio, & num potiùs σφακένποις conferat, quam nullo profeûu, & cum auctione cauſæ iſta medicamenta præſcribantur ?

Puellos dum laûent aphthæ maxima ex parte exercent, id eſt ulcuſcula igneæ caliditatis in modum herpetis miliaris. Galenus harum generationem ad mollitiem partium internarum oris refert, quæ tanta eſt, ut ſi lac paulò amplius ſerum habeat, vix iſtam qualitatem ferre poſſint quin exulcerentur. Sed Aëtius; quod diligenter notari debet, ideò aphthas plerumque generari ait quod nutricibus mammarum papillæ breviores ſint juſto. Et ita puellus ore non poteſt apprehendere, ideòque affliguntur maxillæ : nec non lac ejaculatum, non autem probè attraûum ob papillarum brevitatem pelliculam toti ori & pharyngi obduûam ſuccingentemque ferit & aphthas ulcerando generat. Sic cavere oportet ne ora puellorum imprudenter lędamus medicamentis, cum curatio conſiſtat potius in mutatione nutricis.

Cùm in pleuritide vexant dolores venam ſecamus , cùm adaugentur, audentiùs ſecamus. An id benè ? Nequaquam. Quia dum pus ſit dolores ſurgunt, an propiereà ſecanda tam ſępè vena ? Naturam impedimus, ut mirum non ſit ſi multi moriantur.

Après ces mots Moleſtum erat. pag. 97. *ajoûtez.*

Pillulæ ex Rheo, maza pillulæ ſine quibus & caſtoreo, veteres & conſummatas ferè gonorrhœas & fœdos colores & muliebrem fluorem profligaverunt.

Après ce mot Miliarem. pag. 99. *ajoûtez.*

Ruzæo cantori incredibile quod contigit. Pedis pollex doluit, & inflammatio erat, moxque liveſcere pars videbatur. Iſtud negligebatur initio, cum tanti eſſe non arbitrarentur. Mox intaûa cute, nullaque manifeſta mutatione in ſuperficiem incidente, ſerpſit ita ſubtùſque cuniculos egit malum , ut omnes penè tendines & nervoſas partes, quę illic plurimæ ſunt , corruperit. Tunc cùm ſepticam iſtam qualitatem malignumque humorem deprehenderent medici , cutim inciderunt profundè, ut putrenti humori via pateret. Et quod mirum magis, idem in thorace contigit, ut coaûi ſuerint medici totam carnem coſtis obſitam incidere. Tandem σφακελώδης interiit. Hoc veteres obſervaverunt, ac præſertim Hipp. in Epid. de eo cui pes ex pollice dolere cœpit, & puſtulæ nigræ apparuerunt, qui ſecundo die delirus & inſanus periit: & de calvo, cui dextrum femur derepente doluit, & dolore

Comm. in Aph. 24. lib. 3.

Cap. 4. Tetrab. 1. Serm. 4.

Hiſt. 5. ſeût. 3. lib. 3. & hiſt. 9. ſeût. 3. lib. 1. & lib. 1. Prorrh.

circà tertium diem definente, infaniit, quartoque interiit. Ubi anno-
tat Galenus, animadvertendum effe in doloribus istis repentè oborien-
tibus ne quid procatarcticum fit, ut ne offenfa fuerit pars, contufa
aut læfa noctu fortè fortunâ. Nam in ejufmodi doloribus ait. *Nec
præcipitanter timidum nec temerè fecurum medicum in istis doloribus
effe oportet.*

Andreæ Baillæo Confulis Regii filio, annos 20 nato magna fanguinis per os rejectio: valdè pulmonibus metuitur. Omni arte pulmonibus
ftudetur. Fortè fortunâ dum hypocondria manu blandè continguntur,
pulfus percipitur, ac veluti παλμός τις, Nec non ab hypocondriis
decurrentis fanguinis ac partes fuperiores affectantis curfus percipiebatur, ac fi manu fanguis duceretur. Prout partes fuperiores petebat,
horror quidam excitabatur: at tum confertim rejiciebatur è pulmonibus. Talis rejectio erat hæmorrhagiæ loco, quæ juvenibus erat familiaris. Relictis tum præfidiis quæ pulmoni dicabant, converfum eft
ad hypocondria ftudium. Expurgata innumera colluvie prærepta eft
ei rejectioni fanguinis occafio. Quod notandum valdè eft.

Après ce mot. Perniciofæ. pag. 99. *ajoûtez.*

In multis præfertim jam grandioribus ætate, intercalarem pulfus
intermiffionem κ̀ ανωμαλίας obfervavimus cum de fecunda vena dubi-
taretur, nec tamen fumus retardati: nec enim hoc debet à vena fecanda divertere, præfertim fi alias pulfus magnus & validus compen-
fans iftam inæqualitatem. Inæqualitas enim fæpè eft à plenitudine,
imò eadem plenitudo pulfum intercalarem facit. Eadem inæqualitas
in pueris dormientibus, & iis quibus pulmonum læves arteriolæ ob-
ftructæ funt, fæpè obfervata eft, & tamen periculum abfuit.

Après ce mot, Internarum. pag. 109. *ajoûtez.* Galenus enim ait maximè linguæ, & totius corporis colorem alterari, cum hepar laborat.
Sed an neceffariò febrem adeffe fignificat, ut aliquid præter naturam
in lingua contingat, quafi verò caloris contra naturam proprium fit,
aut vaporem, aut exhalationem excitare à fegni latenteque in corpore humore? Numquid eorum qui pomeridiano fomno indulgent,
& os & lingua aliquid aut infulfum, aut δυσώδες habet, cùm tamen
nulla adfit febris? Numquid & Hippocrates ait, falfæ guftatui car-
nes, fuperfluæ materiæ fignum, id eft, fi falfedinis guftus fit in ore,
materiei fuperfluæ & excretionem fui indicantis eft argumentum? Non
meminit febris. Sic cum humor redundat in corpore, poteft fui fpeciem repræfentare in lingua abfente febre: & tamen quia talem humoris exceffum proximè aliquandò fequitur febris, tribuitur alteratio
linguæ, non tam humori quam febri, & id quidem malè. Sic lingua
tingitur, aut quia febris adeft, aut hujus illiufve humoris abundantia, ut in hypocondriacis, & nigricat lingua, & aciditatis fenfus in

Intercalaris
Pulfus V. S. non
dehortatur.

Cap. 9 lib. I.
de loc. affect.

Part. 17. lib.
6. Epid. fect. 5.

Part. 14. sect. ore adest , aut quia in ventriculo proximè continetur humor. Et
5. lib. 6. Epid. Hipp. ait, lingua lotium indicat, id est, quis humor in corpore redundet. Id quod lotium, id est, serum cujusque humoris refert,
tanquam facilior paranymphus. Et eo loco varias species colorum in
lingua describit. Sed omninò duo summa genera colligemus. Aut lingua affecta est per modum vaporis, aut per modum fuliginis & exha-
lationis: una species est humoralis, altera non tam est materialis,
quàm immaterialis per æstum tantùm & effervescentiam, ita ut nulla
sit materia, vel si sit, ea pauca est, aut jam exusta, ut vapor nullus
excitetur. Et reverà aliud est, alterari linguam materialiter per modum vaporis, aliud est, immaterialiter per modum fuliginis & exha-
lationis. Priùs purgationem vacuationemque postulat, posterius om-
nimodam alterationem. Qui secus faxit rebus minimè intellectis, in
summa ignoratione versabitur. Quæ omnia Hippocrates quodammodò
explicavit, sed obscurè. Dum enim ait, linguæ virides, biliosæ, materiam significant. Cùm ait, aridæ à fuliginosa exustione, posterius lin-
guarum alteratarum genus graphicè describit. Maximè verò materies
aliqua in lingua & dentibus apparet, cùm à calore extraneo excita-
Aph. 53. lib. 4. tur vapor. Quod & Hippocrates scribit, dum ait, quibus in febribus circa dentes lentores quidam sunt, iis fortes febres fiunt: decla-
ratur enim & caloris multitudo, & pituitosioris humoris copia, à qua
crassus vapor excitatur, qui resiccatus febrili calore circa dentes τὰ
σπρίγλισρα facit. Tametsi enim humor in præcordiis redundet, vix magnâ copiâ excitatur vapor, qui ἀξιολόγως linguam inficiat, nisi calor
contra naturam adsit, qui materiam agitet. Undè plerisque sanis manè
sępè à somno excitatis, aliquid σπρίγλισρον apparet. Sed id facilè aquæ
lotione eluitur, quia causa efficiens non manet.

Après ces mots, Cathartico egent. pag. 104. *ajoûtez.*

Rondeletii er- Rondeletius Galenum exagitat, quod voluerit in febribus tertianis
ror. exquisitis locum non esse V. S. nisi post tertium paroxismum. Quon-
dam hoc visum fuit Avicennæ. At Galenus non adeò absurdus fuit,
ut expectandum tertium paroxismum putarit. Sed credibile Ronde-
letium, & sequaces qui in ejus verba jurarunt, legisse hunc contex-
tum Galeni in methodo, ex quo collegerint phlebotomiam tertio pa-
Cap. 15. lib. 11. roxismo exacto convenire: *Qui febricitant, si valentes viribus sint,*
method. *omnibus sanguinem ab initio mittes, perfusosque oleo post tertiam ac-*
cessionem, vel mulsa, vel sorbitione nutries. Si hoc loco nituntur, ut
in tertianis mittendum sanguinem post tertiam accessionem doceant,
falluntur. Nam primum hæc verba non sunt Galeni, sed methodi-
corum, ut contextus docet. Deindè non ait phlebotomandos post tertiam accessionem, sed nutriendos. Tertio, illud post tertiam accessionem, non idem sonat, quod post tertium paroxismum. Et malè

verſum eſt à Linacro: in græco legitur, μετὰ τὴν διάτριτον, quod verti ⟨marginal: Linacri erreri⟩
debet, poſt tres dies exactos.

Aprés ce mot Hyſtericum. pag. 104. *ajoûtez.*

Multis ulcera in tibiis annua ſunt: ea ſi pura fiant, Medicus ſe-
dulò obſervet, ne quid deterius eveniat. Armillarum fabro, & fabro
ferrario Petronio dyſpnęæ & gravia contigêre. Hippocrates idem ob-
ſervat his verbis. ,, Cuidam erat ulcus magnum in tibia. Hoc cùm
,, purum factum eſſet, lateris dolor & pectoris ſiniſtri è directo, &
,, febris. Mortuus eſt à febre. ,, An non in his ſcarificare partem priùs
dolentem bonum, & vulnere inflicto vetus ulcus revocare ac reno-
vare ?

Ad inſigne quercûs viridis ſphęriſterii magiſter calidis & ſiccis viſ- ⟨marginal: Hiſtoria.⟩
ceribus, melancholicus, facie aliquantùm ſaturati coloris, cùm jam
duos menſes, intra quos uxoris funus fuerat, malè habuiſſet, uxorem
duxit. Non longè poſt, nimirùm octo vel novem poſt dies, decum-
bit. Dolor ingens ad ventriculum: vomitiones aſſiduæ: inappetentia:
febris ſepulta. Cibum nullum, immò ne aquam ferre poteſt. Jactatur. Et quod mirum eſt, pulſus nobis valdè debilis apparet, ἀνώμαλ©,
ſuum rythmum non retinens, immò in quibuſdam pulſationibus intercalaris erat intermiſſio. Ut abſolutè dicam, tanta erat ἀνωμαλία,
ut morientis pulſus videretur. Et niſi coïtum frequentem ob recens
matrimonium cauſati eſſemus, non niſi de funere egiſſemus. Ex intervallis circum hepar & os ventriculi, quod jecoris ſimas contingit,
tantum calorem ſe ſentire dicebat, ac ſi flamma ibi concepta foret.
Spiritus adeò erant diſperſi, & vim paſſi, ut qua ratione ei occurrendum foret, ignoraretur. Hypocondrium dextrum, ex intervallis,
ob caloris ſepulti ἐπίλαμψιν, apparens, φλεγμαίνον, & φλόγωσιν patiens,
phlebotomiam hortabatur. Nos revocabat, aut potiùs ab inſtituto avo-
cabat pulſus. Tamen ut audaces fortuna juvat, quoniam ad iſtam
pulſus immutationem, formidabilem herclè, concurrebat, pręter ſpirituum quandam affectionem, phlogoſis, & cacochymia (undè ſpiri-
tibus, qui aptè τὰ ἱρμῶντι appellantur, quoniam corpus ſurſum deor-
ſumque non poteſt illuſtrari, niſi vi quadam ad partes affluant, via &
ingrediundi regrediundique poteſtas denegabatur) aderat. Hâc ſubac-
tâ, uſu medicamenti & apertâ venâ, pulſus cœpit melior & ordina-
tior eſſe. Sic Medicos ſæpè præcipitanter timidos eſſe turpe eſt. Cùm
cœpit valere; ecce, ac ſi gonorrhæâ laboraret, velut ſpermatica &
purulenta materia per penem egreditur. Nondum compertum eſt quid
unde eveniet ?

,, Pour connoître les Maladies qui ont regné dans les Pays voiſins ``
vers la fin du dernier ſiécle & au commencement de celui-ci, ou ``
qui y ſont aujourd'huy les plus communes. On n'a qu'à lire les Ou- ``

,, vrages de *Willis*, de *Sydenham*, de *Morton*, d'*Ettmuller*, de *Screta*,
,, d'*Hamilton*, de *Ramazzini*, de *Baglivi*, de *Lancifi*, de *Boerhaave*,
,, de *Stahl*, de *Mrs. Hoffman*, *Nenter*, *Juncker*, *Alberti*, *Torti*, *Rofetti*,
,, *Pafcoli*, *Richa*, *Gorter*, *Cheyne*, &c. Car quoyque tous ces Autheurs
,, ne fe foient pas également attachés à nous donner l'hiftoire annale
,, de toutes les Maladies qu'ils ont eu à traiter chacun dans leur Pays,
,, & que parmi ceux qu'on vient de citer, il y en ait même quelques
,, uns qui n'ont traité des Maladies qu'en général, & d'autres qui fe
,, font bornés à la defcription de quelques Maladies en particulier, on
,, peut toutefois tirer de grandes lumieres des Obfervations qu'ils ont
,, rèpanduës dans leurs Ouvrages, fi on prend la peine de les rappro-
,, cher les unes des autres, & d'en former une efpece d'Hiftoire.

,, Mais entre tous ces Autheurs, *Sydenham* eft, à mon avis, celui
,, que les jeunes Médecins doivent le plus foigneufement confulter. Ce
,, fage Praticien décrit auec tant d'exactitude les Maladies qui furent
,, le plus communes à Londres depuis 1661 jufqu'en 1685, & il ex-
,, pofe avec tant d'ingenuité la conduite qu'il a tenuë dans leur trai-
,, tement, que quoyqu'il n'eût point de methode générale, de methode
,, raifonnée, conftante & uniforme, & qu'il fut fouvent obligé de tâ-
,, tonner, comme il l'avouë luy-même, on ne fçauroit affés recomman-
,, der la lecture de fes Ouvrages par rapport aux Obfervations impor-
,, tantes & aux Reflexions judicieufes dont il les a remplis. On peut
,, même dire de luy eû égard à fon Pays, ce que nous avons dit de
,, *Ballonius* eû égard au fien, qu'il a merité d'être appellé l'*Hippocrate*
,, *Anglois*.

,, A l'égard des Maladies Epidemiques qui s'éleverent en France à la
,, fin du dernier fiécle & au commencement de celui-cy, on en verra
,, l'hiftoire dans la Thefe foutenuë aux Ecoles de Paris, *An in mor-*
,, *bis Epidemicis anni* 1693 *Emeticum cum Plebotomia* ? Dans le Traité
,, des Fiévres malignes & des Fiévres peftilentielles qui vient de paroî-
,, tre & qu'on attribuë à l'illuftre M. *Chirac*, dans les Ouvrages des
,, Médecins envoyés par la Cour en Provence & en Gevaudan en 1720
,, & en 1721, principalement dans les Ouvrages de Mrs. *Chicoyneau*,
,, *Verny* & *Soulier*, dans les Obfervations de M. *Helvetius* fur les pe-
,, tites Veroles de 1716 & 1719, &c.

,, Pour les Maladies Epidemiques & les differentes efpeces de Pefte,
,, qui ont regné en Europe dans les fiécles précedents, on en trouvera
,, le dénombrement & l'hiftoire abregée dans la Differtation *fur l'ori-*
,, *gine des Maladies Epidemiques & principalement fur l'origine de la*
,, *Pefte*, *imprimée à Montpellier en* 1721.

LES ELEMENTS

DE LA

MÉDECINE-PRATIQUE

QUATRIE'ME PARTIE

Des Maladies qui ont été les plus communes dans la Ville de Béfiers depuis 1730 jufques & compris 1742.

A L'exemple d'Hippocrate & de Ballonius, on fouhaiteroit pouvoir expofer année par année quelle a été dans chaque Saifon la Conftitution de l'Air de nôtre Climat depuis 1730 jufqu'à prefent *, quelles Maladies ont regné le plus fre-quemment dans chacune des Saifons de ces mêmes années, quels ont été les Symptomes de ces Maladies, & quels Remedes on a employés pour leur traitement. On fouhaiteroit auffi pouvoir rapporter au long l'hiftoire de tous les Malades de different âge, de different fexe, de differente condition, &c. qu'on a eu occafion de voir pendant tout cet efpace de temps. Mais quand j'aurois l'art de renfermer tout cela dans de certaines bornes, comment en donner aujourd'huy une nar-ration exacte & bien circonftanciée? Il faudroit n'avoir rien laiffé échapper, il faudroit avoir eû le loifir non-feulement de bien obfer-ver toutes ces chofes, mais encore de les écrire jour par jour, & c'eft à quoi un Praticien un peu oceuppé ne fçauroit feul fuffire. Tout ce que j'ai pû faire, a été d'ajoûter au Journal de mes Ob-fervations foit meteorologiques, foit médicinales, quelques faits que la memoire m'a fournis, & beaucoup d'autres que j'ay recueillis,

* 31. *Decemb.* 1741.

soit des Mémoires de l'Académie des Sciences & Belles-Lettres de cette Ville, soit des Regiſtres des Chirurgiens & des Apothicaires qui ont executé mes Ordonnances. Par là j'ay rempli certains vuides qui ſe ſont trouvés dans mon Journal; mais je n'ai pû à beaucoup près les remplir tous, principalement à l'égard des huit ou neuf premieres années. C'eſt pourquoy je donnerai en gros beaucoup de choſes, que je ne ſçaurois détailler avec quelque exactitude. C'eſt ainſi que j'en uſeray tant à l'égard de la Conſtitution de l'Air de cette Contrée, qu'à l'égard des Maladies d'un grand nombre de ſujets, leſquelles n'ont pas été décrites dans mon Journal, ou qui ne l'ont pas été avec toutes leurs circonſtances. Quant aux Maladies de quelques autres perſonnes, dont j'ay conſervé des mémoires plus exacts, j'en donneray l'hiſtoire tout au long : je ne feray pas même façon de rapporter celles dont la fin n'a pas été heureuſe, perſuadé que le Public n'exige pas d'un Médecin qu'il gueriſſe tous ſes Malades.

Je diviſeray donc cette Partie en deux articles. Dans le premier, je tâcheray de faire connoître en gros la Conſtitution de ce Climat, je parlerai des differentes Maladies qui s'y montrent le plus frequemment, & j'indiqueray la methode generale de les traiter. Dans le ſecond, j'expoſeray ſommairement les Maladies qui ont eu ici le plus de cours chaque année depuis 1730 juſqu'à preſent, & la maniére dont elles ont été traitées chacune en particulier. Et dans la Concluſion de cette Partie, on verra que le ſyſtême de pratique que j'ay ſuivi, n'eſt qu'une imitation de celuy que la nature ſuit elle-même dans la gueriſon des Maladies, lorſqu'on la laiſſe agir toute ſeule ; & qu'il s'accorde parfaitement bien avec ce que nous connoiſſons de la ſtructure & du mouvement des parties du Corps humain, des loix de l'œconomie animale, des cauſes occaſionnelles ou externes & évidentes des Maladies, & avec tout ce que l'ouverture des Cadavres nous a appris ſur leurs cauſes immediates ou internes & cachées.

I.

Du Climat de Béſiers, & en general des Maladies qui y ſont les plus frequentes.

ON ſçait par les Memoires que j'ay leus à nôtre Académie, & qui ont déja paru, que * *Béſiers eſt à* 43 *degrés* 20 *minutes de Latitude vers le Nord*, & qu'il eſt par conſequent de cinq degrés & demi moins Septentrional que Paris ; *qu'il eſt ſitué* * *ſur une Colline aſſés élevée, qu'il a au Nord une Chaîne de Montagnes, & au Midy*

* *Mem. ſur la Latitude de Bé-ſiers.* 1728.
* *Mem. ſur les Coups de Vent.* 1736.

la

la Mer à une fort petite diftance, que l'Air qu'on y refpire eft très-fubtil
& très-rarefié, qu'il y regne frequemment des Vents tantôt froids, tantôt
chauds qui fe fuccedent affés brufquement les uns aux autres, que les
chaleurs y font grandes en certains mois de l'année, & qu'en certains.
jours on eft foudain faifi de froid lorfqu'on fe met à l'abri des rayons du
Soleil, que les Aliments dont on s'y nourrit font la plûpart indigeftes &
propres a engendrer des Vers, que les Vins qu'on y boit, quoyque très-
fpiritueux, ne laiffent pas de contenir beaucoup de parties groffieres,
que le temperament des Habitants eft vif & boüillant, &c.

On fçait auffi que les *Coups de Vent* y font très-frequents, & que
par *Coups de Vent* on entend icy *non-feulement toutes les efpeces de Ca-*
tarrhes, de Fluxions ou de Rheûmes, les Pleurefies, les Peripneumonies,
l'Efquinancie, les douleurs de Tête, d'Oreille, celles du Col, des Reins,
l'inflammation aux Yeux, la fluxion fur les Dents, les Erefipeles, les
Rheûmatifmes; mais encore les tranfports au Cerveau, les attaques d'A-
poplexie, la Paralyfie, les Convulfions generales ou particulieres, les mou-
vements convulfifs, les Fiévres foit Malignes, foit Putrides, foit Con-
tinuës fimples, foit Intermmittentes, foit Ephemeres, la Dyfenterie,
la Colique, &c. Mais pour mieux faire connoître nôtre Climat, & les
differentes efpeces de Maladies, qu'on y obferve le plus fouvent, il
eft néceffaire de s'étendre un peu fur chacun de ces articles.

1. Des Obfervations faites chaque année à Béfiers depuis 1730
jufqu'à prefent, comparées avec celles que l'on a faites en même
temps à l'Obfervatoire Royal, il refulte qu'en Hyver il fait toûjours
réellement un peu moins de froid ici qu'à Paris; ce qui n'eft pas
furprenant, veû que nous fommes, comme il a été dit, moins Septentrionnaux. Nous avons eû même des Hyvers fort doux & fans gelée; mais auffi nous en avons eû d'autres avec des froids très-cuifants,
& peut-être plus fenfibles que ceux qu'on reffent à Paris au même
degré du Thermometre: & cela à caufe des Vents du Nord ou du
Nord-Oueft, qui fouffloient alors avec beaucoup de violence, & qui
chaffoient bien loin, non-feulement l'Air enfermé dans les ruës, mais
encore celuy qui touchoit immediatement nôtre Corps, & que nous
avions échauffé. Car nous fommes d'autant plus expofés à ces fortes
de Vents, que la Ville eft fort élevée, & que d'icy aux premieres
Montagnes, c'eft-à-dire à quatre lieuës environ de diftance, nous
n'avons ni Forêt ni Eminence, en un mot rien qui puiffe les détourner, ou en arrêter l'impetuofité. Du refte, dans les Hyvers les plus
rudes, nous avons ordinairement certains jours fort temperés & prefque chauds, mais qui font prefque toûjours fuivis d'un froid affés vif;
enforte qu'il femble que nous ayons foudainement changé de Climat.
Et c'eft fans doute à cette viciffitude de chaud & de froid, qui même

Partie IV. S

a lieu quelquefois dans toutes les autres Saisons de l'année, qu'on doit rapporter la plûpart des Maladies, dont on parlera cy-après.

Depuis 1730 nous n'avons eu que rarement des Printemps temperés : il y a même quelques années que nous n'avons presque point de Printemps, & que nous passons assés brusquement de l'Hyver à l'Eté. Pour l'Automne elle est ordinairement plus temperée, nous y avons même quelquefois des jours fort chauds. Mais cette année * le froid a commencé le 16 de Septembre, & à peu de jours près qui ont été temperés ou pluvieux, il a duré toute l'Automne.

* 1742.

A l'égard des chaleurs, elles se font sentir icy depuis le commencement du mois de Juin jusqu'au commencement du mois de Septembre ; mais quoy qu'elles soient ordinairement assés considérables pendant certains jours de l'Eté, & qu'elles durent quelquefois assés long-temps, toutefois depuis 1730 jusqu'à present, elles n'ont jamais monté au point où elles sont montées à Paris, ainsi que nous l'avons reconnu par la comparaison des Observations faites en cette Ville & à l'Observatoire Royal. A la verité les chaleurs commencent ici plûtôt & finissent peut-être plus tard qu'à Paris, mais au fond elles sont moins grandes ; quoyque nous soyons, comme on l'a dit, beaucoup moins Septentrionnaux : c'est sur quoy nous attendrons les reflexions de l'Académie Royale des Sciences. Seulement nous observerons que Bésiers étant fort élevé, l'air s'y renouvelle facilement, & qu'il est souvent rafraîchi en Eté tantôt par un Vent de Mer, tantôt par un Vent de Montagne. Il y a plus. Quelquefois après un grand chaud, on éprouve tout à coup un froid sensible causé par un Vent qui vient des Montagnes voisines, où il sera tombé de la Pluye ou de la Grêle.

Comme cette Ville n'a rien qui la domine, elle reçoit des Vents de tous les points de l'Horison ; mais ceux qui y soufflent le plus frequemment & avec le plus de violence, sont le Nord-Oüest, ou, comme on dit icy *le Cers*, & le Sud, ou *le Marin*. Le premier de ces Vents à été toûjours fameux dans cette Province. *In Narbonensi Provincia*, dit un sçavant Naturaliste *, *clarissimus Ventorum est Circius, nec ulli violentiâ inferior.* Le même Autheur n'a pas ignoré que ce Vent rafraichit en Eté l'Air de cette Contrée, *Æstates temperat* *, mais ce qu'il ajoûte, que c'est ordinairement avec tant de force & d'impetuosité qu'il enleve les toits des Maisons, *sed tantâ plerumque violentiâ ut auferat tecta*, n'a presque jamais lieu dans cette Saison. Après le *Cers* & le *Marin*, le *Grec* est celuy qui regne le plus souvent ; c'est le Vent de la Pluye, & quelque fois de la Neige.

* Plin. lib. 2. cap. 47.

* Lib. 17. cap. 2.

Tous les Vents qui viennent du Nord sont ordinairement froids, & d'autant plus froids qu'il y a plus de Neige sur les Montagnes par où ils passent. Ils sont aussi ordinairement secs, parcequ'ils ne passent que fur des Terres. Ceux du Sud font prefque toûjours humides, par-cequ'ils paffent fur la Mer Mediterranée, qui n'eft éloignée de Béfiers, que d'environ deux lieües. Ordinairement ils font chauds ou du moins temperés. Ces Vents fe fuccedent affés brufquement les uns aux au-tres, & lorfqu'après un Vent de Sud, ou de Sud-Eft, qui a duré quelques jours, il fe leve un Vent de Nord ou de Nord-Oüeft, ces derniers nous donnent alors de la Pluye. Du refte c'eft toûjours le Sud ou le Sud-Eft qui ameinent les grandes Pluyes. Ces Vents n'ont point de temps reglés ; & dans quelque Saifon que ce foit de l'année il fouffle tantôt des Vents Septentrionnaux, tantôt des Vents Meridion-naux ; de là vient cette viciffitude de chand & de froid qu'on éprouve fouvent dans quelque Saifon que ce foit, & quelquefois dans un même jour.

Quant aux Pluyes, on fçait* déja qu'elles font icy plus abondantes qu'à Paris, & cela fe trouve confirmé par les nouvelles Obfervations qui ont été faites ces dernieres années. A Paris les plus grandes Pluyes arrivent le plus fouvent aux mois de Juillet & d'Août: icy c'eft en Automne & en Hyver. Quelquefois nous avons des Printemps & des Etés fort pluvieux, & au contraire des Automnes & des Hyvers fort fecs. Il eft même affés ordinaire qu'après de grandes Pluyes, il arrive enfuite de longues féchereffes.

* Memoir. de l'Acad. R. des Scien. 1733. p. 500.

Les Broüillards font icy beaucoup plus rares qu'à Paris : il nous en vient pourtant quelques-uns du côté de la Mer, qui gâtent quelque-fois nos fruits ; mais ils ne fe foûtiennent pas long-temps dans l'At-mofphere, le Soleil ou le Vent les diffipe bien-tôt.

La Neige eft auffi rare en ce Pays, & elle y fond bien-tôt: mais il ne fe paffe guere d'Hyver qu'il n'en tombe fur nos Montagnes voi-fines ; & c'eft le Vent qui paffe fur cette Neige, qui caufe icy les plus grands froids.

Quoyqu'il pleuve davantage à Béfiers qu'à Paris, l'Air y eft néant-moins plus fec, foit parceque les Vents y font plus frequents, foit parceque les Broüillards font beaucoup plus rares ; d'où il fuit qu'il doit être icy plus élaftique : car on fçait que l'humidité affoiblit beau-coup le reffort de l'Air.

On a trouvé encore par le moyen du Barometre que l'Air pefe icy moins qu'à Paris ; ce qui, comme l'a remarqué *M. de Mairan*, s'ac-corde avec ce qu'on fçavoit d'ailleurs, *que cette partie de notre Atmof-phere qui agit fur le Barometre, devient toûjours moins pefante, à mefure que la Latitude des lieux de l'obfervation eft moindre & qu'on approche davantage de l'Equateur* *.

* Mem. de l'Acad R. des Sc. 1733. p. 501.

Enfin on ne peut pas douter que l'Air ne foit icy un peu falé ; car, outre que nous fommes fort voifins de la Mer, d'où il s'exhale fans cesse beaucoup de particules salines qui se répandent dans l'Air, il est à croire qu'il s'éleve aussi de nôtre Terroir une grande quantité de ces sortes de particules, puisqu'on trouve quelquefois des chrystaux de sel sur les feüilles de nos arbres ou de nos plantes, comme le rapporte *M. Duhamel* dans son livre *de consensu veteris & nova Philosoph.*

Les Eaux que nous beûvons nous viennent d'une Source qui est à une demi-lieuë de la Ville du côté du Nord. Elles sont fort bonnes. Seulement il seroit à souhaitter qu'elles fussent un peu plus abondantes pendant l'Eté, auquel temps on est quelquefois obligé d'avoir recours à d'autres petites fontaines qui sont hors de la Ville, mais dont les Eaux ne sont pas mauvaises.

A l'égard des Aliments, ils sont à peu près de même nature que ceux dont on se sert dans le reste de cette Province, ou leur difference, s'il y en a à raison du Terroir, n'est pas assés sensible pour pouvoir être remarquée. La seule chose que nous observerons, c'est qu'en certaines années nos Bleds se gâtent & se carient, pour ainsi dire, dans les Greniers. Alors ils sont pour ceux, qui n'ont pas soin de les laver ou de les bien cribler avant que de les moudre, une cause assés ordinaire de Fiévres *Putrides* & de Fievres *Malignes.*

On appelle vulgairement Cusson la poussiere mélée avec le Bled picqué des Vers, laquelle donne au pain un mauvais goût & une odeur desagreable.

Mais en voilà assés sur la Constitution de notre Climat. Donnons maintenant une idée des Maladies qui y sont les plus frequentes.

2. Il n'est guere de Maladie connuë, si l'on en excepte le Scorbut, la Plique de Pologne, la Lepre, & quelques autres Maladies particulieres aux Climats ou excessivement chauds ou extremement froids, que nous ne voyons icy quelquefois. Nous voyons des Fiévres de presque toutes les especes : nous voyons des Maladies qui attaquent tout le Corps, & d'autres qui s'en prennent à quelqu'une de ses parties en particulier. Mais celles qui donnent le plus d'occupation aux Médecins de cette Ville sont les Fiévres catarrheuses, les Fiévres continuës, soit simples, soit putrides, soit malignes, les Fiévres intermittentas ou simples ou malignes, les Pleuresies, les Peripneumonies, les Esquinancies, les Rheûmatismes, les Eresipeles, la Dysenterie, &c. La Phthisie & les Pâles-couleurs sont aussi des Maladies assés communes, mais beaucoup moins qu'elles n'étoient autrefois. L'Hydropisie n'est pas rare, non plus que les Passions hysterique & hypocondriaque, qu'on appelle à present *Vapeurs.* Les Vers accompagnent beaucoup de Maladies, & sont eux-même une Maladie fort commune sur tout parmi les Enfants.

Nous nous abstiendrons d'autant plus volontiers de faire la description de toutes ces Maladies, qu'il n'est guere d'Autheurs de Médecine où on ne la puisse trouver. Nous dirons seulement quelque chose des Fiévres *Malignes,* après avoir observé, que quoyqu'il ne se passe guere

d'année, où nous ne voyons des Fiévres continuës, des Fiévres intermittentes, des Pleurefies, des Efquinancies, &c. il eft pourtant des
années, & même des Saifons dans la même année, où l'on voit un
plus grand nombre de quelqu'une de ces efpeces de Maladies.

Car la plûpart de ces Maladies ont, pour ainfi dire, leurs revolutions
reglées : elles difparoiffent dans certaines Saifons, & l'année fuivante
elles reparoiffent à peu près dans la même Saifon. A celles qui ceffent
il en fuccede d'autres qui à leur tour cedent enfuite leur place aux
premieres ; enforte qu'on peut dire des occupations des Médecins, ce
que *Virgile* a dit des travaux des gens de la Campagne.   *Georg.*

> *Redit labor actus in orbem*
> *Clinicolis.*

Les Fiévres malignes, les Fiévres putrides, les Dyfenteries, &c. font
ordinairement plus communes dans les mois de Juillet, d'Août &
de Septembre qu'en tout autre temps. Les Fiévres catarrheufes, les
Pleurefies, les Efquinancies, fe montrent le plus fouvent à la fin de
l'Automne, pendant l'Hyver & au commencement du Printemps. La
fin de l'Eté & la plus grande partie de l'Automne font ordinairement
la Saifon des Fiévres intermittentes.

La Petite-Verole ne paroît pas icy toutes les années ; & nous ne connoiffons pas de Saifon fixe pour cette Maladie. A l'égard de la Rougeole, qui ne regne pas auffi toutes les années, elle fe manifefte le
plus fouvent en Eté & en Automne. Et lorfque ces Maladies ceffent
icy, elles fe répandent ordinairement dans les Villages voifins.

On prend dans un fens fort étendu le mot de *Malignité*. On donne
aujourd'huy le nom de *Malignes* à toutes les Fiévres foit continuës,
foit intermittentes, dont le mauvais caractere fe fait connoître par des
fymptomes plus violents qu'à l'ordinaire.

Parmi les intermittentes, il n'y a guere que la quotidiene, la tierce,
la double tierce, qui puiffent être qualifiées quelquefois de ce nom-là.
Car il eft très-rare de voir des Fiévres quartes *Malignes*.

Les Fiévres intermittentes *Malignes* commencent ordinairement par
un grand froid avec des friffons qui ébranlent tout le corps, une
douleur aiguë à la tête & aux lombes, des naufées & des vomiffements ; ou avec un dévoyement par en haut & par embas, des
cardialgies & des défaillances Il furvient enfuite une chaleur brulante, une foif inextinguible, un délire ou un affoupiffement. La
face fuperieure de la langue de part & d'autre de la ligne mediane
devient aride & brune, ou d'un rouge foncé, tandifque les parties laterales font humides & blanches, ou de couleur naturelle, ou pour me
fervir des termes ufités en ce Païs, il paroît une *Corde* fur la langue.
Enfin des fueurs tantôt chaudes, tantôt froides, & quelquefois ave

des foibleſſes, annoncent la fin des Paroxiſmes, qui durent ordinairement plus de 14 heures, & qui enjambent quelquefois l'un ſur l'autre.

Dans le commencement de l'Accès le Poulx eſt concentré, petit & frequent, ſouvent inégal ou intermittent; & cela dure quelquefois juſqu'à la fin. Mais ordinairement le Poulx ſe releve & devient enſuite fort & frequent.

Quelquefois dans le commencement de l'Accès on n'a ni friſſons ni tremblements, mais un froid qui glace, qui engourdit & qui mortifie, pour ainſi dire, les extremités inferieures, avec une ſoif inſuportable, des anxietés & quelquefois un crachement de ſang qui dure juſqu'à ce que le Pouls ſe développe, & que le Malade ait repris chaleur.

Peu de gens meurent de ces Fiévres, excepté qu'ils ne fuſſent d'ailleurs indiſpoſés ou d'une conſtitution foible & délicate : alors ils ſuccombent à l'entrée ou à la fin de quelque Accès. Ordinairement ces Fiévres ſe terminent avant le quatorſiéme jour, ou elles dégenerent en des Fiévres intermittentes ſimples ou en des Fiévres continuës *malignes.*

A l'égard des Fiévres contiuuës *malignes,* nous en remarquons de plus d'une eſpece. On appelle Fiévre *maligne, ſimple & reguliere,* celle qui n'eſt accompagnée d'aucune inflammation manifeſte, ni d'aucun autre ſymptome extraordinaire, mais où l'on voit un Poulx tantôt preſque naturel, tantôt un peu lié & embarraſſé, une *Corde* ſur la langue, ou une langue blanche au commencement, puis brune ou noire, un abbattement conſiderable, une chaleur plus grande qu'à l'ordinaire, une douleur de tête gravative, un délire paſſager, une ſurdité, &c. Cette Fiévre ſe termine ordinairemeut dans vingt & un ou vingt-deux jours. Ses redoublements ne ſont pas fort conſiderables: on ne les connoît que par un Poulx un peu plus frequent, un plus grand abbattement, une augmentation de chaleur, une plus grande ſoif, & par les inquietudes du Malade, par l'inſomnie ou par l'aſſoupiſſement, & quelquefois par des treſſaillements convulſifs dans les tendons du poignet. Ils commencent ordinairement vers le ſoir, & ne finiſſent qu'après minuit ou au lever du Soleil. Cette Fiévre n'eſt pas ordinairement mortelle, à moins que par la faute du Malade, ou de ceux qui le conduiſent, elle ne change de caractere, & ne dégenere en quelqu'une des autres eſpeces de Fiévres malignes dont nous allons parler.

On donne le nom de *Malignes irregulieres, d'exanthematiques,* de *peſtilentielles* à differentes eſpeces de Fiévres continuës & inflammatoires, qui, ou commencent bruſquement par de grands ſymptomes, par un froid *glaçant,* par des attaques d'Apoplexie & de Paralyſie, par des Convulſions & des mouvemens convulſifs, par des Cholera-

Morbus, par des Syncopes, &c. ou , après avoir commencé, pour
ainſi dire, benignement: comme la Fiévre *maligne*, *ſimple & regu-*
liere, ſe trouvent enſuite accompagnées d'une chaleur brulante, de
Phreneſie , de Cardialgies, de Flux dyſenteriques, de Pourpre, de
Phlictenes, de Parotides, de Charbons, &c. Ces Fiévres enlevent ſouvent le Malade avant le vingt-uniéme jour, quelquefois elles vont
juſqu'au quarantiéme ou au ſoixantiéme. Il eſt rare qu'elles aillent icy
juſqu'au dernier degré de malignité, & qu'elles ſoient accompagnées
de Charbons ou de Gangrenes exterieures. Je n'ay pas même veu encore de Fiévres malignes avec des Bubons ſous les aiſſelles ou aux
aînes. Pour toutes les autres eſpeces de Fiévres *malignes* dont je viens de
parler, nous n'avons que trop ſouvent occaſion d'en voir, quoyqu'elles
ſoient icy beaucoup moins communes & moins meurtrieres qu'ailleurs ;
car pour l'ordinaire elles n'enlevent que peu de perſonnes : du moins
il en réchappe toûjours beaucoup plus qu'il n'en meurt.

Enfin on appelle Fiévres *Putrides malignes* celles où l'on remarque
d'abord un grand froid qui eſt bientôt ſuivi d'une Fiévre ardente,
d'une douleur de tête aiguë, d'un délire ou d'un aſſoupiſſement, avec
un Poulx plein & élevé, une *Corde* ſur la langue, ou plus ſouvent
avec une langue rouge d'abord, puis blanche ou brune, enfin noire.
Cette Fiévre a des redoublements tantôt reguliers, tantôt irreguliers, &
qui ſont ſouvent précedés ſurtout les premiers jours d'un vomiſſement
de matiéres plus ou moins épaiſſes, vertes & aigres, ou jaunes & ame-
res, quelquefois avec des Vers longs & ronds. A cette Fiévre il ſe joint
ſouvent une Ereſipele phlegmoneuſe qui attaque principalement la
face. Tantôt la tête, tantôt la poitrine ou le bas-ventre ſont menacés
d'une inflammation prochaine, ou ils s'enflamment réellement. Quelquefois il ſurvient un devoyement, & il n'eſt pas rare de trouver des
Vers dans les déjections. Ordinairement cette Fiévre ſe termine après
le vingt-uniéme jour, quelquefois après le quatorſiéme ; & peu de
gens en meurent.

Les Urines varient fort dans toutes ces eſpeces de Fiévres, & dans
les differents temps de la même eſpece de Fiévre. On en voit de naturelles, de claires, de troubles, de rouges, de jaunes, de noires,
de puantes, &c. Quelquefois elles ne coulent qu'en petite quantité
& avec peine, quelquefois elles ſont très-abondantes. Il en eſt de même
des Excrements du Ventre. On en voit de ſereux, de jaunes, de gris,
de verds, de noirs, &c. Mais, il faut l'avouer, nous ne nous ſommes
pas attachés fort ſcrupuleuſement à examiner nous-mêmes la bonne ou
la mauvaiſe diſpoſition des Urines & des matiéres fécales: le plus ſouvent nous nous ſommes contentés du rapport que nous en faiſoient
les Aſſiſtants, perſuadés que ſur l'inſpection ſeule des Urines & des

Déjections, on ne peut rien conclure de certain & de positif dans ces sortes de Maladies, & qu'il y a bien plus à compter sur les signes qu'on tire de tous les autres symptomes. Aussi nous ne serons pas fort exacts dans la suite à faire mention de la qualité des Urines & des Selles, excepté dans quelques cas particuliers.

Le Poulx varie aussi comme on l'a déja donné assés à entendre. Mais comme il est ordinaire que le Poulx soit développé dans le fort du redoublement, je dois observer que dans les Fiévres, dont je viens de parler, j'ay trouvé des Malades dont le Poulx, qui-n'étoit presque pas sensible dans le fort du redoublement, quoyqu'ils eussent une chaleur brûlante, ne se manifestoit qu'après le redoublement, ou après quelque forte saignée.

Et voilà ce que nous avions de plus general à remarquer sur toutes ces sortes de Fiévres. Seulement nous ajoûterons, que parmi les autres Maladies dont on a fait cy-dessus l'énumeration, il est rare d'en voir qui ne soient pas compliquées avec une Fiévre putride simple ou maligne. Dans l'article suivant à mesure que l'occasion se presentera, je donneray quelques remarques sur chacune de ces Maladies en particulier. Il ne me reste qu'à dire un mot de leurs causes & de leur traitement.

Les causes éloignées, occasionnelles ou évidentes de toutes ces Maladies, ne sont, à mon avis, que les differentes qualités sensibles de l'*Air*, ou les fautes commises dans l'usage des *Aliments*, & de toutes les autres choses que les Médecins appellent *Non-naturelles*, telles que le *Sommeil* & *la Veille*, l'*Exercice* & le *Repos*, les *Evacuations* ou *supprimées* ou *trop-abondantes*, & les *Passions de l'ame*. Car pendant les années dont nous allons parler, & même plusieurs années auparavant, à la Rougeole & à la Petite-Verole près, dont les causes éloignées nous sont inconnuës, nous n'avons point, à proprement parler, remarqué de Maladies *Epidemiques*, si par *Epidemiques* on n'entend avec Hippocrate que des Maladies produites par des causes cachées ou qui ne tombent pas sous nos sens, par des exhalaisons nuisibles qui s'élevent des entrailles de la Terre. *Lorsqu'il regne* *, dit-il, *une Maladie Epidemique, il est évident que ce n'est pas le regime qui la cause, mais l'air que nous respirons, & alors on ne sçauroit douter qu'il n'y ait dans l'Air une exhalaison vicieuse.* Mais si par *Epidemiques* on entend simplement des Maladies qui attaquent en même temps un grand nombre de personnes à raison de quelqu'une des causes évi-

* ὁκόταν δὲ νοσήματ⊙ ἑνὸς ἐπιδημίη κατασῇ, δῆλον, ὅτι ἐ τὰ διαιτήματα αἴτιά ἐςιν, ἀλλ' ὃ ἀναπνέομῳ, τᾶτο αἴτιον ἐςι, κ̀ δῆλον, ὅτι τᾶτο νοσερίω τινα ἀπόκρισιν ἔχον ἂν εἴη. *Hipp. de nat. hum.*

dentes

dentes dont on vient de parler, & principalement à raiſon des qualités ſenſibles de l'Air, qui agiſſent en même temps ſur tous les Habitants d'une Ville, ou à raiſon des Aliments dont la plûpart ſe nour-
riſſent, nous conviendrons que nous voyons ſouvent de ces ſortes de
Maladies. En effet il ne ſe paſſe preſque point d'année, où il ne regne
icy, tantôt dans une Saiſon tantôt dans une autre, une Maladie plus
commune que d'autres de differente eſpece que nous voyons en même
temps.

Que ſi la *Coqueluche*, ou les Rheûmes, qui en 1733 parcoururent
preſque toute l'Europe, qui parvinrent même en cette Ville, mais qui
n'y eurent pas beaucoup de cours, étoient veritablement *Epidemiques*,
& devoient être rapportés à des exhalaiſons élevées du ſein de la
Terre, & non aux qualitez ſenſibles de l'Air, ce fut ſans doute le
Vent qui venoit des Pays où ces Rheûmes prirent naiſſance, qui nous
apporta ces mauvaiſes exhalaiſons. Nous dirons la même choſe des
Fiévres catarrheuſes compliquées, qui regnerent ici en 1735 & en
1738, ſi l'on veut que ces Maladies fuſſent veritablement *Epidemiques*.

Car à raiſon de la ſituation de cette Ville & de la nature du Terroir qui nous environne, nous ſommes fort à l'abri des exhalaiſons
propres à cauſer des Maladies *Epidemiques*, proprement dites. Nous
n'avons autour de Béſiers ni Prairies, ni Marais, ni Etang, ni Eaux
croupiſſantes dans des Foſſés, ni Mines, d'où il puiſſe s'élever de pareilles exhalaiſons. Tout notre Terroir eſt cultivé: il n'y a pas, pour
ainſi dire, un pouce de terre qu'on laiſſe repoſer, & où il puiſſe ſe
former & s'accumuler de mauvaiſes exhalaiſons.

Dans la Ville on ne fait point roüir de Lin ni de Chanvre. On n'y
conroye point de Cuirs. Il ne s'y amaſſe point d'Immondices. La pente
de nos ruës eſt ſi grande, que les Eaux, loin d'y croupir, y coulent
avec tant de rapidité toutes les fois qu'il pleut, qu'elles entrainent
toutes les ordures qu'on jette des Maiſons. Il eſt vrai qu'on *tire* ici
de la Soye dans quelques quartiers de la Ville; & cela pendant
plus de ſix mois chaque année, mais il n'y a guere que les *Tireuſes*
mêmes qui en reſſentent quelque incommodité; cependant il ſeroit
encore mieux, ſi Mrs. les Magiſtrats le trouvoient à propos, de rele-
guer tous ces *Tirages* hors de la Ville, ou à quelqu'une de ſes
extremités.

La Riviere d'Orb qui baigne l'extremité de nos Faux-Bourgs, eſt
de plus de 10 Toiſes plus baſſe que l'endroit le moins élevé de la
Ville, de ſorte que les Vapeurs qui s'en élevent, ne ſçauroient nous
incommoder; & lorſqu'il ſurvient des inondations, les eaux s'écoulent
ſi vîte qu'elles n'ont pas le temps de contracter de mauvaiſes qualités.
Le Canal Royal qui ſe décharge dans notre Riviere en venant de

Partie IV. T

Touloufe, & qui en part pour aller à Agde, eft auffi beaucoup plus bas que la Ville, & trop éloigné pour que fes exhalaifons foient à craindre.

Enfin quand de la Ville même ou du Terroir, il s'éleveroit quel-quefois des exhalaifons nuifibles & propres à caufer des Maladies *Epi-demiques*, il feroit difficile que ces exhalaifons ne fuffent pas bientôt diffipées par les Vents qui foufflent icy prefque continuellement, ou qu'elles ne fuffent enfin fonduës & précipitées à terre par les Pluyes qui fuccedent quelquefois à ces Vents, & qui font icy affés abon-dantes.

Mais, ces mêmes avantages dont on vient de parler, tous les Vil-lages voifins ne les ont pas. Il y en a plufieurs qui font expofés aux exhalaifons qui s'élevent du Terroir bas & humide au milieu du quel ils ont été bâtis, ou des Etangs auprès defquels ils font fitués, ou du Canal Royal qui arrofe leurs murailles. Auffi voit-on fouvent dans ces Lieux-là des Maladies *Epidemiques*, dont il n'y a guere que les Gens aifés qui fe garantiffent, foit par le moyen d'un bon regime, foit en s'enfermant le foir avant le coucher du Soleil, & en ne for-tant le matin qu'après fon lever.

Je n'expliqueray pas icy la maniere d'agir des caufes évidentes, on peut voir là-deffus les nouvelles Pathologies. Je ne m'arrêteray pas auffi à déduire les caufes immédiates de toutes les Maladies dont j'ay déja fait mention, un pareil détail ne feroit pas icy à fa place, & con-viendra mieux à l'Ouvrage que j'ay annoncé, & que je donneray après celui-ci, fi mes occupations me le permettent. Il fuffira d'obferver qu'après les impreffions de l'Air, la caufe la plus ordinaire des Mala-dies de cette Contrée eft la trop grande quantité d'Aliments foit fuc-culents foit groffiers, dont on a accoûtumé d'ufer. Car, il faut l'a-voüer, on ne fe picque guere ici d'obferver exactement les régles de la fobrieté; & l'abondance du Vin & des autres Aliments de toute efpece, dont on joüit dans cette Ville, n'invite que trop fouvent à les enfraindre. Faut-il chercher ailleurs la raifon, pourquoy nous voyons icy un fi grand nombre de Fiévres putrides? Faut-il auffi être furpris qu'il n'arrive guere d'autre Maladie, qui ne fe trouve compliquée avec une Fiévre putride, comme on l'a déja remarqué cy-devant? Il y a plus, nous avons même reconnu que les intemperies de l'Air ne faifoient guere impreffion que fur ceux dont le Sang regorgeoit de fucs cruds ou trop fermentatifs enfuite de quelque excés dans le Regime.

Pour le traitement de chacune de ces Maladies en particulier, nous le donnerons dans l'article fuivant, à mefure que l'occafion s'en pré-fentera. Seulement nous obferverons icy en général, que dans le trai-tement des Maladies, qui parcourent vîte tous leurs temps, & que l'on appelle *Aiguës*, nous nous sommes principalement attachés à remplir les indications essentielles qui se sont présentées, & que nous nous sommes bien trouvés d'avoir égard non-seulement à l'âge, au sexe, au temperament & à l'état actuel du Malade, ou à la disposition de ses humeurs & de ses parties solides, mais encore à la Saison, à la constitution de l'Air, & sur tout à ce qui avoit précedé la Maladie, à ce qui lui avoit donné occasion. D'où l'on comprend assés que nous avons été obligés de varier souvent nôtre methode soit au commencement, soit dans tous les autres temps de la Maladie. Tantôt nous avons commencé la Cure par des Saignées, tantôt par des Vomitifs ou des Purgatifs, quelquefois par des Cordiaux.

Lorsque la Fiévre a été violente, ou que par la dureté du Poulx, par la douleur aiguë de la Tête ou de quelqu'autre partie nous avons soupçonné une inflammation naissante ou déja formée, nous n'avons pas épargné d'abord les Saignées du bras & du pied : nous les avons même réïterées jusqu'à la fin de la Maladie, lorsque cela nous a paru necessaire, soit pour désemplir les Vaisseaux, soit pour empêcher qu'il ne se portât davantage de sang vers la partie enflammée. Quelquefois nous avons eu recours à la Saignée du col, aux Sangsuës, aux Ventouses, aux Vesicatoires. Mais tout cela auroit été souvent inutile ou du moins insuffisant, si, outre les Vomitifs donnés dans le besoin & avec les restrictions necessaires, nous n'avions employé presque dans tout le cours de la Maladie des Potions laxatives ou des Purgations tantôt benignes, tantôt un peu animées, non-seulement en vûë de décharger les premieres voyes des gros excrements qui s'y amassent ordinairement, & qui pourroient en y séjournant & s'y échauffant causer de plus grands desordres, mais encore en vûë de fondre peu à peu & de resoudre les inflammations, de déboucher les couloirs des Visceres, & d'entraîner par les Selles & par les Urines les mauvaises humeurs qui se separent continuellement du Sang soit par les Glandes de l'Estomach & des Intestins, soit par celles du Foye & du Pancreas, soit par celles des Reins.

Lorsqu'au contraire la Fiévre a été plûtôt obscure que manifeste, & qu'on a jugé que le mal n'étoit causé & entretenu que par un grand fonds de pourriture, par des humeurs corrompuës, on n'a pas fort insisté sur les Saignées, on les a même quelquefois entierement supprimées, & on s'est tourné principalement du côté des Vomitifs, & des Purgatifs. On a même réïteré les Purgatifs de deux jours en deux jours jusqu'à la fin de la Maladie.

On comprend aussi que dans l'un & dans l'autre cas les Ptisanes adoucissantes, délayantes, diapnoïques, les Juleps appropriés & les Lavements legerement purgatifs ou simplement emollients n'étoient pas oubliés, & qu'on avoit recours quelquefois aux Abforbants, aux doux Cardiaques, aux Antihelmintiques, aux Huileux & aux Sucs des Plantes qu'on peut fort bien regarder comme des Savons naturels. Pour les Sudorifiques, nous ne les avons prefque jamais mis en ufage ; & ce n'a été qu'avec beaucoup de circonfpection & fort rarement que nous avons ufé de legers Diaphoretiques.

Du refte les Remedes dont j'ay fait le plus d'ufage & fur lefquels j'ay principalement fondé l'efperance de la guerifon, ont été les fréquentes Saignées, les Emetiques, les Purgatifs réïterés ; & c'eft par cette methode mâle & courageufe, à laquelle les Médecins étrangers donnent peut-être ironiquement, le nom d'*Heroïque*, que j'ay eu le bonheur de vaincre le plus grand nombre de Maladies *aiguës* dans des perfonnes de different âge, de different fexe, de differente condition & de differentes nations, que j'ay eu occafion de voir foit en Ville, foit à l'Hôpital-Mage dont on m'a confié le foin depuis quelques années.

Cependant il ne faut pas diffimuler, qu'il y a eu des occafions, où, dans le cours de ces terribles Maladies j'ay été obligé de fufpendre pendant quatre, cinq ou fix jours les Saignées & les Purgations, & d'attendre que le Malade fût en état de fupporter de pareils Remedes. Il falloit alors fe borner aux Ptifanes fimples ou Emulfionnées, aux legers Cordiaux ; & par ce fage temporifement j'ay veu, fi l'on peut ainfi parler, reffufciter des Gens que l'on regardoit comme morts.

Il y a eu auffi des occafions où il a fallu avoir égard aux évacuations critiques, fur tout aux Sueurs, qui fe préfentoient naturellement dans le cours de la Maladie. Nous avons veu encore, mais plus rarement des Crifes falutaires foit par les Urines foit par les Selles. Mais toutes ces évacuations, quelque abondantes qu'elles ayent été, n'ont prefque jamais emporté radicalement la Maladie. Il a fallu pour l'ordinaire revenir aux Remedes qui avoient été fufpendus, obfervant de ne les employer qu'avec beaucoup de ménagement. Pour les Eruptions critiques, nous n'y avons eu égard que lorfqu'elles n'ont pas été prématurées, & qu'elles ont procuré au Malade un foulagement confiderable. Nous ofons même avancer, que malgré ces Eruptions nous avons fouvent employé avec fuccés les Saignées & les autres Evacuants, lorfque cela nous a paru abfolument néceffaire. A l'égard des Parotides, nous n'avons pas craint de les faire ouvrir le plûtôt qu'il a été poffible, avant même leur maturité, & d'ufer en même temps de tous les autres Remedes qui pouvoient convenir tant interieurement qu'exterieurement.

Dans les Fiévres-continuës avec des Redoublements, je n'ay pas fait façon de donner quelquefois le Kinkina après les évacuations néceffaires. Je l'ay donné auffi en y joignant un peu de Poudre de Vipere dans les Fiévres intermittentes malignes, lorfqu'il y a eu lieu de le placer. Enfin je l'ay donné avec le Chacril dans les Fiévres intermittentes fimples; mais pour l'ordinaire ce n'a été qu'après avoir fait préceder les Saignées, les Emetiques & les Purgatifs. Dans l'article fuivant on verra l'application de cette methode à un grand nombre de cas particuliers: on y trouvera auffi quelques exemples de la maniere dont nous avons traité les Maladies chroniques: enfin on y trouvera quelques Confultations des plus fameux Praticiens de Montpellier.

I I.

Des Maladies les plus ordinaires fous le Climat de Béfiers, en particulier.

1 7 3 0.

LE commencement de l'année 1729 avoit été extremement froid, l'Eté fut fort chaud, & la fin de l'année auffi-bien que le commencement de 1730 furent beaucoup plus doux qu'à l'ordinaire & prefque fans gelée.

Vers la fin de 1729 on vit paroître une prodigieufe quantité de Champignons, & on en apporta beaucoup dans cette Ville, ce qui me donna occafion de lire à nôtre Académie, au commencement de 1730, un Mémoire *Sur les mauvais effets des Champignons & fur les moyens d'y remedier.* Heureufement il n'arriva icy aucun de ces accidents fâcheux, dont on a d'ailleurs tant d'exemples; mais cette mauvaife nourriture cuntribua peut-être aux Maladies qui fe développerent bien-tôt. Comme ce qui n'arriva pas alors, pourroit arriver à l'avenir, on ne fera peut-être pas fâché de trouver cy-après ce Mémoire.

A l'égard des Maladies qui parurent au commencement de cette année, j'en envoyay la Relation à M. de Mairan qui la leut à l'Académie Royale des Sciences, & dont le précis fut couché dans l'Hiftoire * de la même année en ces termes.   * *P. 41. & 43.*

„M. B. a écrit à M. de Mairan que les Vers ronds & longs, qui "
font toûjours affés communs dans le pays où il eft, l'ont été beau- "
coup davantage en 1730. Des perfonnes de tout âge, de tout fexe, "
de tout temperament, en ont été attaquées, & en ont même rendu "
quelquefois par la bouche. A cette Maladie fe joignoit pour l'ordinaire "
une Fiévre putride tantôt avec des convulfions, tantôt avec une flu- "
xion fur la Poitrine, quelquefois avec un tranfport au Cerveau, &c. "

„ Quelques-uns en font morts malgré tous les fecours de la Médecine.

„ De toutes les perfonnes qui ont eu le bonheur d'en réchapper, la
„ Femme d'un Artifan de Béfiers a été celle qui a eu la Maladie la plus
„ confiderable & la plus opiniâtre. Elle a jetté dans l'efpace de 30 jours
„ 23 Vers, dont 6 font venus par la bouche, 5 vivants & 1 mort, &
„ les autres par les Selles. Ce n'étoit qu'à force de Remedes les plus
„ puiffants redoublés, qu'on les arrachoit fucceffivement de fon Corps,
„ & le plus grand nombre n'en avoit pas été tué.

„ Cette Femme avoit à la verité ufé de quelques mauvais Aliments,
„ mais ordinaires dans le pays & aux gens de fon état, & d'autres per-
„ fonnes qui n'en avoient pas ufé & qui faifoient même des excés de
„ Vin, ne laiffoient pas de tomber dans cette Maladie. Cela a fait penfer
„ à M. B. que la principale caufe de cette abondante generation de Vers
„ avoit été la grande douceur de l'Hyver de 1730, qui avoit fait éclorre
„ leurs œufs en plus grande quantité & plus facilement; fi cependant
„ ces Vers font Ovipares.

„ Car M. B. lui-même rapporte un fait qui pourroit en faire douter.
„ Dans un Ver de cette efpece, plus gros que les autres, on a veu de
„ petits Vers vivants monter & defcendre : ce fait qui n'a été veu que
„ de la mere du Malade, dont le Ver étoit forti & qui fut dit auffi-tôt
„ à un Maître Apothicaire de Béfiers, ne paroîtroit pas affés attefté,
„ s'il n'y en avoit un autre à peu près femblable dans une Lettre de
„ Wolfang Wedelius inferée dans les *Actes de Th. Bartholin tom. 3. c. 58.*

Je n'ofay pas alors avancer que cette bonne femme, auffi-bien que
M. *Wedelius* s'étoient trompés, & qu'ils avoient pris pour des Vers
vivants les boyaux mêmes du gros Ver. Mais on ne doutera point de
leur méprife, fi l'on fait attention à ce que je vais rapporter d'après
un autre Autheur cité par le même Bartholin.

Act. Haffn. *Puella*, inquit Amatus Lufitanus, *unum permagnum egeffit Vermem,*
tom. 4. Obf. 54. cujus cùm pater pede caput calcaffet, ex eo prodiere alii Vermes. Vidit
fortaffe quiddam Vermibus fimile prodiiffe, ait Olaus Borrichius, *credi-*
ditque ipfe fe videre per ventrem Vermis rotundi tralucentem alios fed
minores Vermes; fed aperto corpore notavit fila illa albentia non Vermes,
fed inteftina effe, eaque alia aliis craffiora.

La Malade dont on vient de parler, n'avoit enviton que 25 ans.
Le 12 de Mars un peu avant midy elle tomba dans un accident accompagné de mouvements convulfifs & de perte de connoiffance. D'a-
bord on lui donna une Potion purgative & émetique qui lui fit rendre
beaucoup de matieres par en haut & par embas. Je fus appellé le foir,
je trouvay le Poulx foible : la Malade étoit moitte, & fentoit toûjours
fon Eftomach défaillir. Il ne fut pas difficile de juger qu'elle étoit attaquée d'une Fiévre putride maligne & vermineufe. Je lui ordonnay

une Potion cordiale, hyfterique & vermifuge, dont elle ufa pendant
la nuit. Le lendemain je lui fis prendre la Médecine fuivante qui produifit un affés bon effet, fans pourtant faire ceffer les petites défaillances qui lui furvenoient de temps en temps, & fans chaffer aucun Ver.

*2\. Decoct. Tamarind. ping. ℔j. Fol. Oriental. ʒij. Fol.
Abfynth. & Sem. contr. aā. p. j. Sal. Vegetal. ʒj. infund. per
noctem & manè diſſol. Mann. Calabr. ʒij. colatur add. Rhab.
elect. ʒß. Vin. ſtibiat. ʒß. m. f. Potio pro duab. doſib. interjecto juſculo fumendis.*

Elle fut faignée le troifiéme jour dans le Redoublement qui furvint
le foir, & répurgée le lendemain. Ce fut alors qu'elle commença à
jetter des Vers ronds & longs. Depuis ce temps-là jufqu'au 12 d'A-
vril, elle en rejetta fucceffivement la quantité énoncée cy-deffus; &
cela au moyen des Médecines tantôt fimples, tantôt avec l'Emetique,
réïterées de deux jours en deux jours, & de plufieurs Potions, Opiates
ou Bolus antihelmintiques, du Petrole de Gabian, de l'Huile d'Amandes douces, &c. On comprend auffi qu'elle fut reffaignée & du bras
& du pied.

Mais une circonftance finguliere qui merite d'être rapportée, c'eft
qu'après quelques Bolus où entroit l'*Æthyops mineral*, la Malade commença à baver le 14. jour de fa Maladie, & qu'on fut obligé de revenir aux Saignées pour remedier à la difficulté qu'elle avoit d'avaler
& de refpirer. On continua auffi les Purgations, ce qui n'empêcha
pas le flux de bouche de durer environ une douzaine de jours, pendant lefquels la Malade rendit encore des Vers par la bouche & par
embas; enfin le 30. jour de fa Maladie elle en jetta un qui étoit mort;
après quoy elle fe trouva parfaitement guerie.

A l'égard de ceux qui moururent de la même Maladie, je ne fçaurois aujourd'huy en donner une Rélation exacte: je me rappelle feulement que parmi ceux-là, il y en eut deux qui étoient dans l'ufage
de boire beaucoup de Vin, & qu'avant la mort il parut dans l'un
une inflammation à la Poitrine, & dans l'autre une inflammation au
Bas-ventre. Nous avions remarqué auparavant, & depuis nous avons
veu fouvent que dans ce pays-cy, les gens adonnés au Vin ne réchappent pas fi aifément des Fiévres malignes & des autres Maladies aiguës, que ceux qui n'en ufent qu'avec beaucoup de moderation.

Vers la fin de l'Eté ma Fille ainée, âgée alors de fix à fept ans &
d'une complexion affés robufte, fut attaquée d'une Fiévre maligne
caracterifée par l'abbattement des forces, par la fechereffe & par la

couleur brune de la langue, par un Poulx un peu plus fréquent qu'à l'ordinaire, mais non pas plus élevé, par de petits redoublements pendant la nuit accompagnés d'un plus grand accablement, par une pesanteur de tête, &c. Elle avoit usé de Lait en soupe le matin pendant quelques jours, & en même temps elle avoit eu l'imprudence de manger des Raisins qui n'étoient pas encore meûrs. Je jugeay que l'Indigestion & la Pourriture avoient beaucoup plus de part à la Maladie qu'aucune disposition inflammatoire; & ce fut aussi le sentiment de mes Confreres MM. Masson & Cros qui me firent l'honneur de la visiter; c'est pourquoy après une Saignée du bras qui fut faite le premier jour de la Fiévre, il fut convenu qu'elle prendroit le lendemain dix-huit grains d'Ipecacuanha. Mais ce Remede ne l'ayant pas fort vuidée ni par en haut ni par embas, on lui donna le soir un Lavement; & elle fut purgée le 3. jour avec la Médecine suivante qui fit un bon effet.

♃. Senn. mund ʒiß. Semin. contr. Verm. p. j. Sal. veget. ʒß. infund. in aq. font. ℥x. in quib. dissol. Mann. Calabr. ℥iß. colatur add. Rhei pulverat. ꝺj. Vin. stibiat. ʒj. m. f. Potio pro duab. dosib.

Malgré cette Médecine & celles qu'elle prit ensuite de deux jours en deux jours: malgré quelques Absorbants & legers Cardiaques dont elle usa, la langue devint noire, & la Fiévre continua d'aller son même train jusqu'au dix-septiéme jour, après quoy elle diminua sensiblement & disparut tout-à-fait après le vingt-uniéme.

Il seroit inutile de parler icy de beaucoup d'autres Malades que je vis pendant le reste du cours de cette année, leurs Maladies n'ayant pas été differentes de celles dont nous aurons occasion de parler dans les années suivantes. Ce fut encore des Fiévres putrides, des Fiévres malignes ordinaires, des Accés de Fiévre, des Pleuresies, des Peripneumonies, la Rougeole, la petite Verole, &c. Mais je ne dois pas omettre les cas suivants.

Dans le mois de Septembre, je fus appellé à un Village distant de Bésiers d'environ trois quarts de lieuë, pour un homme de 30 à 35 ans, fort & robuste qui avoit reçû quelques jours auparavant un coup d'un gros bâton sur le haut du front avec solution de continuité. Il étoit attaqué d'une Fiévre maligne avec des tressaillements dans les Tendons, & un leger Délire dans le fort des Redoublements. Il avoit été saigné du bras, & on l'avoit fait vomir. Je lui ordonnay la Saignée du pied & une Médecine en deux verres pour le lendemain.

On

On réïtera ce Remede deux jours après : il prit quelques Abſorbants, il uſa de la Ptiſane de Poulet, il fut répurgé ; & par le moyen de ces Remedes il parut parfaitement gueri, enſorte qu'il réprit bientôt ſes travaux ordinaires. Cependant il negligea de faire rouvrir ſa playe pour voir ſi l'Os ou le Pericrane n'avoit pas été endommagé, quoy-que je le luy euſſe conſeillé d'une maniere fort preſſante. Il ſe fondoit ſur ce qu'il n'avoit pas été renverſé par le coup, qu'il n'avoit pas perdu connoiſſance, & que ſa playe s'étoit refermée preſque d'elle-même. Environ quinze jours après ſa Maladie, & le 39. après le coup reçû, il ſe trouva mal dans un Champ où il travailloit, d'abord il perdit connoiſſance, il eut des mouvements convulſifs, & il mourut environ douze heures après.

Un cas à peu près ſemblable étoit arrivé quelques années aupa-ravant. Une jeune Fille d'un Village voiſin eut le malheur de tomber de Cheval en chemin, elle donna de la tête contre une pierre, & fut quelques moments à revenir de ſon évanoüiſſement. Elle cacha ſa chûte à ſes Parens, & peu de jours après elle tomba dans une Fiévre maligne, avec une douleur de tête inſuportable, des convulſions & des mouvements convulſifs. Envain feu M. Cros qui fut appellé, épuiſa toutes les reſſources de la Médecine, il eut la douleur de voir mourir la Malade vers le quarantiéme jour. Il auroit été à ſouhaiter qu'on eût ouvert la tête de ces Cadavres pour voir s'il n'y avoit rien de dé-rangé exterieurement ou interieurement.

Pluſieurs années après ayant été appellé en Conſultation avec M. Maſſon Médecin & MM. Amillac & Bailleron Chirurgiens pour une Malade qui avoit fait une pareille chûte, & qui, malgré tous les ſe-cours interieurs dont on s'étoit ſervi, étoit depuis plus d'un mois dans le train d'une Fiévre putride maligne, accompagnée de Cardialgies, d'une douleur aiguë à la tête & d'un Poulx convulſif dans les Ré-doublements : il fut convenu de lui faire une inciſion cruciale à la partie ſuperieure & laterale de la tête où elle s'étoit bleſſée. On enleva auſſi le Pericrane qui étoit un peu alteré, & l'on trouva un petit enfoncement dans l'Os. La Malade fut panſée & traitée ſelon les re-gles de la Médecine & de la Chirurgie, & guerit parfaitement, ſans qu'il fut beſoin d'en venir au Trépan.

Je ſçavois déja depuis long-temps que dans bien des cas de Prati-que, la Maladie eſſentielle ou principale eſt ce qu'il y a de moins apparent, tandiſque la Maladie incidente, ou ſymptomatique & locale, eſt ce qui frappe le plus le Malade & les Aſſiſtans : & dans ces der-nieres années j'ay eu ſouvent occaſion de faire la même remarque. Ce n'eſt pas qu'il n'arrive quelquefois des Maladies locales qui ne ſont ſymptome d'aucune autre Maladie ; mais ſouvent ſous l'apparence

de ces Maladies eſt cachée une Maladie eſſentielle, une Fiévre putride ou maligne. Nous en citerons cy-après pluſieurs exemples. M.
C. nous en fournira un pour cette année, il tomba malade au mois
d'Octobre, & on le crut d'abord attaqué d'une Colique Nephretique.
Dans cette idée, on le mit à l'uſage du Bain domeſtique & de quelques autres Remedes: mais inutilement. Il étoit à un Village voiſin,
dont il eſt un des principaux Habitants. Je fus appellé, & après
avoir examiné ſon Poulx, ſa Langue, ſes Urines, ſon bas Ventre,
après m'être informé exactement de ce qui avoit précedé & accompagné ſon mal, je reconnus que c'étoit une Fiévre putride maligne
avec une diſpoſition inflammatoire aux Reins & à la Veſſie, & des
Redoublements accompagnés d'une vive douleur à la region lombaire.
J'ordonnay des Saignées, des Médecines en lavage, des Lavements
émollients, des Ptiſanes délayantes, des Juleps anodins, & le Malade
ſe tira d'affaire après vingt-un ou vingt-deux jours de maladie.

Mad. de . . . fut attaquée d'une Fiévre putride avec des Redoublements au commencement du mois de Novembre. Elle fut d'abord
ſaignée, & purgée enſuite fort ſouvent; mais elle ne prit point de Vomitif par rapport à une Hernie, qui lui étoit ſurvenuë autrefois à
l'occaſion d'une Couche, & plus encore parce qu'un habile Médecin
lui avoit dit de n'en jamais prendre. Cependant ſon mal reſiſtoit à
tous les Remedes: toûjours un limon blanchâtre ſur la langue: toûjours Fiévre avec des Redoub'ements; ou ſi la Fiévre faiſoit ſemblant
de diſparoître pour quelques jours, elle revenoit bientôt avec les mêmes ſymptomes. Envain on employa le Kina après les Purgations, &
d'autres Remedes. Enfin après environ deux mois de Maladie, ou de
Rechûtes, & après avoir fait examiner par un Chirurgien ſi la Hernie étoit bien contenuë par le Bandage, je lui fis prendre 25 gr.
d'Ipecacuanha avec 2 gr. de Tartre Stibié. Elle vomit aſſés copieuſement & ſans qu'elle s'en trouvât plus incommodée de ſa Hernie: Elle
fut enſuite répurgée, & ſe trouva bientôt entierement quitte de Fiévre.

Voicy le Mémoire dont j'ay parlé cy-deſſus.

Sur les Champignons, ſur les mauvais effets qu'ils pro- duiſent quelquefois, & ſur les moyens d'y remedier.

LES Champignons ſont un genre de Plante ſans Fleurs & ſans Semences apparentes. Je dis *un genre de Plante*, car ce ſont des
Corps organiſés & parfaits en leur eſpece comme les autres Plantes;
& ceux-là ſe trompent lourdement, qui croyent que les Champignons
ne ſont que des excroiſſances de quelques Plantes ou de quelque
Arbre, comme les Gommes, les Galles, &c. Je dis *ſans Semences ap-*

parentes, car quoyqu'on n'ait pas découvert encore les Semences des Champignons, peut-être à cause de leur petitesse qui nous les rend invisibles, on ne peut pas douter néanmoins que cette Plante ne vienne comme toutes les autres de quelque graine, la constance de la nature dans ses productions ne permet pas de le penser autrement. Mais ce qui prouve encore mieux que les Champignons naissent de graine, c'est la maniere dont on les éleve à Paris : M. de Tournefort nous en a appris le secret *, il rapporte même à ce propos quelques experiences de Dioscoride & de Ruel, & ce qu'il a observé lui-même ; & tout cela prouve non-seulement que les Semences des Plantes ne se développent que lorsqu'elles trouvent dans la terre ou ailleurs un suc nourricier qui leur convienne, mais encore que la Graine d'un des meilleurs Champignons qu'on puisse manger, se trouve enfermée, & fructifie dans le fumier des Chevaux : ce qui ne paroîtra pas surprenant à ceux qui ont remarqué des grains d'Orge & d'Avoine sortis du ventre d'un Cheval, pousser dans le fumier l'herbe qu'ils contiennent. J'ajoûtay que la maniere dont on cultive aujourd'huy les Champignons à été connuë en quelque façon par Nicander Médecin & Poëte Grec, qui vivoit peu de temps après Hippocrate, & qui avoit composé des Georgiques. Quelques Vers cités par Athenée * nous portent assés à le croire. Ce Poëte Médecin dit, que si on enfonce bien avant dans la terre le tronc d'un Figuier, qu'on le couvre avec du Fumier, & qu'on l'arrose souvent avec de l'eau, on en verra naître des Champignons bons à manger.

Ο"τι συκέης ὁπότε ςέλεχος βαθὺ κόπρῳ
Κ'ακκρύψας ὑδάτεσσιν ἀεινάντεσσι νοτίζεις,
Φύωνται πυθμέεσσιν ἀκηρίοι.

Je ne fis point la description botanique des Champignons, je n'en rapportay pas les differentes especes, & je ne m'arrêtay point à les faire connoître par les caracteres qui les distinguent. Cela auroit été trop long & inintelligible pour ceux qui ne sont pas Botanistes de profession : Je me contentay de dire que de tout temps on a reconnu en gros qu'il y avoit des Champignons bons à manger, & d'autres nuisibles ou même venimeux : que Dioscoride, Pline, Galien, Paul d'Egine, & ceux qui sont venus après, ont tous suivi cette division ; que Clusius dans son Histoire des Plantes à compté jusqu'à ving-six genres de Champignons nuisibles, lesquels renferment chacun plusieurs especes, & vingt-un genres de Champignons dont on peut user, qui renferment aussi plusieurs especes : qu'on trouve même dans des Auteurs plus anciens des preuves qu'on connoissoit la mauvaise qualité des Champignons : qu'Hippocrate, comme on le verra cy-après, rapporte un exemple de leurs mauvais effets : qu'on lit aussi * dans Athe-

* *Memoir. de l'Acad. R. des Sc. 1707 p. 58.*

* *Deipnosophist. l. 2.*

* *Deipnof. l. 1.*

née une Epigramme, qu'Euripide avoit composée pour déplorer la mort
précipitée de sa Femme, de sa Fille, & de ses deux Fils, qui avoient
mangé des Champignons veneneux : qu'on trouve dans le même Athenée * que Nicander, dont on a déjà parlé, designe ainsi les mauvais
Champignons dans ses Georgiques.

note in margin: * Ibid.

Ε χθρὰ δ'ελαίης
Ῥοιῆς τὲ πρίνον τὲ δρυὸς τ'ἀποτήματα κεῖται
Οἰδαλέα συκολλα βαρη πνιγὸεντα μυκήτ̣.

C'est-à-dire, les Champignons qui croissent auprés des Oliviers, des
Grenadiers, des Chênes, des Yeuses sont très-dangereux, & capables
d'empoisonner, aussi-bien que ceux qui sont bouffis ou gonflés extraordinairement, ou qui contiennent un suc qui ressemble à de la colle.

Mais il est, continuay-je, assés inutile de s'étendre davantage pour
prouver qu'il y a des Champignons venimeux & capables d'étouffer
ceux qui auroient la temerité d'en manger. On sçait fort bien qu'il
y a eu à Rome des familles entieres qui ont été autrefois les victimes
de cette sorte d'aliment : qu'Anneus Serenus Capitaine des Gardes de
Neron & quelques autres Officiers furent de ce nombre. Suidas nous
apprend aussi que l'Empereur Jovien allant en Cilicie, mourut aprés
avoir mangé un Champignon venimeux. J'ajoûtay seulement que l'usage trop frequent des Champignons même les moins dangereux, peut
à la fin donner la mort. Bruyerinus ne fait pas difficulté d'attribuer
la mort anticipée de Clement VII. au mauvais régime de ce souve-
rain Pontife, qui aimoit si fort les Champignons printaniers, qu'il
en mangeoit tout seul chaque jour un plat à son souper, & qu'il
avoit deffendu que dans toutes ses Terres, on en amassât pour tout

note in margin: * l. 9. De re Cibar. c. 10.

autre que pour lui. *Fungos*, dit ce Médecin, ** qui vere nascuntur tam*
avidè expetebat Clemens VII. Pontifex ut solus patinas ex iis canaret
nullo non die. Edixerat iis in terris qua ditioni parebant ne cui alteri
demeterentur. Ecce immatura ejus mors indicio fuit quantum intempe-
rata vivendi ratio homini ad vitam breviandam valeret.

Je ne rapportay point d'exemples pour prouver qu'il y des Champignons bons à manger : On n'en est que trop convaincu ; mais je
crus être obligé d'indiquer ceux dont on a le moins à craindre, car le
Proverbe, qui dit que les meilleurs Champignons ne valent rien, se
verifie encore assés souvent, & ce n'est pas sans raison que Pline les
plaçoit entre les Alimens dont on ne peut se nourrir sans témerité,
inter ea qua temerè manduntur.

note in margin: Inst. rei herb.

Ceux dont on peut user avec moins de danger, sont la *Morille*,
Boletus, le *Mousseron*, *Fungus pileolo rotunditori*, & le Champignon

note in margin: * Botan. Monsp

qui croît sur la racine de l'Eryngium, appellé vulgairement *Brigoule*. *
Il y a néantmoins certaines précautions à garder, ainsi qu'on verra

cy-après, parceque ces Aliments font trés indigeftes.

De tous les Champignons, dit Galien, * les Morilles font les moins nuifibles : il ajoûte * même qu'on n'a jamais dit que perfonne fut mort uniquement pour avoir mangé de cette efpece de Champignon, quoy qu'il avoûë, que toute cruë elle ait caufé quelquefois le Cholera-morbus. Que fi l'Empereur Claude mourut pour avoir mangé des Morilles, dont il étoit fort friand, ce qui donna occafion à Seneque * de les appeller *Voluptarium venenum*, & à Pline * de s'écrier *quæ voluptas tanta ancipitis cibi ?* ce fut parcequ'Agrippine femme de cet Empereur y avoit meflé du Poifon, comme l'ont fort bien remarqué le même Pline, & après lui Suetone & Tacite qui appellent le Champignon que Claude mangea la veille de fa mort, *Boletum medicatum*; & c'eft à quoy Juvenal faifoit fans doute alluffion lorfqu'il dit.

> *Vilibus ancipites fungi ponentur amicis*
> *Boletus domino, fed qualem Claudius edit.*

C'eft fans doute auffi ce qu'avoit en vûë Martial dans fon Epigramme à Cæcilianus, lorfqu'il luy fouhaite un fort pareil à celuy de Claude, pour le punir de ce qu'il ne donnoit à fes Convives, que ce qu'il y avoit de plus mauvais fur fa Table, & qu'il goboit tout feul ce qu'il y avoit de plus exquis, entr'autres les Morilles.

> *Boletum, qualem Claudius edit, edas,*

Je crus encore ne pouvoir me difpenfer d'avertir que dans le choix des Champignons appellés vulgairement *Boulets*, il ne faut pas s'en rapporter uniquement à leur couleur, à leur odeur & à quelques autres marques, par lefquelles prefque tous les Autheurs * pretendent diftinguer les bons d'avec les mauvais, parce que toutes ces marques peuvent être trés-équivoques; ainfi, quoyqu'on ufe communément des Champignons qui croiffent dans les Prés,

> *Pratenfibus optima fungis*
> *Natura eft.*

auffi-bien que de ceux qui naiffent dans des Terres bien fumées, ou auprès des Peupliers, & qui font ou blancs pardeffus & rouges en deffous *Fungus campeftris albus fupernè, infernè rubens*, ou blancs en deffous & un peu roux pardeffus *Fungus exalbidus cum pauca flavitie*, vulgairement *Pivoulade* : quoyqu'on ufe, dis-je, communément de ces Champignons, fur tout fi on a foin de les faire boüillir dans trois ou quatre eaux, ou de les laiffer fécher avant que de les mettre en ufage, afin de les dépoüiller d'une humidité vifqueufe & faline qui pourroit les rendre nuifibles ; néanmoins, comme on peut fe méprendre, & qu'on a veû dans cette Ville & dans plufieurs Villages voifins des Familles entieres tomber dans de funeftes accidents pour avoir mangé de

ces sortes de Champignons, le plus seûr est de n'en point user du tout.
On dira peut-être qu'à Paris on mange toute l'année de ces Champignons & même sans danger, lorsqu'on n'en use pas avec excés; mais cela ne parroîta pas étonnant si l'on fait reflexion qu'on les cultive dans des Jardins; & qu'on est assuré qu'ils ne viennent que du crotin de Cheval, qui ne renferme que des semences de Champignons de bonne espéce, au lieu qu'icy dans nos Prés & dans nos Champs, des semences de mauvais Champignons peuvent éclorre conjointement avec celles qui en renferment de bons, & dans des endroits même où en d'autres saisons on en avoit cüeilli d'excellents.

Après ces remarques genérales, je rapportay les principaux accidents causés par l'usage indiscret des Champignons, je commençay par ceux dont Hippocrate & Galien ont fait mention, & je vins ensuite à ceux dont parlent les Medécins qui sont venus après ces grands maîtres. La Fille de Pausanias, dit Hippocrate, ayant mangé un Champignon crud, fut saisie d'une douleur de ventre, accompagnée d'inquietude & de difficulté de respirer, en sorte qu'elle alloit suffoquer. Τῇ Παυσανίε κύρη μύκητα ὠμὸν φαγύσῃ ἄση ἐγὰ πνιγμὸς ὀδ’ ύνη γαςρός. J'ay connu, dit Galien*, un homme qui après avoir mangé un peu trop de Champignons, de ceux mêmes qui passent pour les meilleurs, mais qui n'étoient pas assés cuits, sentit une pesanteur d'estomach & un resserrement qui lui ôta la respiration, le fit tomber en foiblesse & le jetta dans une sueur froide, ensorte qu'on eut de la peine à le garantir. Ἐγὼ δ’οἶδα τινα κỳ τῇ βυλήσῇ αυτῶν οἱ ῶρ ἀβλαβέσατοι δοκοῦσιν εἶ) πλείονας ὖκ ἀκριβῶς ἐφὸ’οἷς φαγόντα θλιβέντα τὸ ςόμα της κοιλίας καὶ βαρυνθέντα, κỳ ςεναχωρηθέντα, κỳ δυσπνοήσαντα, κỳ ψυχρὸν ἱδρώσαντα, κỳ μόλις σωθέντα. J'ay veu moi-même, dit encore Galien, des gens mourir subitement pour avoir mangé des Champignons οἶδα γῦν ἐνίοις μὲν, αὐτίκα διὰ μυκήτων ἐδοδ’ύʺ ἀποθανόντας. Vidus Vidius rapporte qu'un jeune homme de Pise ayant mangé imprudemment certains Champignons appellés par les gens du Pays *Stiparioli*, fut attaqué de nausées suivies de vomissement, & tomba dans un délire joyeux & badin. Cardan, Botallus, Forestus & Ferdinandi, rapportent des Observations qui prouvent, que les Champignons pris en trop grande quantité jettent quelquefois dans le délire & causent même la mort.

On lit aussi dans Fabricius Hildanus * qu'une grande Princesse, *Princeps quædam magni nominis*, ayant un jour mangé des Champignons à son dîner, fut attaquée le soir d'une grande douleur de ventre & d'estomach, & bientôt après d'un devoyement par en haut & par embas, qu'elle se vuida d'abord de beaucoup de matieres, rendit les Champignons, & peu de temps après le mucus intestinal meslé avec du sang. Tous ces Symptomes étoient, dit-il, accompagnés de fré-

* V. Hist. & Mem. de l'Acad. 1707.

Epid. l. 7.
* De Aliment. facult. lib. 2.

De prob præ- visq. Aliment. succis. c. 1.

* Obs. 34. cent. 4.

quentes défaillances, d'un grand abbattement, de déjections involontaires, de fueurs froides, & malgré tout le fecours qu'on peut lui donner, elle paffa toute la nuit dans cette efpece d'agonie.

Enfin M. Andry rapporte la mort fubite d'un Auditeur des Comptes
à des Champignons qu'il avoit mangés trois jours auparavant. Cette
mort ne fut précedée que d'un affoupiffement profond pendant une
heure.

Generat. des Vers.

A tous ces fymptomes, fi l'on ajoûte le Hocquet, les Mouvements
convulfifs qu'on a quelquefois remarqués dans ces fortes d'occafions,
on aura une connoiffance fuffifante des mauvais effets dont les Champignons font capables.

Cela pofé, je dis que la caufe prochaine & immédiate de tous ces
fymptomes ne pouvoit être qu'une impreffion vive & douloureufe faite
fur les tuniques de l'eftomach & des inteftins; & qu'il falloit que les
Champignons fiffent quelquefois par leur maffe ou par le fuc qu'ils renferment, cette impreffion fâcheufe fur les tuniques de ces parties.

Ceux qui fçavent tant foit peu d'Anatomie, ou qui font inftruits de
la fenfibilité de nos fibres nerveufes, & des liaifons qu'ont enfemble
toutes les parties de notre Corps par l'entremife de ces fibres, n'auront
pas de peine à comprendre que l'irritation violente des tuniques de l'eftomach & des boyaux foit promptement fuivie de douleur, d'anxietés,
de naufées, de devoyements par enhaut & par embas, de deffaillances,
de fueurs froides: car les fecouffes violentes des fibres, dont ces tuniques font compofées, ne peuvent fe tranfmettre au cerveau, que la
douleur & les angoiffes ne s'en enfuivent; & les fibres des parties voifines, je veux dire, du Diaphragme & des mufcles du bas ventre, auffi-
bien que celles du cœur, du Poulmon & de toutes les autres parties du
corps, étant à cette occafion mifes en jeu, fortement ébranlées & agi-
tées, le Hocquet doit furvenir, les matiéres contenuës dans les premieres voyes doivent être chaffées par enhaut & par embas après de
violents efforts, des naufées, des tremblements, ou des mouvemens
convulfifs; le Cœur & le Poulmon doivent fe refferrer, toute l'habitude
du Corps doit fe froncer, le fang doit fe coaguler & la circulation
des humeurs doit être prefqu'interceptée. Deià ces deffaillances continuelles, ces fueurs froides. Enfin les fibres du Cerveau irregulierement fecoüées doivent comprimer inégalement le Corps calleux, &
donner occafion à des idées bizarres & ridicules; delà le delire, la folie,
ou cette efpece d'yvreffe, où tombent ceux qui ont mangé de certains
Champignons.

Pour l'Affoupiffement, il n'eft pas difficile de le déduire de la coagulation du Sang caufée par le mauvais fuc des Champignons. Il n'eft
donc queftion que de voir fi les Champignons peuvent par leur maffe

ou par le fuc qu'ils renferment, caufer quelquefois une forte irritation
fur les tuniques de l'Eftomach & des Inteftins, & déranger entierement
la circulation du Sang; ce qui ne fera pas difficile à comprendre à
quiconque voudra faire reflexion. 1°. Que les Champignons font des
efpeces d'éponges, qui prifes en trop grande quantité & imbibées de
quelques mauvais fucs, foit propres, foit étrangers, peuvent en fe gon-
flant remplir tellement la capacité de l'eftomach, en diftendre fi fort
les parois par leur volume, & par ce moyen comprimer le Diaphragme
avec tant de force, que le Malade paroîtra prêt à fuffoquer, & en
fera même fuffoqué en effet, fi on ne lui donne un prompt fecours. 2°. Si
on prend garde au peu de temps que les Champignons employent à
croître & à fe paffer, ou combien eft court l'intervalle entre leur naiffance & leur maturité, entre leur maturité & leur putrefaction, on
reconnoîtra aifement que le fuc qu'ils renferment, doit être mal affiné,
mal digeré & capable par confequent de caufer de violentes irritations,
de ronger nos parties folides, & de corrompre ou coaguler nos humeurs.
3°. Les vers, qu'on voit fourmiller dans les meilleurs Champignons,
dès qu'on les garde quelques jours fans les efchauder ou les faire fecher
au feu, ne peuvent que donner une fort mauvaife idée de leur fuc.
Auffi Nicander * ne feignoit pas d'appeller les Champignons un levain
pernicieux, un mauvais excrement de la Terre Ζύμωμα κακον χθονος.

Ce n'eft pas tout. On peut s'affûrer par des experiences de la nature
du fuc renfermé dans les Champignons : on n'a qu'à mettre une certaine quantité de Champignons fous le preffoir, on verra la peine qu'il y
aura d'en tirer le fuc, & combien la quantité qu'on en tirera, fera
petite, preuve manifefte de fon extrême vifcofité. Si l'on verfe enfuite
quelques gouttes de ce fuc fur de l'eau commune, on le verra d'abord aller au fond, d'où l'on peut juger de fa groffiereté ou de fa terreftreïté. Si
on meffe avec ce fuc quelques gouttes d'efprit de Vitriol, il s'en laiffe
penetrer peu à peu & il devient plus fluide, ce qui montre qu'il contient un fel analogue. Si on verfe fur ce fuc de l'efprit de Vin, il s'en
laiffe auffi penetrer quoyque plus lentement, & il fe reduit en filaments;
ce qui demontre l'exiftence d'un foufphre épais & terreftre. Enfin fi on
garde quelque temps ce fuc, il fe corrompt bientôt & s'empuantit; ce
qui marque la prefence d'un acide corrofif & d'un fel acre, qui fe
fermentent entr'eux & avec le foufphre qu'on y a reconnu, & qui s'en-
tredétruifent. Mais en voilà affés fur la nature du fuc que renferment
les Champignons. Maintenant on n'aura pas de peine à comprendre
que ceux mêmes qui paffent pour bons, foyent fi indigeftes, qu'ils caufent quelquefois de fi vives impreffions fur les parois de l'Eftomach
& des Inteftins, & qu'ils troublent fi fort toute l'œconomie animale.

On ne parlera pas icy des Champignons reconnus pour veneneux,
parce

parce qu'il est naturel de penser qu'ils agissent comme les autres venins ou poisons, qu'ils rongent & détruisent le tissu de nos parties interieures, solides & liquides, & qu'ils portent par tout la mortification & la corruption.

Après ce que je viens de dire, on sera peut-être forcé de convenir que le plus sûr est, comme on la déja remarqué, de ne point user de Champignons, de ceux mêmes qui passent pour les meilleurs, ou du moins qu'on n'en doit manger que rarement, peu à la fois, bien échaudés ou séchés au feu, bien cuits & bien assaisonnés. J'ajoûtay ensuite que si malgré ces précautions, on tombe dans quelqu'un des accidents qu'on a rapportés cy-dessus, on tâchera de vomir incessamment par le moyen de l'eau tiede toute seule, ou mêlée avec de l'huile d'Olives ou d'Amandes douces, ou dans laquelle on aura delayé quelques grains de Tartre-émetique pour la rendre plus efficace. Hippocrate donna à la Fille de Paufanias, dont on a parlé cy-dessus de l'eau chaude emmiellée, qui lui fit rendre le Champignon crud qu'elle avoit mangé. Galien ordonne l'Oximel simple, qui est un espece de syrop fait avec le Miel & le Vinaigre, ou l'Oximel composé avec l'Yssope & l'Origan, à quoy il ajoûte l'Ecume de nitre, le tout en vûë de briser & d'attenuër les humeurs visqueufes & grossieres & d'en procurer l'evacuation par le vomissement. En même temps pour détremper & corriger les humeurs que le suc des Champignons peut avoir corrompuës ou coagulées, on boira du meilleur Vin qu'on pourra trouver, on prendra de la Theriaque ou du Diascordium, de la Confection Alkermes &c. Si l'on se trouve surpris d'un devoyement par enhaut & par embas avec des sueurs froides, des mouvements convulfifs & des syncopes, on tâchera d'adoucir l'acreté des humeurs, & de calmer l'irritation des fibres nerveuses qui causent ces accidents, par des boüillons de poulet pris en grande quantité, par des emulsions dans lesquelles on delayera des poudres absorbantes, par des Confections cardiaques & alexitaires, par des Liqueurs spiritueufes & aromatiques. Le Vin, l'Huile d'Olives ou d'Amandes douces, pourront aussi être employés. Enfin on se gouvernera à peu près comme des personnes qui auroient avalé du poison.

Fabricius Hildanus dit que cette Princesse, dont on a parlé cy-dessus, qui avoit été reduite à l'Agonie par des Champignons qu'elle avoit mangé, reprit l'usage de ses sens après avoir avalé dans du Vin blanc 40 grains de Bezoard Oriental. Au defaut de ce remede on pouroit se servir du Sel volatil de Vipere, de l'elixir de Paracelse, du Lilium ou d'autres remedes semblables, deftinés à retablir les forces en procurant la circulation du Sang & des autres humeurs, & en remettant dans l'Ordre le mouvement des parties solides.

Partie IV.   X

1731.

LA fin de l'année 1730 ne fut pas à beaucoup près si douce que le commencement. Le froid commença à se faire sentir dans le mois de Decembre, & continua jusqu'au mois d'Avril suivant. La Petite-Verole qui avoit commencé en 1730, ne laissa pas d'aller son train en 1731 malgré le froid qui fut égal à celui de l'année 1726, pendant lequel regnoit aussi la Petite-Verole. Les Vers ne furent pas si communs que l'année précedente, ni les Fiévres putrides & malignes si fréquentes sur tout pendant l'Hyver. Au commencement du Printemps on vit paroître des Pleuresies & des Peripneumonies, & au milieu de l'Eté des Fiévres putrides & des Fiévres malignes qui durerent par intervalles jusqu'à la fin de l'année. Il y eut aussi quelques Maladies moins remarquables comme il en arrive toutes les années. Les Fiévres malignes n'enleverent que fort peu de personnes en Hyver. Il en mourut un peu plus dans le mois d'Août & de Septembre, principalement des gens fort adonnés au Vin, ou qui s'étoient excedés de travail.

La Petite-Verole de M. de S. merite d'être rapportée. C'étoit un jeune homme de 25 à 30 ans, Officier dans un Regiment qui étoit icy en Quartier d'Hyver. Son mal commença par une Fiévre vive & une douleur de tête aiguë, qui obligea à le saigner & à le ressaigner, malgré quelques grains de Petite-Verole prématurés, qui parurent les premiers jours. Il avoit la langue blanche & fort chargée; mais il ne voulut jamais prendre ni Vomitif ni Purgatif; & ce ne fut même qu'avec peine qu'on le détermina à prendre quelques Lavements, qui le vuiderent assés-bien. Il se trouva bientôt couvert par tout le corps d'une Petite-Verole *Confluente*. Son Visage, ses Mains & ses Pieds s'enflerent, & il survint une salivation si abondante qu'il gâtoit quatre ou cinq serviettes par jour. Pendant ce flux de bouche qui dura dix-huit ou vingt jours, il usa de beaucoup de Ptisane, & il prit même quelque Lavement, mais il ne voulut jamais être purgé : enfin, la suppuration presque finie, il se laissa persuader, & il fut purgé trois ou quatre fois; ce qui ne peut pourtant pas le délivrer d'une douleur qui lui étoit survenuë à l'un de ses bras, avec une foiblesse si grande qu'il ne pouvoit pas absolument s'en servir; ce qui l'obligea à recourir aux Bains de Bareges. Depuis ce temps-là j'ay oüi dire que son bras avoit repris un peu de vigueur. On s'étoit servi auparavant de differents topiques, mais sans aucun succès. Peut-être que les frictions avec l'Onguent Mercuriel, ou l'application de l'Emplâtre *de Vigo cum Mercurio* auroient mieux réüssi.

On rapportera aussi la Maladie de Mlle. . . . . ou, pour mieux dire, on transcrira la Consultation qui lui fut envoyée par un fameux

Praticien de Montpellier fur le Memoire fuivant.

La Malade, pour laquelle on fait confulter, eſt une Fille d'environ 30 ans, d'une fort petite taille & d'une très-foible complexion, qui a fait dans ſa jeuneſſe la pâle couleur avec du Sel; & qui depuis ce temps-là a été fort incommodée & obligée de faire differents Remedes. • Il y a environ ſix mois qu'elle fut attaquée d'une petite Fiévre Catarrheuſe. Au commencement ſes Menſtrues couloient en aſſés grande abondance, & irregulierement ou pluſieurs fois dans le même mois. Enfuite elle fut ſaiſie d'une Fiévre continuë avec des Redoublements & avec une violente Palpitation de cœur à l'occaſion d'un froid qu'elle reſſentit au ſortir d'une Aſſemblée. Cette Fiévre & ces Redoublements s'appaiſerent au moyen des Saignées, du Vomitif, des Potions purgatives réïterées, des Abſorbants & du Kina; mais il luy eſt toûjours reſté une petite Fiévre qui augmente un peu après le Repas; & cela malgré tous les Remedes qu'on a employés juſqu'icy.

Maintenant ſes Menſtrues ne viennent qu'une fois chaque mois avec des Tranchées ou avec une eſpece de Colique. Elle a une petite Toux ſêche : elle eſt fort dégoûtée & fort deſſéchée ſans qu'elle ſoit pourtant reduite à garder le lit que par intervalles. Elle ne peut ſupporter ni les Boüillons délayants & adouciſſants, ni le Lait coupé, ni les Remedes aperitifs qu'on a déja eſſayés. Il y a un mois qu'on luy réïtera l'Ipecacuanha, & elle vomit des matiéres fort aigres.

On ſoupçonne des embarras dans le Meſentere, & dans les Viſceres du bas-Ventre; & l'on croit que la Toux ſéche de la Malade ne dépend que de l'acreté & de la viſcoſité de ſon ſang, ſans qu'il y ait aucun vice conſiderable dans ſes Poulmons.

Memoire contenant la Relation de la Maladie.

Sur la Relation qui m'a été remiſe touchant les incommodités dont cette Fille âgée de 30 ans, & d'une complexion fort délicate, eſt attaquée, il y a tout lieu de préſumer qu'elles ſont non-ſeulement cauſées par des Obſtructions inveterées des Viſceres du bas-Ventre & ſur tout du Meſentere en conſequence des pâles couleurs faites avec du Sel; mais encore par quelque ſuppuration ſourde interieure de quelqu'une des Glandes obſtruées : La petite Fiévre lente, les Redoublements après le Repas, la Conſomption, la Maigreur, la Séchereſſe, la petite Toux ſéche & opiniâtre, ſont des ſignes aſſés ordinaires de ces ſortes de Suppurations, tandiſque les Tranchées ou Coliques qui ſe font ſentir dans le tems du Flux menſtruel, le dégoût notable, le vomiſſement des matieres aigres, la pâle couleur faite avec du Sel, la palpitation & l'impoſſibilité de ſoûtenir les Adouciſſants & les Aperitifs, marquent aſſés évidemment les Obſtructions, qui ſelon toutes les apparences doivent tenir de la nature du Squirre, s'il en faut juger par leur ancienneté, par la grande opiniatreté des ſymptomes, par

Conſultation ſur le Memoire precedent.

l'inutilité des deux genres de Remedes qui ont été employés, & par le caractere de la cause qui a produit les embarras, l'experience journaliere faisant voir que l'usage outré ou immoderé du Sel marin forme ordinairement des Obstructions squirreuses ou des Concretions pierreuses; ce qui fait aussi conjecturer que des embarras de cette espece pourroient-bien être la source des premiers accidents, je veux dire de la petite Fiévre, des Redoublements & de la Sécherelle sans que la Suppuration y eut aucune part, sur tout si ces embarras sont situés au Mesentere, & qu'ils pressent les Vaisseaux & les Glandes qui servent à la distribution du Chyle, le defaut de cette distribution étant plus que suffisant pour occasionner la consomption & la grande acreté du sang, fomentée d'ailleurs par les Indigestions, & par le defaut des Secretions ou des Depurations, lequel est une suite necessaire des Obstructions.

Pour bien éclaircir ce fait & décider avec plus de précision sur l'existence de ces deux causes, il auroit fallu nous instruire un peu plus exactement sur l'état du bas-Ventre reconnu par l'attouchement, & sur la nature de la Fiévre & des Redoublements; sçavoir si elle n'est pas entremêlée des Frissons, si la Chaleur n'est pas d'une certaine acreté & vehemence, si le Dessechement se fait d'une maniere sensible & avec moins de lenteur que dans le cas des Obstructions, si la Malade ne sent pas quelque douleur sourde & fixe dans un lieu déterminé de cette region inferieure; ces sortes de signes & autres semblables servant à faire connoître les Suppurations. N'y auroit-il pas aussi quelque menace ou commencement d'Enflure ou de Dépôt de Serosités soit au bas-Ventre, soit aux extremités inferieures.

Quoi qu'il en soit, *Undique gravissimum nè dicam ineluctabile lethalis Phthiseos periculum imminet.* Les deux genres de cause dont nous venons de parler, étant insurmontables, il ne reste aucun autre parti à prendre que celui de la Cure Palliative, qui consiste à appaiser la force des Accidents par l'usage journalier des Adoucissants mêlés avec les legers Aperitifs, & tous les soirs quelque Anodin ou Narcotique pour calmer les inquietudes & pour procurer du répos pendant la nuit.

Mais pour soûtenir la premiere espece de Remede, il faut travailler durant quelques jours à fortifier l'Estomach, à rétablir autant qu'il se peut la digestion, & à entretenir la liberté du Ventre, en faisant prendre à la Malade le matin à jeun une once & demie de Syrop de Chicorée composé avec vingt grains de Rhubarbe, une quinzaine de grains de Sel d'Absynthe & un scrupule de Kinkina bien pulverisé, le tout bien mêlé & dissous dans deux ou trois onces d'eau de Menthe.

La Malade prendra ce Remede pandant neuf matins, & une heure après un Boüillon fait avec une livre de maigre de Veau, ou autant de col de Mouton & cinq à six Ecréviffes préparées fuivant les regles, ajoûtant fur la fin une poignée de Chicorée amere & de Creffon d'eau.

Le refte du jour elle fe nourrira avec du Potage, ou des Crêmes de Ris nourries avec du Boüillon, ufant pour fa boiffon de la Ptifane d'Orge ou de Chiendent.

Et pour que les Remedes cy-deffus paffent mieux, il faudra y ajoûter le premier jour & le dernier deux onces de Manne choifie & une drachme de Sel vegetal, qu'on fera diffoudre dans trois onces d'eau de Bugloffe.

Après le neuviéme jour, elle ufera tous les matins à jeun du petit Lait, dont elle prendra neuf à dix onces après l'avoir bien clarifié avec le blanc d'œuf, & après y avoir fait éteindre quelques morceaux de fer rougis au feu, continuant pendant quinze jours & fe repurgeant après l'avoir fini.

Après quoy fi l'Eftomach n'étoit pas bien rétabli, il faudroit encore reprendre autres neuf jours le premier Remede avec les Boüillons d'Ecréviffe par deffus avec les mêmes précautions, c'eft-à-dire, l'addition de la Manne le premier & le dernier jour, & revenir enfuite au Lait, mais elle le prendroit le matin coupé & écremé avec parties égales d'infufion des Vulneraires de Suiffe, & le refte du jour, c'eft-à-dire, à dîner & à fouper, elle mangera des foupes au Lait, ou des Crêmes de Ris, ou de Gruau faites avec du Lait, ajoûtant un peu de Sucre: Et fi cela ne fuffifoit pas, elle avalera auffi à goûter un grand verre de Lait avec quelque petit Bifcuit pour y tremper, continuant dans cet ufage les mois entiers, entremêlant un doux Purgatif de quinze en quinze jours, comme auffi quelque prife d'Opiate abforbante fi le Lait ne paffoit pas, ce qui fe doit entendre du Lait de Vache.

Mais ce qu'il y a de plus important, eft de prendre le foir à l'heure du fommeil, & deux heures après le répas, un Remede propre à calmer & à tranquillifer, par exemple, une vingtaine ou trentaine de gouttes de Laudanum liquide avec une cuillerée d'eau de Fleurs d'Orange & une demi-once de Syrop de Limons dans une quantité fuffifante d'eau de Coquelicot, augmentant le nombre des gouttes ou le diminuant à proportion de leur effet.

Le fuccès de cette methode & la fituation de la Malade feront juger s'il y a quelque efpoir de retour, & s'il fera neceffaire d'employer quelqu'autre Remede.

A Montpellier ce 1. Mars 1731.

Par le moyen du Regime prefcrit & de quelques doux Purgatifs, la Malade revint de fon état de langueur ou de fa longue & fâcheufe Convalefcence, dès que le beau temps commença à fe faire fentir. Elle

reprit de l'appetit ; elle fupporta les Délayants & les Adouciffants:
fa Toux ceffa ; & elle fe rétablit fi bien, qu'à quelques Fluxions & à
quelques petites Erefipeles près, à quoy elle eft fujette, fur tout en
Hyver, elle joüit encore d'une auffi bonne fanté que le peut compor-
ter fa conftitution naturelle.

Au commencement du mois de Mars je fus prié d'aller à Magalas,
pour voir un Malade qui avoit une Fiévre putride maligne avec une
Inflammation au bas Ventre. Deux jours auparavant ce Malade avoit
été vifité par feu le Sr. . . . célébre *Renoueur*, qui lui avoit appliqué fur le Ventre une grande Emplâtre affujetie par une large bande
de toile qui paffant fur la Region lombaire, venoit fe réünir fur la
Region ombilicale, où les bouts étoient joints & arrêtés par une bonne
coûture, ce qui augmentoit confiderablement les douleurs que le Malade reffentoit dans le Ventre. Cette Emplâtre avoit été appliquée en
vûë de remedier à quelque effort que le Malade croyoit avoir fait,
ou pour mieux dire, parce que le *Renoueur* ne connoiffoit pas d'autre
Remede. A mon arrivée je fis ôter cet appareil, j'ordonnay des Saignées réïterées, des Ptifanes delayantes, des Lavements adouciffants
& des Médecines en lavage de deux jours en deux jours. Mais l'inflammation des Glandes inteftinales & de celles du Foye ne laiffa pas
de venir en fuppuration, & le Malade ne fut parfaitement gueri qu'a-
près avoir vuidé beaucoup de Pus par les Selles.

Quelques années auparavant j'avois vû à Boujan un bon Laboureur
qui avoit un Charbon à la Joüë gauche. Ce miferable s'étoit confié
à un Payfan qui fe vante de charmer ou d'arrêter les Charbons en
les frottant avec une certaine huile & en proferant quelques paroles,
& il étoit prêt de fuffoquer par l'inflammation qui étoit furvenuë au
Vifage, qui s'étendoit jufqu'au Col, qui avoit gagné jufqu'au Larynx
& au Pharynx, & qui commençoit à degenerer en Gangreine, fi je
n'avois promptement fait fcarifier toute la partie affectée, & ordonné
les Saignées, les Ptifanes, les Médecines & les autres Remedes interieurs & exterieurs qui lui étoient neceffaires.

Ce fut à l'occafion de ces Malades que je lûs à nôtre Académie
un Mémoire *Sur les Remedes Topiques*, dont l'Extrait a été imprimé
& qu'on trouvera cy-après.

Recueil de l'Academie Beziers,   Il fe forme des Calculs ou de petites Pierres dans les Pores Biliaires
& dans la Veficule du Fiel, auffi-bien que dans les Reins & dans la
Veffie Urinaire : & il n'eft pas rare d'en trouver dans des fujets morts
de quelque Maladie Chronique, principalement de la Jauniffe : mais
que ces Pierres une fois formées dans les Pores Biliaires ou dans la
Veficule du Fiel, defcendent par le conduit Hepatique ou Cyftique
dans le Canal Choledoque, & paffent de là dans les Boyaux pour

fortir avec les Excrements, c'eft ce qui n'arrive que rarement. Par
cette raifon je crois devoir rapporter icy, qu'ayant été appellé en Confultation pour un Marchand de cette Ville atteint depuis plus d'un
mois d'une Jauniffe univerfelle, & depuis quelques jours, d'une Fiévre
continuë avec des Redoublements, j'avois veu deux Pierres de la groffeur chacune d'un Haricot, qui avoient été renduës quelques moments
auparavant par le Malade avec les Excrements, après de vives douleurs de Colique, des Deffaillances, des Sueurs froides, &c. Ces Pierres preffées entre les doigts fe briferent après les avoir teints d'une
couleur fort jaune: jettées au feu, elles s'enflammerent; ce qui me fit
juger qu'elles n'étoient que de la Bile petrifiée. Ce Malade, qui étoit
âgé d'environ 55 ans, guerit en peu de jours de fa Fiévre par les Remedes qui luy furent prefcrits, & peu de tems après de fa Jauniffe
par l'ufage des Remedes appropriés à ce mal.

Mademoifelle de Gay Veuve âgée de plus de foixante ans, & d'une
Conftitution fort délicate, fut attaquée au commencement du mois
d'Avril d'une Pleurefie & Peripneumonie compliquée avec une Fiévre
putride. Les Saignées qu'on luy fit dès le commencement, appaiferent
la douleur qu'elle reffentoit au côté gauche, & les Ptifanes bechiques qu'on luy donna l'aiderent beaucoup à cracher des matieres
vifqueufes & teintes de quelques filaments de Sang. Les Redoublements qui venoient tous les foirs & la croute épaiffe & blanche qui
parut bientôt fur la langue, m'obligerent à la purger le quatriéme
jour, après avoir fait préceder quelques Lavements emollients & laxatifs.

℞. Decoct. Capill. vener. q. f. Pulp. Caff. recent. extract.
℥j. Mann. elect. ℥ij. Aq. novem infufion. Rofar. ℥jß. Rhabar.
pulverat. ʒß. f. potio S. A. in duas dofes interjecto inter
utramq. duarum horar. intervallo manè fumendas.

Cette Médecine fut réiterée plufieurs fois tantôt de deux en deux,
tantôt de trois en trois jours. La Malade fut auffi reffaignée & ufa
beaucoup du Looch fuivant, outre le fuc de Bourrache, & les Juleps
adouciffants qu'elle prenoit prefque tous les foirs.

℞. Spermat. ceti ʒjß. pulv. fpecier. Confect. de Hyacinth. ɔj.
Syrup. violac. & Olei. amygd. dulc. āa. ʒj. Sacchar. candid.
q. f. m. f. Looch. S. A.

Les Redoublements diminüerent après le neuviéme jour de la Maladie, la Toux fut moins fréquente, les Crachats changerent de cou-

leur & de confiftence; mais ce ne fut qu'après le vingt-deuxiéme jour que la Malade fut entierement quitte de Fiévre.

Mad. la Marquife de P. groffe de fix mois, eut une Fiévre putride, qui ne fe termina qu'après le quatorfiéme jour. Dans les Redoublemens, elle fut faignée quatre fois du bras; & dans les intervalles d'un Redoublement à l'autre, elle fut purgée benignement cinq ou fix fois. Trois mois après elle accoucha fort heureufement de fon Fils ainé.

Recueil de l'Academie de Beziers.

** Le 12. Nov. 1731.*

Un Boulanger de cette Ville qui a trois petites Caves contiguës & de bien voutées, deux fous le devant de fa maifon & une fous le derriere, qui communique avec la feconde & en reçoit du jour, mit feu * par megarde à des Fagots de Bruyeres qui étoient enfermés dans cette derniere Cave : en forte que vers les onfe heures du foir, il fortoit par les foupiraux des deux premieres Caves une fumée fi épaiffe, que perfonne ne pouvant defcendre dans ces Caves, on fut obligé d'en bâtir la porte & les foupiraux, après avoir jetté par là une certaine quantité d'eau, & après avoir inondé le deffus de la voute de la derniere Cave, où étoit le feu. Tout refta dans cet état jufqu'au lendemain vers les 11 heures du matin, qu'ayant ouvert les foupiraux, & ne voyant point fortir de fumée, on crut pouvoir ouvrir la porte & defcendre dans la premiere Cave la plus éloignée du feu. De cinq perfonnes qui defcendirent, trois allerent jufqu'au bas de l'efcalier, où elles tomberent en defaillance, & deux s'évanoüirent le long de l'efcalier. On attacha d'abord ces deux derniers avec des cordes, & après les avoir retirés de là, on les porta dans leurs maifons où il furent bien malades. On retira auffi tout de fuite les autres trois, mais il y en eut deux de morts ; & le troifiéme qui étoit fans connoiffance & avec des mouvements convulfifs aux yeux & aux levres, fut porté à l'Hotel-Dieu.

Une fi funefte cataftrophe fit juger que le feu n'étoit pas encore entiérement éteint, & obligea les Magiftrats de la Police à faire rebâtir la porte de la Cave, & à ordonner qu'on la laifferoit fermée jufqu'à nouvel ordre afin que perfonne n'y defcendit. Enfuite on ouvrit les foupiraux pour laiffer renouveller l'air, & un mois aprés on entra dans toutes les trois Caves fans aucun danger.

Le Malade, qui fut porté à l'Hotel-Dieu, ne reprit jamais connoiffance malgré tout le fecours qu'on peut lui donner: il eut toûjours une Fiévre des plus ardentes, avec une grande difficulté de refpirer & d'avaler. Il mourut trois jours après. J'affiftay à l'ouverture du cadavre conjointement avec Mrs. Charles & Cros, en préfence de Mrs. les Confuls & de Mrs. les Gens du Roy: & nous trouvames toutes les veines & les finus du Cerveau fort gonflés & pleins d'un fang noirâtre & grumelé. Les ventricules étoient vuides de ferofité.

Les

Les Lobes anterieurs du Poulmon étoient tachetés de quelques marques violettes, & les Lobes posterieurs étoient extrêmement enflés, livides & imbibés dans toute leur substance d'un Sang noirâtre. La langue étoit extraordinairement épaisse & chargée d'un limon blanchâtre : Et l'Estomach étoit rempli de vent & d'une matiére verdâtre, qui en teignoit les parois d'un jaune tirant sur le verd.

A l'égard des autres Malades, ils eurent pendant quelques jours une Fiévre continuë accompagnée d'une pesanteur de poitrine, d'un étourdissement à la tête & d'une chaleur d'entrailles. Nous fumes priés M. Cros & moy, de les visiter avec les autres Médecins, & nous remarquames qu'après les Saignées, les Ptisanes delayantes, les Lavements émollients & les Purgatifs doux leur avoient été d'un grand secours.

De tout ce qui vient d'être rapporté, j'inferay que la mort de ceux qui descendirent les premiers dans la Cave la plus éloignée du feu, mais qui avoit resté fermée toute la nuit, avoit été causée par un air extrêmement chaud, impregné de sels volatils nitreux, & trop rarefié pour entretenir la respiration; & que si ceux qui s'évanoüirent le long de l'escalier, aussi bien que ceux qui descendirent ensuite pour retirer les uns & les autres, n'en furent pas étouffés, c'est que l'escalier étant encore plus éloigné du feu, l'air y étoit un peu moins chaud : & que peu de temps après l'ouverture de la porte, l'air exterieur qui entroit par cette porte, & par le soupirail qu'on avoit ouvert auparavant, avoit rafraîchi l'air interieur de cette Cave, & avoit fait précipiter la plus grande partie des exhalaisons nitreuses ; ce qui, par la nature des Corps fluides & élastiques, dût arriver d'autant plus promtement, qu'il n'y avoit pas de feu dans cette premiere Cave, ni par consequent de cause capable d'y entretenir une si extrême rarefaction de l'air.

A cette Observation, si l'on joint celle qui est rapportée dans l'Hist. de l'Acad. Royale des Sciences *, on se consultera un peu mieux avant que de descendre dans des lieux soûterrains où il y aura eu du feu.

*Hist. 1710. p. 17. & s.

Voicy l'extrait du Memoire dont on a parlé cy-dessus.

Sur les Remedes Topiques.

IL ne suffit pas que les Médecins sçachent ce qu'on doit penser des Remedes que l'on applique exterieurement: il est necessaire encore que le Peuple, (& l'on peut dire que bien des gens sont Peuple à cet égard:) il est necessaire, dis-je, que le Peuple soit desabusé de la prévention où il est au sujet de ces Remedes.

C'est une fonction dont M. B. a bien voulu se charger. Il a vû perir quelques personnes par l'indeûë application des Topiques: il en a vû bien d'autres que ces Remedes avoient mis en danger de mort ; & il n'a pû s'empêcher de faire voir qu'on se trompe également, soit qu'on regarde ces Remedes comme un secours très-efficace, soit qu'on les considere comme des choses indifferentes qui ne peuvent faire ni bien ni mal. Il n'a garde pourtant de dissimuler qu'il y a des occasions, où il faut de toute necessité user de Topiques, comme lorsqu'il s'agit de faire resoudre ou meurir une Tumeur, de panser un Ulcere, une Playe, d'humecter & de ramollir la Peau, d'attirer vers l'habitude du corps quelque Humeur vicieuse, &c. mais si on excepte ces cas-là & quelques autres que les habiles Medecins & les Chirurgiens experimentés sçavent fort bien distinguer, M. B. soûtient que dans bien des Maladies internes & externes où l'on a accoûtumé d'employer des Topiques, ces Remedes sont insuffisants ou pernicieux.

Pour prouver l'insuffisance des Topiques dans toutes les Maladies internes, il n'y auroit qu'à les parcourir les unes après les autres ; mais comme ce détail meneroit trop loin, on s'arrêtera aux Maladies de la Poitrine & du bas-Ventre qui sont accompagnées de douleur, & pour lesquelles les pauvres gens n'épargnent pas ordinairement les Topiques.

Dans toutes ces Maladies, il y a un très-grand abord de sang dans les Vaisseaux des Visceres renfermées dans la Poitrine & dans le bas-Ventre : les Parois de ces Vaisseaux en sont distendues & tiraillées, leurs Fibres nerveuses violemment secoüées ; de là l'Inflammation, la Douleur, la Fiévre & les autres Symptomes. Cela étant ainsi ; que peuvent faire alors les Topiques ? Rendre le sang plus fluide, raffermir le tissu des Vaisseaux : C'est certainement tout ce qu'on peut dire en leur faveur. Mais n'est-il pas visible que la Fiévre ardente qui accompagne ordinairement ces maladies, donne à tout le sang plus de consistence que les Topiques les plus appropriés n'en sçauroit détruire, & plus de force pour dilacter & distendre les Vaisseaux que ces Rémedes n'en ont pour les resserrer & les raffermir ? Ce n'est pas tout, l'experience fait voir chaque jour qu'il faut necessairement avoir recours aux Saignées & aux autres remedes qui diminuent la quantité & le volume du sang, qui rabatent son mouvement, qui lui donnent de la fluidité & qui ôtent les causes antecedentes & conjointes de la Fiévre si on ne veut que le mal empire, & qu'il devienne bientôt mortel: ou du moins si on ne veut exposer ces Malades à des suppurations, à des Abscés, à des Fiévres lentes qui termineront tôt ou tard leur vie languissante.

Mais, dira-t'on, lorsque ces Maladies sont causées par quelque exercice violent, par quelque grand effort, n'est-il pas necessaire d'appli-

quer une Emplâtre fur l'endroit où fe fait fentir la douleur? A cela
M. B. répond par un fait tiré d'Hippocrate. „ Un homme, dit Hip- "
pocrate, fit un grand effort, & fur le champ il fut furpris de la Fié- "
vre; le troifiéme jour il eut une Hemorrhagie, qui continua le qua- "
triéme, le cinquiéme, & revint le feptieme & le huitiéme : cela fut "
fuivi d'un cours de Ventre qui tira d'affaire le Malade. „

Ὃς τὸν ὄνον ἦρεν, ἐπυρέταινεν αὐτίκα, τειταίῳ ἡμορράγησεν, δ'. καὶ ε', ζ', καὶ
η'. ἐκρίθη κοίλιη ὑγρή . *Hipp. lib. 4. Epid.*

De là M. B. prend occafion de faire connoître les Remedes qui
conviennent dans les cas dont on vient de parler. La nature, dit-il,
eft un grand maître dans l'art de guerir. Elle nous montre ordinairement le chemin que nous devons fuivre. Mais qu'eft-ce qu'elle
fuggere dans le Malade dont parle Hippocrate? Eft-ce une Emplâtre
ou de fréquentes Saignées, qu'authorife le fang qui coula plufieurs
jours de fuite? Eft-ce une Emplâtre, ou des Lavements & des Médecines qui font indiquées par le cours de Ventre qui termina la Maladie? C'eft aux Lecteurs à décider; on ajoûtera feulement que par
le moyen des Saignées & des Evacuations réiterées, M. B. a gueri
depuis peu deux perfonnes, qui à l'occafion de quelque grand effort,
fe plaignoient d'une douleur au bas-Ventre, accompagnée de Fiévre
& d'Inflammation, & qui avoient employé inutilement bien des Remedes exterieurs.

On nous difpenfera d'entrer dans le détail des raifons qu'allegue
M. B. mais nous ne devons pas oublier une circonftance qu'il rapporte; c'eft qu'ayant été appellé un peu trop tard, il ne peut empêcher qu'il ne fe formât des Abfcés dans le bas-Ventre, ce qui fut caufe
que ces Malades ne furent parfaitement gueris qu'après avoir rendu
beaucoup de matiere purulente par les Selles: il affigne la fource de cette
matiere, mais ceux qui ont lû l'Obfervation qui eft rapportée dans
l'Hift. de l'Acad. R. des Sciences 1727 *, n'auront pas de peine à la   * *Pag. 18. &*
trouver: ils jugeront même que le Malade dont on y parle, & qui *fuiv.*
tomba dans la Fiévre lente à l'occafion d'un effort qu'il avoit fait pour
foûlever un fardeau : ils jugeront, dis-je, que ce Malade ne feroit
peut-être pas mort, fi la matiere qui s'étoit arrêtée dans les Glandes
de l'Inteftin Colon, avoit pû fuppurer & fortir par les voyes ordinaires.

Jufques icy on n'a confideré les Topiques que comme des Remedes
infuffifants ou incapables de guerir les maux pour lefquels on les applique, dans la fuppofition toûjours que c'eft des Topiques doux &
appropriés. Refte à faire voir, que parmi ces Remedes il y en a de
pernicieux ou qui peuvent par eux-mêmes produire de mauvais effets.
Car on ne croit pas qu'il foit neceffaire de prouver que les meilleurs
Topiques appliqués mal-à-propos, même dans les Maladies exterieu-

res , peuvent être très-nuisibles: cette verité n'ayant été que trop souvent confirmée par l'experience.

Parmi les Remedes exterieurs qui peuvent par eux-mêmes causer de funestes accidents , M. B. compte principalement les Emplâtres , les Onguents, les Liniments où entrent le Mercure, les Cantharides, le Tabac ; à quoy il ajoûte quelques Eaux préparées , le Vinaigre, &c.

On ne parlera point ici des Onguents faits avec du Mercure, tout le monde est assés en garde contre ces Remedes. Pour ce qui est des Vesicatoires , ou des Emplâtres où l'on mêle des Cantharides, il suffira de dire qu'il est bien peu de cas, où ces Topiques soient de quelque utilité, & qu'il en est une infinité où ces Remedes sont très-pernicieux.

V. Bagliv. de usu & abus. Vesicant.

Freind. de Febr. comm. ix. de Vesicant.

A l'égard des Liniments où l'on fait entrer du Tabac, l'experience a fait voir qu'ils donnent des inquietudes horribles, qu'ils provoquent des dévoyements par en haut & par embas , & qu'ils causent même la mort.

V. Hipp. Epid. Sennert. Prax. part. 3. ch. 44. Bagliv. Prax. Med. p. 215. Memoires de l'Acad. 1703. p. 18.

Les Eaux préparées dont les Charlatans font un secret, ne sont pas moins à craindre , soit que l'on s'en serve pour les Maladies des yeux, soit qu'on en frotte la peau pour la Galle, les Dartres, &c. Car outre que ces Eaux peuvent nuire par elles mêmes, elles jettent souvent dans des Maladies plus fâcheuses que celles à quoy elles étoient destinées.

Qant au Vinaigre peu de gens le regarderont peut-être comme un Remede suspect, cependant si on l'applique sur quelque partie enflammée ou eresipelateuse , il ne manque guere d'y attirer la Gangreine, & M. B. a vû perir un homme bien vigoureux & bien robuste par une Eresipele , qu'on avoit traitée au commencement avec de l'Oxicrat. M. Deidier Professeur Royal en Médecine dans l'Université de Montpellier avoit observé la même chose long-temps auparavant.

Dissert. Med. Chir. de Tumorib.

Duodecim fermè ab hinc annis, dit-il, *hac in urbe Chirurgus, alioquin peritissimus ut calorem deurentem Erysipelatis sibi in pede oborientis sedaret, ei vulgare Acetum vini per aliquot dies imposuit. Hinc Gangræna & Sphacelus, pes abscissus, Æger facto functus.*

Ce qu'on vient de dire du Vinaigre , Fabricius Hildanus l'a observé de l'Huile Rosat. *Rusticus quidam,* dit-il, *Erysipelate phlegmonode in sinistra manu laborans, ex Tonsoris consilio sibi inunxit per aliquot dies manum & brachium Oleo Rosaceo: unde dolores, inflammatio, aliaque symptomata magis magisque ingravescebant , ita ut tandem Gangræna correpta sit tota manus.*

Cent. 1. Obs. 82.

De là M. B. conclud que ceux qui employent des Topiques sans les connoître, s'exposent à un très-grand danger. Il dit plus. Le mal que ces Remedes ne peuvent pas faire quelquefois par eux-mêmes ,

il croit qu'ils le font infailliblement par la fecurité qu'ils infpirent
aux Malades : fecurité qui les met fouvent hors de reffource , en les
empêchant d'avoir recours à d'autres Remedes qui leur feroient abfolument neceffaires.

1732.

LES Maladies que j'eus à traiter en 1732 furent à peu près du
même caractere que celles que j'avois vûës l'année précedente ,
feulement il y eut un peu moins de Pleurefies & de Fiévres malignes,
& il ne mourut que fort peu de perfonnes.

1733.

L'ANNE'E 1733 nous offrit un plus vafte champ. Outre les
Maladies ordinaires que nous avons accoûtumé de voir toutes
les années, il y en eut une qui eut plus de vogue que les autres, quoyque beaucoup moins icy que dans bien d'autres Villes du Royaume
& dans les Pays du Nord où elle prit naiffance , & d'où elle fe répan-
dit jufqu'à l'Amerique fous le nom de *Coqueluche*. La petite Verole
qui avoit ceffé avant la fin de 1731 réparut auffi cette année ; & me
fournit la matiere d'un Memoire que je lûs à nôtre Académie & dont
on trouvera cy-après le prècis.

A l'égard de la *Coqueluche* je ne me borneray pas à mes propres
Obfervations, comme j'ay fait jufqu'icy à l'égard des autres Maladies,
& comme je le pratiqueray pour les années fuivantes, je profiteray du
Memoire que lût feu M. Cros fur cette Maladie dans une de nos Affemblées publiques ; & je rapporteray auffi ce qu'on a écrit là-deffus
à Edimbourg & à Paris, & ce qu'écrivirent en leur temps Fernel &
Valleriola fur de femblables Maladies, auffi-bien que l'Auteur ano-
nime dont les Obfervations ont été imprimées à la fuite des Obfervations du grand Riviere.

Le commencement de cette année fut affés doux quoyqu'un peu
moins que celuy de l'année 1730 ; & felon les Obfervations de feu
M. Cros & les miennes, la *Coqueluche* ne regna icy qu'environ un
mois ; fçavoir, depuis la fin de Fevrier jufqu'à la fin de Mars. Elle
fut dans les uns fans Fiévre & avec Fiévre dans les autres.

La *Coqueluche* fans Fiévre, étoit accompagnée d'une legere pefanteur
de rête, d'une diftillation de ferofités par le nés, d'un enrouëment ,
d'une toux fréquente, de douleurs en quelques parties du corps.

La *Coqueluche* avec Fiévre, étoit précedée d'abbattement de forces ,
de friffonnements par tout le corps ; & cela étoit fuivi de

chaleur, d'alteration, de douleur à la tête, aux lombes & en d'autres parties du corps, d'infomnie, quelquefois de délire, d'ophthalmie, de diftillation par le nés, quelquefois d'hemorrhagie, de falivation, d'enroüement, de toux, de fueurs, de fluxion à la gorge, à la poitrine, &c. Cette Fiévre n'étoit dans les uns que de 24 heures, dans les autres de quelques jours.

Les Remedes qui nous réüffirent le mieux dans le traitement de la *Coqueluche* fans Fiévre, furent les Délayants, les Adouciffants, la Diette & le Repos. Outre ces Remedes, nous fumes obligés dans la *Coqueluche* avec Fiévre, d'avoir recours aux fréquentes Saignées du bras, quelquefois du pied, aux Vomitifs, aux Purgatifs doux, aux Calmants, aux Febrifuges, &c.

Mais de tous ceux que je vis, la Maladie la plus finguliere fut celle de M. de S. Elle commença vers la fin du mois de Mars par une legere Ophthalmie, qui fut d'abord fuivie d'un peu de Toux & d'une Dyfurie qui dégenera bien-tôt en Strangurie. Les Saignées abondantes du bras, les Lavements emollients & laxatifs, les Ptifanes bechiques, les Potions avec les Syrops de Nenuphar, de Pavot blanc, de Limons, d'Huile d'Amandes douces, les Eaux de Lis, de Coquelicot & de Fleur d'Orange, les Bains même domeftiques, aucun de ces Remedes ne fut épargné; & cela fans aucun foulagement. Au contraire le Malade fortit du troifiéme ou quatriéme Bain avec une plus grande ardeur d'Urine, & une plus grande difficulté d'uriner. Le Poulx devint plus frequent, (car jufqu'alors la Fiévre n'avoit pas été fenfible) la langue fe couvrit d'une croûte blanche. Je ne doutay plus que la Dyfurie & la Strangurie ne fuffent des fymptomes d'une Fiévre catarrheufe putride. Les Bains furent fupprimés, les Saignées réïterées trois fois le même jour; & le lendemain le Malade prit la Médecine fuivante.

℞. Seri Lactis cyath. iij. Pulp. Caff. ʒjß. Tamarind. ʒß. Mann. ʒij. Olei Amygdal. dulc. ʒj. Rhabarb. ʒß f. Potio S. A. pro tribus dofibus.

L'évacuation qui fut affés abondante foulagea un peu le Malade, mais ne le guerit pas. Les mêmes fymptomes perfifterent avec la Fiévre qui augmentoit un peu tous les foirs, il fallut encore avoir recours à la Saignée, & à la Médecine cy-deffus qui fut réïterée jufqu'à fept fois dans l'efpace de vingt-deux jours que dura la Maladie. On continua auffi les Emulfions, les Ptifanes délayantes, les Lavements, les Fomentations émollientes fur la region de la Veffie, &c.

Pendant la Convalefcence M. ufa pendant quelques jours d'un Bolus fait avec la Therebentine de Chyo, avalant par deſſus un verre de petit Lait clarifié, il ſe purgea enſuite & il a joüi depuis d'une parfaite ſanté.

Voiçy ce qu'on trouve dans le Journal des Sçavants ſur cette Maladie, à l'occaſion d'un Ouvrage Anglois qui a pour titre, *Medical Eſſays and Obſervations reviſed and publiſhed by a ſociety in Edinburgh.*

L'article ſecond de ce Recüeil renferme un expoſé des Maladies qui ont regné à Edinbourg, depuis le mois de Juin 1732 juſqu'au mois de May 1733. On y décrit ces Rhûmes épidemiques connus à Paris ſous le nom de *Follette*, & qui parcoururent non-ſeulement l'Europe, mais encore la Jamaïque, le Perou, le Mexique, &c. Ces Rhûmes commencerent à Edinbourg vers le milieu de Decembre 1732 & finirent vers le milieu de Janvier 1733, temps auquel ils commencerent auſſi à Paris. Les Praticiens qui ont fait des Obſervations ſur la nature de cette Maladie à Paris, pourront les comparer avec celles qui ont été faites à Edinbourg ſur le même ſujet & dont nous allons donner le détail.

Journal des
Sçav. 1736. p.
669.

Le 17 Septembre 1732 pluſieurs perſonnes à Edinbourg furent ſubitement attaquées de Fiévre avec friſſon, le nombre de ces Malades augmenta inſenſiblement juſqu'au 26 du même mois. Après ce temps-là les Fiévres devinrent ſi generales à Edinbourg & aux environs que peu de perſonnes en furent exemptes; le mal dura dans toute ſa force juſques vers le milieu du mois de Janvier ſuivant, auquel temps il commença à diminuer peu-à-peu juſques vers la fin du même mois. Au commencement il étoit accompagné de friſſon, de vertige, de douleurs de tête, de poitrine & de dos. Le poulx devenoit fort frequent, on perdoit entierement l'appetit & on ne le recouvroit que quelque temps après la gueriſon de la Maladie. La plûpart dès la premiere attaque, avoient un écoulement de ſeroſités par le nés & par les yeux, mais qui ne duroit qu'un jour, après quoy on ſe plaignoit d'une douleur & d'un gonflement à la gorge, avant que la Toux ſe déclarât. Pluſieurs autres furent ſoudainement attaqués de la Toux. Cette Toux après le quatriéme jour devint continuelle à tous les Malades & leur faiſoit rendre une grande quantité de mucoſités.

Les douleurs augmentoient conſiderablement pendant la Toux. Quelques-uns avoient des douleurs aiguës au bas-Ventre ſuivies de Diarrhées & rendoient par intervalles des matieres ſanguinolentes, ſur tout lorſque dans le commencement de la Maladie ils n'avoient pas été ſuffiſamment ſaignés. Les Urines ne couloient aux uns qu'en petite quantité, elles étoient hautes en couleur & ſans ſediment, & reſtoient dans cet état quelque temps même après la Fiévre. Pour les Enfants pluſieurs eurent avec la Toux, de violents Vomiſſements, il ſurvint à d'autres des cours de Ventre falutaires qui emporterent la Maladie.

La Fiévre ne duroit guere que deux ou trois jours ; & après ce terme il étoit rare que la Toux ne devint pas continuelle. Prefque tous les Malades avoient de la difpofition à la fueur & en étoient foulagés. Quelques-uns fuoient abondamment, fans qu'aucun froid ou friffon eût précedé , & leurs Urines dépofoient beaucoup de fediment rougeâtre ou brun. Ceux-là gueriffoient promptement lorfque leurs fueurs n'étoient pas fupprimées ou interrompuës par d'autres évacuations.

La Saignée au commencement appaifoit les douleurs & diminüoit la Fiévre ; ceux fur tout qui avoient de grandes douleurs de tête & des élancements dans les yeux, étoient foulagés par les abondantes Saignées , auffi-bien que ceux qui fe trouvoient oppreffés & qui ne pouvoient refpirer fans reffentir quelques douleurs dans les mufcles deftinés au mouvement de la Poitrine. Ceux qui dans cet état reculerent trop long-temps la Saignée , ne tarderent pas à être attaqués de crachements de fang.

Quelques - uns eurent de legers faignements de nés dont ils guerirent promptement, d'autres furent attaqués de fyncopes ; & les Sainées retarderent la guerifon de ceux-cy , tandifque les Cordiaux hâterent la guerifon des autres.

Les Veficatoires produifirent dans les uns de bons effets pour le Rhûme , & plufieurs au contraire furent gueris par l'ufage des Calmants.

Lorfque l'Humeur commença à s'épaiffir, on lâcha le Ventre par des Potions dont les principaux ingrediens étoient la Gomme ammoniac & l'Oximel fcillitique ; ce qui eut un bon fuccés. Lès Pectoraux & les Balfamiques ne furent d'aucun fecours.

Cette Maladie l'une des plus univerfelles qui fe foit jamais vûë, n'étoit point mortelle par elle-même: cependant elle emporta un grand nombre de perfonnes âgées, de Phthifiques & de ceux qui étoient déja affoiblis par d'autres Maladies.

Les Sçavants Editeurs du Recüeil remarquent encore au fujet de cette Maladie, que les Habitants d'un certain quartier d'Edinbourg , les Prifonniers & les Enfants de l'Hôpital Heriot, qui font en grand nombre , n'en furent point attaqués.

Il auroit été à fouhaiter que les Auteurs du Journal des Sçavants nous euffent fait part des Obfervations qui avoient été faites à Paris fur cette Maladie. Nous ne croyons pas pouvoir mieux fuppléer à leur filence qu'en tranfcrivant icy la Thefe foûtenuë en 1733 par M. Jofeph de Juffieu, alors Bachelier en Médecine de la Faculté de Paris, fous ce titre.

An Catarrhis

I.

SANABILES inter morbos, nullis magis quàm popularibus inclarefcit Medicus, in familiarium magni, in Epidemicorum curatione *Thaumaturgi* nomen fibi comparat : de Republicâ enim quis melius mereatur ? Quis illuftrioribus in eâ titulis dignior eo qui tam fævis hoftibus Urbes, Provinci s, Regnaque integra depopulantibus, non unum at Cives innumeros eripuerit? Suâ hoc imprimis in morborum genere folerti induftriâ cæteris præftantiorem fe fuos inter olim divinus fenex exhibuit, & fcrupulofa obfervationum fuarum collectione, pofteris æternum criterii fingularis monumentum reliquit. Quò enim infolentioribus hi morbi fymptomatis, quò latius fæviunt, eò minùs vulgarem in arte peritiam poftulant. Gravia patent figna, at veræ plerumque latent caufæ, quibus ignotis innumera perperam fruftraque adhibentur medicamina; nec mirum cùm rarum jam fit vulgares apud Medicos externas quafdam caufas, remotiores ab his judicatas, obfervandi ftudium, cui multam antiqui operam dabant: ne quis ideò varios Siderum afpectus, Planetarum conjunctiones, commentitiofque influxus admittendos crediderit, quæ mendax eft Sycophantarum fcientia. Sed magnas diverfarum aÍni tempeftatum conftanter redire folitarum mutationes, ventorum lenius, aut inclementer affiduè fpirantium diuturnius imperium, aëris mediam infimamque hemifphærii noftri regionem replentis calorem nimium aut frigus, nimiam humiditatem vel ficcitatem: has velut indifferentes plurimorum morborum caufas fpectare gravis error eft, neceffarias has cenfuiffe Hippocrates totâ aphorifmorum fectione tertiâ videtur: Ægrotos fuâ nullæ magis præfentiâ tentant; eaque cum hifce caufis fymptomatum affinitas eft, ut in amborum conjunctione tota ferè graffantis morbi theoria confiftat; nullaque ex locupleti materiæ medicæ penu remedia nec eligenda, nec adhibenda ratio ufufque fuadeant nifi quæ ad communes hafce caufas intimâ virtutis proportione referantur.

Hippoc. Morb. popular. lib. vij.

Hippoc. Sect. iij. Aphorifm. I. Aph. v.

I I.

POPULARIUM autem claffem anguftius vulgus circumfcribit, malignis febribus, purpuratis, petechialibus, morbillis, variolis, fcorbuto, contagiofifque peftibus, coarctatam autumat: hanc longè diffufius fagax Phyficus ampliat; quot immò particulares individuo cuilibet familiares, tot fieri poffe identidem epidemicos judicat, ex periodico recenfitarum modo caufarum recurfu. Dum enim in aërem noftra exactè corpora ambientem, eave quibus nutrimur penetrantem tam proximè influunt, hinc latè interdum graffantes prodeunt

affectiones innumeræ familiarium speciem exterius interiusque indutæ:
finge tibi innumeras, oculos fugientes, in atmosphera nostra diffusas
maligni moris salinas particulas, ex quarum in delicatissimas oculorum, aurium, nariumque membranas impulsu generales Ophthalmiæ, Otalgiæ & Coryzæ appareat: nunc dum in internos oris &
palati parietes impingunt, eosque per glandularum salivalium po-
rulos penetrant & se salivæ immiscent, frequentes anginas procreant;
si è faucibus bronchias, pulmonesque adspiratione subeant, tenuis-
simas pulmonares vesiculas aut pungunt aut corrodunt, hincque subitò Peripneumoniæ, Hæmoptisesque divagantur: cum etiam nec ipsa
quibus alimur esculenta potulentaque harumce pravi moris particu-
larum infarctu sint expertia, & ventriculum immediatè lædant, hinc
populares cardialgiæ, vomituritiones, doloresque colici passim sæ-
viunt, & suo per chylum viru sanguinem inficiunt, quâ datâ portâ
ruunt febres putridæ, ardentes, malignæ, petechiæ, variolæ, scorbutus, nec non & ex vitiato sanguine & crassiorum inter excrementa
salium è ventriculo ad intestina vehiculatione eorum membranæ ir-
ritantur, unde vel serosâ per anum colluvie, vel torminalibus dy-
senteriis colliquata subitò corpora acervatim efferuntur: particulares
morbos multo plures in populares convertendos concipias: quid si
continuum diversi mille salinorum miasmatum generis in Atmosphæra
nostrâ motum, rem credideris certam? Si ventis illa ex australibus
vel borealibus plagis advehi observentur? Quid si violentius exterioris,
interiorisque corporis nostri partes insultent? Novæ plerumque ac
variatæ atrociorum subitorumque symptomatum generales causæ.

I I I.

MULTOS licet quot annis tota Hyeme & ineunte Vere Catarrhi tentare soleant, familiares tamen morbi reputantur, his
plures ex senibus & puerulis, nonnullique ex adultis pectore scilicet
debiles sunt obnoxii, at suo generali subitoque impulsu Epidemicorum sibi nomen anno 1733 vindicarunt; nec impropriè, cum non
Civitatem, non Provinciam unam, sed Galliam omnem, totamque ferè
Europam grassando peragraverint; grave Lutetia imprimis flagellum
sensit, tanto impetu ut quælibet Civium domus, immò Civitas tota
commune simul valetudinarium foret. Dissimili omninò facie, multisque ac variis larvatum Symptomatis sæviebat Id morbi genus, nunc
cephalæam, nunc anginas, nunc ephemeram, nunc synochum febrem,
mox orthopnæam, moxque peripneumoniam imitabatur. Fallebant rei
ignaros ementitæ tot ægritudinum species, unicam essentialem viri
nasutiores vere Medici agnoscebant. Catarrhum popularem pectori
maximé incumbentem, cujus originem à generalibus causis ab ovo

repetebant; nullæ inordinatâ præcedentium tempeftatum conftitutione
evidentiores ; annorum 1731 & 1732 æftatum autumnorumque ficcitas pluribus Phœnomenis ortum dederat; Fluvii Fontefque plus fo-
litò aquâ minuti, frequentiores rariufque ante hac vifæ in æthere
corufcationes igneæ Borealium aurorarum nomine Aftronomis notæ,
flammarum fubitæ variis fimul in Indiæ, Sinæ, Americanarum In-
fularum & Italiæ regionibus, è Montibus ignivomis ejectiones, Au-
ftrini fpirantes venti, non pro more imbrem fed ficcitatem novam
afferentes, Aquilones contra ficcitatis geluque comites foliti, pluvias
fecum aliquandò advehentes apparuere ! Nec omittendæ graveolentes
brumæ tenebris Ægyptiacis fpiffiores quæ duabus mediis proximè elapfis hyemibus infimam Hemifphærii noftri Parifini partem tribus continuis noctibus obnubilarunt ? Purumne ac falubrem qui tunc fpira-
batur aërem aliquis affeverabit ? Coinquinatum potius dicam, ab Hete-
rogeneis mille particulis è terrâ calore elevatis, tantumque in his nonnihil corrofivi falis acidi immixtum, quantum fævitiæ in multipli-
cibus fymptomatis fuiffe: caufa certè fingulari obfervatione digna, &
cui tam in ftatuendâ morbi diagnofi, quam in convenienti medicamine eligendo, maximè eft confulendum.

I V.

IN majori ægrorum numero id Catarrhi genus conftantiori hoc
prodibat charactere, externè lancinans, gravans internè dolor caput primùm occupabat, effœtofque artus omnes gravedo; fequebatur
angina, proximè inftabat febris, Ephemera quibufdam, aliis Syno-
chus, fingulos ferina tuffis ferè continua, vel nulla vel rara & dif-
ficili excreatione allevata vexabat, quæ apud nonnullos exacerbata in
hæmoptyfin evaderet ; erant quibus gingivæ, glandulæ falivales,
parotides & tefticuli intumefcerent; infomnes omnibus ferè noctes,
nec externis ceffantibus fymptomatis ceffabat femper ægritudo, nam
contumax ad menfem fæpius integrum ufque tuffis fuperftes nonnunquam proferebatur. Hac in accidentium fyndrome unam generalem
non modò fed proximam caufam fanguinem totum inficientem ag-
nofce : indicata mox miafmata quæ varios pro diverfarum ætatum,
conftitutionum, affectionum ratione in fingulis individuis effectus pro-
ducerent. Non abfimili formâ noftris referentibus Hiftoricis, ejufdem
moris Catarrhi *Coqueluche* Gallico vulgari nomine audientes annis
1414 a, 1509 b, 1567 c, & 1580 d, latè graffati funt, & fubitâ
invafione difficile olim Medicis negotium attulere : venæ quidem fectionem femel iterumque repetitam, catharfinque graviora poftulare
videbantur fymptomata, bechicas potiones inftans affiduè tuffis exi-
gebat, cum tamen morbus, fi non lethaliter, tamen atrocius urgeret,

* Traité de la
Coqueluche par
Jean Suau in 8°.
à Paris 1586.
  Valleriola in
Append. locor.
comm.
  a Mezeray fous
Charles VI.
  b Lafaille An-
nales de Touloufe,
p. 313.
  c Pafquier
dans fes Recher-
ches, liv. 8. ch.
43.
  d Auguftus
Thuanus lib. 72.
Hiftor. fui temp.

nec Phlebotomiâ (non enim morbus eſſentialis erat inflammatorius)
nec Laxantibus, nec Ptiſannis, Juſculis, Eclegmatis edulcorantibus
vinceretur, faciliuſque emergere videbantur ægri quibus copioſi ſudores principio morbi adveniebant, quem effectum non omnino exe-
quebatur Antimonium diaphoreticum, vel Kermes minerale, ſed Theriaca Andromachi in potionibus Serotinis ferè ſemper feliciter abſolvit,
triplici adimpleto in ægritudinis curatione Medici Scopo. Contagioni
erat primo occurrendum : habetne Pharmacia hoc Alexipharmaco
præſtantius ? Aromatumque oleo volatili turgentium quibus componitur numero & virtute validius? Juvanda dein erat tranſpiratio, ob
lymphæ viſcoſæ in Parotidibus, faucibus, glanduliſque cæteris ſtag-
nationem minùs expedita : quid hoc præſtare valet efficacius medicamine incidentibus, attenuantibuſque amaris maximâ ex parte con-
ſtante ? Demum ſedanda tuſſis aſperitas vigiliis aucta; quo fieri tutius
poterat benigno Nepenthe, in quo ſapienter moderata Croci, Opiique
quantitas diffunditur, eorumque Narcotica vis Aromatum electione
emendata blandeſcit.

V.

NON deerunt quibus nec inditum nomen, nec petita remotius
cauſa, nec ſimplicitate ſuſpecta Therapeia ſapiet : nunquam ſatis
cautè, inquient, terrifico Epidemiæ utendum eſt nomine; quid iſti
habent Catarrhi cæteris brumalibus annuis inſolentius? Novane miaſ-
matum hyeme quaſi ſalino acidorum pectus afficientium theoria in-
ſtituenda? Hyemales quidem morbi, fatemur, ſunt Catarrhi, frequentes eâ tempeſtate cephaleæ, gravedines, anginæ, hæmoptyſes,
tuſſes, & totidem hominum tot eſſe ſolent ægritudines, at illæ omnes
ſimul ac ſubitò unum elapſa hyeme hominem corripiebant : non ſymp-
tomatum tantùm ſed variarum affectionum graſſans ſyndrome, an
non aliam eamque epidemicam morbi ſpeciem indicat? Rariorem ejus
cauſam non vulgaria mali moris brumalia miaſmata, ſed plus ſolito
maligniora arguunt. Epidemiam quid magis redolet quàm lues quæ
nulli parcens, ſimul ac ſubitò per Urbes ſerpit? Si pueros, ſenes,
divites, magnateſque, quàm plebem ſervilemque gentem minùs af-
fecit, ferinis aëris inſultibus quibus ultimi conditione ſua frequentius
objiciebantur, imputa. Leviorem gravioribus inſolitæ ægritudinis ſymptomatis medelam faſtidis, faſtidiabant etiam qui Epidemicis prædictorum annorum Catarrhis ætatis priſtinæ Medici ſpecioſæ omnis generis medicamentorum farragini indulgebant. Abſit ut à Venæ ſectione,
Catharſive magnis in morbi principio auxiliis recedam, cùm allevian-
da ultrò ſe offerat ſanguinis ad pulmones affluentis copia, cùm in-
graveſçat cerebrum, & noxiæ alvi adſtrictioni ſit occurrendum : nec

etiam Bechicorum oleoſorum in Ptiſanis, Linctibus, Eclegmatis uſum
ſpreverim, immò ſuaſerim; at poſt celebrata vulgaria hæc remedia, ſu-
perſtite adhuc Tuſſi aſpera, ſalubrius jam quid deſideratur? Hujuſce
ſalubrioris vices adimplet Theriaca; de præſtantia ac efficacia dubitas,
ob numeroſam diverſæ ac ſibi mutuò, ut videtur, oppoſitæ virtutis ſim-
plicium quâ componitur, congeriem; immò nova ſingulariſque ex ipſa
compoſitione virtus emergit: quid amplius hîc objicies? An intimum
quo præſtat calorem, pectori jam irritatione inflammato, noxium?
Supponis noxium Theriacæ calorem, ſolam metuendi caloris ſpeciem
præfert, ſalutari intimiùs pollet, horum inſtar ſeminum fructuumque,
qui cum acriùs os afficiunt, ſalubre ſanguinis fervori frœnum inji-
ciunt: rem probat ſeminis Cardamomi maſticati exemplum, hoc nimirum calido licet ſapore donetur, ſitim tamen ſalubri occultaque
aciditate & frigiditate in ore ipſo reſtinguit. Quid plura? Unicum
adde ſalutari Electuario faventibus argumentum, felicem ab antiquo
uſum, felicem in ſimilibus annorum prædictorum Catarrhis, proba-
tum in noviſſimè obſervatis. *Ergò Catarrhis Epidemicis Theriaca.*

Tuſſis quoddam populare genus quod nos anno elapſo (qui annus
erat redempti orbis 1557) vigere populariter per univerſam Germa-
niam vidimus tanto impetu ut derepentè ſanis alioqui degentibus hominibus obreperet, quod morbi genus antè ſub annum 1510 populariter item viguiſſe ſcimus. Erat autem hujuſmodi. Gravis capitis dolor, reſpirandique anguſtia, ac vocis raucitas initio ægros prehendebant: mox horror, febris, tuſſiſque adcò valida ut in præfocationis
periculum deducerentur. Primis diebus ſicca atque vehemens ſine
ſcreatu, mox concocto humore qui pulmones implebat, poſt ſeptimum
aut decimum-quartum ſcreatus multus, viſcidus, lentus, nonnihil tenuis & ſpumoſus. Procedente autem ſputo, tuſſis & ſpirandi difficultas
plurimùm remittebantur. Verùm in omni morbi progreſſu laſſitudo corporis, virium dejectio, inappettentia multa & à cibis averſio ægros vexabat, inquietudo, languor, vigilia ob validam tuſſim vehementer pre-
mebant; nonnullis alvi fluor ſub finem, aliis ſudores manabant. In uni-
verſum verò cujuſvis ætatis, ſexûs, victûs rationis homines eodem morbo, eodemque anni tempore corripiebantur: moxque uno in una qua-
piam familia correpto, in univerſam domum incendium atque conta-
gio obrepebant. At etſi plurimum aliuque etiam afficerentur, qui laborabant, nemo tamen mortem obibat præter infantes, quibus vis tanta
non erat, ut expectorare, quæ in pulmonibus inſederant, poſſent.

Curationis vis neque in ſanguinis miſſione neque in purgatione
conſiſtere videbatur. Nihil enim hiſce remediis aut parum proficiebatur: immò quibus hæc remedia imperabantur, deterius planè habere
ſunt viſi, exagitatis mali ſeminariis; nec proprio ceu alexipharmaco

Valleriola in
Append. loc. com.
cap. 2.

extinctis. Extinguebantur autem potissimum Eclegmatis devoratis, sensimque in asperas arterias illabentibus, tum & potionibus Pectoralibus & Pastillis in ore detentis ad tussim sedandam, sed ita si ejusmodi auxiliis, aliquid quod & siccandi vim haberet, & totâ suâ substantiâ retinendi venenati seminarii potestate esset præditum, admistum esset. Imprimis verò Bolo Armenio plurimum juvabantur, si linctibus, decoctis, pastillisve in ore tenendis admisceretur, additis his, quæ expectorandi vim haberent, quo eorum vis ad sedes affectas (thoracem & pulmones) deduci commodè posset. Jusculis & Potionibus humidis levabantur magis quam attenuante victu; sic enim faciliùs screabant. Hæc morbi natura, hæc medendi ratio fuit.

Morbum hunc vulgus, *la Coqueluche* vocabat, quod qui morbo tenebantur, Cucullione caput velarent: arbitrabantur enim à cerebro in pulmones fluxionem irrumpere, caputque Cucullo tegentes putabant se sic melius habituros. E plebe profectò qui contingebantur, omnes ferè Cucullo secundum caput amicti visebantur; undè id nominis vulgò inductum morbo fuisse, non vana conjectura est.

Fernel. de abdit. rer. cauf. lib. 2. cap. 12.

Illa porrò omnibus decantata *gravedo anhelosa* anno Christi 1510, in omnes ferè mundi regiones debacchata cum febre, cum summa capitis gravitate, cum cordis pulmonumque angustia atque tussi, quanquam multò plures attigit quàm jugulavit, se suo tamen impetu, proprioque ac inaudito veneni genere pestilentem prodidit.

Observ. incerti Auth. apud Riv.

Anno 1557 mense Julio paulò ante cataclysmum Nemausinos agros vastantem, totam ferè Civitatem occupantem, sæviit epidemicus morbus nemini parcens *Coqueluche* vocitatus, adeò immanis & truculentus, ut quam plurimos de medio tolleret, quosdam quarto die, alios septimo, ad summum 14. Eos tussis cum faucium asperitate, inflammatione ferventi & febre continua corripiebat: dolor capitis vehemens ægros affligebat, nec præ tussi usque ad ravim inquietante, cuiquam somnum capere fas erat: adhuc accedebat renum & lumborum dolor assiduus & eximius, qui paucos admodum progredi sinebat: ad hæc coryza perpetua vix aërem inspirare per nares permittebat. Cæterùm qui tantam (ut ita loquar) pestem evadebant, factâ sanguinis missione & medicamentis expectorantibus exhibitis, sudore fœtido superveniente, constantibusque viribus è toto corpore manante, liberabantur. Qui verò febre & inediâ consumpti (cum vix durare possent,) invalidi reddebantur, omnes ad interitum pergebant. Quarè in eo cardo curationis versabatur, ut adhibitis sine mora universalibus remediis, (quanquàm leni tantùm purgatione egerent) appetentia revocaretur, & fauces cibis fierent perviæ: ad purgationem sufficiebant Manna, Cassia fistula, Rhabar. cum decocto bechii & aliorum Pectoralium. Vehementiora tanquam acuti scopuli vitanda erant.

Epidemicus morbus, prædicto non abfimilis, graffatus eft anno 1580 per æftatis maximam partem, poft infectorum innumerabilium congeriem, menfibus Aprili & Maïo è terra exortam, quæ quidem tam ingens erumpebat, ut itinera quæque occuparet, nec effugere quifque potis erat, quin infinitos vellet nollet, pedibus conculcaret, undè non multò poft Arelate, Avenione, Bellicadri & aliis in locis non procul ab his diffitis, tanta peftilentia graffata eft, ut perpauci eam evadere potuerint. Sed ut ad rem redeam, prædictus morbus multos quidem jugulabat; fed fi primis diebus, & quàm citiffimè fieri poterat, auxilia adminiftrabantur, ferè omnes erant fuperftites. Is igitur fimul cum febre & tuffi invadebat, quam dolor capitis & lumborum fubfequebatur, interim febris aliquot diebus intermittebat, pofteà veluti vires recolligens graviùs ægros affligebat. Interim quofdam nulla quiete frui finebat; fed magis ac magis urgente fervore ad interitum eos præcipitabat. Phrenitide quidam furentes, quidam Phthifi languefcentes interibant. Cæterùm fi maturè, ut dictum eft, curabantur, omnes ferè intra paucos dies convalefcebant. Nec curatio alia à præfcripta paulò antè adhibebatur, fiquidem pectoralibus medicamentis & lenibus purgationibus (non neglecta imprimis fanguinis miffione) Clyfteribus refrigerantibus injectis, admotis cucurbitulis, & cardiacis Opiatis, ac Epithematibus frequentibus, maximum levamen percipiebant; denique ratione victùs optimè inftituta, tandem ad integram fanitatem perducebantur.

Pendant les derniers jours du mois d'Avril & une bonne partie du mois de May, le fils aîné de M. M. M. âgé de 21 mois & fevré depuis peu, eut une grande Maladie, qui commença par des Convulfions & des Mouvements convulfifs, & qui s'expliqua par une Fiévre putride maligne, avec des Redoublements accompagnés de Mouvements convulfifs, de Coliques violentes, de Cardialgies, &c. Les Potions abforbantes & antifpafmodiques ne furent pas épargnées, on eut recours à la Saignée, & enfuite à l'Ipecacuanha qui fut d'abord donné à la dofe de 15 grains, puis de 20, & un moment après à la dofe de 25, parceque les deux premieres dofes avoient été rejettées fur le champ. Il fut purgé enfuite & repurgé de deux en deux jours; on employa auffi très-fouvent des Lavements tantôt emollients & laxatifs, tantôt anodins, des Potions abforbantes avec la Poudre de Guttete, l'Huile d'Amandes douces; & ce ne fut qu'après le vingt-uniéme ou le vingt-deuxiéme jour qu'il fut entiérement quitte de Fiévre.

Dans le mois de Juin, mon fils aîné âgé de trois ans & demi, fut attaqué d'une Fiévre putride maligne & vermineufe: fon mal commença par un Vomiffement continuel qui dura deux jours. Il demandoit de temps en temps qu'on lui tirât un *Rat* qui lui montoit au gofier, & qui redefcendoit d'abord après. Il tomboit enfuite dans des Movements convulfifs pendant lefquels il jettoit de hauts cris. Il étoit à la Campagne, & mon premier foin en arrivant fut de lui donner une Médecine en deux dofes à chacune defquelles je fis ajoûter deux drachmes de Vin Stibié ; ce qui lui fit rejetter par la bouche un Ver vivant & velu , après quoy le Vomiffement & les Convulfions cefferent. La Fiévre qui alla fon train & qui ne fe termina qu'après une vingtaine de jours , m'obligea de revenir fouvent aux Pugations fimples qui lui firent rendre par le bas quelques Vers ronds & longs. Enfin il lui furvint un flux de Ventre dyfenterique qui ceda aux Lavements faits avec les Bouillons de tripes & de tête de Mouton , & à quelques Potions abforbantes & anodines.

Vers la fin du mois de Juillet M. L. eut une Fiévre maligne ordinaire , dont il rechappa par le moyen des évacuations fagement menagées & des Cordiaux donnés à propos , malgré quelques fâcheux accidents qui furvinrent dans le cours de la Maladie , tels que des foibleffes , des dejections involontaires , &c.

La petite-Verole qui regnoit depuis quelque temps aux environs de cette Ville , attaqua vers la fin du mois d'Août Mad. la Marquife de P. qui étoit à fa Campagne. Elle étoit groffe de fept à huit mois. A la feconde Saignée du bras qu'on lui fit , elle reffentit des douleurs aux lombes , & s'avorta. Pour empêcher que le lait ne la gagnât , elle ufa journellement de Lavements à l'eau , comme elle avoit accoûtumé d'en ufer dans les autres Couches , quoyque l'évacuation ordinaire allât fon train. La Fiévre qui avoit été vive les premiers jours , s'appaifa : l'Eruption fut abondante : les Boutons fe remplirent , & commencerent à fuppurer : les Vuidanges s'arrêterent : la Fiévre fe ralluma & le Délire furvint le neuviéme jour. J'ordonnay d'abord la Saignée du pied , qui fut executée à huit heures du foir , quoyque fa Garde , qui étoit une Parifienne , s'écriât , *la pauvre victime ! On va l'égorger.* J'avois refolu de la purger le lendemain ; mais un Lavement avec la Caffe que je lui fis donner dans la nuit , procura une Evacuation par les felles fi abondante , que la Malade fe trouva le matin prefque fans Fiévre & avec une tête fort libre. On réitera de temps en temps les Lavements : la Suppuration fe fit heureufement : la Malade fut enfuite purgée & repurgée ; & elle recouvra une parfaite fanté. Cette petite-Verole , quoyqu'abondante , étoit de l'efpece de celles qu'on appelle *Difcretes.*

En 1718 j'avois auffi fait faigner ma fœur la cadette dans le fort de la Suppuration de fa petite-Verole à caufe d'un gonflement aux Amygdales qui genoit extrêmement la deglutition & la refpiration. Cette Saignée & un Calmant qu'elle prit le foir , la tirerent entiérement

rement

rement d'affaire, fa petite-Verole, s'étant terminée dans peu de jours fort heureusement.

Je ne m'étendrai pas d'avantage fur cette matiere, d'autant plus que dans mon Memoire j'inculque affés la neceffité des Saignées & des autres Evacuations, & que j'aurai occafion d'en reparler dans la fuite.

Au commencement du mois de Novembre je fus appellé en Confultation pour M. L. P. qui à la fleur de fon âge, & malgré la vigueur de fa complexion fut enlevé brufquement par une Fiévre maligne entée fur une Fiévre intermittente.

Je paffe fous filence beaucoup d'autres Maladies que nous voyons prefque toutes les années, & qui cedent aifément aux Remedes ordinaires. Je viens au Memoire que j'ai annoncé.

Sur la maniere de traiter la petite-Verole.

Δεῖ δὲ ἃ μόνον ἑωυτὸν παρέχειν τὰ δέοντα ποιέοντα, ἀλλὰ κὴ τ̄ νοσέοντα, κὴ τοὺς παρεόντας, κὴ τὰ ἔξωθεν. *Hipp. Aph.* 1. *Sect.* 1.

POUR traiter methodiquement la petite-Verole, il ne fuffit pas qu'un Médecin fçache lui-même ce qui convient à ce mal, il faut encore que ceux qui font auprès des Malades, & qui s'intereffent à leur guerifon, foient convaincus que certains Remedes font abfolument neceffaires dans les cas où il les applique. C'eft ce que je fis d'abord remarquer dans le Memoire, dont on va donner ici l'Extrait.

Dans les autres Maladies, dis-je, on donne une entiere liberté à un Médecin, en qui on a quelque confiance : On execute fidellement & fans delay tout ce qu'il juge à propos d'ordonner. Dans la petite-Verole, on n'en ufe pas de même : Les uns ne veulent pas d'autre fecours que celui de la Nature : Les autres n'approuvent des Remedes que d'une certaine efpece ; & il n'eft pas jufqu'aux moindres *Gardes*, qui ne croyent à cet égard fçavoir plus que les Médecins.

Il arrive de là, ou qu'on n'execute pas ce qu'un Médecin ordonne dans des circonftances délicates de cette Maladie, ou qu'un Médecin plus jaloux de fa reputation que de la confervation de fes Malades, n'ordonne pas, même dans un preffant befoin, ce qu'il prévoit qu'on ne manqueroit pas de blâmer, s'il n'étoit pas fuivi d'un heureux fuccés. Trifte, mais neceffaire alternative pour les perfonnes d'un certain rang, & pour tous ceux qui fuivent plûtôt les avis des *Affiftants* que ceux de leur Médecin.

On conviendra fans doute des mauvaifes fuites que peut avoir la prévention dans une Maladie auffi commune que la petite-Verole, & dont la fin eft quelquefois fi funefte. Mais le moyen, dira-t'on,

de defabufer le Peuple des fauffes opinions, dont il peut être imbû
fur cet article? C'eft, je penfe, de s'abbaiffer en quelque forte jufqu'à lui, de lui montrer ce que la Nature demande que l'on faffe dans
le traitement de la petite-Verole, de lui apprendre les Remedes, dont
fe fervent avec fuccés les habiles Praticiens: C'eft en un mot de faire
à peu près à l'égard de cette Maladie, ce que je fis au commencement
de l'année 1721 à l'égard *de la Pefte*, dont on étoit alors menacé.
Car enfin, ajoûtay-je, le Peuple ne dedaigne pas toûjours les leçons
qu'on luy offre, fur tout en matiere de fanté: Quelquefois il entre dans
les fentiments qu'on lui infpire; & abandonnant peu-à-peu le préjugé
& l'erreur, il fe rend enfin à la raifon & à la verité.

V. Avis & Re-medes contre la Pefte.

Rendre le Peuple plus docile aux Loix de la Médecine, eft donc
le principal avantage que l'on fe propofe icy: Mais ce n'eft pas le feul.
On efpere encore que les Chirurgiens de la Campagne convaincus que
dans la petite-Verole il y a des cas où il faut de grands Remedes, fe
détermineront plus aifément à appeller du fecours, ou fe mettront en
état d'agir eux-mêmes dans le befoin, & qu'ils fauveront par là la vie
à bien des Malades.

Car il ne faut pas s'imaginer que les ravages que fait de temps en
temps la petite-Verole, foient de peu de confequence. Veritablement
elle n'emporte pour l'ordinaire que de jeunes fujets: Mais c'eft autant
de moins pour l'Etat; & cela va plus loin qu'on ne penfe. Des Obfervations exactes ont appris qu'en cent ans il meurt à Londres plus de
monde de cette Maladie, qu'il n'y en meurt de la Pefte, quand ce
dernier fleau n'y regne pas plus d'une fois dans l'efpace d'un Siécle.

Journal des Sçav. 1666. p. 360. & Act. Lipf. 1729. p. 173.

Mais quelle eft la methode que la Nature indique pour traiter la
petite-Verole? Quels font les Remedes dont fe fervent les habiles Praticiens? C'eft ce qu'on va développer icy le plus briévement qu'il fera
poffible & auffi clairement que le pourra permettre un pareil fujet.

Dans toutes les Maladies, la Nature fait fans ceffe effort pour fe
délivrer de je ne fçay quoy qui l'incommode, & qui derange fes fonctions. On convient même que cet effort n'eft qu'un certain mouve-
met des parties folides & fluides du Corps humain, une Ofcillation
dans les Vaiffeaux, un trouble dans les humeurs, qui ameine tantôt
une Hemorrhagie, tantôt un Vomiffement ou quelqu'autre Evacuation
fenfible ou infenfible, tantôt un Dépôt interieur, quelquefois une Eruption exterieure; & l'on reconnoît que la Médecine, qui, à proprement parler, n'eft que l'Art de feconder à propos les efforts de la Nature, ne doit avoir en vûë que de regler les Ofcillations des Vaiffeaux,
d'entretenir les humeurs dans un certain degré d'agitation, de vuider
ce qu'il peut y avoir de fupeflu; d'ouvrir les iffuës par où la matiere
morbifique tend à s'écouler, de prévenir les engorgements des parties

interieures, de favoriser les Eruptions critiques, &c.

Mais cet effort dont on vient de parler, & qui dans les autres Maladies est la plus seure boussole des Médecins, ne se manifeste nulle part si visiblement que dans la petite-Verole. Là tout est en branle, Arteres, Nerfs, Visceres, tout entre en des contractions violentes, en des mouvemens vifs & déreglés : marques certaines d'une Nature qui se souleve & qui lutte de toutes ses forces; ce qui paroît encore par les nausées, les vomissemens, les hemorrhagies, les devoyemens, les sueurs, les inflammations gangreneuses du cerveau, des poulmons, les tumeurs phlegmoneuses qui couvrent toute l'habitude du Corps, &c.

Il est donc du devoir d'un Médecin de tenir dans cette occasion la même conduite à peu près que dans les autres Maladies avec lesquelles la petite-Verole se trouve avoir quelque rapport : Il est, dis-je, de son devoir de suivre par rapport à la nature de cette Maladie, & aux divers Symptomes dont elle est accompagnée, les regles que l'Art prescrit dans de pareilles circonstances.

Il y a plus. La petite-Verole n'est pas toûjours une Maladie *simple*, une Maladie où l'on n'ait qu'à combattre une seule cause, ou, si l'on veut, une humeur particuliere qui doit se separer du Sang ou de la Lymphe, se porter vers l'habitude du Corps & y causer des Pustules ou de petits Phlegmons : Souvent la petite-Verole est *compliquée*, ou, ce qui est le même, souvent à l'humeur propre de cette Maladie se joignent d'autres humeurs qui se développent dans les premieres voyes ou dans le Sang, & qui par l'impression qu'elles font sur les parties solides & fluides, troublent le cours de cette Maladie. Ainsi, quand même à raison de l'humeur propre à la petite-Verole, il ne conviendroit pas d'en venir à de grands Remedes dans cette Maladie, ce que la raison ne permet pas de penser, on ne sçauroit souvent éviter d'y avoir recours, par rapport aux desordres causés par des matieres étrangeres.

J'appelle *de grands Remedes*, les Saignées, les Vomitifs, les Purgatifs, les Calmants, les Vesicatoires; & je dis que *la raison ne permet pas de penser* que ces Remedes soient contraires à l'humeur qui cause la petite-Verole, & qu'on doive les bannir de la Cure de cette Maladie. Car enfin, quel que soit le caractere de cette humeur, il faut necessairement en procurer la séparation & la coction, il faut encore empêcher qu'elle n'engorge les principaux Visceres, & qu'elle ne jette par là les Malades dans un danger éminent de mort: en un mot il faut aider à la Nature, & lui prêter des armes pour répousser l'ennemi qui la presse & qui la ménace d'une prochaine défaite. Rester ici dans l'inaction, & attendre tranquillement que le mal se dissipe de lui-même, ou simplement implorer le secours du Ciel sans fe mettre en peine de faire ce que le Ciel ordonne en pareil cas, c'eft vouloir que le mal s'augmente & fe fortifie à un tel point qu'on ne puiffe plus enfuite y remedier, c'eft faire des vœux inutiles, c'eft imiter en quelque forte la conduite de ces Bergers pieux, mais ignorants & oififs, qui refufent le fecours de leurs mains à leurs Brebis malades, & qui les laiffent impunement confumer par le feu caché qui s'eft gliffé dans leurs Veines.

> *Alitur vitium vivitque tegendo,*
> *Dum medicas adhibere manus ad vulnera Paftor*
> *Abnegat, & meliora Deos fedet omina pofcens*

Virg. Georg. lib. 3.

Or, pour remplir des vûës auffi importantes que celles de procurer la féparation & la coction de l'humeur qui caufe la petite-Verole, & de prévenir l'engorgement des principaux Vifceres, eft-il rien de plus naturel que d'employer les Saignées & les autres moyens que le Ciel a établis pour le foulagement des Malades, & dont une longue experience nous a fait connoître les bons effets? Eft-il rien de plus fimple & de plus raifonnable que de fuivre dans cette occafion l'exemple de ces Bergers foigneux & éclairés, qui dans les Maladies internes des Brebis, & fur tout dans celles qui font accompagnées de Fiévre, ne manquent pas d'avoir recours à la Saignée & à d'autres Remedes?

Creavit Deus de Cœlo Medicinam. Ecclef. C. 38.

V. Columell. de re ruft.

> *Quin etiam ima dolor Balantum lapfus ad offa*
> *Cum furit, atque artus depafcitur arida febris*
> *Profuit incenfos aftus avertere, & inter*
> *Ima ferire pedis falientem fanguine venam.*

Virg. Georg. lib. 3.

Il eft vrai que la matiere qui caufe la petite-Verole eft quelquefois en fi petite quantité & fi peu acre, qu'elle fe fépare aifément du Sang & de la Lymphe, & qu'elle fe porte comme d'elle-même vers l'habitude du Corps fans aucun fâcheux accident: Il eft vrai encore qu'on n'a guere alors befoin d'autre Remede, que du regime, du repos & d'une chaleur moderée; mais il n'eft pas moins vrai auffi que le plus fouvent cette matiere eft fi corrofive & fi abondante, qu'elle ne peut fe feparer des humeurs avec lefquelles elle eft confonduë, qu'après de violents efforts, & après un combat non moins dangereux que celui qu'on obferve dans les Fiévres les plus aiguës & les plus malignes. On ne dit rien ici dont on n'ait des témoins oculaires & même des preuves vivantes dans prefque toutes les familles. En effet qui n'a pas vû de ces petites-Veroles, où le gonflement énorme de la tête & des autres parties exterieures du Corps fait juger aux perfonnes même les moins intelligentes, que les parties interieures doivent être pareillement gonflées & engorgées? Qui ne s'eft pas apperçû que ces petites-Veroles font ordinairement précedées d'affreux vomiffements, de maux de tête effroyables, ou d'un profond aſſoupiſſement, d'une Fiévre des plus violentes & de pluſieurs autres Symptômes qu'il ſeroit trop long de rapporter? Enfin qui ne ſçait pas que ſans un prompt ſecours tous ces Symptômes ſont preſque toûjours ſuivis d'une funeſte cataſtrophe? Cela poſé, ſi l'on veut bien ſe dépoüiller de toute prévention, on conviendra ſans peine, que tout ce qui eſt propre à appaiſer le trop grand mouvement du Sang, à en rabattre le volume, à relâcher les Vaiſſeaux qui tiennent comme en priſon la matiere *morbifique*, à emporter une partie de cette matiere qui les ſurcharge, à diminuer la preſſion des tuyaux ſecretoires & excretoires qui doivent donner paſſage à cette matiere : En un mot, on conviendra ſans peine que tout ce qui eſt propre à calmer la Fiévre & à rendre plus libre le cours du Sang & de la Lymphe, doit neceſſairement favoriſer la ſéparation & la coction de l'humeur qui cauſe la petite-Verole, d'autant plus qu'on ſçait déja par experience, que lorſque dans d'autres Maladies la Nature ſe trouve déchargée d'une partie de la matiere *morbifique*, elle en chaſſe le reſte avec beaucoup plus de facilité, & ne fait pas long-temps attendre une criſe parfaite.

Il faut donc quelquefois dans la petite-Verole avoir recours aux Remedes propres à remplir les vûës dont on vient de parler, ou, ce qui eſt le même, il faut quelquefois avoir recours aux Saignées, aux Vomitifs, aux Purgatifs, aux Délayants, aux Cordiaux, aux Abſorbants, aux Diaphoretiques, aux Calmants : En un mot, il faut quelquefois dans cette Maladie ſuivre à peu près la même route qu'on a coûtume de ſuivre dans les Fiévres aiguës, ou dans les Fiévres malignes inflammatoires, obſervant de proportionner les Remedes à l'âge, au ſexe, au temperament & aux forces des Malades, & de les adapter aux accidents qui troublent le cours de cette Maladie, & qui en retardent ou en empêchent la criſe qu'on deſire.

On me diſpenſera ſans doute de marquer ici dans quelles circonſtances & avec quelles précautions chacun de ces Remedes doit être ordonné : On voit aſſés que c'eſt l'affaire d'un Médecin prudent & éclairé. Il me ſuffit d'avoir mis le commun du monde à portée de comprendre que les plus grands Remedes ne doivent pas être proſcrits de de la curation de la petite-Verole, même à raiſon de l'humeur qui cauſe cette Maladie. Il ne me reſteroit maintenant qu'à faire voir que depuis le temps que la petite-Verole regne en Europe, il y a eu toûjours d'habiles Médecins, au nombre deſquels on peut fort bien mettre les *Barbeyracs* & les *Chiracs*, qui s'élevant au deſſus des préjugés vulgaires, ont penſé la même choſe, & ſuivi cette idée dans leur pratique. Mais à quoi bon produire ici une foule d'Autheurs? Ne ſuffira-t-il pas d'atteſter que ç'a été toûjours la penſée de l'Illuſtre * Chancellier de

V. L'Extrait de la Diſſ. de M. Siduvre dans les Actes de Leipſik 1703. p. 410.

** M. de Chicoyneau, premier Médecin du Roy.*

nôtre Faculté, aujourd'huy le digne Chef des Médecins de France; ainfi qu'il feroit aifé de le prouver par une Thefe imprimée en 1717, & qui fût foûtenuë fous fes aufpices dans les Ecoles de Médecine de Montpellier, où l'on conclud que *la petite-Verole eft une Maladie analogue aux Fiévres aigues & malignes inflammatoires, & qu'elle doit être traitée comme ces Fiévres?*

Mais l'on aura encore moins de peine à convenir que dans le traitement de la petite-Verole, il faut quelquefois employer de grands Remedes, principalement les Saignées & les Evacuants, fi l'on eft une fois convaincu que cette Maladie eft fouvent *compliquée*, & que des humeurs étrangeres concourent fouvent avec l'humeur propre à la petite-Verole à rendre le mal plus dangereux & de plus difficile guerifon : ou, ce qui eft le même, fi l'on eft une fois perfuadé qu'à la petite-Verole fe joignent fouvent d'autres Maladies très-dangereufes, telles que des Fiévres putrides, des Fiévres vermineufes, des Fiévres malignes, &c. Car le commun du monde même reconnoît la neceffité des Saignées & des Evacuants dans ces fortes de maux pris en particulier, & pourquoi ne reconnoîtroit-on pas la neceffité de ces mêmes Remedes, lorfque ces maux fe trouvent entés fur la petite-Verole? Il n'y a donc qu'à faire voir que de pareilles Maladies fe joignent fouvent à la petite-Verole, & il ne fera pas difficile de le faire comprendre à quiconque voudra faire reflexion qu'il n'eft pas rare que des Enfants & des Adultes mêmes ayent fait des excés de bouche avant que d'être faifis de cette Maladie, qu'ils fe foient expofés à un air trop chaud ou trop froid, & qu'ils ayent fait d'autres fautes dans l'ufage des chofes non-naturelles; qu'ils ayent même des Vers déja formés dans leurs entrailles; & qu'ils portent en eux-mêmes les femences de quelques autres Maladies, ou certaines humeurs qui en fe développant peuvent non-feulement deranger le mouvement de l'humeur propre à la petite-Verole, mais caufer même des accidents particuliers & fouvent funeftes.

Ce n'eft pas tout, il n'eft pas extraordinaire que dans le cours d'une petite-Verole réguliere, & benigne même, fi l'on veut, un Malade commette quelque faute dans le régime de vivre, ou dans l'ufage des autres chofes non-naturelles, & alors s'il arrive quelque accident imprevû, pourra-t-on s'empêcher de reconnoître des humeurs étrangeres, qui meritent qu'on y ait égard? Et fi ce même accident arrive fans aucune caufe évidente, n'eft-il pas naturel de fuppofer que quelque humeur, qui croupiffoit peut-être depuis long-temps, s'eft enfin développée, & qu'il faut s'oppofer efficacement aux ravages qu'elle pourroit caufer?

De tout ce qu'on vient de dire, il refulte que les Saignées & les Evacuants, qui font les Remedes que le Public redoute le plus dans la petite-Verole, conviennent non-feulement à raifon de la caufe particuliere de ce mal ; mais encore à raifon des caufes qui peuvent en même temps fomenter d'autres Maladies, & rendre la guerifon de la Maladie principale plus difficile: De plus il feroit aifé de faire voir, tant par les Symptomes qui accompagnent les differentes efpeces de petite-Verole, que par les caufes de mort qu'on découvre dans les fujets que cette Maladie enleve, que la Nature indique ces mêmes Remedes ; mais outre qu'on peut appliquer ici ce qu'on a dit cy-deffus au fujet de la petite-Verole *fimple*, ce détail nous méneroit trop loin & ne conviendroit pas à un Extrait. Seulement on ajoûtera que la Methode qu'on a expofée, eft celle que fuivent aujourd'huy les habiles Praticiens en France, en Angleterre, en Hollande, en Allemagne, comme il fera aifé de s'en convaincre, fi l'on veut bien lire la Thefe déja citée, & les Ecrits des Helvetius *a*, des Freind *b*, des Boërhaave *c*, des Helwichius *d*, &c.

On demandera peut-être, faut-il donc en quelque temps que ce foit de cette Maladie faigner & purger? Oüy fans doute, répondray-je, fi l'état du Malade requiert ces fortes de fecours. Il eft vrai que l'on doit autant qu'on le peut, employer, s'il eft befoin, les Saignées, les Vomitifs, les Purgatifs dans le premier periode de la petite-Verole, dans *l'Ebullition*: qu'il ne faut pas même toûjours attendre un preffant befoin pour avoir recours à ces Remedes; & que c'eft ordinairement ce qui influë le plus fur l'evenément de cette Maladie. Mais fi on a laiffé paffer ces premiers moments fans donner aucun fecours au Malade, ou fi l'eruption des Puftules eft prématurée, fi elle eft plus fymptomatique que critique, il faut neceffairement faire alors ce qu'on auroit fait dans *l'Ebullition*, il faut ouvrir les Veines du bras & du pied, il faut vuider par en haut ou par embas, fi l'on veut prévenir certains accidents qui ne manquent pas de paroître dans la fuite, & aufquels il n'eft pas feûr qu'on peut remedier en leur temps.

Il faut avoüer auffi que le troifiéme periode demande encore plus particulierement que le dernier, ces mêmes égards: Que la Fiévre qui fe renouvelle lors de la *Suppuration*, & bien des cas qui arrivent en même temps, exigent neceffairement les Saignées & les Evacuants ; ce qui n'empêche pas néanmoins que dans le *deffechement des Boutons* ou dans la *chûte des Croûtes* ces Remedes ne conviennent quelquefois tant à raifon de l'humeur propre à la petite-Verole, qui ne s'eft pas entierement écoulée, & qui menace d'exciter de nouveaux troubles, qu'à raifon de quelques autres humeurs que le mauvais regime, ou d'autres caufes mettent alors en jeu.

Je n'en dirai pas d'avantage, d'autant plus qu'on s'imagine bien, qu'ayant commencé dès la fin de 1707 à prendre des leçons de Méde-

a *V. Obfer. fur la petite-Verole.*
b *De Febrib. Com. 7. & Epift. de Purgantib. in fecundaria variolar. confluent. Febre adhibend.*
c *Act. Erud.* 1723 p. 221.
d *Ephem. nat. cur. Cent.* 8. *Obf.* 60.

cine dans la célébre Univerfité de Montpellier, je ne manquai pas quelques années après d'eſſayer à la Ville & à la Campagne, la Methode que je viens de recommander; & que je ne la préfere aujourd'huy à tout autre, que parceque dans la Pratique, elle m'a prefque toûjours parfaitement bien réüſſi. Ceux qui voudront connoître les differentes eſpeces de petite-Verole, & s'inſtruire à fond des accidents qui leur ſont particuliers, critiques ou pernicieux, & de la conduite que l'on doit tenir dans les divers cas qui peuvent ſe prefenter, pourront conſulter les Auteurs déja cités, & quelques autres plus anciens, en attendant que je donne un Memoire plus étendu ſur cette matiere.

1734.

LES Maladies de cette année n'offrirent rien de particulier. J'obferveray feulement 1°. Que M. B. âgé de 86 ans accomplis, d'une grande taille, fort maigre, mais vigoureux & d'un temperament vif, eſſuya vers la fin du Printemps, une fluxion ſur la Poitrine avec une Fiévre putride, qui m'obligea de le faire ſaigner trois ou quatre fois, & de le purger benignement ſix ou ſept fois, & qu'après environ un mois de maladie, il ſe rétablit dans ſon premier état: mais qu'ayant mangé des Figues pendant le jour du 15. de Septembre ſuivant, & une Salade de Bettes-raves à ſon ſouper, il eut une Colique d'Eſtomach qui l'enleva ſubitement peu de temps après qu'il ſe fut couché. 2°. Que le Fils aîné de M. de L. âgé de 7 à 8 ans, guerit dans le mois d'Octobre d'une Fiévre putride vermineuſe avec de violents redoublements par le moyen de deux Saignées du bras, d'une Saignée au pied, d'un Vomitif, & de pluſieurs Médecines & Lavements qui lui firent jetter beaucoup de Vers ronds & longs.

1735.

NOUS voyons icy toutes les années des Rhûmes, des Pleureſies & beaucoup d'autres Maladies, qu'on attribuë communement à l'intemperie de l'Air, & qu'on appelle vulgairement *Coups de Vent*: mais quoique le commencement de cette année n'eût pas été plus rude que celui de l'année précedente, nous vîmes éclorre à la fin du mois de Fevrier & pendant tout le Printemps, un plus grand nombre de ces ſortes de Maladies, que nous n'avions veu le Printemps paſſé. Elles ſe renouvellerent même dans le cours de l'année, & enleverent pluſieurs perſonnes. Il parut auſſi des Fiévres malignes.

La Rougeole regna pendant l'Eté & l'Automne, & fit plus de ravages qu'à l'ordinaire. Elle étoit ſuivie de Fiévre, de Cours-de-Ventre opiniâtres, d'inflammations d'Entrailles, &c. Il ne fut pas rare de trouver des vers longs & ronds dans les déjections des Enfants attaqués

de la

de la Rougeole ou de la Fiévre qui en étoit une fuite, & dans celles
de bien d'autres Malades. Il y eut même de petits Enfants qui en mourant firent par embas un peloton de ces vers, après en avoir fait quelques autres auparavant. Je fauvay plufieurs de ces Enfants par de petites Saignées que j'ordonnay foit au commencement, foit dans le fort
de la Rougeole, foit dans la Fiévre qui lui fuccedoit ; & la plûpart
de ceux qui ne furent pas faignés, ou qu'on ne voulut pas laiffer faigner, perirent par des Inflammations gangreneufes dans les entrailles.
J'employai auffi les doux Purgatifs, mais avec beaucoup de ménagement.

Dans le mois d'Avril M. L. P.... âgé d'environ 40 ans, d'une taille
affés haute & d'une bonne complexion, eut une Fiévre putride maligne avec une inflammation de Poitrine. Son mal fe déclara par des
Friffons qui furent fuivis d'une groffe Fiévre, avec une langue épaiffe,
blanche & fort pâteufe. Il fut faigné du bras le même jour dans le
fort de la Fiévre, & purgé le lendemain à l'iffuë du Redoublement.
Il fe vuida beaucoup & fe trouva affés bien ce jour-là ; mais le lendemain la Fiévre revint auffi vive qu'auparavant : & il fe manifefta
une fluxion fur la Poitrine accompagnée de Toux & de Crachats teints
de quelques filaments de fang. On réitera plus d'une fois la Saignée
du bras : on en vint auffi à la Saignée du pied : on employa le fuc
de Bourrache, les Ptifanes humectantes & adouciffantes, les Opiates
abforbantes & bechiques. MM. Maffon & Cros furent appellés en Confultation ; & il fut refolu de le repurger le cinquiéme jour. Deux jours
après, la Purgation fut réïterée, & on y revint par intervalles jufqu'au
dix-huitiéme jour ; mais à la place des Médecines en boiffon, pour lefquelles le Malade avoit beaucoup de rebut & qu'il rejettoit prefque fur
le champ, je fus obligé de me fervir du Looch fuivant, qui fans fatiguer le Malade, le vuidoit copieufement pendant toute la journée.

♃. Mann. elect. ʒij. Pulp. Caff. recent. extract. ʒj, Syrup.
Rofat. folutiv. & Oeli Amygdal. dulc. āā. ʒjß. Sacchar. Cand.
q. f. m. f. Looch cochleatim fumend.

La Maladie fe termina après le vingt-uniéme jour ; mais avant fon
déclin on fut obligé de revenir encore aux Saignées pour calmer l'oppreffion de Poitrine qui furvint dans quelques Redoublements. Dans
le fort de la Maladie la langue devint noire, & elle ne changea de
couleur que vers la fin. Le Malade cracha peu, mais fans peine : il
fua affés abondamment, fur tout après quelques Opiates où l'on avoit
marié un peu d'Antimoine diaphoretique avec le blanc de Baleine ; &

il se vuida beaucoup par embas, au moyen de quoy il se trouva entierement quitte de Fiévre le vingt-deuxiéme jour. On comprend assés que lors des sueurs on suspendoit les Saignées & les Purgatifs, excepté qu'elles ne vinssent à la fin du Redoublement & en petite quantité, auquel cas on ne laissoit pas de saigner dans le fort de la Fiévre & de purger dans l'intervalle d'un Redoublement à l'autre. Il n'est pas aussi besoin de dire que pendant la convalescence il usa de Lait, &c.

Vers la fin du même mois le sieur Gros au Fauxbourg fut attaqué d'une Pleuresie & Peripneumonie. C'étoit un homme de 50 à 55 ans, fort laborieux, maigre & d'un temperament vif. Il avoit enduré la pluye dans un Pré, d'où il faisoit charrier du Foin. Son mal commença par un grand froid avec douleur de côté, toux, difficulté de respirer, &c. Je ne fus appellé que le cinquiéme jour; & malgré les Saignées qui lui avoient été faites, celles que je lui ordonnay, les doux Purgatifs, le suc de Bourrache, les Ptisanes pectorales, les Juleps, les Loochs bechiques, le sang de Bouc-estain, &c. ses Crachats s'arrêterent, sa Poitrine s'engorgea, & il mourut le dixiéme ou onziéme jour de sa Maladie. Il eut de legeres moiteurs, mais il ne sua jamais copieusement.

Dans le mois de May, la Servante de M. de S. J. âgée de 25 à 30 ans, & d'une médiocre constitution, eut une Fiévre maligne ordinaire qui dégenera sur la fin en *Pestilentielle*. Les Saignées du bras & du pied, les Vomitifs, les Purgatifs, les Absorbants, les Délayants, furent mis en œuvre. Le 15. ou 16. jour de la Maladie il parut une Parotide sous l'oreille gauche, la Fiévre se ralluma, la Malade fut ressaignée, & le lendemain la Parotide fut ouverte, il en sortit plus de sang ou de matiere sanieuse que de Pus, quoyque la Lancette eut été poussée fort profondement. Le Sang arrêté par le moyen de la charpie, on pansa la Playe avec un Digestif, la suppuration vint; ce qui n'empêcha pas de donner à la Malade des Lavements, de la repurger même deux ou trois fois pendant le reste de la Maladie, qui dura encore une quinzaine de jours, après quoy la Playe fut entierement consolidée par le moyen du Beaume d'*Arcæus* qu'on appliqua vers la fin de la suppuration, & la Malade fut parfaitement guerie. Seulement pour adoucir son sang & pour rétablir les forces, je la mis à l'usage du Lait pendant quelques jours.

Presqu'en même temps M. R. eut une Fiévre maligne ordinaire; mais avec des douleurs aiguës à la Tête & aux Reins, avec des defaillances & beaucoup d'autres symptomes très-effrayants, il eut pourtant le bonheur d'en rechapper par le moyen des Saignées & des autres Evacuations ordinaires, & de quelques Cordiaux donnés à propos.

Sur la fin du même mois & au commencement de Juin, M. D. P.

âgé de 50 ans, d'un temperamment bilieux avec affés d'embonpoint, quoyqué fujet à la Goutte, fut attaqué d'un gonflement & d'une inflammation aux Amygdales, à la Luette & aux mufcles du Larynx & du Pharynx. Son mal commença par un Friffonnement fuivi de Fiévre & de difficulté d'avaler & de refpirer ; je lui fis faire d'abord d'amples & de frequentes Saignées, qui furent réïterées les jours fuivants, foit du bras foit du pied dans les Redoublements qui furvinrent regulierement chaque foir. Les Lavements purgatifs, les Ptifanes & les Gargarifmes adouciffants ne furent pas negligés. L'Emetique auroit été auffi employé, fi le Malade n'avoit demandé d'avance qu'on ne le lui donnoit point abfolument. On fe tourna donc du côté des Potions purgatives en deux verres, qu'on aiguifa avec le Vin Stibié, à la dofe de deux drachmes à chaque verre, mais qui n'agirent que par les felles. Tout cela ne diminua que peu le gonflement & l'inflammation de la Gorge & ne l'empêcha point de fe communiquer aux Poulmons. On revint aux Saignées, aux Purgations : on eut recours aux Loochs bechiques, aux Juleps adouciffants. Le Malade jetta quelques Crachats épais & jaunatres : les Redoublements allerent toûjours leur train : le Râle furvint le feptiéme jour, & le Malade mourut au commencement du huitiéme.

Le 17 de Juillet après midy je fus appellé en Confultation pour M. V. P. âgé de 50 à 60 ans, maigre & d'un temperamment fort vif. Il étoit attaqué d'une Fiévre maligne, qui l'avoit jetté dans un grand Affoupiffement malgré une Saignée du bras qui lui avoit été faite, plufieurs prifes de poudre de Vipere, ou d'aurres Abforbants & deux Médecines cathartico-émetiques qui lui avoient été données depuis fix jours qu'il étoit malade. Son Poulx étoit fort abbatu, fon Affoupiffement continuoit avec un accablement fi grand, qu'il ne pouvoit prefque point fe remuer dans fon lit : fes yeux étoient un peu enflammez & fes urines un peu hautes en couleur. On jugera des vûës qu'on fe propofa dans la Confultation par la Saignée du pied qui fut unanimement concluë & éxecutée fur le champ, par la Saignée du bras qui fut faite le foir, & par fa Médecine cathartico-émetique en deux verres qui fut réïterée le lendemain, & qui le vuida beaucoup. On lui donna le foir une Potion abforbante, & le 19 il prit un Lavement purgatif. Il fut repurgé le 20. & fon Affoupiffement n'étant pas encore entierement diffipé, on lui appliqua le 21. deux Emplâtres veficatoires fur le gras des Jambes, qui pendant plufieurs jours firent couler beaucoup de ferofités. En même temps on lui fit ufer d'une Ptifane faite avec un jeune Poulet écorché & éventré qu'on fit cuire dans une grande quantité d'eau, & on le repurgea le 22. avec la decoction de Tamarinds, le Sené, la Manne & la Rhubarbe en deux verres. Le foir on lui donna une Potion avec les Confections d'Alkermes & de Hyacinthe, le Syrop d'Oeillets, le Lilium de Paracelfe & l'Eau des fleurs d'Orange. Les Lavements furent réïterés ; il fut auffi repurgé le 25, le 28 du même mois & le premier d'Août ; après quoy, pour obvier à un peu de Fiévre qui revenoit le foir, il prit quelques prifes de Kinkina qui acheverent de le tirer d'affaire.

La Femme de M. H. eut en même temps une Fiévre maligne, mais beaucoup moins confiderable & qui en moins de 21 jours ceda aux Saignées, au Vomitif & aux Purgatifs.

La Rougeole qui avoit commencé dans le mois de Juin, s'échauffa fi fort dans les mois de Juillet, d'Août & de Septembre, qu'elle enleva plufieurs Enfants ; mais on n'ajoûtera rien à ce qui en a déja été dit cy-deffus. Je rapporteray feulement que dans le mois d'Octobre la fille ainée de M. M. M. âgée de 6 à 7 ans fut foupçonnée d'avoir la Rougeole pour la feconde fois. Pour moi je jugeay que c'étoit une Fiévre *Scarlatine*, laquelle n'étant pas violente n'eut pas befoin de Saignée & difparut après une Médecine qui vuida beaucoup la Malade & chaffa des Vers par embas.

Quelques jours auparavant la fille d'un Marchand Droguifte de cette Ville avoit eu une Fiévre putride vermineufe, pour laquelle ayant été faignée & purgée, elle rendit trois Vers par la bouche & un par les felles deux heures après avoir pris fa Médecine : elle fut repurgée & la Fiévre difparut après le huitiéme jour.

Mademoifelle de . . . . . fe tranfporte exprès à Montpellier pour fe faire examiner & confulter par deux fameux Praticiens. On jugera de fon état par l'Ordonnance qui lui fut donnée, & qu'on va tranfcrire ici.

Les Accidents auxquels Mad. de . . . eft fujette, font de très-fortes attaques de Paffion Hifterique. Ces Accidents font produits & entretenus, & par un état du Sang qui fe trouve deffeché, épais & acrimonieux, & par un état des Solides dont les Fibres, & principalement les nerveufes font féches, roides, capables de grands ébranlements. Ce mauvais état du Sang eft entretenu par les fucs groffiers qui fe forment dans les premieres voyes en confequence des mauvaifes digeftions. Lorfqu'il arrive donc que le Sang s'épaiffit un peu plus que de coûtume par quelque caufe occafionnelle que ce foit, mais principalement par quelque mauvais fuc, qui lui eft fourni des premieres voyes, il a pour lors plus de peine à paffer dans les tuyaux capillaires, qui fe trouvant tiraillés, les Fibres nerveufes s'ébranlent extrémement, d'où viennent les mouvements irreguliers & convulfifs, d'autant plus que le Sang engorgeant en même temps plufieurs vaiffeaux (ce qui eft prouvé par la perte de connoiffance lors du Paroxifme) la fubftance de ce Vifcere eft preffée inégalement, & le fluide nerveux fe diftribuë avec, inégalité dans divers mufcles du corps.

Tous les autres Accidents qui accompagnent cette Maladie, comme font la triftefle mélancholique, la couleur changée de la face, la palpitation de cœur qui arrive par fois, la conftipation, la production des vents tant dans l'eftomach que dans les inteftins font encore des preuves convaincantes de la fécherefle du Sang & du refte des fluides.

Ce mauvais état des fluides eft venu au point, où on l'obferve, non-feulement en confequence du temperament melancholique de la Malade, mais principalement à raifon des frequentes groffefles qu'elle a fubi tout de fuite, puifque le plus doux & le plus fluide du Sang s'eft perdu par la nourriture de plufieurs Enfants qu'elle a porté.

Cette Maladie eft plus affligeante qu'elle n'eft *rifqueufe* pour la vie. On ne doit pas cependant la negliger, de crainte qu'elle ne fe renforce de jour à autre, & qu'elle ne vienne à un point où le Cerveau fe trouveroit extrémement attaqué. Au furplus cette Maladie fera difficile à être guerie radicalement: elle refiftera beaucoup aux Remedes; & ce n'eft qu'à la longue qu'on doit efperer d'en venir à bout, n'étant pas aifé de changer en peu de temps le mauvais caractere du Sang, tel que nous l'établiffons dans le cas prefent, ni de retablir facilement le mauvais état des vaiffeaux du Cerveau, & celui des Fibres nerveufes.

Les vûës que l'on doit avoir font de retablir les digeftions & de les maintenir en bon état, & de redonner de la fluidité & en même temps de la douceur à la maffe generale du Sang, fans y caufer d'agitation ni de trouble: enfin de ramollir & d'affouplir generalement toutes les Fibres.

C'eft pourquoi dès que Mademoifelle fe fera repofée deux ou trois jours chez elle, elle fe mettra à l'ufage des Eaux de Camarés, qu'elle prendra à l'ordinaire neuf matins de fuite, obfervant d'ajoûter au premier verre du premier jour trois onces de Manne, & autant au dernier verre du neuviéme jour: obfervant de plus de ne pas faire rafraîchir ces Eaux.

Mais comme on nous a averti que fon Accident la prenoit fouvent le matin, & qu'elle prevenoit cet Accident & fe jettoit dans le calme par le moyen du Laudanum. Elle aura foin d'en prendre fa dofe ordinaire environ cinq heures avant de commencer fa prife des Eaux.

Deux ou trois jours après avoir fini les Eaux, elle paffera à l'ufage du demi-Bain domeftique, qu'elle prendra le matin à jeun avalant à la fortie du Bain deux taffes d'infufion de Citronelle en guife de Thé, fans Sucre ou avec un peu de Sucre à fa fantaifie, obfervant encore de prendre fa prife de Laudanum cinq heures avant le Bain, pour prevenir l'Accident qui pourroit lui furvenir alors, & qui derangeroit nôtre projet fur le compte des Bains.

S'étant repofée trois ou quatre jours après la neuvaine des demi-Bains, il faudra revenir aux Eaux de Camarés qu'elle prendra encore neuf jours comme cy-devant.

Vers la fin du mois de Septembre on la purgera de cette maniere.

2. Polypod. quercin. ℥j Bull. cum ſ. q. aq. font ad ℥xvj in quib. inf. Senn. mundat. ʒij. flor. malv. mß. in colatur. diſſol. Mann. Calabr. ℥iij. f. potio pro duab. doſib. mane intra duas horas ſumend.

Deux heures après le fecond verre de la Médecine, on lui donnera un boüillon fait fimplement avec un Poulet.

Le lendemain de la Médecine Mademoifelle paffera à l'ufage des boüillons qui feront faits avec un jeune Poulet, une drachme & demie de racine de Pivoine mâle, autant de celle de Valeriane fauvage, une poignée de Chicorée verte de jardin, & une pincée de feuilles de Citronelle.

Ayant pris ces boüillons neuf matins elle paffera à l'ufage du petit-Lait de Vache clarifié, dont elle prendra un verre le matin à jeun après y avoir éteint deux ou trois clouds ordinaires rougis au feu; mais avant de boire le petit-Lait, elle prendra dans un peu d'eau vingt grains de poudre de Guttete, avalant le petit-Lait par deffus.

Après quinze jours de petit-Lait, elle fe purgera avec la Potion qui vient d'être marquée. Après quoi elle ufera du Lait d'Aneffe le matin à jeun pendant deux mois.

Dix ou douze jours après avoir commencé le Lait d'Aneffe, elle effayera de prendre, à la place du fouper, une foupe de Lait de Vache, quelques jours après elle effayera de prendre encore entre le dîner & le fouper une écüellée de Lait de Vache cuit & écremé, pouffant ainfi l'ufage du Lait le plus qu'elle pourra, & après l'avoir fini, elle fe purgera comme auparavant.

Pendant l'ufage de ce Laitage, il fera bon qu'elle prenne deux fois la femaine un peu avant de prendre le Lait d'Aneffe vingt grains de poudre de Guttete.

Pendant l'Hyver elle prendra le matin à jeun une taffe d'infufion de Citronelle en guife de Thé.

Le Printemps prochain on réiterera les Remedes de cette Automne, & l'Eté fuivant ceux de cet Eté.

Au refte elle obfervera exactement le regime de vie, faifant toûjours gras, fe tenant à la foupe, au boüilli & au rôti. Il fera bon d'ajoûter quelquefois à la foupe un coulis de trois ou quatre Ecreviffes de Riviere. Elle se mettra à l'eau, ou du moins elle boira le vin fort noyé; si elle devient grosse pendant l'usage de ces Remedes, il faudra necessairement les interrompre & les Accidents deviendront plus forts.

Enfin il faut aider la réüssite des Remedes par la situation de l'esprit, qu'il faut distraire en ne s'occupant pas de son mal ni de rien qui inquiette.

Déliberé à Montpellier le 9 Août 1735.

Les *Cheûtes* des lieux fort élevés sont ordinairement funestes, sur tout lorsqu'on donne de la tête; & il n'y a que des circonstances extremement favorables qui puissent faire exception à cette regle. Ce qui sauva un Enfant de famille du lieu de Servian, âgé de 9 à 10 ans, qui dans le mois de Septembre tomba sur le pavé de la ruë, d'une muraille haute de près de 5 toises: ce fut 1°. Parcequ'il ne tomba qu'en roulant, le corps étendu horisontalement & non la tête en embas. 2o. Parcequ'en arrivant à terre, il s'appuya de ses deux mains autant qu'il peut. 3°. Parcequ'il ne se heurta qu'au dessus du sourcil droit, precisément sur le Sinus frontal du même côté. Cet Enfant fut bien demi-heure sans connoissance, mais sans aucune hemorrhagie ni envie de vomir. Il survint au front une tumeur plus grosse qu'une noix qui disparut bientôt au moyen des compresses qu'on y appliqua; & la Fiévre qui se développa presque sur le champ, fut guerie, & le Malade entierement rétabli en 5 ou 6 jours par les Saignées du bras & du pied, & par les Remedes interieurs que j'ordonnay, sans qu'il fût besoin d'autre operation de Chirurgie.

Dans le mois d'Octobre le fils d'Audier, Potier de terre, âgé de 6 à 7 ans, tomba dans un profond assoupissement avec perte de connoissance, vomissement & mouvements convulsifs. On lui appliqua sur le ventre un Cataplasme avec le fruit & les feuilles de Concombre sauvage concassées. Il rendit un ver long & rond par le nés; mais son état n'en devint que pire. Je fus appellé, & fis ôter bien-vite ce Cataplasme qui n'auroit pas manqué d'attirer une Inflammation violente & la Gangrene dans les entrailles. Je le fis saigner, je lui ordonnai des Lavements adoucissants, des Potions avec l'Huile d'Amandes douces. Il fut ensuite purgé, & il recouvra une parfaite santé.

Me. de M. souffroit depuis quelques jours d'un grand mal de Gorge: ses Amygdales étoient si enflées qu'elle ne pouvoit presque rien avaler, quoiqu'elle eut déja été saignée très-copieusement, ensorte que son poulx en avoit été fort affoibli. Je la vis vers les onze heures du matin, & je lui conseillai de prendre sur le champ cinq drachmes de Vin Stibié, ce qui la vuida si bien par en haut & par embas, qu'elle recouvra tout à coup la liberté d'avaler, ses Amygdales dans les efforts du vomissement s'étant contractées & ayant chassé la plus grande

Recueil de l'Acad. de Beziers.

partie du Sang & de la Lymphe dont elles étoient gorgées. Elle se purgea ensuite & se trouva entierement délivrée de son indisposition.

Presqu'en même temps M. mourut d'une Pleuresie & Peripneumonie. Je n'étois pas son Médecin ordinaire & je ne fus appellé en Consultation que vers la fin de la Maladie. Je jugeay pourtant sur ce qui me fut rapporté, qu'on lui avoit donné tous les secours possibles. Mais l'engorgement avoit été trop prompt & trop considerable pour y remedier.

Pendant tout le mois de Novembre je vis M. . . qui avoit une Fiévre maligne d'une espece dont j'ai parlé dans le premier article * de cette Partie, mais qui merite d'être un peu plus développée. Dans les premiers jours cette Fiévre ne se manifeste presque point au dehors ; & ce n'est guere que par le sentiment interieur du Malade qu'on la peut connoître. M. . . ne s'allita pas d'abord : il sentoit seulement une pesanteur à sa tête, un engourdissement dans ses membres, un dégoût avec une bouche mauvaise, une langue pâteuse & blanchâtre, une insomnie, &c. Son Poulx étoit plûtôt lent que frequent : ses Urines n'étoient point alterées. Il fut saigné du bras ; & il auroit pris un Vomitif, s'il n'avoit éprouvé dans d'autres occasions, que les Vomitifs ne lui faisoient faire que de violents & inutiles efforts. Il fut purgé en deux verres avec deux drachmes de Vin Stibié à chacun ; ce qui ne fit pas même un grand effet. Il prit des Absorbants & de la poudre de Vipere ; ce qui ne développa pas davantage son Poulx. A la troisiéme purgation il fut assés bien vuidé. Jusques là il ne paroissoit pas Malade pendant le jour. Quoiqu'il fut aux boüillons il se levoit, ou il restoit assis dans son Lit. Il parut ensuite un peu de Fiévre vers l'entrée de la nuit, qui détermina à une Saignée du pied. Depuis ce temps-là il eut tous les soirs son Redoublement marqué par une chaleur un peu plus grande, par une plus grande pesanteur à la tête, par un Poulx un peu plus élevé & plus frequent. Sa langue devint brune : mais il ne tomba jamais dans ce grand abbattement de forces, qu'on remarque dans les autres especes de Fiévres malignes, malgré deux Saignées qui lui furent encore faites, les Lavements qu'il prit presque chaque jour, & les Purgatifs dont il usa de deux jours en deux jours jusqu'à la fin de la Maladie, qui traina jusqu'au 30. jour, sans l'empêcher dans l'intervalle de se lever quelquefois du Lit, & sans que son Poulx cessat d'être un peu lié & embarrassé. J'avois vû déja, & j'ay vû depuis de pareils cas, sur tout dans des personnes sujettes aux Vapeurs, d'un temperament pituiteux ou melancholique, ou qui avoient été morfonduës précedemment. Ces Malades ont la Lymphe si épaisse, les humeurs si gluantes, le tissu des Fibres si lâche, que leur Sang a beaucoup de peine à se mettre en mouvement, que les

Secretions

* pag. 142.

Secretions ne fe font que fort lentement, & que ce n'eft qu'à la longue que la matiere morbifique peut fe fondre & fe féparer du Sang
par les differents couloirs du corps. Ne pourroit-on pas appeller cette
efpece de Fiévre, *une Fiévre maligne lymphatique* ? Du moins eft-il à
préfumer que les Arteres lymphatiques du Cerveau & des autres Vifceres font engorgées, non de Globules rouges ou fanguins, mais de
Globules blancs ou lymphatiques plus gros & plus vifqueux qu'à l'ordinaire ? L'opiniatreté de la Maladie, & l'abfence des fignes qui caracterifent les Inflammations internes portent affés à le penfer.

Il n'arrive que trop fouvent, fut tout à la Campagne, que bien
des gens periffent faute d'un prompt fecours. Cela feroit fans doute
arrivé dernierement à un Jardinier du lieu de Villeneuve, fi M. Bourguet Me. Chirurgien de cette Ville, qui fut appellé en toute diligence, & qui n'étant pas inftruit de l'état du Malade, ne prit que fon
Etuy portatif & fes Cifeaux, n'eût mis promptement la main à l'œuvre, & n'eût fuppléé par fon induftrie aux Inftruments qui lui manquoient. Ce Malade, qui depuis 8. iours étoit attaqué d'une Inflammation & d'un gonflement extraordinaire aux Amygdales, étoit près
de fuffoquer : fes yeux étoient dans un mouvement tonique & convulfif, fes levres livides & écumantes, & fes forces entierement épuifées. Il fallut avec un pinceau de linge ôter l'écume dont fa bouche
étoit pleine, & enfoncer dans le gofier un Stylet mouffe ou une efpece
d'Algalie pour féparer les Amygdales, & pour ouvrir un paffage à
l'air. Les efforts que fit auffi-tôt le Malade, obligerent à retirer promptement ce Stilet, & firent avancer en deça des Amygdales la Luette
qui étoit fort allongée & prefqu'entierement fphacelée. M. Bourguet
n'avoit point de *Speculum oris*, il en fit un avec un morceau de bois
qu'il fendit longitudinalement & au milieu duquel il mit un petit
coin. Par ce moyen ayant dilaté fuffifamment la bouche du Malade,
il retrancha tout ce que la Luette avoit de gangrené ; & il perça les
Amygdales, qui étoient abfcedées, & d'où il fortit beaucoup de Sang
& de Pus, ce qui rendit au Malade la liberté de refpirer & d'avaler,
& lui procura en peu de temps une parfaite guerifon.

Dans le mois de Decembre la Servante de Me. de Lafalle eut une
Erefipele au vifage compliquée avec une Fiévre putride ; dont elle fut
guerie en moins de neuf jours par de promptes Saignées du bras &
du pied, par un Vomitif & par des Purgatifs réiterés.

Je vis auffi quelques perfonnes attaquées de Fiévres catarrheufes,
mais beaucoup moins violentes que celles qui avoient regné dans le
Printemps & à l'occafion defquelles j'avois lû à nôtre Académie un
Mémoire dont l'Extrait fut imprimé peu de temps après en la forme
qui fuit.

Recueil de l'Acad. de Be-ziers. 1735.

Idée générale de quelques Maladies qui regnent fréquem-
ment dans la Ville de Béfiers, & que l'on appelle
vulgairement Coups de Vent.

Εuripid. in
Orest.

Πρὸς τὴν νόσον τοι καὶ τὸν ἰατρὸν χρεὼν
ἰδόντ' ἀκεῖσθαι, μή 'πίτακτα φάρμακα
διδόντ', ἐὰν μὴ ταῦτα τῇ νόσῳ πρέπῃ.

IL feroit à fouhaitter qu'on eût dans chaque Contrée une Hiftoire exacte des Maladies qui y font les plus communes, une Hiftoire bien circonftanciée non-feulement de leur naiffance & de leurs progrés, de leur marche & de leurs chûtes, mais encore de leur enchaînement & de leurs metamorphofes, de leurs caufes & de leurs remedes. Ce feroit certainement un avantage très confiderable pour les Malades, & un grand fecours pour les Médecins qui font obligés de les traiter. Du moins fi ceux qui nous ont précedez dans cette Ville, nous avoient laiffé quelques remarques fur les Maladies qui leur ont paffé le plus fouvent par les mains, s'ils avoient fait quelques efforts pour démafquer ces ennemis communs de nos Concitoyens, s'ils nous avoient indiqué la route qu'ils ont tenuë pour découvrir leurs embûches & pour s'oppofer à leurs ravages, on marcheroit fur leurs traces, on fuivroit leurs maximes, en un mot on profiteroit de leurs Ecrits, & l'on tâcheroit même de perfectionner ce qu'ils n'auroient qu'ébauché. Toutefois ne leur imputons pas leur nonchalance: Nous avons aujourd'huy des fecours qu'il n'avoient pas; & ils avoient peut-être des raifons que nous ignorons. Faifons nous-mêmes ce qu'ils n'ont pas fait, obfervons foigneufement jufqu'aux moindres circonftances de chaque Maladie, donnons-en une defcription exacte, affignons-en les caufes, & n'oublions pas le fuccés heureux ou malheureux de chaque Remede: C'eft ce que j'ay crû devoir entreprendre, & c'eft ce que je tâcherai d'éxecuter le mieux qu'il me fera poffible avec le fecours des autres Médecins de nôtre Académie.

Il eft vray que pour un Ouvrage de l'efpece de celui-ci, il ne faut guere moins qu'une longue fuite d'Obfervations, un travail affidu, & un travail de plufieurs années. Mais de quoy ne peut-on pas fe flatter de venir à bout avec le temps, & avec le fecours d'une Compagnie fçavante? Il ne faut que commencer, affembler des Materiaux, jetter les premiers fondements; après quoy l'édifice s'élevera infenfiblement & quafi de lui-même. Et comme les Maladies que l'on appelle vulgairement *Coups de Vent*, font celles qui regnent le plus frequemment dans la Ville de Béſiers, & qui y font le plus de ravage, j'ay cru devoir commencer par donner une idée génerale de celles-là, afin d'exciter d'un côté mes Confreres à les examiner avec plus d'attention, & à me faire part de leurs découvertes ſur ce ſujet, & de l'autre en vûë de comparer ce que je pourrai deſormais obſerver moi-même à cet égard, avec ce que j'ai déja remarqué, & de rectifier ou d'étendre mes premieres idées. Car je ne prétends pas qu'on regarde ceci comme un Ouvrage auquel on ait mis la derniere main, je ne le donne que comme un Eſſay, ou comme un Canevas, ſur lequel on pourra travailler à l'avenir.

. Mais avant que d'aller plus loin, on ſouhaitera peut-être de ſçavoir les raiſons qui nous rendent ſi familieres les Maladies dont on doit parler ici. Pour moi je n'en connois d'autres raiſons que celles qui peuvent être priſes de la ſituation de cette Ville, de l'air qu'on y reſpire, des vents qui y regnent, de la qualité des aliments dont on s'y nourrit & du temperament de ſes Habitants. Et ſi l'on veut faire reflexion que nôtre Ville eſt ſituée ſur une Colline aſſés élevée, qu'elle a au Nord une Chaîne de Montaignes, & au Midy la Mer à une fort petite diſtance, que l'air qu'on y reſpire eſt très-ſubtil & très-rarefié, qu'il y regne frequemment des vents tantôt froids, tantôt chauds qui ſe ſuccedent aſſés bruſquement les uns aux autres, que les chaleurs y ſont grandes en certains mois de l'année, & qu'en certains jours on eſt ſoudain ſaiſi de froid lorſqu'on ſe met à l'abri des rayons du Soleil, que les aliments dont on ſe nourrit ſont la plûpart chauds & prompts à ſe corrompre: que les Vins qu'on y boit, quoyque très-ſpititueux, ne laiſſent pas de contenir beaucoup de parties groſſieres, que le temperament des Habitants eſt vif & boüillant : Si l'on veut, dis-je, faire toutes ces reflexions, & les lier, pour ainſi dire, avec l'explication ſuccinte qu'on va donner des *Coups de Vent*, on ne ſera nullement ſurpris que ces Maladies nous ſoient ſi familieres. Voyons maintenant ce que c'eſt que les *Coups de Vent*, tâchons d'en découvrir la nature, expliquons-en les principaux ſymptomes, & enſeignons la maniere d'y remedier.

Les Maladies connuës ici ſous le nom de *Coups de Vent*, ſont en ſi grand nombre, & paroiſſent ſous tant de formes differentes, qu'on a bien de la peine à les ranger toutes ſous une même Claſſe, & à les rameiner à la même Theorie. On traite de *Coups de Vent*, non-ſeulement toutes les eſpeces de Catarrhes, de Fluxions ou de Rhûmes, les Pleureſies, les Peripneumonies, l'Eſquinancie, les douleurs de Tête, d'Oreille, celles du Col, des Reins, l'inflammation aux Yeux, la fluxion ſur les Dents, les Ereſypeles, les Rhûmatiſmes; mais encore les tranſports au Cerveau, les attaques d'Apoplexie, la Paralyſie,

les Convulsions generales ou particulieres, les mouvements Convulsifs, les Fiévres soit malignes, soit putrides simples, soit intermittentes, soit Ephemeres, la Dysenterie, la Colique, &c. A la verité
on ne void pas bien d'abord la connexion qu'ont entr'elles toutes
ces Maladies: On remarque seulement qu'elles sont causées quelquefois par un air froid qui surprend ceux qui ne s'y attendoient pas,
par un vent qui a saisi des gens qui sortoient d'un endroit chaud,
ou qui s'étoient échauffés à quelque exercice, ou qui avoient déja
leur sang échauffé par quelqu'autre cause. Mais, dira-t'on, cela suffit-il pour leur imposer à toutes le même nom? Une même cause ne
peut-elle pas produire des Maladies de different genre & de differente denomination? Je n'ay garde de le nier. Cependant si l'on veut
bien avoir égard à ce que toutes les Maladies, dont on vient de parler, ont de commun lors de leur invasion, si l'on remonte jusqu'à
leur origine, & qu'on examine avec soin leur naissance, on sera
moins surpris qu'on les ait ainsi comprises sous un même nom: On
verra même dans la suite de ce discours, que pour le traitement de
ces Maladies, il n'est pas tout-à-fait inutile de s'accommoder en cecy
aux idées du Vulgaire.

Toutes les Maladies ausquelles on donne ici le nom de *Coups de
Vent*, commencent par des Frissons plus ou moins sensibles, suivis
d'une Fiévre plus ou moins vive. Ces Frissons se renouvellent même
les premiers jours au moindre mouvement que le Malade fasse, & ils
causent à peu près la même sensation que feroit une eau froide qui
couleroit entre cuir & chair. En même temps le mal de Tête survient
avec la pesanteur du Corps & les autres accidents de la Fiévre; & si
la Maladie est simple, la sueur qui ne tarde pas long-temps à paroître, annonce une prompte guerison. Mais cette sueur n'est bien souvent qu'une Crise imparfaite: Quelquefois même la Nature ne fait
que de vains efforts pour pousser au dehors les humeurs qui l'acca-
blent. Il y a plus. La mauvaise disposition, où se trouvoit le Malade, lorsqu'il s'est exposé à un air froid, ou à quelque Vent-coulis,
entretient la Fiévre, & par là donne occasion à differents dépôts, qui
prennent differents noms selon les differentes parties qui les reçoivent.
Delà les differentes especes de *Coups de Vent*.

On comprend déja que la Maladie essentielle, celle qui doit former le genre, & à la suite de laquelle marchent toutes les autres
qu'on qualifie de *Coups de Vent*: On comprend, dis-je, que cette Maladie est une Fiévre Catarrheuse, & que selon la disposition du sujet
sur lequel elle agit, cette Fiévre se développe & se transforme en Pleuresie, en Peripneumonie, & en toutes les autres Maladies, dont on
a fait cy-dessus l'énumeration. Mais pour prendre de tout ceci des

idées plus juftes, voyons de quelle maniere fe forme la Fiévre Catarrheufe, à laquelle nous jugeons que le nom de *Coup de Vent* convient effentiellement; après quoy on n'aura pas de peine à concevoir
comment fe forment toutes les autres Maladies qui en dépendent, ou qui
fe joignent avec elle, & qui par cette raifon portent le même nom.

Lorfque par l'exercice que l'on fait, ou par l'air chaud qu'on refpire, le fang fe gonfle ou accelere fon mouvement, il faut que le
parois des vaiffeaux s'élargiffent, que leur capacité s'augmente, que
leurs pores s'ouvrent, & que la tranfpiration en devienne & plus aifée
& plus abondante. Delà la chaleur, la molleffe & la moiteur de toutes les parties du Corps. Par la raifon des contraires, fi dans cet état
on s'expofe à un vent fraix, ou qu'on refpire tout-à-coup un air trop
froid, il faut d'un côté que les pores de la peau fe refferrent, que
le reffort des vaiffeaux répandus dans l'habitude du Corps s'augmente
& empêche l'abord des humeurs aux Glandes cutanées, ou répercute
celles qui s'y étoient déja portées; & de l'autre, il faut que le fang
s'épaiffiffe & s'engrumele, que fes parties fe rapprochent les unes des
autres, qu'elles perdent de leur mouvement, que les vaiffeaux fanguins fe retreciffent, que leur diamettre diminuë, que les pores de
leurs tuniques fe refferrent ou fe ferment en partie, & que la tranfpiration en foit d'autant interceptée. D'où il fuit que le fang doit circuler avec beaucoup plus de peine qu'auparavant, que toutes les parties doivent redoubler leurs ofcillations, que les contractions du Cœur
doivent être plus frequentes, les pulfations des Arteres plus vîtes &
plus ferrées, & que la Fiévre fe doit allumer. Il fuit auffi que les Arteres capillaires, celles fur tout de l'habitude du Corps, doivent
d'abord recevoir moins de fang & un fang moins animé; ce qui
donnera occafion à la pefanteur du Corps, aux Friffons, & à l'épanchement d'une ferofité froide entre cuir & chair.

De la circulation ralentie & de l'effort que fait le fang pouffé continuellement par le Cœur pour paffer par les Arteres capillaires du
Cerveau, viennent en même temps la douleur de Tête, l'infomnie
ou l'affoupiffement, & les autres préludes de la Fiévre.

Cependant les frequentes contractions du Cœur, les ofcillations re-
doublées de toutes les parties, les Remedes échauffants qu'on applique
exterieurement ou qu'on prend interieurement, forcent bientôt le fang
à paffer dans les vaiffeaux retrecis. Ces vaiffeaux font auffi de leur
côté de violents efforts, ils battent, ils foüettent les liqueurs ralen-
ties & les repouffent vers le Cœur. Le fang fe gonfle de nouveau, fes
parties reprennent du mouvement, la chaleur revient, la tranfpiration, qui avoit été arrêtée, & qui s'étoit accumulée dans le fang,
fort abondament par les vaiffeaux excretoires de la peau, les ferofités

coulent des glandes du Nés & du Palais, ou de la trachée-artere & des bronches, l'Eternuëment fuit ou précede cet écoulement, la Toux s'éleve, l'Hemorrhagie furvient, il coule de la fanie par les Oreilles, &c. & la Fiévre ceffe incontinent, ou n'eft pas long-temps à difparoître.

Telle eft la maniere dont fe forme & fe termine ordinairement la Fiévre Catarrheufe fimple. La maniere dont les autres Maladies fe joignent & fe compliquent avec elle, ne fera pas à prefent fort difficile à comprendre. Il n'y a qu'à fe reprefenter d'un côté, qu'au milieu de ce mouvement déreglé dont je viens de parler, pendant ces efforts, ces combats, cette lutte reciproque des parties folides & fluides, il s'amaffe du fang en trop grande quantité dans quelque endroit du corps, qu'il y fejourne trop long-temps, qu'il entre dans les vaiffeaux lymphatiques, & l'on concevra aifément que dans la Fiévre Catarrheufe il doit arriver fouvent des inflammations, qui donneront la naiffance & le nom à differentes Maladies. En effet ce fera une Erefypele, fi l'inflammation attaque l'habitude du Corps ou quelque partie exterieure, une Pleurefie, une Peripneumonie, fi l'inflammation a fon fiége dans l'interieur de la Poitrine, une Efquinancie, fi c'eft dans les mufcles du Larynx & du Pharynx, une Ophthalmie, fi les yeux font enflammés, une Phrenefie, une Apoplexie, des Convulfions, fi c'eft le Cerveau qui fe trouve pris. Tout cela s'applique auffi aux Rheumatifmes, à la Colique, &c.

De l'autre côté, s'il fe trouve quelque amas de mauvaifes humeurs dans le Corps, ou que la tranfpiration arrêtée s'allie avec les humeurs digeftives & les altere à un certain point : Difons mieux, s'il arrive par quelque caufe que ce foit, qu'en même temps il fe répande dans tous les vaiffeaux un chyle aigre & groffier, il faut que la Fiévre Catarrheufe dégénére tantôt en Fiévre intermittente, tantôt en Fiévre fimplement putride, tantôt en Fiévre maligne, tantôt en Dyfenterie, &c.

D'où l'on voit, que quoyque les *Coups de Vent* compliqués foient de leur nature fimplement *inflammatoires*, il arrive néantmoins par accident qu'ils font le plus fouvent du genre des Maladies *inflammatoires* & *putrides* tout enfemble.

On me difpenfera fans doute d'expliquer en détail les fymptomes de toutes les Maladies qui s'affocient avec la Fiévre Catarrheufe ou qui lui fuccedent ; cela demanderoit un ample Traité de Médecine, à quoy on ne vife pas maintenant. Il feroit plus naturel, ce femble, de faire connoître les differentes efpeces de Catarrhes proprement dits, d'en expliquer les fymptomes, de rechercher même d'où vient que ces Maladies fe montrent ordinairement vers les Equinoxes, & qu'en certaines années elles sont si communes & si dangereuses ; mais tout cela sera mieux à sa place dans *l'Histoire generale des Maladies*, que j'espere donner un jour au Public, & dont on verra bientôt le Plan. Je n'ay prétendu envisager mon objet que d'une maniere generale, & par cette même raison, je n'ajoûterai ici que quelques mots sur le Pronostic des *Coups de Vent*, sur les précautions que l'on doit prendre pour les éviter, & sur les moyens les plus efficaces pour s'en délivrer lorsqu'on en est attaqué ; après toutefois avoir fait remarquer qu'on ne donne à toutes ces differentes Maladies le nom de *Coups de Vent*, que lorsqu'elles reconnoissent pour cause antecedente un air froid, ou un vent qui pénétre & qui saisit inopinément : Car une Pleuresie, par exemple, une Fiévre intermittente, une Dysenterie, &c. qui seroient produites par des boissons glacées, ou par des fruits aigres & précoces, ne sont pas des Maladies auxquelles le nom de *Coup de Vent* convienne ; & c'est à quoy il importe de prendre garde dans la Pratique.

Il est clair, & on l'entend presque sans que je le dise, que toutes les Maladies que j'ay designées par le nom de *Coups de Vent*, sont plus ou moins dangereuses, plus ou moins meurtrieres, selon que la cause évidente ou exterieure qui leur donne occasion, agit avec plus ou moins de violence, & selon la disposition plus ou moins mauvaise qu'elle rencontre en ceux sur qui elle exerce son action : On entend, dis-je, que la Fiévre Catarrheuse simple, par exemple, n'est pas d'ordinaire à craindre : à moins qu'elle ne soit *Epidemique*, & qu'à la cause évidente il ne se joigne quelque chose de caché qui rende cette Maladie meurtriere, comme il arriva dans presque tout le Royaume en 1733, & dans les siécles précedents : On entend aussi que lorsque cette Fiévre est compliquée, il y a à essuyer tout le danger des autres Maladies qui se sont développées avec elle ; & que ce danger doit être plus ou moins grand selon le caractere de ces Maladies & la nature des symptomes dont elles sont accompagnées. Des exemples mettroient ceci dans un plus grand jour : mais je les reserve pour l'Ouvrage qui a été déja annoncé. Il me suffira d'ajoûter que dans les *Coups de Vent* compliqués, qui regnerent ici le Printemps passé *, tous ceux qui furent bien vuidés d'abord & qui fuerent copieusement, se tirerent d'affaire, & que ceux qu'on vuida trop tard, & qui ne fuerent pas, moururent presque tous. Ce qui confirme encore que les *Coups de Vent* sont pour l'ordinaire des Maladies *mixtes*, des Maladies *putrido-inflammatoires*.

A l'égard des précautions que l'on doit prendre pour se préserver des *Coups de Vent*, en voici quelques-unes que j'ay crû devoir joindre à celles qui sont déja connuës de tout le monde, & qu'un long

* 1733.

uſage a autoriſées [*a*]. Premierement on obſervera ſur tout pendant que ces Maladies regnent, de ne faire aucun excés dans le boire ou dans le manger. 2°. On ne mangera auſſi rien d'indigeſte, rien qui puiſſe rendre le chyle aigre & groſſier. 3°. On prendra garde de ne pas s'échauffer le ſang par aucun exercice violent. 4°. Si l'on a manqué à quelqu'une des précautions connuës, ou de celles qu'on vient de rapporter, on prendra d'abord les Remedes convenables pour remettre en regle le mouvement de nos parties ſolides & fluides, pour vuider, s'il eſt beſoin, les premieres voyes, pour pouſſer par la tranſpiration; & on n'attendra pas que le mal qu'on couve déja, s'explique & ſe développe de lui-même ou à la premiere impreſſion de l'air. La raiſon de tous ces preceptes n'eſt pas difficile à deviner. Paſſons à la maniere de traiter les *Coups de Vent.*

Lorſque la Fiévre Catarrheuſe eſt ſimple, il ſuffit pour l'ordinaire de ſe tenir chaudement pour provoquer, s'il eſt poſſible, la ſueur, & de boire à grands traits de quelque Ptiſane adouciſſante pour humecter & délayer la lymphe & le ſang, & pour aſſouplir les fibres nerveuſes. Le Thé, le Capillaire, la Bourrache, le Tuſſilage, le Pied de Chat, la petite Sauge, les fleurs de Coquelicot, de Mauve, de Violette, tous ces Simples peuvent être employés ou en infuſion ou en decoction, à quoy l'on ajoûtera ou des Confections cardiaques, ou des Syrops adouciſſants, ou des Poudres abſorbantes ſelon les vûës qu'on aura ou d'animer un peu le ſang & de reveiller les oſcillations des vaiſſeaux, ou de reprimer le trop grand mouvement des humeurs & des parties ſolides. Tous ces Remedes agiront encore plus efficacement, ſi l'on a ſoin de déſemplir en même temps les vaiſſeaux par une ou pluſieurs ſaignées ſelon que le mal de Tête, l'oppreſſion de Poitrine, la Toux, ou la violence de la Fiévre pourront l'exiger.

L'orage étant paſſé, & le Malade étant un peu plus tranquille, ce qui arrive ordinairement en 20, 30, ou 40 heures, on tâchera de

[*a*] On ſçait, par exemple, qu'en Hyver ou lorſqu'il fait froid, avant que de ſortir d'une maiſon où l'on s'eſt fort chauffé, il faut paſſer d'une chambre dans une autre pour ſe refroidir inſenſiblement ou qu'il faut ſe bien couvrir, & mettre même quelque choſe devant la bouche lorſqu'on eſt obligé de s'expoſer bruſquement au grand air. On ſçait auſſi qu'après avoir parlé en Public ou après s'être échauffé à quelqu'autre exercice, il faut ſe repoſer un peu & boire du Vin pur ou du Caffé, &c. On ſçait encore qu'au Printemps il ne faut pas quitter trop-tôt les habits d'hyver, & qu'en Automne il faut ſe hâter *Static. Medic.* de les réprendre, &c. *Nulla,* remarque fort-bien Sanctorius, *Autumno vexa-* *Sect.* II. *Aph.* *beris ægritudine, ſi ſuperveniens frigus inveniat te veſtibus rectè munitum. Qui in* 46. *& Aph.* 50. *fine Veris,* ajoûte-t-il encore, *præmaturè ſe veſtibus ſpoliant, & Autumno tardè* *induunt, in febres æſtate, in deſtillationes Hyeme facilè incidunt.*

remedier

remedier aux suites de cette Maladie en suivant les indications que la Nature offrira, & qu'il seroit trop long de détailler ici.

Ce qu'on vient de dire de la maniere de traiter la Fiévre Catarrheuse simple, peut servir de regle pour traiter dès le commencement toutes les especes de *Coups de Vent*. Mais le soin principal du Médecin doit être de voir d'abord si la Maladie est veritablement simple, ou si avec la Fiévre Catarrheuse il s'est développé quelqu'autre Maladie; ce qu'il n'aura pas de peine à reconnoître, si d'un côté il examine soigneusement l'état du Malade, & de l'autre, s'il pese attentivement tout ce qui a précedé la Maladie, ou ce qui peut lui avoir donné occasion. Il doit aussi examiner meurement si la Fiévre, qui accompagne le *Coup de Vent*, est simplement *inflammatoire*, ou si elle est entretenuë principalement par un amas de pourriture, ou si cette Fiévre est tout à la fois & *putride* & *inflammatoire*. Dans le premier cas, il ne doit épargner ni les Saignées, ni les Humectants : Dans le second, il se tournera principalement du côté des Evacuants & des legers Cardiaques : Dans le troisiéme enfin, il aura égard aux symptomes les plus pressants, & il tâchera de combiner tous les remedes dont on vient de parler, de la maniere la plus convenable à l'état du Malade.

Je n'entreray pas dans un plus grand détail, d'autant plus que cela seroit ici hors de sa place. Mais je ne dois pas taire deux Observations trés-importantes pour la Pratique, & que j'ai souvent verifiées.

En premier lieu, il est très-rare, ou, pour mieux dire, on n'observe presque jamais dans ce Pays-ci, que les *Coups de Vent* tant soit peu considerables, soient simplement *inflammatoires*, & si de bonne heure on n'a pas égard aux matieres contenuës dans les premieres voyes, & qui sont très-souvent *vermineuses*, on risque de laisser empirer le mal, & de voir consommer l'inflammation & l'engorgement dans quelqu'un des principaux Visceres ; après quoi tous les remedes deviennent infructueux, & le Malade succombe infailliblement.

En second lieu, rien ne prouve mieux la presence des matieres corrompuës dans les premieres voyes, tant dans les *Coups de Vent* simples, que dans ceux qui sont compliqués, que la couleur blanche de la langue, & le peu de secours qu'on retire quelquefois, dans le premier periode de la Maladie, des Saignées, des Délayants, des Adoucissants & des Calmants. Alors, si rien ne s'y oppose d'ailleurs, il ne faut pas hésiter à vuider par en haut ou par embas, il faut ôter à la Fiévre son aliment. Par là on verra bien-tôt disparoître les symptomes les plus effrayants, & la Maladie ou cesser entierement, ou se mettre en regle, & en voye de se terminer heureusement.

1736.

CETTE année fut beaucoup plus pluvieuſe que les précédentes, & que celles qui l'ont ſuivie : Preſque tout l'Hyver & pendant une partie du Printemps, nous eumes ou de la pluye ou des vents Meridionnaux ; enſorte que les vents de Nord ne ſouffloient que par des intervalles fort courts, & qu'ils cédoient bien-tôt leur place à ceux qui venoient du Midy ou de l'Orient d'Eté. Le froid ne fut pas bien vif, mais les chaleurs furent auſſi grandes qu'elles ayent accoûtumé de l'être dans ce pays. Dès le commencement de l'Eté, il s'éleva des Fiévres putrides & des Fiévres malignes qui durerent le reſte de l'année. Il avoit paru pendant l'Hyver & au commencement du Printemps des Fiévres catarrheuſes, des maux de Gorge, des Rhûmes de Poitrine, &c. Je fus malade moi-même ; & mon indiſpoſition quoyque legere, mais qui ſe renouvella pluſieurs fois, ne me permit point de voir des malades pendant les quatre premiers mois de l'année.

Vers la fin du mois de May & pendant une partie du mois de Juin Mademoiſelle de B. eut trois attaques de Colique Nephretique compliquées avec des accés de Fiévre tierce. Elle avoit uſé de Lait pendant quelques matins, & n'avoit pas fait difficulté de manger ſoit à dîner ſoit à ſouper quelques tranches d'Orange de Portugal pour ſon deſſert. Dès la premiere attaque elle fut ſaignée du bras dans le chaud de la Fiévre, elle prit des Lavements emollients & legerement purgatifs, & en les rendant elle fit des urines chargées de gravier. L'infuſion Théïforme de Scolopendre ne fut pas oubliée. Elle fut purgée enſuite avec la Caſſe, la Manne, l'Huile d'Amandes douces & la Rhubarbe dans une infuſion de Kinkina. Je la fis ſaigner du pied dans la ſeconde attaque qui ſurvint bien-tôt après : Elle fut repurgée & on eut recours au Kina qui ſuſpendit la Fiévre. Mais la même Colique accompagnée de Fiévre étant revenuë peu de jours après pour la troiſiéme fois, la bouche étant mauvaiſe & la langue toûjours chargée d'un limon épais & blanchâtre, je fus obligé après avoir fait préceder une autre ſaignée, d'employer un Vomitif à l'iſſuë de l'accès. La Malade jetta beaucoup de glaires ; & je remarquay que pendant les efforts qu'elle faiſoit pour vomir, ſa douleur des Reins diſparoiſſoit entierement. Elle fut encore repurgée, & par le moyen de quelques priſes de Kina elle guérit de ſes accès de Fiévre, & n'eut plus aucun retour de Colique Nephretique.

Dans le mois de Juin je vis pluſieurs Malades attaqués de Fiévres putrides, dont ils eurent le bonheur de réchapper par le moyen des remedes généraux, je veux dire, des Saignées, des Vomitifs & des Purgatifs. Parmy ceux-là j'en trouvai deux d'un âge même aſ fés avancé, qui avoient des maladies *habituelles*, & qui par cette raifon redoutoient fort les Remedes neceſſaires pour le traitement de la Fié-vre putride *accidentelle* qu'ils avoient contractée. Dans l'un de ces Ma-lades, c'étoit une Toux entretenuë par des Tubercules dans les Poul-mons. Dans l'autre, c'étoit une Dyſurie & une Strangurie. On leur épargna le Vomitif, & on ſe contenta aprés les Saignées néceſſai-res de les purger avec des Médecines en deux verres un peu aiguil-lonnées ou aiguiſées par une petite doſe de Vin Stibié, obſervant de les calmer aprés l'action du Remede, & de leur prodiguer les Hu-mectants & les Délayants. On eut même la précaution d'ajoûter à leurs Médecines une bonne doſe d'Huile d'Amandes douces, & d'en mêler dans les Juleps & dans les Emulſions ſur tout pour le Mala-de ſujet à la Dyſurie. On réïtera les Saignées & les Purgations au-tant de fois que les redoublements de la maladie *accidentelle* paru-rent le demander. En même temps on eut égard aux Maladies *habi-tuelles*. On donna à l'un des Bechiques; & on fit à l'autre des Fo-mentations émollientes qu'on appliqua ſur la region de la Veſſie : On lui adminiſtra auſſi fort frequemment des Lavements adouciſ-ſants. En combinant ainſi tous ces Remedes, je vins à bout de les guérir l'un & l'autre de leur Fiévre Putride, ſans empirer leurs Ma-ladies habituelles.

Vers la fin de Juillet & pendant les mois d'Août il parut de veritables Fiévres malignes, qui enleverent même quelques perſonnes. Je me borneray aux deux cas ſuivants.

Mademoiſelle de Berm. âgée de 6 à 7 ans, d'une complexion dé-licate & d'un temperament fort vif; eſſuya une de ces Fiévres mali-gnes, dont elle eut le bonheur de rechapper après vingt-deux jours de Maladie. Son mal s'expliqua par un Friſſonnement de tout le corps, ſuivi d'une chaleur brûlante, d'une entiere proſtration de forces, avec un Poulx lié & embarraſſé, une Langue ſéche, brune, & qui ne tarda pas long-temps à ſe couvrir d'une croûte noire : à cela ſuc-cederent des redoublements reglés tous les ſoirs. On ne perdit pas un moment pour ſecourir la Malade ſoit par les doux Cardiaux & les Vermifuges qu'on lui donna d'abord, ſoit par les Saignées du bras & du Pied qui furent faites dans les redoublements, ſoit par le Vo-mitif qu'elle prit dès les premiers jours, ſoit par les Purgatifs réïte-rés, ſoit enfin par les Lavements, les Ptiſanes délayantes, &c. Tous ces ſecours employés promptement & appliqués le plus à propos qu'il fut poſſible, n'empêcherent pas neantmoins que la Malade ne cou-rut un grand danger. A l'entrée des redoublements il parut ſouvent une legere ſueur Symptomatique, quelquefois des inégalités dans le Poulx. Le battement des Arteres carotides devint ſenſible même à la

vûë dans quelques-uns des redoublements. La Tête & la Poitrine mé-
nacerent successivement de se prendre. La Malade fit quelques gouttes de Sang par le nés à l'entrée d'un redoublement vers le onziéme
jour de sa maladie ; ce qui determina à revenir à la Saignée du pied.
Elle fit par embas beaucoup de matieres bilieuses, soit par le moyen
des Médecines, soit par le moyen des Lavements. Avant le declin de la
Maladie il survint une Toux avec des crachats jaunâtres. La Ptisane de Poulet, le suc de Bourrache, le blanc de Baleine, le syrop de
Nenuphar, les Absorbants furent mis en œuvre. Vers la fin de la Maladie, les redoublements furent quelquefois précédés de froid, d'intermittence de Poulx & de foiblesse. On continua les Purgatifs & les
Absorbants, & on eut la satisfaction de mener la Malade à bon port.
Peu de jours aprés qu'elle eut mangé, elle eut un petit devoyement qui
lui épargna quelques Médecines, & qui selon les apparences la pré-
serva de la réchute.

La Maladie de M... qui étoit un des principaux Habitants d'un Village
voisin, fut & plus longue & plus funeste. Il s'étoit fort fatigué pour ses affaires domestiques, & se trouvant indisposé il se fit purger sans avoir fait préceder aucune Saignée. Deux ou trois heures aprés avoir avalé sa Médecine
il but sans consulter personne plusieurs verres d'une eau fort fraîche
pour appaiser le feu qu'il sentoit dans ses entrailles, & pour étancher la soif dont il étoit tourmenté, puis il prit quelque aliment solide, & il but un peu de vin. Mais quelques moments après il fut
saisi d'un froid *glaçant* qui dura fort long-temps malgré tous les secours interieurs & exterieurs dont on peut s'aviser. Je fus appellé le
lendemain; je trouvai ses chairs brûlantes, sa tête un peu prise; & quoyque son Poulx ne fut pas bien développé, je ne balançay point à le
faire Saigner le même jour & du bras & du pied en lui donnant
dans l'intervalle d'une Saignée à l'autre quelques cuillerées d'une Potion Absorbante & legerement Cordiale. On lui tira un Sang coüeneux & de couleur de cire jaune. La Fiévre relâcha un peu ; mais la
tête ne se dégagea pas tout à fait. Avant mon arrivée il avoit pris
un Lavement qui l'avoit bien servi, il en prit un autre le soir ; &
le jour suivant je lui donnay un Vomitif qui ne passa que par les selles. La Saignée du pied fut réïterée le soir dans le redoublement,
& celle du bras dans la même nuit & le lendemain au soir. On en
vint ensuite aux Purgations en grand lavage : On n'épargna ni les
Ptysanes, ni les Absorbants: on revint à la Saignée & aux Purgations.
La Fiévre alla toûjours son train, & le Malade âgé d'environ 50 ans
mourut aprés 34 jours de Maladie. Sa langue fut toûjours noire,
séche & raboteuse. Il eut de fréquents trémoussements de tout le corps,
des tressaillements dans les tendons du poignet. On trouva des Vers

ronds & longs dans fes déjections. La furdité ne tarda pas à fe faire remarquer. Il eut fouvent des redoublements précédés de froid : On remarqua des inegalités & des intermittences dans fon Poulx ; & vers l'état de
la Maladie, il lui furvint un flux de ventre bilieux qui dura jufqu'à
la fin. Prefqu'en même temps il commença à toufler, & à cracher quelquefois des phlégmes jaunâtres : Il tomba auffi dans un affoupiffement Lethargique. Enfin fon ventre devint douloureux, tendu &
élevé ; & peu de jours après le râle nous annonça une mort prochaine.

Il femble que dans ce Pays-cy fitué prefque à l'extremité Meridiona-
le de la France, les *Coups de Soleil* ne devroient être guere moins
fréquents que les *Coups de Vent*, dont on voit icy tant d'Exemples,
& dont on a déja tant parlé *. Cependant, foit que l'ufage ait pré-
valu parmy le Peuple de s'en prendre dans leurs Maladies plûtôt au
Vent qu'au *Soleil*, foit que réellement le Vent donne occafion à un
plus grand nombre de Maladies que le Soleil, foit enfin qu'on attribuë au Vent, qui faifit après s'être expofé au Soleil, les Maladies
aufquelles le Soleil a pû donner naiffance, nous n'entendons icy que
fort rarement parler des *Coups de Soleil*. Mais fi l'on faifoit une recherche exacte des caufes éloignées qui peuvent déranger l'œconomie animales, on trouveroit que le Soleil concourt plus fouvent qu'on
ne penfe à la production des Maladies, fur tout de celles qui attaquent les Gens qui travaillent à la Campagne. En effet fi l'on fe re-
préfente l'extrême rarefaction & l'agitation exceffive où fe met le
Sang de ceux qui pendant l'Eté font expofés aux rayons du Soleil
depuis le matin jufqu'au foir, on comprendra aifément, qu'independ-
demment de bien d'autres défordres qui peuvent arriver foit dans leurs
folides foit dans leurs fluides, il fe doit faire dans les uns une grande diffipation d'efprits par des fueurs immoderées, & que dans les
autres l'infenfible tranfpiration doit-être ou entierement fupprimée,
ou du moins confiderablement diminuée ; ce qui ne peut manquer de
rendre ces gens-là fufceptibles de differentes Maladies. Car, foit qu'ils
ayent été épuifés par des fueurs trop abondantes, foit qu'à raifon
de l'extrême rarefaction de leur Sang, ou de la trop grande impetuofité avec laquelle il circule, ou de la refiftence qu'il trouve dans les
pores de la peau trop étroits ou bouchés, la fortie de l'infenfible tranfpiration n'ait pû fe faire, il fuit au moins que leurs humeurs digeftives ou trop affoiblies par les fueurs, ou viciées par l'infenfible tranfpiration qui a été retenuë, doivent deranger notablement ou pervertir entierement la digeftion des Aliments, & donner par là occafion
à de grandes Maladies. Et c'eft ce qui arrive icy prefque toutes les
années, où après de grandes Chaleurs, nous voyons fur tout à l'Hô-

* *V. cy-deffus Pag. 202. & fuiv.*

pital & parmy les gens de travail , des Fiévres Putrides , des Fiévres Malignes , quelquefois des Cholera-morbus , des Diarrhées , des Diſſenteries , &c. Mais ces Maladies , on ne s'aviſe pas icy de les appeller *Coups de Soleil.*

On n'entend ordinairement par *Coups de Soleil,* que des Maladies extrémement vives ou aiguës qui attaquent ſubitement ceux qui ont été rudement frappés des rayons du Soleil. On n'entend, dis-je, qu'ou des *Subeths* ou *Affections comateuſes ,* ou des *Coups de Sang ,* ou bien des Fiévres ardentes avec de grands Saignements de nés , &c. Mais nous nous bornerons icy à l'exemple ſuivant , nous étant impoſés la loy de ne rapporter année par année que les Maladies que nous avons traitées nous-mêmes , & de nous taire même ſur celles que nous avons manqué de coucher ſur nôtre Journal , ou ſur leſquelles nous n'avons pas trouvé ailleurs des Memoires ſuffiſants.

Le Fils de M. Lat . . . âgé de 18 ans, d'un temperamment vif & d'une aſſés bonne complexion, s'étant pendant le mois d'Août expoſé trop long-temps aux ardeurs du Soleil, contracta une grande douleur de Tête avec une Fiévre ardente, qui, malgré les Saignées réïterées du bras & du pied, les Ptiſanes rafraichiſſantes, les Lavements émollients, fut bien-tôt ſuivie d'une Hémorrhagie conſiderable par le nés. On revint à la Saignée du pied : on eut recours aux Abſorbants , aux Nitreux , aux Anodyns , au ſuc des Limons. L'Hemorrhagie s'arrêta , mais elle reparut dans le redoublement du jour ſuivant; car la Maladie ſe mit en regle : les redoublements & leur rélâche eurent des temps marqués : la Langue ſe chargea d'un limon blanchâtre. C'eſt pourquoy après qu'on eut fait préceder les Saignées neceſſaires, on mit en œuvre les Purgatifs en grand lavage, qu'on réïtera ſelon le beſoin, auſſi bien que les Saignées , les Ptiſanes , &c. & la Fiévre diſparut après le quatorziéme ou quinziéme jour de la Maladie.

Vers le commencement du mois de Septembre , Madem. de S . . . Groſſe d'environ 7 mois, eſt ſaiſie de vives douleurs de Colique, avec Fiévre. On lui applique de la Theriaque ſur le ventre : on la Saigne deux fois du bras : on lui donne des Lavements. Après les Saignées les mains s'enflent; le ventre s'enfle auſſi & devient dur : il ſurvient un Teneſme. Je fus appellé , & je ſoupçonnai l'Enfant mort d'autant plus que la Malade ne le ſentôit plus remuer , & qu'elle avoit la bouche fort mauvaiſe. Je lui fis uſer ſur le champ d'une Potion abſorbante avec l'Huile d'Amandes douces, & je lui ordonnai une Médecine en deux verres pour le lendemain. Après la Purgation , la Fiévre & le Teneſme diſparurent : la Malade ſe leva, mangea, vacque à ſes affaires , ſans ſentir pourtant le mouvement de l'Enfant : Quinza jours fe paffent, après lefquels elle croit l'avoir fenti remuer un peu: il fe paffe encore un mois pendant lequel il lui paroît que fon enfant remuë, mais foiblement. A huit mois & demi de groffeffe, c'eft-à-dire un mois & demi après l'attaque de Colique, cette Demoifelle accoucha d'un enfant mort comme fi elle avoit accouché naturellement & à terme, & fans qu'elle s'en trouvât incommodée dans la fuite.

La Servante de M. A . . . âgée d'environ 22 ans, eut une Fiévre putride avec une inflammation de poitrine, dont elle fut guérie en moins de 14 jours par le moyen des Saignées & des Purgations benignes réïterées, des Ptifanes pectorales, des Loochs bechiques & des Juleps adouciffants. Les crachats qui étoient teints de fang au commencement changerent de couleur après les premieres Saignées, & les Bechiques les aiderent enfuite à fe féparer aifément. La Saignée du pied remedia à une douleur de tête qui parut dans un redoublement, & les Médecines acheverent d'emporter la matiere morbifique. Cette Maladie n'eut rien d'irregulier dans fa marche.

La Rougeole regnoit alors à S. Gervais, lieu diftant de Béfiers de 7 lieuës vers le Nord. Le Fils de Madame de . . . , âgé de 9 ou 10 ans en eft attaqué. Elle rentre deux jours & demi après avoir paru. La Fiévre perfifte avec une langue féche & noirâtre il furvient un cours de ventre. J'arrivay le feptiéme jour de la maladie, & le quatriéme depuis le cours de ventre: Je le fis faigner dans le redoublement, & le lendemain je lui donnai 12 grains d'Ipecacuanha qui le firent un peu vomir, & qui lui firent rendre quelque vers par embas. Je lui fis ufer d'une Potion abforbante avec l'Huile d'Amandes douces: On lui donna des Lavements avec la Decoction de tête de Mouton: Il fut purgé benignement & repurgé; & il fe tira d'affaire après le quatorziéme jour de la Maladie.

Au commencement du mois d'Octobre une jeune Femme accoucha fort heureufement, quoy qu'elle ne fe trouvât pas bien difpofée depuis quelques jours. Ses Lochies coulerent d'abord affés bien malgré un peu de Fiévre qui lui furvint. Mais le huitiéme jour ayant été appellé, je la trouvay avec une groffe Fiévre, un ventre fort gonflé, une bouche puante, une langue blanche & extrémement chargée. Alors fes Lochies ne couloient prefque point. Je la fis promptement faigner du pied: puis elle prit un Lavement; & elle fut purgée le lendemain en deux verres avec une Drachme de Vin Stibié dans chaque verre de fa Médecine. Elle fut bien vuidée & le redoublement ne fut pas ce jour là fi violent. Le jour fuivant elle fut faignée du bras dans le fort du redoublement. Elle fut repurgée trois fois en gardant les intervalles neceffaires d'une purgation à l'autre. Elle prit quelques Lavements: la perte revint en blanc: les redoublements cefferent; &

avant le vingt-uniéme jour elle fut entierement quitte de Fiévre.

Quelques autres perfonnes furent attaquées de Fiévres Putrides ma-lignes : mais elle en rechapperent par les fecours ordinaires que nous employons en pareils cas , & dont nous avons déja fi fouvent fait mention.

Vers la fin du même mois Monfieur . . . âgé de plus de 70 ans , mais d'une bonne complexion, eut quelques friffons qui furent fuivis d'une Fiévre aiguë avec fluxion fur la poitrine. Il fut faigné du bras, il but beaucoup de Thé & de Ptifane de Capillaire, & il prit un La-vement qui lui fit un grand effet. Le lendemain la Toux redoubla & lui fit jetter des Crachats épais & teints de Sang , mais avec beau-coup de facilité & en fi grande quantité, qu'il falloit des Nappes pour les recevoir. Cela dura environ 24 heures , après quoy fa poi-trine fe trouva entierement dégagée , & il fut en état d'être purgé be-nignement le troifiéme jour. Deux jours après on revint à la Purga-tion , & le Malade fut parfaitement guéri. Avant que d'être purgé & dans l'intervalle des Médecines, on lui donna quelques prifes de blanc de Baleine incorporé avec le Syrop de Capillaire : on lui fit auffi aval-ler plufieurs cuillerées de fuc de Bourrache.

Dès le commencement du mois de Novembre , une Fille de 7 mois tomba foudainement dans une vive attaque de convulfions & de mou-vements convulfifs, dont elle fut délivrée prefque fur le champ par le moyen de la Potion fuivante qui luy fit jetter beaucoup de glaires par en haut & par embas.

♃. Aquar. Cichor. & Meliff. ăă. ʒij. pulver. fpecier. de Hyacinth. & de Guttet. ăă. ℥ x. Syrup. de Cichor compof. & flor. Perficor. ăă. ʒvj. Ipecacuanh. ℥. iiij. m. f. potio ftatim fumend.

Prefqu'en même temps la nommée Carquet, Fille âgée de plus de 50 ans , d'une affés robufte conftitution & un peu plethorique fe trouva mal dans une Eglife où elle entendoit Vêpres. Comme elle ne reprenoit pas connoiffance, on la porta dans fon lit. J'y accourus & je la trouvai dans une attaque d'Apoplexie, qui fe termina bien-tôt par une Paralyfie imparfaite du côté gauche, mais qui fut fui-vie d'une Fiévre putride maligne des plus longues & des plus opiniâ-tres. Le Poulx étant plein, le vifage haut en couleur, la langue fort épaiffe & chargée d'un limon blanchâtre, je n'épargnai pas d'abord les Saignées du bras & du pied, & je ne tarday point à recourir au Vo-mitif qui vuida beaucoup la Malade par en haut & par embas. La connoiffance revint , mais la langue refta long-temps embaraffée, en-

fort

forte que la Malade ne parloit qu'avec beaucoup de peine, & ne pouvoit pas même bien articuler les mots. Les trémouſſements du corps, les treſſaillements dans les tendons du poignet, le froid à l'entrée des redoublements, les ſueurs Symptomatiques, les variations dans les diſcours, la ſéchereſſe & la noirceur de la Langue, ſuccederent bientôt aux autres Symptomes dont on vient de parler. Les ſaignées furent réïterées pluſieurs fois dans les premiers redoublements. On ne manqua pas de vuider la Malade de deux jours en deux jours avec des Médecines en deux verres compoſées avec des Tamarinds, du Sené, de la Manne, de l'Eau de neuf infuſions de Roſes, de la Rhubarbe & du Vin Stibié. Les Lavements émollients & purgatifs ne furent pas oubliés non plus que les Potions abſorbantes & antiſpaſmodiques & les Ptiſanes delayantes. Dans le cours de la Maladie il s'éleva de petites puſtules rouges ſur les épaules : la Poitrine menaça de s'enflammer. On revint aux Saignées, en les proportionnant aux forces : on employa auſſi les Ptiſanes pectorales, les Juleps anodyns. Dans le déclin, je veux dire, après le vingt-deuxiéme jour, on eſſaya l'infuſion de Kinkina ſans diſcontinuer les Médecines qu'on ne donnoit pourtant alors que de trois en trois ou de quatre en quatre jours. Malgré tout cela la Fiévre ne diſparut en partie qu'après le trentiéme jour: car elle revenoit tous les ſoirs quoy qu'en un beaucoup moindre degré, ce qui nous obligea à reduire la Malade à un regime fort exact, à la purger même de temps en temps, & à la mettre enſuite à l'uſage du Lait, enſorte qu'elle ne fut rétablie qu'au commencement du mois d'Avril ſuivant: encore fut-elle obligée d'aller enſuite aux Bains de Balaruc pour ſa Paralyſie, & de prendre dans l'Automne des boüillons de Vipere par rapport à des Dartres auſquelles elle étoit ſujette, & qui reparurent après ſa Maladie. Sa Jambe paralytique a repris un peu de force ; mais ſon bras eſt toûjours reſté dans le même état; & elle eſt obligée de le porter encore en écharpe.

Monſieur R. . . Chanoine Regulier de Caſſan âgé de plus de 70 ans, maigre & d'un temperament vif, eſſuya ici une Fiévre Putride maligne, qui m'obligea à le faire ſaigner trois fois du bras & une fois du pied, à le faire vomir au commencement & vers le milieu de la Maladie, à lui donner des Abſorbants & à le purger ſept à huit fois dans l'eſpace de 20 à 21 jours que dura la Fiévre. Après les premieres évacuations, M. R. . . ne paroiſſoit preſque pas Malade pendant le jour, à cela près qu'il étoit plus abbatu que ne le comportoit ſon état, & que ſa langue étoit toûjours chargée d'une croûte blanche fort épaiſſe. Son ventre étoit mol, ſa tête & ſa poitrine étoient parfaitement libres. On ne voyoit dans ſon Poulx, ni dans ſes Urines aucune marque d'inflammation interne. Cependant il ſouf-

froit beaucoup pendant la nuit, & sa langue se trouvoit plus chargée le matin à l'issuë du redoublement. Ce qui nous détermina à réïterer le vomitif dans l'état de la Maladie, ce fut le sentiment interieur du Malade : car quoy qu'il eut vomi dès les premiers jours,
& qu'il eut été déja purgé deux ou trois fois avec des Médecines
aiguillonnées, il se sentoit encore une pesanteur à l'estomach,
& une disposition à vomir. Il vomit en effet des glaires fort visqueuses & fort épaisses ; & son mal que je regarday comme une Fiévre maligne Lymphatique, céda ensuite aisément aux autres Remedes
qu'on employa pour sa guerison. En 1693. Monsieur R ... avoit été
mordu avec deux autres jeunes Chanoines par un Chien enragé. Ses
Confreres devinrent bien-tôt enragés & moururent. Pour lui il eut le
bonheur de se garantir de la Rage par la force de son esprit & par
le bain de la Mer. Je crois aussi que la playe du doigt où il avoit
été mordu, ayant resté long-temps ouverte & ayant suppuré, cela contribua à le garantir ; mais cela n'empêcha point que son imagination
ne fut vivement ébranlée, & qu'il ne fut obligé de faire de grands
efforts pour se préserver du delire dont il étoit ménacé. Après le Bain
de la Mer, la playe du doigt se ferma bien-tôt, & son imagination
s'appaisa entierement.

Dans le mois de Decembre, la Fille de M. A. C. mourut d'une
Fiévre maligne Vermineuse avec transport au Cerveau, vomissement,
Hemorrhagie, mouvements convulsifs, &c. Malgré tous les secours
de la Médecine. Quelques autres personnes furent aussi attaquées de
ces Fiévres Malignes Vermineuses ; mais proportionnément il en regna
davantage à Servian distant de Bésiers de deux lieuës vers l'Orient
d'Hyver : Plusieurs personnes en moururent sur tout des Femmes.

Vers la fin du même mois je fus appellé à S. Gervais pour Madame
de . . . que je trouvay attaquée d'une Fiévre continuë avec un redoublement chaque jour, pendant lequel elle ressentoit un mal de tête si
violent qu'elle en jettoit de grands cris & qu'elle en tomboit dans
des mouvemens convulsifs & des tremblements de tout le corps. Cette douleur répondoit à la partie superieure de l'orbite de l'Oeil droit:
il y avoit une espece d'Eresipele au dessus du sourcil, & la paupiere
du même Oeil étoit gonflée. Hors du redoublement la Malade étoit
assés tranquille, mais non pas quitte de Fiévre : sa langue étoit blanche, & elle avoit la bouche mauvaise. Elle avoit été déja Saignée
du bras & du col, & purgée. Je la fis Saigner du pied dans le redoublement, & le lendemain je lui donnay un Vomitif. Je la repurgeay
& je lui fis avaller quelques prises de Kinkina, au moyen de quoy
elle fut bien-tôt guérie. Long-temps auparavant j'avois veu M. Vialla
Chirurgien de cette Ville, attaqué d'une Fiévre intermittente dont

l'accès ne se manifestoit que par une vive douleur à l'un des sourcils. Il fut saigné: on le fit vomir, & on le purgea ; mais il ne pût guérir entiérement que par le moyen du Kina. Pareil cas est arrivé depuis peu à une Dame de cette Ville.

1 7 3 7.

L'HYVER de cette année fut plus froid que celui de l'année précedente. En Eté les chaleurs furent aussi un peu plus grandes qu'à l'ordinaire. Il plût beaucoup moins ; mais le nombre des Maladies n'en fut pas moins grand. Nous vîmes même beaucoup plus de Peripneumonies, & quelques personnes en moururent, les unes brusquement en deux ou trois jours, & les autres avant le douziéme jour de la Maladie, principalement pendant les quatre premiers mois de l'année. Les maux de Gorge, les Fiévres Catharrheuses furent aussi assés communes ; mais les Fiévres malignes le furent beaucoup davantage. Nous allons donner du tout un détail fort succint & fort abbregé.

Dans le mois de Janvier le nommé Vidal Laboureur est saisi d'une Peripneumonie. Etant seul dans sa maison, & se sentant beaucoup de chaleur, il sortit de son lit & passa toute une nuit en chemise, quoique le froid fut fort vif. Sa femme qui étoit en service, & qui fut avertie le lendemain me fit appeller ; mais sans negliger les secours de la Médecine, j'avertis d'avoir promptement recours aux secours Spirituels. Le Malade mourut le troisiéme jour. Il avoit passé 50 ans, & il étoit dans l'usage de boire beaucoup de vin.

La Femme de M...essuïe une Fiévre maligne. On la saigne du bras & du pied. On lui donne un Vomitif. Ensuite elle est purgée & repurgée. Les Lavements, les Ptisannes & les Absorbants sont mis en usage. La Saignée est réïterée dans un redoublement. A la sixiéme Purgation elle fait quatre vers noirs, trois morts & un vivant : c'étoit le vingt-deuxiéme jour de la maladie, & elle n'en avoit pas fait auparavant. Elle fut encore repurgée & elle guerit avant le vingt-huitiéme jour.

Madame de ... âgée de plus de 60 ans, contracte une Fiévre intermittente maligne avec un fort redoublement chaque jour précedé d'un grand froid. Il s'y joint une fluxion sur la poitrine avec un point de côté. La Fiévre devient continuë. Les Saignées réïterées, le Vomitif, les Purgations en deux verres, les Absorbants avec les bechiques, & enfin le Kina soit en infusion soit en substance la tirerent d'affaire avant le quinziéme jour.

La Veuve du nommé Vidal dont on vient de parler est attaquée d'une Angine qui l'empêche d'avaller les aliments : elle ne peut pas même ouvrir la bouche, les faignées copieufes du bras & du pied, le Vomitif, les Gargarifmes avec l'eau d'Orge, & les Purgations la dégagerent entierement en moins de dix jours.

Monfieur B... âgé d'environ 50 ans, un peu Pletorique eut une Fiévre maligne inflammatoire. Dans les redoublements fon poulx étoit intermittent, ce qui ne nous empêcha point de le faire faigner copieufement du bras & du pied. Le Vomitif, les Ptifanes Antiphlogiftiques, les Médecines en lavage, les Potions abforbantes, les Lavements, &c. opererent la guérifon vers le vingt-deuxiéme jour.

Dans le mois de Février, Monfieur L... guérit en peu de jours d'une Fiévre Catharrheufe ou Lymphatique avec toux & douleur aux Lombes, par le moyen d'une fueur abondante procurée par quelques verres de Ptifane de Coquelicot, & par une ample évacuation de matieres bilieufes occafionnée par un Lavement & par une Purgation en deux verres.

Le nommé Millet Menuifier contracte une vive douleur de Sciatique en fe découvrant à la Campagne après s'être fort échauffé en marchant. Je le fis faigner deux fois. Il prit une Potion narcotique : il avala auffi un peu d'eau Theriacale, & fa douleur fe diffipa fans qu'il eut fué.

La nommée Marie Servante de M. Boufquet Chanoine de S. Aphrodife, âgée de plus de 60 ans, fent le matin en fe levant du lit, fon eftomach fort chargé. Elle boit un peu d'Eau-de-Vie, & peu de temps après elle eft faifie d'un friffon fuivi d'une groffe Fiévre. On la Saigne le foir, & dans la nuit elle fe plaint d'un point de côté. Le lendemain elle avoit la langue noire & féche, le poulx un peu lié. On lui donne un Lavement, & dans l'entre-deux des Boüillons, elle avala trois prifes de l'Opiate fuivante.

℞. *Spermatis ceti & pulver. fpecier. de Hyacinth. ăa ℈ß pulver. Viperin. ℈r. v. Syrup. Capillor. Vener. q. f. m. f. Opiata pro qualib. dofi.*

On réïtera la Saignée, ce qui n'empêcha pas qu'elle ne paffât une nuit fort fâcheufe & prefque fans fommeil.

Le troifiéme jour, elle fe fentoit l'eftomach fort plein, quoy qu'elle eut vomi dans la nuit. Son poulx & fa langue étoient les mêmes que le jour précedent. Je lui ordonnay un petit Vomitif qu'elle prit fur le champ.

℞. *Ipecacuanh ℈j. Tartar. ftibiat. folub. ℈r. ij. in f. q. aq. tepid. f. hauftus ftatim fumend.*

Ce remede la vuida affés confiderablement par en haut & par embas. Dans le redoublement du Soir la toux furvint avec des crachats teints de quelques filaments de fang. On réïtera la faignée & on lui donna demi-once de Syrop de Nenuphar avec une cuïllerée d'eau de fleurs d'Orange dans trois oncesd'eau deCoquelicot.Elle fe vuida encore dans la nuit. Le lendemain matin elle avoit le poulx petit & frequent, elle toufloit & crachoit aflés frequemment. On lui donna du blanc de Baleine avec de la poudre de Confection de Hyacinthe, elle prit fouvent du fuc de Bourrache avec du Syrop de Capillaire, &c. Dans le redoublement du foir elle fut encore faignée, & le lendemain elle fut purgée en deux verres : le redoublement ne fut pas fi confiderable ce foir - là ; mais dans la nuit du lendemain il furvint une fi grande oppreffion de poitrine, avec une intermittence de poulx fi frequente, & un râle fi violent, qu'il fembloit qu'elle alloit expirer. Elle fe trouva pourtant beaucoup mieux au point du jour, le râle ayant ceffé avec le redoublement, & le poulx étant devenu beaucoup meilleur., enforte qu'elle fut en état d'être repurgée le huitiéme & le douziéme jour, & qu'elle fut entierement quitte de Fiévre deux jours après.

Monfieur P . . . âgé de 72 ans, fe fent fort étourdi, il touffe & il a un peu de Fiévre. On lui donne un Lavement. Le lendemain la Fiévre & la toux augmentent, la poitrine eft oppreffée, les crachats font rouges.Il eft faigné deux fois, il ufe du blanc de Baleine, des Abforbants, du fuc de Bourrache, d'une Ptifane pectorale. Le 3. jour il eft purgé en deux verres avec un Dilutum de Caffe & de Manne. On le faigne encore le lendemain ; fon oppreffion de poitrine continuë, & fes crachats font entourés d'un cercle de ferofité qui baigne le linge fur lequel ils font reçûs. Le 5. jour il eft repurgé. Le lendemain on s'apperçût d'un fifflement à la poitrine qui degenera bien-tôt en un grand râle, & le Malade mourut au commencement du huitiéme jour.

Monfieur L. P. fe plaint qu'en vain il avoit fait pendant toute la nuit de violents efforts pour uriner, & qu'il fait encore à tout moment les mêmes efforts fans qu'il puiffe rendre une feule goute d'urine. Il fe plaint auffi qu'il a des Hémorrhoïdes externes groffes comme le poing. Le Malade, quoyque âgé de près de 70 ans, ne manquoit pas de forces. Une Saignée un peu copieufe faite fur le champ, l'Onguent Populeum appliqué fur les Hemorrhoïdes & un Lavement émollient rélacherent fi bien le Rectum, les Vaiffeaux Hemorrhoïdaux, le col de la Veffie & les Proftates, que l'urine qui avoit été retenuë, coula peu de temps après en abondance & fans aucune peine. Le Malade fut mis à la Diete : il fe purgea & fon mal n'eut pas de retour.

Mad. de B ... Veuve, âgée d'environ 70 ans, & fujette à une

toux habituelle, cracha un peu de Sang le matin. Je lui trouvai un peu de Fiévre, & je la fis faigner du bras. Elle refta deux jours aux Boüillons & à la Ptifane d'Orge & de Capillaire. La Fiévre ceffa & les crachats changerent de couleur. Elle fut purgée benignement & mife enfuite à l'ufage du lait d'Aneffe.

Les mois de Mars & d'Avril ne nous fournirent pas moins de Malades que les deux mois précedents.

Le Fils du Sieur Gely Graveur, âgé de 10 ans, fe trouvant un peu incommodé, on le purge fans avoir confulté perfonne. En rendant fa Médecine, il tombe en défaillance, & un moment après il jette un Ver long par la bouche. On lui donne une Potion vermifuge. Vers le foir je lui trouvay la Fiévre avec une langue fort pâteufe. Je le fis faigner du bras, & je lui ordonnay un leger Vomitif pour le lendemain. Une autre Purgation qu'il prit deux jours après, acheva de le guerir.

Mademoifelle de G. Veuve, fut attaquée d'une Fiévre Putride maligne, avec une fluxion fur la Poitrine. Son Poulx étoit concentré. Sa Langue étoit féche & noire. On la faigna & on la purgea avec une Médecine douce en deux verres. Il furvint enfuite un cours de Ventre bilieux qui termina heureufement la Maladie en moins de quinze jours, fans qu'elle ufât d'autre Remede que d'un peu de Syrop de Capillaire dans de l'eau panée.

Le nommé Roucairol Tifferand, maigre & prefque Septuagenaire, fe plaint d'un mal de Gorge & d'un point de Côté. Sa Langue eft chargée d'un limon épais & blanchâtre. C'étoit dans le fond une Fiévre Putride Vermineufe, dont la fluxion fur la Gorge & fur la Poitrine n'étoit qu'un fymptome. Il fut d'abord faigné, & la Saignée fut réïterée fur le foir. On lui donna le lendemain une Potion Cathartico - Emetique en deux verres qui le vuida beaucoup, & qui lui fit rendre des Vers par la bouche & par les felles. On lui avoit fait ufer auparavant d'un Gargarifme compofé avec l'eau d'Orge & le Miel Rofat, & d'une Ptifane faite avec le Chiendent & le Capillaire. Il continua le Gargarifme & la Ptifane. On le faigna du pied le troifiéme jour: on revint auffi à la Saignée du bras: on le purgea encore deux fois ; & la Fiévre ceffa avec tous les autres fymptomes avant le douziéme jour.

Le nommé François... âgé de 56 ans, la Gouvernante des Enfants de M. de Palmas, qui étoit âgée de 40 ans, & le Fils d'Andoque Jardinier, âgé de 25 ans, réchapperent tous trois d'une Pleurefie & Peripneumonie compliquée avec une Fiévre de pourriture, par les frequentes Saignées, par les Purgations réïterées & par les autres petits fecours ufités en pareil cas.

La Sœur de François dont on vient de parler, agée de 66 ans, ayant veillé & pris beaucoup de peine pendant les huit premiers jours de la Maladie de son Frere, & ayant fait par consequent de mauvaises digestions, sentit une grande pesanteur d'Estomach & un accablement par tout le corps. Son Poulx étoit concentré & sa Langue fort blanche. Après 24 heures de Diette & de Repos, il lui prend une douleur à l'Hypocondre droit avec des envies de vomir. Je lui ordonnai 20 grains d'Ipecacuanha & 3 grains de Tartre Stibié, qui firent un grand effet. Le soir son Poulx s'étant dévelopé, elle fut saignée, & le lendemain elle prit une Médecine simple, qui la dégagea entiérement.

Le Fils de cette même Femme âgé de 25 à 30 ans, ayant contracté en travaillant à la Campagne une Fiévre Catharrheuse avec une douleur de Tête insuportable, je le fis saigner du pied & purger le lendemain. Il vuida ensuite par le nés une quantité étonnante de mucosités, & il guerit sans avoir besoin d'aucun autre Remede.

La Femme de Touloufe Tisserand, & la nommée Françoise sa Sœur, moururent toutes deux, à peu de jours l'un de l'autre, d'une Pleuresie & Peripneumonie à l'âge de 45 ou 50 ans: & la nommée Cammaille qui avoit passé 70 ans, eut le bonheur d'en réchapper. Le traitement avoit été le même dans le fond; mais la difference des causes occasionelles, & la disposition des sujets, fit que l'évenement de leurs Maladies fut different.

Les Maladies les plus remarquables que j'eus occasion de voir pendant les mois de May, de Juin & de Juillet, furent celles de la nommée Cazal blanchisseuse, & de Denis Murat Berger. C'étoient des Pleuresies & Peripneumonies, dont l'une se termina par un Abscés à la partie anterieure & inferieure de la Cuisse, qui causa la mort à la Malade, & l'autre par un Abscès dans la substance des Poulmons, qui creva dans les Bronches, & que le Malade cracha heureusement. L'Histoire abbregée de ces deux Maladies ne sera peut-être pas inutile aux jeunes Praticiens.

La nommée Cazal âgée de 45 à 50 ans, contracta dès le commencement du mois de May une Pleuresie & Peripneumonie, que je traitay d'abord selon nôtre Methode par des Saignées réiterés du bras, par la Saignée du pied, par les Ptisanes pectorales, les Purgations benignes, les Juleps anodyns, les Loochs absorbants & bechiques, les Lavements émolliens, &c. Vers le septiéme ou huitiéme jour de la Maladie, elle parut soulagée; mais dans un violent redoublement qui survint dans la nuit, la Malade se plaignit d'une grande pesanteur & d'une vive douleur à l'une de ses Cuisses. Il y avoit enflure, rougeur & tension. Il fallut revenir aux Saignées : on eut recours aux Calmants, aux Topiques : on réitera les Potions Laxatives, les Lavements, les Ptisanes, &c. La Malade crachoit encore un peu, & sa Poitrine n'étoit pas entierement degagée. Les redoublements revenoient tous les soirs, & la Cuisse devenoit plus enflée & plus enflammée, ensorte que la Malade souffroit beaucoup malgré tous les Remedes interieurs & exterieurs dont on vient de parler. Enfin on s'apperçût que la tension de la Cuisse diminuoit, & que la partie enflammée devenoit un peu œdemateuse. On eut recours à un Vin Aromatique. Alors la douleur se fixa à la partie inferieure & anterieure de la Cuisse, un ou deux doigts au-dessus du Genou. L'enflure de la partie superieure & moyenne diminua beaucoup, mais ne disparut pas tout à fait. Il ne fut pas difficile de comprendre par la Tumeur qui restoit à la partie inferieure de la Cuisse, par la douleur continuelle & accompagnée d'élancement que la Malade y ressentoit, que le depôt se faisoit en cet endroit-là : & l'on jugea bien-tôt la suppuration faite par la mollesse de la partie & par une fluctuation sourde, qui marquoit une matiere placée fort profondement. On mit en œuvre differents Topiques, mais inutilement. Le Pus étoit trop profond pour que la Tumeur pût s'ouvrir d'elle-même, comme l'auroit souhaité la Malade, qui s'étoit constamment & opiniâtrement opposée à son ouverture par la Lancette. J'eus beau lui representer, que si elle n'acquiesçoit point aux Incisions necessaires pour donner issuë au Pus, elle ne seroit pas en vie dans deux mois. Ni les vives douleurs qu'elle souffroit, ni la Fiévre lente qui la consumoit, ni la vûë d'une mort prochaine : rien ne la pût resoudre à recourir à la Chirurgie. On ne manqua pas de la mettre à l'usage du Lait, de la purger benignement, de lui donner des Absorbants. Tout cela n'empêchant point son mal d'empirer, elle se fit porter à l'Hôpital où elle mourut au commencement du mois de Juillet, quinze ou vingt jours après y être entrée. J'assistay à l'ouverture du Cadavre. On fit une incision fort profonde sur la Tumeur deux travers de doigt au-dessus de la Rotule, & en montant vers la partie superieure de la Cuisse. Nous trouvâmes environ une écuellée de pus couché sur le Perioste au-dessous des Muscles extenseurs de la Jambe & sous leur Tendon Aponevrotique commun.

Je fus appellé le 17 de May pour le nommé Murat. Il avoit pris un Lavement le matin : on l'avoit purgé la veille, & il avoit été saigné l'avant-veille. Il se plaignoit d'un Point de côté, il toussoit & il faisoit des crachats teints de quelques filaments de sang. Sa langue étoit chargée d'un limon épais & blanchâtre : son poulx étoit dur, plein & frequent. Je le fis saigner trois fois ce jour-là. Le soir il prit un Julep adoucissant avec le Syrop de Nenuphar & de Violettes

dans

dans l'eau de Coquelicot , & je lui ordonnay pour le lendemain une
Médecine en deux verres , avec la Pulpe de Caſſe , la Manne , le Syrop de Chicorée & l'Huile d'Amandes douces dans la decoction-de
Capillaire. Dans le redoublement qui ſurvint le ſoir , il fut ſaigné du
pied , & il uſa dans la nuit du Looch ſuivant , outre le ſuc de Bourrache qu'il prenoit dans l'entre-deux des boüillons avec un verre de
Ptiſane delayante par deſſus.

℞. *Pulver. Specier. Confect. de Hyacinth. ſpermat. ceti*
& ſang. Ibicin. ſivè Hirci ſylveſtr. ăa. ʒß. Syrup. Nenupharin.
& Violac. & Olei Amygdal. dulc. ăa. ℥ß. Sacchar. cand. q. S,
m. f. Looch. è baculo liquiritiæ lambend.

On remarqua des Vers dans les Déjections. Il avoit toûjours la reſpiration genée , quoique le Point de côté eut diſparu. Il n'arrachoit
qu'avec peine quelques crachats gluants & jaunâtres ; ce qui me determina à lui ordonner l'Opiate ſuivante.

℞. *Pulver. Specier. Confect. de Hyacinth. ſpermat. ceti*
& Sanguin. Ibicin. ăa. ʒß. Æthyop. miner. & Antimon.
diaphoretic. ăa. ℈. xv. Syrup. de Abſynth. q. ſ. m. f. Opiata
in tres doſes dividend. & inter juſcul. ſumend.

Il fut encore ſaigné du bras dans le redoublement. On réïtera ſon
Julep le ſoir , & ſon Lavement le lendemain matin.
Le 21 du même mois il fut repurgé , & on ajoûta à ſa Médecine en
deux verres trois drachmes de Vin Stibié , ce qui procura une évacuation copieuſe. Toutefois la Fiévre alla ſon train. La Toux & l'oppreſſion de Poitrine étoient plus ſenſibles dans les redoublements. On
revint à la ſaignée, on réïtera les Médecines ſimples , les Abſorbants,
les Ptiſanes pectorales , les Juleps adouciſſants.
Vers le 15. ou 16. jour de la Maladie, le Malade fut ſaiſi d'un grand
froid à l'entrée du redoublement ; ce qui me fit ſoupçonner une ſuppuration interieure , d'autant plus que le Malade n'avoit pas beaucoup
craché , & qu'il étoit toûjours un peu oppreſſé. Cependant comme la
Fiévre étoit fort peu de choſe hors du redoublement , le Malade crût
que ſon mal s'étoit changé en accés de Fiévre , & demanda qu'on
lui donnât du Kina. Je conſentis qu'on en fit boüillir demi-once avec
deux drachmes de Semence de Pavot blanc dans trois verres d'eau
de fontaine , ajoûtant à la colature une once de Syrop de Violettes,

& qu'on lui fit prendre cette Potion en trois prises dans l'intervalle des Boüillons; mais les redoublements étant revenus les jours suivants à la même heure avec une bouche fort pâteuse, il fallut revenir aux Médecines en réiterant dans l'intervalle de l'une à l'autre la Potion Fébrifuge dont on vient de parler. Ce qui fut continué jusqu'au 19 de Juin. Après quoy le Malade parut se trouver un peu mieux, & commença à manger un peu de soupe & d'autres aliments solides; mais loin de se rétablir, il tomba dans une Fiévre lente, qui augmentoit un peu tous les soirs. Ses pieds s'enflerent, son visage devint un peu bouffi, il toussoit toûjours un peu malgré le Lait d'Anesse qu'il prit jusqu'au 29 du même mois, qu'il fut repurgé. On lui donnoit aussi de temps en temps à l'heure du sommeil une Opiate composée avec le blanc de Baleine, la Poudre de Confection de Hyacinthe, le Kina, le Corail preparé & le Syrop de Pavot blanc. Il reprit le Lait pendant dix jours après lesquels il fut encore purgé.

Le lendemain, c'est-à-dire le 12 de Juillet, vers les cinq à six heures du matin, il vuida par la bouche l'Abscés qui s'étoit formé dans son Poulmon & il fit environ une pinte d'un Pus blanc & coulant : après quoy il se trouva fort soulagé, & se coucha plus aisément sur l'un & l'autre côté ; car jusques-là il avoit eu toûjours un peu de peine à se coucher sur le côté où il avoit ressenti de la douleur au commencement de la Maladie.

Le Malade continua à cracher du Pus jusqu'au 17 du même mois; mais on remarquoit chaque jour que la quantité en étoit un peu moindre. On lui fit user d'une Opiate composée avec le blanc de Baleine, la poudre de Confection de Hyacinthe, l'Antihectique de Poterius, le Baume de Copaü & le Syrop de Capillaire, & on lui donnoit un verre de decoction de semence de Pavot blanc & de Vulneraires de Suisse, auquel on ajoûtoit demi-once de Syrop de Violletes.

On le mit successivement à l'usage des Laits d'Anesse & de Vache, & par ce moyen il se rétablit entiérement. Il prit même plus d'embonpoint qu'il n'avoit avant sa Maladie, & il se porte encore aujourd'huy parfaitement bien.

Vers la fin du mois de Juillet Mad. de L. revint de Montpellier avec l'Ordonnance suivante. Elle avoit été Malade au commencement du mois de May à l'occasion d'un air froid qui la saisit, après un voyage qui l'avoit fort fatiguée & échauffée.

L'oppression avec la Toux font craindre que Madame a quelques concretions tuberculeuses dans le Poulmon, & quelle a par consequent les humeurs séches, resineuses & un peu acres : ce qui paroît d'ailleurs indiqué par la maigreur & le temperamment vif de la Ma-

lade. De plus, elle avoit en arrivant dans cette Ville l'Eſtomach gonflé & douloureux, le degoût & l'inappettence, accidents qui ont cedé aux Remedes qu'elle a faits ici. Il ne reſte donc aujourd'huy que
l'oppreſſion & la Toux qui ont même diminué, & des douleurs que
Madame ſent ſur la partie anterieure de la Poitrine, qui viennent
de la même conſtitution des liqueurs mentionnée cy-deſſus. Et pour
détruire les accidents qui reſtent, & rétablir la ſanté de la Malade,
nous croyons devoir employer les Délayants & les legers Stomachiques.
Ainſi quelques jours après que Madame ſera de retour en ſa Maiſon,
elle ſe purgera avec la Médecine qui ſuit.

℞. *Thea contrit.* ʒß. *Tartar. ſolubil.* ʒj. *Coqu. in decoct.*
Tamarindor. ad ℥vj. *in colatur. diſſolv. Mann. Calabrin.* ʒij.
f. potio.

Deux jours après cette Médecine, Madame prendra le matin le
Boüillon préparé de la maniere qui ſuit.

Prenés un jeune Poulet plumé & vuidé, une drachme de racine
d'Enula Campana ſéche & coupée à morceaux, les cuiſſes de cinq
Grenouilles écorchées, laiſſés boüillir doucement dans une ſuffiſante
quantité d'eau : jettés-y ſur la fin une pincée de feuilles de Citronelle, paſſés le Boüillon dans un linge & exprimés-le fortement.

Elle prendra ce Boüillon pendant dix jours. Les ſix premiers jours
elle prendra auparavant le demi-Bain domeſtique où elle reſtera une
bonne demi-heure, & au ſortir du Bain elle ſe mettra au lit où elle
prendra le Boüillon. Si le demi-Bain l'incommode, elle le ceſſera &
continuera le Boüillon.

Après le temps du Boüillon & du demi-Bain, Madame ſe purgera
avec deux onces de Manne dans un verre d'eau d'Hieuſet, & elle en
boira dans la matinée ſept à huit verres, continuant ces Eaux pendant ſept à huit jours.

S'étant repoſée quelques jours après les Eaux, elle prendra le Boüillon ci-deſſus pendant dix jours & le demi-Bain ſix jours, ſi elle s'en
eſt bien trouvée auparavant, ſe repurgeant à la fin avec la Médecine ordonnée ci-deſſus.

Enſuite elle prendra pendant douze jours conſecutifs, le matin
au lit, un grand verre de petit Lait clarifié avec le blanc d'un Oeuf,
& dans lequel on éteindra deux gros Clouds de fer roüillé rougis
au feu : on y ajoûtera deux cuillerées de ſuc de Cerfeuil depuré par
reſidence, & ce qu'il faudra de Sucre pour l'adoucir.

Après le temps du petit Lait, Madame ſe repurgera avec la Médecine ordinaire, & elle ne fera plus de Remedes que la ſaiſon des Rai-

fins ne foit paffée. Pour lors elle reprendra pendant huit jours les Boüillons ordonnés cy-deffus , puis elle fe purgera avec fa Médecine ordinaire.

Deux jours après elle prendra au lit deux verres de Lait d'Aneffe adouci avec un peu de Sucre : Et afin qu'il ne s'aigriffe pas dans l'eftomach , Madame prendra avant le Lait une poudre faite avec dix grains de Corail preparé , autant d'yeux d'Ecreviffe & de Cachou en poudre.

Dès que Madame connoîtra que fon eftomach accoûtumera le Lait , elle le fera augmenter peu-à-peu , & ne prendra la poudre que trois fois.

Comme il eft neceffaire d'adoucir les humeurs , nous fommes d'avis que Madame prenne le Lait d'Aneffe pendant deux mois, fe purgeant au milieu & à la fin , & obfervant un regime de vie très-exact.

A Montpellier le 25 Juillet 1737.

On peut juger par cette Ordonnance de l'état de la Malade & de l'embarras où fe trouvent les plus habiles Médecins , lorfqu'il s'agit d'ordonner des Remedes dans de pareils cas. Cette Dame âgée de 37 à 38 ans, étoit depuis près d'un an dans une Fiévre lente qui avoit fuccedé à de vives attaques de vapeurs & à de frequentes Fiévres Catarrheufes , & qui étoit entretenuë par des embarras dans les vifceres du bas-Ventre & de la Poitrine, avec de vives douleurs interieures, tantôt à la region du Foye , tantôt à celle de la Matrice. Mais fi l'on eft en peine pour ordonner des Remedes dans ces occafions, on l'eft bien davantage lorfqu'il s'agit de mettre les Ordonnances en exécution. Quelque envie qu'eut cette Dame de guérir , elle ne pût jamais foûtenir long-temps l'ufage des Remedes les plus appropriés à fon mal. Il fallut la mettre à l'ufage de la Teinture Anodine pour fufpendre du moins fes inquiétudes, & pour calmer les vives douleurs qu'elle reffentoit de temps en temps. Elle retomba le Printemps fuivant dans une Fiévre continuë avec des redoublements, qui hâta fort les progrès de fa Fiévre lente. Enfin après bien des fouffrances, elle mourut au commencement du mois de Septembre 1738. Elle ne cracha jamais du Pus, mais on ne pouvoit pas douter de quelque fupuration fourde dans les glandes du Foye, de la Matrice & du Mefentere. Quelques temps avant fa mort fes Pieds s'enflerent , & la Diarrhée furvint.

On ne parlera pas des Malades que je vis dans le refte du cours de l'année , pour ne pas ramener trop fouvent les mêmes cas qu'on a déja rapportés ou qu'on rapportera ci-après. D'ailleurs le nombre n'en fut pas grand. On aimera peut-être mieux trouver ici le mémoire que je lûs à nôtre Académie, avec les remarques que j'ay faites depuis à l'occafion d'une femme qui mourut peu de temps après avoir été morduë par un petit Chien.

Nouveau Préfervatif contre la Rage, tiré des Journaux de France & d'Angleterre.

IL eft à fouhaiter que le Préfervatif contre la Rage qui a été propofé depuis peu par M. de Sault, Docteur aggregé au College des Médecins de Bordeaux, & par le Docteur James, Médecin Anglois, foit auffi efficace que l'affeurent ces deux fçavants Praticiens d'après les épreuves qu'ils ont eu occafion d'en faire, & dont ils nous ont fait part: le premier dans une Differtation fur la Rage imprimée à Paris en 1734 & inferée en extrait dans le Journal des Sçavants de 1736, & l'autre dans les Tranfactions Philofophiques de la Societé Royale de Londres pour l'année 1736 de la Traduction de M. de *Bremond*. Mais quand ce Remede ne feroit pas tout-à-fait infaillible, il fuffit qu'il ait réüffi entre les mains de ces deux Médecins, pour meriter d'être plus particulierement connu, & pour obliger les perfonnes prépofées au foulagement des Malades à y avoir recours en vûë de prevenir une Maladie fi horrible, & contre laquelle on a veu très-fouvent échoüer le Bain de la Mer & tous les autres Remedes ufités jufqu'ici en pareil cas.

Il y a plus. Ce Remede, ainfi qu'on le verra ailleurs, paroît très-propre à détruire le venin qui caufe la Rage, fur tout fi on l'employe d'abord ou du moins avant que le mal foit parvenu à fon dernier periode; & il n'y a d'ailleurs nul danger de s'en fervir, comme l'experience nous l'apprend chaque jour à l'égard de beaucoup d'autres Maladies. On ne fçauroit donc avec raifon refufer fa confiance à un pareil Préfervatif. Il y a même cet avantage à efperer de l'annonce qu'on en fait aujourd'hui dans ce païs-ci, que ceux, qui deformais auront le malheur d'être mordus par quelque animal enragé, prévenus en faveur de ce Remede, ne tomberont pas fi aifément dans la confternation, & dans les autres fymptomes qui marquent une Rage prochaine & une mort inévitable.

Ce Préfervatif n'eft autre chofe que le Mercure réduit en Onguent & appliqué exterieurement, ou préparé chymiquement & pris interieurement fous la forme du Turbith mineral; car ce font les deux façons dont il a été employé par les Médecins que l'on vient de citer. Mais comme ces deux methodes peuvent avoir lieu dans certaines occafions, qu'il eft même d'autres précautions qu'il ne faut pas negliger, il ne fera pas inutile de tracer ici la maniere de s'en fervir dans tous les cas qui pourront arriver.

Pour n'être pas longs, nous ne nous arrêterons qu'à deux cas principaux, d'autant plus qu'il ne fera pas difficile d'y ramener tous les autres
cas qui pourront furvenir après la morfure d'un animal enragé. Dans le
premier, nous fuppoferons une morfure toute recente ; dans le fecond,
une morfure faite depuis quelques jours.

Premier cas. Suppofons qu'une perfonne vienne demander du fecours
immédiatement après avoir été morduë par un animal enragé, d'abord
on preffera la partie morduë, & l'on fera couler autant de fang qu'il
fe pourra : on y appliquera même une Ventoufe, l'on y fera des Scarifications afin de faire couler avec le fang une partie de la falive que
l'animal enragé y a dépofée. On lavera auffi la playe avec de l'eau
falée ; & l'on ira s'il fe peut, prendre le Bain de la Mer.

Cela fait, on frottera la partie morduë avec une ou deux drachmes
d'Onguent mercuriel, & l'on continuera ces frictions jufqu'à ce qu'on
ait employé environ deux onces d'Onguent, laiffant d'une friction à
l'autre 2, 4, 6 ou 8 jours d'intervalle afin de ne pas provoquer la
falivation, panfant, s'il eft befoin, la playe avec un Digeftif ordinaire
ou avec le Suppuratif, & la tenant long-temps ouverte.

On donnera au Malade une nourriture convenable, le Lait même,
fi on le juge neceffaire, & les jours d'intervalle on lui fera ufer de
la Poudre de Palmarius. On aura recours auffi au Bain domeftique,
à la Saignée, à la Purgation, fi ces Remedes font indiqués. Et fi
malgré ces précautions, il furvenoit quelque accident qui préfageât une
Rage prochaine, on ne balancera pas à faire vomir le Malade par
le moyen du Turbith mineral pris à la dofe de deux à huit grains
dans un peu de Conferve de Rofes, fuivant l'âge, le fexe & les forces
du Malade, réiterant s'il eft befoin ce Remede & ufant en même
temps de telle efpece de Lait qu'on pourra trouver le plus commodément : On fera auffi tout ce qu'on pourra pour égayer le Malade :
Enfin on l'envoyera aux Eaux minerales.

Second cas. Suppofons qu'une perfonne ait été morduë depuis quelques jours par un animal enragé, alors il fera, ce femble, plus feûr
de recourir promptement au Turbith mineral, foit pour corriger le
venin qui s'eft infinué dans le fang, foit pour évacuer celui qui peut
s'être feparé avec le fuc ftomachal. Il faut même dans l'efpace de 18
à 20 jours réiterer 3 ou 4 fois ce Remede en le proportionnant à
l'âge, aux forces, au temperament & au befoin plus ou moins preffant
du Malade. Et à l'égard des autres Remedes tant internes qu'externes
indiqués dans le cas précedent, on en fera tel ufage que l'état prefent
du Malade pourra l'exiger.

Il ne fera pas inutile d'ajoûter que l'Onguent mercuriel a fort bien
réüffi fur une perfonne de Marfeille, qui fut morduë par un Chien

enragé il y a plus de trois ans, & qui depuis a joüi d'une parfaite
fanté, ainfi que je viens de l'apprendre par une Lettre que M. Bertrand habile Médecin & Membre de l'Académie Royale de la même
Ville m'a fait l'honneur de m'écrire le 20 Dec. 1737.

*Voicy la Compofition de l'Onguent - mercuriel & de la
Poudre de Palmarius.*

PRenés de Mercure crud bien purifié la quantité que vous voudrés, éteignés-le avec une fuffifante quantité de Therebentine
jufqu'à ce qu'il ne paroiffe plus aucun globule de Mercure, joignés-y
deux fois autant de Graiffe non-falée que vous avez employé de Mercure, agités le tout dans un Mortier, il en refultera l'Onguent mercuriel qu'il faut garder dans un lieu fraix.

Prenés des feüilles de Rhuë, de Verveine, de Sauge, de Plantain,
de Polypode, de petit Abfynthe, de Centaurée, de Menthe, d'Ar-
moife, de Betoine, de Meliffophyllum & d'Hypericum parties égales:
faites-les fécher & reduifés-les en poudre, y ajoûtant un tiers de poudre de Vipere. C'eft la poudre de Palmarius dont on prendra le matin
à jeun depuis demi-drachme jufqu'à deux drachmes dans du Vin ou
dans du Boüillon.

A l'égard des animaux infectés de la Rage, on leur donnera du
Turbith mineral depuis fix jufqu'à vingt-quatre grains, continuant
pendant quelques jours & obfervant de leur donner du Lait ou quelque autre boiffon convenable.

La femme, dont j'ay parlé ci-deffus, avoit environ cinquante ans.
On la pria d'arrêter un petit Chien qui s'enfuyoit. Elle le faifit par
la queüe. Le Chien fe replia vers elle & la mordit à un des doigts.
On fe contenta de faire tuer le Chien après en avoir arraché quelques poils qu'on appliqua fur la morfure. La playe fut d'abord guerie.
Mais environ 40 jours après, quoyque le Chien n'eut jamais donné
aucune marque de Rage, cette femme devint enragée, du moins fon
imagination fe derangea, & elle ne peut plus rien avaler qu'avec
de grands efforts, avec des fremiffements de tout le corps, & des
mouvements convulfifs de tous les mufcles du Pharynx, du Larynx,
de la Poitrine & du bas-Ventre. Ceux qui la virent d'abord, la firent
faigner: on la mit dans le Bain d'eau commune; on lui frotta le bras
avec l'Onguent mercuriel. La difficulté qu'elle avoit d'avaler l'eau
ou les Boüillons, loin de diminuer, augmentoit toujours. Je la vis le
3. ou le 4. jour de fa maladie. Elle répondit affés jufte à toutes les
queftions que je lui fis; & quoyqu'elle ne fut pas attachée, elle ne
menaçoit point de mordre. Elle n'avoit que les yeux égarés. Je la

priai de boire un peu de Boüillon. Elle le fit, mais avec tant de précipitation, & avec de si grands efforts, & cela fut suivi de mouvements convulsifs si violents de tous les muscles qui servent à la deglutition & à la respiration, qu'elle pensa suffoquer. Envain je lui donnai deux prises de Turbith mineral. Elle ne vomit que de l'eau, même en petite quantité, & mourut peu de jours après sans avoir donné d'autres marques de Rage.

On auroit peut-être garanti cette femme, si d'abord après la morsure, au lieu de consolider la playe, on lui avoit fait une incision, ou des scarifications sur le doigt mordu pour en faire couler le sang, & qu'on y eut appliqué des Remedes propres à faire suppurer. Il est vrai que cela ne guerit pas toûjours l'imagination, & qu'une imagination vivement frappée peut seule causer bien du dérangement dans l'œconomie animale. Mais c'est du moins le moyen le plus efficace pour empêcher que le Virus, s'il y en a dans la salive du Chien qui a mordu, n'infecte le sang. Je ne voudrois pourtant pas negliger la Poudre de Palmarius & l'Onguent mercuriel, ni le Specifique des anciens dont voici la Composition.

℞. Pulv. Cancror. fluviatil. mense Julio captor. & combustor. ℥v. Radic. gentian. ℥ijß. Thur. pulv. ʒjv. f. Pulvis subtilißimus, in vitreo vase servandus. Dosis ʒi. manè, ʒß. vesperi in aq. Font. per 40. dies.

Mais je pense qu'il faut mettre au plûtôt ces Remedes en usage, si on en veut ressentir quelque effet.

Pour le Turbith mineral, je ne m'en servirois que sur des sujets vigoureux, robustes, ou plethoriques, & avant qu'il se manifestât aucun symptome de Rage. Car ce Remede étant un peu caustique, me paroît peu propre pour des sujets délicats, ou ménacés de mouvements convulsifs, ou de quelque inflammation. J'aimerois beaucoup mieux employer les Remedes ordinaires pour vuider par en haut ou par embas, si le Malade en avoit besoin, & appliquer en même temps l'Onguent mercuriel.

1738.

LE froid de cette année fut plus long, mais un peu moindre que celui de l'année précédente ; pour les Pluyes, elles furent beaucoup plus abondantes, quoyque un peu moins que celles de l'année 1736. A l'égard des Maladies, nous en vimes un plus grand nombre que pendant les deux dernieres années. Cela nous fut même commun avec beaucoup d'autres Villes, soit de cette Province, soit des Provinces

vinces voifines, fur tout pendant les quatre premiers mois de l'année.
Mais avant que d'entrer dans aucun détail, je crois qu'on ne fera
pas fâché que je rapporte ici la Lettre fuivante avec les Réponfes
que j'y fis.

Lettre de M. Sarrau Sécretaire de l'Académie Royale des Belles-Lettres, Sciences & Arts, écrite de Bordeaux le 17. de Mars 1738. à M. Boüillet de la même Académie, &c.

MONSIEUR, les gros Rhûmes qu'on peut appeller épidemiques, puifqu'ils ont parcouru prefque toutes les Provinces du
Royaume, meritent l'attention de toutes les Académies pour l'examen
de la caufe Phyfique à laquelle on peut les attribuer. Dans cette vûë
je me fuis chargé de vous demander l'hiftoire & la defcription de
cette efpece de Maladie, telle que vous l'aurés obfervée à Béfiers:
Sçavoir, le temps où elle a commencé cet Hyver à fe faire fentir,
fon principal caractere en general, fi elle a été commune à toutes les
conditions, aux deux fexes, à tous les âges; fi elle a été dangereufe,
fi elle dure encore, fi elle s'eft répanduë dans la Campagne, la Cure
qui a le mieux réüffi: enfin je vous demande toutes les circonftances
qui ne doivent pas avoir échappé à un Médecin auffi éclairé & auffi
attentif que vous.

Je ne me contente pas de ce qui s'eft paffé à Béfiers: Vous êtes à
portée d'être inftruit de ce qu'on aura obfervé à Montpellier, je vôus
prie d'y écrire pour le même fujet, & de faire les mêmes queftions à
un de vos amis Médecin & Académicien s'il eft poffible. Si vous
avés des rélations à Marfeille, vous m'obligerés infiniment de les employer auffi.

Je ne puis trop vous dire combien je vous ferai obligé, fi vous voulés
vous donner la peine de m'envoyer un Mémoire ample fur la matiere
que je vous ay indiquée. Je crois pouvoir vous repréfenter que vous le
devés comme Membre de l'Académie, & encore plus, s'il eft poffible,
à l'amitié & à l'eftime avec laquelle je fuis, &c.

Lettre de M. B. écrite de Béfiers le 12 d'Avril 1738. en Réponfe à la Lettre précedente.

MONSIEUR, les Rhûmes n'ont été ici que le prélude de beaucoup d'autres Maladies bien plus ferieufes, qui nous ont donné
pendant prefque tout cet Hyver & qui nous donnent encore de l'e-

xercice. C'étoient des Fiévres putrides, des Fiévres malignes avec des Erefipeles, des Pleurefies, des. Peripneumonies, des Efquinancies, &c. Ces Maladies n'ont pas pourtant été toûjours également fréquentes. Elles venoient par *ondées* ou par *reprifes*, & nous étions dans une reprife de ces Maladies, qu'on peut dire avoir été la plus longue & la plus forte, lorfque je reçûs la Lettre que vous m'avés fait l'honneur de m'écrire : c'eft ce qui a retardé un peu ma Réponfe. Je dis que ces Maladies venoient par *reprifes*; car quoyqu'il y ait eu pendant tout l'Hyver quelques perfonnes Malades, il y a eu toutefois des intervalles où il y en avoit beaucoup d'avantage, & où nous avions le chagrin d'en voir mourir un plus grand nombre; & cela fur tout vers la fin de l'Hyver & au commencement du Prin-temps, c'eft-à-dire pendant tout le mois de Mars. Maintenant le nombre des Malades a fort diminué, & parmi ceux-là il en réchappe beaucoup plus.

Du refte, ces Maladies ne m'ont pas paru differer quant au fonds de celles qui regnent ici aflés fréquemment, & dont j'ai donné une idée dans le Mémoire, que je leus à notre Académie en 1735, fur les *Coups de Vent*, & que j'eus l'honneur de vous communiquer en fon temps. Car outre qu'elles ont eu prefque les mêmes allures, qu'il y a eu même complication, mêmes metamorphofes, même évenement, il a fallu les traiter à peu près de la même maniere.

Seulement elles ont été cette année plus communes, plus violentes & plus meurtrieres : j'entends celles qui étoient compliquées, ou qui portoient un mauvais caractere: car pour les Rhûmes fimples ou fans fiévre, pour les Fiévres même fimplement lymphatiques ou catarrhales, nous n'en avons point veu, qui ayent donné la mort.

Ces differentes Maladies n'ont prefqu'épargné perfonne. Chaque âge, chaque fexe, chaque condition: tout s'en eft reflenti plus ou moins. Les gens vieux, ou indifpofés d'ailleurs, les enfants & les pauvres en ont été beaucoup plus maltraités que les autres. Elles fe font répanduës dans la Campagne, fur tout vers les Montagnes, où elles n'ont pas fait moins de ravage qu'à la Ville.

La longueur & la rigueur de l'Hyver, les fréquentes Neiges, les Pluyes froides & abondantes, la foudaine alternative des Vents du Nord & du Midy, les fautes commifes dans l'ufage des Aliments & des autres chofes non-naturelles, voilà felon moi les caufes occafionnelles de ces Maladies. A ces caufes generales, j'en dois joindre une particuliere pour cette Ville, c'eft les exercices d'une Miffion prêchée ce Carême par le fameux *M. Bridaine* Miffionnaire Royal, dont les difcours pathetiques attiroient une foule d'Auditeurs. Car vous jugés bien, Monfieur, qu'en fortant de ces aflemblées où il fait ordinairement aflés de chaud, & en s'expofant tout-à-coup à un air froid, pluſieurs perſonnes ont contracté des Maladies, & qu’il en eſt même mort quelques-unes.

Au reſte, qu’il y ait eu dans l’air quelque choſe d’étranger ou de caché, quelque exhalaiſon maligne qui ait été la cauſe phyſique & generale de ces Maladies, c’eſt ce que je n’oſerois encore affirmer ou nier; car à vous parler franchement, je n’ay pas eu & je n’ay pas encore le temps d’entrer dans une pareille ſpeculation. Je ne laiſſeray pas toutefois de vous dire ma penſée là-deſſus pour vous témoigner le deſir que j’ay de ſatisfaire votre curioſité, & pour m’acquitter de mon devoir à l’égard d’une Académie, dont j’ay l’honneur d’être Membre depuis long-temps; mais ce ne ſera qu’après vous avoir communiqué les Obſervations & les Reflexions, que j’attends des Médecins à qui je viens d’écrire & d’envoyer une copie de la Lettre, dont vous m’avés honnoré. En même temps je vous feray part de mes Obſervatiõs particulieres, & des Reflexions que j’ay faites, tant ſur la nature & les cauſes de ces Maladies, que ſur leur traitement. En attendant voyés, je vous prie, ce que j’ay dit au ſujet des Maladies Catarrheuſes, dans mon Mémoire ſur les *Coups de Vent*. Je ſuis, Monſieur, avec un attachement reſpectueux, &c.

Seconde Lettre du 5. May 1738. en Réponſe à celle de M. Sarrau.

Voicy, Monſieur, la Rélation des Maladies qui ont regné cet Hyver dernier à Montpellier, & qui n’avoient pas encore ceſſé le premier de ce mois. Nous la devons à un jeune Docteur qui aime le travail & l’étude, & qui a veu aſſidûment les Malades de l’Hôpital St. Eloy ſous les yeux de M. ſon Pere qui en eſt le Médecin, & qui eſt auſſi Membre de la Societé Royale des Sciences. C’eſt à la priere d’un Profeſſeur en Médecine de mes amis, qu’il a bien voulu dreſſer ce Mémoire, ſur la fidelité duquel vous pouvés compter.

Mémoire envoyé de Montpellier le 1. de May 1738.

LES Maladies épidemiques qui n’ont pas encore ceſſé dans cette Ville, ſont des Fiévres putrides bien marquées, d’un caractere plus ou moins mauvais, qui ſont vraiſemblablement occaſionnées par un vice de l’Air joint à une certaine diſpoſition des ſujets qui en ſont attaqués, & qui portent tantôt à la Tête, tantôt au bas-Ventre, mais beaucoup plus fréquemment à la Poitrine. Elles commencent d’ordinaire par un froid ou par des friſſons irreguliers, & par le vomiſfement ou par des envies de vomir; la Fiévre quelquefois ne paroît pas dans le commencement, les Malades ont une douleur aux Hypocondres, ou aux parties qui leur font voifines, plus ou moins vive, mais cette douleur eft exterieure comme l'on s'en convainc par le taƈt, Rheumatifmale, vague, & elle s'étend des Hypocondres jufqu'au Côté où elle fe cantonne & fe fixe. Bien-tôt après la Fiévre fe déclare, la douleur de Côté devient plus interieure, les Malades ont beaucoup de peine à refpirer & à cracher, ils crachent du Sang ou des matieres fanguinolentes, du moins communement, & ces fymptomes qui furviennent enfemble, augmentent quelquefois fi rapidement qu'ils emportent les Malades en peu de jours, tels Remedes qu'on puiffe leur ordonner. D'autres fois & même plus fréquemment la Fiévre paroît dès le commencement fans pourtant être ardente, & la difficulté de refpirer s'y joint avec la douleur au Côté & le crachement du Sang. Il arrive de temps en temps, quoiqu'affés rarement, qu'aux fymptomes cy-deffus furvient ou une violente douleur de Tête qui eft bientôt fuivie du délire, & alors les Malades font dans un danger évident, ou une douleur tenfive du bas-Ventre qui ménace d'une inflammation prochaine. Ces fymptomes font toûjours précedés & accompagnés des fignes qui caraƈterifent la pourriture. Le froid ou les friffons ne manquent jamais de paroître dans leur commencement, & les Redoublemens font toûjours marqués; d'ailleurs il arrive très-fouvent que le mal fe déclare par le vomiffement ou par les envies de vomir, & il eft affés ordinaire que les Malades foient alterés, qu'ils ayent la langue féche ou pâteufe, ou qu'ils ayent la bouche mauvaife, à quoi nous pouvons ajoùter, que fi l'on fait l'ouverture du Cadavre de ceux qui periffent de ces Maladies, l'on trouve des Vers dans les Inteftins; l'on obferve encore par la même ouverture des Cadavres un épanchement de ferofités dans la cavité de la Poitrine, & des concretions lymphatiques non-feulement fur la furface des Poulmons, mais même dans leur interieur.

Il y a lieu de penfer que des parties étrangeres & dont on ne fçauroit déterminer la nature, mêlées avec l'Air & incorporées avec les Aliments tant folides que fluides dont nous nous nourriffons, s'uniffent avec les matieres qui féjournent dans les premieres voyes, & forment un tout par leur union, qui tranfmis jufqu'au Sang & delà aux Vaiffeaux lymphatiques des Poulmons, occafionne dans ces derniers l'épaiffiffement de la liqueur qu'ils contiennent, d'où refulte la dilatation de ces mêmes Vaiffeaux, la compreffion des fanguins qui leur font voifins, & par une fuite neceffaire l'inflammation qui fuit dans les Poulmons, & tous les accidents qui ont été détaillés précedemment. L'épaiffiffement de la Lymphe dans les Vaiffeaux du Poulmon eft prouvé par les concrétions lymphatiques dont il a été parlé plus haut, & fi cet épaiffiffement fe fait dans les Vaiffeaux du Poulmon plûtôt qu'ailleurs, cela dépend fans doute d'une difpofition particuliere qui fe rencontre dans ceux qui font atteints des Maladies courantes: difpofition au refte qu'il ne feroit pas facile de déterminer. Quant aux Vers que l'on trouve dans les Cadavres, ils doivent vraifemblablement leur naiffance aux œufs de divers Infectes qui font auffi mêlés avec l'Air, & qui font enfuite dépofés foit dans le corps de differents animaux, foit dans l'interieur des Vegetaux qui fervent à nôtre nourriture. Nous avons remarqué en commençant le détail dans lequel nous fommes entrés, que les Maladies courantes étoient d'un caractere plus ou moins mauvais: en effet toutes ne font pas telles que celles dont il a été fait mention. Quelquefois il n'y a point de crachement de Sang, & la douleur du Coté, la difficulté de refpirer & la Fiévre font beaucoup moindres. D'autrefois il y a crachement de Sang, & la douleur de Côté, la difficulté de refpirer & la Fiévre font affés fortes, mais les Redoublements font féparés par des intervalles affés longs, & on a le temps par là de prefcrire des Remedes dans ces intervalles, & de leur voir produire l'effet qu'on en attend.

Les Purgatifs fans Senné, avec les Tamarinds, la Manne & le Tartre Stibié, ou avec la Manne & le Tartre Stibié donné à plus ou moins de dofe, & prefcrits dans le commencement, font les Remedes aufquels on voit produire le meilleur effet, & c'eft d'eux principalement que dépend la Cure des Maladies courantes: les divers Bechiques, mais fur tout la Bourrache & le blanc de Baleine, placés lorfque le cas le requiert, c'eft-à-dire lorfque les Malades ayant beaucoup de peine à cracher, refpirent difficilement & avec bruit, font d'un fréquent & bon ufage; & les Sudorifiques ou Diaphoretiques, comme l'Antimoine diaphoretique & le Sang de Bouc-eftain, donnés après que les Malades ont été fuffifamment purgés, réüffiffent hureufement par la fueur critique qu'ils font naître ou qu'ils entretiennent & augmentent, lorfqu'elle a commencé de paroître avant qu'on les prefcrive. Les Saignées font quelquefois & même fouvent neceffaires lors de l'invafion, fur tout lorfqu'il y a beaucoup de Fiévre, & que la douleur eft aiguë; mais l'on n'infifte point, & l'on n'attend pas d'elles feules la guerifon des Malades. Il eft effentiel, fi on veut les garantir, d'en venir aux Purgatifs que l'on a ordonné dans certains cas jufqu'à quatre jours de fuite, & cela avec fuccés. La neceffité de la Saignée fe préfente encore quelquefois le jour même que les Malades ont été purgés par l'élevation du Poulx, la violence de la douleur & la grande difficulté de refpirer: mais dès que le moindre calme furvient, & qu'on a lieu de fe flatter de quelque intervalle, on ne manque pas de retourner aux Purgatifs comme au Remede le plus efficace, & comme à celui fans lequel il eft impoſſible que les Malades foient garantis.

Troiſiéme Lettre en Réponſe à celle de M. Sarrau.

DEpuis ma derniere Lettre, Monſieur, j'ai été obligé de faire un voyage à Montpellier, où, dans le peu de féjour que j'y fis, j'eus le plaifir de m'entretenir avec un de mes anciens Condiſciples, connu par divers Ouvrages de Theorie & par ſes heureux ſuccés dans la pratique de la Médecine : il me confirma en gros ce qui eft contenu dans le Memoire que je vous ay envoyé. Il ne me parut pas auſſi éloigné de penfer qu'il y avoit eu dans l'Air quelque chofe d'extraordinaire, qui, avec les caufes évidentes dont j'ay parlé dans ma premiere Lettre, avoit concouru à la production des Maladies, qu'il avoit été obligé de traiter pendant tout l'Hyver dernier & pendant une partie de ce Prin-temps. Il ajoûta qu'ayant remarqué dans le commencement que les Saignées amples & fouvent réiterées n'avoient pas bien-réüſſi, il s'étoit tourné principalement du côté des Diaphoretiques & qu'il s'étoit contenté de faire faire dans l'occafion de petites Saignées, & d'entremêler dans le befoin des Purgatifs convenables & de legers Vomitifs. Et c'eft ce que j'avois auſſi remarqué cette année, ainſi que vous le verrez ci-après, de même que pendant les Maladies de 1735, comme vous pouvés le voir dans mon Mémoire ſur *les Coups de Vent*, où j'ay dit que *tous ceux qui furent bien vuidés d'abord & qui fuerent copieuſement, ſe tirerent d'affaire ; & que ceux qu'on vuida trop tard, & qui ne fuerent pas, mournrent preſque tous.* Enfin il me raconta que parmi les differents Cadavres qu'il avoit fait ouvrir dans le cours de ces funeftes Maladies, il s'en étoit trouvé un, qui lui avoit paru mériter une attention particuliere. C'étoit un Laquais qui après s'être fait ſaigner à l'infceu de fon Maître, & après avoir ſoupé le même ſoir preſque comme à l'ordinaire, fut trouvé mort dans fon lit le lendemain au matin. On trouva ſes Poulmons ſi extraordinairement gonflés, qu'ils ne laiſſoient pas le moindre vuide dans toute la capacité de la Poitrine. Ils étoient collés à toute la fuperficie interieure de cette partie, & même au Diaphragme, d'où il fallut les détacher avec force. Les deux Lobes étoient auſſi joints enſemble par leur partie inferieure, & on ne peut les féparer qu'avec bien de la peine. Toute leur furface exterieure étoit couverte d'une Humeur lymphatique fort épaiſſe & fort gluante, & c'étoit par le moyen de cette eſpece de colle qu'ils adheroient à toute la furface interne de la Pleure & du Diaphragme, & que par leur partie inferieure ils s'attachoient de part & d'autre au

Mediaſtin. Ces Poulmons n'étoient point interieurement engoüés de
ſang , & on n'en vit couler que peu, lorſqu'on en fit la Diſſection.
Voilà , Monſieur , le fait: il ne vous ſera pas difficile d'en tirer des
conſequences par rapport aux Maladies qui ont regné dans ces Provinces. Je ſuis , &c.

Vous trouverés ci-joints les Mémoires que j'ay reçûs de deux Docteurs aggregés au College des Médecins de Marſeille , & la copie d'une
Lettre que m'a écrite M. Rey , Docteur aggregé au College des Médecins de Lyon. Tout cela m'a paru entrer dans vôtre deſſein , & vous
pourrez en faire uſage.

Obſervations ſur les Rhûmes qui ont regné à la fin de
l'année derniere & au commencement de celle-cy , par
M. Bertrand de l'Académie Royale des Belles-Lettres ,
Docteur aggregé au College des Médecins de Marſeille.

QUoyque les Rhûmes qui ont regné à la fin de l'année derniere
& au commencement de celle-cy , n'ayent pas été à beaucoup
près ſi communs à Marſeille, ni ſi dangereux, que dans les autres Villes
du Royaume ; ils s'y ſont pourtant montrés ſous des faces ſi differentes , qu'on avoit peine à croire que ce fut la même Maladie.

Elle a commencé à l'entrée de Novembre & a fini avec le mois de
Fevrier , à quelques Maladies près , qui ont paru les mois ſuivants.
Elle a attaqué indifferemment toute ſorte de perſonnes , ſans diſtinction
d'âge , de ſexe , ni de condition, à la Ville, comme à la Campagne.
Mais le nombre de ceux qui en ont été atteints eſt ſi petit, qu'il ne
ſuffiroit pas pour lui donner le nom de Maladie épidemique.

Dans la plûpart des Malades ces Rhumes ont été ſimples , comme
les Rhumes ordinaires ſans Fiévre, & ſans autre ſymptome que la
Toux & un petit embarras de Poitrine, que l'uſage d'une Ptiſane
pectorale ou du Thé diſſipoit en peu de jours : quelques-uns avoient
avec cette Toux une Fiévre éphemere, qui après un jour ou deux diſ-
paroſſoit ſans aucun Remede & ſans aucune Evacuation ſenſible.

Mais dans quelques autres Malades, ils ramenoient, avec ces ſymptomes communs , des accidents ſi extraordinaires qu'ils ne paroiſſoient
rien moins que des Rhûmes. C'étoit tantôt un engorgement de Poitrine *Pulmonum infarctus* , & cela dans les perſonnes un peu âgées &
Plethoriques ; en ceux-ci la Fiévre n'étoit pas forte, mais l'oppreſſion
étoit extrême ; on ne les dégageoit que par un Emetique donné dans
une diſſolution de Manne, après une ou deux Saignées, ſans quoy ils
tomboient dans une Peripneumonie, ou pituiteuſe , ou phlegmoneuſe :

tantôt une Evacuation bilieufe & très-abondante par le haut & par le bas en guife d'un Cholera-morbus qui duroit vingt-quatre heures, & qu'une eau de Poulet avoit bientôt calmé: tantôt une Diarrhée bilieufe fans tranchées pendant deux jours, qu'un Lavement deterfif ou lenient appaifoit bientôt: tantôt une douleur de Côté des plus vives & des plus aiguës: dans ceux-ci la Fiévre étoit plus forte, & s'ils n'étoient promptement fecourus, la douleur de Spafmodique qu'elle étoit, devenoit inflammatoire, & les Malades effuyoient tous les defordres & tout le danger d'une veritable Pleurefie ou Peripneumonie, & fouvent de l'une & l'autre. Or les fecours les plus convenables à ces Malades ont été un ufage continuel de Ptifanes adouciffantes & pectorales, celui des liqueurs Theïformes, & les Saignées réiterées coup-fur-coup: Enforte que l'on faifoit dans un jour cinq ou fix Saignées a un Malade, qui par là, dans deux ou trois jours tout au plus, étoit hors d'affaire, & libre de fa douleur & de tout fymptome, à la Toux près, qui duroit encore quelque temps, ou cédoit bientôt à l'ufage du Lait.

Enfin c'étoit encore des Malades faifis dans tout le corps de douleurs vives & fur tout à la Poitrine, avec une entiere impuiffance de fe remuer, une tenfion dans toute l'habitude exterieure comme dans un Rhumatifme univerfel. En ceux-là la Fiévre étoit plus vive & duroit plus long-temps, jufqu'à 7 ou 8 jours. On ne les délivroit que par l'abondance des Ptifanes adouciffantes & des Boiffons Theïformes prifes à longs traits, & par de fréquentes & copieufes Saignées & un leger Purgatif à la fin.

Mais l'efpece de Maladie la plus finguliere, eft celle qui a paru dans un très-petit nombre de Malades vers la fin de la conftitution épidemique. Après une petite Fiévre de deux ou trois jours, entremêlée de petits friffons irreguliers, il prenoit à ces Malades une douleur à la Machoire inferieure, qui 5 à 6 heures après étoit fuivie d'un engorgement dans les Mufcles du Larynx & du Pharynx & dans toutes les Glandes du Col, du côté affecté, & bientôt après celles de l'autre côté; & alors paroiffoit au dehors, & au deffous du Menton un peu à côté, une Tumeur d'une groffeur & d'une dureté extraordinaire; dans cet état le Malade perdoit la liberté d'avaler, & prefque celle de parler & de refpirer, & il périffoit dans 24 heures, s'il n'étoit puiffamment & promptement fecouru.

Pour lui donner un fecours de cette efpece, il falloit fur le champ faire des Saignées copieufes & fréquentes tant au bras qu'au pied, même de deux en deux heures, & tout de fuite, fans aucun délai, lui donner un Emetique un peu fort, & après l'operation du Remede, ou le Malade étoit entierement dégagé, ou s'il ne l'étoit pas tout-à-
fait,

fait, quelques Saignées encore, & de légers Purgatifs emportoient le reſte. On comprend bien qu’on ne pouvoit pas uſer d’Alterants dans un mal auſſi preſſant, & qui ôtoit d’abord la liberté d’avaler : dans un de ces Malades ſeulement le dégagement ne fut pas entier, & la Tumeur exterieure vint à ſuppuration.

On ne doit pas oublier un cas aſſés ſingulier. Deux Malades qui avoient negligé les commencements de leur maladie, & qui par-là après les préludes ordinaires du Rhûme étoient tombés dans des Peripneumonies très-aiguës ; ces Malades, dis-je, après une entiere ceſſation de la Fiévre & de tous les ſymptomes, & après avoir pris quelques jours des Aliments, ont péri preſque ſubitement par des Hemorrhagies, l’un du nez, l’autre du fondement, que nul Remede n’a pu arrêter. Seroit-ce trop donner à la conjecture que d’attribuer cet accident à l’Atonie des parties proportionnée aux violentes contractions qu’elles avoient ſouffertes ? Enſorte qu’elles n’ont pu reſiſter à l’impulſion du Sang animé par la nouvelle nourriture, peut-être un peu trop abondante.

Quelque bizarrerie & quelque varieté qu’il y ait dans ces differentes Maladies, il eſt aiſé de reconnoître qu’elles ne ſont que de differentes revolutions du même mal. 1°. Par leur brieveté, puiſqu’aucune n’a ſuivi le cours ordinaire de celle dont elle a pris le Type. 2°. En ce que dans tous ces Malades le mal a toûjours préludé par les ſymptomes ordinaires du Rhûme, tels que ſont le Dégoût, la Toux, Friſſons irreguliers, petite Fiévre. 3°. En ce qu’elles ont cedé aux Remedes qui conviennent aux Rhûmes plus ou moins violents.

A l’égard des cauſes externes de cette Maladie, on ne peut guere les rapporter qu’aux revolutions des Saiſons & de l’Air, & à l’impreſſion qu’il fait ſur nos corps par rapport à la tranſpiration ; cependant il n’a paru ici l’Automne paſſé, ni cet Hyver aucune revolution aſſés marquée pour pouvoir lui attribuer cette conſtitution épidemique : la ſeule que nous pouvons accuſer eſt un froid, qui ſans être exceſſif a été prématuré, long & conſtant, puiſqu’il dure encore.

Pour ce qui eſt des cauſes internes ou prochaines, je laiſſe à chacun la liberté de les expliquer à ſa maniere. Je ne ſçai s’il ne vaudroit pas autant parler le langage des anciens, & dire ſimplement que la matiere du Rhûme, qui n’eſt autre que celle de la tranſpiration retenuë, portée dans les differentes parties, y a joüé differents rolles, que de récourir avec les Modernes aux contractions Spaſmodiques, cauſées par l’impreſſion du froid exterieur, à l’épaiſſiſſement de la Lymphe, alterée & groſſie par le défaut de tranſpiration, & à d’autres cauſes ſemblables. Quand on a l’hiſtoire fidelle d’une Maladie, & que l’on ſçait la véritable methode de la traiter, on peut ſe paſſer

Partie IV.   H h de ces fortes de recherches, qui font fouvent affés inutiles.

Reflexions fur les Rhûmes épidemiques, par M. R. D. aggregé au College des Médecins de Marfeille.

QUoyque l'Hyver de cette année ait été fort froid & fort long, cependant on n'a pas obfervé à Marfeille, ni dans la Provence, des Rhûmes épidemiques ou populaires comme dans les autres Provinces du Royaume, & nous ne devons felon toutes les apparences ce bonheur-là qu'à la conftitution de l'Air féche & venteufe, qui a regné pendant toute la faifon derniere, qui a été entierement privée de toute Pluye, & prefque toûjours accompagnée des Vents du Nord.

C'eft à une qualité contraire & oppofée à celle-là, je veux dire à un Air humide, pluvieux & nebuleux privé de Vents, que l'on doit rapporter la caufe des Rhûmes dont tant de gens ont été attaqués les autres années, ou en celle-cy dans quelques Provinces du Royaume; car ce n'eft qu'après ou pendant une pareille conftitution d'Air qu'on les a veu furvenir; la raifon en eft evidente. Nos Corps tranfpirent moins puifqu'ils deviennent plus pefants dans un Air humide; la tranfpiration donc ne fe faifant pas abondamment, fa matiere retenuë fe porte dans les Sinus de la Pommette, fourciliers, &c. Et celle-cy produit l'enchifrenement ou rhume de Cerveau: fi elle fe filtre dans les glandes tyroïdes ou de la trachée artere, elle y produit l'enroüement; & enfin fi elle eft portée dans les bronches & veficules pulmonaires, elle y excite la toux plus ou moins forte felon l'abondance ou la qualité de l'humeur.

L'humidité de l'Air doit donc être regardée comme la principale & même la feule caufe éloignée des rhûmes populaires, fur-tout fi les vents manquent, (& c'eft ce defaut qui n'eft alors que trop ordinaire qui fait que l'Air eft humide en Hyver.) Car l'Atmofphere de chaque individu n'étant pas emportée & étant prefque toûjours la même, s'oppofe par fon volume, & par fon poids fur la furface de nos Corps, à la la libre & continuelle fortie de la tranfpiration. Enfin l'expérience de tous les temps ne confirme que trop cette caufe, puifqu'on n'a guere veû naître des Rhûmes populaires qu'après ou pendant une longue conftitution d'Air humide & privé de vents.

A la place des Rhûmes nous avons veû fur la fin de l'Hyver & dans le Printems de cette année, des inflammations de Poitrine qui continuent encore aujourd'huy 2. de May 1738: mais elles n'ont rien de fingulier, elles ne font pas la plûpart funeftes & n'ont rien de plus que ce qu'on a veû ordinairement dans le Printems des autres années.

Lettre de M. Rey, de l'Académie des Sciences & Belles-Lettres de Lyon, Docteur aggregé au College des Médecins de la même Ville.

JE me hâte, Monsieur, de répondre à la Lettre que vous m'avés fait l'honneur de m'écrire.

Pendant les deux derniers mois de l'année 1737, & les deux premiers de cette année-cy, on a veû regner en cette Ville des Fiévres catarrhales affés vives, souvent putrides, & vermineufes. Parmi les accidents de cette Fiévre épidemique, il étoit affés ordinaire d'y voir des Pleurefies, quelquefois des Délires avec de grands appareils morbifiques dans les premieres voyes. Les douleurs de tête Rhûmatifmales, les fluxions aux oreilles & fur les machoires, la Toux, l'Efquinancie & les autres fymptomes de catarrhe étoient très-fréquents: le mal n'a pas été fort mortel. La plûpart font gueris par les Saignées, les Vomitifs, les Purgatifs en grand lavage, la grande boiffon de Ptifane bechique, les Sudorifiques & quelquefois le Fébrifuge. Les catarrhes differoient entr'eux, les uns étoient fimples; & alors la Saignée, la Ptifane bechique, quelques Sudorifiques délayants, & quelques Evacuants minoratifs fuffifoient: les autres compliqués avec Fiévre putride, quelquefois maligne; & alors on ajoûtoit les Vomitifs, les Antivermineux, les Purgatifs fouvent réïterés & quelquefois les Fébrifuges. Je fuis &c.

A Lyon.... Juin 1738.

Pour mieux remplir mes obligations à l'égard de l'Académie Royale des Belles Lettres, Sciences & Arts de Bordeaux, & pour répondre plus amplement à l'invitation qui m'avoit été faite de fa part par M. Sarrau fon Secrétaire, j'avois refolu de luy envoyer un *Traité fur le Catarrhe & fur les Maladies qui en dépendent ou qui lui fuccedent: avec des Remarques fur les Rhûmes épidemiques qui ont été obfervés jufqu'à prefent.* J'ébauchay l'Ouvrage, j'en lûs même à nôtre Académie quelques morceaux détachés; mais d'autres occupations plus importantes m'étant furvenuës, je fus obligé d'abandonner ce deffein. D'ailleurs ce Traité feroit d'une trop grande étenduë pour pouvoir être inferé icy. J'efpere donc qu'on voudra bien fe contenter de ce qui à été obfervé & du peu que j'y vais ajoûter.

En 1735 nous n'avons parlé que des Fiévres catarrheufes ou des Rhûmes avec Fiévre, & pour caufe occafionnelle nous n'avons reconnu qu'un Air froid qui faifit interieurement ou exterieurement des Gens déjà échauffés d'ailleurs, ou furchargés de fucs aigres & indigeftes. Dans les cas que nous rapporterons cette année, nous ne parlerons auffi que des Maladies catarrhales avec Fiévre, qui ont été occafionnées par un Air froid, & dont les unes ont été ou fimplement lymphatiques, ou fimplement inflammatoires, & les autres ou lymphatiques & putrides tout enfemble, ou inflammatoires & putrides. Les Fiévres catarrheufes fimplement lymphatiques font celles qui ne durent guere au-delà de 24 heures & qui fe terminent ordinairement par d'abondantes fueurs. Celles qui ne font que fimplement inflammatoires, s'étendent rarement au-delà de 8 jours. Pour les autres, elles portent ordinairement jufqu'à 14 & quelquefois jufques à 22 jours.

Mais outre ces Rhûmes dont on vient de parler, il y en a d'autres fans Fiévre, comme on l'a remarqué en 1733, aufquels on donne differents noms felon les differentes parties qui en font affectées, appellant les uns Rhûme de Poitrine, les autres Rhûme de Cerveau, ou Enchifrenement, les autres enfin Enroüement, en quoy on s'eft fans doute conformé à ces deux vers de l'Ecole de Salerne.

Si fluat ad pectus dicatur Rheuma, Catarrhus:
Branchus at ad fauces, ad nares efto Coryza.

Et ces Rhûmes peuvent auffi bien être occafionnés par un Air trop chaud, que par un Air trop froid, auffi-bien par un *Coup de Soleil*, que par un *Coup de Vent*, ou pour me fervir des termes de Galien ∗ ἐν μὲν ταῖς ψύξεσιν, ὁμοίως ἢ κὰν ταῖς ἐγκαύσεσιν. Car, comme on l'a déja veù cy-deffus, le trop de chaud peut, auffi-bien que le trop de froid, arrêter la tranfpiration ; & la tranfpiration arrêtée par les ardeurs du Soleil, peut auffi-bien que celle qui a été rétenuë par des Vents trop froids, inonder la Tête ou la Poitrine & y exciter ces écoulements ou *Diarrhées* lymphatiques qu'on appelle Rhûmes, & que les anciens croyoient fe former dans le Cerveau, comme la Diarrhée fe forme dans le Ventre par le défaut de coction. ὁποῖον οὖν, ajoûte Galien, ἡ διάῤῥοια πάθος ἐν τῇ γαστρὶ κατὰ δυσπεψίαν γίγνεται τοιοῦτον ἑκάτερον τῶν εἰρημένων ἐν ἐγκεφάλῳ. Mais, comme on ne s'avife guere d'appeller un Médecin pour ces fortes de Rhûmes, où il n'entre point de Fiévre, nous ne nous étendrons pas davantage fur ce fujet. Nous ne parlerons pas auffi des Rhûmes avec Fiévre caufés par les ardeurs du Soleil ; car outre que ces Rhûmes font beaucoup plus rares que ceux qui font occafionnés par des Vents froids, nous n'avons pas fait des obfervations particulieres là deffus. Mais revenons aux Maladies de cette année.

On a vû cy-deffus ∗ que je n'étois pas fort porté à reconnoître dans ce Pays-cy des Maladies épidemiques proprement dites, des Maladies caufées par des Exhalaifons vicieufes repanduës dans l'Air qui nous environne. Je ne l'étois guere davantage lorfque j'écrivis à M.

∗ *Lib. 3. de fympt. cauffis. cap. XI.*

∗ *Pag. 144. & 145.*

Sarrau. Cependant je ne déciday pas la question ; & je ne prétends pas aussi la décider maintenant, malgré ce que j'ay observé pendant le Printemps de cette année 1743, qui n'a pas été moins fecond en ces sortes de Maladies que celuy de 1738, quoyque nous ayons eû des Pluyes assés abondantes, & qui auroient deû abbattre les mauvaises Exhalaisons, s'il y en avoit eû de suspenduës dans nôtre Atmosphere: Car nous n'avons pas veu après les Pluyes moins de Malades qu'auparavant. Tout ce qu'on peut dire de plus specieux à ce sujet, c'est que les Vents peuvent nous améner de mauvaises Exhalaisons des Pays d'où ils viennent, ou qu'ils traversent, & sur tout des particules de Neige, lorsqu'ils passent sur des Montagnes qui en sont couvertes : Et ces particules de Neige, quoyqu'elles n'ayent en elles-mêmes aucune mauvaise qualité, elles peuvent neantmoins rendre l'Air dans lequel elles flottent, beaucoup plus propre à figer & à congeler, pour ainsi dire, la lymphe des Poulmons & de l'habitude du Corps, sur tout si l'on suppose qu'il y eut en même tems des particules Salines dans l'Air, comme on est assés en droit de le supposer, lesquelles ne manquent point d'augmenter le froid de la Neige, comme le prouvent les congélations artificielles. Mais, d'un côté ces Exhalaisons nuisibles, qui viennent ainsi de loin, & qui ne peuvent nous être continuellement apportées, qu'autant que les Vents nous viennnent constamment du même endroit où elles s'élevent : ces Exhalaisons, dis-je, me paroissent une cause bien foible & bien passagere du moins à l'égard de ce Pays-cy où les Vents changent si souvent de direction, & quelquefois le même jour. (Car pour d'autres Villes, qui n'ont pas les mêmes avantages que nous avons, je ne nie point que les mauvaises Exhalaisons qui s'élevent de leur terroir ne puissent entrer pour beaucoup dans la production des Maladies qui y regnent le plus frequemment.) Et d'autre côté, quoyque les particules de Neige que les Vents nous apportent des Montagnes voisines, doivent être regardées comme une des causes occasionnelles des Maladies catarrheuses qui regnent icy tous les ans, elles ne peuvent pas toutefois passer pour la cause generale de ces Maladies, puisqu'on les voit regner aussi-bien par des Vents Meridionnaux que par des Vents Septentrionnaux, ainsi que je l'ay observé plusieurs fois dans l'espace de plus de trente années.

D'où vient donc que les Maladies qui tiennent de la nature du catarrhe, sont icy si comumnes presque chaque année ? Ne pourroit-on pas dire de Bésiers ce que le Sçavant Lancisi * à dit de Rome. ?

Nam, cùm situs Urbis ad Meridiem obversus sit, Ventoque australi nullis Montibus aut Sylvis in agro interjectis, maximè pateat ; eo fit ut Romanorum corpora aliquanto laxiora sint, porisque hiantibus tum ad interna extrudenda, tum ad extranea effluvia excipienda; ac proindè

* De adventitiis Romæ. Cœli qualitat. cap. 12.

repenté, vel furentibus ex borea Ventis, vel nivosis urgentibus constitutionibus promptius faciliusque offendantur, quam illorum qui adversa ad Septentrionalem plagam fronte positas inhabitant Urbes. Quamobrem lympha apud illas præsertim partes quæ immediato Atmosphera contactu pulsantur, subsistit & cogitur. Unde Epidemici nascuntur morbi, quorum prodromi plerumque sunt Coryza, eæque admodum fraudulenta, cum minimo negotio in Anginas ac Peripneumonias soleant degenerare. C'est ainsi que s'exprime ce judicieux observateur. Or on a veu cy-dessus * que Béſiers eſt ſitué ſur une Colline aſſés élevée & autour de laquelle il n'y a ni Forêts ni Montagnes, qui nous défendent des Vents. On a dit auſſi que la pente des ruës y eſt fort grande, ce qui ſuppoſe que la Colline ſur laquelle Béſiers eſt ſitué, eſt fort inclinée. Ajoûtons maintenant que cette inclinaiſon regarde exactement le Midy, & que nous ne perdons pas la moindre haleinée des Vents meridionaux; & par les raiſons qu'on vient de rapporter d'après Lanciſi, on comprendra aiſément que les Habitants de cette Ville doivent être très-diſpoſés à contracter des Maladies catarrheuſes aux premieres impreſſions des Vents froids où chargés de particules de Neige. On peut du moins ajoûter cette raiſon à celles que nous avons données cy-devant.

* Pag. 136.

Quant à la cauſe generale de ces Maladies, je ne penſe pas qu'elle ſoit unique, & je crois que tout ce qui peut arrêter la tranſpiration & épaiſſir le Sang & la Lymphe, doit être regardé comme cauſe occaſionnelle de ces Maladies; & qu'ainſi les Vents froids & ſecs, où froids & humides, ſoit Septentrionaux ſoit Meridionaux, les particules de Neige qui flottent dans l'Air, & tout autre Exhalaiſon qui y ſera contenuë, & qui ſera capable d'épaiſſir la maſſe des humeurs, & de boucher les pores par où doit ſortir la tranſpiration, tout cela doit être mis au rang des cauſes occaſionnelles des Maladies catarrheuſes: leſquelles cauſes n'ont pourtant leur effet qu'autant que les ſujets ſur leſquels elles agiſſent ſe trouvent diſpoſés à recevoir leur action.

Une Remarque avec laquelle on va finir cette eſpece d'Avant-Propos, c'eſt qu'il nous arriva rarement de trouver des occaſions à placer des Diaphoretiques, & que ceux que nous employames n'eurent preſque jamais leur effet. Nous ne doutions point de l'épaiſſiſſement de la lymphe & des autres humeurs. Le froid & la concentration du Poulx qui paroiſſoient au commencement de la Maladie, & qui précedoient même quelquefois les redoublements qui ſurvenoient après les évacuations generales: Le Sang coüeneux qu'on tiroit aux Malades & qui préſentoit une croûte ou pellicule aſſés épaiſſe & de couleur de cire jaune: les crachats épais & gluants, &c. tout cela confirmoit aſſés ce qu'on avoit eu raiſon de conjecturer; & je ne doute point que nous n'euſſions trouvé des concretions lymphatiques dans les ſujets morts

des Maladies catarrhales, fi nous avions eu occafion d'ouvrir des
Cadavres. Cependant, à moins que la fueur ne vint naturellement
foit par la difpofition des Malades, foit par l'ufage d'une abondante
boiffon, nous avions le chagrin de voir échoüer les Diaphoretiques
les plus accredités, tels que la poudre de Vipere, l'Antimoine Diaphoretique, le Sang de Bouc-eftain, &c. D'ailleurs les Malades preffés par une douleur de côté fort vive, ou par une grande difficulté
de refpirer, foûpiroient après la Saignée, & forçoient en quelque façon
les Médecins à l'ordonner dans le fort de la Fiévre. Il y en eut même
qui ne pouvant fupporter l'oppreffion de Poitrine dont ils étoient tourmentés prefque jufqu'à fuffoquer, n'attendirent pas l'avis du Médecin
& fe firent eux-mêmes faigner dans l'entrée du Redoublement & avant
que leurs extremités fe fuffent réchauffées.

Du refte dans le traitement de ces Maladies, nous ne nous écar-
tames point de nôtre pratique ordinaire qui confifte à remplir les indications effentielles par des Remedes propres à procurer les évacuations
neceffaires; & fi nous eumes le chagrin de voir perir quelques Malades, nous eumes du moins la confolation d'en voir réchapper plufieurs
autres. Ainfi les Fiévres catarrheufes fimplement lymphatiques, furent
fouvent abandonnées aux foins de la Nature, après avoir recommandé
aux Malades de fe tenir chaudement, de garder la Diette & le repos,
& d'ufer abondamment d'une boiffon dégourdie, ou de quelque infufion Theïforme: quelquefois on avoit recours à la Saignée, & la
Sueur ne manquoit pas pour l'ordinaire de terminer la Maladie. On
a traité celles qui n'étoient que purement inflammatoires, par les Saignées réïterées, par une abondante boiffon dégourdie & par quelque
Potion laxative qu'on a donné vers la fin. Celles-là ont été les plus
rares. Quant aux Fiévres Catarrheufes putrides, on a été obligé après
quelques Saignées d'en venir à un Vomitif, à des Purgatifs réïterés,
& quelquefois à des Remedes Antihelmintiques. Enfin pour les Fiévres Catarrheufes inflammatoires & putrides, on a eu recours aux
fréquentes Saignées, aux Ptifanes délayantes, aux Abforbants, aux
Bechiques, aux légers Diaphoretiques & aux Purgations en grand
lavage.

Je ne diffimuleray point qu'on ne fongea pas à employer le Camphre, dont ufoit le grand Riviere * dans les Fiévres malignes, & que
Baglivi regardoit * comme un fecret contre les Pleurefies épidemiques.
Je ne ferois pourtant pas éloigné de me fervir de ce Remede, foit
avec l'Antimoine diaphoretique, le Bezoard mineral, le Sel de prunelle & l'eau de Chardon bénit, comme en ufoit Riviere, foit en
avalant par deffus une Décoction bien-chaude des Racines d'Imperatoire & d'Angelique, & des Feüilles de Tuffilage & de Scabieufe,

* *Cent.* 1. *Obf.*
24. & 29. *Cent.*
2. *Obf.* 18. 62.
64. & 73.
* *Prax. medic.*
lib. 1.

comme le pratiquoit Baglivi. Mais fi par ce moyen j'avois le bonheur de procurer des Sueurs falutaires, d'incifer fuffifamment la lymphe trop épaiffe ou trop vifqueufe, & de prévenir par là des concretions qui pourroient devenir funeftes, j'attribuerois cet effet autant aux autres Remedes, qu'au Camphre qu'on leur affocie, puifqu'avec l'Antimoine diaphoretique feul, ou avec le feul fang de Bouc-eftain en avalant par deffus quelque boiffon chaude, quelquefois même fans aucune de ces drogues, avec une fimple decoction de Capillaire ou de Coquelicot, on voit des gens fuer copieufement & avec un heureux fuccés. Cela dépend principalement de la difpofition des Malades, & l'on peut dire hardiment que leurs fueurs font bien moins l'ouvrage de l'Art que celui de la Nature, fans compter que des fueurs forcées dès le commencement d'une Maladie & avant la coction des humeurs, font fouvent plus préjudiciables qu'avantageufes. Après tout, lorfqu'au commencement il y a indication de vuider par en haut ou par embas les matieres qui étoient contenuës dans les premieres voyes avant que la Maladie fe déclarât, ou qui s'y font jettées après s'être féparées des autres humeurs, on fatisfait fort bien par les Vomitifs & par les Purgatifs; Remedes dont l'effet eft bien plus feur que celui des Sudorifiques: on fatisfait, dis-je, & à l'indication de vuider, & à celle d'incifer la lymphe & d'en prévenir les concretions. Mais c'eft à un Médecin experimenté à fe déterminer dans les occurrences pour l'un ou l'autre de ces Remedes & pour le tems de les placer.

Un autre Remede auquel nous ne fongeames point, mais qui n'eft pas à negliger dans le traitement des Fiévres catarrheufes de mauvais caractere, c'eft l'Emplâtre veficatoire qui agit principalement fur la lymphe & qui ne manque guere d'en procurer la fonte & l'écoulement, fur tout fi on a eu foin de faire préceder les Remedes generaux. On auroit deformais d'autant plus de tort de n'avoir pas recours à ce Remede, qu'on fçait maintenant qu'il produifit à Edinbourg de très-bons effets dans les Rhûmes de 1733*.

* V. ci-deffus pag. 170.

Refte encore une difficulté au fujet des Emetiques & des Purgatifs dans les Fiévres catarrheufes inflammatoires. Dans les Pays où l'Air eft craffe, & les Aliments pefants, & où par confequent les humeurs font lentes, vifqueufes & groffieres, on ne fait pas quelquefois façon de donner d'emblée un Vomitif dans les Pleuro pneumonies; & ce Remede feul fait fouvent éclipfer la Fiévre & le crachement de fang, ou du moins on les voit bientôt ceder à quelques Saignées & aux Purgatifs qu'on donne enfuite. Sous d'autres Climats, à Rome, par exemple, on n'a recours qu'à la Saignée & aux Adouciffants, à moins qu'il n'y ait un grand appareil de matiere morbifique dans les premieres voyes qui demande promptement la Purgation. *In aere Romano*,

dit

dit Baglivi, *Phlebotomia est Princeps remedium in pleuritide : post *Prax Med.
Phlebotomiam verò diluentia cum Attenuantibus & Anodynis junĉta bre- Lib. I.
vi eandem jugulant. At si pleuritis ab apparatu humorum in primis
viis oriatur, purgandum est. Dans ce Pays-ci où l'air est assez subtil,
où les Aliments sont plûtôt chauds que froids, & où les humeurs ne
sont ordinairement que trop animées, les Emetiques réüssissent rarement
dans le commencement des Catarrhes inflammatoires, à moins que les
Malades ne se fussent peu de temps auparavant extrémement gorgés
d'Aliments. Pour les Purgatifs, ils sont presque toûjours d'une necessité indispensable, sinon dès l'invasion du mal, du moins peu de tems
après ; c'est-à-dire, lorsque la Fiévre commence à relâcher, que le
poulx devient un peu mol, que les crachats, de rouges qu'ils étoient,
sont devenus jaunes ou blancs, &c. Et cela soit pour remedier à la
crüe des humeurs causée par une trop abondante nourriture, (car on
est ici dans l'usage de donner aux Malades des boüillons à la viande de
trois en trois ou de quatre en quatre heures,) soit pour prévenir la dépravation du Chyle en empêchant le trop long séjour & la corruption de
la nourriture dans les premieres voyes, d'où s'ensuivroit une augmentation de Fiévre, soit pour évacuer la Bile & les autres humeurs nuisibles qui se sont déja separées du sang par les glandes du Foye, du
Pancreas, de l'Estomach, des Intestins, &c. soit enfin pour liquefier
insensiblement la lymphe, pour desunir les globules rouges dont les Arteres Capillaires ou Lymphatiques sont engorgées, pour disposer tous
les recrements à passer par leurs secretoires, & pour resoudre par là les
inflammations. Mais venons au détail.

Nous avons dit cy-dessus que le fort des Rhûmes & des autres Maladies qui participent de la nature du Catarrhe, avoit été pendant
le mois de Mars ; mais comme auparavant & dans le reste de l'année,
nous avons veu d'autres Maladies, nous ferons l'exposition des unes &
des autres selon qu'elles se sont présentées pour ne pas changer l'ordre
des tems que nous avons suivi jusqu'ici.

Dans le mois de Janvier le Fils de M. C. du lieu de S. âgé de 17 à
18 ans, maigre & d'une complexion delicate, essuya chez un Procu-
reur de cette Ville, dont il étoit Clerc, une Fiévre maligne Eresipelateuse & Vermineuse, qui ne se termina qu'après le vingt-deuxiéme jour ; & alors sa Mere, qui n'étoit pas aussi d'une constitution fort
robuste, qui avoit eu le soin de le faire servir, & qui l'avoit même
veillé pendant quelques nuits, tomba malade précisément de la même
Maladie, à cela près qu'elle ne la porta pas au delà du quinziéme jour.
Dans l'un & l'autre de ces Malades, après quelques frissons, la Fiévre
fut assez vive, & elle le fut davantage dans le Fils que dans la Mere. Ils
avoient tous les deux l'Eresipele à la face ; mais celle du Fils étoit plus

élevée & plus étenduë. Tous les deux rendirent des Vers par les Selles : la noirceur de la langue , la soif & la surdité leur furent aussi des Symptomes communs ; mais le Delire & les Tremoussements, qui ne furent pourtant que passagers , ne se montrerent que dans le Fils. Celui-ci eut comme on le voit , la Maladie à un plus haut dégré , & ses redoublements furent aussi un peu plus violents à proportion. Ces deux Malades furent d'abord saignés l'un & l'autre & du bras & du pied ; mais les Saignées du Fils furent un peu plus amples & plus fréquentes. Dès les premiers jours on lui donna l'Emetique tout pur : Pour la Mere , on se contenta d'ajoûter demi-once de Vin Stibié dans sa première Médecine en deux verres. Les Eaux panées , les Ptisannes emulsionnées ne furent pas oubliées. On ne leur épargna pas aussi les Purgatifs en grand lavage : On eut même quelquefois la précaution de leur faire avaler avant les Médecines , un Bolus fait avec quelques grains d'Æthyops mineral incorporé dans la conserve de Roses. Dans le cours de la Maladie le Fils fut encore saigné plus d'une fois. On leur donna à tous les deux des Absorbants , des Juleps anodyns , des Lavements emollients. Ils se vuiderent beaucoup par embas. Ils suerent aussi assez copieusement, sur tout le Fils ; & leurs Maladies se terminerent heureusement , chacune au tems marqué cy-dessus.

Dans le mois de Fevrier M. E. Marchand âgé d'environ 30 ans , mais d'une assez foible complexion , eut une Fiévre putride qui porta d'abord à la Poitrine : sa toux n'étoit pas des plus violentes ; mais ses cachats étoient sanguinolents , & lorsqu'il toussoit , il sentoit un peu de douleur au dessous de la mammelle gauche. Dans les Redoublements qui revenoient chaque jour , & qui dès le commencement avoient été précedés d'un peu de froid aux extremités du corps & de quelques frissons , il se plaignoit d'une petite douleur de tête. Sa bouche devint pateuse & sa langue parut blanche. Après qu'on eut fait les Saignées necessaires soit du bras soit du pied , qu'on eut fait préceder quelque lavement , & qu'on eut humecté le Malade par une abondante boisson , on ne tarda pas à le purger benignement , & le même jour on le resaigna sur le soir , & on lui donna un Julep adoucissant. Deux jours après il fut repurgé: Après quoi son poulx commença à se ramollir ; & une petite moitteur , qui parut en même tems , nous fit comprendre qu'il avoit de la disposition à la sueur. C'est pourquoi je lui ordonnai deux prises de blanc de Baleine pour prendre dans l'entredeux des boüillons, ajoûtant à chacune dix grains d'Antimoine Diaphoretique & autant de Sang de Bouc-estain , & avalant par dessus quelques cuillerées de suc de Bourrache. La sueur vint par degrés & augmenta au point qu'on pouvoit souhaiter , sans qu'on eut besoin de la pousser davantage par des Remedes: La Poitrine commença à se dégager , la douleur de tête cessa : la toux & la Fiévre allerent toûjours en diminuant , & par le moyen de deux Médecines que le Malade prit encore en gardant les intervalles neceffaires , il en fut entierement délivré avant le quinziéme jour.

La Maladie du nommé Combes , âgé d'environ 39 ans , fut plus longue & plus irréguliere ; & il eft à croire que malgré tous les fecours de la Médecine il auroit fuccombé , s'il n'avoit été foûtenu par la vigueur de fon temperament. C'étoit une Fiévre Putride-maligne-inflammatoire. Dès le commencement fa Poitrine fut vivement intereffée , & elle ne parut foulagée , que lorfque la tête fut prife. Je le traitai d'abord par de copieufes & fréquentes Saignées, par des Ptifanes délayantes , par des Bechiques , par des Potions laxatives bien detrempées & un peu animées par du Vin Stibié ; mais lorfqu'il fut tombé dans la Phrenefie , tout ce que purent faire deux hommes forts & robuftes qui le gardoient , ce fut de lui faire avaler de loin à loin quelques cuillerées de boüillon & un peu d'eau panée. Pendant trois à quatre jours que dura cet état, il fut faigné copieufement du pied & du col : Après quoi fa tête s'étant un peu dégagée , on parvint à lui faire prendre une Médecine en deux verres qui l'évacua beaucoup. Il fallut encore revenir à quelques petites Saignées du bras , foit par rapport à la Poitrine qui s'engagea de nouveau , foit par rapport à quelques boutons rouges & de la groffeur d'un petit pois , qui parurent par pelotons fur differentes parties de fon Corps. On revint auffi aux Purgations, aux Délayants , aux Bechiques,&c. Enfin après vingt-trois ou vingt-quatre jours de Maladie , je le trouvai quitte de Fiévre.

Vers le milieu de ce mois , trois perfonnes moururent fort brufquement, parmi lefquelles il y en avoit deux un peu âgées , & l'autre fort jeune & fort vigoureufe ; mais comme je n'étois pas leur Médecin , & qu'on ne fit point l'ouverture de leurs Cadavres, je ne pus rien devouvrir de pofitif fur la caufe & la nature de leur mal.

Avant la fin du même mois , le Sr.. fut attaqué de la Maladie alors regnante. Avant que de tomber Malade , il avoit une Gonorrhée virulente , qui couloit abondamment , & qui s'arrêta fur le champ. La Fiévre fut des plus vives avec une douleur de tête aiguë, & une oppreffion de Poitrine des plus violentes. On s'imagine bien qu'il fallut précipiter les Remedes , fur tout les Saignées , d'autant plus que le Sujet étoit vigoureux , à la fleur de fon âge , & qu'il avoit de l'embonpoint. Car dans ces occafions on ne doit pas craindre d'affoiblir le Malade & de l'épuifer en quelque façon. On n'épargna pas les Humectants , les Antiphlogiftiques , les Bechiques , les Anodyns. On mit en ufage les Lavements emollients & purgatifs, & l'on ne tarda pas à en venir à une Médecine en trois verres , qu'on aiguifa avec une petite dofe de Vin Stibié. Dans les Redoublements, les Saignées du bras & du pied furent réiterées; on revint aux Purgations: on continua les Humectants,&c. Et le Malade fut entiérement quitte de Fiévre avant le quinziéme jour. Les crachats, qui étoient au commencement Sanguinolents, changerent bien-tôt de couleur. Dans le Redoublement ils avoient de la peine à se détacher; ils étoient chassés plus aisément dans le relâche, mais ce ne fut jamais en fort grande quantité. Le Malade n'eut pas non plus de sueurs fort abon-dantes, mais il s'évacua beaucoup par les Selles & par les Urines. Après la Maladie, son écoulement ne parut plus, & il se trouva gueri, du moins en apparence, de sa Gonorrhée, ce qui ne nous dispensa point de lui faire prendre pour plus de seureté les Remedes appropriés à ce mal.

La Femme du Malade dont on vient de parler, eut aussi la Maladie de cours; mais en un beaucoup moindre dégré & sans aucune com-plication. D'autres gens eurent des Rhûmes sans Fiévre.

Mais le cas le plus singulier fut celui d'une Fille de 18 à 20 ans & d'un temperament fort vigoureux. Elle s'exceda de travail en savon-nant du Linge à la Riviere, un jour qu'il faisoit plus de froid qu'à l'ordinaire. De retour le soir à la maison elle se trouva mal, & com-mença à jetter du Sang par toutes les voyes par où il en peut sortir na-turellement. Je fus appellé, & je vis qu'elle en crachoit beaucoup, qu'il lui en couloit continuellement par les Narines, & l'on m'assura qu'il qu'il en couloit par les Parties naturelles, & qu'elle en faisoit aussi par les Selles. La Malade avoit eu froid; mais la chaleur étoit reve-nuë, & le Poulx étoit fort fréquent. J'ordonnai qu'on la saignât deux fois du bras dans la nuit, & qu'on lui donnât d'heure en heure une cuillerée de la Potion suivante, avalant par dessus un petit verre de Ptisane faite avec la racine de Guimauve, les feüilles de Capillaire & le Nitre purifié.

♃. Confect. Alkerm. ʒij. Alumin. rupei & Sang. Dracon. ăa. ꜱij. Corallor. rubr. præparat. & succo acido citri saturat. ʒß. Pulver. species de Hyacinth. ꜱj. olei Amygd. dulc. ʒj. Syrup Capillor. vener. & Nenupharin. ăa. ʒß. Aq. Flor. Aurantior. & Plantagin. q. s. M. F. Potio ex Cochleari sumend.

Tous ces Remedes n'ayant pas appaisé la fougue du Sang, il fallut le lendemain matin revenir à la Saignée du bras, & le soir on fut obligé de saigner la Malade au pied dans le Redoublement, après avoir mis en usage dans l'intervalle d'une Saignée à l'autre le blanc de Baleine & les Lavements anodyns. On fit encore quelqu'autre Saignée, on donna des Juleps adoucissants; mais la violence des Redoublements nous obligea, malgré les Hemorrhagies qui persistoient encore quoi-que fort foiblement, à en venir aux Purgatifs doux noyés dans une grande quantité d'infufion de Capillaire, & de les réïterer plus d'une fois. On peut aifément juger de la foibleffe où fut reduite la Malade : Elle ne fuccomba pas néantmoins tout-à-coup : mais malgré tous les fecours qu'on peut lui donner, elle tomba dans la Cachexie, dans la Fiévre lente & enfin dans la Phthifie, dont elle mourut environ dix mois après fa premiere Maladie.

Au commencement du mois de Mars la nommée Faitis Veuve, âgée d'environ 50 ans, maigre & valetudinaire, eut une Fiévre Putride avec une inflammation de Poitrine accompagnée de toux & de crachats fanglants, laquelle, malgré tous les fecours ufités en pareil cas, & que nous avons fi fouvent rapportés, monta au plus haut point, où ces fortes de Maladies puiffent aller. Je défefperai même de la Malade, lorfque j'eus veu dans un Redoublement un Râle bien marqué avec des Intermittences dans le Poulx. Cependant elle eut le bonheur d'en réchapper après le vingt-deuxiéme jour. Elle s'évacua beaucoup, foit par les Selles, foit par les Crachats, & elle fua affez copieufement. Le Râle ceffa dans le relâche, mais il reparut dans les Redoublements fuivants; ce que j'attribuai à une difpofition Afthmatique, qui fe manifefta encore mieux après la Maladie. J'avois veu auparavant & j'ai veu depuis de femblables cas.

Dans le cours du même mois, il nous échappa plufieurs Malades de tout âge & de tout fexe, foit entre mes mains, foit entre les mains de mes Confreres, les uns avant le quatorziéme jour, les autres avant le vingt-uniéme. De ce nombre furent Madame de B. Madame de G. Mr. M. les nommés Boüiffe & Aouft, la Fille de R. &c. Ils eurent tous la Poitrine affeétée, les uns avec des crachats fanglants, les autres avec des crachats lymphatiques, épais ou fereux. Il y en eut qui firent des Vers ronds par les Selles. On n'oublia aucun des fecours dont on ait accoûtumé d'ufer dans ces occafions ; mais les Concretions lymphatiques, ou les Congeftions fanguines, qui fe formerent dans les Poulmons de ces Malades, éluderent la force de tous nos Remedes. Ceux dont la Maladie effentielle, étoit plus Putride, que *Lymphatique* ou *Sanguine*, en réchapperent avec les fecours ordinaires, foit qu'ils euffent un peu de fluxion fur la Poitrine, foit que leur Mal fe portât plus au dehors & y excitât des Erefipeles qui fe montrerent principalement au Vifage. Le nombre des Malades que j'eus à vifiter ne me permit point d'écrire l'Hiftoire de chacun en particulier ; ainfi je ne fçaurois la donner ici.

Vers la fin du même Mois, je fus appellé par le nommé Alexis Gaudrand, que j'avois traité pendant les fept ou huit derniers jours de l'année paffée, & les cinq ou fix premiers jours de celle-cy d'une Fiévre Putride avec un point de Côté, toux, crachats épais, un peu roüillés, quelquefois noirâtres. Il s'étoit marié depuis peu (n'ayant pour lors que 28 à 30 ans,) quoiqu'il ne fut pas bien rétabli de sa derniere Maladie; car il m'avoüa que depuis que je ne le voyois plus, il avoit toûjours toussé un peu, & qu'il s'étoit senti beaucoup de chaleur toutes les nuits; ce qui me fit juger qu'il avoit eu tous les soirs un petit Redoublement. Je le trouvai avec une grosse Fiévre & avec une oppression de Poitrine si violente, que je fus obligé de le faire saigner sur le champ. Il avoit contracté la Maladie à la mode; mais ce ne fut qu'une legere fluxion qui n'empêcha pas de travailler au traitement d'une Maladie bien plus considerable qu'il couvoit depuis plus de deux mois, & qui avoit rendu son attaque si vive. Il avoit fort maigri, & il avoit un commencement d'enflure aux extremités Inferieures. En l'examinant de plus près, je lui trouvai du Côté gauche fort près du Sternum, une petite élevation à la peau qui couvre les Muscles intercostaux des deux dernieres vrayes Côtes,& une fluctuation sensible au dessous. Il n'en fallut pas davantage pour juger qu'il y avoit là du Pus épanché, & qu'il avoit même percé les Muscles intercostaux. Quinze ou dix-huit heures après la Saignée, la Fiévre ayant fort relâché, je lui fis ouvrir son Abscés : Il ne fut question que d'une simple incision à la Peau, & nous vimes d'abord couler une grande quantité de Pus. Pour ne pas trop affoiblir le Malade, je fis fermer l'ouverture, qu'on eut soin de bien tamponer, après qu'on eut tiré deux écuellées de Pus. Quatre à cinq heures après on lui en tira presque autant, & huit ou neuf heures après on lui en tira encore environ une écuellée. L'Abscés étant vuidé, j'introduisis une sonde, qui entra fort avant & que je tournai de tous côtés fort librement, ce qui me fit juger, & l'évenement de la Maladie a paru le confirmer, que l'Abscés n'avoit pas interessé la substance du Poulmon, & que le Pus ne s'étoit formé qu'entre la Pleure & les Muscles intercostaux. On comprend assez que les premiers jours on eut soin de panser trois fois par jour le Malade, & qu'à chaque pansement il couloit beaucoup de Pus. Ensuite on se contenta de le panser deux fois par jour. Après que le Pus étoit sorti, on lavoit la Playe avec l'eau d'Orge & le Miel Rosat qu'on injectoit par le moyen d'une petite Seringue. Dès le premier jour le Malade avoit été mis aux boüillons & à l'usage d'une Ptisanne vulneraire & adoucissante, & il garda le même regime jusqu'à ce qu'il n'eut plus de Redoublement de Fiévre. On ne manqua pas aussi de le purger bien-tôt avec la Casse & la Manne, & de le repurger de tems en tems. Les Bechiques ne furent pas oubliés, non plus que les Juleps anodyns: Enfin on le mit à l'usage du Lait d'Anesse & d'une Opiate absorbante & balsamique. Un mois & demi après l'Operation la Playe fut consolidée; mais bien-tôt après les Pieds & les Jambes du Malade s'enflerent de nouveau, il lui survint même

un flux de Ventre blanchâtre avec une Fiévre lente. Tout cela néantmoins se dissipa , quoique le Malade ne gardât pas un regime fort exact,
& que rebuté des Remedes , il n'en prit que peu & de loin à loin. La
jeunesse & la bonté du tempérament sont de grandes ressources , sur tout
lorsqu'il n'y a point de principal Viscere affecté ; car , eu égard à la
quantité de Pus qui s'étoit amassée dans la Poitrine de ce Malade , &
à sa qualité qui n'étoit pas des plus loüables , la couleur en étant grisâtre , je pense que la Maladie ne se feroit pas terminée si heureusement, si la Suppuration s'étoit faite dans la substance du Poulmon ,
ou si ce Viscere n'avoit été preservé des Atteints du Pus par le Pleure
qui le renfermoit. Cependant le Malade jettoit des crachats un peu Purulents ; mais c'étoit sans doute des Particules de Pus qui avoient reflué
dans le Sang , & qui s'étoient unies avec la Lymphe Pulmonaire & separées par les Vaisseaux secretoires des Poulmons.

Les mois d'Avril & de Mai ne furent pas exempts de Fiévres Catarrheuses , de maux de Gorge, &c. On vit aussi des Pleuresies & des Peripneumonies ; mais le nombre de ces Maladies fut beaucoup moindre
que dans les mois précedents , & à fort peu de cas près dont l'évenement fut funeste , elles cederent aisément aux Remedes ordinaires.

Dès le commencement du mois de Juin il souffla un Vent de Nord
ou de N.. O. beaucoup plus froid que ceux qui ont accoûtumé de
regner ici à la fin du Printemps ; ce qui n'empêcha point que nous ne
vissions paroître peu de tems après & pendant le mois suivant des
Fiévres Putrides Malignes & Vermineuses qui attaquerent sur tout les
Enfants , & qui, sans leur donner la Mort, leur en firent courir tout
le danger , soit par leur longueur , soit par la violence de leurs symptomes. On proportionna les Saignées & les autres Evacuations à leur
âge , à leurs forces & à la violence de la Fiévre. On mit en œuvre les
Vermifuges & les Délayants ; mais on insista principalement sur les
doux Purgatifs qu'on avoit soin d'animer par de petites doses de Vin
Stibié. Des personnes plus âgées furent aussi attaquées des mêmes
Maladies ; mais parmi les Malades que je vis , il y eut moins d'Adultes que d'Enfants : & leurs Maladies se terminerent plus aisément.

La petite Verole , qui s'étoit montrée vers la fin de Juillet , s'échauffa beaucoup avant la fin de l'Eté. Plusieurs Enfants en moururent ,
sur tout ceux qui l'avoient compliquée avec une Fiévre Maligne, soit
ordinaire, soit pourprée, ou avec des taches rouges , violettes ou noires,
dans l'entre-deux des Boutons: ou qui avoient des cours de Ventre sereux:
ou qui avoient été negligés dès le commencement. Nous donnerons dans
nos Remarques le précis des Observations de Mr. Helvetius sur les differentes especes de petite-Verole & sur la manière de les traiter:C'est pourquoi nous ne nous étendrons pas ici davantage sur cette Maladie en ge-

neral. Nous rapporterons feulement quelques cas pour confirmer la methode que nous avons expofée dans le Memoire que nous lûmes à nôtre Académie en 1733, & qui a été inferé cy-deffus *.

* Pag. 185 & fuiv.

De tous les Enfans que je vis réchaper de la petite Verole, la Maladie la plus longue, la plus violente & la plus variée dans fes fymptomes, fut celle de la Fille du Sr. Efc. Marchand. C'étoit une petite-Verole *Confluente* compliquée avec une Fiévre Putride Maligne & Vermineufe, qui fit trainer la Malade, qui n'avoit pas encore trois ans, depuis le milieu du mois de Septembre, jufques vers la fin du mois de Novembre. Le détail de cette Maladie feroit trop long, & il me feroit même impoffible de le donner avec toute l'exactitude neceffaire. Il fuffira de rapporter que la tête fut d'abord attaquée, & que la Malade refta quelques jours dans l'affoupiffement, qu'enfuite le mal fe dépofa fur la Poitrine, & que la Malade touffa & cracha pendant long-tems, qu'enfin le Ventre fe gonfla, fe meteorifa, & que cela fut fuivi d'un cours de Ventre bilieux fort opiniâtre, que la fuppuration fut des plus longues, que les croutes fe renouvellerent fort fouvent, & qu'elles ne tomberent tout-à-fait, qu'après que la Fiévre qui dura plus de deux mois, avec des Redoublements tantôt plus, tantôt moins violents, eut entierement ceffé. On fuivit le plus exactement qu'il fut poffible toutes les Indications qui fe préfenterent, foit pour combattre la caufe prochaine de la Maladie, foit pour remedier aux differents fymptomes dont elle fut accompagnée, en proportionnant les Remedes à l'âge & aux forces du fujet, & en gardant plus ou moins d'intervalle des uns aux autres felon que les fymptomes étoient plus ou moins preffants. La Saignée fut mife en ufage, foit au commencement foit dans le cours de la Maladie. On eut fouvent recours aux doux Purgatifs, aux Potions abforbantes, & Bechiques, aux Ptifanes Pectorales, au blanc de Baleine & à l'Huile d'Amandes douces. Les Vermifuges furent auffi employés, ou dans les Potions, ou melés avec les Purgatifs. On ufa de temps en temps de Lavements emollients & adouciffants fur tout pendant le cours de Ventre. Les legers Narcotiques, les Empâtants ne furent pas oubliés. Enfin on fe tourna du côté du Kinkina qu'on donna plufieurs fois en infufion lorfque le cours de Ventre eut ceffé. On infifta fur tout fur les doux Purgatifs, qu'on ne donnoit pourtant qu'avec beaucoup de ménagement. Après une fi longue Maladie, on s'imagine bien que la Malade fut long-tems à fe remettre, & qu'il refta beaucoup de Creux & de Cicatrices fur fon vifage pour preuve du mauvais caractere de fa petite-Verole.

La Fille du Sr. Lautier âgée de 8 à 9 ans, eut une petite-Verole *Difcrete*, compliquée avec une Fiévre Putride maligne. Son Pere, qui avoit été Chirurgien, & qui avoit eu le malheur de perdre depuis

puis

puis peu de jours une autre Fille , à qui il n'avoit pas voulu qu'on fit le moindre Remede, dans la prévention où il étoit qu'il n'en faut point faire dans la petite - Verole , me pria inftamment de ne rien épargner pour fa Fille malade. Elle fut faignée , quoiqu'il y eut des grains de petite-Verole fur fon corps : Elle fut vuidée. En un mot, elle fut traitée dans les regles , & par ce moyen elle fe tira d'affaire.

Dès le commencement du mois d'Octobre le Fils de Monfieur de... âgé de 7 à 8 ans, maigre , d'un temperament extrémement vif, & fujet depuis fa naiffance à des croutes de Lait feches, fe trouva mal , & on ne douta point que ce ne fut la petite - Verole. Il fallut d'abord renoncer à la Saignée & aux Lavements , par rapport à l'averfion du Malade , qu'on ne peut vaincre en aucune façon. D'ailleurs on ne vouloit pas lui faire violence : on n'en avoit jamais ufé à fon égard, parcequ'il étoit Fils unique , qu'il avoit de la connoiffance au deffus de fon âge & qu'il étoit d'une vivacité outrée. Heureufement la Fiévre ne fut pas des plus vives ; mais comme il avoit la langue chargée d'un limon blanchâtre , & qu'on ne pouvoit pas douter que fon Eftomach ne fut gorgé d'Aliments , je ne balançai point à lui ordonner pour le lendemain la Médecine fuivante.

2⁄4 Fol. Oriental. ʒj. femin. contr. Verm. p. j Sal. Veget. ʒj. Mann. elect. & Syrup. de Cichor. compos. ăa. ʒj. Rhabarb. pulverat. gr. xx. Vin. ftibiat. ʒj. m. f. potio.

Ce Remede fit affés bien fon effet. La Fiévre ne redoubla point, le Malade fut mis le troifiéme jour à l'ufage de la Potion fuivante, dont il prenoit quelques cuillerées par jour dans l'entre-deux des boüillons.

2⁄4. Confect. Alkerm. ʒj. Corall. rubr. præp. ocul. Cancr. fluviat. & Pulv. fpecier. de Hyacinth. ăa. ʒx. Syrup. violac. & Flor. tunic. ăa ʒß. aq. Flor. Aurant. & lilior q. f. m. f. Potio.

On lui fit une Ptifane avec la corne de Cerf : On lui appliqua de l'eau de Rofes & du Safran Oriental fur les Paupieres dont les bords commençoient à être un peu rouges. On lui fit avaler de l'Huile d'Amandes douces , & le foir on ajoûta à l'Huile d'Amandes demi-once de Syrop de Nenuphar. Cependant la petite-Verole pouffoit, le Vifage & les Mains commençoient à s'enfler & à nous annoncer une petite-Verole *Confluente.* Le Gofier s'embarraffoit, le Ventre fe refferroit. C'eft pourquoi pour fuppléer aux Lavements emollients dont le Malade auroit eu befoin , & qu'il n'étoit pas poffible de lui faire prendre, nous convinmes avec feu M. Cros qui fut appellé en confultation, de donner à cuillerées une Potion au Malade, qui lui lachât le Ventre & qui le lui tint ouvert. Le Remede fuivant qui eft tout fimple, & qu'on pourroit fort bien faire paffer auprès des perfonnes prévenuës contre les Purgatifs dans la petite-Verole, pour une Potion abforbante, car il eft des occafions où l'on eft, pour ainfi dire, forcé de mafquer les Remedes : Le Remede fuivant, dis-je, nous réüffit à merveille, & nous y eumes recours de temps en temps.

℞. *Coral. rub. præp. & ocul. Cancr. fluviat. ăa. gr. xv. Olei Amygd. dulc. Syrup. Capill. vener. & de Cichor. compos. & aq. Flor. Aurant. ăa. ℨj. aq. Flor. Pap. Rhæad. q. f. m. f. Potio ex Cochleari identidem fumend.*

Par le moyen de ce Remede abforbant & relâchant, que le Malade n'achevoit de prendre que dans l'intervalle de 18 ou de 24 heures, nous eumes le bonheur de procurer une fuffifante liberté de Ventre, & de maintenir les digeftions en regle, ou d'empêcher les boüillons de fe corrompre dans l'Eftomach, & les humeurs qui fe féparent du Sang de fe dépraver dans le canal Inteftinal, & d'y caufer des irritations capables d'attirer des cours de Ventre ou d'augmenter la Fiévre.

Pour adoucir le Gofier du Malade, qui ne fçavoit pas gargarifer, on lui donnoit tantôt d'une Ptifane faite avec les feüilles de Capillaire, les Jujubes féches & un peu d'Orge mondé, y ajoûtant quelquefois un peu de Syrop de Capillaire ou de Violettes, tantôt d'une eau de Ris ou d'une eau de Poulet, & le foir on délayoit dans un verre de Ptifane demi-once de Syrop de Nenuphar.

Le Malade n'eut jamais de Redoublement violent. Seulement il avoit tous les foirs un peu d'augmentation de Fiévre. Le Ventre refta toûjours mol ; mais les Mains & le Vifage s'enflerent, & fur tout le Vifage. Ses Yeux refterent fermés pendant plus de huit jours ; & fa vivacité naturelle le portoit de temps en temps à crier fort haut, *je veux voir*. Il ne faliva point, fon Ventre ne fe lâcha qu'autant qu'il fut neceffaire ; mais la fuppuration fut fort longue & affés abondante, & on ne fit pas difficulté de changer les draps de fon lit malgré la prévention populaire.

Le 15. ou 16. jour de la Maladie, il fut purgé avec une once & demie de Manne, une once de Syrop de Chicorée compofé, demi once d'Huile d'Amandes douces & quinze grains de Rhubarbe dans un verre de Ptifanne, & trois ou quatre jours après il fut repurgé. Après quoi il fut entierement quitte de la Fiévre, & il commença à manger un peu de foupe ; car jufqu'alors il avoit été exactement aux boüillons. Dans la convalefcence on ne manqua pas de le repurger.

Vers le commencement de la suppuration, on se servit pour graisser & adoucir les boutons du Visage de la Pommade suivante, dont Mr. Helvetius a donné la description *.

Prenés deux onces d'Huile de quatre semences froides, deux gros de blanc de Baleine bien choisi, & trois gros de cire Vierge. Faites fondre le tout au *Bain-marie*, & le passés. Ensuite vous le raclerés avec un cuiller de bois, & vous le mettrés par petits morceaux très-minces, dans un Mortier de Marbre. Battés le tout pendant trois ou quatre heures avec un Pilon de bois, en y versant de temps en temps un peu d'eau de fontaine bien claire, puis ajoûtés-y quelques gouttes d'Huile de Citron, ou quelques cuillerées d'eau de fleurs d'Orange.

Quelquefois on ne se méfie pas assés d'une petite-Verole *Discrete* & sans Fiévre. On laisse manger les Enfants, & on n'a pas soin de leur tenir le Ventre libre. On croiroit même leur porter du préjudice, & leur procurer un cours de Ventre, si on leur donnoit un Lavement emollient. A quoi cela aboutit-il ? Lors de la suppuration, la Fiévre s'allume, le Ventre s'enfle & se tend, la Diarrhée, qu'on vouloit éviter, survient, & souvent il est impossible d'y remedier. C'est ce que je vis arriver au Fils d'un Marchand de cette Ville âgé de deux ans & demi, & à quelques autres Enfants, qui n'étoient pas d'ailleurs mal constitués.

La Fille de Monsieur V. âgée de 10 à 12 ans, perd tout-à coup connoissance : On voit sur son corps quelques grains de petite-Verole qui commencent à poindre. Son Médecin ordinaire étant absent, je fus appellé. Le Poulx de la Malade n'étoit pas bien développé, ni le Visage haut en couleur ; mais le Ventre étoit fort plein & fort élevé. J'ordonnai sur le champ une Potion cordiale & vermifuge, & un Lavement purgatif, me reservant d'en venir quelques heures après à la Saignée du pied dès que le Poulx répondroit un peu mieux. Alors M. V. me dit qu'un autre de ses Enfants étoit mort la veille en rendant un Lavement. J'insistai, & le Lavement fit sortir beaucoup de matiere & même des Vers. Le Poulx se ranima après quelques cuillerées de Potion, & la Saignée du Pied fut faite. La connoissance revint. Le lendemain la Malade prit une Potion purgative & un peu émetique, à laquelle on eut soin d'ajoûter deux cuillerées d'Huile d'Amandes douces. Elle se vuida fort par haut & par bas. Elle fut saignée du Bras le soir dans le Redoublement. On lui donna un Lavement le troisiéme jour, & le quatriéme on la repurgea. Je la remis ensuite entre les mains de son Médecin ordinaire, qui l'amena à bon port. C'étoit une petite-Verole *Discrete* avec une Fiévre Maligne vermineuse.

* *V. Obs. sur la Petite-Verole, Pag. 374.*

K K ij

La nommée Vigues Creole, âgée de 19 à 20 ans contracta la peti-te-Verole quelques mois après être arrivée en cette Ville. Elle étoit fort Cacochyme, & le Mariage ne l'avoit pas guerie des Pales couleurs qui l'avoient attaquée en Amerique. Sa petite-Verole se trouva compliquée avec une Fiévre Putride vermineuse, à quoi n'avoit pas peu contribué le mauvais regime qu'elle menoit. L'aversion qu'elle avoit pour les Remedes, fit qu'elle supporta pendant deux jours la violence de sa Fiévre & des Redoûblements dont elle étoit accompagnée, sans vouloir permettre qu'on lui donnât aucun secours. Mais elle se rendit le troisiéme jour, elle fut saignée du Pied dans le Redoublement. Le lendemain elle fut vuidée par haut & par bas. Elle fut saignée du Bras le même jour. Elle n'avoit jamais eu ses Regles. On revint à la Saignée du Pied & aux Purgations. Les Potions absorbantes & les Lavements furent mis en usage. On eut recours aux Ptisanes pectorales & aux Juleps anodyns ; & la petite-Verole qui étoit du genre des *Discretes* parcourut heureusement tous ses periodes.

Dans les mois de Novembre & de Decembre il parut quelques Fiévres Putrides & quelques Fiévres Malignes, soit parmi les Adultes, soit parmi les Enfants, mais qui ne furent funestes ni pour les uns ni pour les autres. Je vis aussi quelques Maladies inflammatoires, dont les unes s'en prirent à la Poitrine & les autres au Foye.

Le Fils de la Veuve Chevry, âgé de 4 à 5 ans fut attaqué d'une inflammation au Foye avec une Fiévre aiguë, une Toux séche, une grande Tension & une douleur gravative à l'Hypocondre droit. On mit d'abord en usage les Saignées qu'on réïtera autant que les forces du Sujet le purent permettre. On lui tira un Sang coüeneux & de couleur de Cire jaune. Les Fomentations emollientes, les Lavements aussi emollients & legerement purgatifs, les Ptisanes délayantes, les Juleps adoucissants, tout cela fut employé sans aucun retardement. La Fiévre redoubloit tous les soirs, la Langue étoit fort chargée, & quoique le Malade suât un peu à la fin du Redoublement, son état n'en devenoit pas meilleur, de sorte qu'après les Saignées necessaires, il fallut en venir aux Purgatifs doux bien détrempés, qu'on réïtera selon le besoin. Les Humectants & les Antiphlogistiques furent continués : On revint aux Saignées & aux Lavements, & après le quatorziéme jour la Fiévre relâcha au point que le Malade qui étoit en pension chez une Maîtresse d'Ecole au centre de la Ville, fut porté dans la maison de sa Mere au Faux-bourg où Je ne le vis plus : Mais peu de temps après, ne sçachant pas précisement combien de jours s'étoient écoulez, j'appris que cet Enfant étoit mort subitement après avoir déjeuné, & que son Ventre s'enfla tout-à-coup prodigieusement, d'où j'inferai que l'inflammation du Foye avoit suppuré, & que l'Abscés s'étant ouvert, le Malade avoit été suffoqué par la grande quantité de matiere qui se repandit dans le bas-Ventre, ou que l'ouverture de l'Abscés avoit été suivie d'une grande Hemorrhagie, qui enleva brusquement le Malade.

Huit mois auparavant une Fille de condition de 9 à 10 ans, s'étant fort échauffée à la danse, & s'étant ensuite exposée à l'air froid, avoit aussi contracté une inflammation au Foye. Elle fut negligée les deux ou trois premiers jours. Ayant été appellé ensuite, j'eus beau épuiser toutes les ressources de l'Art. La suppuration survint. La Malade traina long-temps une Fiévre lente. Elle marchoit courbée, & ne pouvoit aucunement redresser son Corps. On mit en œuvre tous les Remedes interieurs & exterieurs qui sont indiqués en pareil cas. On pensoit même à recourir à la Chirurgie & aux moyens proposés dans la These soûtenuë dans les Ecoles de Paris en 1734, & dediée à M. de Chicoyneau premier Médecin du Roi, *An dubio hepatis in abscessu præmittenda incidendi loci perforatio?* lorsque la Malade commença à faire du Pus par les Selles ; ce qui ayant continué plusieurs jours de suite, elle revint en parfaite santé; & elle redressa son corps comme auparavant.

1739

La fin de l'année 1738 fut assés froide, & le commencement de 1739 le fut encore davantage à cause de la Neige qui tomba le premier jour du mois de Janvier. Le froid le plus vif se fit sentir le 5 & le 6 du même mois; après quoy il diminua insensiblement, & l'Hyver ne fut pas rude. Il plut moins qu'en l'année précedente. En Eté les chaleurs furent aussi considerables, que celles de l'année passée. Pendant l'Hyver & le Printemps nous ne vimes que quelques Pleuresies, & quelques Fiévres Catarrheuses ; & presque personne n'en mourut. Il y eut beaucoup plus de Malades, & il en mourut bien davantage dans un Village voisin nommé Thesan. C'étoient des Pleuresies & Peripneumonies, des Fiévres Malignes, Vermineuses, Eresipelateuses, Pourprées, qui s'attaquoient principalement à la Poitrine, & qui enleverent bien du monde. L'Eté & l'Automne nous ouvrirent un champ beaucoup plus vaste. Les Fiévres Malignes ordinaires furent ici fort communes : On en vit même de Pourprées. Il parut aussi quelques Pleuresies & Peripneumonies compliquées avec une Fiévre Putride. Toutes ces Maladies ne furent pourtant funestes qu'à très-peu de Personnes. Nous ne nous arrêterons qu'à quelques cas, pour nous étendre un peu plus sur d'autres Maladies moins communes, & sur quelques Fiévres Putrides qui s'étoient masquées sous differentes formes.

Au commencement du mois d'Avril, le nommé Cadelard âgé de 50 à 60 ans, en taillant & tirant des Pierres d'une Carriere fait un effort, qui eſt ſuivi d’une vive douleur d’Entrailles. A l’un des Anneaux des Muſcles de l’Abdomen il paroit une petite Tumeur dure & douloureuſe. On lui donne une Potion abſorbante & adouciſſante : On applique ſur la region Hypogaſtrique une Fomentation emolliente : On a recours aux Lavements emollients & laxatifs. La Fiévre ſe déclare & la Langue ſe charge d’un Limon blanchâtre. Après les Saignées neceſſaires, on le purge benignement le troiſiéme & le cinquiéme jour. Ni les Médecines ni les Lavements donnés dans l’intervalle ne paſſent point. Le Ventre s’enfle & le Malade a des Nauſées. Il vomit même de temps en temps. Je lui fais donner un Lavement avec la Caſſe & d’abord après il entre dans un Bain d’eau de Riviere que j’avois fait preparer. Il rendit dans le Bain beaucoup de matieres par les Selles. Un ſecond Bain avec les mêmes précautions fit encore plus d’effet que le premier. Le Ventre ſe deſenfla entierement & la partie du Boyau qui étoit engagée dans l’Anneau, & qu’on n’avoit pas pû faire rentrer, ſe remit d’elle même à ſa place.

Le 18 du même mois la Servante de Madame Daſſié s’étant expoſée imprudemment le matin à un Vent froid, fut ſaiſie le même jour d’un violent mal de tête avec une grande oppreſſion de Poitrine. On lui fit le ſoir deux amples Saignées; ce qui n’empêcha point qu’elle ne fut preſque toute la nuit ſans ſe reconnoitre. Le lendemain elle fit par le nez & par la bouche une prodigieuſe quantité de Mucus & de Seroſités; ce qui la ſoulagea beaucoup : enſorte qu’il ſe trouva vrai à la lettre ce que dit Hippocrate * dans ſes Aphoriſmes, Κεφαλὼ πονέονῃ καὶ ἀκωδυνέονῃ, πύον, ἢ ὕδωρ, ἢ αῖμα ῥυὲν χ᾽ τὰς ῥῖνας, ἢ χ᾽ τὸ ςόμα, ἢ χ᾽ τὰ ὦτα, λύει το νόσημα. Peu de jours après elle prit une Médecine qui acheva de la guerir.

* Sect. VI. Aph. 10.

Le Fils de Mr. de Serviés Auteur du Livre intitulé *Les Femmes des douze Ceſars*, étoit Malade à S. Gervais depuis plus d’un mois. Son mal avoit commencé par une inflammation de Poitrine; mais quoiqu’il eut été ſaigné & purgé pluſieurs fois, & qu’il eut uſé de Bechiques & d’autres Remedes humectants & adouciſſants, il n’étoit pas plus avancé. Toûjours une toux ſéche qui le tourmentoit : Toûjours une petite Fiévre qui redoubloit tous les ſoirs. Il n’avoit alors que 12 ou 13 ans. Je fus prié de le voir, & je trouvai qu’il portoit ſon Epaule droite un travers de doigt plus haut que la gauche. Je me rappellai d’abord le cas rapporté par M. de Chicoyneau *. En examinant de plus près le Malade, je trouvai une élevation & une dureté à la Mammelle droite. Tout cela joint à ce qui avoit précedé, ne me permit pas de douter, qu’il ne ſe fût formé un Abſcés dans la Poitrine du Malade. Mais la dureté de la Tumeur exterieure m’empêcha de penſer alors à l’operation de neceſſité. Je me contentai d’ordonner au Malade tous

* V. Les Mem. de l’Acad. R. des Sciences 1731. Pag. 515. & ſuiv.

les Remedes propres à adoucir fon Sang & à fondre infenfiblement la matiere abfcedée. Je fis auffi appliquer fur la Tumeur exterieure des Cataplames émollients, & je m'en revins, après avoir recommandé de me donner avis du train que prendroit la Maladie, & de l'état de la Tumeur exterieure. Le Malade ufa de Lait, après avoir été purgé benignement. Il prit des Opiates bechiques, abforbantes, balfamiques & legerement fondantes, des Juleps anodyns. Vingt ou vingt-cinq jours s'étant écoulés, j'appris qu'il vuidoit par la bouche fon Abfcés. Peu de temps après la Fiévre le quitta, la tumeur de la Mammelle difparut, & l'Epaule déplacée fe remit de façon qu'il ne lui eft refté aucune difformité.

Dans l'Affemblée du College des Médecins de Lyon MM. Peftalozzi le Pere & Raft rapporterent l'obfervation fuivante, qui me fut d'abord communiquée par M. Rey, Aggregé au même College. *Du* 11. *Juin* 1739.

Il y a un mois, qu'une Femme quelque temps après fon Accouchement, tomba dans une vraye Tympanite. La grande Tumeur de l'Abdomen réfonnoit comme un tambour. Du refte ni Fiévre, ni foif, ni aucune enflure Œdemateufe. On la purge, *Clyfterife*, *Carminatife*: point de fuccès. *On imagine d'augmenter le reffort des Boyaux*, pour leur aider à expulfer ces amas enormes de Vents. Pour cela on lui applique une heure fur le bas-Ventre des compreffes trempées dans l'eau à la glace, pendant qu'interieurement on lui fait boire dans le même temps quelques cuillerées de Vin d'Alicant. Voilà des Vents qui fortent par le haut & par le bas. L'enflure diminuë: On réïtere plufieurs jours: le mal ceffe de diminuer. Enfin on lui applique une heure fur tout le bas-Ventre de la glace pilée: On lui fait en même temps avaler plufieurs quartiers de glace. La Malade pete exorbitamment & va du Ventre. On réïtere plufieurs jours de fuite; & la Malade guerit abfolument de fa Tympanite. Pour confirmer la guerifon, on purge avec des Bols *Saponaires* & la Manne par deffus. La Malade rend beaucoup de Bile écumeufe, prend de l'appetit & le cours de fes fonctions.

Dans le Recueil de la Societé d'Edinbourg, il eft fait mention d'une Tympanite guerie par les plus forts Anti-hyfteriques mêlés avec le Savon, par d'autres drogues exceffivement chaudes opiniâtrement réïterées & par une Emplâtre Anti-hifterique appliquée fur toute la region du bas-Ventre. Voilà donc deux guerifons d'une même Maladie par des Remedes diametralement oppofés. Mais l'on n'en fera pas furpris, fi l'on a de la Tympanite l'idée que je m'en formai alors, à l'occafion d'une nouvelle proprieté de l'air, dont il eft parlé dans l'*Hiftoire & les Mémoires de l'Académie Royale des Sciences pour l'année* 1731, & dans la *Statique des Vegetaux*: Idée dans laquelle je me confirmai prefque en même temps à l'ouverture du Cadavre d'un En- *V. Effais & Obfervations de Médecine, Tom. 1. art. 31.*

fant dont les Boyaux étoient énormement gonflés de Vents : Car ayant percé ces Boyaux en plufieurs endroits, foit avec une Epingle, foit avec la pointe d'une Lancette, il n'en fortit point de Vent ou d'Air, & les Boyaux ne s'affaifferent point, ne fe degonflerent point, comme on voit degonfler ceux dans la cavité defquels on a foufflé de l'air, ou dans lefquels de l'air naturel eft entré avec d'autres matieres, lorfqu'on les pique feulement avec une Epingle. Je fuppofe donc que la Tympanite n'eft formée que par une matiere, foit bilieufe, foit Lymphatique, extrémement vifqueufe, impregnée d'une certaine quantité d'air qu'elle a moüillé, abforbé, & *fixé*, pour me fervir des termes de M. *Hales* ; laquelle matiere fe rarefie prodigieufement, diftend outre mefure les Boyaux où elle eft renfermée, & fe collant à leurs parois, élude l'action de tous les Remedes, à moins que l'air, dont elle eft, pour ainfi dire, foulée, ne fe feche, ne recouvre fon reffort, ne reprenne fa forme naturelle, & ne fe fépare de la Bile ou de la Lymphe avec laquelle il étoit incorporé. Or cela n'arrive, comme l'explique fort-bien M. de Fontenelle, que, *lorfqu'il furvient une chaleur qui agitant plus vivement les particules, où la liqueur & l'air font unis, occafionne leur féparation, ou au contraire lorfque le froid rapprochant davantage les unes des autres les parties propres de la liqueur, en chaffe & en exprime celles de l'air.* D'où l'on doit inferer que ce n'eft pas en *augmentant le reffort des Boyaux*, qu'on peut efperer de guerir la Tympanite, mais en procurant la féparation de l'air mêlé avec les matieres vifqueufes qui fe font prodigieufement rarefiées dans les Boyaux, à quoi on ne peut parvenir que par un grand froid, ou par un grand chaud, l'un ou l'autre opiniâtrement employé.

Vers la fin du mois de Juin le nommé Audier Cordonnier, qui étoit Aveugle depuis quelques années, âgé d'environ 60 ans & fort replet, contracta un Ictere univerfel d'un jaune très foncé. Ses Urines étoient fort-jaunes, & fa Langue étoit chargée d'un limon auffi fort-jaune. Son Poulx étoit un peu plus fréquent que dans l'état naturel. Je le mis d'abord aux Boüillons pour quelques jours, à quoi il acquiefça d'autant plus aifément, qu'il étoit fort dégoûté. Je le fis faigner du bras & du pied. Je lui fis prendre un Vomitif & le lendemain il fut purgé. Enfuite je le mis à l'ufage d'une Opiate aperitive & purgative qu'il prit pendant fix jours, avalant par deffus un Boüillon avec des Herbes rafraichiffantes & legerement aperitives. Tout cela ne fit, pour ainfi dire, qu'empirer fon mal. Sa jauniffe devenoit, ce femble, encore plus foncée. Une demangeaifon effroyable empêchoit le Malade de repofer un feul moment pendant la nuit. La même demangeaifon le tourmentoit auffi pendant le jour. Les Opiates furent fupprimées : Le Malade fut reffaigné, & mis à l'ufage d'une Ptifane rafraichiffante

&

& un peu diuretique, & d'un Julep anodyn pour la nuit. Il prit quelques Lavements emollients, après quoi il usa du Bain domestique pendant huit jours. Sa demangeaison s'appaisa, & il commença à changer de couleur. Après une Purgation simple, il prît des Boüillons de Poulet pendant une douzaine de jours, & il se trouva quitte de sa Jaunisse & de tous les symptomes dont elle avoit été accompagnée.

Pendant les quinze derniers jours du mois de Juillet, & les sept à huit premiers du mois d'Août, je traitai la Fille de Madame de . . âgée de 3 à 4 ans, d'une violente inflammation de Poitrine, compliquée avec une Fiévre Putride. Elle avoit été un peu negligée, & son mal en étoit venu presque jusqu'au Râle. Il fallut précipiter les Saignées en les proportionnant pourtant à son âge; & par ce moyen auquel on joignit des Purgatifs doux réïterés, des Absorbants, des Bechiques, des Ptisanes pectorales, la Malade se tira d'affaire après vingt-deux jours de Maladie.

Pour donner une idée de la Maladie de Monsieur de . . & des Remedes dont il usa, nous ne ferons que transcrire la Consultation qui lui fut envoyée de Montpellier par un habile Praticien.

Les Essouflements ou peines de respirer, & les Vents que Monsieur de R. . . . . rend souvent par la bouche sont les suites d'un sang sec & épais, qui a quelque peine à passer à travers le Poulmon lorsqu'il s'épaissit un peu plus, & qui fournit à l'Estomach un suc digestif de même qualité, peu propre à bien penetrer les Aliments, & à produire des digestions tranquilles.

Puisque Monsieur a craché trois fois du Sang dans l'espace de cinq ou six ans, il faut que les Vaisseaux du Poulmon ayent été forcés ou parce que leurs Tuniques se sont émincées peu-à-peu, ou parce qu'il y a quelques legers embarras dans les Vaisseaux Lymphatiques ou dans les Secretoires du Poulmon, qui pressent les Vaisseaux Sanguins. Mais comme les digestions se font avec peine & une sorte de fougue qui donne lieu à la production des Vents, le Chyle qui s'en produit ne peut être qu'épais & mal travaillé, il entretient donc l'épaississement general des fluides, source des essouflements presque continuels dont on se plaint, le Sang ayant surtout de la peine à passer au Poulmon dont les Vaisseaux ont les Tuniques delicates ou sont comprimés, comme il a été établi.

Les vûës que l'on doit avoir, sont de remettre les digestions en bon état, & de rendre le Sang coulant en l'incisant doucement & sans exciter de fougue, le détrempant & l'adoucissant.

C'est pourquoi on fera d'entrée une petite Saignée du bras. On purgera le lendemain comme il suit.

℞. *Polypod. quercin.* ℥j. *Buil. in ſ. q. aq. font. ad* ℥xij *in quib. inf. Rh. el.* ʒj. *flor. Perſicor.* m.ß *cola pro duob. Doſib. in quarum prima diſſol. Mann. Calabr.* ℥ij. *& in ſecunda Mann. Calabr.* ℥j *f. p. mane ſumend. cum regimine.*

Le lendemain de la Purgation on paſſera à l'uſage des Boüillons, qui feront faits avec jeune Poulet, une drachme de racine d'Enula-campana, demi-poignée de Plantin, & demi-poignée de Chicorée ame-re de Jardin.

Ayant pris ces Boüillons dix matins on ſe purgera comme cy-devant, pour paſſer enſuite à l'uſage du petit Lait de Vache ou de Chevre cail-lé avec une drachme de Creme de Tartre & formé à la quantité d'en-viron douze onces, dans lequel on éteindra trois Clouds de la longueur du doigt rougis au feu, que l'on clarifiera enſuite avec le blanc de deux Œufs, y ajoûtant enfin deux cuillerées de ſuc de Cerfeuil, & un peu de Sucre. Obſervant de purger, après douze jours d'uſage de ce petit Lait, avec la Médecine preſcrite.

L'on ſe repoſera enſuite juſques à la mi-Septembre, où l'on recom-mencera les Remedes preſcrits, & que l'on ſuivra tout de ſuite, ajoû-tant au Boüillon Médicinal deux Ecreviſſes lavées en vie avec de l'eau froide & enſuite pilées. Et après la Purgation, qui ſuit le petit Lait, on paſſera à l'uſage du Lait d'Aneſſe, que l'on prendra un mois & demi, purgeant à la fin.

Mais pendant l'uſage du Lait d'Aneſſe, on prendra un matin & l'autre non, un moment avant le Lait, huit grains de Safran de Mars aperitif dans une cuillerée d'eau de fleurs d'Orange.

Pendant l'Hyver on prendra quatre fois la ſemaine une taſſe de deco-tion de Gnaphalium maritimum (on trouvera cette Plante à Montpel-lier) que l'on fera en faiſant boüillir un brin de cette Plante de la longueur d'un doigt coupé en quatre ou cinq morceaux dans ce qu'il faut d'eau pendant demi-heure, coulant enſuite & ajoûtant un peu de Sucre comme dans une taſſe de Thé. Les autres trois jours de la ſemaine on prendra à la premiere cuillerée de ſoupe du diner dix grains de Safran de Mars aperitif.

Au Printemps prochain on repetera tous les Remedes ordonnés pour cette Automne.

Et comme il eſt eſſentiel de faire paſſer comme il faut le Lait d'Aneſ-ſe ſur l'Eſtomach, ſi l'on s'appercevoit que l'on ne le ſoûtînt pas bien, en prendroit pendant quelques ſoirs en ſe couchant, ou de deux en deux ou de trois en trois ſoirs, vingt-cinq grains de Corail préparé dans deux onces d'eau de Chicorée.

Enfin l'on doit obferver un regime de vie humectant & qui n'anime pas la faleure du Sang ; ainfi l'on évitera les Ragoûts & toute forte d'Aliments falés , épicés , ou de haut goût quelconque, comme auffi les Aliments groffiers & de difficile digeftion, tels que font les Fromages , les Legumes , les Chataignes , les Trufes, la chair Noire , la chair de Cochon & femblables. L'on boira le Vin bien trempé d'eau , l'on n'ufera pas de Chocolat , on ne prendra du Caffé que dans l'Hyver & même après le diner feulement. L'on fera un exercice moderé , l'on evitera les grandes applications , fe diffipant un peu par la fréquentation de la Compagnie , & par la promenade , montant quelquefois à Cheval. Deliberé à Montpellier le 28 Juillet 1739.

Les derniers jours du mois de Juillet M. C. Médecin âgé d'environ 25 ans, tomba dans une Fiévre putride maligne, & je ne fçaurois mieux rapporter le commencement de fa Maladie, qu'en tranfcrivant ici le détail qu'il m'en a remis lui même. Le 28 de Juillet, *dit-il*, en fortant de l'Eglife de faint Nazaire fur les 4 heures du foir, je fentis un Vent un peu froid, qui me caufa fur le champ un petit mal de tête. Je portois une Perruque fort legere, & fans mettre mon Chapeau , je continuai mon chemin. En marchant je reçûs encore quelques haleinées de Vent froid ; mais je n'y fis pas plus d'attention que la premiere fois, & je paffai affés bien l'avant-foirée. A mon fouper je mangeai prefque une groffe Solle , mais fans beaucoup d'appetit. En fortant de table je fus appellé pour une Malade à qui j'ordonnai fur le champ la Saignée du Pied , & j'attendis qu'elle fut faite pour m'en retourner avec le Chirurgien qui m'avoit accompagné. Les cris & les gemiffements redoublés que pouffa la Malade , pendant que le Chirurgien , dont la main étoit un peu pefante, la piqua pour la faigner, firent fur moi tant d'impreffion, que je me fentis tout-à-coup fans forces, & que je m'apperçus que j'allois bientôt tomber en défaillance. Je ne pouvois garder aucune fituation, & je fus forcé de demander du fecours. Mon évanoüiffement, pendant lequel je perdis prefque entiérement connoiffance , dura environ un petit quart d'heure. Je m'en allai enfuite chez moi, & je paffai affés bien la nuit. Je me levai le lendemain avec la tête fort pefante, & le mal de tête me dura tout le refte du jour, à quoi ne contribuoit pas peu l'idée que j'avois toûjours prefente à l'efprit de la mort affés précipitée de quelques perfonnes qui avoient été enlevées par des Fiévres malignes.

Toutefois je ne laiffay pas de vifiter plufieurs fois le jour & fans aucun menagement malgré les chaleurs de la Canicule, un grand nombre de Malades de la Charité, dont le foin m'avoit été confié depuis deux mois : J'entray même dans des Maifons, où il y avoit dans une même Chambre jufqu'à trois, quatre Malades, & où regnoit beaucoup de malpropreté. Au mal de tête que j'avois fe joignit un grand

Immundas for-
tunas aqua... e?
... fequi.
Plaut.

abbattement, & je fus obligé de me faire faigner le 30. au foir. Je fus encore affés tranquille cette nuit; mais le 31. au matin, je ne me fentis pas la force de me lever du lit, j'avois la fiévre, & mon mal de tête continuoit de même que mon abbattement. La jufte confiance que j'avois pour M. B. mon Confrere, m'obligea à implorer fon fecours, & par fon confeil je fus faigné copieufement du Bras & du Pied le même jour : je pris même un Lavement dans l'entredeux des Saignées, & le foir on me donna un Julep rafraichiffant & un peu anodyn. Je revay toute la nuit que je tombois dans des précipices fort profonds, & lorfque je m'éveillois, il me fembloit que tout tournoit au tour de moy. Je fus purgé le premier d'Août avec une Médecine Cathartico-Emetique, qui me fit aller beaucoup par en haut & par embas, & je me rappelle que pendant tout ce jour-là, le lendemain & le furlendemain, dès que je revenois de l'affoupiffement où j'étois tombé, je raifonnois fans ceffe tout feul fur la nature & fur les caufes de mon mal. Je me fouviens auffi que je me Confeffay le 4. au matin & que j'eus alors l'efprit fort libre, ce qui ne dura que quelques heures. Après quoi je ne me reconnus plus jufqu'au 15. du même mois, qu'il me prît pendant la nuit un flux abondant d'Urines, qui me foulagea beaucoup : & dès lors j'allay de mieux en mieux. Ici finit la Narration qui m'a été remife par M. C. à quoy je dois ajoûter que dès le commencement de fa Maladie, il parut fur la langue, ce que nous appellons ici une *Corde*, que fa Poitrine fut un peu affectée, que fon Poulx étoit vehement, que fes Urines étoient un peu rouges & que fa Fiévre augmentoit tous les foirs. Le jour même qu'il prit fa première Médecine, il fut reffaigné avant la nuit. La Potion fuivante lui fut auffi ordonnée pour en ufer à cuïllerées.

℞. *Confect. de Hyacinth.* ʒij. *Corall. rubr. præp.* ɔj. *Olei Amygd. dulc. & Syrup. Violac. āa.* ℥j. *Aq. Flor. Aurant. Cochl. j. Aq. Lilior. q. f. m. f. Potio.*

Et le lendemain de fa Médecine il prit un Lavement émollient & legerement purgatif.

Le 3. du même mois il fut repurgé ; & le 4. nous étant affemblés avec MM. Maffon & Valadon, il fut reffaigné du Pied, & repurgé le lendemain en trois verres avec un gros & demi de Vin Stibié au premier verre. Il fut auffi repurgé le 7. & il l'auroit été le 9. fi on avoit pû l'y refoudre, mais quoi que fon délire ne fut pas violent, & qu'il eut même fur tout le matin quelques moments d'intervalle, fa tête n'étoit pas tout-à-fait libre, & il fallut mettre fa Médecine dans un Lavement qu'on lui donna. Il fut pourtant repurgé le 10. & le 14. du même mois. On lui avoit auſſi donné des Lavements ſimples dans les intervalles de ſes Médecines, & il fut encore ſaigné dans un Redoublement. Il uſoit toûjours de ſa Potion Abſorbante & Bechique, & d'une Ptiſane pectorale & legerement Diuretique. On lui avoit auſſi appliqué au gras des Jambes deux Emplâtres Veſicatoires qui firent couler beaucoup de ſeroſités, & qui avec les Ptiſanes aiderent beaucoup à faire couler le 15. ou 16. jour de la Maladie, cette abondance d'Urines dont il a été parlé cy deſſus. Dès-lors il n'eut plus de Redoublement, & bientôt après ſa Fiévre ceſſa entierement.

Je ne parleray pas de pluſieurs autres Perſonnes, ſoit Adultes ſoit Enfants, qui, depuis le mois de Juin juſqu'à la fin de l'année, furent attaquées les unes de Fiévres Malignes, les autres de Fiévres Putrides compliquées avec des Inflammations de Poitrine : Leur traitement n'ayant eu rien de particulier. Je ne rapporterai que les quatre cas ſuivants.

Dans le mois de Septembre je fus appellé à la Campagne pour Mademoiſelle de L... agée de 25 à 30 ans, que je trouvay attaquée d'une Hydropiſie de Poitrine. Il y avoit Infiltration & Epanchement. Je ne me rappelle pas bien tout ce qui avoit précedé. Je ſcais ſeulement que ce n'étoit pas la ſuite d'une Pleureſie ou d'une Peripneumonie; mais l'état actuel de la Malade n'étoit pas équivoque. Elle ne pouvoit ſe tenir que ſur le côté droit, la tête appuyée ſur un oreiller fort élevé. Son Bras droit étoit enflé, la partie droite de la Poitrine & du Viſage, étoit Œdemateuſe. Le bas Ventre étoit auſſi enflé, & les extremités inferieures étoient Œdemateuſes. La Malade avoit une Toux continuelle avec une grande difficulté de reſpirer, & parmi les ſeroſités qu'elle crachoit aſſés abondamment, on voyoit quelquefois des filaments de Sang. Sa langue étoit couverte d'un limon épais & blanchâtre, & ſa Fiévre augmentoit conſiderablement tous les ſoirs. Je lui fis donner d'abord un Lavement avec la Pulpe de Caſſe diſſoute dans une Decoction émolliente, qui lui procura deux ou trois ſelles fort copieuſes. Le ſoir elle prit du Blanc de Baleine & un Julep avec demi-once de Sirop de Nenuphar dans l'eau de Coquelicot; & le lendemain elle fut purgée avec la Caſſe & la Manne dans l'infuſion de Rhubarbe & de Sel Vegetal. Je lui ordonnai enſuite des Ptiſannes pectorales & legerement diuretiques, des Opiates Bechiques, legerement purgatives & diuretiques, des Juleps anodyns, &c. Et je m'en revins après avoir averti les Parents de la Malade qu'il falloit inceſſamment en venir à la Ponction ſi l'on vouloit prevenir les ſuites funeſtes de cette Maladie.

Il auroit été même avantageux pour la Malade que l'Operation eût été déja faite : Et il y a apparence que ſon mal n'auroit pas fait de ſi grands progrès. Car, comme l'a fort bien remarqué Hippocrate, ceux

à qui on a trop long temps differé l'Operation , deviennent enflés &
du Ventre & des Parties naturelles & de là Face , ce qui a été même
une occasion d'erreur pour quelques uns , qui par l'enflure du Ventre
& des Pieds jugeoient que ce n'étoit qu'une Hydropisie du bas Ventre.

Hipp. de Mor-
bi. Lib. 2.

ἔνιοι δὲ ϗ οἰδίσκον) τὼ γαςέρα , ϗ τὼ ὄχλυ , ϗ τὸ πρόσωπον. ϗοι ἔνιοι δοκέυσιν
εἶναι ὑπο τῆς κοιλίης τ κάτω. ὁρῶντες τὼ γαςέρα μεγάλω , ϗ τὸς πόδας οἰδέοντας.
οἰδίσκεται γὸ ταῦτα , ὶω ὑπερβάλης τὸν ϗαιρὸν τῆς τομῆς. Cependant les Remedes prescrits agirent si efficacement qu'après une quinzaine de jours
la Malade parut guerie. Elle avoit beaucoup craché , elle avoit sué ,
& elle avoit fait beaucoup de matieres sereuses par les Selles : Ses
Urines avoient même coulé involontairement & en si grande abondance qu'elles avoient percé les Matelas & inondé le dessous du Lit.
Toutes ses enflures s'étoient dissipées. La Malade se leva , prit du Lait
pour se rétablir & pour appaiser un peu de Toux qui lui restoit. Il
se passa environ un mois , après lequel la Malade retomba , je ne sçai
comment , dans le même état où je l'avois vûë. En vain son Chirurgien
tâcha de la soulager. Le mal fit des progrés si rapides , que la Malade mourut au commencement du mois de Decembre , après avoir
jetté beaucoup de Sang par les crachats.

Mademoiselle D.... sujette depuis long temps à des Vapeurs Hyste-
riques , & obligée de prendre chaque jour une bonne dose de Teinture Anodyne , se plaint d'une violente douleur d'Hemorrhoïdes. On
croit la maladie locale ; on donne à la Malade du Lait le matin , &
on la laisse manger. Le mal empire , & ayant été appellé je soupçon-
nay d'abord que les Hemorrhoïdes n'étoient qu'un symptôme d'une
Fiévre continuë avec des Redoublements. Le Lait fut supprimé & la
Malade mise aux Boüillons. A la seconde visite je fus confirmé dans
ma premiere idée , la Malade fut saignée , on lui donna un Lavement
adoucissant. La Saignée & le Lavement furent réiterés , & malgré la
repugnance de la Malade , on en vint aux Purgatifs bien détrempés ,
qu'on réitera , en observant les intervalles necessaires , jusqu'à ce que la
Fiévre eut entiérement cessé. On revint souvent aux Lavemens émollients & anodyns. Les Hemorrhoïdes externes s'étant fort gonflées
& enflammées , on y appliqua deux Sangsuës qui firent couler beaucoup
de sang ; on eut recours aussi à differents Topiques ; mais la Malade
ne se trouva parfaitement soulagée de ses Hemorrhoïdes , que lorsqu'elle fut entiérement quitte de la Fiévre Putride.

Dans le mois d'Octobre M. Bousq. à Servian est attaqué d'une suppression d'Urine avec une douleur des Reins effroyable. On le saigne,
on lui donne des Lavements : on lui fait prendre le Bain domestique.
Tout cela ne fait qu'irriter son mal. J'arrivai comme il sortoit du
Bain. Je lui trouvai une grosse Fiévre , & une langue chargée d'un

limon épais & tirant un peu sur le brun. Son mal avoit commencé par un froid suivi de chaleur & de soif. Tout cela ne me permit point de douter que la Maladie essentielle ne fut une Fiévre putride, & qu'en emportant cette Fiévre, tout le reste ne disparut. Le Malade fut saigné copieusement du bras & du pied. Il fut purgé en grand Lavage, & repurgé plusieurs fois. On lui fit user de Ptisanes & de Juleps appropriés, & après une quinzaine de jours il se trouva parfaitement guéri.

Dans les trois derniers Mois de cette année je vis plusieurs Hydropisies *Ascites* & une de Matrice, qui n'étoit pas compliquée avec une grossesse. La Paracentese ne réüssit que dans un sujet: Elle fut infructeuse à tous les autres. Je ne parle que des *Ascites*: Car pour l'Hydropisie de matrice elle se vuida d'elle-même. Celui que la Paracentese guerit, étoit un Pauvre de l'Hôpital âgé de 45 ou 50 ans, à qui la Ponction avoit été faite cinq ou six ans auparavant, & qui n'étoit retombé Hydropique que depuis peu. Le lendemain de l'Operation le Malade me dit qu'il avoit senti *distiller* quelque chose dans son Ventre, & qu'il faudroit bientôt revenir à la Paracentese. En effet, dix ou douze jours après, son Ventre fut aussi plein qu'auparavant, quoyqu'il eut gardé la Diette & qu'il eut été purgé deux fois. Après la seconde Ponction le Malade me dit qu'il avoit senti la même *distillation* que la premiere fois, malgré la teinture de Myrrhe & d'Aloës dans l'Esprit de Vin Camphré recommandée par Hoffman *, laquelle avoit été injectée par la Cannule après l'évacuation des eaux. Enfin après la troisiéme Ponction qui fut faite une quinzaine de jours après, le Malade m'assura qu'il n'avoit rien senti *distiller*, & qu'il esperoit être bientôt gueri. Cela arriva en effet: car environ un mois après la derniere Ponction il partit de l'Hôpital en fort bonne santé.

Willis rapporte * avoir vû une semblable *distillation* dans une Hydropisie de Poitrine. *Nuper*, dit-il, *Adolescens satis sanus & robustus venationi, equitationibus improbis, aliisque Corporis exercitiis quamtumvis immodicis, dudum impunè assuetus, tandem in Thorace plenitudinem seu velut inflationem quamdam persensit: In tartum ut Pulmonis latus sinistrum intumescere, & cor extra locum suum dextrorsum protrudi videretur: ea namque ex parte pulsatio ejus maxime percipiebatur. Postquam in hoc statu aliquandiu perstiterat, quodam die cujusdam quasi vasis intra Thoracis cavitatem disrupti sensum habuit, indeque per semihora spatium in regione ista humoris velut ab alto in pectoris fundum cadentis, Stillicidium non tantum ab eo percipi, sed etiam ab astantibus audiri potuit.* Mais au lieu que de notre Hydropique on ne tira que des eaux écumeuses, on tira du Malade dont parle Willis une liqueur épaisse & laiteuse, dont il fallut entretenir l'écoulement pendant toute la vie. Il eſt vrai que quinze mois après, notre Malade redevint enflé, & qu'après deux ou trois Ponctions il mourut à l'Hôpital: Mais il avoit paſſé plus d'un an ſans aucun ſymptome d'Hydropiſie.

1740.

L'HYVER de cette année fut fort long, ayant duré juſqu'au commencement du mois de May, mais nous n'eumes aucun jour auſſi froid que les cinq ou ſix premiers jours de l'année précedente, & l'on n'éxagerera point en diſant de Béſiers ce que M. de Reaumur * a dit de Montpellier par rapport à cette année, que l'Hyver ne fut pas plus froid que le Printemps à Paris. Les Pluyes ne ſurpaſſerent que de quelques lignes celles de l'année derniere: & les chaleurs en Eté ne monterent qu'à un demi degré de plus. A l'égard des Maladies, elles l'emporterent de beaucoup, & pour le nombre & pour le mauvais caractere, ſur celles de l'année 1738. La mortalité fut auſſi plus grande qu'elle ne l'avoit été en 1738, mais beaucoup moindre icy que dans d'autres Provinces, où l'Hyver avoit été auſſi long & beaucoup plus rude que dans ce Pays. Ce qui a donné occaſion à M. de Reaumur de l'Académie Royale des Sciences, de dire, * „ Les ſuites de „ cet Hyver ont été très - propres à détromper ceux qui croyoient que „ dans les années dont l'Hyver à été doux, il regne plus de Maladies „ que dans celles qui en ont eu un rude, qui croyoient la durée du „ froid neceſſaire pour purifier l'Air, car l'année 1740 peut être miſe „ au nombre de celles où la mortalité à été la plus grande au Prin- „ temps dans le Royaume. Dans la plûpart de ſes Provinces, les Cam- „ pagnes ont perdu un nombre prodigieux d'Habitants; je connois des „ Villages de Poitou à qui la moitié des leurs à été enlevée ". Mais ce ne fut pas ſeulement au Printemps qu'on vit regner icy beaucoup de Maladies, toutes les Saiſons de l'année nous en amenerent un beau- coup plus grand nombre qu'on n'en voit ordinairement. La fin de l'Hyver & de l'Eté furent pourtant les temps où l'on en vit paroître davantage, ce qui alla en augmentant juſqu'à la fin du Printemps & de l'Automne. D'où l'on peut juger de mes occupations & du peu de temps qui me reſtoit pour coucher par écrit mes obſervations. Ce n'eſt pas tout, outre que la Moiſſon fut plus grande, nous fumes moins d'ouvriers, car de quatre anciens Médecins que nous étions, nous avions eu le malheur en 1739 d'en prendre deux qui étoient fort em- ployés en pratique. Mes occupations augmenterent donc & parcequ'il y avoit un plus grand nombre de Malades & parce que nous étions moins de Médecins. Par cette raiſon je ne ſçaurois donner en détail l'Hiſtoire des Maladies que je fus obligé de traiter, ainſi je me contenteray

* Mem. de l'Acad. R. des Sciences 1740. P. 555.

* Ibid. Pag. 552.

teray, à deux ou trois cas près, d'en faire l'expofition en general.

Toutes les Maladies qui parurent icy dans le cours de cette année ne furent pas d'un caractere également mauvais. Dans prefque toutes les faifons nous vîmes en même temps des Maladies ordinaires, & des Maladies d'un degré plus ou moins grand de malignité. Icy ce n'étoit qu'une Fiévre putride ordinaire avec une inflammation de Poitrine, qui fans aucune marque de malignité, ou fans aucun fymptome effrayant parcouroit tous fes temps, & cedoit en moins de quinze jours aux Saignées & aux autres Remedes ufités en pareil cas. Là c'étoit une Fiévre putride avec une inflammation de Poitrine plus confiderable, avec des Redoublements plus violents, accompagnés de délire, de tremouffements, de Déjeétions involontaires, fouvent vermineufes &c. Ailleurs c'étoit une Fiévre catarrheufe fimple, ou lymphatique & maligne, ou inflammatoire & maligne. Icy c'étoit des Fiévres malignes pourprées.

Il y eut de Malades qui n'eurent que des Fiévres intermittentes fimples, d'autres eurent des Fiévres intermittentes compliquées avec une Fiévre putride, & d'autres avec une Fiévre putride & une Fluxion fur la Poitrine. Il y eut même une Perfonne qui eut une Fiévre quarte maligne ou compliquée avec une Fiévre d'un mauvais caractere, marqué par des cardialgies, par des fueurs froides, par le vomiffement & le dévoyement, par le mal de tête, par l'affoupiffement & la reverie dans le Paroxifme. Ce Malade fe tira d'affaire, mais il effuya plufieurs réchûtes, à la verité beaucoup moins violentes, & il fut plus de quatre mois à fe rétablir parfaitement malgré les Vomitifs, les Purgations réïterées, le Kina avec la Poudre de Vipere, la Saignée dans quelqu'un des Paroxifmes, & les autres Remedes qui lui furent adminiftrés le plus à propos qu'il fut poffible.

Quelques-uns eurent des Pleurefies & Peripneumonies compliquées avec une Fiévre putride, qui après les premieres évacuations fe termina heureufement par les fueurs ou par le dévoyement. D'autres eurent auffi ces mêmes Maladies fuivies d'une Diarrhée funefte, & quelques uns d'entr'eux eurent des Puftules rouges fur le Ventre cinq ou fix-jours avant la mort, avec des Redoublements précedés de froid & de friffonnement.

Plufieurs Perfonnes eurent des fluxions, ou fur les Amygdales, ou fur les Joües, ou fur les Levres, avec une Fiévre de quelques jours, qu'une ou deux Saignées, & quelques Purgations emporterent aifément. D'autres eurent des Fiévres intermittentes qui fe changerent bientôt en Fiévres continuës & putrides & qui à la fin redevinrent intermittentes. D'autres enfin eurent des Toux opinâtres.

Mais les Maladies les plus confiderables, & qui parurent, comme on l'a dit, foit à la fin de l'Hyver & pendant le Printemps, foit à la fin de l'Eté & pendant l'Automne, furent, 1° Des Apoplexies qui enleverent plufieurs Perfonnes, & qui furent accompagnées en quelques-uns de convulfion de la Machoire inferieure, & de mouvements convulfifs dans les extremités fuperieures & inferieures de l'un des Côtés. 2°. Des Fiévres malignes, dont les unes étoient precedées d'Apoplexie & de Paralyfie, & les autres étoient accompagnées de défaillances à l'entrée des Redoublements, de Déjections vermineufes, quelquefois involontaires, de Phrenefie, d'Infomnie, ou d'Affoupiffement, de Surdité, d'Erefipele à la Face, de gonflement aux Amygdales, ou plus communement de tâches rouges ou violettes fur l'habitude du Corps, de fueurs Symptomatiques, de faignements de Nés, ou d'Hemorrhagie par le Fondement, de Diarrhées, de Flux dyfenteriques, de Gangrénes exterieures, de Hoquet pendant tout le cours de la Maladie, de Parotides, de Charbons, &c. Non, que tous ces fymptomes fe trouvaffent réünis dans un même fujet; mais ils fe montrérent tantôt les uns, tantôt les autres, & ordinairement plufieurs enfemble dans les differents Malades que j'eus occafion de voir. Ce ne fut qu'à l'Hôpital que j'obfervay des Parotides à un ou à deux Malades & il n'y parut point de Gangrénes ni de Charbons. En Ville je ne vis qu'une Perfonne avec des Gangrénes exterieures & une autre avec un Charbon.

La Perfonne attaquée d'une Fiévre maligne avec des Taches gangréneufes fur l'habitude du Corps mourut le 19. ou 20. jour de la Maladie & 3 ou 4 jours après que la Gangréne fe fut déclarée. Celle qui avoit un Charbon au Col, en réchappa par le moyen des Saignées, des Potions abforbantes, & des évacuations réïterées qui lui firent rendre des Vers par les Selles.

Tous ceux qui eurent des Hemorrhagies par le Fondement, moururent, auffi-bien que la plûpart de ceux qui faignerent du Nés.

De tous les autres Malades de Fiévres malignes de quelque dégré qu'elles fuffent, il en réchappa au moins dix-fois plus qu'il n'en mourut, en y comprenant même ceux de l'Hôpital dont le nombre fut beaucoup plus grand qu'à l'ordinaire, & où l'on vit revenir des Gens qui avoient été à la derniere extrémité, parmy lefquels quelques-uns avoient été attachés aux quatre coins du Lit pendant les fept à huit jours, ne prenant alors prefque point de Boüillon, & ne pouvant recevoir d'autres Remedes que des Saignées au Pied & à la Jugulaire felon les forces des Malades.

La plûpart de ceux qui moururent à l'Hôpital étoient des Gens un peu avancés en âge, de l'un & de l'autre fexe, qui fuccomberent aux Diarrhées qui avoient fuccedé aux Fiévres putrides ou malignes ordinaires ou pourprées. Je fauvay quelques-uns de ces Malades qui étoient moins âgés en les renvoyant avec la Diarrhée, qui cessa bientôt après d'elle-même, dès qu'ils eurent respiré l'air du dehors. En Ville ces Maladies n'eurent pas de suites si fâcheuses : On ne vit pas même de Fiévres malignes pourprées parmi les Gens aisés.

La méthode que l'on suivit dans le traitement de toutes ces Maladies roula principalement sur les Remedes generaux. La Saignée de la Jugulaire fit de fort bons effets après les Vomitifs, les Purgatifs & les Saignées réïterées du Bras & du Pied. Car la Saignée de la Jugulaire ne fut guere mise en usage que dans l'état ou vers le déclin de la Maladie. Le Pourpre & les autres Eruptions n'empêcherent point qu'on ne saignât & qu'on ne purgeât ceux qui parurent avoir besoin de ces secours. Les Délayants, les Diapnoïques, les Absorbants, les Anodyns, les legers Cordiaux ne furent pas omis. Pour les Veficatoires, on n'en fit presque point usage, n'ayant pû encore venir à bout de rendre ici ces Remedes familiers.

Si dans les années précedentes je n'ay presque pas fait mention des Fiévres malignes pourprées ; c'est que je n'ay presque rien trouvé làdessus dans mes Journaux, soit que réellement il n'en fût point passé par mes mains, soit que j'eusse oublié d'en garder une Notte ; ce qui n'empêche point que mes Confreres n'ayent pû voir quelques Personnes atteintes de ces sortes de Maladies, sur tout à l'Hôpital, dont je n'étois pas alors chargé, ou parmy les Pauvres de la Charité.

Outre le Pourpre avec Fiévre maligne, je vis cette année en Ville, & j'ay vû depuis à l'Hôpital, du Pourpre rouge sans Fiévre, qui depuis cinq ou six jours qu'il avoit commencé de paroître, s'étoit augmenté chaque jour & s'étoit répandu sur toute l'habitude du Corps, sans causer aucun fâcheux accident. C'étoit des Taches plattes d'un rouge obscur, de differente figure & de differente grandeur. Elles étoient toutes séparées les unes des autres, & dans les intervalles plus ou moins grands qu'elles laissoient entr'elles, la Peau avoit conservé sa couleur naturelle. Une Saignée, quelques verrées de Ptisane rafraîchissante & une Médecine les fit disparoître. *Nonnullos*, dit Juncker Conspect. Medicin. Tabul. 75. *Sine febre occupat* (Purpura rubra,) *ita ut ægri negotiis suis vacare possint, & nil, nisi pruritum sub cute persentiscant.* Je ne me rappelle point si les Personnes que je vis attaquées de Pourpre sans Fiévre avoient la Démangeaison dont parle Juncker.

Enfin parmi les Malades de cette année, ou en remarqua comme dans les années précedentes, quelques-uns attaqués de Diarrhées, d'autres de Dysenteries ; mais nous aurons occasion de parler ailleurs de ces Maladies. Je me contenteray de rapporter les deux cas suivants & ce que j'observay à l'ouverture de quelques Cadavres, qui fut faite en ma présence.

Le nommé Audier, dont on a parlé cy-deſſus, fut atteint dès le commencement du mois de Fevrier d'une Fiévre putride maligne, avec des Redoublements conſiderables. Sa Langue qui étoit blanche d'abord devint bientôt ſêche & noire. On s'apperceut enſuite de quelques treſ-ſaillements dans les Tendons du Poignet, & de tremouſſements dans tout le Corps. Ce que cette Maladie eut de plus ſingulier, ce fut un Hoquet continuel, qui étoit moins fréquent & moins violent dans les intervalles d'un Redoublement à l'autre, mais qui dans les Redouble-ments augmentoit en fréquence & en violence, au point qu'on crut pluſieurs fois que le Malade étoit près de ſuffoquer. Comme le ſujet, quoique déja avancé en âge & aveugle, étoit néanmoins vigoureux & plethorique, on n'épargna pas d'abord les Saignées du Bras & du Pied, les Vomitifs, les Purgatifs aiguillonnés, les Ptiſannes & les Ab-ſorbants. Comme le Hoquet ne cédoit point à tous ces Remedes, quoy-que déja réïterés pluſieurs fois, ni à l'Huile d'Amandes douces qu'on avoit eſſayé, nous convînmes avec M. Maſſon, qui ſur le raport que je lui fis de ce Malade, eut la curioſité de le venir voir, nous con-vînmes, dis-je, de lui donner la Potion ſuivante, qu'il prit le ſoir même.

℞. *Caſtorei & fœcul. Bryon. ăa. ʒ. x. Syrup. Nenuphar. ʒß. Laudan. liquid. Gutt. x. aq. Flor. Aurantior. & Papav. Rhœad. q. ſ. m. f. Potio.*

Le Malade fut un peu moins agité pendant la nuit, mais le Ho-quet allant toûjours ſon train, il fallut revenir aux Purgations & les réïterer juſqu'à ce que les Redoublements euſſent ceſſé. Par ce moyen on emporta la Fiévre & le Hoquet après quatorze ou quinze jours de Maladie.

Le 19. du mois de Juin, Monſieur J.... âgé de 35 à 40 ans, & qui quelques années auparavant avoit beaucoup ſouffert d'une Jauniſſe entretenuë par des embarras dans le Foye & dans les autres Viſceres du bas-Ventre, contracta une Fiévre catarrheuſe avec des douleurs d'Entrailles, ſuivies de Déjections glaireuſes un peu ſanguinolentes, & de fréquentes envies d'aller à la Selle. Il s'étoit fort fatigué par de frequents voyages qu'il avoit été obligé de faire, pour mettre quelque arrangement dans les affaires d'un de ſes Parents, & à cette occaſion il avoit eſſuyé beaucoup de chagrins. Gueri de cette indiſpoſition par les Remedes ordinaires menagés avec toute la circonſpection neceſ-ſaire, il tomba au commencement de Juillet dans un état bien plus fâcheux. Il parut ſur la region Epigaſtrique à très-peu de diſtance du Cartilage Xiphoïde, & au deſſous des Tegumens une petite Tumeur

dure & douloureuſe, accompagnée d'une petite Fiévre, de Dégoût &
& d'un Dévoyement bilieux. Le Malade n'avoit jamais été bien gueri
de ſes Obſtructions: ſon Foye & ſa Ratte s'enflerent & le blanc des
Yeux devint un peu jaune. Il fut bientôt extrémement affoibli; &
je ne diſſimuleray point que je craignis beaucoup pour lui, ſoit par
rapport à tout ce qui avoit précedé, ſoit par rapport à la Tumeur
qui étoit ſurvenuë & que je ſoupçonnay tenir un peu de la Nature
du Cancer. Le prognoſtic douteux que je portay ſur l'évenement do
cette Maladie, obligea le Malade à partir pour Montpellier, afin
d'y conſulter deux habiles Praticiens. Il n'y ſejourna qu'un jour, &
il en revint avec l'Ordonnance ſuivante.

La Tumeur renitente & douloureuſe que le Malade a depuis peu
de temps à la region Epigaſtrique, qu'on ne peut toucher, même legerement, ſans faire crier le Malade, eſt vraiſemblablement ſituée
dans le Tiſſu Cellulaire, qui eſt entre les Muſcles droits & les Teguments, ou dans la Membrane adipeuſe. Cette Tumeur eſt produite
par une Lymphe épaiſſe chargée de ſaleure, & deſſéchée par la diſſi-
pation des parties fluides, & les plus tenuës: les chagrins qui ont
précedé cette Tumeur, & auſquels on doit la rapporter, montrent
le caractere de la Lymphe qu'on vient d'établir, il eſt même hors de
doute que la Lymphe avoit contracté ce caractere vicieux depuis long-
temps, puiſque le Malade a eu depuis quelque temps un Ictere cauſé
par les embarras du Foye, & qu'on s'eſt apperçû depuis pluſieurs
années qu'il a la Ratte obſtruée.

Le dérangement des Digeſtions dépend du même vice de la Lymphe, & les Levains digeſtifs ne peuvent que participer au vice general de la Lymphe, puiſqu'elle fournit la matiere de ces Levains.

Cette Maladie ſera rebelle, on ne peut même ſe promettre abſolument un ſuccés heureux, tant parcequ'elle eſt ſoûtenuë par une cauſe
qui n'eſt pas facile à corriger, qu'elle eſt d'ailleurs accompagnée
d'une Fiévre lente; que le Malade eſt maigri & épuiſé: ainſi on a
raiſon de craindre que cette Maladie n'ait des ſuites fâcheuſes qu'il
faut prévenir en ſe ſervant des Remedes propres à rétablir les Digeſtions, inciſer legerement, délaier & enfin adoucir; c'eſt auſſi ce qu'on
ſe propoſe de faire par l'uſage des Remedes ſuivants.

Dès que Monſieur ſera de retour à Béſiers, il ſe fera tirer une Palette & demie de Sang du Bras, le lendemain on le purgera avec la
Médecine qui ſuit.

♃. Rhe. contuſ ʒj. Flor. Perſicor. & Violar. ăă. pug. j.
Coqu. leviter in decoct. Folior. Cichore. ăă ℥vj. in colat. diſſol.
Mann. Calabr. ℥ij. f. Potio.

Le lendemain du jour de la Médecine le Malade prendra le matin une once de Syrop de Chicorée composé avec vingt grains de Rhubarbe en poudre & deux ou trois cueillerées d'eau de Chicorée, prenant un Boüillon ordinaire une heure après; on lui donnera le soir en se couchant demi-dragme de Diascordium, il prendra ces deux Remedes pendant trois jours de suite, le lendemain il prendra le matin le Boüillon suivant.

Prenés un jeune Poulet plumé & vuidé, faités-le cuire pendant deux heures dans de l'eau de Fontaine pour avoir une prise de Boüillon, ajoûtez les pattes de trois Ecrevisses de Riviere étouffées dans l'eau chaude & concassées dans un Mortier, les cuisses de trois Grenouilles écorchées & éventrées, & une drachme de Racine d'Enule-Campane sêche & coupée à morceaux, laissez-les boüillir doucement pendant une heure, retirez le Pot du feu, jettez-y une pincée des sommitez sêches & fleuries d'Hipericum, laissez-les infuser un moment, passez le Boüillon à travers une serviette, exprimez fortement pour le faire prendre. Le Malade prendra ce Boüillon pendant huit jours & tout de suite sans se purger l'Opiate suivante pendant six jours.

℞. Conserv. Kinorrodon. Enul. Campan. & Balaustior. ãa.
Əj. Terr. Japonens. pulverat. ʒxv. Cinnamom. pulverat. ʒvj.
cum s. q. Syrup. Absinth. f. Opiata pro unâ dosi.

Il faut prendre par dessus cette Opiate une Tasse d'infusion de feüilles de Melisse, faite comme l'infusion de Thé, adoucie avec un peu de Sucre, & se purger à la fin avec la Médecine ordonnée cy-dessus. Si pendant le cours de ces Remedes la Diarrhée n'est pas arrêtée, on continuera de donner le Diascordium. Le Malade s'étant réposé un jour après cette Médecine, prendra le lendemain matin à son lever le demi Bain domestique, fait avec la décoction des feüilles de Mauves, de Boüillon-blanc, dit *Verbascum*, & de deux poignées de Son, il y restera une heure; en sortant du Bain il se remettra au lit, où il prendra le Boüillon d'Ecrevisse préparé comme cy-dessus.

Il prendra le demi Bain avec le Boüillon pendant six jours, s'étant réposé cinq ou six jours il prendra le matin au lit le petit Lait préparé de la maniere qui suit.

Prenez trois Turquetes de Lait de Vâche ou de Chevre fraichement trait, faites-le cailler avec la Présure ordinaire, coupez le Caillé en quatre morceaux, mettez-les dans une serviette que vous suspendrez en l'attachant à des Chaises par ses quatre bouts, mettez un Plat au dessous pour recevoir la serosité qui en dégoutera pendant la nuit, le lendemain mettez-là sur le feu pour la faire boüillir, clarifiez-là avec le blanc d'Œuf comme on clarifie un Syrop, repaſſés, éteignez-y trois Clouds de fer roüillez & rougis au feu, faités-y infuſer pendant un quart d'heure dix Cloportes lavées dans le Vin blanc & écraſées en vie, repaſſez & ajoûtez un peu de Sucre pour l'adoucir.

Le Malade prendra le petit Lait pendant huit jours, ſe repurgera à la fin, & après s'être repoſé ſix jours il reprendra le demi Bain domeſtique pendant huit jours, prenant une Taſſe de Citronelle à la ſortie du Bain.

Dès que l'Automne ſera venuë, le Malade ſe purgera avec la Médecine ordinaire, s'étant répoſé un jour, il prendra le Boüillon d'Ecreviſſe pendant neuf jours de ſuite, s'étant repurgé à la fin, & répoſé un jour après la Médecine, il prendra le matin au lit un Verre de Lait d'Aneſſe fraichement trait, adouci avec un peu de Sucre. A meſure qu'il connoîtra que ſon Eſtomac accoûtumera le Lait, il le fera augmenter peu à peu juſqu'à ce qu'il en prenne une petite Ecuellée, & pour empécher le Lait d'aigrir dans l'Eſtomac, le Malade prendra trois fois la ſemaine le ſoir en ſe couchant l'Opiate qui eſt cy-deſſus. Il faut prendre le Lait pendant deux mois, ſe purger au milieu & à la fin.

Pendant l'Hyver prochain le Malade prendra chaque mois, douze jours de ſuite, dix grains de Roüilleure de Fer bien pulveriſée, qu'il mettra entre deux ſoupes pour l'avaler, en ſe mettant à table pour dîner. Il ſe purgera auſſi lorſqu'il connoîtra en avoir beſoin.

Dès que le Printemps prochain ſera venu, le Malade ſe repurgera, prendra enſuite le Boüillon d'Ecreviſſe pendant neuf jours, enſuite le petit Lait préparé comme cy-deſſus pendant dix jours, ſe repurgera à la fin & deux jours après il ſe mettra au Lait d'Aneſſe qu'il prendra pendant deux mois, avec l'Opiate s'il en a beſoin.

Le Malade gardera un bon regime de vie, ſe nourrira avec de la Soupe, du Boüilli & du Roti, ſe privant du Maigre, des Ragouts, des Viandes ſalées & épicées, des Aliments aigres & cruds, il ſe contentera de manger de la Viande à diner, ne mangera à ſouper qu'une Soupe, ou un Ris au Boüillon, juſqu'à ce que ſon Eſtomac ſoit rétabli, & que la petite Fiévre l'ait quitté. Il boira peu de Vin toûjours bien trempé. On l'exhorte de ne pas coucher avec ſa Femme juſqu'à ce qu'il ſe trouve bien, crainte qu'il ne s'épuiſe davantage, & que ſon Eſtomac ne ſe débilite de plus en plus. Il doit obſerver exactement ce regime de vie s'il veut que les Remedes ayent un bon ſuccés.

A Montpellier ce 12. *Juillet* 1740.

Avant ſon départ le Malade prenoit tous les ſoirs un gros de Diaſcordium pour calmer le Dévoyement dont il étoit tourmenté pendant la nuit; à ſon retour on fut obligé d'ajoûter au Diaſcordium quelques gouttes de Teinture-anodyne, & de continuer ce même Remede jusqu'au commencement du mois de Septembre. Par ce moyen son Ventre s'arrêtoit pendant la nuit, mais il s'ouvroit de nouveau le matin, & cela jusqu'à quinze ou seize fois par jour pendant deux mois que dura la Maladie, malgré les Lavements adoucissants souvent réiterés & tous les autres Remedes dont on va parler. La Saignée fut executée, & le Malade purgé suivant l'Ordonnance. Il prit pendant quelques jours les Boüillons de Poulet, après lesquels on en vint à l'Opiate absorbante & stomachique.

A l'égard de la Tumeur, on s'étoit contenté d'y appliquer pardessus des linges moderement chauds & de l'oindre quelquefois avec l'Huile de Camomille, on y appliqua la Pulpe de la Racine d'Althea. Mais le 22. de Juillet, la Tumeur s'étant un peu élevée en pointe, & un peu ramollie au dessous, on jugea qu'elle suppureroit infalliblement. C'est pourquoy on eut recours à un Onguent fait avec le jaune d'Œuf, le Miel Rosat, l'Huile Rosat & le Basilicum qui mit bientôt la Tumeur en état d'être ouverte. L'Incision cruciale fut faite & les quatre angles de la Playe emportés par M. Bourguet son Chirurgien : il en sortit un Pus grisâtre & épais. Dans les pansements M. Bourguet eut la précaution de n'employer que des Digestifs doux, l'Huile d'Œufs, l'Onguent de la Mere &c. Le Malade fut repurgé le 29 du même mois, & deux jours après il fut mis à l'usage du petit Lait, qu'on fut obligé d'interrompre à la quatriéme prise. On eut recours au Syrop Roborant de Charras, à des Bolus absorbants, astrigents & narcotiques, au Lait coupé avec l'eau de Chaux. Rien ne fut capable d'arrêter le Dévoyement & la Fiévre lente qui regnoit depuis le commencement. Enfin la Playe ayant été menée heureusement à Cicatrice, le 5 de Septembre le Malade prit une prise d'Ipecacuanha, qui modera fort le cours de Ventre, rétablit le ressort des Fibres de l'Estomach, rappella l'appetit, fit disparoître la Fiévre lente & procura plus promptement qu'on n'avoit osé l'esperer, une parfaite guerison.

La... étant morte d'une Fiévre maligne, je fus prié d'assister à l'ouverture de son Cadavre, ou, pour mieux dire, de sa Tête, où le mal paroissoit avoir établi principalement son siége : ce qu'on attribuoit à un coup violent qu'elle avoit reçû sur cette partie quinze ou vingt jours avant que de tomber Malade. On porta le Cadavre sur une Table & on le situa pour pouvoir scier le Crane, alors il sortit par le Fondement une grande quantité de Bile verte d'une puanteur si effroyable que les Assistants furent presque sur le point de pâmer. La Malade avoit été pourtant bien vuidée & son Médecin ordinaire n'avoit rien negligé pour la garantir. En sciant l'Os Occipital, on déchira sans doute les Meninges & quelqu'un des Sinus Lateraux ; aussi-tôt nous vimes couler

par

par l'ouverture qu'on venoit de faire environ une Pinte de Sang diſſous
& d'une couleur noirâtre. Le Crane ayant été enlevé, on n'y trouva
ni fracture, ni enfoncement. Les Veines du Cerveau & les Rameaux
des Sinus étoient pleins d'un Sang diſſous & noirâtre.

Un Pauvre étant mort à l'Hôpital pendant la nuit, dix ou douze
heures après ſon entrée, je le fis ouvrir. C'étoit un Jeune-Homme de
20 à 25 ans, gros & gras. Il avoit mangé comme les autres à l'heure
du ſouper, & il s'étoit promené un peu dans la Salle. On remarqua
pourtant qu'il avoit beaucoup de peine à reſpirer & qu'il touſſoit beaucoup. Sur ce rapport, on commenca par ouvrir la Poitrine, & on trouva dans la duplicature de la Pleure du côté gauche une quantité de
Pus ſi grande qu'elle rempliſſoit preſque toute la Cavité de la Poitrine
du même côté, la lame interieure de la Pleure s'étant diſtenduë à
meſure que le volume du Pus augmentoit, & étant devenuë même
beaucoup plus épaiſſe que dans l'état naturel. Le Pus avoit reſté toûjours enfermé dans la duplicature de la Pleure, & il ne s'en étoit
pas repandu une ſeule goutte dans la Cavité de la Poitrine; mais la
grande extenſion de la Pleure avoit preſque obliteré le Lobe gauche
du Poulmon: du moins ce Lobe ſe trouva reduit à un très-petit volume. Avant ni après la mort, nulle Tumeur exterieure au Côté affecté.
La Cavité droite de la Poitrine & le Lobe du même côté ſe trouverent
dans leur état naturel.

Je fis auſſi ouvrir un Carabinier, que j'avois jugé atteint d'une
Hydropiſie de Poitrine, par le concours de tous les ſignes qui carac-
teriſent cette Maladie, & auquel j'avois voulu qu'on fit la Ponction
long temps avant la mort. C'étoit un Homme de 40 à 50 ans, grand,
gros & vigoureux. Il avoit été Malade dans un autre Hôpital, &
en arrivant icy il voulut un Vomitif, pour décharger, diſoit-il, ſa
Poitrine. J'eus beau lui repreſenter que ce Remede ne lui convenoit
point, & qu'il y avoit d'autres petits Remedes à prendre pour le préparer à la Ponction dont il avoit beſoin, & qui auroit, ſi je ne me
trompe, réüſſi, le Malade ayant encore aſſés d'embonpoint, & le Poulx
aſſés bon. Toutes mes répreſentations furent inutiles, il prit le Vomitif, & ne voulut point entendre parler de Ponction qu'un mois &
demi après, c'eſt-à-dire, deux ou trois jours avant ſa mort, & lorſqu'il
n'en étoit plus temps. L'enflure avoit commencé par le côté droit
de la Poitrine où l'eau s'étoit épanchée, & elle avoit gagné tout le
Corps. La Cavité droite étoit ſi pleine que le Malade ne pouvoit être
remüé qu'avec un danger éminent de ſuffocation. Lors qu'on eut
enlevé le Sternum, on ne trouva de l'eau que dans cette Cavité, mais
en ſi grande quantité que le Lobe droit du Poulmon en avoit été
reduit à un très-petit volume, & deſſeché preſque comme du Parchemin.

Partie IV.   Nn

A l'Ouverture d'une Femme Hydropique qui mourut brusquement & dans le temps qu'on pensoit à luy faire la Paracentese pour la seconde fois, nous trouvâmes l'Epiploon tout fondu & converti en un Pus verd.

Une Femme qui venoit d'essuyer un Miserere, ayant été portée à l'Hôpital, y mourut deux ou trois jours après. Elle n'avoit point Vomi pendant ces deux ou trois jours, ni rien rendu par les Selles, quoyqu'elle eut pris des Boüillons, des Lavements & des Potions absorbantes & narcotiques, de l'Huille d'Amandes douces, pour calmer les violentes douleurs d'Entrailles dont elle se plaignoit & qui l'obligeoient à crier nuit & jour. Son Ventre s'étoit enflé prodigieusement. Nous trouvâmes une grande quantité d'excrements liquides d'une puanteur horrible dans la capacité de l'Abdomen. Nous fimes jetter deux ou trois Seaux d'eau sur les Boyaux pour les laver. Après quoy nous apperceumes un trou d'environ une ligne de Diametre dans une portion gangrenée de l'Intestin Ileon, & nous jugeames que c'étoit par-là que s'étoient répandus ces excrements.

1741.

L'HYVER de cette année ne fut ni rude ni long. Il est vray qu'en Janvier nous eumes trois ou quatre jours & sur tout le 25 du même mois, où le Froid fut aussi vif, qu'il l'avoit été le 6 de Janvier 1739 ; mais auparavant le temps avoit été fort doux, & il le redevint d'abord après. La quantité de Pluye fut moyenne, mais les Chaleurs furent un peu plus grandes qu'à l'ordinaire. A l'égard des Maladies, elles ne céderent point en nombre à celles de l'année passée ; mais elles ne furent pas d'un si mauvais caractere, ni si funestes. Les Fiévres malignes n'enléverent que très-peu de Personnes : Et cela ne se doit même entendre que de celles qui se trouverent compliquées avec des inflammations de Poitrine : Il n'en parut point de Pourprées, ni de Pestilentielles. Du reste il n'y a guere d'espece de Maladies, dont il ait été fait mention dans les années précedentes, qui ne se soit presentée cette année-ci, & qui n'ait même attaqué un plus grand nombre de Sujets.

En Janvier, Fevrier, Mars & Avril, nous vîmes des Pleuresies, des Peripneumonies, des Fiévres malignes ordinaires, des Fiévres malignes vermineuses, d'autres avec des inflammations de Poitrine, des Fiévres Putrides avec des Redoublements, les unes avec Eresipele au Visage, ou aux Extremités superieures ou inferieures, les autres avec un Rhùmatisme *Goutteux*, ou avec des douleurs *Rhùmatismales*, les autres avec fluxion sur la Poitrine, Toux, Enroüement. Il parut des Coliques nephretiques, les unes simples, les autres compliquées avec une Fiévre putride , des *Lumbagos* ou des douleurs *Rhûmatifmales* des Lombes , qu'on appelle improprement douleurs de Reins, des inflammations aux Amygdales, des fluxions fur la Jouë, fur les Levres, fur les Gencives & fur le Palais. Quelques Enfants furent atteints de Fiévres vermineufes avec Toux, Vomiffement. Il parut auffi quelques Accés de Fiévre.

Pendant les mois de May & de Juin, il parut encore quelques Fiévres putrides, foit avec Erefipele, foit avec douleurs *Rhûmatifmales,* foit avec inflammation de Poitrine ; mais en fort petit nombre.

En Juillet & Août, les Fiévres malignes reparurent : on vit auffi quelques Fiévres putrides ; mais les Maladies qui eurent le plus de vogue, furent des Flux dyfenteriques , ou fimples, ou compliqués avec une Fiévre putride ou avec une Fiévre maligne. Dans les années précédentes quelques Perfonnes avoient été attaquées de Dyfenterie ; mais cette Maladie fut beaucoup plus commune cette année : Elle ne fut pas néantmoins fort funefte, puifque de tous les Malades que je vis, il n'y eut que la Superieure des Sœurs de la Charité qui mourut après 20 jours de Maladie, & après avoir fouffert avec beaucoup de patience & de refignation tout ce qu'on peut fouffrir. Elle étoit fort âgée, & la Maladie avoit fait de grands progrés avant qu'on appellât du fecours. Les Dyfenteries fimples furent traitées par une ou deux Saignées , par l'Ipecacuanha, par des Juleps anodyns avec l'Huile d'Amandes douces, par des Lavements adouciffants , par une ou deux Médecines avec la Caffe , la Manne & la Rhubarbe. Dans les compliquées , qui furent en plus grand nombre que les fimples , outre l'Ipecacuanha & les autres Remedes lenitifs, il fallut réïterer les Saignées & les Médecines douces, autant que la violence de la Fiévre & l'opiniâtreté des Redoublements parurent le demander ; & on ne parvint à arrêter le Flux dyfenterique, qu'en emportant la Fiévre qui le caufoit, ou dont il étoit accompagné.

Il parut auffi quelques attaques d'Apoplexie ; mais qui n'enleverent qu'une ou deux Perfonnes.

Dans les mois fuivants nous vîmes encore des Fiévres malignes, parmy lefquelles il y en eut quelques-unes de fort opiniâtres, & d'autres funeftes. Nous vîmes auffi des Fiévres putrides, foit fimples, foit avec Erefipele, foit avec douleurs *Arthritiques* ou *Rhûmatifmales.* Il y eut quelques Perfonnes attaquées d'inflammation à la Poitrine, d'autres d'inflammation aux Amygdales. On paffe fous filence quelques autres Maladies, comme la Colique, la fluxion fur les Dents, fur les Yeux, &c. Mais nous ne devons pas oublier la petite Verole, qui commença vers la fin du mois d'Août & qui fe trouva fouvent compliquée avec des Fiévres putrides vermineufes. Elle ne fit pourtant pas beaucoup de ravage; car ceux qui furent traités methodiquement se tirerent affés aifément d'affaire.

La methode que nous fuivimes dans le traitement des Fiévres putrides compliquées avec des douleurs *Rhûmatifmales* repanduës par tout le Corps, ou avec un Rhûmatifme *Goutteux* fur quelqu'une des articulations; car nous n'en avons prefque rien dit jufqu'icy: la methode, dis-je, que nous fuivimes dans le traitement de ces Fiévres, ne differa de la methode ordinaire qui a été fi fouvent expofée, qu'en ce que les Saignées furent plus fouvent réïterées, qu'on infifta davantage fur les Ptifanes délayantes, diapnoïques & fur les legers Diaphoretiques, qu'après les Vomitifs on n'employa que des Purgatifs doux & bien détrempés, & qu'on fit un plus grand ufage des Anodyns & des Calmants. Du refte, on ne fit aucune difficulté de purger & de repurger ces Malades, jufqu'à ce que la Langue fut moins chargée, ou qu'elle eut changé de couleur, & que les Redoublements euffent ceffé. Et fi l'on fufpendoit quelquefois les Purgatifs; c'eft qu'il étoit impoffible de remüer le Malade pour le nettoyer après qu'il avoit été du Ventre.

De tous ceux qui furent atteints de ces fortes de Fiévres dont je viens de parler, je ne vis perir que Madame de ... aprés environ 40 jours de Maladie : encore auroit-on pû efperer de la garantir, ou du moins de prolonger davantage fes jours, fi les Chirurgiens, par je ne fçai quel motif fecret, n'avoient conftamment refufé d'ouvrir l'Abfcès qui s'étoit formé à la partie inferieure & exterieure de la Cuiffe gauche. C'étoit au commencement du mois de Fevrier que cette Dame âgée de 70 ans étoit tombée Malade, & je ne fus prié que quelques jours après de la voir avec fon Médecin ordinaire. Son mal avoit été précedé d'une fluxion Erefipelateufe fur la Jambe gauche, & il commença par une Fiévre putride avec une fluxion fur la Poitrine fuivie de crachats fanglants. La Malade fut Saignée deux ou trois fois du Bras & une fois du Pied; ce qui fit difparoître le crachement de Sang. Mais la Fiévre perfiftant avec un Redoublement chaque foir, on en vint à une Médecine douce en deux verres qu'on eut foin d'animer par une petite dofe de Vin Stibié. Dans le Redoublement qui furvint le foir même du jour de la Médecine, voilà une fluxion *Rhûmatifmale* & *Goutteufe* qui fe manifefte fur le Genou gauche. On revient aux Saignées : les Lavements émollients, les Ptifanes adouciffantes, les Opiates bechiques & legerement dyaphoretiques, les Juleps anodyns : rien de tout cela n'eft omis : on réitére les Purgations benignes : on applique des Fomentations émollientes & anodynes fur la partie affectée. Tout cela n'empêcha point que le Dépôt ne fe formât, un peu au deffus du Genou, à la partie exterieure de la Cuiſſe, & que vers le vingt-uniéme ou le vingt-deuxiéme jour de la Maladie, on ne s'apperceut d'une fluctuation au deſſous des Teguments. Les Chirurgiens pour ne pas ouvrir cet Abſcès, n'oublierent rien de ce que leur Art preſcrit pour reſoudre, ou pour faire diſſiper ou reſorber la matiere qui commençoit à s'épancher. Cataplâme reſolutif d'Ambroiſe Paré, Vin Aromatique, tout cela eſt mis en uſage ; mais inutilement. On travaille auſſi à détourner cette Humeur par des évacüations réiterées, ſoit par les Selles, ſoit par les Urines, ſoit par l'inſenſible tranſpiration. On n'en eſt pas plus avancé, la Fiévre fait toûjours ſon chemin : la matiere épanchée s'infiltre dans les Muſcles, dans les Aponevroſes, dans les Ligaments : la Cuticule ſe ſépare : la Jambe & la Cuiſſe s'enflent : enfin cette matiere refluë dans le Sang : Le Dépôt ſe fait ſur les Poulmons : la Malade jette des crachats purulents : l'Oppreſſion de Poitrine augmente : le Râle ſurvient & la Malade ſuccombe.

Au commencement du mois de May je fus appellé à un Village voiſin pour Mademoiſelle d'A ... âgée de 25 à 30 ans, qui à l'occaſion de quelques affaires domeſtiques s'étoit donnée bien des mouvements dès le commencement de l'année, avoit été obligée de voyager à Cheval de jour & de nuit, avec la Pluye & avec le Vent, & tout cela avec beaucoup de peines d'eſprit. Elle avoit eu quelques années auparavant de pâles couleurs qui lui avoient laiſſé des embarras dans les Viſceres du bas-Ventre, & principalement dans le Foye. Lorſque je la vis, elle traînoit depuis plus de deux mois une Fiévre lente, qui avoit ſuccedé à une Fluxion opiniâtre de Poitrine, & qui éto't entretenuë par une ſuppuration qui ſe faiſoit dans les Glandes du Poulmon & du Foye. La Malade étoit oppreſſée, & ne pouvoit ſe coucher dans ſon Lit, elle touſſoit & jettoit des crachats jaunes d'une puanteur inſupportable : ſes Pieds étoient enflés : ſon Ventre étoit élevé & fort tendu ; & lorſqu'on lui preſſoit tant ſoit peu la region du Foye, elle ſentoit monter des fumées qui avoient la même puanteur que ſes crachats. Tout cela étoit accompagné d'un Flux de Ventre bilieux & d'un Redoublement de Fiévre qui revenoit tous les ſoirs. Après avoir prévenu les Parents ſur l'évenement d'une ſi funeſte Maladie, je leurs fis comprendre que tout ce qu'on pouvoit attendre de la Médecine, c'étoit de ſoulager un peu la Malade, & de lui aider à paſſer avec un peu moins de ſouffrance le peu de jours qui lui reſtoient à vivre. Je me contentay donc de lui ordonner de doux Abſorbants, des Bechiques, des Adouciſſants, des Anodyns, &c. J'ajoûtay qu'on tenteroit enſuite le Lait de Vâche coupé avec l'infuſion des Vulneraires de Suiſſe & écremé, & qu'en cas elle en fut incommodée, on la purgeroit en deux verres avec la Manne, la Caſſe & le Syrop de Chicorée compoſé, obſervant de donner un Boüillon dans l'intervalle d'un verre à l'autre, & de fupprimer même le fecond verre, fi le premier agiſſoit fuffifamment. Quelques jours après je reçûs la Lettre ſuivante.

Monſieur. La Malade n'ayant pû continuer l'uſage du Lait qu'elle avoit commencé avant-hier, à cauſe des Coliques fourdes qu'elle reſfentit vers le ſoir & durant toute la nuit, qui furent ſuivies de Déjections peu fréquentes & peu abondantes, mais bilieuſes & dans leſquelles on remarqua du Lait caillé, elle fut purgée hier ſuivant votre Ordonnance avec la moitié de ſa Médecine ; ce qui a pourtant ſi bien operé, que la Malade a eu la ſatisfaction de voir diminuer ſa Toux & ſes Crachats, & qu'elle a pû enfin ſe coucher preſque comme on le fait en ſanté, ſans que l'oppreſſion de Poitrine en ait été augmentée, enſorte qu'elle a dormi près de deux heures, n'ayant été éveillée que par la Toux qui lui a fait expulſer quelques Crachats un peu plus viſqueux qu'à l'ordinaire, mais moins jaunes & ſans mauvaiſe odeur. Aujourd'huy la Malade a pris l'autre moitié de ſa Médecine, ce qui pourra en diminuant ſa Fiévre, la mettre en état de recommencer ſon Lait demain ou après demain. L'eau de Poulet & les Opiates que vous lui avés ordonnées, l'ont fort ſoulagée. Dans quelques jours d'icy je vous informeray de ſon état. En attendant ayés la bonté de m'indiquer ce que vous jugerés à propos de faire. Je ſuis, &c.

Lacombe Chirurgien.   *A . . . ce* S. *May* 1741.

Cette Lettre ne releva point mon eſperance. Cependant je crus devoir répondre, que puiſque la Malade recevoit quelque ſoulagement de ſes Opiates bechiques, abſorbantes, vulneraires & anodynes, & de l'eau de Poulet dans laquelle on faiſoit boüillir une pincée de Sommités fleuries d'Hypericum & une ou deux feuilles tendres de Baume, j'étois d'avis qu'elle continuât ces mêmes Remedes.

Pour m'engager à revoir la Malade, le même Chirurgien m'écrivit encore en ces termes.

Monſieur. Depuis que j'ay eu l'honneur de vous informer de l'état actuel de Mademoiſelle d'A . . . ſes Redoublements ont fort diminué : les Crachats jaunes & de mauvaiſe odeur qu'elle faiſoit ces jours paſſés aſſés abondamment, ſont à preſent preſque tous blancs, en moindre quantité, ſans mauvaiſe odeur, & ils ne changent de couleur & d'odeur que lorſque la Malade eſt obligée de faire quelques mouvements ſoit pour rendre ſes Excrements, ſoit pour changer de ſituation dans le Lit ou ſur le Fauteuil. Elle Urine aſſés ſouvent & ſuffiſamment: elle va regulierement du Ventre deux ou trois fois chaque jour ; & depuis hier ſeulement ſes Excrements ont de la conſiſtence en partie à peu près comme ceux d'une Personne qui mange, & le reste est jaunâtre, ainsi que ceux qu'elle rendoit liquides cy-devant. A propos des Déjections, j'oubliois de vous dire que lorsque la Malade rendit ces jours passés l'autre moitié de sa Purgation, on trouva dans le Bassin environ demi-douzaine de Corps membraneux en forme de Globes, dont quelques-uns étoient de la grosseur d'une petite Noix, qui étoient en partie pleins d'une liqueur jaure. A mon retour de Gabian j'observay ces Corps membraneux qui étoient alors vuides, ayant été mis dans de l'Eau, & je leur trouvay la forme Globuleuse, n'ayant qu'une issuë & étant fort minces, sans pourtant être dissolubles dans l'Eau dans laquelle je les agitay assés long-temps.

Les enflures de la Malade ont passé des Pieds jusques aux Mains & à la Face: mais elles ne sont pas permanentes, ensorte que quand la Malade reste assise & les Jambes hors du Lit, ces enflures quittent presqu'entiérement les parties superieures & se portent vers les inferieures: mais lorsqu'elle se couche à demi seulement, sa bouffissure reparoît au Visage, & ses Mains redeviennent Œdemateuses. Son Ventre est toûjours un peu tendu, mais sans douleur. Voilà à peu près l'état où se trouve à present la Malade, qui a beaucoup de disposition à dormir, & qui dort les heures entieres quand elle est hors de son petit Redoublement. Elle eut avant-hier une Eruption dans la Bouche, semblable à une brûlure, mais qui disparût bientôt après avoir lavé la Bouche avec l'Eau de Ceterach. J'attends l'avantage de vous voir icy demain: car il me paroît qu'il est très-necessaire que vous revoyés bientôt la Malade. Tous ses Parents vous en prient. Je suis, &c.

Lacombe Chirurgien. *A ... Le* 12 *May* 1741.

Je trouvay la Malade aux abois, & je repartis le même jour après avoir temoigné à ses Parents le chagrin que j'avois de ne pouvoir leur donner aucune esperance. En effet, la Malade mourût le 16 du même mois vers le soir. J'aurois souhaité que les Parents eussent permis l'ouverture du Cadavre pour voir si le Diaphragme étoit percé, & si l'Abscès du Foye communiquoit avec la Poitrine, ou si les fumées qui s'élevoient lorsqu'on pressoit la region du Foye, & que la Malade disoit avoir la même odeur des Crachats, ne venoient que du Pus épanché dans la Cavité droite de la Poitrine, & qui étoit repoussé en en haut par le Diaphragme à mesure qu'on pressoit le Foye. On auroit pû aussi s'éclaircir sur la formation de ces Corps membraneux de figure globuleuse, ou de ces Vessies, que la Malade rendit par les Selles sept à huit jours avant sa mort. J'avois avant mon départ conferé là dessus avec le Chirurgien, mais l'ouverture du Cadavre lui fut refusée.

Vers la fin du même mois, je fus prié d'aller à Puisserguier pour voir M. de l'Efcure ancien Capitaine d'Infanterie , âgé 55 à 60 ans. Je le trouvay enflé depuis les Pieds jufqu'au Cartilage Xiphoïde. La Tumeur du Ventre étoit fort confiderable , le Scrotum & le Membre Viril étoient auffi fort enflés. La foif étoit plus grande qu'à l'or-dinaire ; mais l'Appetit , le Sommeil & le Poulx ne s'étoient pas fort écartés de l'état naturel. Au premier coup d'œil , je le jugeay atteint d'une *Afcite* ; mais pour une entiere conviction , je priay le Malade qui étoit affis auprès du feu, de s'étendre à la renverfe fur fon Lit & de relever les Genoux : j'appliquay enfuite ma main gauche fur un des côtés de la region Ombilicale, & avec la main droite ayant frappé l'autre côté , je fentis le mouvement de l'eau épanchée qui vint battre. contre la main gauche que je tenois appliquée fur un des côtés du Ventre. Il n'en fallut pas davantage pour conftater la Maladie : à l'égard de l'évenement, je jugeay qu'il ne pouvoit être que funefte , foit parceque le Malade n'étoit tombé dans cet état que par fon mau-vais regime & par de fréquents excés de Vin, foit parceque cette *Afcite* venoit à la fuite d'un Afthme auquel M. de l'Efcure étoit fujet, & que, comme l'a fort bien remarqué Hippocrate *, une Ma-ladie qui fuccede à une autre Maladie , eft ordinairement mortelle : Τ͂ γὸ νοσημάτων ὅ, τι ἀν ἕτερον ἐφ' ἐτέρω γψύνται, ὡς τὰ πολλὰ ἀποκτείνει. Cependant je ne crus pas devoir abandonner le Malade à fon mau-vais fort, je lui ordonnay une Médecine, une Ptifane legerement diu-retique , un regime convenable; & je lui confeillay d'avoir prompte-ment recours à la Paracentefe fuivant le precepte d'Hippocrate * Ὑδαπώδεας ὅσον ταμνειν. Il eft vrai que le même Autheur dit en un autre endroit *, qu'il ne faut en venir à la Ponction que lorfqu'on voit que le Ventre ne fe defenfle point par la Diette ni par les autres Remedes interieurs. Καὶ ἢν μὲν ὅσω ὑπο τῶ φαρμάκων καὶ τ ἄλλης διαίτης ὠφελέηται, κ ἡ γαστὴρ λαπάσσεται αυτέ. ἢν ὃ μὴ , ταμὼν ἀφεῖναι τὸ ὕδατ⊙. Mais cela ne fe doit entendre que d'une Hydropifie naiffante , & non d'une Hydropifie confirmée , où les eaux épanchées en quantité com-priment les Vaiffeaux qui rapportent le Sang des extremités inferieures, caufent des enflures Œdemateufes très-confiderables & exigent qu'on en vienne inceffamment à la Paracentefe.

Mon confeil fut fuivi. On appella M. Bourguet Chirurgien de cette Ville, qui par la Ponction tira environ quatre Pintes d'eau. Le Malade fut purgé, il ufa d'une Opiate legerement aperitive & purgative : il garda le regime pendant quelques jours, après quoy il reprit fon ancien train de vie. Cependant toutes les enflures Œdemateufes des Pieds, des Jambes, des Cuiffes, des Bourfes, &c. tout difparût. On ne fut pas obligé d'en venir à une feconde Ponction, parcequ'il ne fe fit pas de nouvel épanchement dans le Ventre. Un an après l'Operation,

M. de

·M. de l'Efcure vint voir M. de C... dont nous parlerons cy-après, pour lui certifier que la Ponction l'avoit radicalement gueri. Il eft pourtant à préfumer que le mauvais regime de vivre & les excés de Vin auroient tôt ou tard replongé M. de l'Efcure dans l'Hydropifie, fi environ deux ans après l'Operation il n'avoit été enlevé par une Maladie aiguë.

Pendant que les Flux dyfenteriques regnoient, le plus jeune des Enfants de Monfieur le P. B. âgé de onze ans & demi, en fut attaqué. Son mal fe trouva compliqué avec une Fiévre putride, qui redoubloit tous les foirs. On le faigna autant que fon âge & fes forces purent le permettre, & que la violence de la Fiévre parut le demander. Il prit l'Ipecacuanha : il fut purgé benignement & repurgé. Les Lavements adouciffants & les Juleps anodyns ne furent pas omis ; non plus que les Abforbants, les Délayants & les Onctueux. Vers la fin de la Maladie le Genou droit s'enfle, & on a tout lieu de craindre qu'il ne s'y faffe un depôt. Bientôt après on fent flotter quelque peu de matiere au deffous des Teguments. D'abord on avoit appliqué fur la partie enflée des linges trempés dans du gros Vin tiéde où l'on avoit fait boüillir de la Graine de Lin : on continua ces fomentations, appliquant pardeffus une ferviette bien chaude, & l'on eut la fatisfaction de voir reforber la matiere épanchée ou fe diffiper par la trafpiration. Le Malade fut repurgé, & en moins de vingt-deux jours il fut quitte de fa Fiévre, de fon Flux dyfenterique & de l'enflure de fon Genoü.

Vers la fin du mois d'Août la Servante de Madame de Tricot, âgée de 16 à 18 ans, eft attaquée d'une Fiévre ardente accompagnée de *Porcelaine*. Le Délire furvient. On la faigne du Bras & du Pied. Elle prend enfuite un Vomitif. Elle eft refaignée le même jour & le lendemain dans le Redoublement. Elle eft purgée & repurgée ; & fon mal fe termine par des Accés de Fiévre tierce qui cedent au Kina ; enforte qu'elle en eft entiérement délivrée après le quatorziéme jour.

Le premier du mois de Septembre je fus prié de voir un Enfant de 5 à 6 ans attaqué d'une petite Verole *Difcrete* compliquée avec une Fiévre putride vermineufe. Il étoit malade depuis environ quatre jours : on l'avoit déja faigné deux fois, & on lui avoit donné quelques Potions vermifuges & un Lavement qui lui avoit fait rendre des Vers par les Selles. Il avoit eu la veille un violent Redoublement, & je trouvay le matin fa Langue extrémement chargée. Sa Fiévre avoit fort relâché, & je profitay de l'occafion pour le purger doucement par haut & par bas. Le lendemain il prit un autre Lavement qui lui fit rendre quelques Vers, & dans le Redoublement du foir il fut faigné du Pied. On mit de l'Huile d'Amandes douces dans fa Potion abforbante & vermifuge dont il prenoit de loin à loin quelque cuillerée. On réïtera fes Lavements, & il fut repurgé le 7 le 11 & le 16 du même mois. Jufqu'àlors il avoit eu fon Redoublement tous les foirs, un jour plus violent & un autre jour moins violent. Son Ventre s'étoit enflé plufieurs fois, & ne fe defenfloit que par le moyen des Médecines ou des Lavements : fa Langue étoit devenuë noire & il avoit eu quelques tremouffements, mais par le moyen des Saignées & des Purgations réïterées, tous ces fymptomes difparurent, la petite Verole fuppura , les Puftules fe fecherent, & le Malade recouvra une parfaite fanté.

Vers la fin du mois d'Octobre la Sœur Bonn.... âgée de 50 à 55 ans, bien conftituée d'ailleurs, fe plaint d'une violente Colique d'Eftomach, avec une douleur des Reins infupportable, elle avoit mangé à fon goûter des Raifins qu'elle avoit trouvé fort froids. On lui donna de l'eau tiéde qui ne la fit point vomir & un Lavement qu'elle ne rendit pas. Son Poulx étant plein & fon Vifage haut en couleur on la faigne du Bras ; ce qui ne l'ayant point foulagée, on lui donne deux grains de Laudanum. Sa Colique & fa douleur des Reins perfiftant & l'obligeant à fe rouler par terre, je fus appellé fur les huit heures du foir. La violence de la Fiévre m'empêcha de lui donner fur le champ le Vomitif qu'on auroit dû lui donner à la place du Laudanum. Je la fis faigner du Pied : j'ordonnay qu'on lui donnât un autre Lavement, qu'on réïterat l'eau chaude & qu'en cas elle ne fut pas foulagée, on lui fit prendre, deux heures après, 30 grains d'Ipecacuanha avec deux grains de Tartre Stibié , ce qui fut executé après dix-heures du foir. Par le moyen de ce Remede & de l'eau tiéde qu'on fit avaler à la Malade , elle vomit copieufement & fut guerie prefque fur le champ.

1742.

LE mois de Decembre de l'année 1741 fut fort pluvieux auffi bien que le mois de Janvier de cette année. Il tomba même dans ce dernier mois des Pluyes fort froides par un Vent de Nord-eft. Elles couvrirent de Neige nos Montagnes voifines , & nous donnerent icy un peu de Verglas : mais les autres mois de l'année furent beaucoup moins pluvieux, & la quantité totale de la Pluye fe trouva fort audeffous de celle des années precedentes. Le Froid ne fut pas fort vif, & , à quelques jours près, le refte de l'Hyver fut affés doux. Les Chaleurs furent moindres que celles de l'année précedente. La petite Verole qui avoit commencé vers la fin de l'Eté dernier ne finit qu'au Printemps de cette année. Elle ne fit pas beaucoup de ravage. Parmi

ceux qui en furent attaqués, les uns n'eurent prefque pas befoin de
Remedes, les autres en furent quittes pour quelques Potions abforbantes & vermifuges, d'autres enfin fe tirerent d'affaire par le moyen
des Saignées & des autres évacuations employées à propos. Les Fiévres
malignes ne furent pas aufli fort funeftes. Elles ne m'enleverent que
quatre ou cinq Perfonnes, parmi lefquelles il y eut deux Femmes âgées
de 50 ou 55 ans. Dans l'une il parût du Pourpre ou de grandes Tâches rouges fur tout le Corps quelques jours avant la mort; en l'autre
on vit après la mort fortir du Sang diffous par la Vulve après qu'on
eut tiré un grumeau qui en bouchoit l'ouverture. Les trois autres
perirent par des inflammations au bas-Ventre ou à la Poitrine.

Du refte on vit regner à peu près les mêmes Maladies que l'année
précedente : feulement il y eut un plus grand nombre de fluxions de
toute efpece ; & de plus, la Rougeole fe montra vers la fin de l'Eté,
dura jufqu'à la fin de l'année & enleva plufieurs Enfants. Nous fupprimerons l'énumeration de toutes ces Maladies & nous nous bornerons à l'expofition de quelques cas particuliers.

Le nombre des Saignées ne fçauroit être fixé, non plus que le temps
où l'on doit ceffer d'en faire dans les Fiévres putrides accompagnées
d'Erefipele. Mad. de C... âgée de 70 ans, attaquée d'une Fiévre
putride avec une Erefipele phlegmoneufe à la Face, fut faignée le 16.
jour de fa Maladie; quoyque les huit ou neuf premiers jours, elle
eut été faignée plufieurs fois & du Bras & du Pied, & qu'elle eut
été bien vuidée par en haut & par embas. Ce qui détermina à cette
derniere Saignée, ce fut une Fluxion fur la Poitrine, qui parut tout
à coup dans un Redoublement, & qui fut accompagnée de Toux
& d'oppreffion. On donna à la Malade du Blanc de Baleine, de
l'Huile d'Amandes douces, & d'autres Adouciffants. Elle fut repurgée, & fa Fiévre ceffa après le vingt-uniéme jour.

Obfervations faites pendant les fix premiers mois de l'année.

Cette Remarque ne doit pas être reftreinte à l'efpece de Fiévre dont
on vient de parler, elle doit avoir lieu à l'égard de toutes les autres
efpeces de Fiévres & de beaucoup d'autres Maladies, fur tout des inflammatoires, *pofitis*, comme l'on dit, *ponendis*, ou fuppofé que la
Saignée foit indiquée, & que le Poulx ou les forces du Malade la
permettent.

La fufpenfion des Remedes eft neceffaire dans certains cas. Le Fils
du Sr. D... âgé de trois ans, après avoir été bien vuidé par rapport à une Fiévre maligne verminufe dont il étoit attaqué, perd
connoiffance vers le douziéme jour de la Maladie, fon Poulx s'affoiblit, fon Ventre s'enfle, fes Yeux paroiffent éteints. Il avale
pourtant quelques cuillerées de Boüillon, & de Ptifane émulfionée, dans laquelle j'avois fait délayer un peu de Confection de

Hyacinte. Il paſſe deux ou trois jours dans cet état après leſquels ſon Ventre ſe débouche & ſe défenfle, ſon Poulx ſe ranime : quelques jours après il eſt repurgé, & il revient en parfaite ſanté.

Il n'eſt pas extraordinaire que dans une Fiévre maligne le Malade tombe de l'Aſſoupiſſement dans le Délire : mais que ce Délire roule ſur le devoir du Mariage, & que le Malade ſe ſente en état de remplir ce devoir immediatement après d'amples Saignées & de copieuſes Evacuations par haut & par bas ; c'eſt à quoy il n'eſt guere naturel de s'attendre. Cela eſt arrivé pourtant à un Homme de 40 à 45 ans, marié depuis aſſés long-temps. Il auroit fait violence à ſa Femme, s'il n'avoit été retenu par les Aſſiſtants. Envain après avoir fait diſparoître la Femme, on réïtere les Saignées du Bras & du Pied, on prodigue les Ptiſanes & les Emulſions rafraichiſſantes : on purge & on donne des Lavements. Le Malade continuë par intervalles de délirer ſur le même objet, & la nuit il faut redoubler les gardes. Il dort néantmoins par le moyen d'un Calmant qu'on lui donne, & il ſuë quelquefois le matin à la fin de ſon Redoublement. Enfin après vingt-trois ou vingt-quatre jours de Maladie, ſa Langue qui avoit été toûjours brune & chargée, ſe nettoye & change de couleur, & le Malade paroît gueri, à cela près qu'il perſiſte à demander que ſa Femme revienne auprès de lui. On l'élude ſous divers prétextes, on le fait manger, & ſept ou huit jours après la Femme lui accorde le devoir ; mais il en abuſe, & il retombe Malade. Cette alternative de convaleſcence & de rechute dura fort long-temps. A la fin le Malade ſe rétablit, & peu de temps après il fut auſſi ſenſé & auſſi retenu qu'il étoit avant ſa Maladie. Pendant qu'il étoit dans l'Aſſoupiſſement je lui fis appliquer des Veſicatoires à la Nuque du Col & entre les deux Epaules, qui firent couler beaucoup de Seroſités. Je ne ſçay ſi on avoit trop chargé ces Veſicatoires de Poudre de Cantharides ; mais je ſoupçonnay que les Sels acres de ce Remede avoient fait fermenter la liqueur ſeminale, & avoient un peu contribué au délire qui s'en étoit enſuivi. Il peut ſe faire pourtant que la diſpoſition des humeurs y eut plus de part que ce Remede, puiſqu'on à veu de pareils délires dans des temps de Peſte, & en des ſujets auſquels on n'avoit pas appliqué ce Remede.

Mademoiſelle d'O . . . Veuve âgée de 50 à 60 ans, eſt ſaiſie d'un grand froid qui eſt ſuivi d'une Fiévre aiguë, d'une Colique hepatique, d'un vomiſſement continuel, & d'une tenſion inflammatoire à l'Hypocondre droit. Après les Saignées neceſſaires ſoit du Bras, ſoit du Pied, les Lavements adouciſſants, les Potions abſorbantes & anodynes, elle prend une Médecine legere en deux verres qu'elle rejette preſque ſur le champ. La Malade n'urine que peu & avec peine, on revient aux Saignées, on applique des Fomentations émollientes sur le bas-Ventre : on continuë les Potions & les Lavements : on réïtere les Médecines en lavage qui font quelque effet. La Fiévre & les Redoublements ceffent avant le quatorziéme jour ; mais la douleur & la tenfion de l'Hypocondre droit perfiftent, & les Urines ne coulent pas encore avec une entiere liberté. La Malade prend quelques Bains domeftiques après lefquels elle eft repurgée ; & toutes fes incommodités difparoiffent.

La Fille ainée de M. P. âgée de 15 à 16 ans, contraête une inflammation aux Amygdales, à quoy elle eft fort fujette. Les Remedes ordinaires emportent la Fiévre ; mais la difficulté d'avaler refte & la Malade parle encore en croaffant prefque comme les Grenoüilles. Je jugeay la fuppuration faite, & j'ordonnay qu'on ouvrit l'Abfcés qui s'étoit formé dans les Amygdales. On temporife, mais l'Abfcés creva de lui même la nuit fuivante. J'en ay vû d'autres à qui l'Abfcés a été percé avec une Lancette entourée d'un Ruban de fil jufqu'à la pointe, & d'autres à qui l'Abfcés a été ouvert en preffant les Amygdales avec le bout d'une Spatule ou avec la queuë d'une cuiller d'Argent.

Outre les fymptomes ordinaires aux Fiévres malignes, les Miliciens de la Province de Perigord, qui étoient icy en Quartier d'Hyver, eurent l'enroüement, l'extinêtion de voix, & des cours de Ventre opiniâtres. Quelques-uns perirent par les cours de Ventre.

Par *Porcelaine*, j'entends de petites élevations de la peau avec rougeur, ardeur & démangeaifon : ces élevations font larges & plattes : elles difparoiffent quelquefois tout à coup, & reparoiffent plufieurs fois dans un même jour. Lorfqu'elles font fans Fiévre, elles fe diffipent d'elles-mêmes ou cédent aifément à la Saignée. Quand elles font compliquées avec la Fiévre, elles fe manifeftent tantôt dès l'entrée, comme dans le cas qu'on a rapporté cy-deffus *, tantôt elles furviennent à quelqu'un des Redoublements, & c'eft ce qui arriva à Madame de R . . . qui en fut attaquée dans le cours d'une Fiévre putride accompagnée de mal de Gorge, de douleurs aux Bras & aux Genoux. Elle avoit été faignée deux ou trois fois, elle avoit pris un Vomitif & elle avoit été purgée. La Porcelaine ayant parû, on réïtera les Saignées, les Ptifanes délayantes, les Lavements & les Purgations. La Porcelaine difparût entiérement dans deux jours, & la Fiévre après le quatorziéme jour.

Dans la Fiévre *Scarlatine* il ne fuffit pas de faigner, il faut auffi pour l'ordinaire avoir recours au Vomitif & aux Purgatifs ; & c'eft ainfi que j'ay été obligé de me conduire à l'égard d'un Garçon de 10 ans & d'une Fille 6 à 7 ans, attaqués l'un & l'autre d'une Fiévre *Scarlatine* compliquée avec une Fiévre putride & vermineufe. Je leur fis ufer en même temps d'une Ptifane emulfionnée.

Monfieur d'E . . . âgé de 50 à 55 ans & replet, contracte un mal de Gorge avec Fiévre & douleur de Tête. Après deux Saignées il eft purgé, & la Fiévre difparoît avec le mal de Gorge; mais la douleur de Tête fubfiftant avec une Bouche pâteufe il eft repurgé, ce qui n'emporte pas fon mal de Tête: enfin la Fluxion creve, & il mouche & crache du Pus pendant près d'un mois. La douleur de Tête s'appaife, mais la Toux furvient par l'irritation de la matiere purulente qui tombe fur le Gofier. Après des Boüillons adouciffants Monfieur d'E . . . eft encore purgé & mis à l'ufage du Lait de Vache coupé qui acheva de le rétablir.

Dans les Pleurefies la douleur de Côté ne fe déclare quelquefois que trois ou quatre jours après l'invafion de la Fiévre. Mais lorfque j'ay trouvé les Malades fort effoufflés avec la Toux & avec un Poulx véhement & extrémement dur, j'ay toûjours jugé que la douleur fe manifefteroit bientôt, & je ne me fuis prefque jamais trompé. C'eft ce que j'ay encore verifié cette année fur plufieurs Perfonnes, à qui j'avois même d'abord fait faire d'amples Saignées.

Un jeune Officier Efpagnol eut en arrivant ici une Fiévre éphemere précedée d'un grand froid pendant lequel il perdit connoiffance. On lui donne une Potion cordiale, & ayant repris chaleur, il eft faigné. Après la Saignée il fe trouva fort dégagé, & ayant été purgé le lendemain il fut fur le foir entiérement quitte de la Fiévre. La veille de fon départ de Narbonne, il s'étoit fort échauffé à la Danfe à laquelle il avoit employé toute la nuit, & en fortant du Bal il s'étoit mis en chemin.

Un autre Officier Efpagnol qui avoit eu des Accés de Fiévre tierce, fentit en chemin de Narbonne ici, un froid qui fut fuivi de Fiévre, d'Effoufflement, de Toux & d'une douleur aiguë aux Epaules. Je le fis d'abord faigner & reffaigner. Il ufa en même temps du Blanc de Baleine, d'une Ptifane pectorale & du Syrop de Violete avec l'Huile d'Amandes douces. La Langue étant fort chargée, je ne doutai point qu'à la Pleurefie il ne fe fut joint une Fiévre putride, & je ne balançai point à le purger en deux Verres. Il fut faigné du Pied le lendemain, repurgé enfuite & faigné du Bras le foir même de la Purgation. Il fut purgé encore & dans l'intervalle des Purgations il prit quelques Lavements· il ufa auffi d'un Looch bechique & de quelques Juleps anodyns : en un mot, il fut traité de la même maniere que nous avons accoûtumé de traiter les François, lorfqu'ils font attaqués de la même Maladie; & peu de jours après fon rétabliffement il ne manqua pas à me venir remercier de mes foins.

J'eus auffi à l'Hôpital plufieurs Soldats Efpagnols attaqués de Pleuſeſes compliquées avec Fiévre putride, & je n'eus pas lieu de me répentir d'avoir ſuivi à leur égard la methode que j'ai accoûtumé de ſuivre à l'égard des autres Malades.

La Fille de M. Paſſaboc âgée de 9 mois eſt ſaignée du Bras pour une Ereſipele à la Face, avec Fiévre putride qui redouble tous les ſoirs. Elle fut enſuite purgée cinq fois, & à la premiere Médecine on avoit ajoûté 4 ou 5 grains d'Ipecacuanha. L'Ereſipele qui avoit preſque diſparu, s'étant renouvellée le 16. jour de la Maladie avec augmentation de Fiévre ſuivie d'Aſſoupiſſement, on en vint à une Saignée du Pied, qui avec une Médecine qu'on lui donna le lendemain, acheva la guerifon.

Mademoiſelle de . . . âgée de 70 ans, a des retours fréquents de Fiévre quarte. Rebutée des Remedes ordinaires, elle avale quelques verrées de Limonade, qui lui procurent un Accés de 26 heures. Les Purgatifs, le Kina, les Eaux de Balaruc, ſuſpendent pour quelques jours ſes Accés. Enſuite elle eut un Accés de 30 heures, qui fut ſuivi d'une Jauniſſe univerſelle avec des Urines fort jaunes & une Démangeaiſon par tout le Corps. La Jauniſſe ayant diſparu d'elle-même quelques jours aprés, ſes Accés revinrent, à 8 ou 9 jours, puis à un mois de diſtance, l'un de l'autre. La Jauniſſe reparoiſſoit & diſparoiſſoit auſſi. Elle étoit moins foncée & duroit moins que la premiere fois. La Malade fut purgée: elle prit des Opiates febrifuges, abſorbantes & purgatives: elle fut repurgée, elle prit du Kina; & la Fiévre qu'elle trainoit depuis le commencement de Février, ne diſparut qu'à la fin de Juillet

Vers la fin du mois de May Monſieur de C. . . . Capitaine d'Infanterie âgé de 54 ans, arriva en cette Ville dans le dernier degré du Maraſme cauſé par une Hydropiſie aſcite un peu ancienne, & qui avoit fait des progrés irremediables. Il avoit paſſé ſix mois à Bedarrieux, où il avoit executé tout ce qu'il avoit pû des Remedes preſcrits par deux habiles Praticiens de Montpellier qu'il avoit conſultés & qui lui avoient remis le Memoire ſuivant.

La Maladie pour laquelle on demande conſeil eſt très-caracteriſée par l'Enfleure œdemateuſe qui attaque les deux extremités inferieures, les Teguments de la region lombaire & des parties de la generation, par le Gonflement conſiderable, & la Tenſion des parties anterieures & laterales du bas-Ventre, par l'impoſſibilité de toucher ni le Foye, ni la Ratte, & de pouvoir juger de leur état preſent: & enfin par le flot que l'on diſtingue dans la capacité du bas-Ventre en l'examinant ſuivant les regles ordinaires; & l'on doit convenir qu'il eſt ici queſtion d'une Aſcite qui a déja fait beaucoup de progrés.

Comme tous les accidents dont on vient de faire mention ſont les fuites d'une extravafation de la ferofité, & dans le corps cellulaire des parties tumefiées, & dans l'interieur du bas-Ventre : pour découvrir les caufes de cette extravafation, on fera les reflexions fuivantes.

Les premieres enflures qui parurent aux Chevilles des deux pieds de Monfieur, furent précedées par des Accés de Fiévre quarte, & par confequent produites par l'épaififfement de la maffe du Sang, & par des Obftructions dans les Vifceres du bas-Venrre. Le derangement des Digeftions infeparable de toutes les Fiévres intermittentes, & principalement de la Fiévre quarte, donna lieu à un épaififfement plus confidérable de toutes les liqueurs. On a même lieu de préfumer que tout le fifteme Vafculeux, & fur tout celui des Vaiffeaux blancs, s'eft trouvé naturellement foible & peu propre à divifer le Sang & à entretenir fa libre circulation.

Les fatigues de la Guerre que Monfieur a effuyées pendant 36 ans, l'intemperance dans les plaifirs & le mauvais regime de vie que l'état militaire entraine prefque neceffairemenr avec lui, avoient déja porté des impreffions extrémement fortes fur les organes de la Digeftion, & difpofé toutes les caufes qui en determinant les Accés de Fiévre quarte, ont donné lieu aux progrés de l'épaififfement des liqueurs, & à une plus grande foibleffe du fifteme Vafculeux. Il eft même arrivé que la ferofité eft devenuë furabondante, à mefure que les Urines fe font feparées en moindre quantité, & que fa mixtion proportionnelle avec les autres parties du Sang a été renverfée : de forte que pendant que la partie blanche ou fibreufe devenuë trop épaiffe, s'eft arrêtée dans les differents Vifceres & les a obftrués, la ferofité s'eft infiltrée à travers les Vaiffeaux blancs dans le tiffu du corps cellulaire, & s'eft même degorgée dans la capacité du bas-Ventre, ou par la feule infiltration, ou par la ruption de quelque lymphatique.

Pour fuivre les regles de la bonne pratique dans le traitement de l'Afcite qui fait le fujet de cette Confultation, on doit fe propofer de mettre les Digeftions en regle, de rendre la maffe du Sang plus fluide & plus coulante, de degager les Vifceres qui fouffrent obftruction, de determiner la ferofité furabondante à fe precipiter ou par le couloir des Urines, ou par les Selles, & par ces fecours de corriger les extravafations déja établies, & de prévenir la formation des nouvelles que l'on à tout droit de craindre. Pour remplir ces indications on aura recours aux Remédes fuivants.

On commencera par purger Monfieur avec une once de Tamarinds, une drachme de Rhubarbe concaffée & une drachme de Sel d'Epfon, dont on fera une Décoction, dans une livre de laquelle on laiffera infufer pendant la nuit trois drachmes de Senné, diffolvant le matin dans l'infufion coulée deux onces & demie de Manne, & deux drachmes

mes & demie de Sel Polichreſte de Saignette, ou de Sel Polichreſte ordinaire au deffaut de l'autre, la Médecine ſera partagée en deux verres, qu'on donnera à deux heures de diſtance de l'un à l'autre.

Immédiatement après, Monſieur boira pendant ſix jours le matin & vers les quatre heures de l'après midy, le Boüillon ſuivant qu'on aura ſoin de partager en deux doſes.

Prenés une livre & demie de maigre de Veau dépoüillé de tout ce qu'il contiendra de membraneux ou de graiſſeux, & le coupés en tranches, ou roüelles, des feuilles de Berle, de Creſſon de Fontaine, de Chicorée amere & de Scolopendre de chacun une bonne poignée, de Rhubarbe en poudre une drachme, de Saffran de Mars aperitif, préparé à la Roſée du mois de May deux drachmes & demie, que vous mêlerés avec la Rhubarbe pour en former une Poudre, de Cloportes fraiches, lavées & étouffées dans le Vin blanc, une trentaine, & trois Ecreviſſes de Riviere étouffées dans l'eau chaude & écraſées dans un Mortier.

Toutes ces Drogues étant ainſi préparées, on placera les roüelles de Veau & les Plantes hachées, couche par couche, dans un Pot de terre verniſſé & garny de ſon Couvercle d'une grandeur convenable, ayant ſoin de ſaupoudrer avec la Rhubarbe & le Saffran de Mars les couches des Plantes hachées, d'y joindre les Cloportes & les Ecreviſſes à proportion & de continuer de même juſqu'à ce qu'on aura employé tous les materiaux propoſés cy-deſſus : après avoir jetté dans le Pot un grand verre d'eau de Fontaine, on le luttera & on le mettra dans un Bain-marie pour faire boüillir les matieres contenuës pendant cinq ou ſix heures; on coulera le matin avec expreſſion & on partagera la colature en deux priſes comme il a été dit, réïterant la même Médecine le ſeptiéme jour.

Pendant le ſix matins ſuivants, Monſieur boira une petite écuellée de petit Lait qu'on tirera du Lait de Vâche caillé avec la preſure ordinaire, & qu'on ſéparera de ſon Fromage en le laiſſant égouter à travers un linge, pour le clarifier d'abord après avec le blanc d'Œuf, on y jettera pendant cette clarification huit ou dix Cloportes fraiches, lavées & étouffées dans le Vin blanc, auſquelles on donnera une ébullition de quelques minutes avec le blanc d'Œuf, on éteindra dans le petit Lait coulé quelques morceaux de Fer roüillés & rougis au feu, & on y diſſoudra deux jours de ſuite deux onces de Suc de Berle bien depuré, & chaque troiſiéme jour à la place de ce Suc, on y diſſoudra une once ou une once & demie de celuy de l'Ecorce moyenne de Sureau, purgeant après les ſix jours d'uſage du petit Lait avec la Ptiſane laxative conſeillée cy-deſſus, pour revenir pendant autres ſix jours aux mêmes Boüillons deux fois par jour, & après avoir employé le

Purgatif ordinaire on aura recours au même petit Lait pendant six nouveaux matins , & à la place du Purgatif ordinaire , on donnera une cuillerée & demie du Reméde qu'on a fait préparer icy & que l'on doit bien remuer & troubler en le versant dans la cuillere à bouche ; on observera de donner ce Reméde le matin vers les neuf heures , & de faire diner le Malade deux heures après ou environ.

On examinera les effets qu'aura produit ce Reméde, & si Monsieur ne se trouve point fatigué pour l'avoir pris la veille , on le lui donnera le lendemain matin avec les mêmes précautions, c'est-à-dire à neuf heures, faisant suivre le diner deux heures après.

Supposé que la quantité d'une cuillerée & demie ne purgeât pas assés, on en feroit prendre deux cuillerées à bouche , mais si la cuillerée & demie purgeoit trop, on se contenteroit d'une cuillerée , s'en tenant à l'une des doses qui auroit produit une Evacuation considerable mais non outrée : enfin si l'usage de ce Reméde pendant deux jours n'avoit pas extrémement travaillé Monsieur , on y auroit recours un trosiéme matin & on s'en tiendroit à ce qui a déja été marqué; mais si au contraire le Reméde avoit agi violemment le premier jour & le second , on laisseroit un ou deux jours d'intervalle pour en recommencer l'usage & le continuer deux jours de suite.

Ce Reméde agit communement par les Selles & quelquefois par les Urines, mais dans le cours de son usage il peut laisser des impressions de chaleur, qui demandent que l'on s'en serve d'une maniere plus ou moins suivie.

Après avoir usé de ce Reméde pendant quelques jours comme il a été dit, on reviendra au petit Lait, & on le continuera pendant six matins , après lesquels on recommencera le Reméde déja proposé & on le continuera un , deux ou trois matins , suivant les effets qu'il produira, pour prendre pendant cinq matins de suite & vers les quatre heures de l'après midy un Aposeme fait avec une once de Racine de Bardanne, & une once & demie de celle de Lapathum acutum, deux poignées en tout des feüilles de Chicorée amere, & de Cresson de Fontaine & trois Ecrevisses de Riviere étouffées dans l'eau chaude & écrasées dans un Mortier, on jettera dans le Pot sur la fin de la cuitte une vingtaine de Cloportes fraiches, lavées & étouffées dans le Vin blanc que l'on fera légerement boüillir pendant quelques minutes avant de couler l'Aposeme, que l'on partagera en deux doses, ajoûtant à celle du matin une once de Syrop de Chicorée composé , & deux drachmes de Sel Polichreste, & à la dose du soir une once de Syrop des cinq Racines ; après ces cinq jours d'usage de l'Aposeme, on employera le même Reméde à la dose d'une cuillerée ou d'une cuillerée & demie , ou de deux cuillerées & toûjours trouble , & on le réïterera le lendemain ou le surlendemain , suivant qu'il aura agi.

On pourroit encore faire une nouvelle tentative du petit Lait pendant cinq ou six matins & réïterer le Reméde à la cuillere , s'en tenant aux ménagements déja conseillés ; & enfin si cette maniere d'agir réussissoit, on auroit recours au même Aposeme pendant cinq matins, & à la fin au même Reméde.

Pendant le cours de ces Remédes la Boisson ordinaire du Malade sera une Ptisane faite avec les feüilles séches de Capillaire , de Ceterach , de Politric, & de Scolopendre, infusée à la maniere du Thé, ayant soin d'ajoûter une Poupée d'une once de limaille de Fer roüillée, & de dissoudre dans chaque Pot de cette Ptisane deux Scrupules de Salpetre rafiné.

A la place de cette Ptisane on pourroit en faire une avec la Racine de Chiendent & de l'Apathum acutum & les Fruits de Kinorhodon , ajoûtant aussi la Poupée de limaille de Fer , & le Salpetre rafiné.

Quoyque Monsieur cesse de prendre le petit Lait ou l'Aposeme, on peut lui donner le Reméde à la cuillere trouble, deux fois la semaine , ou une fois seulement , ou avec des plus grands intervalles à la dose que l'experience aura prouvé lui convenir, c'est-à-dire , depuis une cuillerée jusqu'à deux & non au-delà.

Si on étoit assés heureux que les Enflures disparussent, par l'usage de ce Reméde , on ne laisseroit pas de le réïterer de temps en temps si les Enflures recommençoient ; ce sera à M. le Médecin ordinaire à regler la dispensation du Reméde , on pourra même donner avis des effets & on verra par là la conduite que l'on devra tenir; on seroit toûjours prévenu que si le Reméde produisoit du desordre & qu'il affoiblit trop le Malade, il faudroit en abandonner l'usage ou pour le moins s'en servir plus rarement. Si la quantité qu'on en a emporté n'étoit pas suffisante on auroit soin d'en demander davantage.

Monsieur sera nourri avec des Potages à la Viande, du Boüilli & du Roti à son diner, mais il soupera très-frugalement , se contentant pour ses répas ou d'un Ris au Boüillon, ou d'un Potage , ou d'un morceau de Roti, il s'abstiendra des Ragoûts, des Fruits cruds, des Salades, des Chataignes , & de tous les Aliments grossiers, indigestes ou échauffants : il boira très-peu de Vin & extrémement trempé, & seulement à ses répas, usant de sa Ptisane sans Vin le reste de la journée.

Déliberé à Montpellier le 26. Novembre 1741.

Lorsque j'eus examiné le Malade & que j'eus lû la Consultation qu'on vient de transcrire icy, je ne peus m'empêcher d'être surpris

de ce qu'on ne lui avoit pas ordonné la Paracentese dans l'Automne·
dernier , & avant que les Enflures des Jambes , des Cuisses , &c.
fussent devenuës, pour ainsi dire , monstrueuses, comme elles l'étoient
lorsque Monsieur de C... arriva icy. Pour moy, je pense avec les
Anciens * que la plus courte & la plus seûre ressource dans une Ascite
bien averée , c'est la Paracentese , & que c'est exposer les Malades
à une mort certaine que de differer cette Operation. Ce n'est pas que
je prétende qu'on puisse sauver par là tous les Hydropiques de bas-
Ventre; mais je soûtiens qu'on doit attendre de cette Operation un
plus grand secours que de tous les autres Remédes qu'on a jusqu'ici
employés contre l'Ascite. Il y a plus. cette Operation ne peut jamais
que faire du bien au Malade, en ôtant un Corps étranger qui com-
prime les Visceres, qui ruïne le ressort de leurs Fibres , qui empêche
le retour du Sang vers les parties superieures, &c. Au lieu que la
plûpart des autres Remédes font seûrement un mal infini, comme
nous l'avons vû à l'égard de beaucoup de Malades , & en particulier
à l'égard de M. de C... Il nous assûra que son mal avoit toûjours
augmenté à mesure qu'il avoit pris les Remédes qui lui avoient été
ordonnés , & sur-tout qu'il s'étoit toûjours très-mal trouvé du Syrop
ou Elixir purgatif qui lui avoit été remis à Montpellier pour en user,
& qui étoit sans doute quelque violent Hidragogue composé peut-
être d'Iris de Florence , de Jalap, de Scamonée & d'autres Purgatifs infusés dans l'Eau de Vie, car chaque prise de ce Remede lui
procuroit une Fiévre considerable qui duroit les quatre ou cinq jours
& qui étoit suivie d'un dégoût affreux.

Dans l'état où étoit M. de C.. il n'y avoit pas beaucoup à esperer de la Paracentese , mais il y avoit encore moins à attendre de
tout autre Reméde. Il demande qu'on le délivre du fardeau sous lequel
il gemit depuis si long-temps. Après l'avoir purgé bénignement , on lui
tire par la Ponction une grande quantité d'eau : vers la fin de l'é-
coulement une Toux séche le prend avec un défaut de respiration
qui menaçoit d'une foiblesse. On l'étend sur son Lit après lui avoir
donné deux cuillerées d'une Potion confortative. Cette difficulté de
respirer cesse, & la Toux s'appaise par le moyen d'un Julep anodyn.

M. de C. ne fut pas si heureux que M. de l'Escure, dont on a parlé
cy-dessus ; & son sort fut aussi bien différent de celui qu'éprouva la
nommée Causse près de St. Jacques, dont voici l'Histoire en peu de
mots. Elle étoit en apparence dans un état plus desesperé que M. de C.
Les Enflures qui étoient énormes avoient gagné les extremités superieures : les Mammelles étoient monstrueuses : c'étoit une Ascite compliquée avec une Anasarque universelle. La Malade âgée de plus de 60.
ans avoit reçû l'Extrême-Onction : elle ne pouvoit respirer que le tronc

élevé, & les Affiftants la tenoient fur le bord du Lit dans la fituation d'une femme qui eft en travail d'enfant, en attendant le moment qu'elle expirât. Je ne fus appellé qu'après que feu M. Valadon
le Pere l'eut abandonnée. Je la trouvay dans l'état que je viens de
rapporter, & je confirmay le jugement qu'en avoit porté M. Valadon:
cependant j'ajoûtay qu'on pourroit encore lui prolonger la vie de
quelques jours par le moyen de la Paracentefe. M. Fourny Chirurgien eft prié fur le champ de faire cette Operation. Les eaux épanchées dans le bas-Ventre étant forties, toutes les Serofités infiltrées dans
les cellules du corps graiffeux font bientôt reforbées, & fe féparant par
les Reins fortent par la voye des Urines. Toutes les Enflures fe diffipent, & quinze jours après la Malade réprend fes travaux ordinaires. Elle paffa ainfi une année ; après quoy j'appris qu'étant retom-
bée dans le même état, elle étoit morte faute de fecours. L'Operation
avoit été faite en 1729.

Après la Ponction M. de C. n'urina pas plus qu'auparavant : fes
Urines devinrent même un peu plus troubles, & d'un rouge tirant
fur l'obfcur. Ses Enflures œdemateufes, foit des extremités inferieures,
foit des Lombes, foit des Teguments même de l'Abdomen, refterent prefqu'au même point qu'elles étoient avant l'Operation : fon Ventre fe
remplit de nouveau, & feize ou dix-huit jours après il fallut en venir
à une feconde Ponction. On fe fervit alors d'un Troifcart avec une
Cannule qu'on pouvoit fermer par le moyen d'une vis, & laiffer
en place après l'avoir affujettie par les Rubans qui lui étoient attachés. Avant que toutes les eaux fuffent écoulées, la Toux ne
manqua pas de revenir comme la premiere fois ; mais ayant d'abord
arrêté l'écoulement des eaux en fermant la Cannule, le manque de
refpiration ne furvint point, & le Malade n'eut point de foibleffe.
Quatre heures après, on remit le Malade dans la fituation où il avoit
été operé, on ouvrit la Cannule, on preffa les parties laterales du
bas-Ventre, & on fit couler prefque jufqu'à la derniere goutte des
eaux épanchées, fans qu'il furvint le moindre manque de refpiration,
ni aucun effort pour toufler. Cependant nulle diminution dans les
Enflures exterieures, dans la foif & dans le degoût. On purge légerement le Malade: on lui donne des Ptifanes adouciffantes & un peu
diuretiques. Les Urines deviennent noirâtres & ne coulent qu'en petite
quantité ; les eaux s'accumulent de nouveau dans le bas-Ventre : le
Malade s'affoiblit, & meurt vingt jours après la feconde Ponction.
Vingt-quatre heures auparavant il avoit rendu par haut & par bas
beaucoup de Bile ou de Serofités noires & puantes.

Dans le commencement du mois de Juillet je fus appellé par un Expofition de
Maronite qui paffoit par cette Ville, accompagné de quelques autres quelques cas peu-

Habitants du Mont Liban. Il avoit contracté en chemin un Rhûme de Poitrine avec Fiévre : il toufloit & il crachoit un peu de Sang. Il étoit affés mal conftitué, & il paroiffoit avoir beaucoup de difpofition à la Phthifie. Je ne le fis faigner qu'une fois, mais je lui fis ufer beaucoup d'une Ptifane pectorale, il prit auffi quelques Juleps ano-dyns. Je lui donnay enfuite un Evacuant minoratif ; & deux jours après il fut en état de continuer fon voyage.

Le Chacril ou Cafcarille à la dofe d'un demi gros avec deux gros de Kina , le tout delayé dans deux cuillerées de Vin & une cuil-lerée d'Eau de Vie , guerit des Accés de Fiévre très-opiniâtres , & qui n'avoient pû être radicalement gueris par des Vomitifs & des Purgatifs réïterés , par les Eaux de Balaruc , & par le Kina feul pris pendant long-temps. L'idée de ce mélange me vint à l'occafion de ce qui eft dit du Chacril dans l'Hiftoire de l'Académie Royale des Sciences 1719. Pag. 55. Cette Drogue n'étoit pas icy en ufage. On en fit venir à ma priere, & j'en ay vû depuis de fort bons effets dans de femblables cas.

Le 19 de Juillet M. le Baron de Villenouvette âgé de 79 ans, mais vigoureux & bien conftitué d'ailleurs , eft operé de la Cataracte, après avoir été faigné la veille. Il avoit les deux Yeux affectés ; mais il ne vouloit être operé que de l'œil droit, à caufe d'une Taye que la petite Verole avoit laiffée fur l'œil gauche & qui entreprenoit un peu fur la Prunelle. La Cataracte de l'œil droit, ayant été abbatuë & le Malade ne diftinguant pas les objets , l'Operateur craignit mal à propos que fon Operation ne fût infructueufe ; c'eft pourquoy fans bouger de place , il entreprit l'œil gauche contre le fentiment du Ma-lade & le mien. Ce fut alors que le Malade jetta de hauts cris & qu'il penfa pâmer : car il n'avoit prefque pas fouffert de l'Operation qu'on venoit de lui faire à l'œil droit. L'Operateur travailla long-temps fur cet œil gauche malgré les cris du Malade , & après bien des efforts ayant déchatonné le Cryftallin cataracté, M. le Baron diftin-gua les objets. Il fallut ce même jour le faigner trois fois du Bras , & le reffaigner le lendemain & du Bras & du Pied à caufe de la grande inflammation qui furvint aux Yeux, & des vives douleurs qu'il y reffentoit. On eut recours aux Emulfions anodynes : on réï-tera encore la Saignée : l'Operateur appliqua les Topiques qu'il crut les plus appropriés. Cependant le Malade fouffroit toûjours de cruelles douleurs. Une inflammation des plus confiderables attaquoit tantôt un œil , tantôt un autre, & fouvent tous les deux enfemble. Dans quelqu'une de ces alternatives, l'œil droit avec lequel le Malade n'avoit pas diftingué les objets d'abord après l'Operation, s'éclaircit au point que M. le Baron reconnut tous les Affiftants ; & il eft à préfumer que l'Operation auroit parfaitement bien réüffi, fi on s'étoit borné à cet œil-là. Mais les grandes douleurs que fouffrit le Malade pendant & après l'Operation de l'œil gauche, attirerent des inflammations fi opiniâtres fur l'un & l'autre œil, qu'enfin le Malade en perdit entiérement la vûë malgré l'ufage qu'il fit pendant plus de fix mois de tous les Remédes interieurs & exterieurs recommandés en pareil cas.

Les Rhûmes de Poitrine avec Fiévre & Toux continuent jufqu'au milieu du mois de Juillet. Alors paroiffent des Fiévres putrides malignes, avec Colique & vomiffement aux uns, avec devoyement ou Flux dyfenterique aux autres, avec Fluxion fur la Poitrine à quelques-uns. S'enfuivent des Fiévres veritablement malignes; & parmi les Efpagnols qui en furent attaqués, il y en eut quelques-uns qui eurent des Parotides : ceux-là en réchapperent, quoy qu'on ne leur eut pas ouvert les Parotides auffitôt que je l'eus propofé. Tous les autres guerirent auffi de la Fiévre maligne, mais plufieurs d'entr'eux tomberent enfuite dans une Fiévre lente; & de ceux-là il en mourut quelques-uns. A ces maladies, qui regnerent jufqu'à la fin de l'année, fe joignit la Rougeole, qui depuis le mois d'Août s'étendit jufqu'au mois de Fevrier fuivant.

Le battement de l'Artere carotide, lors même qu'il eft fenfible à la vûë, n'eft pas toûjours d'un finiftre préfage, du moins dans les Maladies des Enfants : puifque malgré ce battement, la Fille du Sr. Robert Tailleur âgée de 7 à 8 ans, guerit en 9 ou 10 jours d'une Fiévre putride érefipelateufe par le moyen des Saignées, d'un Vomitif & de deux ou trois Purgations.

Le 19 du mois d'Août la Niéce de Madame de S . . . âgée de 12 à 13 ans, fut faifie d'une Fiévre ardente avec une douleur de Tête intolerable. On la faigna deux fois & le 20. matin elle fut en état de prendre un Vomitif qui lui fit un grand effet. Le foir Redoublement précedé de froid aux Pieds & au Nés, & fuivi d'une Fiévre aiguë & de foif : Saignée du Pied. Le matin fueur imparfaite qui n'empêche pas le Redoublement de s'étendre jufqu'à midy. Il paroît une croute blanche fur la Langue. La Malade rend de gros Excrements par le moyen d'un Lavement purgatif. La nuit fuivante Paveur nocturne dans le Redoublement. La Malade prend le 22 matin une Médecine qui ne fait prefqu'aucun effet. Le Ventre devient douloureux : la Fiévre redouble avec douleur de Tête, Anxietés, Tenefme. La Malade ne rend point deux Lavements à l'Eau; mais urine copieufement : eft Saignée fur les 9 à 10 heures du foir : paffe une nuit fâcheufe : fuë à la fin du Redoublement. Le 23 le Ventre s'ouvre & on remarque un Ver rond & long dans les déjections. La Fiévre relâche , & il paroît des Phlyctaines au Bras & en quelques autres endroits du corps. Le 24. on réïtere la Purgation. Le foir Redoublement, Saignement de Nés , Sueur. On lui avoit donné un Julep rafraichiffant & anodyn. Après le Redoublement les Phlyctaines difparoiffent. Le 25. on lui donne un Lavement. L'après midy Redoublement précedé d'un grand froid & de friffons , & fuivi de chaud, de foif. On revient à la Saignée : on réïtere le Julep. Cependant la Fiévre ne relâche qu'un peu avant midy du 26, & augmente de nouveau vers les 4 heures du foir : avant le Redoublement, déjeétions bilieufes qui reviennent pendant le Redoublement. La Malade ufe de quelques cuillerées d'une Potion abforbante : le Ventre fe *meteorife* , la foif furvient & enfuite l'Affoupiffement. Le Poulx étant un peu foible , on tâche de fuppléer à la Saignée par des Sangfuës : on les applique, mais elles ne voulurent pas mordre : enfin la Malade fuë des Bras & des Jambes pendant la nuit : le Poulx fe concentre , & fe ranime enfuite par le moyen de quelques cuillerées d'une Potion légerement cordiale. Le 27 matin je la fis purger en deux verres comme il fuit.

♃. Rhei contuf. & Kin. Kin. craffiufculè triti ăa. ʒj. Medull. Caff. recent. extraĉt. ʒß. bulliant in aq. Font. cyath. duob. in quib. diffolv. Mann. eleĉt. ʒij. colatur. add. Syrup. Rofat. folut. & Ol. Amygdal. dulc. ăa ʒj. m. f. Potio in duas dofes dividenda , quar. priori add. Ypecacuanh. pulverat ʒ. v.

La Malade rendit par en haut & par embas beaucoup de matieres glaireufes, qui furent fuivies de déjeétions fort puantes, jaunes, épaiffes comme du Miel , & qui excitoient quelques tranchées. Le Redoublement fut moindre le foir , & la Fiévre relâcha fort le 28 : elle fe ralluma un peu pendant la nuit ; ce qui n'empêcha pas, le Ventre étant fouple & fans douleur, de réïterer le 29 la Purgation cy-deffus dont on retrancha l'Ypécacuanha. Malgré l'évacuation qui fut affés copieufe , il y eut le foir & les deux jours fuivants, pendant lefquels la Malade ne prit que des Lavements & quelques cuillerées de Potion abforbante, un leger Redoublement chaque nuit. Elle fut repurgée en un feul verre le premier & le 4 de Septembre. Il paroît huit à neuf Clouds aux Feffes qui commencent à fuppurer. Petite Fiévre chaque nuit jufqu'au 10 : on réïtere la Purgation & on a recours à l'infufion de Kina. Vers la fin du même mois , Accés de Fiévre. Le premier d'Oétobre on réïtere la Purgation , & on employe le Kina avec le Chacril qui acheve la guerifon.

M. B. Appothicaire éprouva la verité de ce que dit un Poëte,
matutina

matutina parum cautos jam frigora mordent : car étant forti un peu matin le 16 de Septembre pour porter quelques Remédes à fes Malades, fans fe précautionner contre le froid qui commençoit à fe faire fentir, il contracta une Fiévre catarrheufe compliquée avec une Fiévre putride. La maladie fut des plus ferieufes : la Tête & la Poitrine fouffrirent beaucoup : les Redoublements furent violents. Je le vifitois avec MM. Maffon & Valadon. Les Saignées, les Ptifanes, les Juleps ne furent pas épargnés, non plus que les Médecines en lavage. La Nature nous feconda auffi par des fueurs : il ne fut pourtant tout-à-fait quitte de la Fiévre qu'après le vingt-uniéme jour.

La Rougeole qui avoit commencé dans le mois d'Août, devint beaucoup plus commune dans les mois d'Octobre & de Novembre. Elle attaque le Fils de M. G . . . âgé de 3 ans. En même temps fon Ventre fe gonfle & ne s'abbaiffe qu'après une Selle copieufe procurée par un Lavement. Il avoit pris la veille un Vomitif. Une Fiévre continuë avec des Redoublements fe met de la partie. La Langue devient blanche dans le Redoublement: Moitteur qui empêche la Saignée. On fe tourne du côté des Purgatifs doux & des Lavements émollients. On réïtere les uns & les autres. Le Syrop de Nenuphar & l'Huile d'Amandes douces font mis en ufage pour appaifer la Toux dont le Malade étoit tourmenté principalement la nuit. Le Malade fut gueri en moins de douze jours

Dans l'Hôpital plufieurs Enfants & quelques Adultes de tout Sexe effuyerent la Rougeole, & tous generalement fe trouverent fort bien des Saignées, des Ptifanes adouciffantes, des Juleps anodyns & des Purgations douces, en forte qu'il n'y mourut qu'un feul de ces Malades. En Ville je vis mourir vers le quatorfiéme jour de la Maladie deux jeunes Filles, âgées l'une de huit à neuf ans & l'autre de trois à quatre. Elles avoient été negligées au commencement, furtout la plus jeune que je ne vis que lorfqu'elle fut à toute extremité de vie: & elles perirent, la premiere par une Fluxion de Poitrine fuivie d'un Flux de Ventre bilieux & glaireux ; & la feconde par un engorgement total de Poitrine qui fucceda à un devoyement de matieres bilieufes par en haut & par embas, & qui fut accompagné de mouvements convulfifs de tous les Mufcles de la refpiration, avec perte de connoiffance, & avec des Tâches noires en plufieurs endroits du Corps.

Le 19. de Novembre vers les neuf heures du foir nous fumes priés M. Maffon, M. Carbaffe & moy, de confulter un Homme de 30 ans, qui étoit couvert de Rougeole fur tout fon Corps. Il étoit dans un violent Redoublement de Fiévre : fa Langue étoit féche & noire: fon Ventre étoit fort élevé: fa Poitrine étoit extrémement oppreffée avec une espece de Râle : sa Tête étoit aussi prise ; & il étoit dans le Délire. Nous le fîmes saigner du Pied sur le champ : il fut saigné du Bras le lendemain à six heures du matin, & deux heures après il prit un Vomitif qui le vuida beaucoup. Il fut resaigné du Bras le soir & purgé le lendemain. En même temps on lui fit user d'une Potion absorbante, du blanc de Baleine & d'une Ptisane pectorale, & sa Fiévre disparut entiérement deux jours après.

Immédiatement après la Rougeole, plusieurs essuyerent une Fiévre putride avec des Redoublements, Toux, Déjections vertes & fréquentes, Vers, &c. & il fallut avoir recours aux Saignées qu'on menagea pourtant eu égard à l'âge, aux Potions absorbantes & vermifuges, à l'huile d'Amandes douces, aux Lavements emollients & aux Purgations douces réïtcrées.

La Fille de Gely Voiturin, eut la Rougeole pour la seconde fois, à ce qu'on m'assûra, & ne l'eut pas mauvaise.

Une Sœur de la Charité fort jeune, qui étoit chargée de l'instruction des pauvres Filles, s'échauffa si fort à cet exercice qu'elle contracta une Dysurie & une Strangurie. Elle cacha son mal aussi long-temps qu'elle peut ; mais voyant qu'il alloit toûjours en augmentant, elle se fit saigner & purger. Le soir même son ventre s'enfle & devient extrémement douloureux, l'Urine est supprimée, il survient un froid suivi d'une grosse Fiévre : la Malade sent des douleurs aiguës à la Vessie avec de fréquentes envies d'uriner, qui nous font juger qu'il y a inflammation dans cette partie. Nous eumes recours M. Carbasse & moi aux Saignées réïtérées, aux Fomentations émollientes, aux Lavements adoucissants, aux Potions absorbantes & anodynes. La Malade n'urine que de 24 en 24 heures. La Fiévre redouble chaque soir : la Langue se couvre d'une croute blanche : les Lavements n'operent rien. On continuë les Saignées : on tente de déboucher le Ventre par quelques verrées d'une Ptisane laxative composée de Casse & de Tamarinds que la Malade rejette par en haut presque sur le champ : il survient des moitteurs presque continuelles. On purge ensuite en deux verres à chacun desquels on ajoûte un gros de Vin Stibié ; ce qui ne produit aucun effet. La Malade souffre par intervalles des douleurs de Colique. On prodigue l'Huile d'Amendes douces & les Potions anodynes. Les Lavements réïterés operent enfin quelque chose : le Ventre se défenfle un peu : les douleurs sont moins vives : on revient aux Purgatifs doux qu'on réïtere : la Malade urine plus souvent & avec moins de peine, & se trouve quitte de la Fiévre après quinze ou seize jours de maladie.

Le 27. de Novembre à quatre heures après midi, je fus prié de voir la Fille de Coste Boulanger, âgée de 16 ans, qui, outre les pâles couleurs dont elle étoit attaquée depuis bien du temps , étoit malade d'une Fiévre putride maligne depuis 5 ou 6 jours , & qui à l'entrée du Redoublement étoit tombée dans des mouvements convulſifs avec perte de connoiſſance. Son Poulx s'étant un peu relevé par le moyen d'une Potion cordiale , je la fis d'abord ſaigner du Pied , quoi qu'elle eût été déja ſaignée dès le commencement de ſa maladie & du Bras & du Pied , & qu'elle eût été vuidée & par en haut & par embas. Quelques heures après elle fut ſaignée du Bras , & prit enſuite une Emulſion cuite , à laquelle on ajoûta demi-once de Diacode , & qu'on partagea en deux verres. Elle paſſa preſ-que toute la nuit dans une eſpece de phrenéſie avec des ſueurs ſymptomatiques. Le 28. elle fut purgée en deux verres avec une Mé-decine aiguillonnée ; mais ſon délire continuant , & ſes yeux étant un peu enflammés & immobiles , on tenta encore la Saignée du Bras & celle de la Jugulaire , & on tâcha de ſoûtenir les forces de la Ma-lade par une Potion abſorbante & légerement cordiale ; le 29. ma-tin le Râle parut , & la mort le ſuivit de près.

Dans le mois de Décembre , je vis à l'Hôpital un Soldat attaqué d'une petite Verole *confluente* , compliquée avec une Fiévre putride à raiſon de laquelle je fus obligé de le faire ſaigner cinq fois du Bras & une fois du Pied , de le purger & repurger , de lui faire uſer de Ptiſanes , de Juleps & de Loochs béchiques. Il étoit jeune & vigoureux ; & malgré la violence de la maladie , il ſe tira parfai-tement bien d'affaire & fut en état de manger le vingt-deuxiéme jour. La petite Verole ne regnoit point ici , & elle commença & finit par le ſujet dont je viens de parler , quoiqu'il y eut alors dans l'Hôpital de petits Enfants qui ne l'avoient pas eûë encore.

Il y a peu de Femmes groſſes qui ne ſoient incommodées & qui ne ſouffrent ou du dégoût & des nauſées , ou des vomiſſements , des cardialgies & des deffaillances , ou qui ne ſoient tourmentées par des douleurs de Ventre & de Lombes , ou par des maux de Tête fort opiniâtres. Mais elles ſouffrent bien davantage lorſque leur groſſeſſe ſe trouve compliquée avec une hydropiſie de Matrice. Elles deviennent enflées des Pieds , des Jambes , des Cuiſſes , des Parties naturelles , des Lombes , des Mains : elles touſſent : elles ont une Fiévre lente avec des redoublements irréguliers : elles ſouffrent des douleurs de Ventre & de Lombes preſque continuelles , des maux d'Eſtomach intolerables d'abord après avoir mangé. Et toutes ces in-commodités ſont d'autant plus fâcheuſes , qu'elles durent fort long-temps , & qu'au lieu de diminuer vers le quatriéme ou cinquiéme mois , comme dans les groſſeſſes ordinaires , elles vont ici au con-traire en augmentant à meſure que la groſſeſſe avance vers ſon terme ,

& souvent même elles augmentent au point de caufer la mort à l'En-, fant & de faire craindre pour la vie de la Mere. Le levres des Par-ties naturelles s'enflent quelquefois fi prodigieufement , fur tout vers la fin de la groffeffe , qu'elles deviennent tranfparentes comme du chryftal , & que fe collant prefque l'une contre l'autre, la Malade ou ne peut point uriner du tout, ou n'urine que goute à goute , avec beaucoup de cuiffon , avec de grands efforts & des douleurs aiguës ; de forte qu'on eft alors obligé d'en venir à des Scarifica-tions pour dégorger ces Parties afin qu'elles donnent un libre paf-fage à l'Urine , & qu'elles ne foient pas un obftacle à l'Accouche-ment. La Malade accouche ordinairement avant le terme d'un En-fant ou mort, ou qui ne furvit pas : & l'Accouchement eft fouvent précedé de *fauffes* douleurs qui fe font fentir plufieurs jours aupa-ravant. Tout ce qu'on vient de rapporter arriva à Mademoifelle de V. âgée de 20 à 22 ans. C'étoit fa premiere groffeffe , & avant fon mariage , elle avoit traîné long-temps de pâles couleurs dont elle n'étoit pas même bien guérie. Elle avoit eu auffi dès les premiers mois de fa groffeffe une maladie aiguë qui avoit cedé aux Saignées, aux Purgations & aux autres Remédes qui lui avoient été ordonnés par M. Valadon fon Médecin ordinaire , & par M. Bouniol qui avoit été appellé en Confultation. Depuis ce temps-là , jufqu'au troifiéme de ce mois qu'elle accoucha d'un Enfant mort, 15 ou 20 jours avant fon terme , elle avoit eu prefque toûjours un peu de Fiévre avec des Redoublements de temps en temps , accompagnés quel-quefois de Suffocation , qui avoient obligé de revenir de loin à loin à la Saignée , à des Abforbants , à des Cordiaux légers & à des Evacuants minoratifs. Après l'Accouchement elle ne fit que des Eaux teintes d'un peu de Sang , & ce jour-là même fur le foir la Fiévre redoubla , les vuidanges s'arrêterent , la Langue fe couvrit d'un li-mon épais ; ce qui nous determina M. Valadon & moi (car un mois auparavant j'avois été prié de la voir conjointement avec M. Valadon , & j'avois été témoin de tout ce qu'elle avoit fouffert) à lui ordonner une Purgation benigne pour le lendemain & à la réïterer après deux jours d'intervalle : après quoi il coula encore des Eaux par la Vulve , le Devoyement qui étoit furvenu lors de la fufpenfion des Lochies ceffa , la Fiévre alla en diminuant , les vuidanges reparurent en rouge & en blanc pendant quelques jours , les enflures fe diffiperent infenfiblement , & la Malade revint enfin en parfaite fanté.

Vers la fin du même mois , M. le Baron de Villenouvette , dont on a déja parlé , & qui par rapport aux fuites de l'operation qui avoit été faite à fes Yeux , ne bougeoit prefque pas du Lit depuis près de six mois , eût une légere attaque d'Apoplexie. Elle commença par un grand assoupissement qui dura toute la nuit , & qui ne fut interrompu le matin que par une Selle fort copieuse , après laquelle on s'apperçût que la mémoire lui manquoit , qu'il avoit la Langue fort épaisse , qu'il avoit de la peine à parler , qu'il ne répondoit pas juste aux questions qu'on lui faisoit, & qu'il retomboit d'abord dans l'assoupissement. Son Poulx & son Visage paroissoient naturels ; mais la vie sédentaire qu'il avoit menée , & la quantité de bons aliments dont il s'étoit nourri, ne nous permirent pas de douter que son Estomach ne fut surchargé de beaucoup de sucs indigestes , & qu'il n'eût passé dans son Sang une trop grande quantité de Chyle , & d'un Chyle capable d'épaissir la Lymphe & toutes les autres humeurs qui doivent s'en séparer. C'est pourquoi je lui fis donner d'abord une once & demie de Vin Emetique , qui lui fit jetter par en haut beaucoup de Bile & de matieres visqueuses & glaireuses. C'étoit vers les dix heures du matin , & quatre heures après , il prit un Lavement purgatif qui l'évacua beaucoup. Après quoi le Poulx étant devenu plein & fréquent , je fus d'avis de le faire saigner du Pied ; à quoi acquiesça aussi M. Masson qui fut alors appellé en consultation. Et cette Saignée ayant été éxécutée sur les six heures du soir , la Fiévre relâcha & nous permit de le puger en deux verres pendant la nuit ; ce qui opera un si bon effet que le Malade eût le lendemain sa Langue libre , qu'il répondit juste aux questions qu'on lui faisoit , & qu'il n'eût besoin d'autre Reméde que d'une seconde Purgation quelques jours après.

CONCLUSION.

TELLES ont été les Maladies que nous avons observées dans ce Païs depuis le commencement de 1730 jusqu'à la fin de 1741 : Si je ne les ai point distinguées en differentes especes de *constitutions* , comme le celebre Sydenham crut le devoir faire à l'égard des Maladies qui regnerent de son temps à Londres ; & si à chaque renouvellement d'année , je n'ai point affecté de tâtonner , comme le faisoit ce sçavant Praticien , soit pour découvrir le caractere des Maladies nouvellement éclofes , soit pour trouver la maniere de les combattre. C'est qu'entre les maladies de même nom qui ont paru ici en differentes années , je n'ai point remarqué de difference essentielle , & que la même methode dont je me suis servi en 1730 , par exemple , pour les traiter , m'a réüssi également dans les années suivantes. Qu'on ne s'imagine pas toutefois , que les Maladies dont nous venons de parler , ayent été si parfaitement

uniformes dans leur naiſſance, dans leur marche, dans leur terminaiſon, qu'elles ayent toûjours préſenté la même forme exterieure : qu'elles ayent eu toûjours préciſément le même nombre de
ſymptomes, & de ſymptomes également violents. Qu'on ne penſe
pas auſſi que pour les Maladies de même eſpece on ait pratiqué
chaque année le même nombre de Saignées & qu'on ait adminiſtré
tous les autres Remédes dans le même ordre & à la même doſe. Ce
feroit s'abuſer groſſierement. Nous prétendons ſeulement, & nous
croyons être bien fondés à le prétendre, que les differences que nous
avons remarquées en differentes années dans de certaines Maladies, dans
les Fiévres malignes, par exemple, dans les Pleureſies, &c. étoient
quelque choſe de purement accidentel, quelque choſe qui ne ſup-
poſoit aucune variation dans le caractere eſſentiel de ces Maladies,
& qui ne demandoit aucun changement eſſentiel dans la maniere de
les traiter. Ce n'étoient, à proprement parler, que des varietés
purement accidentelles d'une même Maladie : des varietés que nous
obſervons en differents ſujets auſſi bien dans une même année
& dans la même ſaiſon, que dans de differentes années & en diverſes ſaiſons : des varietés enfin qui n'obligeoient à autre choſe
qu'à varier un peu l'application de notre methode & non pas à la
changer totalement.

Mais quel eſt donc ce caractere eſſentiel des Maladies qu'on
obſerve le plus fréquemment dans ce Païs, & quel rapport a-t-il,
ce caractere, avec la methode qu'on a accoûtumé de ſuivre dans
le traitement de ces Maladies ? Car juſqu'ici nous avons gardé ſur
tout cela un profond ſilence, ſi on excepte le peu qui en a été dit
dans notre Mémoire ſur les *Coups de Vent*, & en quelques autres endroits de ces Elements. En effet, dans la deſcription des Maladies
qui ſont les plus communes à Béſiers, on s'eſt contenté d'en rapporter les principaux ſymptomes, & d'indiquer ſuccinctement la methode qu'on a ſuivie dans leur traitement : on s'eſt abſtenu d'en
rechercher les cauſes immediates, d'en expliquer les ſymptomes,
& de ſpecifier les motifs ou les *indications* qui ont déterminé à
donner tel ou tel Reméde dans telle ou telle circonſtance. En un
mot, on s'eſt abſtenu d'entrer dans aucun détail de Théorie, ſoit
pour ne pas trop groſſir cet Ouvrage, ſoit pour ne pas ennuyer
ceux qui ont une connoiſſance ſuffiſante des cauſes *conjointes* des
Maladies, ſoit enfin pour éviter les trop fréquentes répetitions que
des cas differents en apparence, mais les mêmes au fonds, auroient
exigé. Revenons donc ſur nos pas, tâchons de développer en peu
de mots la nature de ces Maladies, faiſons voir que notre methode
attaque directement leurs cauſes immédiates : montrons que cette

methode n'eſt qu'une imitation des voyes que la nature ſuit elle-même dans les *Criſes* qui terminent les Maladies, qu'elle eſt de plus conforme aux loix de l'œconomie animale, & qu'elle n'eſt parvenuë au dégré de perfection où elle eſt, que par les nouvelles découvertes qui ont été faites dans l'Anatomie, dans la Chymie, dans la Botanique, & par les nouvelles lumieres que la Phyſique experimentale & les Mathematiques ont répanduës dans la Théorie de la Médecine. En un mot, mettons-nous, s'il ſe peut, à couvert du reproche qu'on ne manqueroit pas de nous faire, que notre methode n'eſt qu'un pur Empiriſme, une routine aveugle qu'on ne ſuit que parce qu'elle a été ſuivie par ceux qui nous ont précedés.

On l'a déja inſinué ci-devant, & nous oſons ici l'affirmer poſitivement, que le caractere eſſentiel des Maladies qui nous ont paſſé le plus ſouvent par les mains, des Maladies *aiguës* & *humorales*, telles que les Fiévres putrides, les Fiévres malignes, les Pleureſies, les Peripneumonies, les Eſquinancies, &c. Car ce ſont ces Maladies que nous avons eu principalement en vûë : nous oſons, dis-je, avancer que le caractere eſſentiel de toutes ces Maladies conſiſte, 1°. Ou dans une *diſpoſition inflammatoire* cauſée par un Sang trop abondant & trop épais, ou trop agité & trop raréfié, qui ne roulant qu'avec beaucoup de peine dans les Vaiſſeaux capillaires, & s'y accumulant inſenſiblement, eſt enfin forcé de ſe fourvoyer & d'enfiler les Vaiſſeaux ſecretoires ou de ſe frayer de nouvelles routes dans les Arteres lymphatiques : 2°. Ou dans une *véritable inflammation* produite par les mêmes cauſes dont on vient de parler, mais portées à un plus haut dégré d'énergie & d'activité : 3°. Ou dans une *Cacochylie*, je veux dire, dans un amas d'humeurs impures, groſſieres ou mal affinées, ſoit dans les premieres voyes, ſoit dans les Vaiſſeaux ſanguins, ſoit dans les Arteres & Veines lymphatiques ; *Cacochylie* occaſionnée par de mauvaiſes digeſtions ou par des ſecretions interrompuës : 4°. Enfin, ou dans une *Cacochylie* compliquée avec une *inflammation* ou *naiſſante* ou *formée*. Et c'eſt à l'idée que je viens de donner du caractere eſſentiel de ces Maladies, que revient tout ce qu'on a voulu déſigner par les vices des ſolides & des fluides, tout ce qu'on a voulu nous faire comprendre par les termes d'*Intemperie*, de *Plethore*, de *Cacochymie*, de Διάχυσις, de Στάσις, d'*Erethiſme*, de *Stagnation*, d'*Engorgement*, de *Congeſtion*, de *Ralentiſſement*, de *Concretion*, de *Spaſme*, de *Mouvements ſpaſtiques*, d'*Efforts toniques du principe vital*, *&c.* & par tels autres termes dont il a plû aux Anciens & aux Modernes de ſe ſervir ; car comme il ſeroit aiſé de le faire voir, s'il étoit néceſſaire, ce ſont ſous differents termes, preſque les mêmes idées dans le fonds, mais des idées, fi l'on veut, un peu plus étenduës & un peu plus développées.

C'eft de ce caractere effentiel & des fuites qu'il entraîne nécef-fairement, telles que la *dépravation* de la Lymphe ftomachale, de la Bile & des autres humeurs qui fe féparent du Sang, le *refferre-ment* ou le *relâchement* des folides, la *ruption* des Vaiffeaux des Vifceres, &c. c'eft, dis-je, de ce caractere & de fes fuites, qui deviennent à leur tour des caufes très énergiques, que dependent tous les fymptomes, foit ordinaires, foit extraordinaires qu'on re-marque dans ces Maladies; & c'eft à ce caractere auffi que fe rapporte la maniere d'agir des caufes procatartiques ou occafion-nelles, foit *évidentes*, foit *cachées*. Un peu de détail mettroit la chofe dans tout fon jour, mais il ne feroit pas ici à fa place: en même tems on ne feroit pas en peine de faire voir que l'action des caufes *cachées* peut aifément être ramenée à la maniere d'agir des caufes *évidentes*.

Il y a plus. Si l'on examine la chofe de près & fans prévention, on verra, par exemple, que toutes les Fiévres continuës & aiguës, de quelque genre qu'elles foient, depuis la Fiévre éphemere, jufqu'à la Fiévre peftilentielle, n'ont toutes qu'un même caractere effentiel, ou ne font dans le fonds & primitivement qu'une même Maladie, & ne différent entre elles qu'à raifon de la puiffance ou du dégré d'activité de leurs caufes *conjointes* ou *immédiates*; & qu'il en eft de même de chacune des autres Maladies aiguës de quelque efpece qu'elles foient.

Cela fuppofé, qu'y a-t'il de plus propre à détourner un Sang prêt à s'engager dans quelque partie, à arrêter les progrés d'une *inflam-mation naiffante*, & à éteindre une *inflammation déja formée*, que les Saignées plus ou moins copieufes & plus ou moins réïterées? Que peut-on oppofer de plus efficace à la *Cacochylie*, à des humeurs pourries & croupiffantes, foit dans les premieres voyes, foit dans les Vaiffeaux fanguins ou lymphatiques, que les Vomitifs & les Pur-gatifs? Enfin, quoi de plus convenable pour combattre ces deux caufes réünies enfemble, l'*Inflammation* & la *Cacochylie*, que les Saignées & les Evacuants entremêlés & repetés à propos? Tout cela va directement contre le caractere effentiel que nous avons attribué à ces Maladies, & doit, étant pratiqué felon les régles, ramener à leur état naturel les folides & les fluides qui en étoient déchûs, fur tout fi en même temps on a recours à un regime convenable, & à des Remédes *alterants* propres à corriger la mauvaife difpofition des folides & des fluides. C'eft pourquoi on ne donnera d'abord aux Malades qu'une nourriture fort légere, de fimples Boüillons à la viande de quatre en quatre heures, ou tout au plus de trois en

trois

trois , continuant ainſi juſqu'à la fin de la Maladie , & ſelon que leur Sang ſera ou trop épaiſſi , ou trop rarefié , ou trop acrimonieux , on mettra en uſage les Boiſſons ou ſimplement *humeʼʼantes & délayantes* telles que l'Eau panée , les Infuſions theïformes de Capillaire , de Scolopendre , ou *rafraîchiſſantes* telles que les Ptiſanes émulſionnées ou compoſées avec les Semences froides , l'Orge , ou les Ptiſanes faites avec les racines d'Ozeille , ou avec les fleurs de Coquelicot , ou avec les Pommes rénettes , ou celles qu'on rend aigrelettes avec le Suc ou le Sirop de Limons ou de Grenade : ou *adouciſſantes* telles que l'Eau de Poulet ou de Ris , les Ptiſanes faites avec les Fleurs de Mauve ou de Tuſſilage , ou avec la Regliſſe ou les Jujubes : ou *inciſives* & légerement *fondantes* telles que les Ptiſanes compoſées ou avec la rapure de Corne de Cerf , ou avec les racines de Chicorée , de Scorſonnere , de Chiendent , le Suc de Bourrache , &c. obſervant d'employer en même temps , mais de loin à loin & ſelon le beſoin , des *Alterants* ou des *Préparants* appropriés , je veux dire des Poudres , des Opiates , des Loochs , des Juleps ou des Potions ſoit *abſorbantes & rafraîchiſſantes* telles que celles qu'on compoſe avec les Coraux , les yeux d'Ecreviſſe , la Poudre de Confe'tion de Hyacinthe , le Nitre purifié , le Suc des Limons : ſoit légerement *fondantes & diaphoretiques* compoſées avec la Poudre des pattes d'Ecreviſſe , le ſang de Bouquetin , l'Antimoine diaphoretique , la Poudre de Vipere : ſoit *Empâtantes & Huileuſes* compoſées avec le Blanc de Baleine , la Gomme Adragant , le Sucre Candy , l'Huile d'Amandes douces : ſoit *Anodines & Calmantes* faites avec le Sirop de Coquelicot , le Syrop de Nenuphar , le Diacode , le Laudanum ſolide ou liquide : ſoit *Cordiales* avec la Thériaque , le Diaſcordium , les Confeʼtions d'Alkermes , d'Hyacinthe , le Lilium , &c.

Mais en quel temps & dans quelles occaſions faut-il dans les Maladies aiguës mettre en pratique les Saignées & les Evacuants ? A quelles marques connoît-on qu'il faut avoir plûtôt recours à la Saignée qu'à la Purgation , au Vomitif plûtôt qu'à la Saignée & aux Purgatifs ? Ou bien , eſt-il indifférent de commencer par tel de ces Remédes qu'on voudra ? Bien loin de cela ; il eſt décidé que le ſuccès de la cure dépend ſouvent du choix qu'on fait de ces Remédes dès le commencement ; & l'on ſçait qu'il n'importe pas moins de connoître les moments où tel & tel Reméde doit être placé que de connoître le caraʼtere de la Maladie & la vertu des Remédes qui lui conviennent.

Cependant la Saignée pour l'ordinaire doit préceder tous les autres Remédes , à moins que le Malade ne ſoit dans les friſſons ou dans le froid d'un Redoublement , auquel cas il faut attendre

que les friſſons ou le froid ſoient paſſés & que la chaleur ſoit revenuë, ou bien avoir recours aux Cordiaux ſi le froid eſt trop
violent ou qu'il dure trop long temps. Je dis que *pour l'ordinaire*
on doit préluder par la Saignée : car, outre que dès l'entrée du
mal, on doit ſuppoſer que le Sang ſurabonde, & qu'il faut par
conſéquent en diminuer la quantité & le volume, (à moins que
le Malade n'eût été depuis quelques jours privé de tout Aliment,
ou qu'il ne fut épuiſé par quelque Hemorrhagie ou par quelqu'autre
évacuation immoderée, ce qui eſt rare,) on doit auſſi ſuppoſer qu'il
a de la diſpoſition à s'embarraſſer dans les extrémités capillaires des
Vaiſſeaux & à produire ou une ſimple *Phlogoſe* ou une vraye Inflammation, & qu'il faut non-ſeulement empêcher qu'il n'affluë
en trop grande abondance vers les Parties enflammées ou menacées
d'inflammation, mais encore détourner, rappeller & dégager celui
qui s'eſt déja engagé dans ces mêmes Parties.

Il eſt néanmoins des occaſions où l'on doit plûtôt avoir recours
au Vomitif qu'à la Saignée ; & c'eſt ſur tout lorſqu'on eſt ſurpris d'une
Maladie aiguë d'abord après des excés conſiderables dans le boire &
dans le manger, & qu'on ne peut pas douter qu'il n'y ait dans
l'Eſtomach beaucoup d'Aliments corrompus, ou des Sucs indigeſtes,
aigres & coagulants, ou même des Vers : ce qu'on connoîtra par
tout ce qui aura précedé, par la puanteur de la Bouche, par l'é-
paiſſeur & la blancheur de la Langue, par l'élevation, la peſan-
teur ou la douleur de l'Eſtomach, par les rapports aigres, par les
envies de vomir, par la concentration du Poulx, par les Cardialgies, &c. Par ce moyen, on prépare le Malade à la Saignée, au
lieu que pour l'ordinaire c'eſt par la Saignée qu'on le doit préparer
au Vomitif & aux Purgatifs.

Quant aux ſignes qui indiquent la neceſſité de recourir promptement à des Saignées copieuſes & réïterées, les plus frappants ſont
une Fiévre aiguë, une Reſpiration fréquente, une Langue enflammée, une Soif ardente, une Inquiétude inſuportable, une vive
douleur de Tête ou de quelqu'autre partie du Corps, un feu devo-
rant au dedans ou une chaleur brûlante au dehors. Non, qu'il faille
attendre le concours de tous ces ſignes pour ſe déterminer à faire
ſur le champ une Saignée copieuſe, & à la réïterer : quelquefois la
ſurabondance du Sang, ſon épaiſſiſſement ou ſa rarefaction, la
contraction ſpaſmodique ou le relâchement des Fibres charnuës des
Vaiſſeaux ſanguins, oppoſent au Cœur une trop grande reſiſtence,
& empêchent la Fiévre de ſe déclarer. Alors, quoique le Poulx ſoit
un peu lié, ou petit, lent & concentré, ou un peu foible & mol,
on ne doit pas néanmoins héſiter à ouvrir promptement la Veine,

foit du Bras foit du Pied , & à revenir plus ou moins fouvent à la Saignée , felon que l'abondance du Sang , fa rarefaction ou fon épaiffiffement , & le danger de l'inflammation paroîtront le deman-der : c'eft même le plus fûr moien pour donner occafion au Poulx de fe développer & à la Fiévre de fe manifefter. Quelquefois même après la premiere ou la feconde Saignée , le Poulx fe déve-loppe & fe releve au point qu'il donne lieu de craindre pour la ruption de quelques Vaiffeaux : ce qu'il faut éviter en réïterant , au-tant qu'il eft befoin , les Saignées & en les ferrant de fort près.

Après les Saignées néceffaires , on en doit venir plus ou moins promptement aux Evacuants , felon que la Maladie eft plus ou moins putride , & que les Parties folides & fluides font plus ou moins difpofées à fe prêter à l'action de ces Remédes : Enforte que s'il n'y a pas de fignes manifeftes d'une inflammarion déja formée , il faut , dès le fecond ou le troifiéme jour de la Fiévre , vuider par en haut ou par embas , vers le déclin du Redoublement ou dans le temps du relâche.

Ce qui indique le plus fûrement la néceffité des Evacuants , c'eft la couleur blanche ou brune de la Langue , & le limon dont elle fe charge dès les premiers jours de la Maladie : car c'eft une mar-que non équivoque que le Sang , qui regorge de fucs groffiers & fuperflus , travaille à les pouffer au-dehors & à s'en décharger par les conduits excretoires des Glandes falivaires , ftomachales , hepa-tiques , pancreatiques , & inteftinales. Alors , ou l'on donnera un Vomitif compofé avec le Vin Emetique , ou avec le Tartre Stibié , ou avec le Sirop Emetique de Charras , ou avec l'Ipecacuanha feul ou aiguifé par quelques grains de Tartre Stibié , obfervant de pro-portionner la dofe de ces Remédes à l'âge & aux forces des Ma-lades : ou bien on aura recours à une Médecine *fimple* qu'on com-pofera avec le Sené , la Rhubarbe , la Manne , la Caffe , les Ta-marinds , les Sirops Purgatifs , &c. ou *aiguillonnée* par l'addition d'une petite dofe de Vomitif : obfervant de choifir les Purgatifs qui conviendront le mieux à l'état du Malade , & préferant de les donner en Potion à toute autre maniere de les employer. Par le moyen de ces Remédes , on emporte une portion de la matiere qui caufe ou qui entretient la Maladie , & on difpofe le refte à être évacué plus aifément.

J'ai dit , que *s'il n'y a pas de fignes d'inflammation , il faut dès le fecond ou le troifiéme jour du mal vuider par en haut ou par embas* , & j'ajoûte maintenant que malgré ces fignes , on ne laiffera pas d'a-voir recours aux mêmes Remédes s'ils font indiqués , obfervant de faire préceder un plus grand nombre de Saignées , de differer jufqu'au quatriéme ou au cinquiéme jour, de n'employer alors que des Purgatifs *fimples* ou un peu *aiguillonnés*, & de ne donner dans ces conjonctures que très rarement des Vomitifs tout purs. On verra dans nos Remarques la raifon & les avantages de cette Pratique qui femble contraire aux maximes d'Hippocrate.

Ce n'eft pas tout, on reviendra encore aux Saignées dans les Redoublements, & on choifira celles qui font les plus propres à dégager les Parties affectées, ainfi que nous l'expliquerons auffi dans nos Remarques.

Enfin, on continuera l'ufage des Purgatifs de deux en deux, ou de trois en trois jours, jufqu'à ce qu'on ait entiérement détruit la caufe *conjointe* de la Maladie: ce qui arrive pour l'ordinaire vers le onziéme ou le quatorziéme ou le vingt-uniéme jour.

C'eft cette methode ou cette maniere de traiter les Maladies que nous ofons appeller une imitation des moyens dont la nature fe fert pour les guerir elle même, lorfqu'on la laiffe agir toute feule. Car felon les Hiftoires rapportées par Hippocrate dans fon premier & troifiéme Livre des *Epidemies*, il confte que les Malades abandonnés aux feules reffources de la Nature, ne gueriffent que par des Hemorrhagies, par des Vomiffements, par des Dévoyements, par des Sueurs, ou par plufieurs des ces évacuations jointes enfemble, d'où il fuit évidemment qu'en procurant les mêmes évacuations par les Saignées, par les Vomitifs, par les Purgatifs, par les Délayants, par les légers Fondants, &c. on ne fait que fuivre pas à pas les demarches de la Nature, on ne fait qu'imiter fidelement fes moyens & copier, pour ainfi dire, fes Operations.

Il y a plus. On fçait qu'une des principales Loix de l'œconomie animale, qu'un des plus grands avantages de la circulation du Sang, qu'un des plus folides fondements de la fanté, c'eft la fecretion des humeurs, foit de celles qui doivent rentrer dans le cours de la circulation, foit de celles qui doivent être pouffées au dehors: on fçait encore que la fecretion des humeurs devient la fource d'une infinité des Maladies, dès qu'elle eft dérangée, diminuée ou interceptée foit par la furabondance du Sang, foit par fa rarefaction ou par fon épaiffiffement, foit par la contraction fpafmodique ou par le relâchement des Fibres charnuës des Vaiffeaux fecretoires & excretoires: enfin on fçait que pour rétablir ou pour faciliter les fecretions, il faut emporter les caufes qui les fufpendent ou qui les dérangent, c'eft-à-dire, qu'il faut diminuer la quantité & le volume du Sang, en rabattre la fougue, le rendre fluide & coulant, rélâcher les Fibres trop tenduës, fecoüer & ébranler celles qui font rélâchées ou trop pareffeufes. D'où il eft naturel de conclure que l'action des Remédes propres à remplir toutes ces vûës n'eſt nullement oppoſée aux loix de l'œconomie animale ; & qu'au contraire c'eſt ſur ces mêmes loix qu'eſt fondé l'uſage de ces Remédes, je veux dire, des Saignées, des Vomitifs, des Purgatifs, des Délayants, des légers Fondants, &c.

Enfin, l'ouverture des Cadavres nous a fait voir que dans les Maladies aiguës on ne meurt que par des amas d'humeurs corrompuës dans quelqu'une des Parties du Corps, par des Congeſtions ou des Engorgements dans quelqu'un des principaux Viſceres, par des Inflammations gangreneuſes, par des fentes ou félures des Vaiſſeaux des Viſceres, par des ſuppurations, par des fontes ou des diſſolutions totales d'humeurs, &c. Or quel moyen plus ſeûr pour prévenir tous ces deſordres, que d'employer promptement & à propos les Saignées réïterées, & de procurer toutes les autres Evacuations dont on vient de parler. Il feroit ſans doute inutile de nous étendre davantage là-deſſus. On nous diſpenſera auſſi de faire voir que le ſiftême de Pratique que nous avons ſuivi, s'eſt perfectionné par les nouvelles découvertes qui ont été faites dans ces derniers temps & ſur tout par les Obſervations, par les Reflexions, & par les Eſſais des célébres Praticiens qui nous ont précedés, & à qui nous devons la hardieſſe avec laquelle nous mettons en uſage les Saignées copieuſes & fréquentes, & les Evacuants réïterés : car outre que cela nous meneroit trop loin, on trouvera peut-être ailleurs une occaſion plus favorable pour en parler.

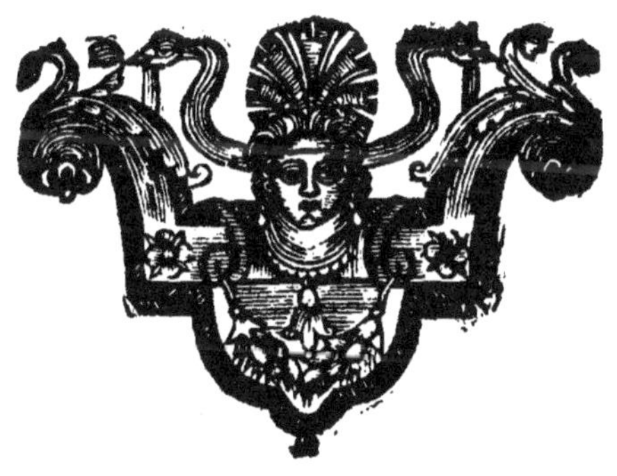

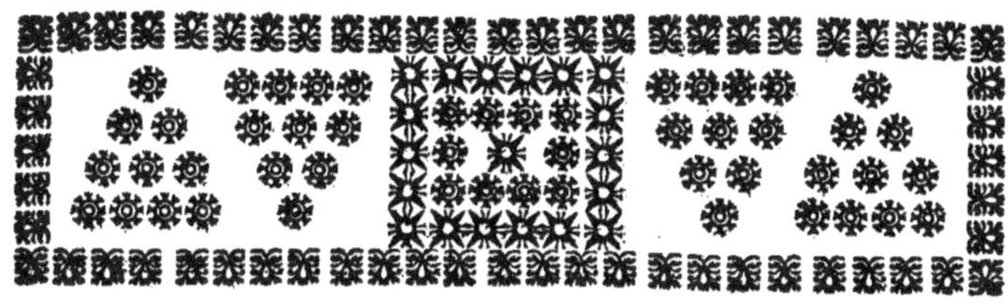

SUPPLEMENT
AUX ELEMENTS
DE LA
MÉDECINE-PRATIQUE
ET
REMARQUES
DE THEORIE ET DE PRATIQUE.

SUPPLEMENT DE LA PREMIERE PARTIE.

I.

Sur l'Exiſtence, l'Etenduë & la Nobleſſe de la Médecine.

Nullam dicere maximarum rerum artem eſſe, cùm minimarum ſine arte nulla ſit, hominum eſt parùm conſideratè loquentium, atque in maximis rebus errantium. Cic. de Off. lib. 2. cap. 2.

O N voit tous les jours des gens, qui, dans le commerce du monde, ou par la lecture de certains livres, ont pris des idées fort deſavantageuſes à l'égard de la Médecine: quelques uns la mépriſent, ou la regardent comme un Art très-vil & très-borné, comme un Art qui ne roule uniquement que ſur la Saignée & ſur la Purgation: d'auttes s'imaginent qu'il n'y a jamais eu de Mé- *Leu à l'Aſſem- blée Publique de l'Acad. de Béſiers le 29 May 1732* decine, ou, ce qui eſt le même, que la Médecine, à proprement parler, n'eſt pas un Art, & que les Médecins n'ont ni principes ni regles pour ſe conduire. C'eſt à ces ſortes de perſonnes que j'ay crû devoir adreſſer les Reflexions ſuivantes : peut être ſeront elles capables de les detromper & de leur inſpirer d'autres ſentiments pour une Profeſſion ſi néceſſaire à la Societé. Dans cette vûë je vais faire voir que la Médecine eſt véritablement un Art, & un Art très-étendu & très-noble.

Il y a bien de l'apparence que la Médecine eſt très-ancienne, ou du moins l'on peut aſſurer qu'elle exiſtoit long-temps avant Hippocrate, puiſque cet Autheur a fait un livre exprès ſur l'*ancienne Médecine*, où il combat ceux qui vouloient chercher cet Art par un autre chemin que par celui qu'on avoit déja tenu, où il avance hardiment que cet Art n'a pas beſoin d'*Hypotheſes* ou de vaines ſupoſitions Διὸ ὐκ ἠξίουν ἔγωγε κενῆς αὐτέλω ὑποθέσεως δεῖαϑ, qu'il a depuis les temps les plus reculés tout ce qui eſt néceſſaire pour ſon établiſſement, Ἰητρικῆ δὲ πάντα πάλαι ὑπάρχει, & où il prédit clairement, que tout ce qui manque pour la perfection de cet Art, ſe trouvera ſans doute ſi des gens habiles & bien inſtruits des decouvertes qui avoient été déja faites, en font la recherche, & tâchent d'arriver à ce qui eſt inconnu par ce qui eſt connu, Καὶ τὰ λοιπὰ ἀξεϑησε), ἢν τις ἰητρός τε ὢν, ϰ τὰ ἀρημένα εἰδὼς, ἐκ τύτων ὁρμώμεϑ ζητέη.

On peut dire auſſi avec *Celſe*, que la Médecine eſt de tous les pays. *Hæc nuſquam quidem non eſt : ſiquidem etiam imperitiſſima gentes herbas, aliaque prompta in auxilium vulnerum, morborumque noverunt.* En effet, s'il y a eu quelques Peuples qui ſe ſoient paſſés de Médecins, ils n'ont pas été pour cela ſans Médecine, comme l'a fort bien remarqué *Pline, Ceu verò non millia gentium ſine Medicis degunt : nec tamen ſine Medicina.* La raiſon qu'en donne *Celſe* & qu'il a empruntée d'*Hippocrate* paroît trop naturelle pour ne pas la rapporter icy. *Ut alimenta,* dit-il, *ſanis corporibus agricultura, ſic ſanitatem ægris Medicina promittit.* Comme l'Agriculture a été dès les premiers temps néceſſaire pour fournir aux hommes les Aliments dont ils ont beſoin, la Médecine de même a été néceſſaire, ne fut-ce que pour préparer ces mêmes Aliments, pour en regler l'uſage, pour démêler ceux qui par une nourriture convenable entretiennent la Santé, d'avec ceux qui par leurs mauvaiſes qualités peuvent cauſer des Douleurs ou des Maladies & donner même la Mort? Car enfin, comme l'a fort bien remarqué Hippocrate, quel nom pourroit-on donner à l'Art de conſerver la Santé par le choix & l'uſage reglé des Aliments, qui lui convînt mieux que celui de Médecine? Τῷ δὲ ἀρήματι τί ἄν ὀυν ὄνομα δικαιότερον ἄν τις προσῆκον μᾶλλον θεῖτο, ἢ ἰητρικήν.

Malgré ces reflexions qui ſe préſentent quaſi d'elles-mêmes, il y a
eu dans

Hipp. de Priſca Medicin.

Id. ibid.

Id. ibid.

Lib. I. *Præfat.*

Hiſt. nat. lib. 26. *cap.* I.

Lib. I. *Præfat.*

Hipp. de Priſca Medicin.

eû dans tous les temps des Perfonnes qui ont douté ou qui ont fait femblant de douter de l'exiſtence de la Médecine. Cela paroît clairement par ce qui eſt rapporté par Hippocrate dans ſon Livre *de l'Art de la Médecine*, qu'on a coûtume de placer à la tête de ſes Ouvrages : cela paroît encore par bien des paſſages de pluſieurs Autheurs anciens & modernes qu'il feroit trop long de copier ici.

Il eſt vrai qu'en attaquant la Médecine, on en a moins voulu à celle qui s'applique à conſerver la ſanté, qu'à celle qui s'occupe principalement à guerir les Maladies. On a crû que la premiere ne valoit guere la peine d'être érigée en Art, & qu'il en étoit des Hommes à peu près comme des Bêtes, à qui l'inſtinct ſeul ſuffit. On s'eſt ſingulierement déchaîné contre cette Partie de la Médecine qui enſeigne à guerir les Maladies, & l'on a oſé dans le dernier ſiécle, & dans la Capitale du Royaume introduire ſur le Theatre des Gens qui diſoient hardiment, qu'on ne peut voir *rien de plus ridicule qu'un Homme qui ſe veut mêler d'en guerir un autre. Il ne faut*, ajoûtoient-ils, *que demurer en repos. La Nature d'elle-même, quand nous la laiſſons faire, ſe tire doucement du deſordre où elle eſt tombée. C'eſt notre inquiétude, c'eſt notre impatience qui gâte tout, & preſque tous les Hommes meurent de leurs Remëdes & non pas de leurs Maladies.* Long-temps avant M. *Moliere*, on avoit dit, que s'il n'y avoit pas de Médecins au monde, il n'y auroit rien de plus impertinent que les Grammairiens, Εἰ μὴ ἰατροὶ ἦσαν, οὐδὲν ἂν ἦν τῶν γραμματικῶν μωρότερον. On avoit auſſi avancé du temps d'Hippocrate que ceux qui réchappent de leurs Maladies, en réchappent par une faveur ſpeciale de la fortune & non par le ſecours d'aucun Art; & l'on ſe croyoit d'autant plus fondé à le ſoûtenir, qu'on voyoit bien des Malades revenir en parfaite ſanté ſans l'aide d'aucun Médecin.

Il ne nous feroit pas difficile de refuter de pareilles objections en faiſant voir 1°. Qu'il y a des Remédes ſpecifiques pour certains maux. 2°. Que de 42 Malades, qui ſelon Hippocrate demurerent en repos, qui laiſſerent faire la Nature elle même, il y en eut 25 ou près des deux tiers qui perirent. 3. Que ceux qui dans leurs maladies ſe ſont paſſés de Médecin, ne ſe ſont pourtant pas paſſés de Médecine, comme l'a fort bien remarqué Hippocrate, puiſque ce n'eſt qu'en obſervant un certain regime de vivre, en uſant de certains Aliments, ou en s'abſtenant de ceux qui pouvoient leur nuire, qu'ils ont été gueris ; d'où l'on pourroit fort bien conclure avec le même Hippocrate que tout ce qui a été utile ou préjudiciable à ces Malades, dépoſe en faveur de la Médecine & atteſte ſon exiſtence, Καὶ ἐςιν ὐδὲν ἧσον τὰ ἁμαρτηϑέντα τῶν ὠφελησάντων μαρτύρια τῇ τέχνη, εἰς τὸ εἶ).

Il nous feroit encore aiſé de prouver qu'en vain on voudroit refuſer

---

Marginal notes:

V. *Le Médecin de ſoi-même, ou l'Art de ſe conſerver la Santé par l'inſtinct.* Leyde 1632.

Comedie du Malade Imaginaire par M. *Moliere. Act.* III. *Scen.* III

De Arte.

Popular. lib. 1. & 3.

De Arte.

De Arte.

le nom de Médecine à l'Art qui régle l'ufage des Aliments, ou féparer cette fcience de celle qui travaille à la guérifon des Maladies.

V. Celf. lib. *Id antè omnia fcire convenit , quod omnes Medicinæ partes ità con-*
5. Præfat. *nexæ funt , ut ex toto feparari non poffint ; fed ab eo nomen trahant*
à quo plurimum petunt. Ergò ut illa , quæ victu curat , aliquandò
medicamentum adhibet ; fic illa , quæ præcipue medicamentis pugnat
adhibere etiam rationem victus debet , quæ multum admodum in om-
nibus malis corporis proficit. Mais cela nous meneroit trop loin, & paroîtroit même inutile à bien des Perfonnes. Nous nous bornerons donc à démontrer en peu de mots l'exiftence de la Médecine en general, ou de cette Science qui apprend à rétablir la fanté quand on l'a perduë, & à la conferver, quand on a le bonheur de poffeder ce precieux Threfor.

Il eft certain que notre Corps eft une machine, ou pour mieux dire, une affemblage de machines, dont les unes peuvent être comparées à une Horloge, les autres à une Fontaine artificielle, les autres à une Orgue, &c. Il ne faut qu'avoir reflechi tant fur ce qui fe paffe en nous pendant la vie, que fur ce qu'on remarque dans l'ouverture des Cadavres, & avoir quelque teinture des Mechaniques pour être convaincu de cette verité. Il eft conftant auffi que comme il eft un mechanifme ou des regles felon lefquelles toutes les machines, dont on vient de parler, executent leurs mouvements, & rempliffent la fin pour laquelle elles ont été fabriquées, il eft auffi de certaines regles felon lefquelles fe font les mouvements de nos Parties folides & fluides, pour la confervation de la fanté & de la vie. Enfin comme il eft des regles felon lefquelles on rétablit le mouvement d'une Horloge, le cours d'une Fontaine, le jeu d'une Orgue, &c. lorfque ce mouvement, ce cours, ce jeu, &c. viennent à être dérangés, il faut auffi qu'il y ait des regles felon lefquelles fe rétablit l'harmonie ou le mouvement reciproque de nos Parties folides & fluides, lorfque cette harmonie ou ce mouvement a été alteré: car après tout, notre Corps n'eft pas de pire condition que toutes ces machines artificielles ; & fi en ôtant ce qui dérange leurs mouvements, on les voit reprendre leur premiere allure, pourquoi en ôtant ce qui dérange le mouvement de nos refforts, ne reprendroient-ils pas leur jeu naturel ? Mais comme les regles felon lefquelles font raccommodées les machines artificielles ne font autre chofe que l'Art de la Mechanique, de même les regles felon lefquels le Corps humain eft rétabli dans fon état naturel ne font autre chofe que l'Art de la Médecine. Donc l'Art de la Médecine exifte auffi bien que l'Art de la Méchanique, de l'exiftence du quel perfonne ne s'avife de douter. Cette conféquence paroît trop naturelle pour qu'il foit befoin d'en demontrer la neceſſité. Rien même n'empêche d'avancer que les Regles de la Médecine ſont de même genre que celles des Mechaniques, & qu'elles ſont par conſéquent ſuſceptibles de la même certitude.

A la verité on conviendra ſans peine qu'il eſt un Art ſelon lequel ſe rétablit le jeu naturel de nos Parties ſolides & fluides, & que cet Art eſt pour le moins connu de l'Etre ſuprême, de l'excellent Ouvrier, qui a conſtruit notre machine ; mais on aura peut-être de la peine à convenir que les Hommes ſoient parvenus à la connoiſſance de cet Art : ce qui ſeroit en quelque maniere nier ſon exiſtence ; car dès là que cet Art ne ſeroit pas connu des Hommes, il n'exiſteroit pas pour eux.

Je ne préſume pas aſſés des lumieres des plus habiles Médecins de l'Europe, & encore moins des miennes, pour avancer qu'il n'y a rien plus à découvrir dans la Médecine, que tous les myſteres en ſont dévoilés, & que toutes les Regles en ſont parfaitement connuës. Non ſans doute ; & je n'ay nulle peine à convenir que la Médecine eſt encore une Science imparfaite, comme toutes les autres Sciences humaines, où l'on fait tous les jours de nouvelles decouvertes.

Mais auſſi prétendre que la Médecine eſt encore à naître, que tous les principes de cet Art nous ſont inconnus, que toute l'induſtrie humaine n'en a peû rien découvrir, c'eſt choquer ouvertement la raiſon & l'experience : c'eſt nous mettre au niveau des Bêtes. Car comme l'a fort bien remarqué un ancien Philoſophe, ceux qui croyent qu'on peut tout ſçavoir, & ceux qui penſent qu'on ne peut rien ſçavoir, ſont également fous. Où eſt donc la ſageſſe ? Elle conſiſte à croire qu'on ne peut pas tout ſçavoir, ce qui n'appartient qu'à Dieu, ni tout ignorer, ce qui ne convient qu'aux Bêtes ; car il y a un milieu, c'eſt-à-dire, une Science imparfaite, qui eſt le partage de l'Homme. *Alii putarunt ſciri poſſe omnia, hi ſapientes utique non ſunt, alii nihil, neque hi ſapientes fuerunt . . . . Ubi ergò eſt ſapientia ? Ut neque omnia te ſcire putes, quod Dei eſt, neque omnia neſcire, quod pecudis ; eſt enim aliquid medium, quod ſit Hominis, ſcilicet ſcientia cum ignorantia conjuncta & temperata.* Il y a plus. On peut avancer, que ce qu'on connoît déja de la Médecine ſuffit non ſeulement pour en conſtater l'exiſtence, mais encore pour lui meriter une place parmi les Sciences Phyſico-Mathematiques. Pour en être perſuadé, il n'y a qu'à examiner ſur quoy cette Science eſt principalement fondée.

On doit mettre au nombre des principes fondamentaux de la Médecine, tout ce que l'Anatomie aidée de la Geometrie, des Mechaniques, de l'Hydrodynamique, &c. nous a appris ſur la ſtructure, la ſituation, les liaiſons, les mouvements & l'uſage des Parties du

V. *Lactan.*
Divinar. Inſtitut.
lib. 3. *cap.* VI.

Corps humain : tout ce que des Obſervations exactes & de meûres Reflexions nous ont fait découvrir des fonctions vitales, animales & naturelles ſoit dans l'état de ſanté, ſoit dans l'état de maladie : tout ce que l'ouverture des Cadavres nous a fait connoître de l'alteration des humeurs & des Parties ſolides cauſée par les Maladies : enfin tout ce qu'une longue experience & des Eſſais réïterés nous ont appris des proprietés de certains Remédes. On doit encore regarder comme des principes de l'Art de guerir, la connoiſſance des ſignes par leſquels on diſtingue une Maladie d'avec une autre, on en ſpecifie le caractere, on en découvre les cauſes, on en prédit l'événement. On ne ſçauroit auſſi diſconvenir que les indications, ou les raiſons d'agir, que les Médecins tirent de la connoiſſance des fonctions, du caractere particulier de chaque Maladie, de ſes cauſes, de ſes ſymptomes ne ſoient des regles ſeûres & conſtantes. Enfin tout ce qu'on vient de rapporter, doit paſſer pour de veritables principes dans l'eſprit de ceux qui ſçavent que la plûpart des Sciences Phyſico-Mathematiques, n'en ont guere d'autres que ceux que les ſens, l'experience & le raiſonnement ont fait découvrir.

Je n'entreray point dans le détail de ces principes, & je ne m'arrêteray point à faire voir, qu'il y en a un aſſés grand nombre de de connus. Les Ouvrages d'Hippocrate & des Médecins qui ſont venus après lui, en font aſſés foy. Mais je ne dois pas paſſer ſous ſilence deux objections qu'on croiroit capables de renverſer tout ce que nous venons d'établir.

Et en premier lieu, on ne manquera pas de dire que les connoiſſances que nous avons acquiſes des fonctions de nôtre Corps, ne peuvent pas paſſer pour de véritables principes, puiſque ces connoiſſances ne ſont pas encore certaines, & qu'on ne ſçait pas ſi la digeſtion des Aliments, qui eſt la baſe & le ſoûtien de toutes les autres fonctions, ſe fait par *fermentation*, ou par *trituration*, ou de quelque autre maniere. Mais il eſt aiſé de s'appercevoir qu'on fait ici équivoque, & qu'on ſuppoſe mal à propos que la connoiſſance de nos fonctions dépend des Hypotheſes dont on ſe ſert pour les expliquer. La Reflexion ſuivante pourra détromper ceux qui ſeroient dans cette penſée. On ne ſçait pas encore, & on ne ſçaura peut-être jamais ſi c'eſt le Soleil qui tourne au tour de la Terre, ou ſi c'eſt la Terre qui tourne au tour du Soleil : cependant, comme la connoiſſance des Phenomenes celeſtes ne dépend pas des Hypotheſes qui ont été introduites dans l'Aſtronomie ; qu'elle n'eſt düe uniquement, cette connoiſſance, qu'à des Obſervations exactes & ſouvent réïterées, on ne laiſſe pas dans l'une & l'autre Hypotheſe de calculer le mouvement des Aſtres, de trouver exactement le moment de leur conjonction & de leur oppoſition, de prédire feurement les Eclipfes, &c. Ce qui fuffit pour affûrer à l'Aftronomie fa certitude, & pour lui meriter le titre de veritable Science. Maintenant fi l'on applique cette reflexion à notre fujet, on verra aifément qu'il fuffit en Médecine que par l'Anatomie, par l'Obfervation & par la Reflexion, on connoiffe ce qu'il eft néceffaire dans la Pratique de connoître de la Digeftion & des autres fonctions du Corps humain, pour foûtenir que ces connoiffances font certaines, & qu'elles doivent être regardées comme de veritables principes.

En fecond lieu, on oppofera que fi les principes de la Médecine étoient certains, ou ce qui revient au même, fi la Médecine étoit une veritable Science, il n'y auroit point de Maladie incurable, ou du moins perfonne ne mourroit des mêmes Maladies, dont d'autres feroient réchappés. A quoy l'on peut répondre 1°. Que ce n'eft pas une raifon pour révoquer en doute l'exiftence de la Médecine, comme l'a fort bien remarqué Ciceron. *Ægri quia non omnes convalefcunt, non idcirco Ars nulla Medicina eft.* Au contraire il faudroit dire avec *Aretée*, que les Médecins égaleroient la puiffance de Dieu, s'ils gueriffoient toutes les Maladies, Ὑγιέας μὲν ὧν ἅπαντας ποιέειν ἀδύνατον τοὺς νοσέοντας, ἢ γὰρ ἂν ἰητρὸς κρέσσων θεοῦ. D'ailleurs comme ce n'eft pas la faute des Mechaniques, fi les machines n'ont pas une force infinie, ce n'eft pas auffi la faute de la Médecine, fi elle ne guerit pas les Maladies incurables de leur nature. Tout ce qu'elle peut faire alors, c'eft de les rendre plus fupportables, de les pallier. *Ne Medicina quidem morbos infanabiles vincit ; tamen adhibetur aliis in Remedium, aliis in Levamentum.* 2. Que fi tout ceux qui font attaqués de la même Maladie n'en réchappent pas, c'eft qu'il y a des conftitutions trop foibles pour refifter à de grandes Maladies, qu'il y a d'ailleurs dans les mêmes Maladies divers degrés, & que les vertus des Remédes font bornées, je veux dire, que la même Maladie peut-être plus ou moins grande, & que l'efficace des Remédes ne peut pas augmenter dans la même proportion, ou ce qui revient au même, qu'il y a des caufes qui dans la même Maladie dérangent à tel point l'œconomie animale, qu'aucun fecours humain ne fçauroit la rétablir ; d'où il n'eft pas furprenant que les uns meurent de la même efpece de Maladie dont d'autres réchappent, en fuppofant même qu'il n'y a pas de faute ni de la part du Malade ni de la part du Médecin.

Maintenant pour fe former une idée de l'étenduë de la Médecine, il n'y a qu'à faire attention aux connoiffances qu'elle renferme ou qu'elle fuppofe dans ceux qui veulent l'exercer avec honneur. Et 1°. on fçait que pour être en état d'entrer dans la Pratique, il ne fuffit pas de fçavoir à fonds l'Anatomie, qui d'elle même eft une Science fort vafte, mais qu'il faut encore être inftruit des Loix de l'œcono-

De Curat. Morb. diut. lib. 1. c. v.

Senec. Ep. 94.

mie animale, de l'ordre & du dérangement de toutes nos fonctions, des signes qui font connoître leur état naturel & leur état contre nature &c. en un mot qu'il faut sçavoir ce qu'on appelle les *institutions* qui renferment un grand nombre de connoissances. 2°. On sçait aussi que pour pratiquer avec quelque succés, il ne suffit pas de sçavoir les noms des Maladies, d'en connoître l'espece, le caractere, les causes, les symptomes, qu'il ne suffit pas enfin d'être instruit de tout ce qui a été découvert d'utile tant pour la conservation de la santé que pour la guerison des Maladies soit dans la Chymie, soit dans la Botanique, ce qui embrasse la connoissance de toute la Nature, mais qu'il faut encore sçavoir appliquer toutes ces connoissances aux cas qui se présentent, & qui sont presqu'infinis soit à cause du grand nombre de Maladies connuës & de leurs variations, soit à cause de la diversité des Climats & des Saisons, de la différence des Sexes, des Ages, des Temperaments, &c. ce qui emporte une étude & des Reflexions capables d'occuper un Homme pendant toute sa vie quelque longue qu'elle soit. Hippocrate a reconnu cette verité, comme il paroît par le debut de ses Aphorismes, où il dit que la vie de l'homme est trop courte pour un Art si étendu, Ὁ βίος βραχύς, ἡ δὲ τέχνη μακρή: & par un endroit de sa Lettre à Democrite où il avance que personne n'a jamais sçû la Médecine à fond, pas même celui qui l'a inventée, & que quoyque vieux il ne se flatte pas d'avoir atteint le faîte de cet Art. Ἐγὼ μὲν γὰρ ἐπιεικὴς ἐς τέλος οὐκ ἀφῖγμαι, κ̀ τῶν ἤδη κεκλεός, καθεστώς· οὐδὲ γὰρ ὁ τῆσδε ἀρετῆς Ἀσκληπιός.

Ceux là se trompent donc visiblement, qui s'imaginent que la Médecine est une Science fort bornée, une routine aveugle ; & qui regardent comme habile, un Médecin qui sans aucune lecture, & presque sans aucune étude précedente, employe tout son temps à voir quelques Malades, & à ordonner des Saignées & des Purgations. J'ay trop bonne opinion de mes Lecteurs, pour croire qu'il y en ait aucun qui soit dans une erreur si grossiere. Aussi ne m'attacheray-je pas à faire voir que les Saignées & les Purgations ne font pas les seules ressources de la Médecine, & que quand elles le seroient, la maniere de les employer ne seroit pas une Science moins vaste. Je ne m'arrêteray pas non plus à demontrer que les Notions de la Médecine n'étant ni naturelles ni revelées, ce n'est qu'à force d'étude & de lecture qu'on peut les acquerir, & qu'un Médecin qui ne se fonde que sur sa propre experience, ne peut que faire bien de faux pas. Seulement j'avertiray ceux qui voudroient douter de ce que je viens d'avancer, qu'ils n'ont qu'à lire l'Histoire de la Médecine commencée par M. le Clerc & continuée par M. Freind, ou du moins le Discours qu'on a mis a la tête de la nouvelle Traduction Fran-

çoife de l'Hiftoire de la Médecine par M. Freind. On y convient de
de bonne foy, que l'experience offre de grands fecours, mais on y
foutient que dans ceux qui la vantent le plus, ce n'eft fouvent qu'un
vain nom. *Un Homme, dit-on, peut voir des Malades toute fa vie,
fans être plus éclairé, s'il ne voit d'autres objets que ceux que lui préfente fa foible vûë, il n'en tirera jamais que de frivoles Obfervations.
Mais celui qui lit, étend fes lumieres : la lecture fait parcourir à l'efprit un champ plus vafte que la Pratique la plus étenduë : elle joint à
nôtre experience, celle de nos predeceffeurs. C'eft de leur concours qu'on
peut attendre quelque progrés, &c.*

De tout ce qu'on vient de dire, il refulte que la Médecine eft une
Science, & une Science fort étenduë : cependant bien des Gens la
méprifent; ce qui ne peut venir que de deux caufes, ou de ce qu'ils
ne connoiffent que des Médecins ignorants, ou de ce que des Médecins même habiles n'ont pas eux mêmes l'idée qu'ils doivent avoir
de la dignité de leur Profeffion, & qu'ils fe rendent peut-être d'ailleurs méprifables. Il eft pourtant de l'interêt du Public que la Médecine foit regardée comme une Profeffion très-honorable, & que
les Médecins eux-mêmes foient prévenus de la nobleffe de leur Art.
On verra réveiller dans les uns la confiance qu'ils doivent à une Science fi utile, & renaître dans les autres l'émulation néceffaire pour
s'y rendre habiles. Faifons donc voir d'abord l'eftime que la Médecine mérite par elle-même, & enfuite celle que les grands Hommes
ont eûë toûjours pour cette Science. Pour ne pas être trop long,
je ne ferai qu'effleurer cette matiere. J'efpere toutefois en dire affés
pour ne laiffer aucun doute là deffus.

La nobleffe d'une Science s'infére principalement de fon objet.
Par cette raifon la Theologie paffe fans contredit pour la plus noble de toutes les Sciences : car elle a pour objet un Etre infini, éter-
nel, tout-puiffant qui a donné l'être, le mouvement & la vie à toutes
les chofes créées, & qui exerce fur elles un fouverain empire. La
Jurifprudence eft auffi une Science très-noble parcequ'elle a principalement pour objet de maintenir le bon ordre dans la Societé
Civile, de regler les mœurs & de rendre les Hommes juftes & en
quelque maniere femblables à Dieu. Enfin la Médecine doit être regardée comme une Science très-noble, puifqu'elle a pour objet la fanté
& la confervation de la plus noble de toutes les Créatures vifibles,
de l'Homme, ce compofé d'Ame & de Corps que les Philofophes com-
parent à un petit monde, & qu'elle éleve par là ceux qui la culti-
vent prefqu'au rang des Dieux, car on peut fort bien appliquer à ce
fujet ces paroles de Ciceron, *Homines ad Deos nulla re proprius accedunt quam falutem Hominibus dando.*   *Orat. pro Li-
gario c. 12.*

2. Mais fi la Médecine eft noble par fon objet, elle ne l'eft pas moins par la multiplicité des connoiffances qu'elle demande. Je n'ay touché que les plus effentielles cy-deffus en parlant de l'étenduë de la Médecine ; mais on comprend affés que pour entrer dans celles là, il faut auparavant être inftruit de prefque toutes les Sciences Phyfico-Mathematiques. Ce n'eft pas tout. Pour acquerir toutes les connoiffances qui font néceffaires à un Médecin & pour en faire un bon ufage, il ne faut pas moins qu'une étude immenfe, une longue experience, un jugement meûr, un difcernement exquis ; d'où l'on doit inferer que cette Science eft fort au deffus de la portée d'un efprit mediocre ; & qu'Homere a eu raifon de dire , tantôt qu'*un Médecin eft fort au deffus du commun des Hommes* Ἰητρὸς γὰ ἀνὴρ πολλῶν ἀντάξιος ἄλλων, tantôt qu'*un Médecin en fçait plus que tous les autres Hommes*, ἰητρὸς δ' ἕκαστ⊙ περὶ πάντων ἀνθρώπων : auffi-bien que Ciceron lorfqu'il a penfé que la Médecine demandoit autant de fagacité qu'aucune des autres Sciences humaines: *quibus autem artibus aut prudentia major ineft , ut Medicina ,* &c.

3. On fera encore convaincu de la nobleffe de la Médecine fi l'on a égard à fon origine. Les Ecrivains facrés la tirent, cette origine, de Dieu même. *Creavit Deus de Cœlo Medicinam* dit l'Eccléfiaftique, & les Payens n'ont pas manqué d'en faire honneur à leurs Dieux: car fans parler d'Hippocrate & de Galien, qui dans leurs Ecrits ont fait Dieu Autheur de la Médecine, on trouve que Ciceron a été dans la même créance, *Deorum immortalium inventioni* , dit-il, *confecrata eft Ars Medica.* On faifoit plus. On mettoit au rang des Dieux ceux qui paffoient pour les inventeurs de cet Art, comme l'a remarqué Pline, *Diis rimùm inventores fuos affignavit Medicina , cœloque dicavit.*

En quatriéme lieu, rien ne prouve mieux la nobleffe de la Médecine que la qualité de ceux qui l'ont exercée, parmi lefquels on peut compter les Patriarches & Moyfe, plufieurs Rois d'Egypte & de la Chine, un Salomon Roy des Juifs, un Attalus Roy de Pergame, un Mitridate Roy de Pont, une Arthemife Reine de Carie, une Cleopatre Reine d'Egygte, plufieurs Philofophes, la plûpart des Prophetes, quelques Papes, S. Luc & quelques autres Saints. Aux Rois même qui ont exercé la Médecine, ou qui en ont fait un cas fingulier, on peut joindre Loüis le Grand. Oüi, Loüis le Grand ne dédaignoit pas de préparer lui-même le Reméde que le Prieur de Cabrieres n'avoit voulu pendant fa vie confier qu'à lui feul, & ce grand Roy le faifoit diftribuer aux Malades.

En 5'. lieu, pour montrer l'eftime qu'on faifoit anciennement de la Médecine, je ne feray pas valoir cette Loy des *Locres*, par laquelle

quelle il étoit porté que *si quelqu'un étant Malade , avoit bû du Vin contre les ordres du Médecin , quoiqu'il guerit nonobstant cela , on le punit de mort pour avoir desobeï.* On trouveroit sans doute & avec raison que le respect que ces Grecs avoient pour la Médecine étoit un peu outré. Je ne me servirai pas non plus de cette ancienne Loy des Atheniens par laquelle il étoit défendu aux Esclaves de se mêler de la Médecine. Car on peut dire que c'étoit une delicatesse mal entenduë , puisque parmi les Gens de la plus vile condition , il se trouve quelquefois des esprits capables des plus hautes Sciences. Enfin nous ne nous prévaudrons point du sentiment de Platon qui enseigne , que l'autorité du Médecin s'étend même sur les Rois. Mais je ne sçaurois passer sous silence l'honneur infini que reçût la Médecine , lorsque le Sauveur du monde daigna lui-même prendre la qualité de Médecin , & l'exercer non-seulement à l'égard des Ames , mais encore à l'égard des Corps qu'il délivra miraculeusement de plusieurs infirmités reconnuës de tout le monde pour incurables. On pourroit aussi faire voir l'estime que faisoient de la Médecine S. Bazile , S Jerôme , S. Augustin , S. Thomas ; si le celebre Tiraqueau n'avoit lui-même recüeilli ce que ces Saints Docteurs en ont pensé. Il suffira de rapporter que Jules Cesar donna le droit de la Bourgeoisie de Rome à tous ceux qui y faisoient la Médecine : qu'Auguste son Successeur leur accorda le Privilége de porter l'Anneau d'Or , ce qui jusques-là n'avoit été permis qu'aux Personnes de la premiere Condition ; & que par le Concordat passé entre le Pape Leon X. & le Roy de France François premier , les Docteurs en Médecine ont les mêmes Priviléges que les Gradués en Theologie & en Droit , dans les mois affectés aux Gens de Lettres pour obtenir des Benefices : car on en conclura aisément qu'on a toûjours eu une haute estime pour la Médecine & qu'on l'a toûjours regardée comme le plus noble de tous les Arts conformement à la décision d'Hippocrate , Ἰητρικὴ τεχνέων μὲν πασέων ἐστὶν ἐπιφανεστάτη.

A tout cela si l'on ajoûte que le Peuple Romain par ordre du Sénat fit élever à Musa Médecin d'Auguste , une Statuë d'Airain que l'on plaça à côté de celle d'Esculape : qu'on a trouvé à Smyrne beaucoup de Medailles frappées anciennement à l'honneur des Médecins : que l'Empereur Julien établit Oribase son Médecin & son Ministre à Constantinople : qu'Elpidius premier Médecin de Theodoric fut le favori & le dépositaire des Secrets de cet Empereur : qu'Etienne fameux Médecin de la Ville d'Edesse , fut envoyé Ambassadeur à Chosroës Roy de Perse , & choisi pour haranguer ce Prince ; qu'Adam Fumée premier Médecin de Charles VII. de Loüis XI. & de Charles VIII. fut aussi Chancelier de France : & que depuis fort long-temps

---

Marginal notes:

V. Ælian. *Var. Hist. cap.* 37.

V. Hygin. *Fabular. t.* 174.

De Legib.

De nobilitate. cap. 31. *p.* 189.
Sueton. de Cæsar.
Dio Cass. lib. 53.

V. *Lex.*

Sueton. in August.
Act. Erud. Lips. 1726. *p.* 167.
Hist. de la Méd. par M. Freind.

Ranchin. Opusc. Med.

les premiers Médecins des Empereurs Romains & de nos Rois, ont
été honorés de la dignité de Comte : à tout cela si l'on ajoûte, dis-je,
que toutes les Univerfités de Médecine donnent l'Anneau d'Or, pour
marque de nobleffe, à ceux qui s'y font Graduer, & que par un Arrêt
du Confeil, les Médecins de Lyon vers la fin du dernier fiécle furent
maintenus dans la qualité de Nobles, on n'aura pas de peine à convenir que la Médecine a été toùjours fort eftimée : que l'Autheur de
l'Eccléfiaftique a eu raifon de dire, *Difciplina Medici exaltavit caput
illius, & in confpectu magnatum collaudabitur* ; & qu'Erafme n'a rien
outré lorfqu'il a dit. *Si permultas res fola commendat antiquitas,
hanc artem (Medicinam) primam omnium reperit neceffitas. Si fcien-
tiam Authores illuftrant, hujus inventio femper Diis attributa eft. Si
quid autoritatis addit honos, non alia tam paffim ac tamdiù divinos
honores meruit. Si magni fiunt quæ fummis viris probantur, hæc fum-
mos reges, hæc primates non folum delectavit, verùm etiam illuftravit.
Si difficilia quæ funt, ea funt & pulchra, ex Solone & Platone in Prota-
gora : nihil hâc operofius quæ tot difciplinis, tantaque rerum perveftiga-
tione, ufuque conftat. Si dignitate rem æftimamus, quid excellentius
quam ad Dei dignitatem proximè accedere ? Si facultate, quid poten-
tius aut efficacius, quàm totum Hominem certo exitio periturum,
ipfi poffe reftituere ? Si neceffitate, quid æquè neceffarium atque id fine
quo nec vivere, nec nafci licet ? Si virtute, quid honeftius quàm fervare genus humanum ? Si utilitate, nullius ufus neque major eft, neque
latius patet. Si compendio, hæc imprimis frugifera eft ; ut nihil omninò
addubitandum fit, non derogare nobilitati, qui fe huic arti dedicarint.*

4. Janvier
1699.

Cap. 38.

I I.

Enumeration des Maladies les plus ordinaires à chaque temperament.

Frid. Hoffm.
Diß. de Temper.
fundam. mor. &
morb. in gentib.

Ad quos Mor-
bos Cholerici
inclinent.

JAM inftituti ratio exigit, ut breviffimè dicamus, qua ratione cir-
culus humorum diverfus difponat etiam ad ipfos morbos. Et ut
exordiamur à *Cholericis* feu iis qui circulum Sanguinis celerem &
vehementem habent, conftat obfervatione pratica, quod ad morbos fimilis indolis, nempè cum impetu junctos inclinet, V. gr. ad
tertianas, continuas, intermittentes, Febres ardentes, biliofas & cho-
lericas, deindè ad inflammationes, Pleuritidem, Phrenitidem, Eryfipelas, Anginam, Ophthalmiam, Hæmorrhagias narium, Hæmoptyfes & indè propullantem Phthifin, hecticam, inflammationem Hepatis,
Ventriculi ac Inteftinorum. Iidem ad Vomitum, Diarrhœas, Colicam
biliofam, purpuram, artrhitidem vagam, cephalagiam acutam pro-

clives funt. Et quoniam in ætate juvenili & virili, item in regionibus præcalidis & auftralibus, nec non à victu Calido & Aromatico,
Vini potu,fimilis motus celer nempè Sanguini conciliatur, hinc etiam
fit, ut tam ætas juvenilis & virilis, quam præcalidum clima & victus
fimilis ad eofdem morbos Corpora difponant.

Melancholici, in quibus Sanguis craffus difficulter movetur, pro- *Quofnam Mor-*
pendent ad morbos Chronicos, qui à tali caufa foventur, nempè à *bos* Melancho-
tardiori Sanguinis per Caput, Vifcera & Abdomen progreffu. Itaque lici *patiantur.*
proni funt ad malum Hypocondriacum, obftructiones hepatis & lienis
Glandularum, Vifcerum obturationes, Scorbutum, Ulcera, alvi
adftrictionem, calculum, podagram fixam & nodofam, melancho-
liam, Hæmorrhoïdes cœcas & fuppreffas, hemicraniam, icterum nigrum, ficcam fcabiem, herpetem & pathemata hyfterica fpafmodica.
Et iifdem quoque morbis afficiuntur Septentrionalium regionum incolæ
atque provectioris ætatis, nec non qui victu duro craffoque utuntur,
acidifque delectantur.

Sanguinei ob temperatum Sanguinis motum, victum lautiorem, *'In quofnam*
fedentariam vitam, variafque voluptates colligunt fibi exceffivam *Morbos incurrant*
Sanguinis copiam, quæ non fufficienter moveri poteft, præfertim, Sanguinei.
cùm præditi fint ut plurimum habitu Corporis laxiore, fpongiofiore,
vaforum multitudine, exilitate atque Fibrarum Mufculofarum laxitate.
Hinc Sanguinis ftagnationes fiunt in illis, & incurrunt indè inflammationes, nempè Ophthalmiam, Pleuritidem, Nephritidem, Peripneumoniam, empyemata, abfceffus, apoftemata, narium Hæmor-
rhagiam, phthifin, dolores Lumborum, Fluxum hæmorrhoïdalem,
dolores ex calculo articulorum, cephalalgias, odontalgias, otalgias,
fcabiem humidam, Febres fanguineas fynochas, apoplexiam & afth-
ma. Et fimiles quoque affectus confpiciuntur in iis, qui lautè & in-
temperantius vivunt, temperatafque regiones incolunt.

Phlegmatici, quorum Sanguinis motus debilis, languidus & qui- *Ad quæ mala*
bus ferum magis quam fanguis in Venis refidet, ad Catarrhos, Rheu- Phlegmatici *fint*
matifmos, Coryzam, alvi Fluxum, ἀπεψίαν, paffionem Colicam, *procliver.*
Sphacelum, Cachexiam, Anafarcam, Hydropem afcitem, Febres
quotidianas, putridas, verminales, petechiales, animi deliquia, Apoplexiam pituitofam, Paralyfin, Glandularum Tumores, defluxiones
ferofas, epiphoram, & Fluxiones oculorum, genitalium putredinem,
gonorrhæam, Fluxum album, valdè funt proclives. Adjuvant hæc
mala, ætas puerilis, aër valdè humidus, cœlum denfum, craffum,
vaporibus repletum, tempeftas diuturna humida, & vita otiofa.

Clariffimè perfpicimus ex dictis, morborum difpofitionem & fun- *Morborum dif-*
damentum petendum effe ex hominis natura vel temperamento, feu *pofitio unde pe-*
rectius ex Mechanifmo Corporis, five clarius ex circulo Sanguinis. *tenda.*

Verum enim verò opponere quis poſſet, quod plures dentur homines, qui tali temperamento præditi ſint, & rarò tamen quis inveniatur, qui tali morbo corripiatur. Cui dubio reſpondemus, quod
temperamenta quidem diſponant ad morbos hos, exindè tamen minimè ſequi ut cauſæ ſint proximæ, quas preſſo pede ſequi debeant
effectus. Una verò cauſa remota quæ diſponit Corpus, non ſufficit,
ſed plures ſimul conſpirent neceſſe eſt in eundem effectum producendum. Quapropter ſi quis *Cholericus* conſtitutus ſit in ætate puerili, non incurrit hos morbos, ſi quis fuerit in ætate juvenili, non
utitur verò aëre calido, & à cibis calidis abſtinet, neque tum incurret morbos dicti temperamenti. Quod ſi verò dicto temperamento
Clima calidum, æſtus, ætas juvenilis, calidorumque uſus aſſociantur, tunc non evitabit morbos, qui adſcribi ſolent huic temperamento.

Quomodò Me-
dicamenta   ſint
propinanda.

Poſtremò ex omnibus, quæ attulimus, clariſſimum jam erit differe quoque pro natura locorum, temperamentorum & victùs ipſa
Medicamenta; & alio opus eſſe in nimia Sanguinis copia, in ejus
motu præcipiti & vehementi, alio in tardo & debili, & alio in
Gallia, alio in Suecia, alio in Germania. Alio modo tractandi ſunt,
qui duro & craſſo cibo, aliter qui lautiore victu fruuntur. Undè
patet, eos, qui Medicinam univerſalem crepant, non intelligere naturam artis noſtræ, ſed inter rudes planè & deceptores numerandos, utpotè in eo Artis & ſcientiæ noſtræ indoles poſita eſt, ut diſtinguamus naturas hominum, morborum cauſas, Remediorum vires, &
pro horum differentia prudenter ordinemus & dirigamus eorum uſum.

SUPPLEMENT
DE LA SECONDE PARTIE.

I.

*Précis des Obſervations de M. Helvetius ſur les différentes eſpeces de Petites-Veroles & ſur les Remédes
qui leur ſont propres, tiré des Lettres de cet Autheur.*

┌ *Lettre* 8. *pag.*
331. *& ſuiv.*

ON peut regarder *la petite-Verole diſcrete ſimple*, comme une
dépuration du Sang. Or comme elle ne ſe peut faire ſans un
mouvement aſſés violent; il eſt à craindre, que le Sang fort abondant & conſiderablement rarefié, ne cauſe une inflammation dans

quelques parties : Et c'eſt ce qui doit pour lors déterminer à la Saignée , &c.

Mais dès que l'humeur dévelopée s'eſt depoſée dans les Glandes de la Peau ; plus de Remédes à pratiquer. Il faut attendre ſa ſuppuration, & ſe borner cependant à prévenir, par un regime convenable , les accidents qui pourroient ſurvenir, indépendamment de la petite-Verole.

Petite - Verole confluente ſimple.

D A N S *les petites-Veroles confluentes ſimples* , l'humeur qui en eſt la premiere cauſe , eſt répanduë très-abondamment dans le Sang : ce qui met le Malade en très-grand danger , ſur tout en deux temps différents. Le premier eſt celui où cette humeur vient à ſe développer ; & c'eſt toûjours en fort grande quantité. Ainſi le Sang & les liqueurs ne peuvent manquer d'être vivement agités. Ce mouvement violent les rarefie & les gonfle extraordinairement ; d'où ſuit l'exceſſive dilatation des Vaiſſeaux. En cet état, combien y a-t'il à craindre , que le Sang , venant à pénetrer dans les Arteres lymphatiques du Cerveau ou de quelque autre partie , n'y cauſe une inflammation ?

Pour la prévenir , je recommande de ſaigner pluſieurs fois, & de préferer toûjours la Saignée du Pied. Enſuite dans la vûë d'emporter les matieres crûës & indigeſtes qui ſéjournent dans le Sang & dans les premieres voyes, j'inſiſte ſur la neceſſité de recourir aux Vomitifs & aux Purgatifs.

Comme il s'agit encore d'enlever les Parties groſſieres du levain, qui n'ont pû ſe depoſer dans les Glandes de la Peau ; je conſeille de continuer l'uſage des mêmes Remédes.

Enfin je preſcris, à leur tour, les autres ſecours convenables, à meſure qu'ils ſont indiqués par les différents ſymptomes , qui ſe découvrent dans le cours de la Maladie.

Les jours, où ſe fait le développement de l'humeur , ne ſont pas les ſeuls qui doivent être regardés comme perilleux : le temps de la ſuppuration ne l'eſt pas moins. Car on ſçait que l'abondance de l'humeur qui ſuppure, ne peut manquer d'exciter dans les liqueurs un boüillonnement très-vif, & une extrême rarefaction. N'y a-t'il donc pas lieu d'apprehender que le Sang ne faſſe alors irruption dans les Arteres lymphatiques du Cerveau ?

On doit néanmoins ſe raſſurer contre cette crainte ſouvent trop bien fondée ; ſi pour obvier à ce deſordre , on a eu ſoin, dès les premiers jours de deſemplir ſuffiſamment les Vaiſſeaux, tant par les Saignées que par les Purgatifs.

Lorsqu'on a negligé de recourir à cette précaution, ou lorsqu'on a mis le Malade à l'ufage du Vin & des Cordiaux trop vifs ; il arrive fouvent que le tranfport, les mouvements convulfifs fe manifeftent tout à coup dans le temps que les Boutons viennent à fuppurer. On doit préfumer que ces accidents, qui n'avoient pas paru jufqu'alors, ne dépendent point d'un Engorgement formé dès la naiffance de la Maladie. Ils n'ont pour caufe que la rarefaction fubite, que viennent de fouffrir les liqueurs trop abondantes. Dans ces circonftances, je fuis d'avis qu'on faffe faigner le Malade du Pied. C'eft le Reméde le plus efficace, pour écarter l'inflammation prochaine ou commençante.

Un autre objet, doit être alors d'évacuer une partie des humeurs qui contribuent à faire fermenter les liqueurs, &c. J'eftime que pour y parvenir, il eft néceffaire de mettre en œuvre les Remédes délayants, & légerement purgatifs.

On eft obligé de tenir une conduite bien différente, à l'égard des Malades qui ont été d'abord amplement évacués, foit par les Saignées, foit par les Purgatifs, & à qui l'on a fait prendre, tant qu'a duré l'Eruption, les Apozémes avec le Sel Stibié & les autres Remédes néceffaires, &c. Il eft rare, que la fuppuration produife pour lors, dans les liqueurs, une rarefaction affés vive, pour attirer une inflammation funefte. En effet, les grandes évacuations qu'on aura faites, ou par les Saignées, ou par les Vomitifs & les Purgatifs réiterés: celles qui fe font continuellement par les Urines, par la tranfpiration, &c. l'obfervation d'un regime exact, l'ufage des nourritures trèslégeres, d'une ample Boiffon, & des Délayants capables de divifer les liqueurs: tous ces fecours employés à temps, doivent faire concevoir que les Vaiffeaux defemplis auront affés de capacité pour foûtenir l'effort des humeurs rarefiées : & que les liqueurs feront affés détrempées pour ne point fouffrir de gonflement exceffif : de forte que coulant avec facilité, elles ne cauferont ni Engorgement ni Inflammation.

Si néanmoins malgré ces prejugés favorables, le tranfport, les mouvements convulfifs & les autres accidents inflammatoires furviennent au temps de la fuppuration ; on ne doit point les confiderer, comme un effet de l'abondance ou de la rarefaction fubite des liqueurs. Ils ne font que la fuite d'une inflammation commencée, dès la naiffance de la Maladie & fourdement continuée, jufqu'à ce que la Fiévre de fuppuration ait mis les liqueurs dans un mouvement plus violent.

Or fi l'ufage réiteré des Saignées, des Purgatifs, des Vomitifs & des autres Remédes n'a pû la detourner, quoique naiffante & légere encore ; n'eft-il pas évident qu'il ne pourra la diffiper, lorfqu'étant déja formée, elle fera devenuë très-confiderable & même inveterée. En cet état, j'ay lieu de juger que la Saignée du Pied ne peut être fuivie d'aucun effet favorable. Je m'abftiens donc de la pratiquer, ainfi que les autres Remédes dont on auroit ufé fans fuccés, dans le temps même qu'il y auroit eu plus lieu d'efperer: & je n'ay plus recours qu'aux *Emplâtres Veficatoires.* Leur Sel actif & pénetrant peut refoudre & divifer non feulement les liqueurs mêlées avec la Lymphe, mais encore les Globules groffiers du Sang, qui ont paffé dans les Arteres lymphatiques.

Petites-Veroles difcretes & confluentes accompagnées de Fiévre maligne.

EN traitant de la petite-Verole confluente fimple, j'ay fait ob-ferver, que de l'extréme abondance de l'humeur par laquelle elle eft produite, dépendoit principalement le danger qui n'y eft que trop fréquent.

Quand aux *difcretes & confluentes malignes*, dont je vais parler, elles ont pour caufe principale le caractere de la Fiévre qui s'y joint. Pour faire concevoir plus aifément quelles font les inductions qui m'ont guidé dans leur curation, je commenceray par établir ce que je penfe des Fiévres malignes.

Les fymptomes qui les caracterifent dès les premiers moments de la Maladie, font un extréme abbattement de Corps, une perte prefque totale des forces, un Poulx & des Urines affés conformes à leur état naturel. En reflechiffant fur ces différents fymptomes, voici les Notions que j'en ay recüeillies.

L'Inflammation du Cerveau (accident le plus à craindre dans ces Fiévres) a pour caufe premiere l'engorgement de la Lymphe dans fes propres Vaiffeaux.

En effet, la chaleur de la Peau eft médiocre; le Poulx eft petit & prefque naturel; les Urines ne font point enflammées: d'ailleurs nul fymptome qui annonce une trop vive fermentation du Sang. Ce n'eft donc point au boüillonnement & à la rarefaction de ce fluide, qu'on peut imputer l'affaiffement, l'embarras & l'inflammation du Cerveau; ainfi que dans les Fiévres *continuës fimples.* Tout le défordre dépend d'une Lymphe épaiffie & arrêtée dans certains Vaiffeaux lymphatiques capillaires. Elle empêche la filtration des efprits, foit parce que les Arteres lymphatiques engorgées, ne leur permettent plus de paffer, & de fe féparer dans les Glandes du Cerveau; foit parce que ces Arteres, dilatées par la Lymphe qui y féjourne, compriment fortement les mêmes Glandes. C'eft à cet état violent du Cerveau, qu'il faut attribuer l'abbattement prodigieux du Corps & les autres accidents qui se joignent à ces Fiévres.

Revenons aux petites Veroles. Il faut retracer ici les signes les plus essentiels des *discretes malignes de la premiere espece* & des *confluentes malignes de la seconde.* Elles ne sont pas toûjours précedées de Vomissements. La Fiévre qui se fait sentir avant l'éruption, n'éclate pas d'abord fort vivement : l'abbattement est plus grand qu'il ne l'est alors dans les autres espéces. Après que les boutons sont sortis, la Fiévre subsiste toûjours, & le battement des Arteres *carotides* est plus fort qu'il ne devroit l'être par rapport à celui du Poulx. Les *tendons* du Poignet sont très-roides, & la Peau brûlante : le Malade tombe dans un assoupissement extraordinaire. Il a la Prunelle souvent trop dilatée, ou les Yeux vifs, enflammés & étincellants. Il est agité de réveries & d'inquiétudes : il ressent une extréme pesanteur de Tête, un bruit impétueux dans les Oreilles, &c. La réünion de ces différents symptomes, ou de quelques-uns seulement des principaux, indique seurement une Fiévre maligne jointe à la Petite-Verole. On doit se soûvenir qu'ils ont pour leur origine, l'engorgement de la Lymphe épaissie & engorgée dès le commencement, dans les Vaisseaux lymphatiques du Cerveau.

Sur ces principes, s'offrent naturellement les vûës, que j'ai proposées pour combattre ces accidents. *Desemplir* suffisamment les Vaisseaux sanguins. *Evacuer* les humeurs grossieres qui entretiennent la Fiévre maligne. *Délayer* & fondre celles qui pourroient, après les premieres évacuations, séjourner encore dans les Vaisseaux lymphatiques capillaires.

Pour satisfaire à *la premiere* de ces trois indications, je fais faire de promptes & abondantes Saignées, sur tout au Pied. Conformément à *la seconde,* j'employe le *Vomitifs,* & par préference aux autres le *Sel Stibié :* Pour débarrasser les Glandes engorgées, pour remettre en mouvement les liqueurs qui y sont arrêtées, & pour y exciter une fonte légere. Ensuite, pour continuer les évacuations, je passe à l'usage des *Purgatifs.* La *troisiéme indication,* me conduit à user de *Fondants légers* ; pour attenuer & diviser les humeurs grossieres, qui malgré l'action de la *Saignée,* & des *Vomitifs* & *Purgatifs,* croupiroient encore dans les Vaisseaux lymphatiques. Il est néanmoins à craindre, si on ne les vuide après les avoir fondues, qu'elles ne causent beaucoup de désordre.

En géneral, l'objet le plus essentiel, & qui embrasse tous les autres dans la curation de ces Petites-Veroles, est de procurer une transpiration facile, de faire couler abondamment les Urines, & de tenir le Ventre libre par le secours du *Sel Stibié,* mêlé en petite

tite dofe avec le *Diaphoretique mineral* dans les *Décoctions d'herbes*, & autres *Diuretiques.*

Ces différents Remédes , placés à propos , réüffiffent pour l'ordinaire : mais l'engorgement qui s'eft formé d'abord dans les Vaiffeaux lymphatiques capillaires du Cerveau , eft quelquefois d'un caractere fi opiniâtre , qu'ils ne peuvent venir à bout de le diffiper. La Fiévre , dont ils n'ont pû calmer la violence , augmente encore dans le tems que les Boutons fuppurent. Le mouvement violent , qu'elle communique aux liqueurs croupiffantes & échauffées depuis long-temps , y excite quelquefois une fuppuration. Quelquefois elle y produit un gonflement & une rarefaction fi vive ; que ces liqueurs , ne pouvant plus être contenuës dans les Vaiffeaux lymphatiques , les crevent & s'épanchent : d'où fuit une mort auffi prompte que certaine.

Ce qui peut arriver de moins brufque , lorfque la rarefaction des liqueurs n'eft pas portée à ce dernier excès , eft qu'elle dilate ces Vaiffeaux , au point de ne pouvoir plus refifter à l'irruption du Sang . Il s'y jette d'autant plus abondamment , qu'il ne peut continuer aifément fa route du côté des Veines fanguines. Elles font alors comprimées vers l'extrémité des Arteres capillaires fanguines , par l'exceffive dilatation des Arteres lymphatiques qui y font entrelacées. Et c'eft ainfi que fe forme une inflammation totale & mortelle.

Toutes ces reflexions faites d'après l'experience , m'ont authorifé à regarder la *Saignée du Pied* comme inutile aux Malades , qui dès le commencement ont été fuffifamment fecourus. Mon unique reffource eft donc encore icy dans l'ufage des Emplâtres veficatoires : & mon objet , eft de faire fervir leurs Sels incififs & pénetrants , à divifer les liqueurs , & à rétablir leur circulation. Mais je le fais appliquer dès le deuxiéme ou troifiéme jour de la Maladie ; parceque je fuis certain qu'il s'y joint toûjours un engorgement dans les Vaiffeaux lymphatiques.

Petite-Verole confluente maligne de la premiere efpéce , appellée cryftalline.

CETTE petite-Verole eft accompagnée d'accidents qui lui font particuliers. Un Dévoyement fereux & colliquatif ; une fonte qui paroît dans l'humeur que contiennent les Boutons ; une Enflure prodigieufe de toutes les Parties , qui ne laiffent pas d'être flafques & mollaffes : tout concourt à prouver , que les liqueurs font alors dépoüillées de cette partie graffe & onctueufe , qui fert à lier leurs principes. Et c'eſt ce qui m'a determiné ſur le s choix des Remédes convenables dans cette eſpéce de petite-Verole.   .

Le Sang y eſt certainement trop fluide & trop diviſé, pour s'engorger dans les Vaiſſeaux & pour les diſtendre exceſſivement. Ainſi nulle crainte de l'inflammation, nulle néceſſité de recourir à la Saignée.

La continuation du Dévoyement ſereux m'a impoſé l'obligation de n'employer, outre les *Vomitifs*, que des *Purgatifs* différents de ceux qu'on met en uſage dans les autres eſpéces.

L'état des liqueurs trop fonduës, m'a fait juger que je devois les empâter & leur donner plus de conſiſtence par l'uſage des *Decoctions d'Orge*, de *Ris*, de *Lentilles*, des *Abſorbants*, &c. Remédes capables d'enveloper les parties Salines trop degagées, & de calmer leur trop grande fermentation.

À l'égard de *l'Oedeme* conſiderable, qui ſe remarque dans les Parties externes; il doit faire craindre que les membranes du Cerveau n'en ſoient elles-mêmes attaquées. Il y auroit donc de l'imprudence, à ſuſpendre & arrêter tout à coup le Dévoyement : & c'eſt ce qui m'a fait juger, que par le ſecours des Lavements je devois laiſſer au Ventre aſſés de liberté ; pour faire écouler continuellement une portion de l'humeur, qui entretient la Fiévre & qui produit la diſſolution des liqueurs : tandiſque par l'uſage des *Empâtans*, je travaillerois à leur donner l'Onction balſamique, dont elles ont beſoin.

Petite-Verole confluente maligne de la troiſiéme eſpéce.

DANS cette eſpéce de *petite-Verole confluente maligne*, on voit le Sang ſortir par les Yeux, par les Urines, par les Selles & par les Crachats. Il s'en trouve de noir & de fondu, dans les Boutons. Ces accidents & les autres, que j'ay raſſemblés dans mes Obſervations ſur les petites-Veroles *, font connoître quelle eſt la cauſe de la diſſolution, qui ſe remarque alors & dans les liqueurs lymphatiques, & dans les Globules du Sang. On conçoit aiſément qu'elle dépend des Sels acres & trop développés, qui y abondent en trop grande quantité. Ils écharpiſſent toutes les Parties ſulphureuſes ; ils développent les principes des liqueurs ; ils y cauſent une fonte preſque la même & cependant beaucoup plus rapide, que celle qui arrive dans une eſpéce ſinguliere de Scorbut, appellé *Scorbutus à Salſo-acri*.

Les vûës qu'on doit ſe propoſer, dans ces triſtes conjonctures, font de vuider doucement & preſque continuellement la plus grande partie de ces Sels acres ; & de corriger le caractere vicieux de ceux qu'on

* P. 361. &
213.

ne peut venir à bout d'évacuer. Guidé par cette seconde indication, j'ay conseillé dans mon premier Ouvrage, de se servir des *Aigres* ou des *Acides*. Je m'y suis crû d'autant mieux fondé, que dans l'espéce de Scorbut, dont je viens de parler, ils produisent assés souvent d'heureux effets, en arrêtant de semblables Hemorrhagies.

Pour ce qui concerne l'usage qu'on peut faire des *Saignées*; il suffira d'observer que dans cette extréme dissolution du Sang, elles sont moins nécessaires, & doivent être moins souvent réïterées que dans les autres petites-Veroles.

Quand aux *Purgatifs*, on juge assés qu'ils ne doivent point être employés indifféremment : & qu'on ne doit user que de ceux qui sont propres à évacuer doucement, & qui sont incapables d'augmenter la fonte déja trop grande.

SUPPLEMENT

DE LA TROISIEME PARTIE.

I.

HIPPOCRATIS DE MORBIS VULGARIBUS.

Liber tertius.

1. ANNUS austrinus, imbribus abundans, atque in totum à Ventis tranquillus fuit. Quum autem paulò superioribus anni temporibus, justò majores siccitates viguissent, sub arcturum spirantibus austris, multùm pluit. Autumnus obscurus, Nebulosus, cum aquarum abundantiâ, Hyems austrina, humida & levis. Longo verò post solis conversionem intervallo, juxta Æquinoctium, extremæ Hyemis frigora adfuerunt, jamque sub Æquinoctium ipsum Aquilonares Venti cum Nivibus non ita diu spiravere. Ver rursus austrinum, à flatibus quietum, aquæ multæ & continentes ad canem usque. Æstas serena, calida, æstus præfocantes magni. Anniversarii Venti (Etesias vocant) pauci disjunctim spiravere. Sub arcturum rursus spirantibus Aquilonibus, aquæ multæ. Existente igitur anno austrino, humido & leni, Hyeme quidem salubriter agebant, præter tabidos de quibus mox scribetur.

2. Ante Ver autem unà cum frigoribus consecutis ignes sacri plurimi, partim quidem aliquâ de causâ, partim quidem sine eâ contingebant,

atque hi maligni quidem multos subſtulerunt. Multi ex faucibus laborabant, voces vitiatæ erant, Febres ardentes unà cum Phrenitide, ſerpentia oris Ulcera, pudendorum tubercula, lippitudines, carbunculi. Alvi perturbatæ, cibos averſabantur, & hi quidem partim ſiticuloſi, partim ſine ſiti erant. Urinæ turbulentæ, multæ, malæ, reddebantur. Sopore ut plurimùm detinebantur, rurſuſque pervigiles. Morborum ſolutiones prorſus nullæ, partimque difficiles, aquæ inter cutem, tabidi multi. Atque hi quidem morbi populariter vulgabantur. Ex enumeratorum autem generum unoquoque laborabant multi & moriebantur plurimi, eorumque ſingulis hunc in modum accidit. Multis certè ignis ſacri occaſio ex contemnendis valdeque parvis ulcuſculis toto corpore oblata eſt, præcipuè verò ſexagenariis circum caput, vel ſi quid paululum negligeretur. Nonnullis autem etiam inter curationes ipſas, magnæ inflammationes contingebant, multuſque ignis ſacer celeriter ubique populabatur. Horum igitur plurimis abſceſſus ad ſuppurationes vertebant, carniumque & Oſſium ac Nervorum ex decidentiâ mutilationes magnæ fiebant. Neque verò contracta Fluxio puri erat affinis, ſed aliud quoddam Putredinis & Fluxionis multæ ac variæ genus. Quibus itaque circà caput hujuſmodi aliquid contigit, totius capitis & menti glabrationes, Oſſiumque denudationes & prolapſus acciderunt, multæque Fluxiones fiebant, iſtaque partim in Febribus, partim ſine his aderant. Atque hæc terrorem potiùs quam periculum denunciabant. Quibus namque talium maturatione res ad ſuppurationem devenit, eorum plerique ſuperſtites evadebant. At verò quos inflammatio quidem ſacerque ignis reliquerat, nullumque hujuſmodi abſceſſum creaverat, ii frequentes periere. Similiter quoque & quâcunque Corporis parte oberrarunt, iſta contigerunt. Multis ſiquidem brachium ac cubitus totus defluebat. Nonnullis verò iſta latera malè vexabant, aut anteriorum, aut poſteriorum aliquid. Eſt ubi etiam femur integrum, aut tibia, aut pes totus denudabantur. Horum autem omnium graviſſimè urgebant quæ circum pubem pudendaque contingebant. Atque ea quidem fuit eorum, quæ cum Ulcere aut occaſione aliquâ externa contigerunt, conditio. Multis autem unà cum Febribus ipſis, aut ante Febrem, atque etiam poſt Febres ipſas inciderunt. Illud verò ipſis inerat, ut quæcumque per ſuppurationem abſcederent, ſi vel inſignis aliqua alvi perturbatio, aut probarum Urinarum tranſmiſſio extitiſſet, per ea ipſa ſolutio procederet: ſi quibuſdam nihil horum contigiſſet, temerèque & ſine ullâ ſolutionis ſignificatione evaneſcerent, ea mortem inferebant. Longè igitur plurimos ſacer ignis Vere appetivit, qui & per Æſtatem & ſub Autumnum conſequebantur. Magna verò perturbatio quibuſdam inerat, & ad fauces tubercula, linguæque inflammationes & quæ ſecundum dentes abſcederent, multiſque vocis vitiatæ & præpeditæ facta eſt ſignificatio, potiſſimè quidem his, qui tabeſcere cœpiſſent, atque etiam Febre ardente detentis & Phreniticis.

3. Cœperunt itaque Febres ardentes & phrenitides ante Ver, poſt ea quæ præceſſerunt frigora, plurimique tunc diu ægrotarunt gravibuſque & lethalibus caſibus conflictati ſunt. Erat autem Febrium ardentium quæ obvenerant conſtitutio hujuſmodi. Per initia ſopore detinebantur cum ſtomachi faſtidio & horroris ſenſu, Febris acuta, neque magnoperè ſitiebant aut delirabant. Ex naribus paucus ſtillavit Sanguis. Plurimos acceſſiones diebus paribus invadebant. Atque ſub ipſas acceſſiones oblivio, membrorum exolutio & vocis defectio contingebant. His quidem pedes ſummi & manus frigidiores evadebant, multòque maximè circa acceſſiones; deinde verò lentè nec probè recaleſcebant, rurſuſque ad intelligentiam redibant & loquebantur. Eos autem aut perpetuus ſopor non ſomnolentus detinebat, aut vigiliæ cum laboribus. Horum pleriſque alvus recrementis crudis, tenuïbus, multis turbabatur. Urinæ multæ, tenues, neque judicatorii neque boni quicquam habebant. Neque aliud quicquam in ita affectis decernebat, neque enim ritè Sanguis è naribus profluebat, neque aliud quicquam eorum, quæ abſcedere nata ſunt, judicatione tentabatur, moriebaturque unuſquiſque, uti ſors ferebat, vago & incerto ordine, plerumque circa judicationes, quidam verò longius producti cum vocis defectione, nonnulli etiam cum ſudoribus; quæ quidem his, qui pernicioſè haberent, contingebant. Quin & ſimilia Phreniticis ſiebant. Atque hi omnino ſine ſiti erant. Neque Phreneticorum quiſpiam vehementer inſanivit, ſicut in cæteris uſu venire ſolet, ſed ex malâ aliâ quâdam & languidâ in ſomnum degravatione graviter peribant.

4. Aliæ inſuper etiam Febres viguerunt, de quibus mox ſcribetur. Multis os ſerpentibus Ulceribus affectum ulceroſumve fuit, fluxiones ad pudenda multæ, exulcerationes, tubercula intus & extra circum inguina. Lippitudines humentes, longæ, diuturnæ, non ſine doloribus, palpebris foris & intus adnaſcebantur quædam, quæ multorum aciem perderent, Ficos nominant. Enaſcebantur verò cum aliis in Ulceribus multa, tum in pudendis. Carbunculi Æſtate multi, atque alia quæ Putredinis nomine donantur, Puſtulæ magnæ. Serpentia Ulcera pleriſque magna. Quantum autem ad alvum ſpectabat, pleriſque circà eam multa & noxia evenere. Primum quidem crebræ & inanes egerendi voluntates multis moleſtæ, imprimis verò pueris atque iis omnibus qui pubertatem nondum attigerant, eorumque plurimi peribant. Multi Inteſtinorum lævitate vexabantur, quidam difficultate inteſtinorum, neque hi ad modùm moleſtè. Alvus autem bilioſa & pinguia, & tenuia, & liquida demittebat, ac multis quidem eo morbus ipſæ

decubuit , tum circà Febres, tum in Febribus. Tormina cum doloribus aderant, itemque convolutiones malignæ. Multis in Corpore exiſtentibus ac ſuppreſſis exitus. At neque exeuntia dolores tollebant. Atque ad ea quæ adhibebantur non facilè habebant : Purgationes nempè plurimos magis offendebant. Eorum verò qui ità habebant plerique quidem ſubitò moriebantur, multi etiam diutiùs perdurabant. Atque ut ſemel abſolvam , tum qui diuturnis, tum qui acutis tentabantur morbis, ex Ventris vitio omnes ferè periere. Omnes namque venter pariter ſuſtulit. Omnes autem in quos ſanè incidi, ob præſcriptos omnes morbos quibus vexabantur , cibos equidem averſabantur. Pleꞏrique verò precipuèque hi ipſi , & qui eodem modo affecti erant, ſed & ex aliis qui etiam pernicioſe haberent. Siticuloſi partim quidem erant, partim verò ſiti vacui. Ex his quos Febris aliaque vexabant, nullus intempeſtivè potum ſumpſit, ſed quoad potionem , licebat eam inſtituere vivendi rationem quam velles. Urinæ autem copioſæ prodibant , neque potioni ingeſtæ reſpondebant, verùm plurimùm ſuperabant, multùmque etiam vitioſæ erant Urinæ redditæ. Nam neque craſſitudinem , neque concoctionem habebant, neque probè expurgabantur. In multis namque probæ per veſicam expurgationes bono ſunt. Plurimis verò colliquationem, perturbationemque & dolores, & moram , & judicationis ceſſationem portendebant. Sopore autem detinebantur, imprimis quidem Phrenitici, & qui Febre ardente laborabant, quin etiam cæteris in omnibus maximis morbis, quod cum Febre contingerent. Omnino verò pleroſque aut gravis ſopor comitabatur , aut tenues & parvi ſomni,

5. Multa alia præterea paſſim vulgata ſunt Febrium genera, tertianæ, quartanæ, nocturnæ, aſſiduæ, diuturnæ, incertæ & vagæ, implacidæ, inconſtantes. Atque hæ omnes non ſine multà perturbatione contingebant. Pleriſque etenim alvus cum horroris ſenſu perturbabatur, ſudores nihil decernebant, Urinæque, quales ſupra deſcripſimus. Eorum verò pleriſque hæc erant diuturna. Neque enim decernebant quæ iis ipſis abſcedebant, quod cæteris uſu venire ſolet. Omnino quidem omnibus difficiles erant judicationes , aut nullæ, aut diuturnæ, his verò quam maximè. Atque horum pauci circa octogeſimum diem judicatione abſolvebantur, magnâ autem ex parte iis temerè defecerunt. Horum etiam pauci ex aquâ intercutem moriebantur erecti & ſtantes. Pleroſque verò etiam præter alios morbos tumores agitabant , ac præ. cæteris tabidos.

6. Maximè autem & graviſſimè afflixit tabes, plurimoſque interemit. Nempè cum multis ad Hyemem cœpiſſet, hi magnâ ex parte decubuerunt , partim verò erecti & ſtantes pertulerunt. Ineunte autem Vere eorum qui decubuerant plerique perierunt , reliquorum verò nullum

tuſſes reliquerunt, verùm Æſtate remiſerunt. At ſub Autumnum omnes decubuerunt, multique interierunt, eorum verò plerique diu traxerunt. Horum itaque plurimi ex his derepente peſſimè affligi cœperunt, crebri erant horrores, plerumque Febres aſſiduæ, acutæ, ſudores etiam intempeſtivi, multi, continenter frigidi, refrigeratio multa, vixque recaleſcebant. Alvi variis modis ſubſiſtentes rurſuſque illico lubricæ, atque eorum quæ Pulmones offendebant per interna, tranſmiſſio. Urinarum illaudatarum abundantia, Corporis extenuationes malæ. Tuſſes autem omninò quidem multæ aderant, multaque coƈta & liquida educebant, neque verò admodum laborioſè. Quod ſi etiam quadantenus laborarent, rurſus tamen valde placidè & molliter omnis ex Pulmone Purgatio procedebat, fauces non admodum mordebantur, neque ſalſugines quicquam infeſtabant. Viſcida nihilominùs & alba, liquidaque & ſpumoſa multa ex capite deſcendebant. Longè verò maximum malum tum hos tum etiam cæteros comitabatur, ciborum faſtidium, uti paulò antè ſcriptum eſt. Nam neque ad potionem neque ad cibum alacriter habebant, ſed valde ſiti vacui degebant. Corporis gravitas inerat, & ſopore detinebantur. Ac ferè omnes tumoribus corripiebantur, & in aquam intercutem evadebant. Horrore concutiebantur, & ſub mortem delirabant.

7. Erat autem tabidorum ſpecies ex iis qui glabri erant ſubalbidi, lentis colorem referentes, ſubrubri, cæſiis oculis, pituitâ albâ redundantes, & quibus ſcoptula operta alarum inſtar à tergo extabant atque prominebant, mulpereſque eodem modo ſe habebant. Itidem & qui ad atram bilem generandam eſſent idonei, & ſubſanguinei. Atque hos Febres ardentes & Phrenitides, & Inteſtinorum difficultates tentabant. Juvenes crebræ & inanes egerendi cupiditates, pituitoſos longa alvi profluvia, acria, & pinguia Ventris recrementa bilioſos vexabant.

8. Omnibus autem quos paulò ſuprà deſcripſimus, Ver quidem erat moleſtiſſimum plurimoſque ſuſtulit. Æſtas verò placidiſſima, minimèque multi perierunt. Per Autumnum rurſus & ſub vergilias, multi interierunt quartanâ Febre detenti. Mihi porro videtur æſtas illa meritò multùm profuiſſe. Æſtivos namque morbos ſuccedens bruma ſolvit, & brumales adveniens æſtas dimovit. Quamquam quæ tunc fuit Æſtas ex ſeſe non ſatis ſuæ naturæ conſtabat, verùm de repente calida, auſtrina, & à ventis ſilens fuit, nihilominus tamen ad aliam temporis conditionem mutata profuit.

9. Per verò magni in arte æſtimo poſſe de iis, quæ ſcripſimus, cogitationem reƈtè ſuſcipere. Eorum namque uſum qui calluerit, is mihi non magnopere videtur in arte aberrare poſſe. Exaƈtè autem tenere oportet propriam cujuſque temporum anni conditionem, & ſtatum, morbumque ipſum & quidnam boni commune ſit conſtitutioni cum

morbo, quidnam & mali confttitutio, aut morbus inter fe commune habeant, & quifnam morbus diuturnus fit & exitium afferat, aut quifnam diuturnus & ex quo ægri evadant, & quifnam præceps & exitialis, aut quifnam præceps & falutaris. Atque ex his ipfis tum judicatoriorum dierum feries obfervanda eft, tàm etiam prædicendi facultas fuppetit. Ac in his exercitato proclive eft inftituendæ victùs rationis tempus & modum cognofcere, & quibufnam ea præfcribenda fit.

ÆGROTI SEXDECIM.

Primus.

10. PARII filius in Thafo, qui fupra Dianæ fanum decumbebat, Febre acutâ correptus eft, ftatim quidem affiduâ, ardente, fiticulosâ. Per exordia fopore detinebatur, rurfufque vigiliis vexabatur. Alvus inter initia turbulenta, Urinæ albæ. Die fexto, oleolofam Urinam reddidit, deliravit. Septimo, exacerbata funt omnia, non dormivit. Quin & Urinæ fimiles & mens perturbata. Ex alvo verò biliofa & pinguia prodiere. Octavo deinceps, parum ex naribus ftillavit, Vomitione refufa funt virulenta, pauca, aliquantulùm quievit. Nono, eadem perfeveravere. Decimo, cuncta remiferunt. Undecimo, fudor, fed non toto Corpore dimanavit. Corporis quidem fumma perfrixerunt, fed mox recaluit. Duodecimo, graviter febricitavit, alvi recrementa biliofa, tenuia, copiofa. In Urinis fufpenfum quid in medio innatans inerat, deliravit. Decimo feptimo, permoleftè habuit. Nam neque fomni aderant, & Febris intendebatur. Vigefimo, fudor undique profluxit, pervigil fuit, dejectiones biliofæ, cibum averfabatur, fopore detentus eft. Vigefimo-quinto, recidiva contigit. Trigefimo-quarto, recidiva, à Febre immunis fuit; alvus non fubftitit, moxque recaluit. Quadragefimo, fine Febre, alvus non diu fubftitit, cibum averfabatur, rurfus aliquantulum febricitavit, idque perpetuò inordinatè, partim quidem à Febre liber, partim verò non. Nam fi quando intermitteret allevaretque, ftatim repetebat. Cibariis etiam multis, vilibus & vitiofis utebatur. Circà recidivas fomni mali, deliravit. Urinas tunc reddebat craffas quidem, verum turbulentas & pravas. Ex alvo coacta, moxque diffluentia demittebantur. Febriculæ affiduæ aderant, dejectiones multæ, tenues. Centefimo & vigefimo die, defunctus eft. Huic alvus ab initio continenter biliofis liquidis, multis diffluebat, aut fi confifteret, fervida & cruda dejiciebat. Urinæ per totum morbum malæ; fopore ferè detinebatur, nec fine doloribus, eratque infomnis, cibos averfabatur, affidueque Febris ardens vexabat.

Æger

Æger secundus.

11. QUÆ in Thaso ad frigidam decumbebat, ubi filiam enixa est, nec Purgationes irent, eam tertio die, Febris acuta cum horroris sensu corripuit. Ex longo tamen ante partum intervallo ex Febre decumbebat, cibumque fastidiebat. Post rigorem autem Febres fuerunt assiduæ, acutæ, cum horrore. Octavo, proximisque diebus multùm deliravit, statimque ad intelligentiam rediit. Alvus perturbata, multa, tenuia, aquosa, bile permixta demisit, absque siti erat. Undecimo, mente constabat, sopore tamen detinebatur, Urinas multas tenues & nigras reddidit, pervigil erat. Vigesimo, Corporis summa paulùm perfrixerunt, moxque calor rediit, nonnihil mente mota est, pervigilavit. Alvi dejectiones eædem perseverârunt, Urinæ dilutæ, multæ. Vigesimo-septimo, à Febre immunis fuit, alvus substitit. Non longè verò post ad coxendicem dextram vehemens enatus dolor diu tenuit, Febres rursus subsecutæ, & Urinæ aquosæ. Quadragesimo, circà coxendicem dolores allevârunt, sed tusses assiduæ, humidæ, multæ tenuerunt, alvus supressa est, cibum fastidiebat, Urinæ eædem. Febres verò in totum quidem non desinebant, sed errabundas & incertas habebant accessiones, & partim quidem sic, partim verò non prehendebant. Sexagesimo, tusses absque ullâ judicationis significatione defecerant. Neque enim ullâ sputorum concoctio extitit, neque aliud quicquam eorum quæ abscedere solent. Maxilla dextra convulsa est, sopore detinebatur, rursùs deliravit, statimque ad mentem rediit. Cæterùm à cibis averso erat animo, maxilla quidem loco restitua est, alvus autem biliosa pauca transmisit, Febris intensior fuit, nec sine horrore, proximisque diebus, voce defecta est, rursusque ad intelligentiam rediit & sermocinata est, octogesimoque expiravit. Urinæ huic perpetuò nigræ, tenues & dilutæ fuerunt, soporque comitabatur, cibos non sumebat: animum despondebat, pervigil, iracunda, implacida, mens atra bile tentabatur.

Æger tertius.

12. PYTHIONEM in Thaso, qui supra Herculis fanum decumbebat, ex laboribus & lassitudinibus negligenterque subductâ victûs ratione, rigor vehemens & Febris acuta prehendit. Lingua resiccata erat, siticulosus, bile abundans, somnum non cepit. Urinæ nigricantes. Sublime quid in medio suspensum habebant, neque subsidebant; altero sub meridiem die Corporis extremorum frigus cepit, præcipuèque circà manus & caput, sermone & voce defectus est, longo in-

tervallo brevem fpiritum taxit, revocatus eft calor, fitiit, noctem quietam duxit : fudor circà caput parum motus eft. Tertio die, quietè habuit, ad vefperam verò fub Solis occafum aliquantulùm perfrixit, perturbatio cum nocte laboriosâ, nihil dormivit. Ex alvo verò pauca ftercora coacta tranfmiffa funt. Quarto, manè quievit, fub meridiem autem exafperata funt omnia, perfrixit, fermone & voce deftitutus eft, deteriùs habuit, tandem recaluit. Urinas reddidit nigras fufpenfum quiddam in medio innatans habentes, noctu placidè habuit, & fomnum cepit. Quintò, allevari vifus eft, cæterùm in ventre gravitas cum dolore tenuit, fitibundus fuit, nox molefta. Sexto, manè quidem placidè fe geffit, fub occafum verò dolores intenderunt, gravius habuit. Vefperi autem ex parvo per alvum infufo venter probè reddidit, noctu fomnum cepit; feptimo die, magnâ Corporis æftuatione & Stomachi faftidio conflictabatur, & quâdam Corporis implaciditate tentabatur, oleofam Urinam reddidit, noctu turbatio multa, delirabat, fomnum nullum capiebat. Octavo, manè quidem aliquantulùm dormivit, confeftimque perfrixio cepit & vocis defectio, fpiratio exilis & imminuta, ad vefperam autem calor rurfus rediit, deliravit. Jam verò appetente die paulò levius habuit, alvi recrementa fincera, pauca, biliofa. Nono, fopore detinebatur, æftuatione & Stomachi faftidio tentabatur cum excitaretur, neque valdè fitibundus erat. Sub Solis autem occafum magnâ Corporis inquiete tenebatur, deliravit, nox prava. Decimo, manè vox defecit, frigus multum, Febris acuta, magna fudoris copia ; defunctus eft. Hic diebus paribus graviùs habebat.

Æger quartus.

13. QUI ex Phrenitide laborans primò die decubuit æruginofa & virulenta, multa, tenuia, vomitione refudit, Febris horroris fenfu infignis prehendit, fudor copiofus, affiduus, toto corpore dimanavit, capitis & cervicis gravitas non fine dolore. Urinæ tenues, in quibus fublimia quædam in medio fufpenfa, parva, difperfa inerant, neque fubfiftebant. Ex alvo ftercora affatim prodierunt, multùm deliravit, nihil dormivit. Poftridie manè vox defecit, Febris acuta invafit, fudavit, non intermifit. Totum Corpus palpitationes occuparunt, nocte convulfiones. Tertio die, graviora evaferunt omnia. Quartò mortuus eft.

Æger quintus.

14. CALVUM in lariffa, ex femore dextro dolor derepente occupavit, nihilque adhibitis Remediis eft profectum. Primò

die, Febris acuta, ardens, fenfim prehendit, comitabanturque dolores. Poftridie femoris quidem dolores remiferunt, Febris autem intenfa eft, implaciditate quâdam Corporis tenebatur, fomnum non capiebat, Corporis fumma frigebant, Urinarum copia profluxit, fed nec eæ laudabiles erant. Tertio die, femoris quidem dolor ceffavit, verùm mentis alienatio perturbatioque adfuit, & multa Corporis incontinentia jactatioque. Quarto, fub meridiem celerrimè periit.

Æger fextus.

ABDERÆ Periclem Febris acuta, continua, cum dolore prehendit, fitis multa, æftuatio & Stomachi faftidium aderat, potum continere non valebat Aliquantulùm autem tum ex liene, tùm ex capitis gravitate laborabat. Primò die, Sanguis multus ex nare finiftrâ profluxit. Febris tamen intenfior erat, Urinas reddidit multas, turbulentas, albas, quæ nec depofitæ fubfidebant. Poftridiè graviora evaferunt omnia. Ac certè Urinæ quidem craffæ erant, verùm quæ magis fubfiderent, Stomachi faftidium & æftuatio allevata eft, dormivit. Tertio die, Febris remiffa eft, Urinæ copiofæ, concoctæ, in quibus multum fubfidebat, profluxerunt, noctem quietam habuit. Quarto, fub meridiem fudor multus, calidus toto Corpore dimanavit, à Febre judicatione eft abfolutus, nec recidivam paffus eft. Morbus erat acutus.

Æger feptimus.

15. ABDERÆ, Virginem, quæ ad viam facram decumbebat, Febris ardens prehendit. Sitibunda autem erat & pervigil, eique tum primùm muliebria profluxerunt. Sexto die vehemens Stomachi faftidium adfuit, rubor, horror, cum moleftâ Corporis jactatione. Septimo eadem perfeveraverunt. Urinæ tenues quidem, verùm probati coloris erant, alvus commodè habebat. Octavo furditas, Febris acuta cepit, infomnis, æftuabunda, cum horroris fenfu, mentis erat compos, Urinæ eædem. Nono, ac proximis diebus eadem perfeverârunt, atque adeò permanfit furditas. Decimo-quarto, mentis perturbatio, Febris remiffio. Decimo-feptimo, multum ex naribus profluxit, furditas nonnihil eft levata, proximifque diebus Stomachi faftidium & furditas aderat, & delira erat. Vigefimo, pedum dolor cepit, furditas & delirium intermifit, paucus ex naribus Sanguis prorupit, fudoribus à Febre liberata eft. Quarto & vigefimo, Febris repetiit, rurfufque furditas, pedum dolor perfeveravit, mens emota eft. Septimo & vigefimo, copiofis obortis fudoribus, à Febre immunis fuit, furditas reliquit, pedum dolor aliquantulùm tenuit. In reliquo verò, perfectâ judicatione abfoluta eft.

Æger octavus.

16. **A**BDERÆ Anaxionem ad Threicias portas decumbentem, Febris acuta prehendit, lateris dextri dolor continens tenebat, tuſſis erat ſicca, neque quicquam primis diebus expuebat. Siti cruciabatur atque inſomniâ, Urinæ probè coloratæ erant, copioſæ & tenues. Sexto die, deliravit. Fotus verò nihil profecerunt. Septimo, moleſtè habuit. Nam & Febris intendebatur, neque dolores remiſerant & tuſſes infeſtabant & difficilis ſpiratio inerat. Octavo, ſecta in cubito vena, multus Sanguis, prout debuit, effluxit, dolores certè remiſerunt, verùm tuſſes ſiccæ perſeverarunt. Undecimo, leniores fuerunt Febres, paucus ſudor circà Caput prodiit, etiamnum tuſſes tenebant, & quæ ex Pulmone prodibant liquidiora erant. Decimo ſeptimo, cœpit pauca & concocta expuere, allevatus eſt. Vigeſimo, ſudore oborto, liber fuit, à judicatione verò melius habuit. Sitis autem vexabat, nec probæ Pulmonis expurgationes erant. Septimo & vigeſimo, rediit Febris, tuſſivit, concocta plurima eduxit, in Urinis alba, multa ſubſidebant, ſine ſiti erat, bene ſpirans. Trigeſimo-quarto, ſudore per totum Corpus diffuſo, Febre liberatus, & prorſus eſt judicatione abſolutus.

Æger nonus.

17. **A**BDERÆ, Heropythus rectus & obambulans ex capite doluit, neque verò multò poſt decubuit. Is habitabat ad ſuperiorem tractum, Febris erat ardens, acuta. Statim initio plurima bilioſa Vomitione refuſa ſunt, ſitis aderat & magna Corporis jactatio & incontinentia. Urinæ tenues, nigræ, in quibus interdum quidem ſuſpenſum quiddam in medio innatans ſublime erat, interdum verò non. Nox laborioſa, Febrium acceſſiones ſubinde variæ, ac plerumque inordinatæ. Sub decimum verò quartum diem obſurduit, Febres intendebantur, Urinæ eædem. Vigeſimo, itemque proximis diebus permultum deliravit. Quadrageſimo, multus è naribus Sanguis erupit, magiſque ad ſeſe rediit, ſurditas inerat quidem, verùm minùs vexabat, remiſerunt Febres. Conſequentibus diebus crebrò & paulatim Sanguis è naribus profluxit. Ad ſexageſimum verò diem, deſierunt quidem Sanguinis è naribus eruptiones, verùm coxendicis dextræ vehemens dolor tenuit, ac Febres intendebantur. Neque verò multò poſt inferiorum omnium partium dolores exorti ſunt. Contigit autem ut aut Febres majores eſſent ſurditaſque juncta, aut iſta quidem remitterent & allevarent, verùm inferiorum ad coxendices partium graviores fierent dolores. Jam verò ad octogeſimum remiſerunt quidem omnia, verùm nihil dereliquit. Nam & Urinæ probati coloris, in

quibus plura fubfidebant, prodierunt, & deliria funt imminuta. Circiter centefimum , alvus biliofis multis perturbata eft , nec pauco tempore talia multa procedebant, tandemque Inteftinorum difficultas cum
dolore vexavit , cætera commodè habebant. In totum autem , tum
Febres reliquerunt, tum furditas defiit. Centefimo vigefimo , prorfus
eft judicatione abfolutus. Febris erat ardens.

Æger decimus.

18. **A**BDERÆ , Nicodemus ex venere & potu Febre correptus
eft. Per initia autem Stomachi faftidio & oris Ventriculi
dolore cum fiti conflictabatur. Lingua exufta eft , Urinæ tenues ac
nigræ. Poftridiè Febris invafit cum horroris fenfu & Stomachi faftidio , nihil dormivit , biliofa , flava , vomitione funt refufa , Urinæ
eædem perfeverabant, noctem quietam tranfegit , fomnum cepit. Tertio die, imminuta funt omnia , & tranquillitas adfuit. Sub Solis occafum rurfus Corporis implaciditate aliquantulùm tentatus eft , noctem permoleftè tulit. Quarto , rigor cepit, Febris magna , omnium
dolores aderant, Urinæ tenues erant ac fufpenfum quiddam in medio
innatans habebant ; Sextò , multùm deliravit. Septimo , allevatio fuit.
Octavo cætera remiferunt omnia. Decimo, fequentibufque diebus dolores quidem tenuerunt, verùm leviores erant. Acceffiones verò & dolores
hunc perpetuò diebus ferè paribus invaferunt. Vigefimo , Urinam
reddidit albam , cui craffitudo inerat , nec depofita fubfidebat ,. copiofo fudore profufo vifus à Febre liber effe. Sub vefperam autem rurfus
incaluit, iidemque dolores vexarunt, horror adfuit , fitis , nonnihil
deliravit. Quarto & vigefimo , copiofam Urinam albam reddidit ,
in quâ multa fubfidebant. Sudore calido copiofo per totum Corpus
diffufo , à Febre judicatione eft abfolutus.

Æger undecimus.

19. **M**ULIER quædam in Thafo auftera & afpera ex mæ-
ore manifefto recta adhuc & obambulans , infomniâ &
ciborum faftidio tentata eft , fiti & magnâ Corporis æftuatione premebatur. Habitabat autem ad Pyladis ædes in Plano. Primò die appetente nocte, metus, fermones multi , animi ægritudo, Febricula
levis cepit , manè convulfiones multæ vexârunt ac ficubi convulfiones illæ multæ intermitterent, delirabat, obfcæna loquebatur ,
dolores multi , vehementes & continentes aderant. Poftridiè eadem
perfeverarunt , fomnum non cepit , Febris ingravefcebat. Ter-
tiò , convulfiones certè ceffarunt , fopor verò atque in fomnum de-
gravatio tenuit, rurfumque expergefacta eft , exiliit , neque fefe continere poterat , multùm delirabat , Febris erat acuta. Eâdem autem
nocte fudor copiofus, calidus, toto Corpore dimanavit, à Febre

immunis fuit, fomnum cepit, omnino ad fefe rediit, judicatione
eft abfoluta. Ad tertium verò diem, Urinæ nigræ, tenues erant,
habebantque in medio fufpenfum quiddam innatans, rotundum
admodum ; neque fubfidebat. Sub judicium autem muliebria copiofa
profluxerunt.

Æger duo-decimus.

20. LARISSÆ, Virginem quandam Febris ardens & acuta
prehendit, pervigil erat, fitibunda, lingua fuliginofa, arida. Urinas probati quidem coloris reddidit, tenues tamen. Poftridie moleftè
habuit, non dormivit. Tertio die, alvus aquofa, multa tranfmifit,
proximifque diebus talia commodè prodierunt. Quartò, Urinam tenuem, paucam reddidit, quæ fufpenfum quid in medio innatans fublime habebat, neque fubfidebat, fub noctem deliravit. Sexto, ex naribus
Sanguis abundè multus effluxit, atque ubi inhorruiffet, fudore copiofo
calido per totum Corpus diffluente, ex Febre immunis judicatione liberata eft. In Febribus autem, jamque peractâ judicatione, tùm primùm muliebria defcenderunt, quod illibatæ Virginitatis effet. Prorfus
verò Stomachi faftidio laborabat, horrebat, faciei rubor aderat, oculorum dolor & capitis gravitas. Huic morbus non repetiit, fed judicatione eft abfoluta. Dolores diebus paribus invadebant.

Æger decimus-tertius.

21. ABDER-Æ Apollonius, diu rectus & obambulans morbum fuftinuit. In Tumorem autem ei elata erant Vifcera,
& confuetus hepatis dolor longo tempore perfeveravit, ac
tunc fanè etiam auriginofus factus eft, flatibus abundabat, & colore
erat fubalbido. Ex intempeftiviore verò potu & bubulæ efu, aliquantulùm primùm incaluit, decubuit. Deindè cum lacte ufus effet copiofo
crudo & cocto, caprillo & ovillo, vitiosâque victùs ratione, infignes omnes offenfiones factæ funt. Nam & Febres exafperatæ funt, neque memorabile aliquid ex ingeftis alvus reddidit. Urinæ tenues &
paucæ, neque fomnum capiebat, mala inflatio aderat, fitis multa, fopore
detinebatur, præcordia dextra cum dolore intumuerant ; extrema,
undiquaque frigefcebant, aliquantulùm delirabat, omnium quæ dixif-
fet capiebat oblivio, mente emovebatur. Ad decimum-quartum diem
ex quo fuborto rigore incaluit, decubuit, vehementer infanivit, cla-
mor, perturbatio, fermo multus, mox contrà repreffus eft, atque tum fopor invafit. Deindè verò alvus perturbata, biliofa, copiofa, fincera & cruda demifit, Urinæ nigræ, paucæ, tenues erant, magna Corporis impla-
ciditas, alvi recrementa varia ; nempè vel nigra, pauca & virulenta,
vel pinguia, cruda & mordacia dejecit, ac tandem etiam lacti fimilia

reddere vifus eft. Sub vigefimum-quartum diem, allevatio fuit, in reliquo quidem eadem perféveravere, verùm aliquantulùm ad intellingentiam rediit (ex quo namque decubuerat, nihil meminit) ftatimque rurfus defipiebat, atque in deterius omnia tendebant. Circa trigefimum verò diem, Febris acuta invafit, alvi recrementa copiofa & tenuia, delirus fuit, extrema perfrixerunt, vox defecit. Quarto & trigefimo, vitâ defunctus eft. Ex quo eum vidi, huic perpetuò alvus turbulenta fuit, Urinæ tenues, nigræ, fopore detentus & infomnis, extremitates frigidæ, per totum morbum deliravit.

Æger decimus-quartus.

22. MULIEREM in Cyzico, gemellas laboriosè enixam, cùm non admodum partus purgamenta proceffiffent, primùm quidem Febris corripuit horroris fenfu infignis & acuta, capitis & cervicis gravitas non fine dolore tenuit. Inter exordia infomniâ vexata eft, taciturna autem erat, tetrico & fuperciliofo vultu, & quæ nullis perfuafionibus flecti poterat. Urinas tenues & decolores reddidit, fiti premebatur, ac ut plurimum Stomachi faftidio laborabat alvus inordinatè quidem & inconftanter perturbabatur, rurfufque confiftebat. Sextò die, fub noctem multùm deliravit, fomnum non cepit, circaque undecimum vehementer infanuit ac rurfus ad intelligentiam rediit. Urinas nigras, tenues, moxque ubi aliquantulùm intermififfent, oleofas reddidit, & ab alvo multa, tenuia & turbulenta prodiere. Decimo-quarto, convulfionibus multis appetita eft, extrema erant frigida, neque ampliùs ad mentem rediit. Urinæ reftiterunt. Decimo-fexto, voce defecta eft. Decimo-feptimo, periit.

Æger decimus-quintus.

23. DEALCIS uxorem in Thafo, quæ in Plano decumbebat, Febris horroris fenfu infignis & acuta ex mœrore prehendit. Ab initio autem pannis contegebatur, & ad finem ufque femper taciturna fuit, manibus palpabat, evellebat, fcalpebat, floccos legebat, lachrymas fundebat : moxque ridebat, fomnum non capiebat, alvus irritata nihil demittebat, parùm nec nifi commonefacta bibebat. Urinæ tenues erant & paucæ. Febres ad manûs contactum leves apparebant, fumma Corporis frigefcebant. Nono die multùm deliravit, ac mox compofita fuit & taciturna. Decimo-quarto, fpiratio rara, magna, longo tempore tenuit, rurfufque brevis. Decimo-feptimo, irritatióne turbulentâ commota eft alvus, deindè potus ipfi pertranfibant, neque confiftebant, omnium fenfum perdiderat, cutis erat diftenta & arida. Vigefimo, multùm obloquebatur, ac mox compofita fuit, vox defecit & brevem fpiritum trahebat. Primo & vigefimo, defuncta eft.

Huic perpetuò ad finem ufque fpiratio rara & magna aderat, nihil omnino fentiebat, femper pannis contegebatur, aut fermones multos fundebat, aut ferè ufque taciturna erat.

Æger decimus-fextus.

24. MELIBŒÆ, adolefcens quidam ex comeffationibus, liberaliore potu ac venere, longo tempore incaluit & decubuit. Horrorem autem fentiebat & æftuabundus erat, pervigil, neque fiti premebatur. Alvus primo die, ftercora multa demifit cum magno humorum affluxu, proximifque diebus aquæ fimilia plurima prodiere. Urinas reddidit tenues, paucas, decolores. Spiratio erat rara, magna, ex longis intervallis. Præcordiorum contenfio fubmollis aderat, utrinquè promiffa, perpetua & continens cordis palpitatio: Urinam minxit oleofam. Decimo, paulatim mente motus eft compofitufque erat & taciturnus, cutis reficcata & diftenta, alvi recrementa vel multa & tenuïa, vel biliofa & pinguia. Decimo-quarto, exafperata funt omnia, mente motus eft, valde deliravit. Vigefimo, vehementer infanivit. Corporis incontinentia & jactatio aderat, nihil minxit. potionem vix continebat. Quarto & vigefimo periit.

SUPPLEMENT
DE LA QUATRIEME PARTIE.

I.

Queftion de Médecine, agitée dans les Ecoles de Médecine de Paris le 15. Novembre 1731, fous la Préfidence de M. Jean-Claude-Adrien Helvetius, Confeiller d'Etat, &c. Sçavoir, fi le Kermés mineral convient dans l'Inflammation des Amygdales?

Journal des Sçavants 1733. pag. 100.

MR. Helvetius après de fçavantes réfléxions préliminaires, obferve dans cette Differtation, qu'il y a un grand nombre de Maladies, pour la guérifon defquelles la Médecine n'a encore découvert aucun Reméde propre & fpécifique. Il met de ce nombre les Tumeurs inflammatoires des Glandes nommées *Tonfilles* ou *Amygdales,*

dales , qui , comme l'on fçait , font deux Glandes placées l'une
à un côté de la Luette & l'autre à l'autre , proche la racine de la
Langue. Les Praticiens recommandent dans l'inflammation de ces
Glandes , 1. la Saignée , 2. la Diette , 3. des Cataplâmes & des
Gargarifmes. Perfonne prefque ne s'avife de prefcrire ici des Remédes
intérieurs : la raifon en eft , remarque M. H. qu'entre les Remédes
de ce genre , qui ont été employés jufqu'à préfent contre la Maladie dont il eft queftion , on n'en a rencontré aucun , non-feulement qui. fut infaillible , mais qui réüfsît au moins un certain nombre de fois.

C'eft qu'aucun de ces Remédes , dit-il , n'eft pourvû des parties
Analogues à l'humeur qui fait l'obftruction des Amygdales ;
condition cependant fi néceffaire , que fans cela aucun Médicament
quel qu'il foit , ne fçauroit être capable de procurer à l'humeur
épaiffe des Amygdales enflammées la fluidité qu'elle doit avoir.
Comment donc s'y prendre pour parvenir à la découverte d'un Reméde , dont les parties ayent cette Analogie ? M. Helv. l'enfeigne.
Il veut pour cela qu'on fe fouvienne , 1. que l'humeur qui fe filtre
par les Glandes des Amygdales , eft une Lymphe vifqueufe , facile
à fe durcir. 2. Que cette Lymphe approche de la nature de celle
qu'on exprime des Glandes de la Trachée artere & du Poulmon ,
lorfqu'on les preffe ; 3. Qu'elle eft auffi très-reffemblante à celle qui
diftille de la pleure par une légere incifion faite à cette Membrane ,
& fi reffemblante qu'à s'en rapporter à ce que l'on voit , elle n'en
différe que par la confiftence : 4. Que le Kermés mineral eft d'un
fecours merveilleux lorfque les Glandes des Poulmons , celles de la
Trachée artere , ou celle de la Pleure , font attaquées d'obftructions,
foit froides , foit inflammatoires , puifque l'experience fait voir que
ce Reméde debarraffe alors puiffamment les Glandes dont il s'agit ,
& rend aux liquides qui s'y étoient épaiffis , leur premiere fluidité.
Quels fecours étonnants n'en tire-t-on pas dans la Pleurefie , dans
la Péripneumonie & dans la Toux feche , demande M. Helvetius ?

V. Mem. à
l'Acad. 1720,
pag. 420.

L'illuftre Auteur conclud que fi le Kermés mineral eft fi efficace
pour réfoudre les humeurs engagées dans les Glandes de la Trachée artere & des Poulmons ; il n'y a pas de doute qu'il ne doive
produire le même effet fur l'humeur qui caufe l'obftruction & l'inflammation des Amygdales , puifque cette humeur, comme on vient
de le remarquer , eft de la même nature que celle qui produit l'engorgement des Glandes de la Trachée artere & de celles des Poulmons.

M. H. remarque outre cela que le Kermés eft un Médicament
favoneux , produit par le Souphre de l'Antimoine & par le Sel Al-

kali , que par conséquent c'est le Reméde le plus propre pour réfoudre les Sucs lymphatiques trop épais , & qu'ainfi rien ne doit empêcher qu'on ne l'employe dans les Tumeurs inflammatoires des Amygdales ; en effet ce Médicament étant analogue à l'heumeur de la Pleure
& à celle des Poulmons , le fera par conféquent à celle des Amygdales , & ne pourra que contribuer puiffamment à lever les obftructions
de ces Glandes.

On objectera que le Kermés minéral eft fort échauffant , qu'il peut
produire du trouble & du defordre dans le mouvement des fluides ,
& empêcher par là les Secretions. M. H. répond qu'on n'a rien de
tel à craindre de ce Reméde , quand il eft adminiftré fagement , qu'au
contraire il refout alors les humeurs , rétablit la tranfpiration , excite les Sueurs , rend les Urines plus abondantes , & chaffe par les
cribles des Inteftins les Sucs trop groffiers. On ne le voit point augmenter la Fiévre dans la Péripneumonie & dans la Pleurefie , il diminuë même le crachement de Sang dans ces Maladies. Mais il faut
fçavoir en faire ufage. Ne le donnés , dit M. H. ni comme émetique
ni comme purgatif , mais feulement dans la petite dofe que doit être
donné un Reméde attenuant.

Que le Malade par ex. en prenne un demi grain ou un grain de
trois en trois heures ; l'inflammation des Amygdales diminuera bien-
tôt ; ce qui fe reconnoîtra par une plus grande facilité de refpirer ,
d'avaler & de parler ; mais ce qu'affûre ici M. H. c'eft qu'en deux
fois 24 heures , toute l'inflammation fera diffipée.

Il y a bien de l'apparence que les Kermés minéral étant fi propre
pour guerir l'inflammation des Amygdales , ne le doit pas être moins
pour guerir l'Efquinancie , & c'eft auffi ce que M. H. déclare avoir
été reconnu par l'experience. Une autre Remarque de Pratique , c'eft
que fi l'inflammation des Amygdales eft telle qu'il y ait apparence
d'un Abfcés prochain , on préviendra tout d'un coup l'Abfcés en
donnant le Kermés minéral , & l'on verra la Tumeur fe refoudre fans
fuppuration. Que fi au contraire on le donne trop tard , & que la
fuppuration vienne , ce Reméde adoucira alors confiderablement les
fymptomes de la fuppuration , & le Malade fe trouvera très-foulagé.

Au refte , il ne faut pas croire qu'on puiffe employer ici le Kermés fans précaution ; M. Helvetius veut qu'on ne néglige ni la Saignée , ni la Diette , ni même les Cataplâmes & les Gargarifmes , non-
plus que d'autres Remédes innocents qui font d'ufage. Mais il prétend que fans l'aide du Kermés minéral , tous ces Remédes auront
peu d'effet. Le témoignage d'un tel Praticien doit-être d'un grand
poids & auprès des Médecins & auprès des Malades.

II.

AN FEBRI MALIGNÆ VESICANTIA?

I.

FEBRIS maligna adeò teter morbus eft ut nifi fedula medentis adhibeatur cura, de eo ferè fit conclamatum, quem femel aggrefla eft. Eò fævioribus incedit fymptomatis, quo blandiùs infidiofa falsâ benignitate ægrum decipit, fecuros mendax fallit affidentes, fictâque larvâ, non rarò medicum ludit incautum & offusâ caligine, dira mox futura vetat profpicere. Modò tacitè ferpit, & velut ignis dolofo fuppofitus cineri, miti extùs calore lenis, cæco intùs æftu flagrans fefe malignè diffimulat: modò omnes induit formas omnibus illufura modis. Nunc fub pleuritidis perfonâ graditur, dolorem punctorium offert medendum, tuffim ferinam debellandam, Sanguinis fcreatum fiftendum, dum ipfa veluti denfis fefe obvolvit tenebris: nunc colicum dolorem, jecoris aut Ventriculi inflammationem tam eruditè mentitur, ut propius nihil fiat quam ut oculatos & in arte recoctos decipiat, hifque tantum morbis laborare arbitrentur. Quandoque tertianam intermittentem, fæpius continuam aut Febrem utriufque participem præ fe fert, alternifque diebus recrudefcens rigor, exacerbationes vehementiores prænuntiat. Sic incedunt hujus anni Febres malignæ, in quo cum fingultu, feptimo, nono, vel undecimo die, animam exhalant ægrotantes. Plurimos diuturnâ emaciatos functionum læfione aggreditur, non paucos ad athletarum habitum progreffos formidolofa repentè obruit incautos. Multis ante invafionem diebus membra ingravefcunt, fomnus laborem facit, non levat laffitudinem, torpet Corpus fpontaneis defatigationibus, gravativus premit Caput dolor, calor adeò levis ut vix fe febricitare æger fentiat, Urina bona, pulfus bonus, nifi quod hic paulò exilior & crebrior, illa crudior, mentis adeft ftupor, fenfus hebetes, ingens denique fit Corporis pondus. Sed brevi ea fymptomata vires acquirunt eundo, pulfus intenfior fit & citacior, Urinæ plerumque rariores, lutulentæ inftar jumentorum, ignis edax deurit Corpus, jam fubfultibus concutitur, motuque convulfivo tendones aguntur, vox tremula, fœpè ferox, delirium, menfque unâ cum Corpore prægravatur, de fua fede dejecta, oberrat, omnia fufdeque mifcentur, quid plura, nulla functio intacta remanet. His omnibus fruftrà mederi aggrederis fymptomatibus, nifi ipfum morbum, in latibulis ubi figere fedem adeò amavit, jugules, necemque certam illaturus es, nifi Remedium cerebri inflammationi folvendæ idoneum admoveris.

Quæftio Medica Præfide M. Ant. Ferrein D. M. & P. Sc. Acad. Soc. 24. Dec. 1741.

I I.

QUAMVIS Febris maligna nihil contineat veneni quod in præcordiis defæviat, ipfaque miferabiliter dilaniet, fi tamen ægro affidentibus malignam afflaret auram, ipsâ effet pefte multò peftilentior. Quantò cæteris partibus præftantius caput, tantò periculofiùs impetitur. Sui etiam cerebro morbi & licet velut æneo circumquâque obfepiatur muro, non femper undique latet tutum, & ficut Offibus, Carnibus, Tendinibus, Membranis, Nervis, non iidem morbi, non eadem Remedia, ità nec cerebro ab iis partibus planè diverfo. His omnibus nomine communis morbus inflammatio, gravo quidem malum, fed multò graviùs in cerebro, omnes enim ludit triftes tragædias, quibus nulla poteft effe triftior. Virium repentina proftratio, capitis gravitas, fœpe etiam dolor, delirium, fopor gravis, altior fomnus, fomnia tumultuofa, mentis ftupor, fenfuum hebetudo, ingens Corporis pondus, totidem funt argumenta non dubia, lædi in hoc morbo fubftantiam cerebri. Non minùs illud idem evincunt graviora quæ fubfequuntur fymptomata. Carotidum vibrationes pulfibus aliarum arteriarum vehementiores, tendonum totius Corporis, brachiorum præfertim, rigor & fubfultus, vox tremula, ferox, proterva, delirium, inordinatum omninò fpirituum in Nervos influxum demonftrant. Sitis fœpè nulla cum intensâ Febre, inconditi fermones adeo ut pugnantia fecum, nec cohærentia loquatur æger, nec ad fe redeat nifi admonitus, mentis cum Corpore laborantis manifeftæ funt notæ. Tumor faciei, furditas, oculi nunc flammei, nunc erratici, injuffæ lacrymæ, cerebrum malè affici evidenti funt argumento. Ubi in cerebri meningibus fixit fedem inflammatio, vividior eft Febris, acrior calor, ftrictior pulfus, capitis dolor pungens, rigidiores tendones, frequentiores fubfultus, infania tumultuofior, cum meniges fint fenfus exquifitioris, contractionis & elaterii magis compotes quam ipfum cerebrum. Ipfe ego Remis in nafocomio majori, propriâ manu, quatuor apertis Febre malignâ extinctorum cedaveribus, coram erudito cætu ipfis oculis videndam exhibui in una piam meningem tenaciùs cerebro inhærentem & ejus vafa varicum inftar Sanguine turgida & diftenta; in tribus aliis, partem cerebri pure exefam & Ventriculos fero turgidos: cum his mitius egerat Febris nec fæva adeò ediderat fymptomata, in illo multò fæviora fuerant.

I I I.

NON horridior hic morbus quàm fanatu difficilior. Non fine duro labore refolvitur irretitus humor in partibus mollibus, refilire imparibus, & tamen nifi diffolvatur certa mors eft; non enim eadem fors cerebri cum aliis partibus, in his etfi non diffipetur nocens humor, non ideò femper miferabiliter perit ægrotus, in illo non item. Spontè velut fuâ aliquando nafcitur & viget hic in cerebro morbus, fæpius ad vitiatum in primis viis humorem originem fuam refert. Bilis exæftuans ipfâ totâ fequanâ non compefcibilis tragediæ fæpè ludit præludia, fæpiùs etiam vitriolicæ partes in primis viis contentæ. Hæ naufeis quas excitant fefe indigitant, acrimoniâ fuâ Lympham infpiffant & coagulant, & cum omnium tenuiffima effe debeat quæ cerebrum & fubftantiam medullarem fubire deftinata eft, fi paululùm jufto craffior fit, ferè fit ut quos fibi carceres felegit, ex iis fefe expedire nequeat. Glandulas coarctat, medullares anfractus plùs æquo comprimit, exiliffimos Nervorum tubulos hâc parte conftringit, illâc apertos finit, hinc motus citatiores, vehementiores, anomali; illinc pigra & imperfecta excernendorum elaboratio, fecretio: ex utroque malo partium confenfus turbatur, languent reciproci motus, impedita omninò eft Natura & opem flagitat, non jugis fpirituum influxus, fed interruptus, non lenis, fed impetuofus irruit vitalis latex, indè deliria, contractiones Mufculorum irregulares, coma, & cætera omnia dira quæ Febrem malignam confequuntur fymptomata. Ac veluti cum venti vinclis & carcere foluti, quâ datâ portâ ruunt, Cœlum & Terram perflant turbine, ita nulli imperio dociles furunt fpiritus nervei. Quanam arte tantum poffis æftum reprimere? An venæ fectione? An Purgatione? Illa, fateor, luxuriantem circumcidit Sanguinis molem, æftuantem compefcit, è fuo curfu deflectentem revocat, fed quamvis palmare fit Remedium in aliis inflammationibus curandis, dùm copiam Sanguinis imminuit, cordis impetum frangit, detrahit de copia fpirituum animalium, non Febrem malignam curat, fed curationem tantùm parat: hæc fomitem, feu materiam morbi minuit & ducit ad profperos exitus, fed ftagnantem Lympham non aggreditur, impactam non refolvit. Ut igitur Sanguinis miffio de mole ejus majori detrahit, & purgatio nocentes humores eliminat, ita veficantia apta nata funt Lymphæ circulum ad leges proprias revocare, ipfaque non adhibere in Febre maligna, piaculum eft.

I V.

VIRTUS & efficacia Remediorum externè appofitorum, etiam ad morbos interiores fanandos, mirum quantùm luceat in profliganda lue venerea. An minor eorum in aliis morbis potentia? Ut quid igitur fepulta oblivione jacent? Lympha omnium ferè bonorum Corporis parens, non tantùm mutatâ fuâ legitimâ indole, fed etiam mole auctâ plurimorum ferax eft morborum. Luxurians nimium circumcidenda, ftagnans fubducenda, fpiffior attenuanda. His malis non potentiùs medeberis quàm veficantibus. Dubitas ? Adi experimentum. Immitte pulverem cantaridum in ferum fanguinis : liquidius illud fiet , tenuïus & coagulationis impatiens. Aliundè ipfis oculis patet ferum quod exftillat ex locis ubi appofita funt veficantia liquidius factum fuiffe. Miffione fanguinis totam ejus molem imminui , circuitum ejus liberiorem reddi , impactum hunc liquorem refolvi certum eft. Suus etiam Lymphæ circuitus , fuas patitur leges proprias ; & in motu fuo turbari fi quis ejus canalis aut compreffus, aut obductus fit , non minùs conftat. Quælibet veficantium particulæ fimiles lanceolis venulas fero turgidas aperiunt , eructandoque latici aditum patefaciunt. Stimuli etiam vices adimplent & fuis partibus acribus fibras carneas irritant , undè expreffio major liquidioris materiæ per patentia ofcula. Villi validius contrahuntur , breviores redduntur , tenfi fiunt ; tremor ergò vividior & appulfus fluidorum ad contactum fibræ abundantior. Per vim ftimuli liquidum nervofum in crebriores agitur undas , & per motum derivationis appellet ad nervos omnium mufculorum ubi veficantia fuam vim exerunt. Fiet itaque derivatio liquoris in eam partem , & revulfio à parte læfa & infarta. Quamvis fic fiat Lymphæ expreffio major , fubeunt tamen quædam veficantium particulæ totum corpus , ipfumque pervadunt. Notus eft effectus quem excitant in renes & veficam. Attenuabunt igitur Lympham , liquidiorem , tenuïorem reddent , ubicumque locorum fit impacta , ficque aptam eam reddent parere circulationis fuæ legibus. Quid ergò præftantius quam remedium quod aut humorem noxium avocat à fede quam infeftat , aut fluidiorem reddit, ut reftituta circulatione neque jam noceat , neque amplius nocere poffit. An igitur piaculum non eft aut propter temerè conceptam opinionem , aut propter hypothefim falfam , negligere vel fcurriliter apud vulgus egregium adeò laceffere remedium. Quod ratio ftabilit , illud idem firmat obfervatio. Non pauci jam jam morituri hocce Medicamento ad vivos revocati funt & quorum defperata falus , brevi fofpites & incolumes facti funt appofitis veficantibus.

V.

NEC te terreant triftia quæ ab inductâ cantharidum tincturâ in jugularem canis venam contingunt fymptomata , ftatim vomit , humi femimortuus colit , magnâ premitur anxietate , fitis adeft inexhaufta , paulò poft graviffimo corripitur dolore , ululatibufque Cœlum implens moritur. Quam diffident ea omnia ab iis quæ contingunt veficantibus externè appofitis. Non enim per vafa maxima catervatim ad cor appellant , fed ipfo fero quod noxium eliminant, temperantur & mitiora fiunt, non denegatur crudeliter potus ut factum eft in exemplo canis, fed quò magis expetitur, eò liberaliùs conceditur. Cerebrum ftatim laceffitum eft, fed quod erat fanum, non verò hoftibus fœtum. Nec mirum veficantia nocere fanis quemadmodum & alia remedia. Denique omnia vifcera canis fana deprehenfa funt, & fanguis è venis eductus nequaquàm coagulatus. Non igitur pravos ediderunt effectus, fed potiùs bonos, etiamfi nimia dofi, & indebito modo fuerint adhibitæ cantharides. Neque etiam major mictus, inflammationem renum metuendam evincit, cùm eum poffis nullo negotio, datis emulfionibus, brevi compefcere. Quamvis parcior quantitas laticis fluere dicatur, quam ut caufam mali veficantia avertere poffe videantur ; his tamen fidito : non pauca enim Medicamenta vel parciffima data dofi, malum jugulant, quemadmodum vel ipfa minima miafmatum moles horrendas excitare valet procellas. At, inquies, educitur humor è partibus ubi appofita funt illa topica, à poris cutis, à glandulis cutaneis, non ergò à cerebro ubi fedem fingis morbi. Idem fit quod in miffione fanguinis, quæ celebrata in malleolo fanguinem è capite educit. Conducunt etiam veficantia ubi fanguinis *extravafatio* facta eft in ipsâ cerebri fubftantiâ, nulla enim alia ratione poffis hunc indè extricare quàm globulos rubros larga potatione eluendo, ne verò remaneat in cerebro liquidum nocens, adhibe veficantia vel ægrotantem finito perire, cùm illud nulla melius arte poffis eliminare. *Ergò Febri malignæ veficantia ?*

REMARQUES

SUR LES ELEMENTS

DE LA

MÉDECINE-PRATIQUE.

COMME dans la quatriéme Partie de ces Elements nous nous fommes un peu plus étendus que nous n'avions projetté, & que nous avons même donné un petit Supplement à tout l'Ouvrage, nous nous étendrons beaucoup moins dans nos Remarques, afin de ne pas paffer les bornes que nous nous fommes prefcrites.

Remarques sur la premiere Partie.

NOUS n'ajoûterons rien à ce qui a été dit ci-devant sur la Médecine en géneral, & nous nous bornerons ici à rappeller les principaux devoirs d'un jeune Médecin qui veut entrer dans la Pratique, & à expliquer en peu de mots quelques endroits de la premiere partie de ces Elements.

Voyez ci-dessus *t. 1. & suiv. p. 319. & suiv.*

1. Il y a sans doute encore aujourd'hui, comme il y avoit du temps d'Hippocrate, beaucoup de Médecins de *nom*, & il y en a très-peu de *fait*, très-peu, dis-je, qui soient véritablement Médecins, Καὶ οἱ ἰητροὶ φήμῃ μὲν πολλοί· ἔργῳ δὲ πάγχυ βαιοί. Non, qu'on n'ait dans ces derniers temps porté toutes les parties de la Médecine à un point de perfection ignoré des Anciens; mais c'est que la plûpart des jeunes Médecins au sortir de l'Université croyent n'avoir autre chose à faire qu'à voir des Malades, & ne songent à rien moins qu'à continuer l'étude de leur Art. Munis de quelques formules de Remédes, ils se livrent hardiment à la Pratique, & soit par paresse, soit par avidité pour le gain, ils se persuadent que les Malades leur doivent tenir lieu d'Hippocrate, de Galien & de tout ce qu'il y a eu d'habiles Ecrivains en Médecine, & qu'ils n'ont plus qu'à étudier dans les livres mêmes de la nature.

Hipp. Lex.

Je n'ay garde de blâmer l'étude de la Pratique sur les Malades mêmes: c'est un devoir essentiel, à quoy je me suis toûjours soumis moi-même, & que je ne manquerai pas de recommander ci-après aux jeunes Médecins. Mais convaincu que la Médecine n'est ni une Science infuse, ni une Science héréditaire, & qu'on n'en sçauroit même apprendre les principes par le seul exercice, qu'en s'exposant aux justes reproches, qu'on faisoit autrefois aux Médecins ignorants, de s'instruire aux dépens des Malades & de tuer les uns pour sauver les autres, *discunt periculis nostris & experimenta per mortes agunt*: persuadé d'ailleurs qu'on oublie aisément ce qu'on a appris dans les Ecoles, je ne sçaurois assés exhorter les Commençants à s'appliquer continuellement à la lecture des bons Autheurs. Car il faut convenir, que pour étudier la Pratique sur les Malades mêmes, pour pouvoir du moins faire cette étude avec fruit & sans danger, il ne suffit pas de voir des Malades, il ne suffit pas même d'avoir une idée superficielle des Maladies, de leurs causes, de leurs signes diagnostiques & prognostiques, des indications qu'il faut remplir & des moyens de les remplir, il faut encore s'être rendu familieres toutes ces connoissances préliminaires, & les avoir, pour ainsi dire, broyées & digerées; ce qui certainement demande de l'étude, du temps & même du genie,

Plin. Hist. nat. l. 29. c. 1.

comme l'a fort bien reconnu Hippocrate, ainſi que nous allons l'expliquer un peu plus en détail.

2. La premiere qualité qu'Hippocrate demande dans un Médecin, c'eſt un naturel heureux, un génie capable de recevoir toutes les connoiſſances qu'exige un Art auſſi étendu & auſſi ſublime que la Médecine. πρῶτον μὲν ουν πάντων δεῖ φύσι. Il eſt donc du devoir de celui qui veut entrer dans la Pratique, de s'examiner rigoureuſement ſur ce point; car il eſt certain que s'il ne ſe ſent point ce génie néceſſaire à un Homme de Lettres, il aura beau ſe conſumer ſur les Livres pour s'inſtruire des cauſes des Maladies, de leurs ſignes, de leur traitement : il aura beau courir de Malade en Malade pour leur tâter le Poulx, pour examiner leurs Urines, leurs Crachats, &c. pour conſidérer leurs ſymptomes, pour les comparer, pour en tirer des indications, il ne deviendra jamais un *veritable* Médecin : ſes lectures, ſes courſes, ſes obſervations, tout lui ſera inutile, φύσι γὰ ἀντιπρη+ούσης, κενεὰ πάντα. Ses lumieres & ſon experience ſeront toûjours auſſi bornées que ſon eſprit. Son ſçavoir ne ſera qu'un amas d'idées confuſes, un tiſſu peut-être de faux raiſonnements, & ſon experience ne ſera qu'une routine aveugle, téméraire & ſouvent meurtriere.

Ibidem.

3. La ſeconde qualité qu'Hippocrate demande dans un Médecin, c'eſt la Science de l'Art, διδασκαλίη τέχνης; mais comment acquerra-t-il cette Science, s'il n'en étudie ſoigneuſement les principes ? C'eſt donc un devoir indiſpenſable à celui qui ſe ſent aſſés de génie pour pénetrer dans les ſecrets de la Médecine, d'en étudier de bonne heure la Théorie & la Pratique, & de continuer même cette étude pendant pluſieurs années, afin que la Science qu'il aura acquiſe, s'incorpore, pour ainſi dire, avec lui, & que lui étant devenuë naturelle, elle porte heureuſement & abondamment de bons fruits, ὅκως ἡ μάθησις ἐμφυσιωθεῖσα, δεξιῶς τε κỳ ἀ'ηδέως τὰς καρπὰς ἐξενέγκηται.

Ibidem.

4. Ce n'eſt pas encore aſſés, ſelon Hippocrate, pour former un *veritable* Médecin, il faut qu'à l'étude il joigne un exercice journalier, qu'il aille de Maiſon en Maiſon, de Ville en Ville, & que par ſes œuvres & par ſes paroles il ſe faſſe connoître. Mais encore un coup, Hippocrate veut qu'auparavant il ait donné à l'étude de l'Art le temps néceſſaire, qu'il ait apporté à cette étude les diſpoſitions requiſes & qu'il ſe ſoit fait un fonds réel & ſuffiſant de connoiſſances. Car ce n'eſt qu'à ces conditions qu'il permet aux Médecins de courir de Ville en Ville. Ταῦτα ὧν χὴ ἐς τὴν ἰητρικὴν τέχνην ἐπεισενεγκαμένες, κỳ ἀτρεκέως αὐτῆς γνῶσιν λαβόντας, ὅτως ἀνὰ τὰς πόλιας φοιτεῦντας, μὴ λόγῳ μόνον ἀλλὰ κỳ ἔργῳ ἰητρὰς νομίζεσθ. Que les jeunes Médecins qui ont les qualités qu'Hippocrate demande, aillent donc voir les Malades, qu'ils exami-

Ibidem.

nent toutes les cironſtances de leur mal, qu'ils en recherchent les cauſes *éloignées* & *prochaines*, qu'ils obſervent l'effet des Remédes, qu'ils
épient ſoigneuſement les mouvements de la Nature, qu'ils ſe fami-
liariſent avec tout ce qui eſt du reſſort de la Pratique ; c'eſt à quoy
je ne ſçaurois aſſés les exhorter. J'oſe même les aſſùrer qu'en joignant
ainſi la Pratique avec l'étude, ils acquerront bientôt une experience
éclairée, ſeûre & ſalutaire.

5. Le génie, l'étude & l'exercice ſont donc abſolument néceſſaires
à un jeune Médecin qui veut ſe rendre habile dans ſon Art. Mais
à quoy doit-il s'appliquer principalement avant que d'entrer en Pratique, en ſuppoſant qu'il a bien étudié l'Anatomie & les autres Parties de la Médecine qu'on enſeigne dans les Univerſités ? A cela je
réponds, 1. Qu'il doit ſe rappeller les deſcriptions des Maladies, ou
les étudier ſoigneuſement dans les Autheurs anciens & modernes,
tels qu'Hippocrate, Aretée, Cœlius Aurelianus, Sennert, Riviere,
Sydenham, Boërhaave, Frederic Hoffman, &c. afin d'être en état
de diſtinguer preſqu'au premier coup d'œil une Maladie d'avec une
autre. 2. Qu'il ne doit rien negliger pour ſe mettre bien au fait des
cauſes des Maladies, de leur prognoſtic, & de leur traitement, ou
des Remédes qui leur conviennent, de leurs vertus, de leur doſe,
de leur maniere d'agir, afin de pouvoir ſur le champ donner aux
Malades tous les ſecours qui dépendent de l'Art, & connoître en
même temps le plus ou le moins de danger qu'ils ont à courir.

On parlera des cauſes des Maladies & de leur traitement dans la ſuite
de ces Remarques. A l'égard du Prognoſtic j'avois projetté d'ajoûter
ici quelque choſe là-deſſus pour épargner aux Commençants la peine
d'avoir recours à Hippocrate, ou à ceux qui ont recüeilli ſes Obſervations, tels que Celſe, Lommius, Proſper Alpin, &c. Mon
deſſein étoit même d'indiquer principalement la maniere de fonder
les Préſages ſur les cauſes *efficientes* des Maladies, & ſur le différent dégré d'énergie ou d'activité de ces cauſes, ſans négliger
pourtant les ſignes qu'on peut tirer de la partie affectée, de la
conſtitution des Viſceres, du Poulx, de la Reſpiration, des Yeux,
de la Langue, des Excrements, des diſcours des Malades, de leur
maniere de ſe coucher, de leurs mouvements, &c. car cette partie des
Inſtitutions, quoique fort utile à un Médecin, ſoit pour ſe concilier
la confiance du Public, ſoit pour mieux réüſſir dans ſon Art, a été
fort negligée par les Modernes. Mais ce ſujet eſt trop vaſte pour pouvoir être renfermé icy : Il peut même être ſoumis à l'*Analyſe*, & au
Calcul, comme les matiéres traitées dans le livre de M. Bernoulli *de
Arte conjeEtandi* ; & il ſeroit à ſouhaiter que quelque Praticien auſſi
habile Obſervateur que Géometre voulut bien répandre un nouveau

jour fur cette matiere. J'adopterois avec plaifir fon travail & j'en
enrichirois mes Elements.

6. Un jeune Praticien doit fçavoir encore quelles Maladies font les
plus ordinaires à chaque Age, à chaque Temperament, dans chaque
Saifon de l'année, felon les différentes conftitutions de l'Air, &c. afin
qu'il puiffe dans l'occafion adapter fa methode aux fujets qu'il a à
traiter, à la Saifon, au Climat, &c. & c'eft ce qui m'a engagé à
rapporter ce que Lommius nous a laiffé là deffus d'après Hippocrate,
& que Galien a regardé comme les premiers Elements de la Pratique,
Τῆς χτ῝ τὼ᾿ τέχνὼ μεθόδου τὰ ϛοιχεῖα : à quoy j'ay auffi ajoûté ce que le
fçavant M. Hoffman nous a donné fur les Maladies propres à chaque
Temperament.

V. Cy-deffus *p. 4. & fuiv.*

Lib. 8. *de Plac. Hipp. & Plat. c. 6.*

On verra dans nos Remarques fur la feconde Partie pour quelles
raifons chaque Age eft fujet à de certaines Maladies. A l'égard des
caufes qui rendent telles ou telles Maladies plus communes dans de
certaines Saifons, & dans de certaines conftitutions de l'Air, on peut
voir ce qu'a dit là-deffus M. Hoffman dans fa Differtation *De Temporibus anni infalubribus*, & la Thefe foûtenuë depuis peu aux Ecoles
de Paris *An à Temporum varietate varii Morbi* ?

V. Cy-deffus *p. 330. & fuiv.*

7. Il faut auffi qu'un jeune Praticien foit inftruit des fignes des
Crifes; c'eft-à-dire, des fignes qui marquent que le mal s'accroît ou
s'affoiblit, qu'il fe change en un autre mal ou qu'il fe termine : car
ce n'eft qu'en ce fens que je prends avec Hippocrate le mot de *Crifes*.
Κρίνεῶς δ᾿ὲ, dit-il, ὅϛιν ἐν τῆσι νούσησιν ὅταν αὐξωνται αἱ νέσοι, ἢ μἳραίνονται,
ἢ μεταπίπλωσιν ἐς ἕτερον νούσημα, ἢ τελδῖῶσιν. A quoy il faut encore ajoûter la connoiffance des jours *critiques*, ou des temps reglés aufquels
ces changements arrivent, c'eft-à-dire, aufquels la matiere morbifique
fe cuit, s'adoucit, fe fépare & s'évacuë d'une maniere tantôt fenfible,
tantôt infenfible, ou s'aigrit davantage, fe multiplie, & excite de
nouveaux accidents ou empire ceux qui avoient déja paru, & aufquels les inflammations interieures fe terminent ou par la Refolution,
ou par la Suppuration, ou par la Gangreine, &c. Par cette raifon &
pour faciliter aux Commençants la lecture des anciens, on a inferé
ici ce que Lommius nous a laiffé fur ce fujet, à quoy on fera fort
bien de joindre la lecture de la Thefe de M. Murry D. R. de la Fac.
de Méd. de Paris *An à recta Crifium doctrina & obfervatione Medicina certior* ? Car cette doctrine n'eft pas fi vaine que l'ont cru jufqu'icy la plûpart des Modernes, fur tout fi on l'étudie relativement
à cette remarque, & non felon l'idée qu'on fe fait communement des
Crifes, qu'on regarde ordinairement comme des Evacuations *fenfibles*;
en quoy certainement on fe trompe pour n'avoir pas bien pris le fens
d'Hippocrate & de Galien, & pour n'avoir pas examiné meûrement
la chofe en elle-même.

Lib. de Affection.

V. Cy-deffus *p. 8. & fuiv.*

J'avois projetté de rapporter ici ce que penſoit Hippocrate ſur les cauſes de la Santé & des Maladies ; mais cela nous meneroit trop loin. Ceux qui ne ſeront pas en état de fouiller dans Hippocrate, n'auront qu'à lire l'Hiſtoire de la Médecine * par M. le Clerc.

8. S'il eſt glorieux, dit Hippocrate, d'avoir ſoin des *Malades* pour rétablir leur Santé, il ne l'eſt pas moins d'avoir ſoin des *Sains* pour les empêcher d'être malades. Un Médecin même eſt obligé d'avoir ſoin de ces derniers par honneur & par bienſéance. δ' ᾧ ἔχει νοσεόντων μὲν ἐπισατέειν, ἕνεκεν ὑγιείης· ὑγιαινόντων δ᾽ φρονλίζειν, ἕνεκεν ἀνοσίης. Que les jeunes Médecins étudient donc la *Diætetique*, qu'ils liſent ce qu'on a rapporté cy-deſſus à ce ſujet, qu'ils conſultent les Traités qu'on a indiqués & les Theſes ſuivantes qui ont été ſoûtenuës dans les Ecoles de Médecine de Paris. 1. *Eſt ne motus præcipua ſani corporis Medicina?* 2. *An* ΥΓΙΕΙΝΗ *certas tradat regulas ad ſanitatem tuendam?* 3. *An* Hygicine *Medicina pars utiliſſima deſertiſſima?*

9. Enfin un jeune Praticien doit être au fait des Regles fondamentales de la Pratique, dont la premiere eſt celle-ci que *la Nature guerit elle-même les Maladies*, ou *indique aux Médecins les Voyes qu'ils doivent ſuivre pour les guerir*. Mais que doit-on entendre par la *Nature*? Le Corps humain, dit Hippocrate, a en lui du Sang, de la Pituite & deux ſortes de Bile, la jaune & la noire. Voilà la *Nature* du Corps, & voilà ce qui fait qu'il ſe porte bien & qu'il eſt malade. Τὸ δ᾽ σῶμα τῦ ἀνθρώπυ ἔχει ἐν ἑωυτῷ αἷμα, κὴ φλέγμα, κὴ χολὼ διῆλω, ἤρμω ξανθὼ τε κὴ μέλαιναν· κὴ ταῦτ᾽ ἐσὶν αὐτέων ἡ φύσις τὰ σώμαλ⊙, κὴ διὰ ταῦτα κὴ ἀλγέει ὑγιαίνει. Pour moi, dit Sydenham, j'entends par la *Nature*, un certain *aſſemblage de cauſes naturelles*, &c. „Ego enim , *dit-il* , quoties „ *Naturam* nomino, toties *cauſarum naturalium complexum* quendam ſi-„ gnificarivolo : quæ quidem cauſæ brutæ licet, atque omni conſilio deſti-„ tutæ, non tamen ſine ſummo conſilio reguntur , dum ſuas quæque ope-„ rationes edunt , ſuoſque effectus exequuntur. Nimirum ſupremum illud „ Numen, cujus vi producta ſunt omnia, & à cujus nutu dependent, „ infinitâ ſuâ ſapientiâ ſic diſponit omnia, ut ad opera deſtinata ſe certo „ quodam ordine atque methodo accingant, neque fruſtra quicquam „ molita, neque niſi quod optimum eſt, ac toti Rerum fabricæ, ſuiſque „ privata naturis maximè accommodum, exequentia perindè atque *Au-*„ *tomata* non pro ſuo, ſed artificis conſilio moventur. “ C'eſt auſſi dans ce ſens que Baglivi prend ce mot dans la premiere & dans la ſeconde définition qu'il en donne, & ce n'eſt que dans la troiſiéme définition qu'il a recours à l'intervention de l'*Ame* : preuve ſenſible qu'il s'en tenoit lui-même à l'une des deux premieres définitions.

Mais Galien, loin de confondre l'*Ame* avec la *Nature*, diſtingue fort bien les fonctions de l'une d'avec les fonctions de l'autre ; car après

* *Part.* 1. *lib.* 3. *Ch.* 4 *Præcept.*

Pag. 18. & *ſuiv.*

Lib. de Nat. hum.

De Morb. epid. Sect. 2. *cap.* 2.

Prax. Med. lib. 2. *cap.* 1.

Lib. de Nat. facult. cap. 1.

avoir fait remarquer que c'étoit le propre des Animaux de fentir &
de fe mouvoir volontairement, & qu'il leur étoit commun avec les
Plantes de croître & de fe nourrir ; il ajoûte que les premieres fonctions appartiennent à l'*Ame*, & les autres à la *Nature*, qu'à la verité
l'Animal eft regi tout à la fois & par l'*Ame* & par la *Nature*, au
lieu que les Plantes ne font foûmifes qu'à la feule *Nature*, & que
l'accroiffement & la nutrition font les ouvrages de la *Nature*, & nullement ceux de l'*Ame*, κỳ τὸ γ' αὐξάνεϑαj τε κỳ τρέφεϑỹ, φύσεως ἔργα φαμβὺ,
ού ψυχῆς. Cependant quelques Modernes ont prétendu que la *Nature*
n'étoit autre chofe que l'*Ame* qui dirige & qui gouverne tous les
mouvements de notre machine, & entr'autres le célébre M. Stahl a
pris cette hypothefe pour le fondement de fa Théorie. *Pro funda-*
mento, dit-il, *fubfterno, quod vera caufa efficiens, (directionum illa-*
rum, quas pro puré medico fcopo, pro efficiente caufa agnofcere, fuf-
ficere poterat,) fit in homine ipfa Anima. M. Cheyne fçavant Médecin
Anglois & grand Géometre va même plus loin ; car, ce n'eft pas feulement dans le Corps de l'Homme qu'il reconnoît l'*Ame* pour le principe de tous les mouvements de la machine, il la reconnoît encore
dans le Corps de tous les Animaux, foit parfaits, foit imparfaits, même du plus vil Infecte ; & il penfe que le pur *Mechanifme*, qui n'ad-
met que des mouvements communiqués felon de certaines loix, peut
bien expliquer les phenomenes de la *Vegetation*, mais qu'il ne fçauroit expliquer la *Vie* du Corps des Animaux. Il prétend enfin qu'il
n'eft pas moins abfolument impoffible d'expliquer la *Vie* du Corps
de l'Animal par le pur *Mechanifme*, que de rendre raifon de la *Pen-*
fée ou de la *Volonté* par le même principe. „J think it next to a *De-*
monftration, that there is a *felf-active*, and *felf-motive* Principle in «
all Animals whatfoever, both in the *perfect* and *imperfect*. Mere *Me-* «
chanifm (that is, forcing imprefs'd motions, according to certains «
Laws, and in poportion to the furfaces of Bodies only) may poffi- «
bly account for the appearances of *Vegetation* ; but it can never ac- «
count for *Animation*, or the animal *Life* even of the loweft *Infect* ... «
for it is as utterly impoffible to account for *Animation* from mere «
Mechanifm, as to account for *Thinking* or *Willing* from that Prin- «
ciple. " La meilleure raifon qu'on ait donnée jufqu'icy pour foûtenir
cette opinion, c'eft qu'aucune machine ne pouvant jamais produire
le moindre mouvement de *nouveau*, & que dans le Corps de l'Homme s'engendrant à tout moment de *nouveaux* mouvements, de ceux
mêmes qu'on regarde comme *automatiques* & comme abfolument in-
dependants de la volonté, tels que les mouvements *fébriles*, *fpaf-*
modiques, *hémorrhagiques*, &c. il s'en fuit, dit-on, que ces mouvements ne font pas une fuite de la difpofition de notre machine, &

V. *Præf. Stahl*
in Med. confp.
Juncker.

The English.
Malady part. 1.
chapt. x.

qu'ils dépendent d'une faculté de l'*Ame* qui n'eſt connuë que par les effets dont on vient de parler & dont on prétend qu'elle a la direction. C'eſt cette prétenduë faculté de l'*Ame* qu'on appelle *Nature*, *Archée*, *Enormon*, *Principe vital*, &c. A quoy l'on pourroit répondre qu'il eſt vray que dans aucune Machine on ne remarque jamais aucun mouvement *réellement* nouveau, mais qu'on y voit ſouvent ſe développer beaucoup de mouvements *en apparence* nouveaux, comme il ſeroit aiſé de le prouver par des exemples familiers tirés de pluſieurs Corps naturels, du *Flutteur automate* * & de quelques autres Machines artificielles; & qu'ainſi rien n'empêche de penſer que les mouvements *en apparence* nouveaux qui s'élevent dans notre Machine ne ſoient une ſuite de ſa diſpoſition & ſans que l'*Ame* y ait aucune part. On pourroit auſſi objecter que cette faculté qu'on voudroit attribuer à l'*Ame* tireroit à conſéquence, en ce que d'un Etre ſimple, d'un Etre ſpirituel & indiviſible, on en feroit en quelque façon deux Etres différents, l'un *intelligent* & parfaitement libre par ſa *volonté*, & l'autre *brute* & agiſſant toûjours néceſſairement par ſa *nature* ou par cette faculté dont nous n'avons aucune idée & dont nous ne nous rendons aucun témoignage à nous-mêmes. Il y a plus. En ſuppoſant même qu'il s'engendre dans notre Machine des mouvements *réellement* nouveaux, rien n'empêche de penſer que Dieu peut créer ces mouvements, en conſéquence du choc de nos Parties ſolides & fluides, auſſi-bien qu'à l'exigence de cette faculté occulte qu'on veut attribuer à l'*Ame*. On pourroit dire enfin, que nôtre Machine a commencé de ſe développer & de croître avant que l'*Ame* lui fut unie, & qu'elle a continué de croître ſans l'intervention de l'*Ame*. Du reſte, il ſeroit inutile de faire remarquer que M. Cheyne penſoit tout autrement lorſqu'il donna des Fiévres continuës, aiguës & lentes, une explication purement méchanique: & que ce n'étoit pas auſſi le ſentiment du Docteur Wainewright qui attribuë à un artifice particulier de la ſageſſe infinie, la nouvelle force avec laquelle le Cœur ſe contracte lorſque le Sang trouve dans ſon cours plus de réſiſtance qu'à l'ordinaire. ,, Such is the contrivance of infinite Wiſdom that when the reſiſtance to the circulating Blood is greateſt, the *impetus* by which the Heart contracts ſhould be ſo too. " Car cela ne fait rien à la queſtion: d'ailleurs je n'ay garde d'en entreprendre ici la déciſion. Je crois même que cette déciſion n'eſt nullement néceſſaire pour la Pratique, & qu'il ſuffit d'entendre par la *Nature* cette ſuite de mouvements reciproques qu'on obſerve dans nos Parties ſolides & fluides, au moyen deſquels mouvements nos humeurs roulent dans le Corps tantôt plus tantôt moins vite, & par leſquels la matiere morbifique s'affine & s'adoucit ou ſe ſépare par tels ou tels filtres, les inflammations ſe reſolvent ou

* V. *Journ. des Sçavants.* 1739 *pag.* 16.

A nevv Theory of acute and ſlovv continu'd ſevers.

A Mechanical account of the non naturals chapt. IV. §. 12.

fuppurent, &c. & qu'il eft inutile de rechercher fi la caufe *occafion-*
nelle ou *conditionnelle* de tous ces mouvements *microcofmiques* eft purement *méchanique* ou *hyperméchanique*. En effet c'eft à ces mouvements que fe doit adreffer l'action des Remédes & non à l'*Ame*,
qui par toutes les facultés que nous lui connoiffons par un fentiment
interieur, fi on excepte les Paffions, *animi Pathemata*, ne fçauroit
accélerer ou retarder ces mouvements. On repliquera peut-être que
c'eft cette faculté, qu'on appelle *Nature*, qui agit dans les Paffions.
Mais fi on veut bien y faire reflexion, on verra que nous avons un
fentiment interieur des Paffions, & qu'on peut même les maîtrifer;
ce qu'on ne peut pas dire de la *Nature* qu'on veut qui excite des
mouvements *febriles, convulfifs*, &c. independemment des Paffions:
mouvements que la raifon ni la volonté ne fçauroient gouverner.
D'ailleurs les Paffions font des caufes *évidentes* que tout le monde
reconnoît, au lieu que la *Nature* en tant que faculté de l'*Ame* eft une
caufe *occulte* que perfonne n'eft obligé d'admettre fur tout en Pratique
où l'on ne doit s'attacher qu'à ce qu'on connoît par le temoignage
de nos fens foit interieurs foit exterieurs.

Cela pofé, on comprendra aifément la raifon de toutes les maximes de Pratique qu'on a rapportées cy-deffus *, & de quelques autres foit générales foit particulieres que nous rapporterons ici pour
mieux faire connoître la Pratique d'Hippocrate, fur tout à l'égard des
Maladies aiguës 1. *C'eft*, dit-il, *au commencement des Maladies qu'il*
faut remuer & chaffer hors du Corps, ce qu'on juge qui doit être ré-
mué & chaffé: c'eft-à-dire, comme l'explique Galien, qu'il faut s'il
eft befoin, avoir recours à la *Saignée* & à la *Purgation*. Hippocrate
s'explique lui-même ailleurs de cette facon, *confiderés*, dit-il, *d'abord*
le caractere des Maladies, & examinés dès le commencement les befoins
des Malades, voyés s'ils font en état de fupporter un Purgatif ou tout
autre Reméde. 2. *Il faut même*, dit-il encore, *lorfque cela eft nécef-*
faire, évacuer jufqu'à ce que le Malade tombe en défaillance, fi le
Malade le peut fupporter. 3. *Vous tirerés du Sang*, dit-il auffi, *dans*
les Maladies aiguës, fi le mal eft violent, comme dans l'Angine, dans
la Pleurefie, dans la Peripneumonie, &c. 4. A l'égard de la *Purgation*,
il penfoit qu'*il falloit y avoir recours le même jour dans les Maladies*
extrémement aiguës s'il y avoit Orgafme; car, ajoûtoit-il, *la differer*
dans cette occafion c'eft une fort mauvaife pratique. 5. Il jugeoit pourtant qu'*il falloit ufer de beaucoup de circonfpection lorfqu'il s'agiffoit*
de donner des Purgatifs dès le commencement des Maladies, & qu'il
ne falloit le faire que rarement dans les Maladies aiguës inflammatoires. 6. Il vouloit même qu'on *rendit auparavant les humeurs fluides*
& coulantes. 7. *Lorfque l'Orgafme n'étoit pas de la partie, il deffendoit*

* Pag. 20. & fuiv.

Aph. 24. Sect. 11.

Lib. de Affect.

Aph. 23. Sect. 1

De rat. vict. in Morb. acut.

Aph. 10. Sect. IV.

Aph. 24. Sect. 2

Aph. 9. Sect. XI.

Aph. 22. Sect. 3

de purger avant la coction des humeurs, ou comme il l'explique ailleurs avant *le quatriéme jour*. Enfin on comprendra la raison de toutes les autres Maximes qui sont répanduës dans les Ouvrages d'Hippocrate & dans ceux de Galien, principalement dans son livre *de curandi ratione per venæ sectionem*, & dans celui qui a pour titre, *Quos, quibus Medicamentis & quando purgare oporteat*. C'est sur tout dans ce dernier où cet habile Interprete d'Hippocrate explique fort bien ce qu'il faut entendre par l'*Orgasme*, & où il décide en faveur des Purgatifs. Voyés aussi la Thése soûtenuë aux Ecoles de Paris en 1740. *An in Orgasmo purgandum ?*

10. Au reste, je n'ay indiqué un si grand nombre d'Autheurs modernes, qu'afin que les jeunes Médecins pussent étendre leurs vûës pour le traitement des Maladies, & non afin qu'ils se conforment aveuglement aux Maximes d'aucun de ces Autheurs en particulier. Je dois même avertir les Commençants de ne lire qu'après quelques années de Pratique les Ouvrages de MM. Hecquet, Stahl, Hoffman, Juncker, Nenter, Rosetti, Valcarengi, &c. Car, outre qu'on voit dans les uns trop de prévention ou d'aversion pour de certains Remédes & dans les autres un empirisme trop marqué, il paroît que ces Praticiens ne s'attâchent pas toûjours aux indications essentielles, & qu'ils s'écartent en bien des occasions des Maximes générales de Pratique établies par Hippocrate, Ballonius, Sennert, Riviere, Sydenham, Barbeyrac, Chirac, &c. Un ou deux exemples vont le faire comprendre. Hippocrate recommande la Saignée dans la Pleuresie, & il veut qu'on en vienne à la Purgation lorsque la douleur s'étend plus en embas qu'en en haut. Cependant le célébre M. Hoffman (Frederic) dans ses Observations de Pratique sur les Maladies qui en 1700. regnerent à Hall, ne fait pas difficulté d'avancer qu'avec le secours de Dieu, il a gueri trés-heureusement sans aucune Saignée les Pleuresies & toutes les autres Maladies inflammatoires. *Pleuritides*, dit-il, *Febres petechiales, purpuram & illis juncta symptomata, sine ulla venæ sectione, felicissimè, bono cum Deo, expugnavimus.* M. Valcarengi d'un autre côté dans les Pleuresies qui regnerent à Cremone en 1734. atteste ne s'être jamais servi de Purgatifs, *Catharticis*, dit-il, *omissis à quibus cane pejus & angue in hisce morbis abstinendum esse certè arbitrabar.* Qu'on tienne donc pour suspects tous les Praticiens qui proscrivent la *Saignée* ou la *Purgation* ; car il n'est presque point de Maladies, principalement de celles qu'on appelle *aiguës*, où tantôt l'un, tantôt l'autre de ces Remédes ne soit absolument nécessaire, & où l'on ne doive souvent les pratiquer tous les deux suivant les indications qui s'offrent à un Médecin attentif & experimenté. Je dis la même chose des Médecins à Secrets, de ces Médecins qui se vantent de posseder

ou un

ou un Reméde univerfel, ou des Receptes particuliéres , ou des Spécifiques pour telle ou telle maladie ; non qu'il faille rejetter toutes les
Receptes & tous les Spécifiques : mais c'eft qu'il n'y a point de Recepte,
point de Spécifique , pas même le Kina , l'Ypécacuanha , &c. qui ne
doive pour l'ordinaire céder le pas à la faignée , & qui ne doive être
affujetti à une méthode générale & raifonnée : à une méthode qui enfeigne à agir de concert avec la nature pour chaffer ou détruire la
caufe du mal , & pour rétablir l'ordre des mouvements *microcofmiques.*

Remarques fur la feconde Partie.

Præception.

IL faut, dit Hippocrate, connoître les chofes générales, & fe les rendre bien familieres, fi on veut acquérir cette habitude feûre & facile,
qu'on appelle Médecine. Διὸ κỳ καϑόλου δεῖ ἔχεϑς τῶν γινομῴ ͛ων κỳ ϖεὶ ταῦτα
μὴ ἐλαχίϛως γίγνεϑαι , ἱν᾽ μέλλη ἕξειν ῥηϊδίlω καὶ ἀναμῴϛτητον ἕξιν ἱν᾽ δὴ ἰντειλlω᾽
ϖϱϛαϱϱδ᾽ομῴ. En effet, quand on a faifi les Principes généraux , les
Régles fondamentales de l'Art de guerir, l'habitude d'en faire ufage ,
de les appliquer à propos, ne coûte pas beaucoup à acquérir. C'eft par
cette raifon que dans la premiere & dans la feconde Partie de ces Eléments je n'ai expofé que des chofes générales , & que je me bornerai
encore ici à quelques Remarques générales fur les caufes des Maladies,
& fur leur traitement, après avoir prié mes Lecteurs de joindre aux
Autheurs indiqués à la fin du premier Article de la feconde Partie ,
Mazini Mechanica morborum , *Aftruc* Pathologia , *Gourraigne* de
naturâ & caufis fluiditatis fanguinis naturalis & deperditæ, & de humorum craffitudine.

11. Hippocrate reconnoiffoit trois fortes de parties dans le corps hu- *De morb. vulg.*
main, les *contenantes* ou les *folides* , les *contenues* ou les *humeurs*, & les *lib. 7. fect. 8.*
agiffantes ou les *efprits*, Τὰ ἴχοντα ἢ ὁρμῶντα ἢ ἐπιχόμῴα σώματα ; & c'eft à
la bonne ou à la mauvaife difpofition de ces parties qu'il rapportoit les
caufes de la fanté ou des maladies , comme il feroit aifé de le recüeillir de différents paffages répandus dans les Ouvrages de cet Auteur.
Les Médecins méthodiques avoient réduit toutes les caufes des Mala- *Cælius Aure-*
dies à la *ftriture* ou au *refferrement* , à l'*atonie* ou au *relâchement* , & *lianus, &c.*
au mêlange de *ftriture* & de *relâchement* ; ce qui embraffoit fans
doute le mauvais état des parties *folides* , & celui des *fluides* , foit *hu-*
meurs , foit *efprits*. Mais dans la fuite on fit peu d'attention au vice des
folides , & on fe borna aux caufes *humorales* , qu'on défigna fous les
noms de *Pléthore* , d'*Intempérie* , & de *Cacochymie*. Ces caufes emprun-
tées uniquement des *fluides* ou des *humeurs* , n'ont pas été du goût de

A aa

V. *de la Digest.*
& des Malad. de
l'Estomach.

Thes. An morbi
à solidor. tritu ?
1712.

De purgand.
medicin. &c.

Ibidem.

Médecine na-
turelle.

Médecine des
Pauvres.

Thes. An omnis
morbus à coagu-
latione ? 1703.

An morbi à
fluidis ? 1714.

An sanitas po-
tiùs à fluidis
quàm à solidis ?
1741.

quelques Modernes. Ils ont prétendu que les *solides* étoient les seuls autheurs de la santé & des maladies: que c'étoit à la vertu *systaltique* des *solides* qu'étoit dû non seulement le mouvement *progressif* ou de circulation des humeurs, leur *sécrétion* par les différents couloirs du corps, &c. mais encore leurs bonnes ou mauvaises qualités, leur *épaississement* ou leur *fluidité*, leur *acrimonie* ou leur *douceur*, &c. M. Hecquet, sçavant Médecin de la Faculté de Paris, est un de ceux qui a le plus fait valoir cette opinion, quoiqu'il semble avoir un peu varié vers la fin de sa vie en attribuant toutes les causes des maladies, tantôt aux *esprits animaux*, tantôt aux parties du sang, la *rouge* & la *blanche*. D'autres au contraire ont soutenu que les causes de la santé & des maladies ne résidoient que dans les *fluides* : que c'étoit des *humeurs* que les *solides* empruntoient leur vertu *systaltique* : que c'étoit un *fluide* qui donnoit le premier branle au germe de l'animal, & que les *oscillations* naturelles ou contre nature, les mouvements réglés ou déréglés des *solides* n'étoient qu'une suite de la bonne ou mauvaise disposition des *fluides*. Nous ne discuterons point toutes ces opinions ; nous croyons même qu'il est inutile pour la Pratique de sçavoir si c'est par les *solides* ou par les *fluides* que le mouvement a commencé, & qu'il se perpétuë dans notre machine : qu'il suffit d'être convaincu de la nécessité du mouvement réciproque des parties *solides* & *fluides* pour le libre exercice des fonctions du corps humain; & qu'il n'est nullement besoin de rechercher la cause *efficiente* de ce mouvement, encore moins de décider si c'est sur les *fluides* ou sur les *solides* qu'elle a commencé d'exercer son action, & qu'elle continuë de l'exercer.

On doit dans la Pratique, autant qu'il est possible, se borner à des connoissances sensibles, *Naturas rerum manifestas indicare, non causas indagare dubias* ; & ne se permettre l'usage du raisonnement que dans les occasions où les sens ne peuvent nous être d'aucun secours, & où il faut nécessairement, comme le remarque Hippocrate, avoir recours aux yeux de l'esprit ὅσα γὰρ τὴν τῶν ὀμμάτων ὄψιν ἐκφεύγει, ταῦτα τῇ τῆς γνώμης ὄψει κεκράτηται: c'est-à-dire, comme l'explique le même Hippocrate, qu'il faut tâcher de découvrir par le raisonnement ce qu'on ne peut connoître, ni par la vûë, ni en écoutant le rapport des Malades ou des Assistans. Ὁ μὲν γὰρ, ἐπεὶ οὐκ ἦν αὐτῷ ὄψει ἰδεῖν τὸ μοχθέον ἀλλ' ἀκοῇ πιστεύσας, λογισμῷ μετήει. Car enfin les causes *conjointes* de toutes les Maladies ne sont pas toûjours sensibles ; & cependant il est nécessaire de les connoître, afin de pouvoir les combattre par des Remédes convenables. Τῆς γὰρ αὐτῆς ξυνέσιός ἐστιν, ἧς πὲρ τὸ εἰδέναι τῆς νόσου τὰ αἴτια, καὶ τὸ θεραπεύειν αὐτὰς ἐπισταθῶς, πάσῃ θεραπείῃσιν, αἳ κωλύουσι τὰ νοσήματα μεγαλύνεσθαι. Or si au rapport des sens on joint le raisonnement,

Plin. Hist. nat.
lib. XI. *c.* 3.

Hipp. de Arte.

Ibidem.

Ibidem.

onjugera que les caufes *conjointes* du plus grand nombre des Maladies refident primitivement dans les humeurs contenuës ou dans les premieres voyes ou dans les Vaiffeaux du Corps. On en trouvera la preuve dans la maniere d'agir de la plûpart des caufes *antécédentes* ou *procatarctiques*, & la confirmation dans l'ouverture des Cadavres. Il y a plus. Dans les Maladies mêmes dont la caufe *conjointe* refide primitivement dans les *folides*, comme celles qui font excitées immédiatement par les Paffions de l'Ame, par des Armes tranchantes ou à feu, par la piquûre d'un Nerf ou d'un Tendon, par une Epine, par des Stimulants, des Cauftiques ou des Corrofifs, &c. Dans ces Maladies mêmes, dis-je, fi on n'ôte bien-tôt la caufe qui leur a donné lieu ou qui les entretient, on ne peut s'empêcher de reconnoître qu'il doit bien-tôt furvenir dans les humeurs une altération capable d'empirer le mal ou d'en fufciter un nouveau. Car les *folides* ne peuvent être dérangés dans leurs ofcillations ou dans leur mouvement *fyftaltique*, que les Secretions ne foient bien-tôt dérangées, que la digeftion & les autres Coctions ne foient bien-tôt perverties, & qu'au dérangément des *folides* il ne fe joigne bien-tôt une dépravation des *fluides*. Il faut auffi convenir que dans les Maladies purement *humorales* ou caufées uniquement par l'altération des *fluides*, les ofcillations des *folides* ne fçauroient long-temps garder leur ordre, leurs proportions, leur *rhythme* ; & qu'ainfi, foit que les *folides* foient les premiers en defaut, les *fluides* en doivent bien-tôt fouffrir, foit que les *fluides* ayent fouffert les premiers, les *folides* doivent bien-tôt s'en reffentir. Cependant, comme le plus grand nombre des Maladies reconnoiffent pour leur caufe *immédiate* & *conjointe* l'altération des humeurs, & qu'envain on voudroit remédier au dérangement des *folides* qui s'en enfuit, fi on n'ôtoit la caufe dont il dépend, je juge que dans la Pratique on doit principalement avoir égard aux caufes *humorales*, d'autant plus que par là on remédie en même temps au vice des *folides*, lorfqu'il n'eft que *fecondaire* ; ce qui, comme l'on voit, fuppofe qu'il faut néceffairement tourner vers les *folides* fes principales vûës lorfque leur vice eft *primitif*. Il feroit inutile d'entrer icy dans le détail des caufes *humorales* : fi ce qu'on a rapporté cy-deffus d'après M. *Helvetius* ne fuffit pas, on n'a qu'à joindre aux Autheurs qu'on a indiqués le Traité des Tumeurs par M. *Fizes*, où l'on trouvera les Principes effentiels & fondamentaux de la Théorie des Maladies inflammatoires & de celles qui dependent des Obftructions. *Cap. 2. de Phlegmone generice fumpta & cap. 6. de Skirrho.*

12. Pour les vûës générales qu'on doit avoir dans le traitement des Maladies, il eft clair, qu'en fuppofant pour l'ordinaire les humeurs en faute, & que la Nature eft le principal agent dans la guerifon des Maladies, il faut par les Saignées & par les Purgations éva-

A aa ij

cuer la plus grande partie des humeurs nuisibles , afin de décharger la Nature du pesant fardeau qui l'accable & de l'aider à dompter ensuite & à expulser plus aisément le reste de la matiere morbifique Κουφισθεῖσα γὸ ἡ διοικοῦσα τὰ σώματα ἡμῶν φύσις ἀποθεμέν᾽ ἢ τε τὸ βαρυνόν αὐτέω· οἷς᾽ ἀϖ᾽ τι φορ̃ιον , ὅϖικρατῆπῃ ᾧ λοιποῦ ῥαδίως. Il seroit trop long de donner ici des preceptes pour les Saignées & pour les Purgations. Il faudroit à l'égard des Saignées copier M. Sylva * & M. Gourraigne *, & l'on aimera mieux sans doute consulter leurs Ouvrages. Pour les Purgations, on en verra la necessité & l'usage bien établis dans le Traité des Fiévres malignes & pestilentielles par feu M. Chirac.

13. On croit communement que les Maladies des petits Enfants, aussi-bien que celles des Gens avancés en âge, sont entiérement différentes de celles des Adultes , & qu'elles demandent un traitement tout-à-fait différent. Il est vrai que les uns & les autres ont quelques Maladies qui leur sont particulieres , ou plus fréquentes ; & cela par rapport à la Nature des liqueurs qui roulent dans leurs Corps, à la disposition de leurs solides, à leur maniere de vivre, &c. mais ils en ont aussi beaucoup qui leur sont communes avec les Adultes , & qui à quelques modifications près , doivent être traitées de la même maniere. D'ailleurs dans les Maladies mêmes qui sont particulieres, soit aux Enfants , soit aux Vieillards , si on en excepte quelques-unes qui dependent du vice des *solides* & qui sont en petit nombre, comme celles qui attaquent ou les Enfants à l'occasion de la Pousse des Dents , &c. ou les Vieillards à raison du racornissement de leurs Fibres, il faut dans presque toutes les autres avoir égard aux causes *humorales*, & les traiter proportionnément à l'âge des Malades par les Remédes généraux dont on vient de parler dans la Remarque précedente. Ajoûtons qu'il ne faut pas même attendre que ces Maladies se développent, & qu'il faut tâcher de les prévenir en purgeant de temps en temps les Vieillards & les petits Enfants , & en saignant même dans le besoin, les Personnes âgées. Voyés les Theses soutenuës aux Ecoles de Médecine de Paris ; *An ad tuendam senum quàm juvenum sanitatem potiores venæ sectio atque purgatio?* 1714. *An ablactatis purgatio frequens?* 1718.

14. La Maladie que les Enfants ayent pour l'ordinaire le plus à craindre , c'est la petite Vérole. A la verité elle ne regne pas toûjours à Béfiers , où l'on ne compte gueres au-delà de quinze ou seize mille Habitants ; mais elle ne cesse presque jamais dans le Diocése , & ordinairement on la voit reparoître ici pour le plus tard après quatre ou cinq années. C'est pourquoi j'ai crû devoir en faveur des jeunes Médecins confirmer par le suffrage d'un aussi habile Praticien que M. Helvetius *, ce que j'ai donné moi-même * d'après les *Barbeyrac* & les *Chirac* sur le traitement de cette Maladie.

V. *Galen. Meth. med. lib.* XI. *cap.* 15.

* *Traité de l'usage des Saignées.*

* *Diss. de sang. miss.* 1743.

* V. *Ci-dess. pag.* 352.

* *Pag.* 185. & *suiv.*

En 1699. M. *Sydobre* ayant fait part au Public de ſes Obſervations & de celles de M. *Barbeyrac* ſon Oncle ſur la maniere de traiter la petite Vérole, & ſon Traité ayant été réimprimé en Hollande en 1702. on fut ſurpris en Allemagne que cette Méthode eût eu en France un heureux ſuccès. *Et mirandum profecto*, diſent les Auteurs du Journal de Leipſick, *Gallorum medendi in Variolis methodum in tantum diſta-re à Germanorum methodo, ut illa quæ apud nos miſeros ægrotantes peſſundarent, Gallis in remedium cedere obſerventur. Certè ſi neglectis lenioribus alexipharmacis & bezoardicis methodo noſtræ conſuetis, venæ ſectione, purgatione & vomitoriis Variolantium ſuccos ac ſanguinem ex-haurire tentaremus, Cœmeteria vix ſufficerent tegendis craſſis iſtiusmodi Medicorum erroribus.* On traite d'erreurs groſſieres les voyes que nous ſuivons en France, & l'on croit que pour couvrir de pareilles erreurs, on n'auroit pas en Allemagne aſſez de Cimetieres. Mais ſi on vouloit en Allemagne eſſayer notre Méthode, qui ne conſiſte pas à épuiſer le ſang & les humeurs des Malades, mais à en ôter le ſuperflu & à aider par là la Nature à ſéparer & à expulſer le reſte de la matiere morbifi-que : ſi on vouloit, dis-je, adapter cette Méthode aux ſujets & aux cas qui exigent néceſſairement des Saignées & des Evacuants, je ne doute point qu'elle ne réüſſit en Allemagne, comme en France, en Angle-terre, en Ecoſſe, &c. & comme elle a déja réüſſi en Allemagne même entre les mains des *Gundelsheimer*, des *Helvvichius*, &c. Après tout, eſt-il poſſible de traiter par de legers *alexipharmaques* tous les Sujets attaqués de la petite Vérole ? Cette Maladie eſt-elle ſi uniforme & ſi bénigne en Allemagne, que dans tous les Sujets de quelque âge, de quelque tempéramment qu'ils ſoient, & quelle qu'ait été leur maniere de vivre, il n'y ait jamais qu'une ſeule indication à remplir ? La petite Vérole ne ſe trouve-t-elle jamais compliquée avec aucune autre Ma-ladie ? C'eſt en vérité ce que je ne ſçaurois me perſuader. Hippocrate veut bien qu'on accorde quelque choſe à la ſaiſon de l'année, au cli-mat, à l'âge & à la coûtume, Δοτέον ὃ τι κỳ τῇ ὥρη, κỳ τῇ χώρη, κỳ τῇ ἡλικίη κỳ τῷ ἔθει: mais cela ne regarde que le plus ou le moins de remédes, & nullement le fond de la Méthode, qui doit également avoir lieu dans tous les Climats. Enfin, ſi, comme l'ont fort bien remarqué les Diſ-ciples de M. Stahl, l'*Autocratie* de la Nature ne ſe donne nulle part ſi bien à connoître que dans cette Maladie, n'eſt-il pas naturel de dé-charger la Nature de tout ce qui peut l'empêcher de travailler à ſon Ouvrage, de déſemplir les vaiſſeaux, s'ils ſont trop pleins, d'évacuer doucement les mauvais ſucs, s'il y en a dans les premieres voyes, de prévenir les délires, les tranſports, &c. ? C'eſt de quoi l'on ſera forcé de convenir, ſi on veut écouter la raiſon plutôt que les préjugés & la coûtume. Voyez les Theſes ſoutenuës aux Ecoles de Médecine de Paris.

V. *Act. Erudit.* 1703. *p.* 410. *& ſuiv.*

V. *Sydenb,* Freind, *& les* Obſerv. *de la* Société *d'Edin-* bourg.

Aph. 17. *ſect.* 1.

Remarques sur la troisiéme Partie.

HIPPOCRATE étoit si fort persuadé que l'Age, la Saison, le Climat, &c. influoient beaucoup sur le caractere des Maladies, que comme le remarque fort bien Galien *, il ne recommandoit rien tant dans ses Discours & dans ses Ecrits * que d'avoir égard à ces sortes de circonstances, ἀεὶ γὸ ἐν ἅπασιν οἷς ἂν ὑφηγεῖται καὶ ὁντινασουν λόγον ὁπιβλέπειν κελδ'ει, ᴋ ὥρlω, ᴋ χὼραν, ᴋ ἡλικίlω. Et c'est pour nous conformer au sentiment de ce Legislateur en Médecine qu'après avoir rapporté des Observations générales sur les Maladies les plus fréquentes dans les différents Ages, dans les différentes Saisons, nous avons cru devoir rapporter des Observations particulieres sur les Maladies les plus fréquentes dans différents Climats, avant que d'en venir aux Maladies que nous avons observé nous mêmes sous le Climat de Bésiers. J'ay donc rapporté ce qu'Hippocrate a observé lui - même en Grece, ce que Ballonius a observé à Paris, & j'aurois pû ajoûter ce qui a été observé dans presque tous les Climats de l'Europe par les Praticiens qui ont vecu dans les deux derniers Siécles & dans le cours de celuy-ci. Mais outre que cela auroit trop grossi ces Elements, j'ay cru qu'il suffiroit d'examiner en général toutes ces Observations, & d'en tirer ce qui seroit nécessaire à mon dessein.

Et 1. A l'égard d'Hippocrate il semble dans les deux Livres des Maladies épidemiques inserés cy-dessus * n'avoir eu en vûë que d'exposer la constitution des Saisons de chaque année, de faire connoître les Maladies qui regnoient dans ces Saisons, d'enseigner à juger de leur durée & de leur évenement, de montrer la suite des jours critiques, & d'apprendre à regler la nourriture des Malades tant par rapport aux sujets, qu'à la quantité & au temps : ensorte que s'il n'avoit pas laissé d'autres Ouvrages, on seroit en droit de soutenir qu'il ne faisoit usage que de la *Diatétique*, & qu'il regardoit comme *empiriques* & comme *hazardés* tous les remedes tirés de la *Chirurgie* & de la *Pharmacie*. Car ce qu'il dit de la Saignée pratiquée le huitiéme Jour, & qui calma les douleurs du Malade, ne conclud autre chose, sinon que cette Saignée fut hazardée, peut-être même sans sa permission, & non qu'elle eût été déja mise en usage dès le commencement de la Maladie, comme l'a cru Galien *, puisqu'il n'auroit pas manqué d'en parler en bien ou en mal, comme il fait à l'égard des

* *De Plac.
Hipp. & Plat. l.
8. c. 6.*

* *De morb. vulgarib. de aëre,
aquis, &c. Aphor.
&c,*

* *Pag. 58. &
suiv. & pag. 339.
& suiv.*

*Ac in his exercitato proclive
est, &c. v. s.
pag. 344.*

*De morb. Epid.
l. 3. sect. 2. ægr.
8.*

* *Comm. in
Epid. 3.*

Fomentations qui avoient été employées & qui n'avoient eu, à ce qu'il dit, aucun fuccès. Cependant on voit par quelques-uns de fes autres Ecrits, que tout le monde reconnoît pour *legitimes*, qu'Hippocrate ne fe bornoit point à la feule *Dietétique*, & qu'il pratiquoit fouvent la Saignée & les autres évacuants. D'où je concluds qu'Hippocrate étoit fans doute encore fort jeune lorfqu'il écrivit les deux Livres des Maladies épidemiques, qu'il n'ofoit pas alors mettre en ufage ces grands Remédes, (comme dans le dernier Siécle bien des Médecins & entr'autres Guy-Patin n'ofoient pas employer l'Emetique,) qu'il n'étoit que Spectateur, & que ce ne fût qu'en obfervant fouvent les voyes par lefquelles la Nature elle-même venoit quelquefois à bout de certaines Maladies, qu'il comprit enfin la néceffité des Saignées & des Purgatifs, & qu'il établit les Regles fondamentales de la Pratique, qu'on a rapporté ci-deffus.

V. Aphorifm. De vict. in acut. lib. de Articul.

V. Ci-deffus pag. 56. & fuiv.

2. Le célebre G. de Baillou dans fes *Ephémérides* ne fe borna pas, comme Hippocrate dans fes *Epidémies*, à obferver & à décrire les Maladies qui régnoient de fon temps. Il profita des avis que donne Hippocrate dans fes autres Ouvrages, & il ofa mettre affez fréquemment en ufage les Saignées & les Purgatifs. Il ne s'épouvanta pas même des défaillances qui arriverent dans certaines occafions après la Saignée, & cela ne l'empêcha pas de réïtérer ce Remede. Il avertit même que la Saignée & les Purgatifs n'avoient pas empêché la fortie de la Rougeole & de la petite Vérole. Enfin il ne faifoit pas difficulté de réïtérer fouvent les Purgatifs ; & dès le commencement des Maladies aiguës, malgré l'inégalité & l'intermiffion du poulx, il faignoit hardiment & il purgeoit, en vûë de décharger la Nature qu'il jugeoit avec raifon accablée fous le poids du mal. Pour les Enfans même au-deffous de deux ans, il jugeoit la Saignée néceffaire dans des Maladies aiguës. Il recommandoit auffi le Vomiffement dans de certaines occafions, & il jugeoit les fréquentes Purgations néceffaires dans les Pleuréfies compliquées avec une Fiévre putride, ou comme il s'explique lui-même, lorfque la Fiévre étoit plutôt *effentielle* que *fymptomatique*. Il eft le premier, que je fçache, qui ait remarqué que la Rougeole approchoit de la nature de l'Eréfipele, & que les Fiévres qui attaquoient les Adultes pendant le cours de la Rougeole, participoient de la nature de cette Maladie, ou, ce qui eft le même, étoient inflammatoires & de mauvais caractere. D'où l'on voit que M. de Baillou étoit entré dans la voye qui conduit fûrement à la guérifon des Maladies, & qu'il ne lui manquoit que de mieux connoître les loix de l'œconomie animale & les caufes *conjointes* des Maladies pour marcher d'un pas ferme dans cette voye & pour la fuivre jufqu'au bout. Sennert, Riviere, Sydenham entrerent auffi dans la même voye ; mais

V. Ci-deff pag. 91.

Pag. 96. 105.

Pag. 109. 112. *&c.*

Pag. 118. 129. 131.

Pag. 87. 101.

Pag. 103. 121. *Pag.* 116. 117. 118. 119.

Pag. 99.

Pag. 95.

dépourvûs de ces hautes connoiſſances qui guident aujourd'hui les vrais Diſciples d'Hippocrate, ils n'y marcherent qu'en tâtonnant. Il étoit reſervé à M. Barbeyrac d'établir par la force de ſon génie, & par une longue & heureuſe pratique, l'indiſpenſable néceſſité des fréquentes Saignées & des Purgatifs réïtérés dans les Maladies aiguës, & à M. Chirac de confirmer cette méthode générale par ſes grandes connoiſſances dans l'Anatomie, par l'ouverture des Cadavres, & par une pratique auſſi longue & non moins heureuſe que celle de M. Barbeyrac, & d'y aſſujettir même les Fiévres *malignes* & *peſtilentielles*, ſans aucun égard pour le titre de *malignité* dont elles étoient honorées, ni pour l'idée de *venin* qu'on attachoit à leur cauſe.

On prétend qu'il faut aſſocier à M. Barbeyrac quelques Praticiens de l'Ecole de Paris.

3. A l'égard des Praticiens modernes des Pays voiſins, il en eſt peu qui ſe puiſſent dire à tous égards de vrais Diſciples d'Hippocrate. Ils ne ceſſent point de publier que dans la guériſon des Maladies il faut ſuivre les routes que nous montre la Nature; mais pour l'ordinaire ils ſe bornent à des vûës particulieres, & ils n'embraſſent pas celles de la Nature dans toute leur étenduë. Les uns ne veulent point de Saignées, d'autres rejettent tous les Purgatifs. Leur Climat, diſent-ils, ne s'accommode pas d'une méthode ſi héroïque, & Hippocrate vouloit qu'on eût egard au climat. Mais ces mêmes Climats avant les Paracelſe & les Vanhelmont n'empêchoient pas autrefois qu'on ne ſaignât, qu'on ne purgeât, & qu'on ne ſuivît exactement les Regles fondamentales de Pratique établies par Hippocrate, comme ils n'empêchent pas même aujourd'hui que dans l'état de ſanté la Nature ne ſe décharge journellement par toutes les voyes par leſquelles elle a accoutumé de ſe décharger dans tous les Climats du monde. C'eſt donc à tort qu'on ſe ſouſtrait aujourd'hui aux Regles qu'on ſuivoit autrefois.

Il eſt vrai qu'il faut peut-être dans certains Pays moins ſaigner que dans d'autres, comme en France certains Sujets doivent être moins ſaignés que d'autres. Mais ni la différence des Sujets, ni la diverſité des Climats ne doivent point exclure totalement la Saignée, & encore moins les Purgatifs. Il n'eſt point de Pays où l'on ne faſſe quelquefois des excés de bouche, où le ſang ne ſurabonde quelquefois, ne boüillonne outre meſure, & ne ſe trouve chargé d'impuretés. Il n'eſt par conſéquent point de Pays où il ne ſe préſente des occaſions de placer des Vomitifs, des Saignées, des Purgatifs. Dire que les mêmes Maladies n'ont pas par-tout le même caractere eſſentiel, ce n'eſt pas connoître la maniere d'agir de la Nature: c'eſt ignorer que les Maladies ont

Plin. Hiſt. nat. lib. 7. cap. 50.

auſſi leurs loix: *Morbis quoque leges quaſdam Natura poſuit.* Mais on guérit, dira-t-on, par les ſeuls Diaphorétiques, ſans Saignées & ſans Purgatifs. On guériſſoit auſſi autrefois par la ſeule Diéte & par le ſecours de la Nature, comme il réſulte des exemples rapportés par Hippocrate:
cependant

cependant aujourd'hui qu'on connoît d'autres secours que la *Diéte*, qu'on est parvenu à donner des regles sûres sur les Saignées & sur les Purgatifs, la prudence & l'humanité pourroient-elles souffrir qu'on ne traitât les Maladies aiguës que par la seule *Diéte*, & qu'on laissât mourir impitoyablement le plus grand nombre des Malades? Je laisse aux sages Praticiens des Pays étrangers à faire là-dessus leurs réflexions, & à examiner si dans les Maladies, comme dans l'état de santé, les Evacuations ne se doivent pas faire également par toutes les voyes ordinaires, & si celles que les Saignées, les Emétiques, les Purgatifs procurent, ne sont pas plus promptes, plus sûres & plus propres à remédier à la *Plethore* & à la *Cacochylie*, à procurer la *Depuration* des humeurs, & à hâter la *Resolution* des inflammations, que les Evacuations qu'on attend des *Diaphorétiques* ou de tout autre Reméde. C'est du moins ce que j'ai verifié bien des fois dans l'Hôpital de cette Ville sur plusieurs Sujets de différentes Nations ; & je ne doute point qu'on ne le vérifie de même ailleurs, si on a soin de proportionner ces Remédes à la nature du mal, au tempéramment des Malades, à leur maniere de vivre, &c.

Au reste j'ai tout lieu d'espérer que personne ne s'offensera de la liberté avec laquelle je déclame contre l'aversion qu'ont certains Praticiens pour la Saignée & pour les Purgatifs, & contre la prévention qu'ils font paroître pour les *Diaphorétiques*, ou pour d'autres Remédes particuliers. On me rendra sans doute la justice de croire que je n'ay ici d'autre vûë que le bien public, ni d'autre dessein que de fixer les Regles fondamentales de l'Art de guérir, & de raméner, s'il se peut, tout le monde Médecin à l'unité de Pratique qui regnoit autrefois, lorsqu'après une longue barbarie, on tâcha de rétablir la Médecine-Pratique sur les monuments d'Hippocrate & de Galien. D'ailleurs je ne condamne ni les *Diaphorétiques*, ni les autres Remédes dont un long usage a fait connoître la vertu ; je m'en sers volontiers dans l'occasion, mais je n'en fais pas le capital de ma Méthode, & je ne crois pas qu'on le doive faire dans quelque Pays que ce soit. Que si l'on trouve que je suis tombé moi-même dans le défaut que je reproche aux autres ; que je n'ai pas bien compris les besoins de la Nature dans les Maladies *aiguës* ; que je n'ai pas embrassé toutes les vûës qu'elle nous suggere, & que c'est par prévention que j'ai adopté la Méthode d'Hippocrate & des sçavants Praticiens qui m'ont précédé ; on n'a qu'à me faire connoître en quoi je me suis trompé, & on ne me verra point chercher de vains subterfuges, ni me refuser à des vérités claires & palpables.

Mais, dira-t-on, la Méthode qu'on expose ici est inusitée dans bien des Pays, sur-tout à l'égard des Fiévres *malignes*, dans lesquelles les

Malades & les Affiftants ne foupirent qu'après des *Antidotes*, des *Alexipharmaques*; & un Médecin s'expoferoit à encourir la difgrace du Public, s'il s'avifoit d'épuifer les Malades par des Saignées en vûë de prévenir les inflammations gangréneufes, la ruption des Vaiffeaux, la colliquation ou la fonte totale du fang, &c. s'il s'obftinoit à les faire vomir pour évacuer les fucs aigres de l'Eftomach, qui caufent fouvent des coagulations mortelles, & s'il vouloir enfuite les purger fréquemment, pour vuider peu à peu les humeurs impures, & pour faciliter la réfolution des inflammations. Le pas eft à la vérité gliffant: mais avec un peu de fermeté on peut s'en tirer, fur-tout fi on a la précaution d'impofer un autre nom aux Fiévres *malignes*, & de les appeller, ou des Fiévres *inflammatoires & putrides*, ou des Fiévres *méfenteriques*, à l'imitation de Baglivi, ou des Fiévres *nerveufes*, fi on aime mieux fe fervir d'un terme ufité par quelques Médecins Anglois. Car en accoûtumant ainfi les Malades à de nouveaux noms, on aura bien moins de peine à les accoûtumer à une nouvelle maniere de les traiter.

Remarques *fur la quatriéme Partie.*

Ἐμοὶ δ' ἀν-
δάνει μὲν ἐν
πάσῃ τῇ τέχνῃ
προσέχειν τ̃ νόον
Μάλιστα δ'
ἄν ἐπαινέσαιμι
ἰητρὸν ὅς τις ἐν
τοῖσι ὀξέσι νοσή-
μασιν, ἅ τὲς
πλείςυς τ̃ ἀνθρ-
ώπων κτείνει, ἐν
τυτέοισι διαφέ-
ρον τι τῶ̃ ἄλλων
ἴη ἐπὶ τὸ βέλτιον
De vict. in acut.

Aph. 22. fect. 1.

HIPPOCRATE vouloit qu'un Médecin *étendît fes vûës & fes réflexions fur toutes le parties de l'Art. Mais il approuvoit fur-tout celui qui, dans les Maladies aiguës, par la violence defquelles on eft ordinairement bien-tôt enlevé, étoit plus capable que les autres de donner des fecours prompts & efficaces.* Que les jeunes Médecins étudient donc toutes les Parties de l'Art; qu'ils en faififfent tout l'efprit, & qu'ils fe préparent à combattre toutes les Maladies; mais qu'ils s'appliquent particulierement à combattre les Maladies aiguës, qui font beaucoup plus communes & plus dangereufes que les autres. Ils trouveront dans la quatriéme Partie de ces Elements un grand nombre d'exemples du traitement de ces Maladies, & ils y verront le fréquent ufage qu'on y a fait des Saignées & des Purgatifs. Comme dans nos Remarques précédentes nous avons tâché de faire voir l'accord de cette Méthode avec les principales Regles de Pratique établies par Hippocrate, il ne nous refte qu'à répondre en peu de mots à quelques objections qu'on pourroit nous faire.

Fr I. On ne manquera pas de dire que nous avons trouvé par-tout de l'*Orgafme*, & que cependant felon Hippocrate l'*Orgafme* ne fe rencontre que rarement dans les Maladies aiguës. A cela il fuffira de répondre que ce qu'Hippocrate avoit obfervé de fon tems, ne fe vérifie pas aujourd'hui; & que fon Obfervation n'infirme en rien fes préceptes généraux.

2. Mais Hippocrate vouloit qu'*on ne vuidât point les humeurs cruës,* & qu'*on ne remuât rien lors des crises ou dans les jours critiques.* Deux Regles qu'il ne paroît pas que nous ayons obfervées. On a tâché pourtant de préparer les humeurs par les Saignées & par une abondante boiffon : & fi on n'a pas toûjours attendu leur entiere coction, c'eft que l'expérience nous a appris que quoiqu'on n'abrégeât pas le cours de la Maladie en vuidant ainfi les humeurs cruës, fur-tout dès le commencement des Fiévres de pourriture, on venoit pourtant par ce moyen plus aifément à bout de les guérir ; & on empêchoit même qu'elles ne dégénéraffent en d'autres Maladies plus fâcheufes. Ce feroit d'ailleurs agir contre les préceptes mêmes d'Hippocrate , & expofer les Malades à une mort prefque certaine , que d'attendre dans certaines occafions une coction qui n'arriveroit jamais : fans compter qu'il faut fur le champ vuider les mauvais fucs des premieres voyes , afin qu'ils n'infectent pas davantage la maffe des humeurs , qu'ils n'en empêchent pas la dépuration, ou la coction , & qu'ils ne fe jettent pas fur quelque principal vifcere.

A l'égard des *Crifes*, nous ne les avons regardées que comme des féparations d'humeurs qui fe font d'une maniere infenfible & imparfaite à la fin des redoublements , principalement de deux en deux jours, & non comme des évacuations fenfibles qui terminent parfaitement la Maladie. C'eft pourquoi par de legers Purgatifs réïtérés nous avons cru devoir vuider les humeurs féparées , afin de décharger d'autant la Nature , & de lui donner par là plus de liberté pour féparer & pour expulfer le refte : obfervant néanmoins de ne point purger dans les redoublements , ni lorfqu'il furvenoit des fueurs critiques & abondantes, & de laiffer quelquefois de plus grands intervalles d'une Purgation à l'autre , lorfque l'état des humeurs & des parties folides demandoit de pareils égards.

3. On a fait plus. Après trois , quatre ou cinq Saignées on a purgé dans les Maladies inflammatoires , & on a continué de purger jufqu'à la fin de la Maladie , en gardant les intervalles néceffaires : ce qui étoit , dira-t-on , fi peu du goût d'Hippocrate , qu'après avoir fait remarquer que *ceux qui en ufent ainfi ne détachent rien de la partie tenduë & enflammée,* il ajoûte qu'*ils fondent & confument ce qui eft fain, & qu'ils rendent par là le mal incurable.* Mais cette Remarque n'a lieu qu'à l'égard des Purgatifs dont on ufoit du tems d'Hippocrate, ou à l'égard des Médecins qui avant les Saignées néceffaires , vouloient par des Purgatifs violents & cauftiques réfoudre les inflammations , & non à notre égard qui avons accoutumé non feulement de faire précéder d'amples Saignées , mais même de les réïtérer dans les redoublements qui furviennent dans le cours de la Maladie , & qui n'employons que

Ibidem.
Aph. 20. fect. 1.

V. ci-deffus
pag. 367.

Ὁκόσοι δ̕ τὰ
φλεγμαίνοντα ἐν
ἀρχῇ τ̅ νόσου
δ̕ ἕως ἐπιγε-
νέοιισι λύειν φαρ-
μακείη. τὸ μὲν
ξυωτετωμένω ἐ καὶ
φλεγμαίνον ᾖ
οὐδὲν ἀταφέοισιν
&c. De victu
in acut.

B bb ij

des Purgatifs fort doux ; des Purgatifs qui sans irriter les Parties enflammées ; sans consumer celles qui sont saines, fondent, dégagent & évacuent peu à peu les humeurs qui se sont glissées dans les vaisseaux lymphatiques, ou qui ont enfilé les vaisseaux sécretoires.

4. *Rien de plus funeste*, selon Hippocrate, *que les Flux de ventre qui surviennent aux Pleurésies & aux Péripneumonies* Il en est pourtant ausquelles les Flux de ventre sont salutaires, comme l'ont observé Galien *, Baillou *, &c. D'ailleurs, loin que les Purgatifs placés à propos procurent la Diarrhée dans ces Maladies, c'est au contraire un moyen assuré pour la prévenir. Il en est de même de beaucoup d'autres Maladies, (& Sydenham * n'a pas manqué de l'observer,) ausquelles le Flux de ventre survient infailliblement, si on n'a soin dès le commencement de vuider par en haut ou par embas. La Diarrhée même ne doit pas dans de certaines Maladies empêcher de réïtérer les Purgatifs. Voyez le Traité des Fiévres Malignes par M. Chirac. Dans le Volume suivant on examinera les différentes especes de Pleurésies & les modifications qu'il faut apporter à la maniere de les traiter.

5. À l'égard des Fiévres aiguës, on fera voir qu'elles ne sont toutes que des Maladies d'une même *classe* ou *famille*, & que leur traitement doit être assujetti à une même Méthode générale.

6. Sur le Kermés minéral, je n'ai rien à dire d'après ma propre expérience. J'ai cru seulement que je ne devois pas laisser ignorer les bons effets qu'il peut produire. Pour les Vésicatoires, je les ai employés avec succés après avoir fait précéder les Remdées généraux ; & cela sans renoncer aux Saignées & aux Purgatifs que j'ai fait réïtérer selon le besoin dans tout le cours de la Maladie. Car jai eu pour maxime de ne rien négliger dans le traitement des Maladies *aiguës*, & de suivre sans rien hazarder toutes les voyes que nous offre la Nature. C'est, à mon avis, l'unique route qu'on doive tenir dans la Pratique, soit en France, soit dans tous les autres Climats, en gardant les proportions nécessaires. *Tenenda ideò nobis hac via est, quam Natura præscripsit, nec ab illâ declinandum. Illam sequentibus omnia facilia & expedita sunt : contra illam nitentibus, non aliud quod quam contra aquam remigantibus.* Senec. *Epist.* 122.

F I N.

Aph. 16. sect. VI.

* Com. in eund. Aph.

* Defin. Med. pag. 37.

* De morb. epid. sect. cap. 4.

V. ci-dess. pag. 352. & suiv.

ʳ Μηδὲν εἴκη, μηδὲν ὑπόρραν. Hippoc. Epid. lib. VI.

SUITE
DES ELEMENTS
DE LA
MÉDECINE-PRATIQUE.

Avec des Differtations & des Remarques de Théorie & de Pratique.

Pour fervir de Prodrome à une Hiftoire générale des Maladies.

Par M. BOUILLET, de la Societé Royale des Sciences, Correfpondant de l'Académie Royale des Sciences de Paris , Doâeur en Médecine de la Faculté de Montpellier , Profeffeur Royal de Mathématiques, Membre de l'Académie Royale de Bordeaux, Secretaire de celle de Béfiers , & Médecin des Hôpitaux de la même Ville.

TOME SECOND.

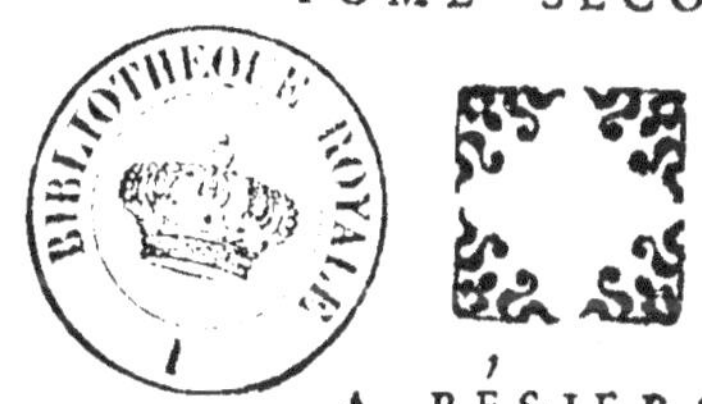

A BÉSIERS,

Chez FRANÇOIS BARBUT, Imprimeur du Roy & de l'Academie des Sciences , & Belles-Lettres.

M. DCC. XLVI.

Avec Approbation & Privilege du Roy.

Οὐδεὶς γὰρ ἡμῶν ἱκανός ἐστι συστήσασθαί τε ἅμα καὶ τελειῶσαι τὴν τέχνην·
ἀλλ' ἀγαπητὸν, εἰ πολλοῖς ἔτεσι τὰ τῶν ἔμπροσθεν οἱ μετέπειτα παραλαμβά-
νοντες, καί τι προστιθέντες, αὐτοὶ συντελέσαιμεν ποτε αὐτήν. Galen. *Comm.* 1.
Aph. 1. *sect.* 1.

*Nemo enim nostrum potest artem simul & constituere, & absol-
vere : verùm satis est si qua multorum annorum spatio majores inve-
nêre, iis acceptis aliquid addant posteri, nosque ipsi aliquandò artem
perfecerimus.*

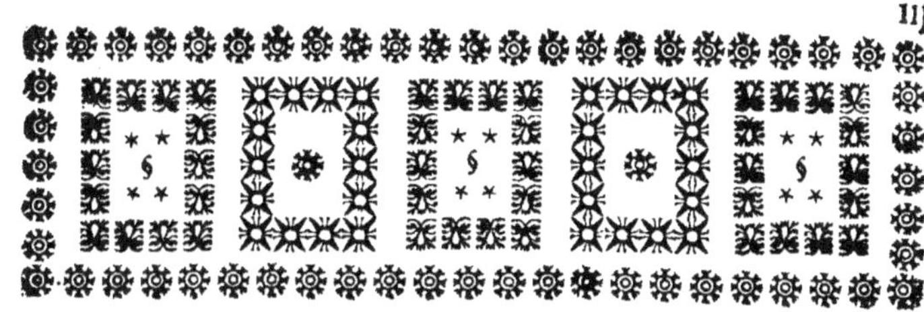

A MONSEIGNEUR
LE COMTE
DE SAINT FLORENTIN
MINISTRE ET SECRETAIRE D'ETAT.

ONSEIGNEUR,

J'ose espérer de votre bonté que vous recevrez favorablement mes Elemens de Médecine-Pratique. C'est un Ouvrage né dans le sein de l'Académie de Béfiers, depuis que vous avez bien voulu agréer le titre de Protecteur de cette Compagnie : c'est le fruit des bienfaits du Roy, qui dans les temps même les plus difficiles n'ont pas cessé par votre canal de couler jusqu'à moi ; & il a pour but l'utilité d'une Contrée qui n'est pas la moindre partie d'une Province dont le soin vous a été confié, & au bonheur de laquelle vous veillez sans relâche. Ces motifs, MONSEIGNEUR, l'amour que vous avez toûjours témoigné

pour les Sciences , la protection dont vous honorez ceux qui les culti-
vent , & les rares talents qu'admirent en vous deux célèbres Académies
auſquelles j'ai l'honneur d'appartenir : tout cela me promet un favo-
rable accueil de votre part.

Je me ſuis , MONSEIGNEUR , non ſeulement propoſé de dévoi-
ler les Maladies les plus ordinaires ſous le Climat de Béſiers , & la ma-
nière dont elles ont été traitées pendant ces dernières années , j'ai même
oſé porter mes vûës plus loin : j'ai entrepris de fixer les Règles fonda-
mentales de la Pratique , & de faire voir la neceſſité de leur unité dans
tous les Climats de la Terre.

En cela j'ai ſuivi les idées d'un de nos plus habiles Praticiens Fran-
çois , & j'ai ſoutenu ſon ſentiment contre un grand nombre de Méde-
cins étrangers qui entraînés par l'autorité d'un célèbre Praticien An-
glois , croyent que chaque Pays , chaque année & chaque ſaiſon doivent
avoir leur Médecine particulière.

Après avoir fait remarquer que les Maladies aiguës qui ont regné
en différents temps ſous divers Climats ne différoient point eſſentiellement
de celles que j'ai obſervées ici pendant trente-quatre années , je n'ai pas
craint d'avancer qu'elles n'en différeroient point à l'avenir , & que leur
traitement devroit être aſſujetti aux mêmes Règles fondamentales , à une
même Méthode générale & raiſonnée.

Je ne me flatte pas , MONSEIGNEUR , d'avoir tout-à-fait
atteint le but que je m'étois propoſé : je n'ai fait encore qu'amaſſer des
Materiaux que je pourrai un jour mettre en œuvre ſi de nouvelles Ob-
ſervations en confirment l'utilité & la ſolidité , ſurtout ſi cet Eſſai a le
bonheur de vous plaire. Par là je tâcherai de me rendre de plus en plus
digne des bienfaits du Roy & de la protection dont vous voulez bien
m'honorer.

Je ſuis avec le plus profond reſpect ,

MONSEIGNEUR,

Votre très-humble & très-
obéïſſant Serviteur,
BOUILLET.

Les Académ.
Royales des
Sciences de Pa-
ris & de Mont-
pellier.

Mr. de Chirac.

Le Dr. Syden-
ham.

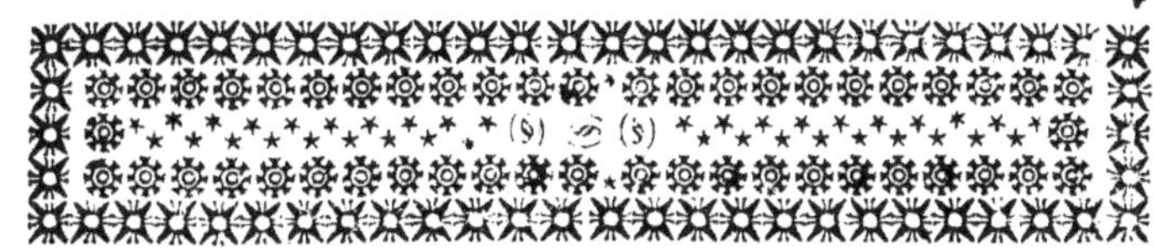

PREFACE.

LA Médecine auroit été tout-à-fait inutile , & l'on
ne fe feroit jamais avifé d'en donner des Règles &
de l'ériger en Art, fi, dès le commencement & dans
la fuite des temps, ceux qui tombèrent malades avoient
pû fe relever & fe rétablir parfaitement en fuivant leur
manière de vivre ordinaire , & fans autre fecours que
celui de la Nature. Mais, ayant bientôt remarqué que
tous les fecours de la Nature devenoient ordinairement inutiles, fi les Malades ne s'abftenoient des aliments dont ils ufoient en fanté, & s'ils n'avoient recours à une nourriture plus foible & plus légère , on
s'apperçût auffi de la néceffité d'un Art, qui, fur les
obfervations & les reflexions qu'on avoit déja faites ,
indiquât les aliments qui conviennent aux Malades , &
en réglât la quantité. De là vint la *Diététique* ou l'Art
du Régime , ainfi que je l'ai rapporté dans la Préface
du premier Volume.

C'étoit, felon *Hippocrate* *, l'ancienne Médecine ,
c'eft-à-dire, la Méthode qu'on fuivoit anciennement
dans le traitement des Maladies *aiguës* , & il y a apparence que, du temps de ce grand Médecin, c'étoit
encore celle qui étoit le plus en honneur & en crédit,
du moins eft-ce là ce qu'on peut recueillir de quel-

* De prifc. Me-
dicin.

* De vict. in acut. De morb. vulgar. lib. 1. & 3.

ques-uns de ses Ecrits *. Mais quoiqu'on eut déja porté fort loin les Règles de la *Diététique*, quoiqu'on les appliquât alors avec beaucoup de soin & d'exactitude, & qu'on n'empêchât point la Nature de faire tous ses efforts, bien des gens ne laissoient pas de mourir des Maladies *aiguës*; d'où l'on comprit sans doute que la *Diététique* seule étoit insuffisante, & qu'il falloit lui associer d'autres secours avec lesquels la Nature peut guérir ceux qu'elle ne pouvoit pas rétablir avec le seul Régime.

Pour démêler ces secours parmi ceux que le hazard avoit offerts, ou que de fréquents essais avoient introduits, pour en faire un juste discernement & une heureuse application, on épia soigneusement les démarches de la Nature ; & après avoir remarqué que ceux qui réchappoient des Maladies *aiguës* étoient redevables de leur guérison, à des Hémorrhagies, à des Vomissements, à des Dévoyements, à des Sueurs, à des Flux d'urine, & que ceux qui y succomboient ne mouroient que parce qu'il ne se faisoit point en eux de pareilles évacuations, on jugea que les secours qu'il falloit joindre au Regime devoient suppléer à ces évacuations, & aider par là la Nature à opérer ce qu'on auroit en vain attendu du seul Régime. On eut donc recours à la Saignée, aux Vomitifs & aux Purgatifs, c'est-à-dire, à la *Chirurgie* & à la *Pharmacie* ; mais ces secours ne furent pas d'abord reçeus de tous les Médecins, ni les Arts, qui les fournirent, cultivés avec autant de soin que celui du Régime, & ce ne fut qu'après bien des Observations & des Réflexions qu'on

les joignit à la *Diétetique*, & qu'on en forma un Art
qui les embraſſa tous trois ſous le nom de *Therapeutique*.

Pour fonder cet Art, il fallut obſerver ſoigneuſement ce que pouvoit la Nature aidée ſeulement du
Régime, & ce qu'elle ne pouvoit pas : quels étoient
les mouvements qu'elle excitoit dans ceux qui avoient
le bonheur de rechapper des Maladies *aiguës*, & quels
étoient ceux qu'elle ne pouvoit pas exciter ou qu'elle
excitoit à contre-temps dans ceux qui avoient le mal-
heur d'y ſuccomber ; & c'eſt ce que fit d'abord *Hip-*   * *Epid. lib. 1.*
pocrate *, comme je l'ay fait remarquer dans l'Avant-   & *3.*
Propos de la troiſième Partie de ces Eléments. Il fallut auſſi obſerver les effets des Saignées, des Vomitifs
& des Purgatifs joints au Régime & employés au
commencement ou dans le cours des Maladies *aiguës*,
remarquer les avantages & les deſavantages qu'en reti-
roit la Nature ; & c'eſt ce que fit encore *Hippocrate* *,   * *De vict. in*
comme il paroit par les Préceptes qu'il nous a laiſſés   *acut. Aphoriſm.*
là-deſſus dans ſes Ouvrages.

La connoiſſance qu'avoit *Hippocrate* du Corps humain, & l'étude qu'il avoit faite de la Philoſophie de
ſon temps, le portèrent à raiſonner ſur la nature des
Humeurs & ſur les cauſes de la Santé & des Maladies
de l'Homme ; mais il paroit qu'en Pratique il ſe fondoit plus ſur des Réflexions tirées de l'Expérience &
de l'Obſervation que ſur des raiſonnements Philoſo-
phiques. De ce grand principe, que la *Nature*, ou
guérit elle même les Maladies *, ou *indique aux Maîtres*   * *Ep. l. 6.*
de l'Art les voyes qu'il faut ſuivre pour les guérir *,   * *L. de flat.*
il conclud bientôt qu'à l'imitation de la Nature, *il fal-*

loit guérir la repletion par l'évacuation, & l'inanition
    ** Aph. 22. sect. 2.*   *par la repletion **, qu'ainsi *la Médecine n'étoit que l'Art*
    ** L. de flatib.*   *d'ajoûter & de retrancher **, ou , ce qui revient au
même , d'ôter les caufes des Maladies , & que dans
le traitement de celles qu'on appelle *aiguës* , il n'y avoit
qu'à employer le Régime , les Saignées , les Vomitifs
& les Purgatifs que l'expérience avoit montré être
propres à évacuer les mauvais Sucs & à réparer les
bons , & à remplir par-là toutes les fins de la Médecine. C'eft à cette manière de pratiquer fondée fur le
raifonnement & fur l'expérience qu'on donna le nom
de Méthode des *Dogmatiques.*

Les Fils, le Gendre & les Difciples d'*Hippocrate*
marchèrent fur les traces de leur Maître. Inftruits des
principes dont je viens de parler, perfuadés d'ailleurs
qu'on ne peut s'égarer en fuivant les routes qu'indique la Nature, & convaincus par leur propre expérience de la néceffité du Régime, des Saignées, des
Vomitifs & des Purgatifs pour fuppléer aux moyens
que la Nature ne peut pas du tout employer, ou qu'elle
n'employe que fort imparfaitement en Maladie , ils
embraffèrent la Méthode qu'*Hippocrate* avoit fuivie &
la tranfmirent à ceux qui vinrent immédiatement après
eux , parmi lefquels *Dioclès* & *Praxagore* furent les
plus célèbres.

Une Méthode fi fimple & fi naturelle devoit, ce
femble, être accueillie avec empreffement par les Médecins qui fuccédèrent à ceux dont on vient de parler.
C'étoit une route que la Nature elle-même avoit ou-
    ** De prifc. Me-*
    dicin.   verte, & *Hippocrate* * animé , pour ainfi dire , d'un

efprit

esprit prophetique, qui n'étoit en lui que le goût du vrai, avoit averti qu'*envain on se donneroit la torture pour en chercher une autre.* Il n'y avoit donc qu'à entrer dans cette route, qu'à pousser plus loin les Observations & les Réflexions sur lesquelles avoit été fondée la Pratique du Régime, des Saignées, des Vomitifs & des Purgatifs, & à perfectionner l'application de cette Méthode. Mais il n'est que trop ordinaire à l'Homme de méconnoitre la bonne voye & de préférer au droit chemin des sentiers détournés.

Dans la Méthode d'*Hippocrate* on raisonnoit, & ce qui auroit dû contribuer à son progrès, pensa causer sa ruine entière. Le simple, le naturel ne fut pas du goût de tout le monde, on voulut rafiner sur la Théorie & sur la Pratique, & la prédiction d'*Hippocrate* s'accomplit, on s'égara. On s'appliqua davantage à l'Anatomie, & cette Science la clé & le fondément de la vraye Médecine, au lieu d'une nouvelle lumiere qu'on avoit droit d'en attendre, ne servit alors qu'à répandre de nouveaux nuages sur la Pratique. *Chrysippe, Erasistrate, Herophile* & leurs Disciples se declarèrent contre la Saignée & les Purgatifs, & ils prétendirent vainement qu'on pouvoit évacuer les Humeurs, en diminuer la quantité & remédier à la *Plethore* par d'autres moyens plus sûrs, tels que le *Jeune*, l'*Abstinence* & l'*Exercice*, aufquels ils joignirent les *Lavements* & les *Vomitifs*.

Jusques-là on raisonnoit, on convenoit de la nécessité de diminuer la quantité des Humeurs, & l'on n'étoit partagé que sur les moyens dont on devoit se

fervir pour opérer cet effet. Mais bientôt aprés on
fe laffa tout-à-fait des raifonnements, on les traita d'i-
nutiles , & on regarda comme de vains amufements
les recherches des Anatomiftes. On fe borna dans la
Pratique à la feule Expérience, & ceux de cette Secte,
à la tête defquels on met *Serapion* Alexandrin & *Phi-
linus*, furent appellés *Empiriques*.

Ces Médecins ne rejettoient aucun des Remèdes
déja connus, & ils ne conteftoient aux *Dogmatiques* que
les raifons fur lefquelles ceux-ci fondoient leur Pratique. Ils firent pendant quelque temps une affez belle
figure, fur-tout *Heraclide* Tarentin, qu'on croit avoir
vécû fur la fin du trente-huitiéme fiécle du Monde,
mais auffi ils furent vivement combattus par les Médecins *Dogmatiques*.

Tous ces Médecins étoient Grecs, & ils ne pra-
tiquoient guère la Médecine que dans le Pays foumis
à la Domination des Grecs. Leurs Succeffeurs s'étendirent enfuite dans les Contrées de l'Empire Romain,
& y apportèrent les uns la manière de pratiquer d'*Hippocrate*, les autres celle de *Chryfippe* & d'*Erafiftrate*,
& les autres celle d'*Heraclide*. Chacun fuivoit opiniâtrement fa Méthode dans la Pratique & la foutenoit
avec chaleur dans fes Ecrits, lorfque vers le milieu
du trente-neuvième fiécle, *Afclepiade* (a) qui n'étoit

(a) *Voici le portrait qu'on fait de ce Médecin dans le Journal des Sçavants de
l'Année* 1742. *pag.* 567.

Vers le temps de Mitridate & de Pompée, *Afclepiade* parut à Rome avec
tout l'éclat que donnent le génie , le fçavoir , & la faveur. Sur ce grand
Théatre , où il déploya tout l'Art des intrigues & de la Charlatanerie la

venu de Grèce à Rome que pour y enseigner la Rhe-
torique, se tourna tout-à-coup vers la Médecine, en
changea toute la face & imposa, pour ainsi dire, silence
à tous ses Concurrents. Il rejetta tous les Remèdes
desagréables, les Saignées, les Vomitifs, les Purgatifs, & il ne retint que le Régime & quelques autres
petits secours plus propres à amuser les Malades qu'à
les guérir. Les principes sur lesquels il se fondoit,
étoient tirés de la Philosophie d'*Epicure.*

Thémison adopta d'abord les principes d'*Asclepiade*,
mais il ne rejetta ni les Saignées, ni les Purgatifs : il

plus rafinée, il s'éduisit tous les esprits. Il retrancha de la Médecine tout ce
qu'elle avoit d'effrayant & de cruel, c'est-à-dire, tout ce qui l'avoit renduë
odieuse aux Romains. Il annonça qu'il guériroit les Malades promptement,
surement & agréablement. Ainsi de l'Art de guérir qui est toujours douloureux ou desagréable, il promit d'en faire l'Art d'amuser les Malades : pro-
messe qu'il démentit quelquefois, mais ce fut sans doute malgré lui.

Asclépiade condamna les Emétiques, les Purgatifs, la Saignée. Il cher-
cha dans les Bains, dans l'Exercice, dans des Berceaux suspendus un amu-
sement pour occuper l'esprit des Malades. I leur permettoit le Vin même dans
le transport. Quelques succès brillants qu'il devoit a la Nature, & que le
hazard partage aux Médecins ignorants comme aux sçavants, lui méritèrent
la confiance des Romains. Son langage séducteur lui gagnoit les esprits, son
vain babil éblouïssoit même les Sçavants. L'ignorance de ce Medecin ne
l'empêcha pas de faire consister la Médecine dans la connoissance des causes;
mais ce ne fut pas sur ces causes immédiates que l'Anatomie & la Physique
nous découvrent, qu'il porta ses Recherches. E les demandent des peines qui
auroient rebuté le Médecin des Grands & des Dames Romaines. Il s'attacha
donc aux causes les plus éloignées & toûjours cachées pour nous. Il les cher-
cha non dans les Corps animés mais dans la Philosophie d'Epicure, qui
n'avoit pas prétendu instruire les Médecins. Les Corpuscules plus gros ou
plus petits, étoient, selon lui, les agents qui produisent la Santé ou les Maladies. C'est contre l'action de ces agents inconnus qu'il dirigeoit sérieusement
ses Remèdes. Par cette Doctrine ridicule, soutenuë de l'intrigue & de l'Art
de plaire, un Rhéteur dedaigné du Public devint le maître de la vie des
Romains, le Tyran des autres Médecins dont l'Art, disoit-il, n'étoit qu'u-
ne longue méditation de la mort. Ce bon ou mauvais mot plaisoit sans doute
à ceux qui demandent de l'esprit dans les Médecins, au milieu des dangers
les plus pressants qui menacent la vie.

se servoit aussi des Ventouses, & des Sangsuës. Ensuite
il abandonna la Théorie de son Maître, qu'il trouvoit
trop vaste & trop difficile, & il s'en fit une plus simple & plus aisée. Il reduisit toutes les Maladies à trois
genres, qu'il qualifia de *relâché*, de *resserré* & de
mixte, ou mêlé de relâchement & de resserrement;
& c'est là-dessus qu'il fonda sa Pratique. Les Disciples
de *Thémison* furent appellés *Méthodiques.* Ils embras-
sèrent sa Théorie, mais ils ne suivirent pas en tout sa
Pratique, ainsi qu'on le verra ci-après.

Celse, qui le premier a écrit de la Médecine en
Latin, vint peu de temps après *Thémison.* Il étoit Romain & vivoit sous Auguste & sous Tibere. S'il n'a
pas lui-même pratiqué la Médecine, comme l'ont cru
quelques-uns, il nous a dumoins transmis la manière
dont on la pratiquoit à Rome de son temps. Sa Pratique paroit un mélange de celles d'*Hippocrate* & d'*Asclepiade*, mais un mélange fait avec choix, & qui
embrasse ses vûës particulières & celles de quelques
autres Médecins qui l'avoient précédé ou qui vivoient
de son temps. Après avoir posé pour principe que
les moyens qu'on employe pour guérir les Maladies,
ou ôtent quelque matière, ou l'ajoûtent, ou la dé-
tournent, ou la concentrent, & qu'ils rafraichissent
ou échauffent, qu'ils endurcissent ou ramollissent, il
ajoûte que cette matière est ôtée par la Saignée, par
les Ventouses, par les Déjections, par le Vomissement, par la friction, par l'exercice, par le jeune,
par la sueur. Il examine ensuite tous ces moyens, &
s'étend assez au long sur leur usage.

On voit d'abord que du temps de *Celse* on ſaignoit juſqu'aux petits Enfants, aux Vieillards & aux Femmes enceintes, & qu'on avoit plus d'égard aux forces qu'à l'âge ou à toute autre circonſtance. On voit auſſi que pour ſaigner dans les Maladies *aiguës* on ſe fondoit à-peu-près ſur les mêmes indications qui nous ſervent aujourd'hui de Règle. Il n'y a guère d'autre différence dans la Pratique qu'il expoſe d'avec celle que nous ſuivons aujourd'hui, ſinon qu'il prétend, 1°. qu'il n'eſt jamais utile de ſaigner après le quatrième jour de la Maladie, 2°. qu'il ne faut pas ſaigner dans le fort de la Fiévre à moins qu'on ne veuille égorger le Malade, 3°. qu'il eſt faux que les Saignées révulſives ſoient préférables à tout autre Saignée. Mais ces erreurs, on les lui pardonnera d'autant plus aiſément qu'elles étoient ſans doute une ſuite de ſon peu d'expérience, & ſur-tout de l'ignorance où il étoit ſur la circulation du Sang.

A l'égard des Ventouſes, il s'en ſervoit principalement pour dégorger une partie affectée, & pour ſoulager dans les Maladies *aiguës* lorſque les forces ne permettoient pas d'en venir à la Saignée.

Enſuite après avoir remarqué que dans preſque toutes les Maladies les Anciens uſoient de différents Remèdes pour lâcher le ventre, il ajoûte que tous les Purgatifs bleſſent l'Eſtomach, à moins qu'on n'y mêle de l'Aloës, qu'ils ne doivent être employés que lorſque le Malade eſt hors de Fiévre, & qu'ainſi il vaut mieux dans les Fiévres donner des Aliments & des Boiſſons qui en même-temps puiſſent nourrir les Ma-

lades & lâcher leur ventre. Il craignoit beaucoup moins
les Lavements dont il marque fort au long l'ufage.

Pour le Vomiffement, il le croyoit néceffaire dans
toutes les Maladies *aiguës* où la Bile dominoit; mais
il ne vouloit point de Vomitifs irritants, & il n'aprou-
voit que ceux qu'on peut prendre en fanté, tels que
l'Eau tiéde, feule, ou celle à laquelle on ajoûte un peu
de Sel ou du Miel.

C'eft ainfi que penfoit *Celfe* fur l'ufage qu'on devoit faire des Remèdes dont on vient de parler, dans
le traitement des Maladies *aiguës* en general. Nous
ne rapportons point les confeils qu'il donne fur les autres moyens d'évacuer les Humeurs, tels que le jeune, la friction, l'exercice, &c. à l'égard defquels il
fuffira de dire que dans certains cas il les approuve
& que dans d'autres il les condamne, en quoi il fe
range quelquefois au fentiment d'*Afclepiade*, & quelquefois il s'en éloigne. Il faut pourtant convenir que
le Régime étoit fon Remède favori & celui fur lequel
il faifoit le plus de fonds dans le traitement de ces
Maladies, & fur-tout des Fiévres pour lefquelles il ne
propofe que rarement les Saignées, les Vomitifs &
les Purgatifs.

Les Romains ne fuivirent pas l'exemple de *Celfe*,
ou fi quelque autre après lui traita de la Médecine,
fes Ouvrages ne font pas parvenus jufqu'à nous. La
plûpart des Grecs ne l'imitèrent pas non plus dans le
parti qu'il avoit pris de choifir dans chaque Secte ce
qu'il avoit jugé de meilleur. Les *Méthodiques* prirent
pendant quelque temps le deffus, parmi lefquels *Thef-*

falus de Tralles en Lydie , *Soranus* d'Ephéfe , & *Cæ-
lius-Aurelianus* de Sicca en Affrique , furent ceux qui
fe diftinguèrent le plus. Ils vivoient fous les Empereurs Neron , Trajan , Adrien , & peut être fous Marc-
Aurele. Nous n'avons que les Ecrits de *Cælius-Aure-
lianus* qui font en fort mauvais Latin. C'eft là où l'on
voit que les *Méthodiques* condamnoient les Purgatifs
dans les Maladies *aiguës* , & fe mocquoient des *Dogmatiques* & des *Empiriques* qui les employoient. A
l'égard des Saignées , des Ventoufes fcarifiées , des
Sangfuës , ils s'en fervoient en vûë de relâcher les
parties trop tenduës.

Le fyftème fur lequel étoit fondée cette Pratique
étoit trop commode pour n'avoir pas beaucoup de
Partifans. Cependant il ne pût réünir les Suffrages de
tous les Médecins. Les uns n'abandonnèrent point les
Dogmatiques , les autres furent toûjours pour les *Empiriques.* Les *Méthodiques* même fe partagèrent en
plufieurs Sectes aufquelles on donna le nom d'*Epifyn-
thetique* , d'*Eclectique* & de *Pneumatique. Leonides* d'A-
lexandrie fut de la premiere Secte , *Archigene* d'Apa-
mée en Syrie fut de la feconde , *Athenée* & *Aretée*
de Cappadoce furent de la troifième.

On ne fçait rien de la manière de pratiquer des
Epifynthetiques & des *Eclectiques* ; mais puifque fuivant
l'étymologie de leur nom, les uns *raffembloient* ou *con-
ciliient* , & que les autres *choififfoient* , il eft à préfumer qu'ils employoient des Remèdes pris des Autheurs
de toutes les autres Sectes.

A l'égard des *Pneumatiques* , *Aretée* dont les Ecrits

se sont conservés, nous apprend de quelle manière ils traitoient les Maladies *aiguës*. Ce Médecin ordonnoit des Purgatifs tantôt simples, tantôt composés, & il ne craignoit point de donner des Lavements un peu forts. Il faisoit aussi vomir & il pensoit que les Vomitifs n'agissent pas seulement en évacuant & en faisant faire des efforts, mais encore en s'insinuant dans toutes les parties intérieures du Corps. La Saignée étoit pour lui un Remède très-familier. Il ouvroit differentes Veines & même des Artères. La Thériaque & le Mitridate ne lui étoient pas inconnus, & il est le premier qui ait employé les Cantharides en Vesicatoire, ou du moins le second s'il n'est venu qu'après *Archigene*, qu'*Aëtius* fait parler ainsi. *Nous nous servons du Cataplâme où entrent les Cantharides, qui fait de grands effets, pourvû que les petits Ulcères qu'il excite demeurent long-temps ouverts, ou fluent long-temps : mais il faut en même temps garantir la Vessie par l'usage du Lait, tant intérieurement qu'extérieurement.* D'où l'on voit qu'en Pratique *Aretée* se conformoit plus à l'Expérience qu'à la Théorie, & qu'il ne faisoit pas façon de se servir des mêmes Remèdes dont s'étoient servis *Hippocrate* & les autres Médecins qui l'avoient précédé.

Toutes ces différentes Méthodes étoient en vogue lorsque *Galien* appellé par les Empereurs Marc-Aurele & Lucius-Verus peu de temps avant la mort de ce dernier, se rendit à Rome. Il y avoit alors des Médecins qui suivoient, les uns la Méthode des *Dogmatiques*, & les autres celle de quelqu'une des autres Sectes. L'unité de Pratique ne regnoit pas même parmi

les

les Médecins *Dogmatiques*. Les uns suivoient la Méthode d'*Erasistrate*, les autres celle d'*Asclepiade*. *Galien* se déclara pour la Méthode d'*Hippocrate*, & refuta toutes les autres. Il s'appliqua beaucoup à l'Anatomie & aux Sciences qui éclairent la Théorie, & ne s'attacha pas moins à la Pratique, qu'il porta à certains égards plus loin que son Maître. Il saigna plus souvent que lui, & saigna la nuit comme le jour. Il se regla sur le Poulx & ne craignit point de saigner les Vieillards robustes & les Enfants au-dessus de quatre ans. Il spécifia même la quantité ou le poids du Sang qu'il tiroit à chaque Saignée, ce qu'aucun Médecin que je sçache, n'avoit fait avant lui. Il purgea aussi plus souvent qu'*Hippocrate*, observant en cela comme à l'égard des Saignées de se conformer aux principaux préceptes de ce grand Maître, & commençant toûjours par la Saignée dans les cas où l'un & l'autre de ces Remèdes étoient indiqués.

Galien se servoit aussi de quelques autres Remèdes dont il seroit inutile de parler ici, & il ne négligeoit point le Régime, comme il paroit par les Livres qu'il a composés sur ce sujet. Il soutenoit sa Pratique & combattoit celle des autres par une Théorie fondée sur les idées Philosophiques de son temps.

Le plus grand nombre de ceux qui vinrent après *Galien* adoptèrent toutes ses idées, imitèrent en tout sa Pratique, & ne firent presque que le copier dans leurs Ecrits. Tels furent *Oribase*, *Aëtius*, *Alexandre* de Tralles, *Paul* d'Egine, *Actuarius* parmi les Ecrivains Grecs, *Mesué*, *Serapion*, *Rhazès*, *Avicenne*, *Avenzoar*, *Averrhoès*,

Alfaharavius (*Albucafis*) parmi les Arabes, tels furent
auffi les Médecins des Ecoles de Salerne , de Montpellier , de Paris , de Bologne parmi les Hebreux &
les Latins-barbares.

Tous ces Médecins difperfés en Afie , en Affrique ,
en Europe , fuivoient à-peu-près la même Méthode
générale & raifonnée. Ils faignoient dans les Maladies
aiguës pour diminuer la *plénitude* ou pour faire une *re-*
vulfion ou une *derivation* , ils purgeoient pour remédier
à la *Cacochymie* , & ils fe fervoient d'*Altérants* chauds
ou froids pour corriger l'*Intemperie* froide ou chaude.

La Pratique devint même plus hardie. *Alexandre*
alla jufqu'à ouvrir les *Jugulaires* , & cela lui réüffit :
les Arabes osèrent faigner les Enfants au-deffous de
quatre ans , & la découverte qu'ils firent d'un grand
nombre de Purgatifs beaucoup plus doux que ceux
dont lés Grecs s'étoient fervis , les encouragea à recourir plus fouvent à l'ufage de ces Remèdes.

Les Médecins qui fuccedèrent aux Arabes embraf-
sèrent aveuglement leur Théorie & leur Pratique ;
mais quoiqu'ils fuffent tous parfaitement d'accord entr'eux pour le fond de la Méthode , ils n'étoient pas
néantmoins auffi unanimes quant à fon application. La
circulation du Sang , la conftitution naturelle de ce
fluide , la ftructure , le jeu des Organes , tout cela
leur étoit inconnu. Ils ignoroient par conféquent les
premiers fondements de la vraïe Théorie. Ainfi l'on
ne doit pas être furpris s'ils erroient quelquefois dans
l'application de leur Méthode & s'ils étoient fouvent
partagés entr'eux à cet égard.

Enfin on se lassa des raisonnements de *Galien* & des
Arabes, on remonta à la source & on rétablit en France la Doctrine & la Pratique d'*Hippocrate*. On publia
en Angleterre la circulation du Sang, & on s'appliqua
avec plus d'ardeur que jamais à l'Anatomie & à la
Matière médicale ; mais on ne perfectionna pas beaucoup la manière d'appliquer la Méthode générale qu'on
avoit reçûë d'*Hippocrate*, de *Galien* & des *Arabes.*
Cependant partout où il y avoit des Médecins on sai-
gnoit, on faisoit vomir, on purgeoit. C'étoit la Méthode qu'on suivoit dans le traitement des Maladies
aiguës à Paris & à Montpellier. C'étoit sans doute celle
qu'on suivoit en Angleterre, ou du moins celle que
le fameux *Linacre*, Fondateur du Collége des Médecins de Londres, vouloit qu'on suivit sur les élegantes
traductions qu'il avoit faites de l'*Ygieine* & de la *Théra-
peutique* de *Galien*. C'étoit enfin celle qu'on suivoit
en Italie, en Espagne, en Allemagne, &c. comme le
prouvent suffisamment les Ecrits des Médecins qui
depuis environ trois cents ans ont pratiqué dans ces
différents Pays.

Il faut pourtant convenir que dès auparavant cette
Méthode n'étoit pas si généralement suivie. Il y
avoit déja des Chymistes, qui par le moyen d'un
seul Remède, d'un Remède universel prétendoient
guérir toutes les Maladies, rétablir parfaitement la Santé
& prolonger la vie pendant un grand nombre d'années.
Raymond Lulle fut le premier à repaître les esprits de
ces vaines promesses. *Basile Valentin*, *Paracelse*, &
Vanhelmont donnèrent dans les visions de *Lulle*. Ce

Remède univerſel, ce Sécret admirable, mais chymerique, chacun crut le poſſeder. Dans cette prévention, ils dédaignèrent la Méthode d'*Hippocrate* &
de ſes Diſciples, ils bannirent de leur Pratique les
Saignées & les Purgatifs & ſe vantèrent de guérir avec
un ſeul & même Remède toutes les Maladies ſans aucun égard à leur nature ou à leurs cauſes.

Ces magnifiques promeſſes en impoſèrent à quelques-uns; mais elles ne peurent ſéduire tout le monde.
Il y eut toûjours en France, en Eſpagne, en Italie,
&c. des Médecins qui demeurèrent attachés à la Pratique d'*Hippocrate* & de *Galien*. Heureux! s'ils avoient
ſçû profiter d'abord de la lumière que leur offrit *Harvée*,
& reformer là-deſſus leur Théorie & l'application de
leur Méthode. Mais le même attachement pour les
Anciens, qui leur faiſoit refuſer les vaines offres
des Chymiſtes, les empêchoit ſans doute d'ouvrir les
yeux à la clarté qui venoit les frapper en leur découvrant la circulation du Sang.

Cependant quelques Remèdes échappés des mains
des Chymiſtes ne laiſſoient pas de temps en temps de
faire du bruit dans le monde. Les uns s'en ſervoient,
les autres s'en abſtenoient comme d'un Poiſon, la
plûpart s'en défioient faute de les bien connoître &
de les ſçavoir bien appliquer.

Tel fut l'état de la Médecine juſqu'au temps de M.
Deſcartes. L'exemple de ce Philoſophe encouragea les
Médecins à ſecouer le joug de l'autorité & à ne re-
connoître d'autres Maîtres que la raiſon & l'expérience.
On adopta la circulation du Sang, on embraſſa les

principes des Chymistes & l'on commença à reformer la Théorie de la Médecine. A l'égard de la Pratique, elle ne retira pas d'abord de grands avantages de la découverte d'*Harvée*, ni des principes des Chymistes ; & ce ne fut que vers la fin du dernier siècle qu'un sçavant Médecin * d'Italie fonda sur la circulation du Sang la Pratique de différentes sortes de Saignées: Pratique que M⁀ˢ. *Sylva* & *Gourraigne* ont mis ensuite dans un plus grand jour. Auparavant le choix des Saignées qu'on divisoit * en *évacuatives générales*, en *revulsives*, en *derivatives* & en *évacuatives particulières*, n'étant fondé que sur les effets qu'on leur voyoit produire, on employoit tantôt les unes, tantôt les autres, selon les vûës bien ou mal fondées qu'on se proposoit.

On n'étoit pas plus d'accord sur la manière d'appliquer les Vomitifs & les Purgatifs. Il a été un temps dans le siècle précédent où l'on n'osoit employer les Vomitifs que dans le plus haut période des Maladies *aiguës*, & après avoir essayé en vain les Purgatifs ordinaires. On se ravisa ensuite, & l'on ne craignit point de les donner dès les premiers jours de la Maladie après les Saignées nécessaires. A l'égard des Purgatifs, les uns ne vouloient les employer qu'après la coction des Humeurs, les autres persuadés que les premières voyes font toûjours remplies de matières crûës & indigestes au commencement des Maladies *aiguës*, vouloient toûjours les pratiquer dès les premiers jours. D'autres enfin soutenoient que dans ces Maladies, il faut tantôt user de Purgatifs dès le commencement, tantôt

* *Bellini de sanguin. missione.*

* V. *River. Institut. lib. v. part. 1. sect. 2.*

s'en abſtenir, ſelon que l'Eſtomach ſe trouvoit chargé ou non de Sucs impurs. Mais à meſure que la Théorie s'eſt épurée, que par de fréquentes ouvertures des Cadavres les alterations que ſouffrent dans les Maladies *aiguës* nos Parties ſolides & fluides, ont été mieux connuës, que les Obſervations & les Réflexions ſur la nature, la marche, la terminaiſon de ces Maladies ont été pouſſées plus loin, toutes ces diſputes ſe ſont preſqu'entièrement évanouïes en France; & l'on eſt enfin unanimement convenu qu'après les Saignées néceſſaires il falloit au plûtôt en venir à l'Emétique s'il étoit indiqué, ou du moins aux Purgatifs, & réïterer ſelon le beſoin les Saignées & les Purgatifs juſqu'à la fin de la Maladie. C'eſt la Méthode que tous les bons Praticiens ſuivent aujourd'hui en France, & nous pouvons dire que l'Illuſtre M. *Chirac* eſt un de ceux qui a le plus contribué à l'établir & à l'accréditer, en marchant, comme il l'avoüé lui-même, ſur les traces des *Barbeyracs* & des autres Médecins ſes Prédeceſſeurs dont il avoit pris la tradition, & en perfectionnant ſur l'ouverture des Cadavres & ſur ſes propres Réflexions le dépôt qu'il en avoit reçû.

C'eſt par cette Méthode employée courageuſement & avec les circonſpections néceſſaires qu'on parvient à prévenir les Engorgemens & leurs funeſtes ſuites, à procurer la dépuration du Sang & la reſolution des Inflammations internes, & à guérir par là & avec le ſecours d'un Régime convenable le plus grand nombre des Maladies *aiguës*. C'eſt en ſuivant cette Méthode générale & raiſonnée qu'on peut ſouvent ſe paſſer de

V. *Traité des Fiévr. malign. p.* 24.

Véficatoires fur lefquels les Anglois fondent principalement leur Pratique. Auffi voit-on que M. *Chirac*
n'en faifoit nul ufage, du moins n'en dit-il rien dans
fon *Traité des Fiévres malignes & peftillentielles*, quoique ce fecours ne lui fut pas inconnu, ayant été fouvent employé dès le commencement du dernier fiècle
par un célèbre Praticien * de Montpellier, & par les
D^{rs}. *Sydenham & Freind* vers la fin du dernier fiècle
& au commencement de celui-ci. Il ne faut pas toutesfois bannir les *Véficatoires* du traitement des Maladies *aiguës*; c'eft quelquefois une grande reffource, lorfqu'on n'a pas été appellé au commencement
& qu'on n'a pû faire les Saignées néceffaires, ou
lorfque malgré toutes les Saignées qu'on a pû faire,
malgré les Purgatifs qu'on a employés & qu'on doit
encore employer, la conftitution vifqueufe du Sang &
de la Lymphe demande l'application d'un pareil Fondant, ainfi que je l'ai fouvenr reconnu en Pratique,
& comme l'ont reconnu auffi de très-habiles Praticiens * François.

    Tels font les progrès qu'a fait jufqu'ici en France
la Pratique des Maladies *aiguës*. Elle auroit fait fans
doute les mêmes progrès dans les Pays Etrangers, fi
on avoit tâché de perfectionner la Méthode d'*Hippocrate* par les mêmes moyens dont on s'eft fervi dans
ce Royaume; & il ne nous refteroit qu'à agir de concert avec nos Voifins pour porter l'application de cette
Méthode au plus haut point de perfection où elle puiffe
être portée. Mais en nous renfermant même dans l'enceinte de ce Royaume, il étoit à craindre que tous

ces progrès ne devinffent inutiles fi l'on demeuroit
perfuadé que les Maladies *aiguës* de même nom ne
font pas les mêmes en différentes années , ou dans
les différentes conftitutions d'une même année , & que
les nouveaux fymptômes dont elles font quelquefois
accompagnées fuppofent un nouveau caractère & demandent un nouveau traitement , une nouvelle Méthode. Il étoit à craindre que regardant comme nouvelles les Maladies qui s'éleveront à l'avenir , on
n'abandonnât la Méthode ordinaire & éprouvée pour
courir après des Remèdes nouveaux & équivoques.
Enfin il étoit à craindre qu'en Pratique on ne re-
tombât prefque chaque année dans ce tâtonnement
dangereux auquel étoit reduit *Sydenham* , & avec lequel malgré toute fon attention & fa fagacité naturelle, il ne pouvoit, comme il l'avouë lui-même * ,
empêcher que les premiers Malades qui tomboient
entre fes mains , ne periffent ou ne couruffent un
rifque évident de périr.

Pour prémunir les jeunes Médecins contre une
prévention fi généralement repanduë , il ne fuffifoit pas d'avoir recours aux raifonnements *Théori-*
ques : il ne fuffifoit pas de faire voir par des raifons prifes de la nature des Humeurs, de la ftructure
des Organes du Corps humain, & de la manière d'agir
des caufes morbifiques, foit évidentes, foit cachées ,
que les Maladies de même nom font aujourd'hui quant
à leur caractère effentiel, & feront à l'avenir les mêmes qu'elles étoient autrefois : enfin , il ne fuffifoit pas
de déduire leurs différentes apparences des différentes

modifications

* Cap. 2. de
Morb. epid.

modifications de leur caractère essentiel, des différentes parties affectées, &c. Tout cela auroit pû être contesté. Il falloit en venir aux Observations *pratitiques*, qui seules passent pour décisives en cette matière. Il falloit rapporter les Descriptions qu'*Hippocrate* nous a laissées des Maladies qui regnoient de son temps, afin qu'on pût les comparer avec celles que les Médecins qui sont venus après lui nous ont données des Maladies qu'ils ont observées : il falloit décrire les Maladies qui ont regné sous ce Climat pendant ces dernières années, afin qu'on pût pousser la comparaison jusqu'au temps présent : enfin il falloit rapporter la manière dont j'ai traité ces Maladies, afin qu'on vit que je ne me suis jamais écarté de la Méthode générale & raisonnée ; & c'est ce que j'ay fait dans la troisième & la quatrième Partie du premier Volume & dans la continuation que j'en donne aujourd'hui. A cela si on joint ce que je viens de rapporter dans cette Préface, on verra que cette Méthode a été presque toûjours suivie quant au fond dans tous les Climats de la Terre, & que c'est la diversité d'opinions, & non la différence des Climats qui a introduit les Méthodes particulières.

Je n'ai pas toutefois negligé les raisonnements *Théoriques* : j'ai examiné les principales raisons pour & contre les Règles générales de la Pratique ; & plus je les ai approfondies, plus j'ai senti la force & la solidité de celles qui militent en leur faveur. J'ai été même plus loin. J'ai tâché de demontrer la verité de ces mêmes Règles & de faire voir que la différence des

Dissert. Prelim. & Remarq.

Ages, des Sexes, des Temperaments, des Conditions,
du Régime, des Saifons, des Climats, &c. ne s'oppofoit point à leur univerfalité. C'eft à des Lecteurs
également inftruits de la Théorie de la Médecine &
de la manière de démontrer des Géomètres à juger
fi j'ai réuffi en ce point. Enfin j'ai fait voir à l'égard
de quelques Maladies *aiguës* en particulier, que leur
caractère effentiel a été & fera toûjours le même, &
que leur traitement devra toûjours être affujetti à une
même Méthode générale & raifonnée.

Par Maladies aiguës j'ai toûjours entendu les Maladies aiguës humorales.

Mais je ne me fuis pas laiffé tellement éblouïr par
ces raifonnements que j'en aye conclu que les Obfervations *pratiques* feroient deformais inutiles. Bien
loin de cela ; j'ai toûjours penfé que pour une entière conviction il falloit encore un plus grand nombre d'Obfervations, & d'Obfervations non feulement
faites en différents lieux de ce Royaume, mais encore
en différents Pays, s'il étoit poffible qu'on les y fît fans
prévention & relativement aux vûës que je me fuis
propofées. Auffi ay-je refolu de travailler encore fur
le même Plan pour m'affermir de plus en plus dans
mon fentiment fi tout concourt à en prouver la verité,
ou pour l'abandonner tout-à-fait fi je viens à en reconnoître la fauffeté. Je donnerai en même-temps
mes Obfervations fur les Maladies *chroniques* avec une
Hiftoire abregée de leur Pratique depuis *Hippocrate*
jufqu'au temps préfent.

F I N

EXTRAIT DES REGISTRES

DE L'ACADEMIE ROYALE DES SCIENCES DE PARIS,
Du 16. Juillet 1746.

MRS. DE JUSSIEU le Cadet & FERREIN, qui avoient été nommés pour examiner *la Suite de la quatrième Partie des Elemens de Médecine-Pratique* de M. BOUILLET, Docteur en Médecine & Correspondant de l'Académie, en ayant fait leur rapport, l'Académie a jugé cette Suite digne du commencement de l'Ouvrage, & par conséquent de l'Impression. En foi de quoi j'ai signé le présent Certificat. A Paris ce 20. Juillet 1746.

GRAND JEAN DE FOUCHY, Sécrétaire
perpétuel de l'Académie Royale des Sciences.

EXTRAIT DES REGISTRES

DE LA SOCIETE' ROYALE DES SCIENCES,
Du 16. Juin 1746.

MRS. HAGUENOT & GOURRAIGNE, qui avoient été nommés pour examiner un Ouvrage de M. BOUILLET, qui a pour tître, *Suite des Elements de Médecine-Pratique*, &c. en ayant fait leur rapport, la Compagnie a jugé que cet Ouvrage, qui part d'un Autheur consommé dans la Théorie & la Pratique de la Médecine, étoit rempli d'Observations utiles & interessantes, & meritoit d'être imprimé. En foi de quoi j'ai signé le présent Certificat. A Montpellier ce 19. Juin 1746.

DE RATTE, Sécrétaire perpétuel
de la S. R. des Sciences.

Le Privilége a été imprimé dans le premier Volume.

Pag. xiv. l. 13. d'évacuer les humeurs, *lisez* de diminuer la quantité des humeurs,

Pag. xxiv. lig. 4. *après* constitutions *ajoûtez* de l'air.

Lettre de Monsieur Saux, Docteur en Médecine, à Monsieur Boüillet.

J'Ay lû & relû, Monsieur, & toûjours avec le même plaisir la Suite de vos Elements. Il seroit à souhaiter que la Méthode générale & raisonnée que vous proposez pour le traitement des Maladies *aiguës* eut autant de Sectateurs qu'un aveugle préjugé lui donne des adversaires ; la Pratique Médicinale en seroit sans doute plus sure, plus simple & par conséquent moins embarassante pour de jeunes Eleves qui multipliant mal à propos les causes principales des Maladies se croient en droit de recourir presque toûjours à de nouveaux Remèdes. Pour moi, je ne rougis point d'avoüer que jusqu'à vous j'ai pensé comme ces derniers, mais je me ferai desormais une gloire de suivre vos principes. Leur solidité se manifeste aisément à la première lecture de votre Ouvrage, & il y auroit de l'entêtement à lui résister. Je ne doute pas, Monsieur, que la verité que vous avez si bien dévelopée, ne soit bientôt accueïllie de tout le monde Médecin, & que vous ne retiriez de vos veilles tout le fruit que vous ètes en droit d'en attendre. Vous me faites beaucoup d'honneur de me consulter sur cet Ecrit, je souhaiterois être en état d'en juger, je trouverois dans cette occasion dequoi vous convaincre de l'attachement que j'ai pour tout ce qui vous regarde. Vous n'avez pas sans doute fait attention au peu de lumières qu'on a dans notre Profession à l'âge où je suis ; car enfin, dequoi peut-on être capable quand on n'a que trois ans de Pratique? c'est à mon grand regret que j'avoüé mon insuffisance. Je ne balance pas toutefois de vous dire, puisque vous me le permettez, que le Plan de votre Ouvrage me paroit fort bon, & d'autant plus utile qu'il est plus étendu. Le desir de marcher sur vos traces me détermine à le suivre : heureux ! si je puis vous égaler. Quoiqu'il en soit je commence dès aujourd'hui à faire des Observations avec toute l'exactitude dont je suis capable, & quand il sera temps je les ferai paroitre, mais ce ne sera pas sans vous avoir consulté. Mon Ouvrage contre M. Aillaud est depuis quelque temps entre les mains des Commissaires nommés par l'Académie Royale des Sciences, Inscriptions & Belles-Lettres de Toulouse. Les Lettres-Patentes que cette Académie a reçües depuis peu lui donnent ces Titres. Dès que j'aurai des nouvelles du Rapport qu'auront fait Mrs. les Commissaires, j'aurai l'honneur de vous écrire. Je suis, &c.

A Castelnaudarri le 22. Juillet 1746.

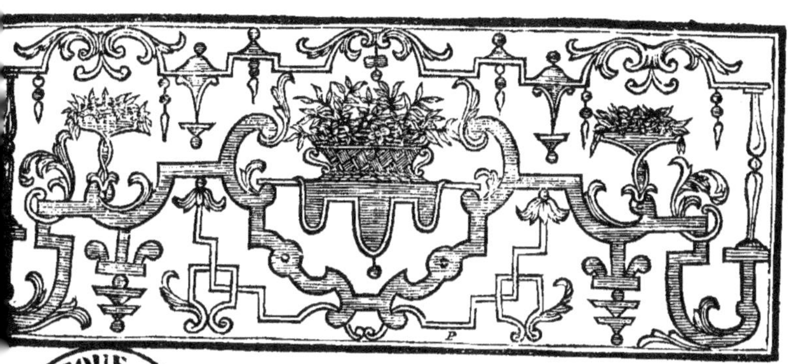

SUITE DES ELEMENTS

DE LA

MÉDECINE-PRATIQUE

✦✦✦✦✦✦✦✦✦✦✦✦✦✦✦✦✦✦✦✦✦✦✦✦✦✦

DISSERTATIONS PRÉLIMINAIRES.

NOUVELLE MÉTHODE

Pour guérir radicalement quelques Maladies *Chroniques* reconnuës jusqu'à présent pour Incurables.

Tollere nodosam tentat Medicina Podagram , &c.

E peu de succès qu'avoient eu jusqu'ici toutes les tentatives qu'on avoit faites pour dissoudre la Pierre des Reins & de la Vessie, portoit assez à croire que cette Maladie ne céderoit jamais à aucun Reméde intérieur ; & on avoit d'autant plus de raison de le penser ainsi , qu'on sçavoit d'ailleurs que la Pierre est une matiere beaucoup plus dure & plus difficile à pénétrer & à dissoudre que la substance des Reins & de la Vessie. Ce qui confirmoit encore dans cette pensée, c'est qu'on croyoit que pour pouvoir

Lû à l'Acad. de Bés. le 27. Août 1744.

A

s’introduire dans les interſtices des parties d’un corps auſſi dur que la Pierre , pour pouvoir les ſéparer , ces parties , les déſunir & les fondre , il ne falloit pas moins qu’un Diſſolvant corroſif , de l’Eſprit de Nitre , de l’Eau Regale , ou quelqu’autre ſemblable Menſtruë; & quelle apparence d’introduire ſans danger dans un Corps vivant & tiſſu de parties ſi délicates , des Diſſolvants de cette force , des Menſtruës de cette nature ! La reflexion ſuivante auroit pû contrebalancer cette penſée , & ſuggérer de nouvelles vûës , ou mettre du moins ſur les voyes une Perſonne bien inſtruite de la nature de nos Humeurs & des loix de l’Œconomie animale : mais loin que les reflexions précédent les expériences , ce n’eſt ordinairement qu’après les expériences que viennent les reflexions ; & *Celſe* a eu raiſon de dire , *non poſt rationem inventa eſt Medicina , ſed poſt inventam Medicinam quæſita eſt ratio* *. Nous en avons du moins une preuve très-ſenſible dans le ſujet dont il s’agit ici. On ſçavoit fort bien que la *Salive* , la *Bile* , le *Suc Pancréatique* , ont la vertu de pénétrer & de diſſoudre les Aliments : que ces Humeurs emportent les taches , mieux que le *Savon* ordinaire , comme l’a fort bien remarqué M. Aſtruc dans un de ſes Memoires ſur *la Digeſtion des Aliments* , lû en 1710. dans l’Aſſemblée publique de la Société Royale des Sciences. On ſçavoit , dis-je , que ces Humeurs étoient *Savoneuſes* , ou compoſées de Parties huileuſes & d’un Sel analogue à celui qui entre avec l’huile dans la compoſition du *Savon* : on n’ignoroit pas auſſi que ces Humeurs agiſſoient avec aſſez de force ſur les Aliments pour les reduire en un Suc laiteux & coulant ; & cela ſans diſſoudre ni bleſſer en aucune maniere les Tuniques de l’Eſtomach & des Inteſtins , quoique moins dures que la plûpart des Aliments : enfin on connoiſſoit dans bien des Plantes médicinales un Suc fondant , déterſif & adouciſſant , un Suc *ſavoneux*. De là on auroit pû inférer que ſans avoir recours à des Menſtruës corroſifs , à des Diſſolvants capables de fondre & de détruire la ſubſtance de nos Parties , on pouvoit ſans aucun riſque employer des matieres *ſavoneuſes* pour fondre & diſſoudre la Pierre des Reins & de la Veſſie. Mais le temps qui a amené ſucceſſivement d’autres connoiſſances , n’etoit pas encore venu. On ne ſçavoit point ce que nous ont appris M. *de Reaumur* de l’Académie Royale des Sciences , & M. *Hales* de la Société Royale de Londres : on ne ſçavoit point , dis-je , que l’air perdit ſon jeu de reſſort lorſqu’il eſt moüillé , qu’en cet état il ſe fixât , ſe concentrât dans les mixtes , & en liât étroitement toutes les Parties : on ne ſçavoit point que la quantité qui en eſt abſorbée dans tous les Corps fut énorme : enfin on n’avoit point une idée aſſez nette de la maniere d’agir des Sucs *ſavoneux* des Plantes , ni de l’action qu’exercent ſur les Aliments nos humeurs digeftives, en tant que *favoneufes* ; & quand on auroit eu cette idée, on n'auroit peut-être pas penfé à l'étendre & à en faire ufage pour trouver un Diffolvant propre à fondre la Pierre des Reins & de la Veffie.

Il eft du moins à préfumer que ce ne font point les connoiffances dont on vient de parler, que ce n'eft point l'idée nette de la maniere d'agir de nos liqueurs digeftives & des matieres *favoneufes*, que ce n'eft enfin aucune Théorie qui a conduit Mademoifelle *Stéphens* à la découverte de fon Reméde, de ce Reméde qui a foulagé tant de perfonnes attaquées de la Pierre, qui a guéri radicalement tant de Graveleux, & qui a été fi bien recompenfé par le Parlement d'Angleterre.

Cette Demoifelle s'occupoit, dit-on *, à préparer des Remédes pour les donner aux Pauvres; & comme dans les Pays Etrangers ** le *Savon* pris intérieurement eft depuis quelque temps beaucoup plus en ufage qu'il ne l'eft en France, il n'eft pas furprenant qu'elle en ait fait des effais fur les Calculeux, en le joignant avec d'autres Drogues qu'on regardoit comme *lithontriptiques*, mais qui fans le fecours du *Savon* ne diffolvoient pas le Gravier & la Pierre.

Serions-nous pardonnables de ne pas profiter de l'ouverture que vient de nous donner Mademoifelle *Stéphens*? Pourrions-nous négliger les nouvelles connoiffances que nous offre la Phyfique expérimentale que l'on cultive aujourd'hui avec tant de foin? Et la Théorie ne pourroit-elle pas nous fournir de nouvelles idées, nous ouvrir de nouvelles routes, & nous infpirer de nouvelles Méthodes pour guérir radicalement d'autres Maladies reconnuës jufqu'ici pour incurables? On croyoit la Pierre indiffoluble à tout Reméde intérieur : Mademoifelle *Stéphens* a fait voir qu'elle ne l'étoit pas. On croit que l'Afthme, la Goutte ne peuvent pas être guéris radicalement; mais eft-ce une impoffibilité démontrée? Quelle preuve en a-t-on? On dira fans doute qu'on n'a vû encore perfonne guérir radicalement de ces Maladies. Avant Mademoifelle *Stéphens* on n'avoit pas vû auffi des Pierres fe fondre dans les Reins & dans la Veffie. Les expériences de cette illuftre Angloife, & de ceux qui ont examiné & employé fon Reméde, ont détruit l'idée d'*indiffolubilité* qu'on avoit conçûë de la Pierre; pourquoi par d'autres expériences ne pourroit-on pas détruire l'idée d'*incurabilité* qu'on s'eft formée de l'Afthme & de la Goutte? En attendant ces expériences, je demande feulement qu'on fufpende fon jugement là-deffus.

On ne manquera pas de dire que l'Afthme différe fort de la Goutte, & que l'une & l'autre de ces Maladies différent encore plus de la Pierre. Cela fe peut; quoique j'efpere faire voir que dans le fond toutes ces Maladies ne font pas entr'elles fi différentes qu'on le penfe.

* *Mem. de l'Acad. R. des Sc.* 1740. pag. 177.

** V. *Obferv. de Medec. de la Soc. d'Edinbourg.* Boerhaav. *Opera* &c.

On dira auffi que les Remédes qui peuvent diffoudre la Pierre , ne feront peut-être aucun effet fur la matiere morbifique qui entretient l'Afthme & la Goutte. Cela fe pourroit encore : mais ne fe pourroit-il pas auffi que nous nous trompons en jugeant avec trop de précipitation , comme on fe trompoit avant les effais qui ont été faits , en jugeant la Pierre indiffoluble ? Au refte je ne prétends impofer à perfonne : encore moins penfé-je à hazarder la vie d'aucun Malade. Je ne me propofe ici d'autre fin que d'expofer briévement la nature de quelques Maladies *Chroniques* , qui ont refifté jufqu'ici à tous les Remédes connus , & de faire voir qu'on pourroit en venir à bout par la nouvelle Méthode que je vais indiquer. Ce fera enfuite à l'expérience à confirmer ou à détruire ce que j'aurai avancé. Du refte nul danger , nulle fuite fâcheufe à craindre des effais que je propoferai , & que je ne manquerai pas de faire moi-même dans l'occafion dès qu'on fera pourvû ici de tout ce qui fera néceffaire à mon deffein ; car, tout bien pefé , je ne vois pas qu'on puiffe me blâmer de vouloir effayer cette Méthode, s'il eft vrai , comme j'efpére le montrer, qu'il y ait d'un côté une guérifon radicale à efpérer , & de l'autre qu'il n'y ait nul danger à craindre. Mais avant que d'aller plus loin, donnons une idée générale des Maladies *humorales chroniques*.

Il n'en eft pas de ces Maladies comme des Maladies *aiguës.* La caufe de celles-ci réfide principalement dans les premieres voyes & dans les grands vaiffeaux , dans les vaiffeaux fanguins : celle des Maladies *chroniques* eft ordinairement logée dans les extrêmités des vaiffeaux les plus déliés du Corps Humain , dans les vaiffeaux & dans les glandes lymphatiques , dans les tuyaux fecretoires des Vifceres. Auffi les Méthodes générales qui fuffifent pour guérir les Maladies *aiguës* , qu'on pourroit fort bien appeller des Maladies *fanguines* , ne fuffifent pas pour guérir les *chroniques* , que nous appellerons déformais des Maladies *lymphatiques.* La Nature a beaucoup de part à la guérifon des premieres * , & la Médecine n'a prefqu'autre chofe à faire qu'à l'aider en fe conformant à fes vuës , & en fuivant les routes qu'elle indique. Dans les Maladies *chroniques* la Nature n'eft prefque d'aucun fecours , fes forces n'atteignent qu'avec peine jufqu'aux vaiffeaux lymphatiques , les moyens dont elle fe fert pour corriger les vices de la lymphe , pour dégager les Glandes ou les Philtres par où elle doit paffer , pour raménér cette humeur dépravée à fon état naturel ; fes moyens , dis je , ne tombent pas fous nos fens , & l'Art eft obligé d'inventer des Méthodes particulieres , de découvrir , à force d'effais , des Remédes *altératifs* propres à combattre ces vices & à les dompter. En effet on ne voit prefqu'aucune des Maladies *chroniques* guérir par des *crifes* , ou par des évacuations *fpontanées* , comme ou voit guérir des Maladies *aiguës* ; & l'on ne peut pas dire que la Nature ait indiqué le Kina pour la guériſon de la Fiévre quarte , le Soulphre pour la cure de la Galle , le Mercure pour le traitement des Maux Veneriens, comme elle a indiqué la Saignée & les Evacuants pour la cure des Maladies *aiguës* ? Il y a plus. On ne peut guere ſe repréſenter ſous un ſeul point de vûë tous les vices de la lymphe : du moins on ne ſçauroit les raméner à une ſeule cauſe, encore moins démontrer que l'augmentation ou la diminution de la quantité de cette humeur ſoit la meſure de toutes les mauvaiſes qualités qu'elle peut contraĉter , comme *Bellini* * & *Pitcarne* ** ont fait voir qu'on pouvoit le faire à l'égard des vices du Sang. Tout ce qu'on peut faire , c'eſt de ſuppoſer que tous les vices de la lymphe peuvent être rapportés à différents degrés de *conſiſtence* & de *ſaleure* de cette liqueur.

* V. *Opuſc.*
prop. 49.
** *Diſſ. de legib.*
Hiſt. nat.

Sur cette idée on comprend bien que pour guérir radicalement les Maladies *lymphatiques* , il faut changer la *conſiſtence* de la lymphe , en détruire la *ſaleure* , lui redonner de la douceur & de la fluidité ; & qu'ainſi l'on doit avoir recours à des Humeĉtants, à des Fondants, à des Délayants & à des Adouciſſants. Mais l'expérience de pluſieurs ſiécles a fait voir que la plûpart de ces Maladies ont reſiſté à tous ces Remédes, & qu'elles ont demeuré juſqu'ici incurables. L'expérience nous a appris auſſi que les Fondants qui déracinoient les vices de la lymphe dans une Maladie *chronique* , ne pouvoient pas déraciner les vices de cette humeur dans une autre Maladie *chronique* : que le Mercure , par exemple , qui guérit radicalement les Maux Veneriens, que le Kina qui emporte la Fiévre quarte, que le Fer qui guérit les Pâles Couleurs, &c. que tous ces Remédes & bien d'autres qu'on a eſſayés, n'avoient point de priſe ſur l'Aſthme, ſur la Goutte, &c. Que doit-on conclure de là ? Faudra-t-il reconnoître un vice particulier de la lymphe dans chaque Maladie *chronique* , un vice déterminé , mais inconnu, un *virus* particulier qui puiſſe céder à un certain Diſſolvant ſpécifique , & qui réſiſte à tout autre ? Mais n'embroüillons pas davantage cette matiere. Car enfin , pourquoi ne pas concevoir tous ces différents *virus* qui conſtituent l'eſſence des Maladies lymphatiques , & qui ne cédent qu'à des Spécifiques particuliers , à des Diſſolvants d'une eſpéce déterminée : pourquoi , dis-je , ne pas concevoir tous ces différents *virus* ſous l'idée d'une lymphe plus ou moins épaiſſe , plus ou moins ſalée ? Pourquoi ne pas ſe repréſenter le *virus* vérolique , le *virus* goutteux, le *virus* phthiſique , épileptique , ſcrophuleux, aſthmatique , &c. comme des modifications changées de la lymphe , comme des configurations particulieres des parties de cette liqueur , à raiſon deſquelles configurations ces parties font un tout plus ou moins épais , plus ou moins denſe & compaĉte , & plus ou moins falé ? A cela je ne vois rien qui repugne : je crois même que c'eft l'idée la plus faine qu'on puiffe fe former de ces différents *virus* après avoir examiné avec l'attention la plus férieufe les divers phéno- menes des Maladies *lymphatiques* , & ce que nous offre l'ouverture des Cadavres. Du moins on inféré aifément de cette Théorie qu'outre les Humectants , les Délayants & les Adouciffants qui conviennent en général à prefque tous les vices de la lymphe , il faut encore des Spécifiques particuliers , des Diffolvants d'une efpéce déterminée pour chaque degré en particulier d'*épaiffeur* & de *falure* de ce fluide.

Cela pofé , que refte-t-il à faire à un Praticien zelé pour le bien public & pour l'avancement de la Pratique ? C'eft en attendant qu'un heureux hazard ou des effays réiterés nous offrent des Spécifiques pour l'Afthme & pour la Goutte auffi efficaces que le Mercure pour les Maux Veneriens : c'eft , dis-je , d'avoir recours à l'*Analogifme* , c'eft de voir fi les Maladies qu'on fe propofe de guérir ont une analogie marquée avec celle dont on a découvert le Spécifique ; & fi ce Spé- cifique modifié ou combiné avec d'autres Remédes appropriés paroît propre à remplir toutes les indications qui fe préfentent dans ces Ma- ladies. Or c'eft en raifonnant fur la nature de l'Afthme , de la Goutte & de la Pierre , en examinant la maniere d'agir du *Savon d'Alicant* , fa convenance avec nos humeurs digeftives , & avec les fucs de quelques Plantes médicinales , la faculté qu'il a de pénétrer , d'amollir & de fondre des concrétions tartareufes : c'eft fur ces fon- dements , que j'ai penfé que ce Reméde adouci & marié avec d'autres Drogues pourroit être employé avec fuccès pour les efpéces les plus ordinaires d'Afthme & de Goutte. Voici en peu de mots mon rai- fonnement , & les réponfes aux objections qu'on pourroit me faire.

On voit en Pratique de plus d'une forte d'Afthme. On voit des gens qui ont un Afthme humide, on en voit d'autres qui font tour- mentés d'un Afthme fec, d'autres qui fouffrent d'un Afthme convul- fif , & d'autres enfin qui font attaqués d'un Afthme flatueux. On re- connoît auffi différentes fortes de Goutte , qu'on qualifiera , fi l'on veut , de chaude , de froide , de réguliere , d'irréguliere , de fixe , de vague , de primitive, de fecondaire ou de fymptomatique , &c. Mais les efpéces les plus ordinaires de ces Maladies , celles qui réfiftent le plus à tous les Remédes , & dont les accès font les plus longs & les plus fréquents , font celles qui dépendent d'un caractere particulier de la lymphe , à raifon duquel cette humeur ne roule qu'avec peine dans fes vaiffeaux, elle s'y rallentit , elle engorge ici les glandes des bronches & de la trachée artere , là les glandes mucilagineufes des ar- ticulations, elle s'y durcit & y forme enfin des concrétions qui reffem- blent à de petits cailloux, à de la craye, à du plâtre , &c. En effet, quoi de plus ordinaire que de voir dans les articulations des Goutteux des concrétions tartareuses, cretacées, gypseuses? Quoi de plus commun que de trouver dans les Cadavres des Asthmatiques des tubercules cruds, des durillons, des grêlots ou de petits grains pierreux repandus çà & là dans la substance des Poulmons? Et c'est à ces sortes d'Asthme & de Goutte que nous nous bornerons ici, nous réservant de proposer ailleurs des Méthodes convenables pour traiter avec succès les autres espéces de ces Maladies.

Nous n'envisagerons donc ici que ces espéces d'Asthme & de Goutte, & l'on nous accordera aisément que ces deux Maladies ont entr'elles une grande analogie, soit par rapport à leur cause commune qui n'est autre qu'une lymphe dépravée, soit par rapport à la consistence que prend cette lymphe & aux concrétions qu'elle forme. Qu'on examine les *grêlots* ou les grains pierreux que crachent quelquefois ceux dont l'Asthme dégénere en Phthisie: qu'on considére les matieres concretes qui sortent des articulations de certains Goutteux; & l'on reconnoîtra sans doute que ce n'est dans le fond qu'une même matiere. Il est donc à présumer que c'est la même humeur dépravée qui fait l'Asthme dans les uns & la Goutte dans les autres, & cela par rapport à la disposition ou acquise ou originaire qu'ont les glandes bronchiques à s'engorger dans ceux-là, & celles des articulations dans ceux-ci. On peut même avancer qu'il y a ici plus que présomption, puisqu'on voit souvent regner dans un même Sujet ces deux Maladies ensemble, que l'une succede fréquemment à l'autre, que l'Astme se termine quelquefois par la Goutte, & la Goutte par l'Asthme. Nous n'entrerons pas ici dans un plus grand détail *pathologique*, les Médecins n'en ont pas besoin, & le commun des Lecteurs n'y entreroit pas aisément.

Il ne me reste qu'à faire voir que ces deux Maladies different moins qu'on ne pense de la Pierre des Reins & de la Vessie. Au défaut d'une preuve décisive, je prierai mes Lecteurs de se contenter de la conjecture de M. *Hales* qui regarde la Pierre comme un véritable tartre animal, aussi-bien que les concrétions graveleuses des Goutteux, que nous avons jugé ne point différer des grains pierreux que crachent quelquefois les Asthmatiques. A quoi on peut ajouter que rien ne montre mieux l'analogie qu'ont ensemble ces Maladies, que leur fréquente association & leurs conversions réciproques. Car qui ignore * que les Goutteux ne soient ordinairement sujets à la Néphrétique, & qu'en eux la Néphrétique ne se convertisse souvent en Goutte, comme la Goutte se transforme en Asthme?

Pour se former une idée de toutes ces concrétions tartareuses, il n'y a qu'à examiner ce que M. *Hales* a tiré par l'Analyse des Pierres

Hipp. *de venis apud Vanderlind. vel de offib. apud Foëfium.*

σων ἀπατέαν, ὁ μὲν ὅπε ὁ αὐτέυ ὁ ᾖ τόπ᾽ διαφέρει. . . . ἔςι δὲ μία τῶ νετέων ἀπατῶν, ᾗ ἰδέη, ᾗ αἰτίη ᾗ αὐτή. Hipp. *lib. de Flatib.*

* V. *Zacchias. conf. & Bagliv. Append. de Asthm. p. m. 107. Asthmata, Dysuriæ & Arthritides mutantur ad invicem.*

,, de la Veffie. ,, Je diftillai , *dit-il* * , une de ces Pierres. Elle pefoit ,, 230 grains , & il s'en falloit peu que fon volume ne fut de $\frac{3}{4}$ de ,, pouces cubiques : il en fortit avec vivacité dans la diftillation 516 pou- ,, ces cubiques d'air élaftique ; c'eft-à-dire , 645 fois le volume de la ,, Pierre ; de forte que par l'action du feu il y eut plus de la moitié de ,, cette Pierre qui fe convertit en air élaftique. La chaux qui refta après ,, l'opération péfoit 49 grains , c'eft-à-dire , $\frac{1}{4.69}$ de la Pierre. Je trou- ,, vai , *ajoûte-t-il* , que la Pierre contenoit moins d'huile que le Sang ,, & les parties folides des Animaux.

,, Cette grande quantité d'air non élaftique qui fe trouve dans le ,, calcul , *continuë M. Hales* , loin de nous décourager , devroit nous ,, animer à chercher quelque Diffolvant de la Pierre ; fon analyfe nous ,, y découvre en quantité les principes actifs qui dans la fermentation ,, font les principaux agents : car M. Boyle y a trouvé de l'huile & une ,, bonne quantité de fel volatil , & nous voyons ici qu'elle contient de ,, plus une grande quantité de particules d'air non élaftique. La difficulté ,, me paroît naître feulement de la proportion démefurée de ces der- ,, nieres particules fermement unies enfemble par le Soulphre & le Sel ,, aux autres particules de la terre ou de la tête-morte , dont la quantité ,, eft fort petite. "

De là on doit inférer que la lymphe des Afthmatiques & des Gout- teux qui fe transforme fi aifément en des durillons ou tubercules cruds & en des concrétions graveleufes , doit contenir auffi beaucoup de particules d'air non élaftique , & que c'eft de là que naît la difficulté qu'il y a de déraciner les vices de cette humeur. Mais cette difficulté, qui eft fans doute commune à toutes les concrétions tartareufes du Corps Humain , a été levée par les effais qui ont été faits depuis peu fur le Gravier & fur les Pierres des Reins & de la Veffie. On a trouvé un Reméde , qui pris intérieurement & continué pendant un affez long temps , amollit peu à peu le Gravier & la Pierre , les fond infenfi- blement & les fait paffer par les urines fans endommager en aucune façon les voyes urinaires ni les autres vaiffeaux par où il eft obligé de paffer. Cela ne doit-il pas nous encourager à employer ce même Reméde contre les concrétions lymphatiques des Poulmons & des Ar- ticulations, & n'a-t-on pas lieu d'efpérer que ce Reméde amollira & fondra infenfiblement ces concrétions ? On a donné d'abord à ce Re- méde le nom d'*Anglois* , parce que la premiere idée nous en eft venuë d'Angleterre , & que c'eft là où l'on en a fait les premiers effais ; mais il mérite à beaucoup plus jufte titre le nom de *François* , puifque le principal ingrédient de ce Reméde , le *Savon* , eft de l'invention des

François ,

François, comme nous l'apprennent Pline & Aretée. *Le fiel de Sanglier,* dit Pline *, *resout les Ecroüelles, à quoi sert aussi le* Savon, *qui est une invention des Gaulois.* Strumas discutit fel Aprinum. Prodest & Sapo, Gallorum hoc inventum. *Les Gaulois,* dit Aretée **, *ont d'autres Remédes contre la Lepre. Ils se servent aussi de certaines Boules qu'ils font avec du Salpêtre pour blanchir leurs Habits, & qu'ils appellent* Savon: *c'est avec ces Boules qu'il est bon de frotter & de décrasser le Corps dans le Bain.* Φάρμακα δ' ἄλλα μυρία τῶν Κελτῶν, οἱ νῦν καλέονται γάλλοι, τὰς λιπώδεις τὰς ποιητὰς σφαίρας, ᾗ τι ῥύπτωσι τὰς ὀθόνας, σάπων ἐπίκλην, τινι ῥύπτειν τὸ σκῆνος ἐν λουτρῷ ἄριστον.

Oüi, le *Savon* est le principal ingredient de ce Reméde ; & on n'en sera pas surpris lorsqu'on en connoîtra la composition & les vertus. C'est, comme l'a fort bien remarqué M. *Boerhaave* ***, un mélange d'une huile naturelle avec un alkali fixe, qui par le moyen de l'eau & du feu forme une masse assez compacte, & qui ne retient de la nature grasse de l'huile & de la vertu corrosive du sel fixe que ce qu'il faut pour pénétrer les corps avec lesquels on la mêle, pour les rendre savoneux & dissolubles dans l'eau. Ce même Auteur prétend *que c'est un apéritif, un incisif & un fondant presqu'universel : qu'il fait ce que l'eau ne sçauroit faire, qu'il opére ce que l'huile ne peut pas opérer, qu'il fait avec seureté ce que les Alkali font avec danger, & qu'il execute ce qu'il n'est pas permis aux autres sels d'executer.* Il semble qu'il n'y a rien à ajoûter à cet éloge. Cependant ce ne seroit pas tout-à-fait connoître le *Savon,* si on ne se le représentoit que comme un Dissolvant aqueux, sulphureux & salin ; il faut le regarder encore comme un Dissolvant *aërien,* comme un Menstruë propre à échauffer les particules d'air concentrées & liées avec les parties salines, sulphureuses & terreuses, à les dégager de leurs prisons, à les rassembler & à leur rendre leur ressort ; & cela par le moyen de l'eau de chaux & du sel lixiviel qui entrent dans sa composition. La maniere d'agir de ce Reméde sur les Pierres de la Vessie, en est une preuve : Il en fait détacher de petites lames ou écailles blanches, grenuës, convexes d'un côté & concaves de l'autre, ce qu'on ne peut attribuer qu'aux parties de la chaux & du sel fixe, qui par le moyen de l'huile, dont elles sont enveloppées, s'insinuant dans les pores de la Pierre remettent en liberté l'air qui y étoit absorbé, & qui en reprenant son ressort fait éclater ces petites lames ou écailles. Il est même à présumer que c'est en cela que consiste l'efficacité du *Savon,* si l'on a égard à la quantité énorme d'air non élastique qui est enfermé dans ces Pierres, & qui, comme l'a fort bien pensé M. *Hales,* est ce qui s'oppose le plus à leur dissolution.

Si l'on veut maintenant raisonner par analogie, on conviendra que

B

les concrétions lymphatiques qui entretiennent l'Asthme & la Goutte, n'ont été si rebelles jusqu'à présent, que parce qu'on ne s'étoit pas encore avisé d'employer un Menstruë assez puissant, un Dissolvant qui fut tout à la fois aqueux, sulphureux, salin & *aërien*. Mais depuis qu'un heureux hazard nous a fait connoître que le *Savon* possedoit toutes ces proprietés, pourrions-nous douter qu'il n'operât sur les concrétions lymphatiques des Goutteux & des Asthmatiques avec la même énergie qu'il opére sur les concrétions graveleuses des Calculeux ? Ne pourrions-nous pas même nous promettre une guérison radicale, si après avoir bien préparé ces Malades, on a soin de marier ce Reméde avec d'autres Drogues appropriées, d'en proportionner la dose à l'âge, au sexe, au tempérament, au degré plus ou moins avancé de la Maladie, & d'en continuer assez long-tems l'usage ? La convenance qu'a le *Savon* avec nos humeurs digestives & avec les sucs de quelques Plantes médicinales, forme déja un grand préjugé en sa faveur. Il y a plus. Ce que nos humeurs digestives les mieux conditionnées & les sucs *savoneux* des Plantes ne sçauroient faire, ce Reméde le fera infailliblement. Nos humeurs digestives & les sucs des Plantes font un *Savon naturel* trop foible, elles ne sçauroient communiquer au chyle & aux humeurs qui doivent s'en former assez de force pour pénétrer les tubercules cruds des Asthmatiques & les concrétions *tophacées* des Goutteux, pour les ramollir, pour les rendre *savoueuses*, dissolubles & coulantes: mais chargées d'une suffisante quantité de *Savon factice*, elles en fourniront suffisamment au chyle & à la lymphe qui doit s'en former, pour combattre avec assez de force ces concrétions & pour les dissoudre. Une explication plus détaillée nous méneroit trop loin. Nous ne nous mettrons pas aussi en peine de faire voir qu'on peut en toute seureté user du *Savon factice* même en grande dose & pendant un assez long temps, les essais qu'on en a fait en Angleterre & en France nous dispensent de ce soin. Nous nous contenterons de prévenir quelques difficultés qu'on pourroit nous faire.

On sçait par les Memoires de l'Académie Royale des Sciences *, que le *Savon* passe avec toute sa vertu dissolvante dans le Sang de ceux qui usent de ce Reméde, qu'il en charge la serosité d'un sel plus fixe, qu'il la rend aussi plus claire, & qu'enfin on retrouve le *Savon* dans les urines. Mais on ne manquera pas d'objecter que ce n'est qu'en séjournant dans la Vessie que les particules du *Savon* unies avec l'urine s'insinuent peu à peu dans les concrétions graveleuses, qu'elles les rongent & les dissolvent insensiblement, & que ces particules ne pouvant pas séjourner avec la lymphe qui circule continuellement, elles ne pourront point pénétrer & dissoudre les concrétions lymphatiques des Asthmatiques & des Goutteux. D'ailleurs, ajoûtera-t-on, on convient que ce Reméde n'agit pas également fur toutes fortes de Pierres, & ne doit-on pas préfumer que parmi les concrétions fquirrheufes des Afthmatiques & des Goutteux, il s'en trouvera beaucoup fur lefquelles la lymphe chargée des particules du *Savon* n'aura point de prife, quand même elle auroit le temps d'agir fur ces concretions ? Je reponds en premier lieu, que les tubercules cruds des Afthmatiques & les concrétions lymphatiques des Goutteux étant pour l'ordinaire plus friables & plus diffolubles que la Pierre des Reins & de la Veffie, elle n'ont pas befoin pour être fonduës que la lymphe impregnée du *Savon* fejourne fi long-temps dans les glandes ou dans les refervoirs où elles font contenuës, & qu'on peut d'ailleurs fuppléer au peu de féjour que la lymphe fait dans ces refervoirs par un plus long ufage du Reméde & par l'addition de quelques autres Drogues convenables. En fecond lieu, je reponds que quand par la Méthode que je viens de propofer, on ne parviendroit pas à guérir tous ceux qui ont l'efpéce de Goutte & d'Afthme qui a été indiquée, on ne devroit pas pour cela rejetter cette Méthode, puifqu'il feroit fort avantageux de pouvoir feulement guérir la moitié de ces fortes de Malades, fur-tout n'y ayant, pour ceux qui ne devroient pas guérir radicalement, aucun danger à ufer de ce Reméde, & y ayant au contraire un foulagement réel à attendre, & une reffource prefque fûre pour empêcher les progrès du mal.

On oppofera peut-être l'exemple de quelques perfonnes qui ayant fait des Remédes pour guérir de l'Afthme & de la Goutte, font mortes peu de temps après ; mais à cela il fuffira de répondre qu'on n'a pas remarqué qu'aucun de ceux qui ont ufé du *Savon* pour diffoudre la Pierre, en foient morts, pas même ceux qui n'en ont pas été guéris, & qui ont été obligés d'avoir recours à l'Opération de la Taille.

On formera encore quelques autres difficultés qu'il feroit trop long de refoudre ici ; mais aufquelles je ne manquerai pas de répondre dans le fecond Volume de mes Éléments de Médecine-Pratique, où je ferai même voir que le *Savon* peut être employé contre quelques autres Maladies.

Il ne me refte qu'à avertir ceux qui voudront effayer l'ufage du *Savon*, qu'ils doivent s'y préparer auparavant par des évacuations convenables, & attendre qu'ils foient hors du Paroxifme de la Goutte & de l'Afthme. A l'égard de ceux qui touffent beaucoup, qui ont la Fiévre ou quelque Ulcere interne, qui crachent du Sang, qui ont de la difpofition à la Phthifie, ou en qui il fe fait une fuppuration fourde dans quelqu'une des glandes du Poulmon, du Mefentere, ou de quelqu'autre Vifcere, enfin pour ceux qui ont des tubercules qui fuppurent, je ne crois pas que ce Reméde leur convienne, & je leur confeille d'avoir plûtôt recours au Lait ou à quelques autres Remédes adouciffants.

EXTRAIT DES REGISTRES
de l'Académie Royale des Sciences.

Du 13ᵉ. Février 1745.

MRS. Bernard de Juſſieu & Ferrein , qui avoient été nommés pour examiner une Diſſertation intitulée : *Nouvelle Méthode pour guérir radicalement quelques Maladies Chroniques reconnuës juſ-qu'ici pour incurables* , par M. Boüillet, Docteur en Médecine, & Correſpondant de l'Académie , en ayant fait leur rapport, la Compagnie a jugé que l'Analogie que M. Boüillet établit entre la Goutte, quelques eſpéces d'Aſthme, & le Calcul ou Pierre de la Veſſie, paroît d'autant mieux fondée que dans les épreuves qu'on a fait des Remé-des de Mademoiſelle *Stephens* , il s'eſt rencontré quelques Malades qui étoient affligés de la Goutte , & qui en ont été guéris par l'uſage de ces Remédes, dont , comme on ſçait, la baſe eſt le Savon; qu'au ſurplus l'épreuve n'entraînoit aucun riſque, & qu'on ne pouvoit que ſçavoir gré à M. Boüillet du zéle qu'il marque pour le Bien Public. En foy de quoi j'ai ſigné le préſent Certificat. A Paris ce 17 Fevrier 1745.

GRANDJEAN DE FOUCHY,
Secretaire Perpétuel de l'Académie Royale des Sciences.

Avant que de recevoir ce Certificat , je n'avois aucune connoiſſance du fait qui y eſt rapporté, ſçavoir que *dans les épreuves qu'on a fait des Remédes de Mademoiſelle* Stéphens, *il s'eſt rencontré des perſonnes qui étoient affligées de la Goutte , & qui en ont été guéris par l'uſage de ces Remédes,* &c. Si j'en avois eu connoiſſance , je n'aurois pas manqué de m'en prévaloir dans ma Diſſertation.

MANIÉRE

DE SE SERVIR

DE LA METHODE PRECEDENTE

Pour traiter l'Afthme & la Goutte.

D ANS un Mémoire lû à l'Académie de Béfiers vers la fin du mois d'Août dernier je fis voir que par le moyen du Savon *d'A-licant*, ou d'un Savon bien conditionné * & combiné avec d'autres Drogues appropriées , on pouvoit efpérer de guérir radicalement l'Afthme & la Goutte , lorfque ces Maladies ne dépendent que d'une Lymphe épaiffe , vifqueufe & propre à former ou des tubercules cruds dans les Poulmons, ou des concrétions gypfeufes dans les Articulations.

    Ceux qui fçavent jufqu'à quelle dofe on donne le Savon *d'Alicant* pour le Gravier & pour la Pierre des Reins & de la Veffie , & qui n'ignorent pas les merveilleux effets que ce Reméde a produits , n'auront fans doute aucune peine de le tenter dans les cas que je propofe. Ils pourront l'employer à la dofe qu'ils jugeront la plus convenable aux Sujets qu'ils auront à traiter , & le combiner avec les autres Drogues qu'ils croiront néceffaires : ou bien ils n'auront qu'à fuivre la Méthode fuivante.

    Prenez cinq à fix onces du meilleur Savon d'Alicant , battez-le dans un Mortier avec ce qu'il faut de Miel de Narbonne jufqu'à ce que le tout foit reduit en confiftance de Pâte , qu'on gardera pour l'ufage.

    Lorfqu'on voudra mettre un Afthmatique à l'ufage de ce Reméde, on préparera auparavant le Malade par les Remédes néceffaires , comme Saignée, Purgation , Boüillons altératifs, Régime , &c. Après quoi on prendra une drachme de la Pâte faite avec le Savon & le Miel , à laquelle on ajoûtera trois ou quatre Cloportes lavées & écra-fées en vie, cinq grains d'Iris de Florence, autant de Safran Oriéntal & de Blanc de Baleine , trois gouttes de Baume du Perou. On in-corporera le tout avec une demi drachme de Conferve de Symphitum Majus & ce qu'il faut de Syrop de Guimauve ou de Capillaire pour une Prife Opiate qu'on prendra le matin à jeun , avalant par-deffus une grande taffée de décoction de Pied-de-chat, ou de Gnaphalium Maritimum , ou de Lierre terreftre , ou de Tuffilage , ou d'une lé-

* V. *Element. Chemiæ Boerhaav. & Mem. de l'A-cad. R. des Scien-ces* 1739.

gere infusion de Camphorata , & continuant ainsi pendant huit jours, après lesquels on donnera au Malade deux onces de Manne & autant d'Huile d'Amandes douces , ou quelqu'autre doux Purgatif , si on juge qu'il en ait besoin ; autrement on passera tout de suite à l'usage du même Reméde pendant autres huit jours en faisant boüillir une drachme de la Pâte ci-dessus dans la décoction qu'on prend par-dessus l'Opiate : en sorte que dans la seconde huitaine le Malade prendra tous les matins deux gros de la Pâte de Savon, l'un en Opiate & l'autre dissous dans la décoction de Pied-de-chat , ou de Gnaphalium , &c. observant d'adoucir cette décoction avec un peu de Miel ou de Syrop de Capillaire.

Si ce Reméde lâchoit trop le ventre, on donnera le soir une Opiate absorbante avec les Coraux, le Cachou, le Chacril, les Yeux d'Ecrevisse , &c. qu'on incorporera avec la Conserve de Roses séches ou d'Enula Campana. Si au contraire il resserroit trop , on reviendra à un doux Purgatif.

On continuera ainsi l'usage du Savon en Opiate & en Décoction, ou en Décoction seulement , si l'Opiate pésoit trop sur l'Estomach , pendant deux ou trois mois, observant d'en augmenter insensiblement la dose , & d'en interrompre l'usage de temps en temps , si la Toux , la Fiévre , ou quelqu'autre accident l'exigeoit ainsi.

L'usage du Savon fini , on ne manquera pas d'ordonner quelques Remédes *toniques* , soit intérieurs , soit extérieurs , dans la vûë de raffermir les Vaisseaux , & d'empêcher qu'ils ne se gorgent de nouveau d'une Lymphe trop épaisse : & l'on n'oubliera point de prescrire au Malade un exercice convenable. On contiendra aussi les digestions en regle par un régime de vivre très-exact, on aura recours au Sagou , on employera le Lait coupé avec l'eau de chaux, & l'on ne perdra point de vûë le Malade qu'il ne se soit fait, s'il se peut, une nouvelle constitution, un corps tout nouveau, sans quoi , comme l'a fort bien remarqué le sçavant Editeur * de *Cælius Aurelianus* , ceux qui ont été attaqués de Maladies Chroniques ne manquent guere de tomber en rechûte.

A l'égard des Goutteux , s'ils sont en même temps sujets à la Gravelle , ils doivent user du Savon adouci avec le Miel & reduit en Opiate avec quelques Diurétiques, ou dissous dans une décoction de Scolopendre , ou de Pariétaire , ou de Mille pertuis , après avoir été préparés par la Saignée , par le Bain domestique , & par tels autres Remédes que leur Médecin ordinaire trouvera à propos *. Mais pour

* Jo. Conr. Amman. Præf. p.14.

* V. Les Mem. de l'Acad. R. des Sciences 1739. & 1740. & la Thése soutenuë aux Ecoles de Paris en 1742. *An in Calculo Renum , &c. Remedium alkalino-Saponaceum Anglicum.*

ceux dont la Goutte a fait moins de progrès, il fuffira après les Remédes généraux, de les mettre à l'ufage de la Pâte ci-deffus, reduite en Opiate avec dix grains de Kina & autant de Safran de Mars apéritif, ou avec un demi grain de Kermez Mineral, la Conferve d'Enula Campana, & le Syrop d'Abfinthe, avalant par-deffus un grand verre de décoction de Salfe pareille, ou de racines & de feüilles de Bardanne, ou de feüilles de Germandrée. Ou bien on fera boüillir un gros de Savon d'*Alicant* dans les mêmes décoctions, obfervant d'augmenter par degrés cette dofe, & de continuer auffi long-temps qu'on jugera néceffaire pour une parfaite guérifon. On en viendra enfuite à quelques Remédes adouciffants, & à tout ce qu'on croira propre à rétablir les Parties affectées dans leur ton naturel, ou à occafionner une *récorporation*, pour me fervir d'un terme ufité par quelques anciens Médecins, Partifans de la Secte Méthodique.

Si pendant l'ufage de ce Reméde le ventre étoit ou trop lâche ou trop pareffeux, on fe comportera à peu près, comme on a dit ci-devant, à l'égard des Afthmatiques.

On pourra auffi employer le Savon comme *Topique*, & l'appliquer extérieurement fur les Parties qui ont le plus fouffert de la Goutte.

Si pendant ces Remédes il furvenoit un Paroxifme de Goutte, on en fufpendra l'ufage, & on aura recours à quelque Calmant, ou à tels autres Remédes intérieurs que le Médecin ordinaire trouvera à propos d'ordonner; ou bien au Savon appliqué extérieurement on ajoûtera de l'Opium, du Safran Oriental, du Camphre, &c. fuppofé que l'état du Malade n'indique aucun Reméde intérieur.

Aux Remédes ci-deffus indiqués, on pourra fubftituer ou joindre, fi l'on veut, quelqu'un des Remédes fuivants, tels que le Soulphre lavé, l'Æthiops minéral, l'Antimoine diaphorétique, l'Antihectique de Poterius, la Poudre des pattes d'Ecreville, les Chaux amorties & lavées des coques d'œufs, d'écailles d'huitres, des coquilles de limaçons, &c. & en particulier au Kermés minéral, qu'on fçait n'agir que comme *altératif*, lorfqu'il n'eft donné qu'à la dofe d'un demi grain ou d'un grain, on pourra fubftituer l'Antimoine en poudre fubtile *, qui à la dofe de deux ou trois grains, eft regardé comme un excellent Reméde contre les Maladies du Poulmon, & comme un bon Fondant dans l'Afthme & dans la Goutte. Mais pour ne pas trop échauffer les Malades, je fuis d'avis qu'on n'ajoûte au Savon que fort peu d'autres Remédes & en fort petite dofe, jugeant qu'il vaut

---

* V. *Les Mem. de l'Acad. R. des Sc.* 1734. *p.* 432. *& fuiv.* où l'on ajoûte que Kůnckel pour de vives douleurs de Goutte eût recours à l'Antimoine porphirifé & réduit en Tablettes avec le Sucre Rofat, & qu'il fût guéri. V. auffi la Matiere Médicale de M. Geoffroy. Tom. 1. Art. *de Stibio.*

mieux en continuer plus long-temps l'ufage.

S'il eft vrai , comme l'affurent quelques Praticiens * , que par un Régime exact , & par quelques legers Fondants , on ait vû guerir radicalement des Afthmatiques , des Goutteux , & même des Phthifiques Scrophuleux , on a tout lieu d'efperer qu'on les verra guérir bien plus fûrement par la nouvelle Méthode qu'on vient d'expofer. Il n'y a qu'à fe borner à l'efpéce d'Afthme & de Goutte qu'on a indiquée cideffus : fur quoi il fera bon de confulter les Ecrits de *Mufgrave.*

* *Petri Foreft. obf. 7. lib. 29. Carol. Pifon. obf. 50. & 133. Richard. Morton Phthifiolog. lib. 3. cap. 1. de Phthifi Scrophulos, &c.* On prétend auffi que des Goutteux ont été guéris , les uns par l'ufage de la Poudre du Prince de la Mirandole , & les autres par l'Electuaire du Duc de Savoye.

DISSERTATION

EN FORME DE LETTRE

A Monfieur D *** à Paris.

Où l'on repond à une Obfervation Critique des Auteurs du Mercure de. France.

JE vous dois, MONSIEUR, bien des remercîments pour le foin que vous avez pris de m'informer du jugement que M. N. a porté de mes Elements de Médecine-Pratique dans fon Mercure du mois de Decembre dernier, qui ne fait que de paroître. *Il débute* , dites-vous, *par des Eloges, & après avoir expofé d'après votre Préface ce qui fait le fujet de chacune des quatre Parties qui compofent vos* Elements *, il finit par une Obfervation critique, qu'il paroît donner comme venant de luimême , quoiqu'il l'ait tirée auffi de votre Préface.* En même temps vous avez la bonté de rapporter les mêmes termes dont M. N. s'eft fervi, foit dans fes Eloges , foit dans fa Critique ; à quoi je n'ai d'abord autre chofe à repondre , finon , que je lui fuis bien obligé de fa politeffe & de fon attention , & que comme je ne me flatte point d'avoir merité fes Eloges , je ne crois pas auffi m'être attiré fa Critique.

Il eft vrai, comme vous le remarqués fort bien , que M. N. auroit dû , ce femble , avertir que je m'étois fait moi-même cette objection,

&

& ajoûter la folution que j'en ai donnée tout de fuite. Mais il eft à préfumer , que n'ayant pas été content de cette folution , ou que n'ayant pas lû les Remarques où elle eft expliquée, il n'a pas crû devoir en parler. Pour vous épargner à l'un & à l'autre la peine d'aller foüiller dans mon Ouvrage ; je vais vous rapporter ici l'objection que je me fuis faite & mes reponfes. J'y joindray l'Obfervation critique que vous m'avez communiquée , avec les reflexions que j'ai à y oppofer.

J'ai dit dans ma Préface. "On tâche de fixer à cet égard (des Mala- « dies aiguës) les Regles de la Pratique , & d'en introduire l'unité dans « tous les Climats de la Terre. Il eft vrai que la mode & les préjugés « s'y oppoferont ; mais fi l'on fait reflexion que dans tous les Pays du « monde, on fuivoit autrefois la Pratique d'Hippocrate , & que la « Nature a été toûjours & fera toûjours la même , on aura moins de « peine à fe ranger à mon fentiment. On ne fera pas même ébranlé par « l'autorité de Celfe , qui foûtient que la Médecine ne doit pas être la « même par tout, *differre pro natura locorum genera Medicina , & aliud opus effe Roma , aliud in Ægypto , aliud in Galliis* : Car il fera aifé « de faire voir que cela ne fe doit pas entendre des Regles effentielles « & fondamentales de la Pratique , mais de leur application ou des « modifications qu'il y faut apporter , eu égard à chaque Climat & à « la maniere de vivre de fes Habitans.

Pag. xv.

Et dans mes Remarques , après avoir montré que *c'eft à tort que dans les Pays Etrangers on fe fouftrait aujourd'hui aux Regles qu'on fuivoit autrefois :* J'ajoûte , *Il eft vrai qu'il faut peut-être dans certains Pays moins faigner que dans d'autres , comme en France certains Sujets doivent être moins faignés que d'autres. Mais ni la différence des Sujets , ni la diverfité des Climats ne doivent point exclurre totalement la Saignée , & encore moins les Purgatifs. Il n'eft point de Pays où l'on ne faffe quelquefois des excès de bouche , où le Sang ne furabonde quelquefois , ne bouillonne outre mefure , & ne fe trouve chargé d'impuretés. Il n'eft par conféquent point de Pays où il ne fe préfente des occafions de placer des Vomitifs , des Saignées , des Purgatifs , &c.*

Pag. 376. V. *auffi* p. 310.

Vous voyez , Monfieur , que je n'ai entendu parler que des Regles effentielles & fondamentales de la Pratique , qui doivent être par tout les mêmes , & non de leur application, qui doit varier felon la différence des Climats , des Conditions , du Regime , &c. J'ajoûterai maintenant qu'à l'autorité de *Celfe* je puis oppofer l'autorité du Celebre *Fernel* , qui foûtient hardiment qu'il en eft des Loix de la Médecine-Pratique, comme des Loix de la Nature , que les Regles fondamentales de cet Art ne font fujettes ni au changement des Lieux , ni au changement des Saifons , ni aux différences des Conditions ,

C

* *Præf. in Lib.*
1. Therap.

&c. *Has* (*leges*) , dit-il , * *nulla vis humana, nulla regionum locorum-*
ve mutatio , nulla temporum decurſio pervertit : Sed inviolata , ſtabiles
& omni ſæculorum æternitate immutabiles & perpetua manent. His vel
inviti (*quia mors omnibus communis*) *colla ſubmittunt , qui omnium*
gentium populos ſibi ſubjicere & legibus aſtringere contendunt. His Im-
peratores ſummique Reges parent , aut certè non impunè refragantur.
Hæ legum omnium præſtantiſſimæ , omnium gentium peræquè communes,
prorsus neceſſariæ & immutabiles. Mais comme les effets de la Nature
ne ſont pas moins variés , quoique ſa maniere d'agir ou ſes procedés
ſoient toûjours uniformes , auſſi rien empêche que l'application des
Regles générales de la Médecine-Pratique ne puiſſe être variée, pour
ainſi dire , à l'infini, quoique ces Regles ſoient par tout les mêmes ,
qu'elles ſoient fixes & immuables.

Voici maintenant l'Obſervation Critique de M. N. *Après avoir*
rendu , dit-il , *juſtice à l'étenduë des Connoiſſances de M. B. & au mé-*
rite de ſon Ouvrage , nous lui demanderons la permiſſion d'être d'un
avis contraire au ſien ſur l'unité de Pratique qu'il voudroit intro-
duire dans tous les Climats de la Terre. Il prévoit , dit-il , que la mode
& les préjugés s'y oppoſeront : Mais ce ne ſera ni la mode ni les préju-
gés , ce ſera la raiſon & l'expérience. Celſe l'a dit , differre pro natura
locorum genera Medicinæ. *Le traitement doit être même différent ſui-*
vant la différence des Conditions , parce que la différente façon de vi-
vre produit néceſſairement des Conſtitutions très-peu ſemblables. Qui
doute qu'il ne faille traiter un Payſan robuſte , autrement qu'un Cour-
tiſan extenué par ſes excès ? Au reſte nous n'aurions pas oſé combattre
le ſentiment de M. B. & il auroit été une autorité pour nous , ſi nous
n'avions à lui oppoſer le ſuffrage de Celſe qui eſt un Adverſaire digne
de lui.

Je ne ſçai nullement mauvais gré à M. N. d'être d'un ſentiment
contraire au mien , & je lui accorde très-volontiers la permiſſion
qu'il a eu la politeſſe de me demander ; mais j'eſpere auſſi qu'il ne
me ſçaura pas mauvais gré que je ſoutienne mon ſentiment, & qu'il
ne me refuſera pas la permiſſion que je prends à mon tour la liberté
de lui demander. Pour ne pas paſſer les bornes d'une Lettre , je ne
m'arrêterai point à concilier les autorités en apparence contraires de
Celſe & de *Fernel* , d'autant plus que l'autorité de ces deux Auteurs,
quoique d'ailleurs très-graves , ne doit point prévaloir ſur la raiſon
& ſur l'expérience.

Je prétends donc que la raiſon & l'expérience , loin de s'oppoſer
à l'unité de Pratique que je voudrois introduire dans tous les Climats de la Terre , doivent au contraire porter les Médecins de tous
les Pays à adopter cette même unité. Mais pour éviter toute équivo-

que , je dois avertir que par *unité de Pratique* dans les Maladies *aiguës* , dont il eſt ici queſtion , je n'entends pas une *unité* de Regles particulieres ſelon leſquelles on doive traiter ces Maladies dans tous les Pays & dans tous les Sujets par le même nombre de Saignées , par les mêmes Purgatifs , à la même doſe & réïterés un égal nombre de fois, par le même Regime , &c. Car vous jugez bien , Monſieur, que cela n'a jamais été ma penſée , & je crois m'en être ſuffiſamment expliqué dans mon Ouvrage , pour faire entendre que la Méthode particuliere & individuelle de traiter tel ou tel *Payſan robuſte* ne doit pas avoir lieu à l'égard du *Courtiſan extenué par ſes excès* : Je dois , dis - je , avertir que par *unité de Pratique* je n'entends qu'une *unité* de Regles générales & fondamentales ſelon leſquelles toutes les Maladies *aiguës* de même genre doivent par tout être traitées uniformement quant au fond de la Méthode , mais avec les modifications ou variations néceſſaires que peut demander la différence de l'Age , du Sexe , du Tempérament , des Climats , &c. C'eſt-à-dire , que je prétends que la Diette , les Saignées , les Purgations doivent être employées dans tous les Pays pour le traitement des Maladies *aiguës* , obſervant de les adapter aux indications qui ſe préſentent , & de les proportionner aux différents Sujets qu'on a à traiter.

Il ſeroit ſans doute inutile de m'expliquer ici par des exemples , & vous me dirés peut-être, Monſieur , que nous voilà d'accord avec l'Auteur du Mercure , qu'il ne peut pas même y avoir deux ſentiments là-deſſus , & que M. N. ne s'eſt déterminé à m'oppoſer l'autorité de *Celſe* , que parce qu'il a crû que je voulois qu'on ſaignât autant le *Courtiſan extenué* que le *Payſan robuſte* , qu'on le purgeât également & autant de fois , à quoi certainement je n'ai pas penſé. Car l'Auteur du Mercure n'a pas ſans doute prétendu que dans les mêmes Maladies où il falloit par exemple repandre avec profuſion & prodiguer, pour ainſi dire , le Sang du *Payſan robuſte* , il fallût abſolument ne pas ſaigner du tout le *Courtiſan extenué ;* il a voulu ſeulement inſinuer qu'il falloit traiter plus doucement celui-ci , & ne lui tirer du Sang dans un cas preſſant qu'autant que le pourroit permettre ſa foible complexion , ce que ſeurement je n'ai pas prétendu nïer , ainſi qu'il paroît par mes Obſervations & par mes Remarques. Mais vous devés obſerver , Monſieur , que quand l'Auteur du Mercure voudroit bien ſe ranger à mon avis , je ne dois pas eſpérer que les Médecins des Pays Etrangers ſe rendent ſi aiſément. Les uns ne veülent point de Saignées , les autres proſcrivent entiérement les Purgatifs dans les mêmes cas où nous jugeons les Saignées & les Purgatifs abſolument néceſſaires , & où nous les employons avec ſuccès.

Il faut donc à l'égard de ces Meſſieurs prouver par la raiſon & par

l'expérience que l'*unité* de Pratique , au fens que je l'entends , doit
être admife dans tous les Climats , & c'eft fur quoi je m'étendrai davantage dans la fuite de mes Eléments , que je vais inceffamment donner au Public , où après avoir expofé les Maladies que j'ai été obligé
de traiter en 1743 , 1744 , & au commencement de cette année , je
ferai voir 1°. Que fuivant la Maxime de Newton & de tous les grands
Philofophes , *les effets naturels de même genre ayant par-tout les mêmes
caufes* ; les Fiévres putrides , par exemple , doivent avoir fous quelque
Climat que ce foit , la même altération des humeurs & des organes
pour caufe principale , immédiate ou *conjointe* : c'eft-à-dire , que fi les
Fiévres putrides ont en France des impuretés accumulées dans le Sang
ou apportées des premieres voyes pour caufe principale ou conjointe ,
comme on le recüeille des Symptômes de ces Maladies , ainfi que l'a
fort bien prouvé M. *Fizes* , Profeffeur Royal dans l'Univerfité de
Médecine de Montpellier , elles doivent avoir la même caufe fous
quelque Climat que ce foit ; & que s'il faut en France , dans la vuë
de prévenir les engorgements des Vifceres , les inflammations internes ,
& de chaffer la caufe *conjointe* de ces Fiévres , avoir recours aux Saignées , au Vomitif , aux Purgatifs , il faut auffi combattre cette caufe
avec les mêmes armes dans tous les autres Pays , s'il eft vrai , comme
on en doit couvenir , que la Médecine n'eft autre chofe que l'Art
de combattre les caufes conjointes des Maladies par des Remédes
connus & éprouvés. Il faut donc dans tous les Pays fe conduire dans
le traitement de ces Fiévres par des Regles générales & communes à
tous les hommes , fur-tout s'il eft prouvé , comme il nous fera aifé
de le faire , 1°. Que le corps des Allemands , des Anglois , &c. ne
différe pas *effentiellement* du corps des François. 2°. Que leur Climat
ne différe pas *effentiellement* du nôtre. 3°. Que leur différent tempérament à raifon de leur différente maniere de vivre , de leur Climat ,
ne demande pas de Remédes *effentiellement* différents. 4°. Enfin qu'on
a par-tout la même caufe conjointe à combattre.

Je n'ignore point que la caufe conjointe des Fiévres putrides , qui
eft par-tout la même , ne foit différemment modifiée felon la différence de l'âge , du fexe , du tempérament , des conditions , du Climat ,
&c. mais je prétends que ces modifications ne font que purement accidentelles , qu'elles ne changent rien au caractere effentiel de cette
caufe , & qu'ainfi elles ne demandent point un changement total
de Méthode , mais feulement une modification dans la maniere de
l'appliquer. Je n'ignore pas auffi , j'en conviens même fans nulle
peine , puifque j'en ai donné plufieurs exemples dans la quatriéme
Partie de mes Eléments , qu'il faut varier l'application de la Méthode
générale , non feulement fous différents Climats , mais encore fous le

.même Climat & dans la même Saifon de l'année à l'égard de différents Sujets atteints de la même Maladie , qu'il faut faigner davantage les uns & faire moins de Saignées aux autres , purger plûtôt ceux-ci , & plus tard ceux-là , commencer la Cure tantôt par des Cordiaux ou de legers Fondants , tantôt par un Vomitif , quelquefois prodi-guer les Humeétants & les Délayants , & n'en venir aux Purgatifs qu'aprés avoir mis par des Saignées réïterées & par une ample Boiffon le Malade en état de tirer de ces Remédes tout le fecours qu'on en doit attendre : mais toutes ces variations ne font que des modifica-tions purement accidentelles , des applications différentes de la même Méthode , qui n'en rompent point l'*unité* , & qui n'empêchent point que cette *unité* ne foit fondée en raifon.

2°. Je ferai voir auffi par le témoignage du plus grand nombre des Médecins de tous les Pays qui ont écrit avant *Paracelfe* & *Van-helmont* que cette *unité de Pratique* jufqu'à un certain point a eu toûjours lieu dans tous les Pays ; ce qu'il fera aifé de prouver par les Ecrits de la plûpart des Médecins Grecs , Latins , Arabes , François , Allemands , Efpagnols , Portugais , Italiens , Anglois , Hollandois , Suiffes , & par ceux de *Profper-Alpin* & de *Bontius* , qui ont vû pra-tiquer , & qui ont pratiqué eux-mêmes , l'un en Egypte & l'autre dans les Indes.

Mais comment , me dirés-vous , accorder cette *unité de Pratique* que je prétends avoir été de tout temps conftamment gardée dans tous les Pays , avec les variations continuelles qu'on a toûjours repro-chées à la Médecine , variations fi confidérables qu'elles ont porté Pline à s'écrier , *Mirum & indignum fubit nullam artium inconftan-tiorem fuiffe & etiamnùm fæpiùs mutari* , &c. Comment même ac-corder cette *unité* avec la différence de Pratique qui regne encore parmi quelques Médecins François au fujet de la Saignée & de la Purgation ? Ce fera en faifant voir que parmi les Médecins Anciens & Modernes , à quelques-uns près qui ont eu la vanité de vouloir fe diftinguer des autres en releguant chez les Indiens & chez les Gara-mantes la Saignée & la Purgation , toutes ces variations n'ont que fort peu touché au fond de la Méthode , aux Regles générales & fonda-mentales , & que ce n'a été pour l'ordinaire que dans l'application de ces Regles qu'on s'eft partagé , que l'un a voulu faire plus , l'au-tre moins de Saignées , celui-ci les pratiquer au Bras , celui-là au Pied , l'autre au Col , que l'un a voulu purger plûtôt & plus fouvent , l'autre plus tard & moins fouvent , &c. Il eft même à craindre que ces variations dureront jufqu'à ce qu'on connoiffe mieux le fin de l'Art , jufqu'à ce qu'on en ait porté la Théorie & la Pratique au plus haut point de perfeétion poffible.

Hift. natur. lib. 29. cap. 1.

3°. Enfin je ferai voir qu'en ces derniers temps *Paracelfe , Vanhelmont* & leurs Difciples ont eu tort de rompre l'*unité de Pratique ,* puis qu'outre qu'il n'eft pas vraifemblable que leur Climat ait entiérement changé , & que les caufes des Maladies ne foient pas quant à leur caractere effentiel les mêmes aujourd'hui qu'elles étoient autrefois , il y a encore dans les mêmes Climats d'où l'on a voulu bannir la Saignée & la Purgation, de très-habiles Médecins qui fuivent avec fuccès la Méthode générale d'*Hippocrate* & de *Galien.*

Mais en voilà affés fur ce fujet. Dans mon fecond Volume, je ferai de nouveaux éfforts pour éclairer de plus en plus la Médecine - Pratique , pour en fixer les Regles générales & pour les porter au plus haut degré de certitude dont-elles peuvent être fufceptibles , eu égard à l'état actuel de nos connoiffances. Je propoferai auffi une nouvelle Méthode pour traiter quelques Maladies *chroniques* qu'on a regardé jufqu'ici comme incurables , &c. Je fuis , &c.

A Béfiers ce 9. Février 1745.

V. la *Diff.* précédente.

MÉMOIRE

S U R l'Evaporation des Liquides , avec une Lettre du Fils Aîné de l'Autheur à M. de Mairan ci - devant Sécretaire Perpétuel de l'Académie Royale des Sciences , &c.

MONSIEUR,

Il y a déja quelque temps que je fouhaitois de vous écrire pour vous témoigner le fincere defir que j'ai de meriter un peu de part dans la bienveillance dont vous honorés depuis fort long-temps mon très-cher Pere : Mais n'ayant rien à vous envoyer qui fut digne de votre attention je n'ofois prendre cette liberté ; je ne la prendrois pas même aujourd'hui , fi des ordres auxquels je dois aveuglement déférer ne m'y euffent en quelque façon obligé. La Pratique de la Médecine & la fuite des Elements de Médecine-Pratique à laquelle mon Pere travaille , lui laiffent fi peu de loifir qu'il ne fçauroit s'occuper a des matiéres de Phyfique , & il a fallu qu'il fufpendit pendant quelques jours fon travail pour lire l'Hiftoire de l'Académie Royale des

Sciences de l'année 1741 , dont vous êtés l'Autheur , & que vous avez eu la bonté de lui donner , ou pour écouter la Lecture que je lui ay faite de quelques-uns de fes Articles ; mais pour ne pas diffé-rer plus long-temps à vous en réïterer fes remercîments , il ma char-gé de ce devoir , & de vous faire part en même - temps d'un Mé-moire qu'il avoit lû à l'Académie de Béfiers le 12. Janvier 1741 , & dont il s'eft rappellé le fouvenir , à l'occafion des expériences que vous rapportés *fur l'Evaporation de l'Eau.* Agreés donc je vous fup-plie , MONSIEUR , que je m'acquitte de l'obligation qui m'a été impofée , & qu'àprès vous avoir remercié de la part de mon Pere & en mon particulier du magnifique Préfent que vous nous avés fait , je vous tranfcrive ici ce Mémoire tel qu'il a été couché dans les Régîtres de l'Académie de cette Ville , en attendant que je puiffe vous communiquer quelque chofe de mon propre fonds. Je n'ignore point qu'il y a eu des Enfants , plus jeunes que moi qui ont produit d'eux mêmes des Ouvrages que l'Académie Royale des Sciences a jugés dignes de fon attention, mais je n'ai pas le bonheur d'être de ces Génies privilegiés , qui enfantent dans un âge où les autres s'ef-timent fort heureux de pouvoir feulement à force d'étude concevoir ce qui a été produit par les Géometres & les Phyficiens du premier rang. D'ailleurs comme je n'afpire point aux découvertes Mathéma-tiques , & que mon inclination du confentement de mon Pere me porte vers la Médecine , j'ai cru devoir principalement tourner mes vûës du côté de la Phyfique & ne devoir étudier de Mathémati-ques qu'autant qu'il eft néceffaire pour la Phyfique & pour la Mé-decine. Ainfi , MONSIEUR , vos Differtations de Phyfique & celles de mon Pere vont deformais faire ma principale occupation dans les moments que mon devoir de Claffe me laiffera de libres. Je profite avec plaifir de quelques-uns de ces moments pour vous envoyer la copie du Mémoire dont je viens de vous parler.

Mr. Boüillet a dit. Quoique l'Evaporation des Liquides foit un Phénomene très-ordinaire, & qui frappe même les yeux les moins clairvoyans, la maniére dont elle fe fait n'eft pas encore bien con-nuë. On fuppofe communement que d'un Liquide , de l'Eau , par exemple, expofée à l'Air , il fe détache continuellement des parties infenfibles , qui s'élevent dans l'Air , & qui ne retombent point fur l'Eau d'où elles fe font détachées. On veut que toutes les parties de l'Eau tant qu'elle eft liquide , foient dans un mouvement continuel , que ce mouvement foit circulaire , & par cette raifon que les parties infenfibles qui font à la fuperficie de l'Eau foient obligées de s'écarter & de s'élever en l'air par les tangentes des lignes courbes que ce

Reg. de l'Acad. de Béf. du 12. Jan. 1741.

mouvement leur fait décrire : ce qui explique affés bien , ce femble , pourquoi de l'Eau expofée à l'Air il fe détache continuellement des parties infenfibles. Mais d'où vient que ces parties , après avoir perdu l'agitation qui les avoit écartées les unes des autres, d'où vient dis-je , que dardées en l'air , elles ne retombent pas incontinent par leur propre poids ? C'eft ce qui forme une difficulté très-embarraffente. Car perfonne n'ignore , que les parties de l'Eau quelque petites qu'elles foient , ne péfent en égal volume beaucoup plus que les parties de l'Air , & l'on fçait par les principes de l'Hydroftatique que deux Liquides d'inégale péfanteur étant mêlés enfemble , celui dont la péfanteur fpécifique eft moindre doit s'élever & faire defcendre celui dont la péfanteur fpécifique eft plus grande.

Pour refoudre cette difficulté Mrs. Mariotte , Halley & quelques autres Phyficiens ont propofé différentes Hypothefes qu'il feroit trop-long de difcuter ici , je me contenterai de propofer une nouvelle idée qui m'eft venuë fur l'Evaporation des Liquides où cette difficulté ne fe rencontre point. Je dis une nouvelle idée : car , quoique ce ne foit qu'une conféquence , ou , fi l'on veut, une extenfion d'une Théorie déja établie dans l'Hiftoire de l'Académie Royale des Sciences , perfonne que je fçache , ne s'étoit encore avifé d'en faire le même ufage. J'ai même appliqué cette idée à un fujet beaucoup plus intereffant , & je trouve par-là le moyen d'expliquer non-feulement la maniére dont l'Air s'introduit dans notre Corps, mais encore les effets qu'il y produit foit dans l'état de fanté , foit dans celui de maladie.

Cette idée me vint il y a quelque temps en lifant l'article fuivant de l'Hiftoire de l'Académie Royale des Sciences année 1731. pag. 12.

,, Une Liqueur ,,dit le fçavant Hiftorien de l'Académie d'après M. de Reaumur ,, prend l'air comme une petite languete de Drap ,, prend & boit l'Eau où elle trempe par un bout. L'Air moüillé par ,, la première furface de la Liqueur s'incorpore avec elle , il n'a plus ,, que le mouvement de liquidité qu'elle a , & par ce mouvement celui ,, qui étoit à la première furface eft porté ailleurs , s'enfonce , fi l'on ,, veut dans la Liqueur & il arrive à cette furface fuperieure de nou- ,, vel Air qui fe moüille pareillement de la Liqueur , s'y mêle & toû- ,, jours ainfi de fuite jufqu'à ce qu'elle en ait bû tout ce qu'elle en ,, peut boire. ''

Le même Hiftorien ajoûte enfuite. ''Puifque du Papier moüillé perd ,, fon reffort , & à tel point qu'il ne peut plus fupporter fon propre ,, poids, on concevra fans peine que l'Air moüillé perd auffi fon reffort , ,, & qu'alors par conféquent il n'eft plus ni compreffible ni dilataʻle. ,, mais il peut fe féchęr , c'eft-à-dire, qu'il peut être tiré des interftices

de

de cette Liqueur où il s'eſt inſinué , & cela arrive ſoit lorſque la «
compreſſion de l'Air extérieur devenuë moindre le tient moins ren- «
fermé dans la Liqueur , ſoit lorſqu'il ſurvient une chaleur qui agi- «
tant plus vivement les particules où la Liqueur & l'Air ſont unis , oc- «
caſionne leur ſéparation, ſoit au contraire lorſque le froid rapprochant «
davantage les unes des autres les parties propres de la Liqueur , en «
chaſſe & en exprime celles de l'Air «.

Cela étant bien conçû voici mon raiſonnement.

Puiſque l'eau boit & abſorbe l'air qui touche ſa ſurface , qu'elle
le loge dans ſes interſtices , & que ne faiſant plus qu'un même
corps avec lui , elle l'entraîne avec elle par ſon mouvement de liquidité juſqu'au fond du vaſe qui la contient , & que l'air malgré ſa
péſanteur ſpécifique de beaucoup moindre que celle de l'eau , s'enfonce dans l'eau , s'unit avec elle , en ſuit tout le mouvement , & ne
fait aucun effort pour remonter vers la ſurface de cette Liqueur, tant
qu'il eſt moüillé & intimement mêlé avec elle ; il faut auſſi que l'Air
prenne , abſorbe & boive l'Eau ſur laquelle il flotte , & contre laquelle il eſt continuellement pouſſé par tout le poids de l'Athmoſ-
phere , & que l'Eau , malgré ſa péſanteur ſpécifique de beaucoup
plus grande que celle de l'Air , s'inſinuë dans l'Air , s'uniſſe avec
lui , en ſuive tout le mouvement , & ne faſſe aucun effort pour retomber , tant qu'elle eſt intimement mêlée avec l'Air , & qu'elle y
adhére. Il faut , dis-je , que l'Air en roulant ſur l'eau , en détache
continuellement des particules , qu'il les loge dans ſes interſtices ,
qu'il ſe les incorpore, & les enleve avec lui , à meſure qu'il céde la
place à un nouvel Air, qui ſe charge à ſon tour d'autant de particules
d'Eau qu'il en peut contenir dans ſes interſtices , & qui les enleve
avec lui chaſſé par l'Air qui lui ſuccede ; à peu près comme le Cotton
qu'on paſſe légerement & à pluſieurs repriſes ſur de l'huile qu'on a
miſe au-deſſus d'une Liqueur pour la conſerver, ſe charge des particules de l'huile , ſe les incorpore & les enleve avec lui ; & il faut
que l'Eau , quoique ſpécifiquement de beaucoup plus péſante que l'Air,
s'éleve dans l'Air , qu'elle y nage , qu'elle en ſuive le mouvement ,
& qu'elle ne retombe point, tant qu'elle eſt répanduë dans les interſtices de l'Air , & intimement mêlée avec lui.

Ce qu'on vient de dire de l'Air qui touche la ſurface de l'Eau ſe
doit auſſi entendre de l'Air qui eſt enfermé dans ſes pores & dans les
pores des autres Liquides.

D'où l'on voit , que comme l'*abſortion* de l'Air dans l'Eau eſt, Phy-
ſiquement parlant , un *enfoncement* ou une *évaporation* , qui malgré
les regles inviolables de l'Hydroſtatique , ſe fait d'un Fluide moins
péſant dans un Liquide plus péſant & de haut en bas , de même

l'*abfortion* de l'Eau dans l'Air , eft une *élevation*, ou une *évaporation* qui fans donner atteinte à ces mêmes regles , fe fait d'un Liquide plus péfant dans un Liquide moins péfant & de bas en haut. On voit, dis-je , que cette Mechanique de l'*élevation* de l'Eau dans l'Air ou de fon *évaporation* n'eft que l'inverfe de la Mechanique de l'*enfoncement* de l'Air dans l'Eau ou de fon *abfortion*, & que fi l'une a lieu dans la Nature , l'autre doit y avoir lieu pareillement , &c.

Voilà , Monsieur , l'effentiel de la premiere partie de ce Mémoire , le refte n'étant que des preuves de l'adhérence de l'Air avec l'Eau & avec quelques autres Corps , tirées des experiences de M. Petit le Médecin * , & une explication fuccinte foit de la maniere d'agir des caufes particulieres qui concourent à l'Evaporation des Liquides & à leur *élevation* dans l'Atmofphere , foit des principaux Phenoménes de cette Evaporation , obfervés par Mrs. *Sedileau* , *Homberg* , *Gauteron* , *Muffchenbroek* , &c. parmi lefquels mon Pere n'oublie pas les Obfervations que vous fites , Monsieur , en 1716. dans cette Ville fur l'*Evaporation de la Glace* , ni les folides & ingenieufes raifons que vous en donnates dans votre fçavante Differtation , & qui vous ont fervi à expliquer la nouvelle Obfervation de M. *Bafin* fur l'*Evaporation de l'Eau* , raifons qu'il fait voir qui s'accordent fort bien avec fa Théorie.

J'ai cru , Monsieur , que tout ce détail n'étoit pas néceffaire à une Perfonne de votre pénétration , mais je me ferai un devoir de vous l'envoyer tout au long , fi vous le jugés à propos , après que je vous aurai fait part de la maniere dont mon Pere explique dans la feconde Partie de fon Mémoire l'introduction de l'Air dans nos Humeurs, foit à travers les Poulmons , foit à travers l'habitude du Corps, foit enfin à travers les Productions mammillaires , & que je vous aurai communiqué ce qu'il penfe des effets que cet Air peut produire tant par rapport à la Santé que par rapport à différentes Maladies , ce qui me fournira la matiére d'une feconde Letere.

Quelle fatisfaction pour moi ! fi vous daignez , Monsieur , agréer mes foibles efforts , & que vous me permettiés de vous affurer de temps en temps du profond refpect avec lequel j'ai l'honneur d'être,

MONSIEUR ,

> *Votre très-humble & très-obéïffant Serviteur* ,
>
> Jean-Henry-Nicolas BOUILLET,
> Etudiant en Philofophie dans le Collége-Royal de Béfiers.

A Béfiers ce 8. *Mars* 1745.

J'oubliois

J'oubliois, MONSIEUR, de vous rappeller qu'au commencement
de 1741. mon Pere vous parla de son Mémoire dans quelqu'une de
ses Lettres & qu'il vous offrit de vous en envoyer une Copie ; mais
ses occupations ne lui ayant pas permis d'effectuer son offre, il a cru
devoir me charger de ce soin.

SECONDE LETTRE

Du Fils Aîné de l'Autheur à Monsieur DE MAIRAN,
*cy-devant Secretaire-Perpétuel de l'Académie Royale
des Sciences , &c. avec des Mémoires , où l'on
traite de la pression de l'air qui nous environne ,
de son introduction dans nos Humeurs , & des effets
qu'il y produit , où l'on examine s'il y a de véritables Rhumes de Cerveau , & par quelles voyes
s'écoule l'humeur de ces Rhumes , &c.*

MONSIEUR,

Voici la suite du Mémoire dont je vous ai envoyé le commencement dans ma précédente Lettre. Mais comme ce Mémoire en suppose deux autres que mon Pere avoit lus auparavant à l'Académie
de Bésiers , j'ai crû devoir aussi vous en envoyer une copie , afin que
vous puissiés mieux juger du tout. Je commencerai par celui qu'il
lût en 1726 , car quoique le Précis en ait été imprimé dans le Recueil de l'Académie , j'ai cru devoir l'ajoûter ici pour vous épargner
la peine d'avoir recours à ce Recueil ; je viendrai ensuite à celui
qu'il lut en 1739 , & je finirai par celui de 1741.

De la Pression de l'Air sur le Corps humain.

LA Pression de l'Air sur notre Corps resulte de son poids & de
son ressort , & cette Pression va à plus de 36000 livres pésant
selon le Calcul de M. B. fondé sur la mesure exacte , donnée par M.
Astier le Cadet, de la surface que presente à l'Air le Corps d'un

*Recüeil de
l'Acad. deBésiers.*

Homme de moyenne groſſeur & de 5 pieds 3 pouces de hauteur, & ſur le poids connu d'une Colonne de Mercure de 28 pouces de hauteur ſur un pouce quarré de baſe , lequel poids égale , comme l'on ſçait , celui d'une Colonne d'Air de même baſe. Une Preſſion ſi conſidérable meritoit bien qu'on y fit attention , & qu'on en examinât les effets après avoir recherché ce qui doit en nous la contrebalancer.

On ſera peut-être moins ſurpris que notre Corps plongé dès la naiſſance dans l'Air , comme dans un Bain naturel , ſoit obligé toute la vie de ſupporter un ſi grand poids , ſi l'on conſidere que dès le premier moment de la Génération le Fœtus ſe trouve environné d'Eau , qu'il eſt preſſé par le poids de ce Fluide tant qu'il eſt enfermé dans le Sein de la Mere , & qu'en entrant dans l'Air il n'éprouve pas tant une nouvelle Preſſion , qu'une Preſſion cauſée par un Element différent ; mais on n'aura pas moins de peine à trouver les moyens dont la Nature ſe ſert pour nous faire reſiſter à l'action d'un ſi grand poids , action d'autant plus intéreſſante qu'elle commence avec la vie & ne finit qu'avec elle.

D'abord il ſe préſente une force propre à contrebalancer le poids de l'Eau , ou de l'Air , qui preſſe exterieurement notre Corps, c'eſt le reſſort de l'Air qui eſt au dedans de nous , mais , ſi l'on en croit M. B. cette force vient principalement des Organes qui nous font croître , & à la faveur deſquels nos Humeurs ſont pouſſées du centre à la circonference : & cela s'infére aſſés naturellement de ce que toute l'habitude de notre Corps ſe gonfle & ſe remplit d'Humeurs , dès que rien ne réſiſte au dehors , ainſi qu'on le voit dans les expériences de la Machine Pneumatique & après l'application des Ventouſes.

On comprend qu'il veut parler du Cœur & des Arteres , dont le reſſort vaut autant qu'un poids de 135000 livres , & qu'il ſuppoſe une lutte , ou un combat reciproque & perpétuel entre les Puiſ-ſances qui nous preſſent au dehors & les Organes qui réſiſtent au dedans. On comprend auſſi que cette lutte ne tend qu'à procurer la circulation des Humeurs dans tout le Corps , comme ce qui ſe paſſe dans les Poulmons ne tend qu'à faire circuler le Sang dans cette Partie ; en ſorte , continuë-t'il , qu'on peut fort bien regarder toute l'habitude de notre Corps comme un ſecond Poulmon , ou comme un Poulmon extérieur.

Tout ce que l'on vient de dire , conduit à penſer qu'à meſure que le Fœtus croît , il doit être moins preſſé par l'Eau qui l'environne , & que vers la fin de la Groſſeſſe il doit lui arriver la même choſe à-peu-près , que l'on ſçait qui arrive à un Animal renfermé dans une Machine d'où l'on pompe l'Air , c'eſt-à-dire , qu'il doit s'agiter

V. *Borelli* de mot. anim. Part. 2. prop. 66.

& faire effort pour ſortir de ſa priſon, afin de trouver un nouveau poids qui puiſſe contrebalancer la force interieure de ſes Parties. Mais quelque naturelle que paroiſſe cette penſée, ce ſeroit s'écarter du ſujet qu'on a en vûë que de s'y arrêter davantage.

On ne croit pas auſſi qu'il ſoit beſoin d'expliquer en détail les effets de la circulation du Sang & des Humeurs, il ſuffit de ſçavoir que toutes les Secretions, la Nutrition, en un mot la vie en dependent. Mais on ne peut ſe diſpenſer de faire remarquer que ces mêmes Secretions, & ſur-tout la tranſpiration qui en eſt une très-importante, doivent ſe déranger toutes les fois qu'il arrive quelque changement conſidérable au poids de l'Atmoſphere.

Pour ſe former une idée des changements qui peuvent arriver au poids que l'Air exerce ſur notre Corps, on n'a qu'à ſe repréſenter l'étenduë des variations du Baromêtre, qu'on ſçait être de 2 pouces & par un Calcul très-ſimple & très-aiſé, l'on trouvera que ce poids peut augmenter ou diminuer de 2576 livres. Il eſt vrai que ces augmentations ou ces diminutions ne ſe font ordinairement que par degrés, & en des temps aſſés éloignés les uns des autres, ce qui pourroit porter à croire que leurs effets, ou le dérangement qu'elles produiſent ne doivent pas être fort ſenſibles, mais outre qu'il arrive quelquefois qu'en 24 heures le Baromêtre hauſſe ou baiſſe de 9 lignes, & qu'alors la Preſſion de l'Air ſur notre Corps augmente ou diminuë de 966 livres, ce qui eſt aſſés conſidérable, on ne peut pas douter que notre Corps ne ſe reſſente plus ou moins de ces changements de Preſſion, ſelon la diſpoſition où il ſe trouve, & que la tranſpiration, auſſi-bien que toutes les autres Secretions ne ſe faſſent avec plus ou moins de liberté ; ce qui ne peut manquer de produire en nous de bons ou de mauvais effets. M. B. ajoûte des Obſervations qui mettent cette Théorie dans tout ſon jour ; & il finit en faiſant remarquer, que rien ne paroit plus naturel que de ſuppléer en certains cas à la Preſſion de l'Air par celle de l'Eau, ou, ce qui revient au même, par l'action du Bain, Reméde dont les Anciens abuſoient peut-être, & que nous n'eſtimons pas aſſés.

Regiſtres de l'Académie de Béſiers du Jeudi quatorziéme de Mai 1739.

Vers la fin du mois de Mars de l'année derniere je reçûs une Lettre de M. Sarrau Secretaire de l'Académie Royale de Bordeaux, par laquelle il me demandoit l'Hiſtoire & la Deſcription des Rhûmes épidemiques qui avoient déja fait & qui faiſoient encore

V. Mem. de Med. Frat. Pag. 233.

alors bien du ravage dans plufieurs Provinces de ce Royaume. Il me
témoignoit qu'il feroit bien aife de fçavoir par mon canal ce qu'on
avoit obfervé à Montpellier & à Marfeille. Je ne manquai pas d'é-
crire à quelques Médecins avec lefquels j'ai l'honneur d'être en relation , & les Mémoires que j'en reçûs , je les communiquai bien-
tôt après à M. Sarrau. En même - temps je lui marquai que j'avois
déja traité cette matiére dans un Mémoire que j'avois lû en 1735.
dans une de nos Affemblées publiques, & dont le Précis avoit été
imprimé en 1736. fous le titre de Mémoire *fur les Coups de Vent.* J'a-
joûtai que les nouvelles Obfervations & les nouvelles Reflexions que
j'avois faites à l'occafion des Maladies catarrheufes qui avoient regné en 1738. pourroient bien me fournir de la matiére pour un Ouvrage beaucoup plus confidérable, fur tout en joignant tout cela avec
les Mémoires qui m'avoient été envoyés & avec ce qui avoit été obfervé dans les fiécles paffés fur de femblables Maladies. Mais tout ce
que mes occupations m'ont permis de faire jufqu'à préfent, a été de
difcuter quelques queftions préliminaires ; me refervant de traiter un
jour cette matiere plus à fond.

Comme les Anciens & les Modernes ne font pas d'accord fur les
fources d'où coule la matiere du Catarrhe en général : que les uns
ont voulu que cette matiere ne vint uniquement que de la tête , &
que les autres au contraire ont prétendu qu'il ne partoit rien de la
tête , & qu'il n'y avoit même aucun Catarrhe , auquel , à proprement
parler , on pût donner le nom de Rhûme de Cerveau , j'ai cru devoir examiner la chofe de près ; & après un mûr examen , j'ai reconnu
que fi les Anciens s'étoient mépris à l'égard de l'origine du plus grand
nombre des Fluxions Catharreufes , les Modernes n'avoient pas moins
donné dans l'erreur en rejettant abfolument tout Rhume de Cerveau.
Ce n'eft pas même le feul article fur lequel je prétends que ni les uns
ni les autres n'ont pas frappé au but. Les nouvelles découvertes qu'on
a faites dans l'Anatomie , les nouvelles expériences de Phyfique , &
les nouvelles obfervations de Pratique m'ont fourni de quoi rectifier
quelques autres points de Théorie & de Pratique , concernant ces fortes de Maladies ; mais le détail en feroit trop long. Je me bornerai
maintenant à faire voir , 1°. qu'il entre de l'air dans les ventricules du
Cerveau , & qu'il agit fur cette partie comme il agit fur nos Poulmons & fur l'habitude de notre Corps ; en un mot que nous refpi-
rons à peu près par le Cerveau , comme par les Poulmons : d'où il
ne fera pas difficile de conclure qu'il doit auffi-bien y avoir de véritables Rhumes de Cerveau , que des Rhumes de Poitrine , l'air pouvant également faire impreffion fur l'un & l'autre de ces Vifceres. 2°.
J'indiquerai les fources qui fourniffent l'humeur dans les Rhumes de
Cerveau.

I.

On fçait depuis long-temps que l'air entre dans nos Poulmons , qu'il en dilate les véficules, & qu'il aide en comprimant les Vaiffeaux de ce Vifcere à la circulation du fang d'une maniere très-efficace. On fçait auffi que l'air exerce une preffion très - confidérable fur toute l'habitude de notre Corps , & dans un Mémoire que j'eus l'honneur de lire à la Compagnie en 1726. je fis voir que par-là il contribuoit auffi à la circulation de nos humeurs. J'ofai même avancer que l'habitude du Corps étoit un Poulmon extérieur , & qu'elle en faifoit la fonction ; je vais plus loin maintenant , je prétends qu'il entre de l'air dans le Cerveau , qu'il y agit comme dans le Poulmon , & qu'ainfi le Cerveau doit être regardé comme un fecond Poulmon intérieur.

Pour établir cette propofition, je n'ai qu'à faire voir que le Cerveau a comme le Poulmon, un mouvement alternatif de dilatation & de conftriction , & que ce mouvement lui vient de l'air qui entre dans fes ventricules , & qui en fort alternativement , ou qui en eft chaffé par la contraction de la dure-mere.

Que l'air entre dans le Cerveau, & qu'il en fouleve toute la maffe, c'eft fans doute ce qu'on aura d'abord de la peine à croire ; mais fi l'on veut faire quelque attention aux preuves que j'en vais donner , & dont la plûpart ont été déja expofées dans une Thefe de Médecine * foûtenuë à Paris en 1737. on fera peut-être furpris qu'on ne fe foit pas apperçu plûtôt de l'action de l'air fur ce vifcere , & que le mouvement alternatif du Cerveau caufé par l'introduction de l'air n'ait pas été mis au nombre des actions vitales de notre Machine.

L'air entre dans le Cerveau par les productions mammillaires qui font couchées fur la lame cribleufe de l'os Ethmoïde , & qui communiquent par les trous de cette lame avec l'intérieur du nés. Pour s'en convaincre , on n'a qu'à fouffler dans un tuyau appliqué à ces productions , & l'on verra le fouffle diftendre les Ventricules , pénétrer jufques dans l'Entonnoir & foulever toute la maffe du Cerveau. On n'a auffi qu'à fouffler dans un tuyau adapté à l'Entonnoir , & l'on verra l'air entrer dans tous les Ventricules , foulever le Cerveau, & fortir par les allongements mammillaires. Cette expérience , dirat-on feroit décifive , fi elle réüffiffoit également dans l'Homme comme dans les Brebis & dans les Cerfs. Mais de ce que cette expérience n'a pas lieu dans l'Homme , on fe croira peut-être fondé à rejetter la conféquence que nous en avons tirée. Cependant , comme ce n'eft qu'à la faveur de l'Anatomie comparée qu'on a développé bien des Secrets de l'Œconomie animale , & que ce feroit fe priver d'un grand nombre de connoiffances anatomiques , que de rejetter toutes les conféquences qu'on a tirées des expériences faites fur les Brutes, on doit d'autant moins rejetter la conféquence dont il s'agit ici , qu'elle fe trouve confirmée par d'autres preuves , & que la raifon pourquoi cette expérience n'a pas lieu à l'égard de l'Homme n'eft pas bien difficile à deviner.

Et premierement il confte par un grand nombre d'Obfervations de Pratique , que nous rapporterons dans la feconde Partie de ce Mémoire , qu'il coule du Cerveau, tantôt une ferofité , tantôt du fang , quelquefois du pus ; ce qui prouve manifeftement que les allongemens mammillaires font creux même dans l'Homme , & qu'ils donnent auffi-bien paffage à l'air qui entre dans le Cerveau, qu'aux matieres qu'on en voit quelquefois découler , quoique la cavité de ces allongemens ne foit pas vifible.

2. Le Cerveau a un mouvement fenfible par lequel il s'éleve & il s'abbaiffe , il s'enfle & fe defenfle comme les Poulmons. La vûë & l'attouchement concourent également à prouver ce fait. On voit ce double mouvement dans les Brutes , on le voit dans l'Homme après l'opération du Trépan, on le fent au toucher fur la tête des Enfants nouveau-nés , fi on applique la main à l'endroit où la Suture fagittale fe joint avec la coronale. Et afin qu'on ne croye pas que j'attribue au Cerveau un mouvement qui n'eft dû qu'à la Dure-mere , on n'a qu'à couper la Dure-mere , & l'on verra le Cerveau s'élever & fortir hors de cette membrane. Il y a plus. Ce mouvement s'augmente fi l'on enfonce le Scalpel dans la fubftance du Cerveau , & il devient plus ou moins confidérable , felon que le poulx & la refpiration font plus ou moins forts. Enfin les traces gravées dans l'intérieur du crâne par les circonvolutions de la furface externe du Cerveau font autant de preuves fenfibles des efforts que fait le Cerveau pour s'élever, & des coups qu'il porte contre l'enveloppe offeufe fous laquelle il eft renfermé. Attribuer le mouvement du Cerveau au battement des arteres répanduës dans la fubftance de ce vifcere , feroit une erreur auffi groffiere que d'attribuer le gonflement des Poulmons aux arteres qui font répanduës dans la fubftance de ce vifcere. J'omets quelques autres raifons pour abbréger. Seulement j'ajoûterai que les arteres du Cerveau font d'autant moins propres à foulever la fubftance de ce vifcere , qu'elles prennent en entrant dans le Cerveau une figure cylindrique, qu'elles quittent une de leurs tuniques , & que par ces raifons leur battement n'eft que bien peu confidérable. C'eft donc à l'air qui des productions mammillaires paffe dans les ventricules & jufques dans l'Entonnoir, qu'il faut rapporter le gonflement du Cerveau & fon abbaiffement , comme c'eft à l'air qu'on rapporte le gonflement & l'abbaiffement alternatif des Poulmons.

3. Il

3. Il y a dans l'Anatomie pratique de *Bonet* une Observation sur un *Lib. 2. sect. 2.* Enfant tué par la Foudre, dont les Meninges furent trouvées teintes *obs. 45. p. 590.* de taches bleuës & jettant un odeur de soulphre ; ce qui ne peut être rapporté qu'aux exhalaisons sulphureuses qui infecterent l'air qui entra par les Productions mammillaires dans les ventricules du Cerveau, qui pénétra la substance de ce Viscere, & alla jusqu'à la Pie & à la Dure-mere. Peut-être qu'on auroit trouvé de semblables impressions sur le Cerveau ou sur les Meninges de tous ceux qui ont été tués en un instant par la Foudre si on avoit pris la peine de les ouvrir. Il y a aussi bien de l'apparence que la fumée du Charbon, la vapeur du Moût, les exhalaisons méphitiques ne sont si nuisibles & ne produisent si brusquement leurs terribles effets qu'en infectant aussi-bien l'air qui entre dans le Cerveau que celui qui entre dans les Poulmons. C'est du moins ce qu'on doit inférer de la douleur de Tête, des Vertiges, &c. que produisent d'abord la fumée du Charbon, la vapeur du Moût, &c.

4. On a vû depuis peu une portion du Cerveau se détacher par les efforts d'une toux violente & être poussée hors du Crane à travers la cicatrice d'une Playe à la Tête d'où l'on avoit enlevé une piece d'os fort considérable. Ce fait rapporté dans un Recueil d'Observations de Médecine publiées à Edinbourg en 1734. prouve bien manifestement qu'il entre de l'air dans le Cerveau & qu'il en souleve toute la masse.

Tout ce qu'on vient de dire concourt à prouver que le Cerveau a, comme le Poulmon, un mouvement d'inspiration & d'expiration. Reste seulement à voir pourquoi l'air qu'on souffle dans un Tuyau adapté aux Productions mammillaires d'un Cadavre humain, ne s'insinuë pas dans les Ventricules du Cerveau, comme on le voit s'insinüer dans les Ventricules du Cerveau d'une Brebis. En voici la raison. Les Nerfs olfactifs avec leurs Mammelons allongés sont beaucoup plus gros dans les Brutes que dans l'Homme. Leur cavité est proportionnement plus grande dans les uns que dans les autres. De plus tout s'affaisse après la mort, & des conduits pénétrables à l'air pendant la vie, deviennent impénétrables après la mort, sur-tout lorsqu'ils n'ont qu'une cavité fort étroite. Ajoûtons que de ce que l'air grossier qu'on souffle dans un Tuyau, ne s'insinuë pas dans les Productions mammillaires d'un Cadavre humain, il ne s'ensuit point qu'il n'y entre pas du tout pendant la vie. Il y a dans l'air des parties de différents degrés de finesse & de subtilité, dont les unes passent par où les autres ne peuvent pas passer. J'ai eu un Baromêtre, qui m'avoit été donné par M. de Mairan, où le Mercure étoit toûjours moins élevé de deux lignes que dans les autres Baromêtres placés

E

tout auprès , & qui avoient été chargés de la même façon & du
même Mercure , ce qui ne pouvoit venir que de certaines parties fines
de l'air qui paſſoient à travers les pores de ce Baromêtre, tandis que les
plus groſſieres n'y pouvoient pas paſſer. On ne peut donc conclure
autre choſe du différent ſuccès de cette expérience dans l'Homme &
dans les Brutes , ſinon qu'un air plus groſſier paſſe par les Productions mammillaires des Brutes , & un air plus fin & plus delié , *aër
defæcatior* , comme dit *Fracaſſati* , par celles de l'Homme. Car après
tout la ſtructure des Nerfs olfactifs eſt différente de celle des autres
Nerfs ; ainſi on doit leur attribuer un uſage différent , comme l'a
fort bien remarqué *Schlevogt* ſçavant Anatomiſte Moderne , qui regarde les Nerfs olfactifs , comme des *Vaiſſeaux excrétoires* du Cerveau. Mais ce n'eſt ſans doute que dans l'état de maladie qu'ils ſont
la fonction de Vaiſſeaux excrétoires. Du reſte il eſt plus naturel , ce
ſemble , de regarder ces Nerfs avec leurs Mammelons allongés comme un *Tuyau pneumatique* , & de penſer qu'ils ſont à l'égard du Cerveau , ce que la Trachée artére eſt à l'égard des Poulmons ; c'eſt du
moins dans ce point de vûë que nous les conſidérons ici.

Mais pour quelle fin veut-on que l'air entre dans les Ventricules
du Cerveau ? C'eſt , afin qu'il y produiſe à-peu-près les mêmes effets
qu'il produit dans les Poulmons , afin que , par les ſecouſſes alternatives qu'il occaſionne , il favoriſe la circulation du Sang dans cette
partie , qu'il facilite la ſéparation des eſprits animaux , & leur diſ-
tribution dans toutes les parties du Corps. Ce n'eſt pas tout. Comme l'air qui ſort des Poulmons dans l'expiration , entraine avec lui
bien des parties fuligineuſes qui s'exhalent continuellement de la ſurface intérieure des Bronches , de même l'air qui ſort des Ventricules
du Cerveau lors de la concidence ou de l'abbaiſſement de ce Viſcere , doit entrainer avec lui toutes les fuliginoſités qui s'exhalent de
la ſurface intérieure des Ventricules. Et ce ſont là les principaux
avantages que procure l'air qui s'inſinuë dans le Cerveau & qui en eſt
chaſſé alternativement. Mais ſi un air bien conditionné nous rend de
très-bons offices en paſſant dans nos Poulmons , il nous procure ſûrement bien des infirmités lorſqu'il ſe trouve alteré dans ſes qualités ſenſibles , ou chargé de vapeurs malignes & nuiſibles , comme l'experience nous le fait voir chaque jour ; d'où il eſt naturel d'inférer
qu'il en doit être de même de l'air qui paſſe dans les Ventricules du
Cerveau , & que lorſqu'il eſt mal conditionné , il y doit cauſer des
Rhûmes & d'autres Maladies dont on n'avoit pas bien connu juſqu'à
préſent l'origine & la nature. De ſemblables diſcuſſions meneront ſans
doute à une Théorie plus exacte & à une Pratique plus éclairée &
plus ſûre.

II.

A l'égard des sources d'où coule l'humeur dans les Catarrhes, les Anciens en assignoient deux, l'une intérieure, l'autre extérieure, & par une suite nécessaire ils reconnoissoient deux espéces de Catarrhes, l'un interne & l'autre externe. Ils prétendoient que dans le Catarrhe interne, la Pituite ou la serosité qui s'étoit amassée dans l'intérieur du Crane couloit par les trous des Os sphenoïde & ethmoïde dans les Narines, dans le Palais & sur le Larynx, & que dans le Catarrhe externe l'humeur venoit des Membranes extérieures du Crane & se repandoit sur toutes les parties jusques aux extremités du Corps. Qu'il y a de véritables Rhumes de Cerveau.

A l'égard des Modernes, presque tous ont soûtenu d'après *Schneider*, qu'il étoit tout-à-fait impossible que les humeurs contenuës dans le Crane pussent enfiler d'autre route que celle des Veines, qui du Cerveau portent le sang dans les Jugulaires, & que ceux-là se trompoient visiblement qui faisoient descendre du Cerveau l'humeur des Catarrhes.

Je ne rapporterai pas ici tout ce qui a été dit par les Anciens, & ce que les Modernes leur ont opposé. Il me suffira d'exposer ce qui me paroît de plus vraisemblable sur cette matiere, ce qui semble le mieux s'accorder avec la structure du Corps & avec les Observations de Pratique. Et pour donner quelque ordre à ce que je vais dire, j'examinerai d'abord ce qui se passe en nous dans l'état de santé par rapport à l'humeur qui coule naturellement des Narines : après quoi je tâcherai de découvrir ce qui peut arriver à cet égard dans l'état de maladie ou dans les Rhûmes de Cerveau.

1. Je suis persuadé qu'en santé il ne s'amasse rien dans les Ventricules du Cerveau, à quoi l'on puisse donner le nom de Pituite au sens que les Anciens donnoient à ce mot, & que le peu d'humeur qu'on y trouve dans les Sujets morts de mort violente, n'est que ce qui transpire naturellement de la surface interne de ces cavités. En effet, semblable à la transpiration insensible qui s'exhale continuellement de l'habitude de notre Corps & de l'intérieur de nos Poulmons, cette humeur, selon que l'a éprouvé *Bellini*, se resout entiérement en vapeurs & ne s'épaissit point au feu, comme la Lymphe ou la Serosité qu'on trouve dans d'autres parties. D'où j'infére que cette humeur dans l'état naturel sort avec l'air des Ventricules du Cerveau sous la forme d'une vapeur insensible par les Productions mammillaires, comme la transpiration des Poulmons sort avec l'air dans l'expiration.

2. Je crois avec presque tous les Anatomistes Modernes, que le *Mucus* ou cette humeur mucilagineuse qui coule naturellement des Narines, vient des Glandes de la Membrane pituitaire, des conduits particuliers qu'on y observe, & que M. *Vieussens* appelle *Vaisseaux*

muciferes, du Sac lachrymal, & des Sinus fphenoïdaux, ethmoïdaux, frontaux & maxillaires qui s'ouvrent dans cette Membrane ,
& qui y dégorgent l'humeur qui fe fépare du fang qui roule dans
le Nés, dans les Yeux & dans les cavités des Os fphenoïde , ethmoïde ,
&c. ainfi que l'a fort bien remarqué le même M. *Vieuffens* ✶ & comme
on le peut voir dans l'expofition Anatomique de M. *Winflovv* ✶.

3. Je ne doute nullement qu'il n'arrive bien des Rhûmes de Cerveau purement externes , & où l'humeur qui coule dans le Nés &
dans les Palais en plus grande abondance que dans l'état naturel,
ne vient que de la Membrane pituitaire & des Sinus dont on vient
de parler, cette Membrane & ces Sinus recevant du fang une plus
grande quantité de Serofités & de Mucus , il en doit auffi couler
davantage dans les cavités du Nés & du Palais & même fur les Yeux.
Bien des raifons qu'il feroit inutile d'expofer ici , d'autant que c'eft-
là l'opinion la plus commune , me portent à le penfer ainfi.

4. Je ne doute pas auffi qu'il n'arrive des Rhûmes de Cerveau
purement internes , & des Rhûmes qui font en même-temps internes
& externes. Ce qui arrive à l'égard des Poulmons , lorfque l'humeur
qui s'exhale continuellement de leur furface intérieure devient plus
abondante , plus groffiere & plus acre , doit nous faire juger que la
même chofe doit arriver à l'égard du Cerveau , lorfque l'humeur qui
s'exhale des parois intérieures de fes Ventricules devient plus abondante & plus acre. Or cela ne doit-il pas arriver à l'égard du Cerveau par les mêmes caufes qui produifent le même effet dans les Poulmons ? Sur-tout fi l'on reconnoît qu'il entre de l'air dans le Cerveau
comme il entre dans les Poulmons , ainfi que nous l'avons prouvé.
Mais il y a plus. On fçait que lorfque le fang fe trouve furchargé
de ferofités par le defaut d'évacuation de la tranfpiration infenfible ,
il fe porte vers les parties où il trouve moins de refiftence , qu'il en
gonfle les Vaiffeaux , qu'il en diftend les Tuniques , en élargit les
Pores excretoires , & qu'il fe décharge par-là de cette même ferofité.
On fçait encore que les Vaiffeaux du Cerveau n'offrent pas plus de
réfiftence que ceux des Poulmons, qu'ils ne font ni moins courts ni
moins exempts de compreffion , & qu'ils ne font pas moins fujets à
s'engorger de fang ; d'où il fuit qu'ils ne font pas moins propres à
fournir la matiere d'un Rhûme de Cerveau , que ceux des Poulmons à fournir la matiere d'un Rhûme de Poitrine. Ce n'eft pas tout.
La Glande pituitaire , celles du Plexus-choroïde peuvent féparer du
fang une plus grande quantité d'humeur ;qui portée dans l'Entonnoir
& dans les Ventricules du Cerveau peut caufer un Catarrhe interne.
A la verité ce ne font là que de pures poffibilités : mais voici des
preuves de fait. Elles fe tirent de l'Ouverture des Cadavres dont je

* *Neurolog. lib.*
I. c. 16.
* *Traité de la*
Tête n. 334. &
fuiv.

parlerai ci-après & des ſymptômes qu'on remarque en ceux qui ſort attaqués de Rhûmes de Cerveau. En effet on voit des Gens qui après s'être expoſés à un air froid, ſe plaignent d'une grande péſanteur de tête & d'un aſſoupiſſement avec fiévre, ou d'une douleur de tête tenſive & aiguë accompagnée de fiévre, d'une inſomnie, d'un groüillement d'eau dans le Cerveau, ſans qu'il coule rien de ſenſible par le nés. Voilà le Rhume de Cerveau purement interne. On en voit d'autres qui, outre les ſymptômes dont on vient de parler, ſouffrent un écoulement conſidérable de féroſité par les yeux, par le nés, par la bouche, qui ſont enchifrenés, & qui éternuent à chaque inſtant. Voilà un Rhume de Cerveau interne & externe en même temps.

5. Pour donner plus de force aux preuves que je viens d'alléguer, voyons comment l'humeur qui dans le Catarrhe interne s'amaſſe dans les ventricules du Cerveau, peut s'écouler quelquefois d'une maniere ſenſible par les narines, & confirmons le tout par des obſervations qui paroîtront d'autant moins ſuſpectes, qu'elles ont été faites par des Médecins uniquement adonnés à la Pratique & qui n'avoient en vûë aucun ſyſtéme.

6. Nous avons dit ci-deſſus qu'un air fin & ſubtil entre dans les ventricules du Cerveau par les productions mammillaires, & que cet air chargé d'une tranſpiration inſenſible ſort de ces mêmes ventricules, chaſſé par leurs parois qui ſe rapprochent lors de la coïncidence du Cerveau. De là je conclüds que ſi les conduits par où l'air entre dans le Cerveau & en ſort, viennent à ſe dilater, ils pourront donner paſſage à une matiere plus abondante & plus groſſiere que n'eſt la tranſpiration inſenſible qui y paſſe dans l'état naturel, ou ce qui revient au même, qu'il pourra quelquefois couler une humeur du Cerveau d'une maniere ſenſible. La maniere dont ſe fait l'excrétion de la ſueur & des crachats, peut aiſément nous faire comprendre la maniere dont l'excrétion de l'humeur catarrheuſe du Cerveau doit ſe faire pour devenir ſenſible.

7. Willis raconte * qu'il a connu pluſieurs perſonnes ſujettes à de cruels maux de tête, à des vertiges, qui ſe trouvoient ſoulagées ſur le champ par un écoulement abondant de féroſité par le nés, féroſité qu'elles jugeoient venir du Cerveau par le fourmillement qu'elles ſentoient auparavant dans l'intérieur du Crane : ajoûtant que dans l'une de ces perſonnes l'écoulement de cette féroſité s'étant arrêté, il s'en ſuivit des convulſions affreuſes avec un étourdiſſement qui dégénéra en une Apoplexie mortelle, & que le Crane ayant été ouvert, on trouva les plis les plus profonds du Cerveau & ſes ventricules inondés d'une féroſité qui étoit jaunâtre, comme celle qui couloit auparavant par le nés ; ce qui ne lui permet pas de douter que cette féroſité ne vînt

du Cerveau. J'ai vû moi-même des gens qui après avoir souffert quelque temps d'un Catarrhe de tête interne, sentoient tout-à-coup créver quelque chose avec bruit à la racine du nés , & ayant jetté une grande quantité de mucosités & quelquefois de pus par les narines, se sentoient d'abord soulagés. On dira sans doute que cette matiere venoit des Sinus frontaux ou ethmoïdaux dont on a parlé ci-dessus : Mais ne se pourroit-il pas aussi que les cavités des productions mammillaires qui sont si étroites, qu'elles ne sont pas visibles dans l'état naturel, s'élargissent considérablement dans les Rhumes internes de Cerveau, que leurs membranes se déchirent quelquefois , & donnent passage à toute l'humeur qui s'étoit amassée dans les ventricules du Cerveau ? L'ouverture des Cadavres porte assés à le croire. On a trouvé *

dans quelques Sujets les productions mammillaires entiérement corrompuës ; dans d'autres on a observé que les trous qui sont à la base du Crane avoient été rongés & dilatés par l'écoulement continuel d'une

humeur catarrheuse. *Foramina* , dit Platerus * , *in basi Calvaria soporales arterias transmittentia , nec non alia ad palatum oculorumque cavitates pertinentia in multis catarrhosis adeò exesa & ampliata reperi , ut non jam vasorum qua deducebant amplitudini responderent , sed duplo quoque vel triplo majora existerent , quod à continuo humorum à cerebro defluxu , uti gutta cavat lapidem , profectum licebat colligere.*

8. *Bonet* dans son Anatomie Pratique * rapporte plusieurs Observations par lesquelles il conste que des Abscès du Cerveau se sont vuidés par les narines, & ont fourni une si grande quantité de pus, que tous les Sinus qui aboutissent aux narines n'étoient pas capables de les contenir , sans compter qu'avec le pus on voyoit des particules reconnoissables de la substance du Cerveau.

9. Enfin *Skenchius* nous apprend d'après un sçavant Praticien * que des Abscès du Cerveau ont fourni tout-à-coup jusqu'à quatre livres de pus par le nés & par les oreilles , sans qu'il en coutât la vie au Malade ; & j'ai vû moi-même sortir du pus par l'oreille gauche d'un Malade qui avoit été blessé à la tête, & auquel après la mort qui ne survint qu'un mois après le coup reçû , on trouva du pus à l'endroit du Cerveau qui répondoit à cette oreille : ce qui me fit juger que *Valsalva* n'étoit pas si mal fondé lorsqu'il avance que les Abscès du Cerveau se vuident quelquefois par les trous qu'il a découvert dans l'Apophyse Mastoïde.

De toutes ces Observations il résulte que dans l'état contre nature , dans des Rhumes internes de Cerveau , violents & opiniâtres, l'humeur qui les cause peut s'écouler par les productions mammillaires dont la cavité aura été rongée & élargie , & dont les membranes auront été déchirées. L'ouverture des Cadavres pourra déformais jetter un plus grand jour fur cette matiere , & il eft à fouhaiter que ceux qui auront l'occafion d'ouvrir des Sujets morts de pareilles Maladies , examinent attentivement l'état du Cerveau & de toutes les parties dont on vient de parler. Ce fera le moyen ou de lever ou de confirmer toutes les difficultés qu'on a oppofées contre l'opinion que j'ai embraffée , & que M. Manget * a rapportées avec les réponfes qu'on y peut faire. Du refte pour la Pratique il fera toûjours plus sûr de fuppofer le Cerveau affecté dans les Catarrhes de tête internes , afin que par un prompt fecours, par un nombre de Saignées proportionné à la grandeur du mal & aux forces du Sujet , & par d'autres Remédes convenables , on puiffe prévenir les fâcheufes fuites de ces fortes de Maladies.

** V. Not. in Theatr. anat. lib. 4. cap. 5. Tom. 2. p. 405 & 406.*

Suite des Regiftres de l'Académie de Béfiers du 12 de Janvier 1741.

DANS les Mémoires que j'eus l'honneur de lire à la Compagnie en 1726 & en 1739 , je ne fis attention qu'aux effets que la preffion de l'air extérieur peut produire fur notre Corps , & je ne parlai point de ceux que doit caufer fon introduction dans nos Humeurs. Je ne croyois pas même en 1726 , qu'il entrât de l'air à travers l'habitude du Corps , ni même à travers les véficules du Poulmon , & encore moins à travers les productions mammillaires , & ce ne fut qu'en 1739 que je tâchai de prouver qu'un air fin & délié pouvoit pénétrer ces productions & entrer dans les ventricules du Cerveau. Mais ayant depuis fait attention aux nouvelles proprietés de l'air dont j'ai parlé ci-deffus *, & aux expériences faites par MM. de *Reaumur* & *Hales* , je compris que l'air pouvoit aifément s'infinuer dans nos humeurs , non feulement à travers les véficules du Poulmon , mais encore à travers l'habitude du Corps , & même à travers la fubftance du Cerveau. Trois propofitions que je me propofe de développer le plus briévement qu'il me fera poffible : & pour donner quelque ordre à ce que j'ai à dire , je commencerai par expliquer de quelle maniere je conçois que l'air peut pénétrer la Membrane qui tapiffe les Bronches , & qui forme les Véficules pulmonaires.

Qu'il entre de l'air dans nos humeurs.

** Pag. 24. & fuiv.*

1. *Borelli* * , *Bellini* ** , *Bergerus* *** , &c. ont cru que l'air qu'on refpire pénétroit les Véficules pulmonaires , & s'infinuoit dans le Sang avec toutes les propriétés dont il eft doué lorfqu'il eft en maffe ou raffemblé en globules. *Pitcarne* * au contraire & *Boerhaave* ** ont prétendu que le poids ou le reffort de l'air appliqué contre la furface

** De mot. anim. part. 2. prop. 113. & feq.*
*** De mot. cord. prop. 9.*
**** De nat. human. cap. 4. de refpir.*
** De cauf. di. uerf. mol. &c.*
*** Inftit. Med. §. 201.*

que les Véficules lui préfentent , fuffifoit pour produire tous les effets dont nos humeurs ont befoin , & qu'il n'y entroit point en maffe ou en globules. J'embraffai d'autant plus volontiers l'opinion de *Pitcarne* & de *Boerhaave* , que je fçavois d'un côté par les expériences de M. de *Reaumur* * , que l'air ne paffe point au travers du papier moüillé quelque légerement qu'il le foit , non plus qu'au travers du vieux parchemin dès qu'il eft moüillé , & que je n'ignorois pas d'autre côté que l'intérieur des Tuyaux bronchiques , que la furface que les Véficules poulmonaires préfentent à l'air infpiré , eft continuellement humectée & abbreuvée d'une Lymphe vifqueufe , d'une eau plus ou moins chargée d'une matiere mucilagineufe & gluante ; d'où je concluois fans peine que l'air groffier & élaftique ne pouvoit pas paffer à travers les Véficules, pour s'infinuer dans le Sang , mais qu'il devoit en reffortir & être chaffé au dehors par les mêmes Tuyaux par où il étoit entré. Mais les nouvelles expériences de MM. de *Reaumur* & *Hales* m'ayant appris 1°. que l'air moüillé par l'eau perd fon élafticité , ou du moins ceffe d'être compreffible & dilatable , qu'en cet état il s'infinuë facilement dans l'eau , s'y diffout en quelque façon , & ne fait plus avec elle qu'un même corps. 2°. Que le Sang & les Parties folides des Animaux contiennent beaucoup plus d'air que les aliments qui fe convertiffent en chyle ne fçauroient leur en fournir. 3°. Que par la tranfpiration pulmonaire , il fort continuellement des humeurs qui circulent dans les Poulmons une grande quantité d'air mêlé avec la matiere qui forme cette tranfpiration ; je compris aifément qu'il devoit entrer beaucoup d'air dans notre Sang par les Véficules pulmonaires , non en maffe ou en globules & avec tout fon reffort , mais déguifé ou abforbé dans des particules d'eau , & ne formant avec elles qu'un même fluide incompreffible & *inexpanfible :* je compris, dis-je , aifément que *Borelli* , *Bellini* , *Bergerus* , &c. avoient eu raifon de penfer que la férofité ou l'humeur aqueufe qui fe trouve dans les Véficules pulmonaires , fe charge des particules d'air , fe les affocie & les entraîne avec elle en rentrant dans nos veines; mais qu'ils avoient eu tort de croire que ces particules d'air intimement mêlées avec nos humeurs y exerçoient leur jeu de reffort , & fervoient à y entretenir un mouvement ofcillatoire. Car les particules d'air introduites dans nos humeurs , ne fe dégagent des parties de l'eau qui les tiennent , pour ainfi dire en prifon , & ne reprennent leur élafticité , que lorfque ces humeurs s'arrêtent quelque part , qu'elles s'échauffent ou fe refroidiffent plus que ne le comporte leur état naturel , ou lorfque ces particules d'air fe trouvent délivrées de la preffion de l'air extérieur.

Mais comment , dira-t-on , la férofité écumeufe qui abbreuve la furface

V. *Hift.* de l'*Acad. R. des Sc.* 1714. *p.* 1. *& fuiv. & Mem. p. 55 & fuiv.*

face intérieure des Tuyaux bronchiques, comment cette eau imbibée d'air se remêle-t-elle avec le fang ? Par où paffe-t-elle pour entrer dans les Vaiffeaux fanguins d'où elle a été une fois expulfée ? Elle ne fçauroit y rentrer par les mêmes voyes par où elle en eft fortie, comme l'a penfé *Bernerus* * ; car, outre que la force avec laquelle cette ferofité imbibée d'air eft pouffée du dehors en dedans, ne feroit peut-être pas fuffifante pour vaincre la réfiftence de la matiére tranf-pirable qui doit s'exhaler continuellement, & qui eft pouffée du de-dans en dehors, il faudroit pour donner entrée à cette ferofité aë-rienne, que la matiére tranfpirable fut interceptée pendant tout le temps que cette ferofité feroit pouffée du dehors en dedans ; ce qui feroit contraire aux loix de l'Œconomie animale & ne fçauroit ar-river dans l'état naturel. Il faut donc avoir recours à quelque autre artifice afin que l'entrée & la fortie de ces deux Fluides fe puiffe faire en même-temps & fans deranger en aucune façon les loix de l'Œco-nomie animale. *Bergerus* * a penfé que la ftructure des Vaiffeaux pul-monaires pouvoit & devoit même être telle, que les Tuniques des arteres euffent des Pores ouverts du dedans en dehors, & que celles des Veines en euffent d'autres difpofés en fens contraire ou qui fuffent ouverts du dehors en dedans ; ajoûtant que cette conformation des Pores fe trouve fréquemment dans le Corps, & confirme l'idée qu'a-voit Hippocrate d'une tranfpiration univerfelle, διάπνοια ἅπαντα : ce qu'il prouve encore par la fineffe & la rareté du tiffu de ces Vei-nes. D'autres * au contraire perfuadés que ce n'eft pas par les Pores lateraux des Tuniques des Artéres que fort la matiére de la tranfpi-ration, mais par des Vaiffeaux particuliers, qui felon M. *Ruyfch*, ne font autre chofe que de petits Vaiffeaux artériels deftinés à fé-parer cette humeur & à la porter au dehors, ont mieux aimé avoir recours avec M. *Vieuffens* à d'autres Vaiffeaux particuliers qui s'ou-vrent dans les Veines ou fanguines ou lymphatiques, ou dans les unes & dans les autres, & qui donnent entrée à la matiére qui doit être reforbée : appellant les premiers Vaiffeaux *excrétoires* & les autres *ab-forbants.* J'embrafferai d'autant plus volontiers ce fentiment, qu'on voit d'autres Vaiffeaux *abforbants* dans le Corps, comme l'a fort bien remarqué M. *Haguenot* *, tels que ceux qui reforbent l'humeur la-chrymale, ceux qui ont été découverts par *Hovius* dans l'une & l'autre chambre de l'œil pour repomper l'humeur aqueufe, &c. & qu'on doit préfumer de la fageffe & de la maniere fimple d'agir du Créateur, qu'il a formé de femblables Vaiffeaux dans d'autres par-ties pour repomper les humeurs qui s'amaffent naturellement dans certaines cavités, autour des Vifceres, &c. pour les faire rentrer dans le fil de la circulation & pour les préferver par ce moyen de

F

* *De efficacia & ufu aeris mech. in corp. hum.*

* *De nat. hum. cap. 4. de refpir.*

* *Noguès in Sta-tic. fanctor. pag. 10.*
Haguenot Diff. de Tranfpir. infenf. Monfp. 1733.

* *Diff. de Tranfp. p. 23.*

la corruption à quoi elles auroient été expofées ; fans compter que par là on rend aifément raifon de tous les effets des applications extérieures ou des Remédes topiques.

Cela pofé, on doit penfer que dans l'infpiration les Veficules pulmonaires s'étendant, les orifices des Tuyaux excrétoires moins preffés donnent un libre paffage à la matiére tranfpirable ou à l'humeur bronchique qui fe fépare du fang de l'Artere pulmonaire, & que dans l'expiration ces Veficules fe refferrant, une partie de cette Lymphe eft emportée au dehors avec l'air qui reffort des Poulmons, & l'autre eft obligée d'enfiler, avec le nouvel air dont elle s'eft imbibée, les orifices des Vaiffeaux *abforbants* pour fe remêler avec le fang de la Veine pulmonaire, ou pour rentrer dans les Vaiffeaux lymphatiques de cette partie : & cela foit par fon propre poids, foit par la preffion des Veficules, ou par le reffort de l'air qui n'en a pas été entiérement chaffé dans l'expiration, & fans qu'il foit befoin d'avoir recours à aucune force d'attraction comme le fuppofent gratuitement MM. *Keill* & *Hales*.

Et l'on ne doutera point que la Lymphe qui lubrifie les parois des Veficules pulmonaires ne rentre ainfi dans nos humeurs imbibée du nouvel air qu'elle a abforbé, fi l'on veut bien s'en rapporter à l'experience que *Bergerus* * a verifiée d'après, je crois, *Sylvius*, *Svvammerdam*, *Thruſthon*, & de laquelle il refulte que l'Eau un peu tiéde & mêmecolorée verfée à plufieurs reprifes dans les Bronches des Poulmons d'un Chien ou d'un autre Animal pénétre les Membranes des Tuyaux bronchiques & revient par la Veine pulmonaire, fans qu'on ait employé aucune force pour la pouffer, & fans qu'on ait comprimé les Lobes du Poulmon.

** Loco fupr. citat.*

Il eft donc plus que probable qu'à travers les Veficules des Poulmons il fort continuellement du fang des vapeurs aëriennes, ou de l'air moüillé & abforbé dans la matiére de la tranfpiration, & qu'à travers ces mêmes Veficules il entre continuellement dans nos humeurs de nouvel air moüillé, ou une Lymphe imbibée de l'air qu'elle a abforbé, puifque la matiére tranfpirable qui fort de nos Poulmons contient beaucoup d'air, & qu'il confte d'un autre côté par les experiences de M. *Hales* * qu'une grande partie de l'air refpiré perd fon élafticité dans les Poulmons.

** Statiq. des Veget. p. 211.*

11. Maintenant il ne fera pas difficile d'expliquer l'introduction de l'air dans nos humeurs, foit par l'habitude du Corps, foit par les Productions mammillaires ; & l'on n'aura nulle peine à comprendre le fens de ces paroles remarquables d'Hippocrate, Σάρκες ὁλκὴ κ̀ ἐκ κοιλίης και ἔξωθεν· δῆλον ἢ αἴσθησις ὡς ἔκπνοον κ̀ εἴσπνοον ὅλον τὸ σῶμα * : non-plus que des Aphorifmes fuivants de M. Jacques

** Epid. lib. VI. fect. VI.*

Keill , 1. *Per omnes Corporis Pores continuus faciliſque aëri patet in-*
greſſus & egreſſus. 2. *Qua in aëre ſub vaporis ſpecie circumvolitant* *Britan. aph. 55.*
aquea particula à cute noſtra attracta, cum ſanguine commiſcentur & *56. & 57.*
Corpus pondere augent. 3. *Plus attrahimus Tempeſtate nebuloſa quàm*
ſicca *. Car on n'aura qu'à appliquer à l'habitude du Corps & aux
Membranes qui revêtent extérieurement les Lames cribleuſes de l'Os
ethmoïde ce que nous avons dit des Pores *excrétoires* & *abſorbants*
des Veſicules pulmonaires , & à ſe repréſenter que l'air moüillé &
abſorbé dans la féroſité qui abbreuve ces parties ne fait avec elle qu'un
même Fluide , & l'on comprendra aiſément que d'un côté il doit
continuellement ſortir par les Pores *excrétoires* de notre Corps des
vapeurs *aëriennes* ſous la forme d'une tranſpiration inſenſible , & que
de l'autre il doit auſſi entrer continuellement dans notre Corps de
nouvel air moüillé & déguiſé ſous la forme d'une vapeur ſubtile
non-ſeulement par les Pores *abſorbants* de la peau , mais encore par
ceux des productions mammillaires , d'où il doit pénétrer juſques
dans le Cerveau par les Pores de la Membrane qui en tapiſſe les
Ventricules : en un mot on verra que ce n'eſt pas ſans fondement
qu'Hippocrate a avancé qu'il ſe faiſoit par tout le Corps , à-peu-près
comme dans les Poulmons , une *expiration* & une *inſpirations* continuelles , & que M. Keill a reconnu que l'air y entroit & en ſor-
toit continuellement.

Mais quels effets produit dans notre Corps l'air moüillé qui y entre par toutes les voyes dont on vient de parler ? D'abord il paroît
que ſon principal uſage doit être de réparer l'air qui entre dans la
conſtitution naturelle de nos humeurs , qui leur donne la conſiſtence & le degré de fluidité qui leur eſt néceſſaire , & qui, s'il n'étoit
continuellement renouvellé , s'épuiſeroit bien-tôt en s'exhalant à tous
moments de notre Corps par la tranſpiration , ſoit *cutanée* , ſoit *pul-*
monaire , ſoit *cerebrale ;* à quoi il faut ajoûter qu'à raiſon de ſes qualités ſenſibles il doit produire dans nos humeurs les mêmes effets
qu'on attribuë communement à l'air extérieur , & qu'il ſeroit trop
long de rapporter ici.

D'où il ſuit 1. Que lorſque par quelque cauſe que ce ſoit nos humeurs reçoivent dans les interſtices de leurs parties plus ou moins
de cet air qu'à l'ordinaire , ou que celui qui y eſt logé & comme
empriſonné vient à ſe dégager , à ſe réünir en globules & à réprendre ſon reſſort, la conſiſtence naturelle de nos humeurs, leur fluidité , leur mouvement , & le jeu des parties ſolides , en doivent être
conſidérablement dérangés ; ce qui donnera naiſſance à différentes
ſortes de Maladies : 2. Que lorſque cet air eſt plus chaud ou plus froid
qu'il ne doit être , plus ou moins humide , il doit produire dans nos

humeurs différents changements qu'on nous difpenfera d'expliquer ici en détail , mais dont on peut aifément fe faire une idée par les effets que l'air extérieur altéré dans fes qualités fenfibles a accoûtumé de produire par fon contact dans nos parties folides & fluides : 3. Enfin que lorfque cet air fe trouve chargé d'exhalaifons nuifibles , il doit caufer dans nos humeurs différentes altérations capables de déranger extrémement l'Œconomie animale ; ce qui peut donner une idée d'une des caufes générales des Maladies *épidemiques.*

Voilà , Monsieur , où mon Pere en vouloit venir lorfqu'il expofa fon idée fur l'*Evaporation de l'Eau.* Je fouhaite que vous foyés auffi content de cette derniere Partie de fon Mémoire , que vous m'avés parû l'être de la premiere.

Il ne me refte , Monsieur , qu'à vous remercier de l'obligeante réponfe que vous avés eu la bonté de faire à ma premiere Lettre , & à vous marquer ma fenfibilité pour l'efpérance dont vous m'y flattés que vous voudrés bien m'honorer des mêmes fentiments que vous avés toûjours témoigné à mon Pere. Je tâcherai de les meriter , ces fentiments , par une application conftante à l'étude , par toutes les autres marques que je pourrai vous donner de ma jufte & vive reconnoiffance, & par le profond refpect avec lequel je ferai toute ma vie ,

MONSIEUR ,

Votre très-humble & très-
obéïffant Serviteur.
Jean-Henry-Nicolas BOUILLET , &c.

A Béffers ce 25. Avril 1745.

SUR LA NATURE ET LES CAUSES
DE LA PESTE.

*C*E *Mémoire & le fuivant furent compofés en* 1721. *à l'occafion de la Pefte qui regnoit en Provence & dans le Gevaudan. Je les donne tels qu'ils furent faits alors , me refervant de m'expliquer plus au long dans mes Remarques fur quelques points qui n'y font qu'ef-*

*fleurés. Le fecond fut imprimé dans le mois de Mars de la même an-
née ; mais celui-ci ne fut prefenté qu'à l'Académie-Royale de Bordeaux,
& n'eft qu'un Précis d'une Differtation fur le même fujet, laquelle fut
envoyée auffi à la même Académie. Ces Piéces paroitront d'autant moins
étrangeres à cet Ouvrage, qu'on fçait qu'un Médecin doit être prêt à
combattre toute forte de Maladies, & que quoique vraifemblablement
nous n'ayons rien à craindre de la Pefte, nous n'avons pas tout-à-fait
la même affurance à l'egard des Fiévres malignes peftilentielles, qui
dans le fond, font une vraïe Pefte, mais d'un degré un peu moins
élevé, & qui quoique fort rares dans ce Pays, ne laiffent pas de fe
montrer quelquefois, ainfi qu'il refulte des Obfervations rapportées dans
le Volume précédent, & dans les Ouvrages des Médecins qui m'ont
précedé.*

La Pefte, outre l'*Epidémie* qui lui eft commune avec bien d'autres Maladies qui nous font plus familieres, mais qui pour l'ordinaire
font moins aiguës & moins meurtrieres, préfente prefque toûjours
certains accidents extérieurs qui la fpécifient ou la caracterifent; c'eft
l'éruption conftante des Bubons & des Charbons dans le plus grand
nombre des Malades. Elle offre auffi certains dérangements, foit extérieurs, foit intérieurs, qui en indiquent le caractere éffentiel, c'eft
dans les uns un froid univerfel, un poulx prefque éteint, &c. dans
les autres une chaleur brulante, une fiévre aiguë, des inflammations,
des gangrénes, &c. Quant à fon origine, les uns veulent qu'elle la
tire toûjours, par *Contagion*, des Pays chauds qui font fitués au Midi
ou au Levant de l'Europe : d'autres tiennent au contraire, que la
Contagion n'a jamais lieu, & que la Pefte naît toûjours immédiatement dans tous les endroits où elle fe manifefte, foit dans les Pays
froids, foit dans les Pays chauds. Du refte, on convient affés que les
exhalaifons ou certains corpufcules qui s'élevent du fein ou de la
furface de la Terre, ont la principale part à la génération ou à la
production de ce terrible fleau.

Il eft étonnant qu'en matiére de faits on ne foit pas d'accord ;
cependant ç'en eft un qu'on ne fçauroit nier : fçavoir, que la Pefte
regne prefque chaque année dans certains Pays extrémement chauds,
tels que l'Éthyopie, l'Egypte, l'Arabie, la Perfe, la Chine, &c.
D'où l'on peut inférer avec raifon qu'elle n'y vient pas d'ailleurs,
& qu'ainfi elle y prend originairement naiffance. Un autre fait non
moins inconteftable, c'eft que la Pefte a paru en Europe prefqu'en
chaque fiécle & qu'elle y a même regné quelquefois des années entiéres après lefquelles elle s'y eft entiérement éteinte, qu'elle regne
maintenant * dans deux Provinces de France & qu'elle y tend même   * 1721.
à fa fin. De là les uns ont conclu qu'elle naiffoit toûjours en Eu-

rope , comme bien d'autres Maladies épidémiques qui n'ont qu'un certain regne , & les autres ont prétendu qu'elle y étoit toûjours apportée des Pays lointains par *contagion* , comme quelques autres Maladies , que nous tenons encore de ces Pays-là. Pour moi , aprés avoir mûrement examiné les faits & les raifons qu'on allegue de part & d'autre , j'ai cru devoir réünir ces deux fentiments , en admettant que tantôt la Pefte naiffoit dans notre Continent , & que tantôt elle y étoit apportée des Contrées Orientales ou Méridionnales. Et voici les principales raifons qui m'ont obligé d'embraffer ce parti.

Premiérement, on ne peut pas douter que la Pefte ne puiffe naître en Europe , & qu'elle n'y naiffe quelquefois par la feule force des caufes qui y font ordinaires. Car outre qu'il eft avéré qu'il y naît fouvent des Maladies *Epidémiques* très-fâcheufes , des Dyfenteries , des Catarrhes, des Fiévres * malignes, pourprées, peftilentielles , &c. & qu'on a vû quelquefois la Pefte s'élever dans le cœur de notre Continent , fans qu'on pût raifonnablement foupçonner qu'elle y fût apportée d'ailleurs , (comme il arriva à la Ville d'Arras , qui en 1654 fut défolée par la Pefte , quoiqu'elle n'eut aucune correfpondance dans le Levant) les feules lumieres de la raifon font voir que les mêmes caufes qui y produifent dans certaines conjonctures de temps des Maladies épidémiques fi funeftes , peuvent dans d'autres conjonctures être portées à un dégré d'énergie & de malignité propre à y produire la Pefte. Et il ne ferviroit de rien de dire que ce n'eft là qu'une poffibilité vague, & qu'en matiere de faits il faut des preuves pofitives & réelles. L'analogie, ou pour mieux dire , l'identité du caractere effentiel de la Pefte avec le caractere effentiel des Maladies épidémiques dont je viens de parler , principalement des Fiévres malignes peftilentielles , jointe à l'obfervation rapportée ci-deffus , fçavoir que la Pefte paroît en Europe prefque en chaque fiécle , établit parfaitement la verité & la réalité du fait en queftion , indépendemment même de l'autorité des Médecins qui nient la *Contagion*. D'ailleurs l'expérience nous faifant voir fouvent dans ce Pays * des Bubons & des Charbons particuliers ou *inépidémiques* , il n'y a nulle raifon de douter que ces Eruptions peftilentielles ne puiffent devenir ici comme dans les Pays extrémement chauds, & qu'effectivement elles n'y deviennent quelquefois *épidémiques* ou communes à la plûpart des Habitants d'une Ville ou d'une Province , &c.

En fecond lieu, il fera prouvé que la Pefte nous eft quelquefois apportée du Levant ou du Midy , fi l'on prouve qu'en Europe elle fe tranfporte d'un endroit en un autre. Or on prétend qu'il eft inconteftable que cela eft arrivé à prefque toutes les Peftes: mais pour ne parler que de celle qui regne actuellement en France , & qui a com-

---

* C'eft ce qu'on a obfervé en France en 1693, 1694 , 1709 , 1710 , 1712 , 1714 , &c.

*En Languedoc.

mencé , comme l'on fçait, par Marfeille, on regarde comme certain, que quand même elle y feroit née , (fur quoi je fufpends ici mon jugement , n'ayant pû m'éclaircir fuffifamment de la verité du fait) on regarde, dis-je, comme certain qu'elle n'eft pas née de même à Aix , à Toulon , à Avignon, à la Canourgue, à Alais , &c. En effet, on ne croit pas pouvoir dire que les mêmes caufes qui ont , fi l'on veut, fait éclorre ce mal à Marfeille , ayent concouru à fa naiffance dans tous ces endroits. Il faut donc qu'il y ait été apporté ; ce qui établit fuffifamment le fait dont il s'agit.

Cela pofé , j'attribuë, la naiffance de la Pefte, tant dans les Pays froids que dans les Pays chauds à des exhalaifons particulieres foûtenuës par l'action de quelques caufes évidentes, telles que l'intemperie de l'air, la difette, la mauvaife qualité des aliments , &c. En quoi je conviens avec la plûpart des Médecins qui m'ont précedé. Quant au tranfport de cette Maladie , & à fa propagation ; fuppofé que ce tranfport & cette propagation foient réels , je les explique un peu différement. Jufqu'ici on avoit cru que pour communiquer la Pefte à une Ville faine , il fuffifoit qu'une petite Portion de matiére peftilentielle apportée d'un endroit infecté s'infinuât dans le Corps de quelque Habitant d'un endroit fain , qu'elle s'y multipliât & qu'elle paffât de là dans une autre Sujet , & ainfi fucceffivement. Mais cette hypothefe m'a parû fujette à de fi grands inconvenients que j'ai cru devoir l'abandonner. Ce n'eft pas que je nie abfolument que les feules exhalaifons d'un Peftiferé ne puiffent infecter une Perfonne qui les recevra en fuffifante quantité & qui fe trouvera dans des difpofitions propres à les mettre en jeu. Je prétends feulement que la multiplication de la matiere peftilentielle , qui eft renfermée dans les exhalaifons qui fortent d'un Corps peftiferé, n'eft pas la caufe principale ou générale de l'effet dont il s'agit ; car , outre qu'elle ne peut tout au plus être regardée que comme une caufe fubalterne & poftérieure dans tous les Lieux où la Pefte naît naturellement, & qu'il faut de toute néceffité avoir recours à une caufe antérieure pour expliquer la premiere origine de ce mal dans ces mêmes Lieux : outre que les derniers qui en font atteints peuvent auffi-bien que les premiers devoir leur mal à cette caufe principale & antérieure , cette multiplication par la voye de la tranfpiration ou des exhalaifons des Peftiferés , ne paroît pas avoir lieu dans les endroits mêmes où la Pefte femble avoir été apportée , puifqu'elle s'y éteint ordinairement fort vîte , & que dans la plûpart des Villes de l'Egypte , de la Syrie , de l'Afie Mineure où ce mal eft à préfent très-familier & très-commun, elle ne laiffe pas de ceffer entiérement & de difparoître pendant l'intervalle de quelques années , malgré la *Contagion* contre laquelle on ne fe précautionne pas du tout.

Mais le moyen d'expliquer autrement la tranfplantation de la Pefte ?
Dirons-nous que la matiere peftilentielle qui eft apportée d'un endroit
infecté par le moyen des Vents , des Malades , des Hardes , des Mar-
chandifes fufpectes , &c. fuffit toute feule pour défoler des Provinces
& quelquefois des Royaumes entiers ? Nullement. Car il ne nous
paroît pas du tout vraifemblable qu'une fi petite quantité de matiére
peftilentielle que celle qui peut ainfi être apportée , puiffe fe répandre
dans une fi grande étenduë de Pays & agir avec affés de force fur
un fi grand nombre de Perfonnes fans s'accroître ou fe multiplier
en quelque façon & du moins dans l'air. Je crois donc que cette
matiére tranfportée d'un air infecté dans un air fain en apparence ,
mais réellement impregné d'exhalaifons analogues , ou de corpufcules
d'une nature approchante de celle des molecules qui compofent cette
matiére , je crois , dis-je , que cette matiére fe multiplie & *pullule*
en communiquant fa nature aux exhalaifons répanduës dans l'air fain,
de la même maniére qu'une Pomme pourrie gâte & corrompt une
Pomme faine contre laquelle elle eft appliquée.

Deux confiderations m'ont engagé & confirmé dans cette conjecture , la facilité avec laquelle on y explique tous les phénomenes de
cette tranfplantation , & la qualité *feptique* ou pourriffante que j'ai
cru devoir reconnoître dans la matiére peftilentielle , eu égard aux
endroits où elle fe forme le plus fouvent & aux effets qu'elle produit
conftamment dans ceux qui fe trouvent difpofés à recevoir fon action : qualité , qui rend , comme l'on voit , cette matiére très-propre
à transformer d'autres matiéres analogues & à les convertir en fa nature , felon l'idée que j'ai donnée de la multiplication des Ferments
dans ma Differtation imprimée à Bordeaux en 1719.

Je dis que j'ai cru devoir reconnoître dans la matiére peftillenti-
elle une vertu *feptique* ou pourriffante , caufée par un foulphre exalté
& pénétrant , tel à-peu-près que celui que la putrefaction fait développer dans certains Corps , & cela eu égard 1°. aux Pays où cette
matiére fe forme le plus fouvent. En effet on ne peut pas douter que
dans les Pays où la Pefte eft *indigene* , il ne s'éleve des exhalaifons
chargées d'un foulphre de cette nature. Car enfin , tous ces Pays en
général font extrémement chauds & arides , & en particulier quelques-uns éprouvent reglement tous les ans une longue & malheureufe alternative d'humidité & de féchereffe. Dans tout l'Indouftan
ou Mogol , dans la Perfe & dans quelques Provinces d'Ethyopie, il
tombe tous les ans des pluyes exceffives qui durent trois ou quatre
mois de fuite , & à ces pluyes fuccedent des chaleurs affreufes & in-
fupportables pendant le refte de l'année. Ces pluyes engraiffent les
Terres , elles en diffolvent les Sels & les Soulphres , &en ramoliffent

même

même les Minéraux. Les chaleurs qui furviennent après , enlevent d'abord le phlegme ou ce qu'il y a de plus aqueux & de moins malin , puis elles font élever le Sel volatile & enfin le Soulphre chargé de quelques molecules de Sel fixe ou terreux , ou , fi l'on veut , de plufieurs particules Minérales qu'on peut neantmoins comprendre fous le nom de Soulphre & de Sel terreux , ce qui , à mon avis , conftituë la matiere peftilentielle. Les Animaux & les Végétaux brûlés continuellement, ou du moins pendant la plus grande partie de l'année par les rayons du Soleil, exhalent un femblable Soulphre, qu'ils tiennent, fçavoir , les Vegetaux des entrailles de la Terre , & les Animaux en partie de la Terre par les eaux qu'ils boivent ou par l'air qu'ils refpirent , & en partie des Végétaux par les Aliments qu'ils en tirent. Enfin , la chaleur exceffive & permanente de l'air de ces Climats met le fceau à la malignité de ces exhalaifons & les rend propres à caufer la Pefte. Maintenant il ne fera pas difficile de comprendre qu'en Europe de pareilles Exhalaifons doivent fe former quelquefois dans de certaines Contrées , & qu'il ne doit guere fe paffer de fiécle , fans qu'à raifon de quelque altération fenfible ou infenfible des corps qui font au-deffus ou au-deffous de la furface de la Terre, il ne s'y répande dans l'air une matiére analogue à celle des Exhalaifons peftilentielles qui fe forment dans les Pays Orientaux & Méridionnaux.

2. La matiere peftilentielle m'a paru devoir être compofée d'un Soulphre falin & *feptique* , eû égard à fon action ou à l'effet qu'elle produit en nous , lequel n'eft autre , felon moi , que la conftriction ou le refferrement des parties *folides* fur lefquelles cette matiére agit, & l'épaiffiffement des *humeurs* avec lefquelles cette matiére fe mêle : épaiffiffement fuivi de putrefaction , de dépôts , d'inflammations gangréneufes , & de tous les autres defordres qu'on a obfervé à Marfeille dans les Cadavres des Peftiferés : car inutilement voudroit-on déduire tous les fymptômes de la Pefte du feul dérangement des *folides* ? On convient qu'ils fouffrent étrangement dans cette Maladie , les maux de Tête , les vomiffements , les inquiétudes , les hoquets , les cardialgies , &c. ne permettent pas d'en douter ; mais prétendre avec un fçavant Moderne qu'ils foient les feuls affectés immédiatement , & que les *fluides* ne le foient que par contre-coup , ou à raifon du vice des *folides* , c'eft heurter de front les nouvelles expériences qui nous ont appris qu'on pouvoit *provigner* la Pefte , ou la tranfplanter d'un Homme dans un Chien & de celui-ci dans un autre , en verfant dans les Veines du premier de la Bile d'un Homme peftiferé , & dans les Veines du fecond de la Bile du premier Chien à qui on avoit donné la Pefte : car pour cela il faut que la matiére peftilentielle agiffe auffi immédiatement fur les humeurs , qu'elle les cor-

rompe , qu'elle s'y multiplie & qu'elle s'unisse enfin avec celles qui lui sont les plus analogues , telles que la Lymphe , la Bile , &c. Or tout cela prouve merveilleusement la nature que j'ai attribuée à la matiere pestilentielle ; car pour ce qui est de la dissolution subite des humeurs & des relâchements soudains des parties solides qu'on remarque quelquefois dans certains Pestiferés , il est aisé de reconnoître que ces effets dependent de quelques circonstances particulieres qui font varier l'action de la cause principale.

Avis & Remédes contre la Peste.

TOUT le monde s'effraye , & fremit d'horreur au seul nom de Peste. A peine ce Fleau commence-t-il à se manifester quelque part dans une Ville , que les plus proches prennent d'abord l'allarme , & qu'ils se croyent perdus sans ressource. Ils repassent sans cesse dans leur esprit tout ce qu'ils ont oüi dire sur ce sujet de plus affreux , de plus triste & de plus affligeant ; & ces idées contagieuses passant bien-tôt des uns aux autres , le chagrin , la tristesse , la consternation , la crainte de la mort , saisissent presque tous les esprits & les obsédent entiérement. Ces funestes passions ne doivent leur naissance qu'aux préjugés dont le Peuple & la plùpart des Gens de distinction sont ordinairement imbùs. On croit communement que la cause premiere & immédiate de la Peste est un véritable poison , qui s'attache à tout ce qu'il rencontre , qui s'insinuë avec une facilité surprenante à travers toutes les parties de notre Corps , & qui surpasse la force de tous les Remédes. De cette fatale prévention & de la crainte qu'elle inspire , naissent le découragement , le desordre , la confusion , le défaut de secours ; on s'abandonne , on se fuit même mutuellement , on viole & on rompt les liens les plus sacrés de la nature & de la societé civile , on croit tout suspect & on n'ose y toucher , on se confine à la Campagne , ou l'on s'enferme à la Ville dans sa Maison , & l'on se condamne à une prison volontaire , de peur d'être surpris par ce poison mortel. Il y a plus ; la disette & la cherté des vivres , suites inévitables du desordre causé par la retraite ou la desertion des principaux Habitants , des Marchands , des Artisans , &c. la disette , dis-je , & la cherté des vivres , obligent les pauvres gens , & quelquefois même les plus riches ou à se priver des Aliments nécessaires , ou à user de ceux qui sont mauvais. Toutes ces causes accidentelles jointes ensemble , changent la méchanique ou les dispositions naturelles des humeurs & des parties solides de tous ceux sur qui elles agissent , & en introduisent de nouvelles ; & ces nouvelles dispositions mille & mille fois plus meurtrieres que le poison ou le venin qu'on prétend être la cauſe immédiate de la Peſtilence , portent le deüil par tout , & font la plus grande partie de ce qu'on appelle la *Contagion.*

Cela étant ainſi , je crois que le meilleur Reméde que tous les Habitants d'une Ville puiſſent employer, pour prévenir & arrêter les effets de ce terrible Fleau, c'eſt de ſe défaire de leurs préjugés , & de reconnoitre avec des Médecins *a* très-habiles , & très-zelés pour la conſervation du Public, que ſa propagation n'eſt düë principalement qu'aux cauſes évidentes que je viens de rapporter ; que la Contagion priſe en tout autre ſens, n'eſt qu'une chimere : qu'il eſt faux que la cauſe premiere de la Peſte ſoit ſi active , ſi pénétrante , & ſi cauſtique ou ſi venimeuſe qu'on ſe l'imagine : En un mot , c'eſt de penſer unanimement , comme la raiſon & l'expérience le veulent , que cette cauſe , *b* quelle qu'elle ſoit , & d'où qu'elle provienne , n'agiroit jamais , ou ne ſçauroit produire la Peſte , ſi elle ne trouvoit des Sujets diſpoſés ou capables de rompre , pour ainſi dire , ſon enveloppe & de la mettre en jeu : ſemblable en quelque façon à une épée qui ne ſçauroit faire du mal , tant qu'elle reſte enfermée dans ſon fourreau ; & qu'ainſi c'eſt moins à raiſon de ſa nature que des mauvaiſes diſpoſitions que cette cauſe rencontre , qu'elle devient quelquefois ſi funeſte : Enfin , c'eſt d'être perſuadés qu'avec un peu de ſecours, & beaucoup de confiance , on peut guérir de la Peſte ; & qu'effectivement le plus grand nombre en guérit , toutes les fois que rien ne ſuſpend d'ailleurs l'effet des Remédes.

Cela une fois bien conçû , les vains ſoupçons ſe diſſipent , la peur s'évanoüit , toutes les autres paſſions diſparoiſſent , on ne ſe ſent plus ſaiſi d'horreur en parlant de Peſte ou de Contagion ; on regarde ce Mal de même ſang froid qu'on regardoit autrefois les ſimples Charbons , ou les Fiévres malignes ordinaires. Que s'en ſuit-il de là ? Le calme revient , le bon ordre s'obſerve , on ne manque de rien , on s'aide mutuellement , chacun meine ſon train de vie ordinaire , & ne ſe met uniquement en garde que contre l'oiſiveté , l'inaction , l'ennui , la crainte de la mort , l'intempérance ou l'uſage des mauvais Aliments , & l'abus des Remédes , que des Gens ignorants ou mal intentionnés donnent ſous le Titre pompeux de

---

a Mrs. Chicoyneau, Verni & Deidier, deputés par la Cour à Marſeille : Voyez leur Lettre latine à un Profeſſeur de Barcellone, du 10. Decembre 1720.

b Je tacherai de donner une idée plus préciſe de la nature , & de l'origine de cette cauſe , & de la maniere dont elle eſt déterminée à agir, dans un autre Ouvrage que je donnerai bien-tôt ſur cette matiere. C'eſt celui dont on vient de donner le Précis.

préfervatifs. En un mot , chacun conferve fa difpofition naturelle d'efprit & de corps , & fe trouve par-là en état de réfifter à cette caufe commune , qu'on craint tant , mais qui dans le fond ne peut nuire qu'autant qu'on lui prête des armes. Par-là on arrête non-feulement les progrés de la Contagion , mais on la force même en quelque maniere à ceffer bien-tôt entiérement.

Mais le moyen , me dira-t-on , de fe délivrer d'un préjugé fi ancien , & fi fortement gravé dans l'efprit ? C'eft de s'inftruire par foi-même, ou de s'en rapporter , comme j'ai dit , à des Médecins *c* expérimentés , & qui pour preuve de leur fentiment vifitent les Peftiferés fans aucune préparation , s'affeïent fur leurs lits , examinent leurs Charbons & leurs Bubons , les toûchent & les manient , & prêchent par leur exemple l'obfervance de l'ordre , & la pratique du fecours mutuel.

Quelqu'un me repliquera peut-être , que dans ces occafions les Médecins font , comme l'on dit , de neceffité vertu , & que leur honneur les y engage ; mais que pour lui il ne doit fonger qu'à fa fûreté particuliere , & nullement à celle des autres. Je n'ofe pas donner à ce fentiment les qualifications qui lui conviennent ; il me fuffira de faire voir , que c'eft mal connoître fes propres interêts que de raifonner de la forte. En effet , ces principes pofés , voici ce qui doit naturellement s'en enfuivre : *d* Toutes les caufes que nous avons dit ci-deffus , qui fomentent la Peftilence , prennent d'abord l'effor , chacun fe retire , les parents , les amis , font abandonnés , les pauvres ne font point fecourus ; le defordre & la confufion s'emparent de la Ville affligée , les Cadavres pourriffent dans les ruës , l'air s'infecte de plus en plus ; & cette infection fe gliffant dans les maifons des Particuliers, où le défaut d'exercice , la trifteffe , la difette ou l'ufage des mauvais Aliments , ont déja alteré la conftitution de leurs humeurs , & affoibli le reffort de leurs parties folides , des Familles entiéres deviennent la victime de ce faux fyftême , & ceux qui en font les auteurs fuccombent eux-mêmes bien-tôt fous les coups de la Contagion , qu'ils vouloient éviter : une mort honteufe , auffi-bien que funefte , les punit de leur prévarication ; on a pour eux la même dureté qu'ils ont témoigné envers leurs parents , leurs amis , leurs voifins , &c. ils pe-

---

c Voyez les Lettres que M. Chicoyneau a écrit à divers Particuliers.

d Ce que je dis qui s'enfuivroit , arriva effectivement à Athenes lors de la grande Pefte dont parle Thucydide , comme l'a fort bien obfervé Lucrece dans fon Poëme *De rerum natura.*

Nam quicumque fuos fugitabant vifere ad ægros ,
Vitaï nimium cupidi , mortifque timentes ,
Pœnibat paulo poft turpi morte malaque ,
Defertos , opis experteis , incuria mactans. Lib. IV. V. 1236.

riſſent ſouvent ſans conſolation & ſans ſecours.

Quant aux Remédes dont on peut ſe ſervir pour guérir de la Peſte, lorſqu'on a le malheur d'en être atteint , les plus aſſûrés , à mon avis , ſont ceux *e* que tout le monde reconnoît propres à remplir les différentes indications que ce Mal a coûtume de préſenter , tels que ſont la Saignée , les Vomitifs , les Purgatifs , les Délayants , les Cordiaux , les Alexiteres , les Sudorifiques , les Calmants , &c. auſquels on ajoûte les Topiques , lorſqu'il ſe préſente quelque Tumeur ſur l'habitude du Corps : Mais s'il faut uſer de diligence dans quelque Maladie , c'eſt dans celle-ci , à cauſe qu'elle fournit ſa carriere avec beaucoup de rapidité , & qu'elle ravit ſouvent ceux qu'elle attaque en moins de trois à quatre jours , ſi l'on n'y remédie d'abord. Qu'on ſe garde donc bien de temporiſer , ſi l'on veut reſſentir les bons effets des Remédes que je viens de propoſer.

Au reſte , il ne faut pas s'imaginer que chaque Malade ait beſoin de tous ces Remédes pour ſe tirer d'affaire ; ſouvent deux ou trois réiterés à propos ſuffiſent , quelquefois il en faut davantage pour remédier aux différents accidents qui ſurviennent , & qui dénotent , tantôt un amas de matieres dans les premieres voyes , ou dans le ſang, tantôt un épaiſſiſſement ou une fonte d'humeurs , tantôt une tenſion extréme dans les ſolides , une diſpoſition inflammatoire , gangreneuſe, ou un relâchement & un affaiſſement conſidérable. Les bornes que je me ſuis preſcrites ne me permettent point de marquer la maniere de s'en ſervir dans tous ces cas ; ce ſera la matiére d'un autre Mémoire , que je donnerai en cas de beſoin en faveur des Chirurgiens de la Campagne , qui dans un temps de Peſte ſont ſouvent obligés de travailler ſans Médecin : il me ſuffira ici d'indiquer ſuccintement l'uſage qu'on peut faire en général de tous ces Remédes.

L'on a vû à *Marſeille* , que peu de Perſonnes s'étoient trouvées en état de ſupporter la ſaignée , ſur-tout dans le premier période du Mal : Il ne faut donc s'en ſervir que rarement , à moins que quelque accident preſſant , comme délire , oppreſſion de poitrine avec une fiévre ardente , & un danger évident d'inflammation dans quelque partie intérieure , ne requiere ce ſecours pour une perſonne jeune , ſanguine & robuſte ; on pourra alors ſans difficulté tenter la ſaignée , & le Malade en recevra même du ſoulagement , ſi l'on a ſoin d'employer en même temps les autres Remédes convenables à ſon état , comme il eſt arrivé à *Marſeille* ſur le déclin du Mal. *f*

e Bien des Gens ſe vantent d'avoir des ſecrets contre la Peſte ; Mais il faut , ou qu'ils ne connoiſſent pas la nature de ce Mal , ou qu'ils ayent deſſein d'impoſer : Ainſi l'on fera fort bien de ſe défier d'eux , ſi l'on ne veut point être leurs duppes.

f Voyez les Obſervations de M. Deidier , imprimées à Valence.

Les Emetiques ou les Vomitifs, conviennent parfaitement à ceux qui tombent malades d'abord après s'être gorgés d'Aliments, ou qui ont l'eſtomach péſant, la bouche amere ou puante, la langue pâteuſe, qui ont des rapports fréquents, des nauſées, &c. ce qui marque un eſtomach farci de glaires ou d'un chyle corrompu, qu'il faut vuider au plûtôt par la voye du vomiſſement, afin que le ſang ne s'infecte pas davantage. On ſe ſervira pour cet effet de l'Ipecacuanha, n'employant le Tartre ou le Vin émetique, que lorſque quelque accident particulier, comme un profond aſſoupiſſement, paroîtra le demander. Du reſte, ces Remédes ne conviennent point à ceux qui ont été épuiſés par quelque évacuation précédente, ou qui ont des marques d'une inflammation conſidérable à quelque Viſcere.

Les Purgatifs peuvent être employés, non-ſeulement dans le commencement, mais encore dans le cours du mal, toutes les fois qu'il s'agira de décharger les Boyaux des groſſes matiéres qui y ſéjournent, ou de débarraſſer le ſang des mauvais ſucs qui s'y ſont accumulés. On obſervera néanmoins de n'en prendre que de légers ou de médiocres, tels que le Sené, la Rhubarbe, la Manne, la Pulpe de Caſſe, le Tamarinds, les Sirops roſat ſolutif, de Chicorée compoſé, de fleurs de Peſcher, le Criſtal mineral, la crême de Tartre, le Sel vegetal, &c. & de les détremper dans une grande quantité de Liqueur, afin qu'ils n'irritent point, & qu'ils ne cauſent pas des ſuperpurgations.

Les Cordiaux, les Alexiteres, les Sudorifiques, tels que la Thériaque, le Diaſcordium, les confections d'Alkermes, d'Hyancinthe, l'Electuarium de Ovo, le Mithridat, la poudre de Vipere, d'Hyacinthe, la graiſſe de Serpent, l'Extrait des bayes de Genievre, le Lilium, les Eaux Theriacales, de Canelle, des Carmes, celles de Scabieuſe, d'Angelique, d'Imperatoire, de Ruë, de Scordium, de Chardon béni; les Elixirs anti-peſtilentiels, les Sels volatils de Vipere, d'Ammoniac, de Corne de Cerf, l'Antimoine diaphoretique, le Saffran Oriental, le Camphre, le Bois d'Ebene, &c. Tous ces Remédes, ou ſeuls ou mêlés avec quelques Abſorbants, comme les Coraux preparés, les Yeux d'Ecreviſſe, la Terre ſigillée, le Bol d'Armenie, &c. ſont excellents pour reſſuſciter un pouls preſque éteint, pour redonner des forces, pour remédier à de fréquentes défaillances, pour pouſſer par l'inſenſible tranſpiration, lorſque la nature montre cette voye : Mais il eſt à remarquer que ces Remédes ne conviennent point a tous les Malades, ni au même Malade dans tous les temps de ſa Maladie; & que le Peuple ſe trompe groſſierement, lorſqu'il penſe que la poudre de Vipere, par exemple, la graiſſe de Serpent, la Thériaque, &c. ne peuvent jamais faire du mal :

Car on a obſervé à *Marſeille*, g & ailleurs, que dans certains cas tous ces Remédes qu'on appelle ordinairement contre-venin, ne faiſoient qu'accélérer les progrés des inflammations intérieures, & avancer l'heure de la mort. Ces Remédes ne profitent ordinairement qu'aux Perſonnes qui ont les premieres voyes nettes, dont la fiévre n'eſt pas fort conſidérable, dont les Viſceres ne ſont point enflammés, & en qui il paroît des diſpoſitions pour la ſueur. Ce n'eſt pas qu'on ne les puiſſe donner dans d'autres cas, dans le froid d'un redoublement, dans des foibleſſes qui menacent d'une mort ſoudaine, &c. mais il faut que ce ſoit par l'ordre d'un Médecin prudent & experimenté, ſi l'on ne veut pas être comptables de la mort du Malade.

Quant aux Délayants, tels que les Tiſanes rafraichiſſantes, les Emulſions, les Eaux panées, l'Eau de Poulet, de Ris, d'Orge, de Coquelicoq, &c. on les employera en grande doſe pour calmer la ſoif, la chaleur d'entrailles, &c. on y diſſoudra même quelquefois, pour les rendre plus efficaces, le Sel prunelle, ou le Nitre purifié, ou l'on y mêlera du Syrop de Limons ou quelques gouttes d'eſprit de Souffre, de Vitriol, &c. On prendra garde toutefois de ne pas trop refroidir, relâcher ou ſurcharger; c'eſt pourquoi on mêlera, s'il eſt beſoin, avec les Délayants quelques légers Cordiaux, comme les confections d'Hyacinthe, d'Alkermes, les Syrops de fleurs d'Orange, d'Oeillet, &c.

Enfin, on ſe ſervira des Calmants, comme des Syrops de Pavot blanc, de Pavot rouge, du Laudanum ſec ou liquide, du Philonium magnum, &c. lorſqu'il s'agira de procurer un peu de repos au Malade, d'appaiſer l'agitation de ſes humeurs, d'aſſouplir ſes fibres, de prévenir le délire, de calmer les vomiſſements, les cours de ventre, les ſuperpurgations, les hemorrhagies, &c. obſervant de les mêler, tantôt avec des Cordiaux, tels que le Diaſcordium, la Thériaque, &c. tantôt avec des Délayants, tels que les Eaux d'Orge, de Coquelicoq, &c. ſelon les vûës qu'on pourra avoir.

Il n'eſt pas ſans doute beſoin d'avertir que dans l'adminiſtration de tous ces Remédes, on doit avoir égard à l'âge, au ſexe, à la conſtitution du Malade, au Climat, à la Saiſon, &c. tout le monde eſt aſſés d'accord là-deſſus.

Pour ce qui regarde les Remédes Topiques, comme les Fomentations, les Cataplâmes, les Emplâtres, les Pierres à Cautere, les Scarifications, &c. dès qu'il paroîtra quelque Tumeur, comme Charbon, Parotide ou Bubon, on les mettra d'abord en uſage ſelon les Regles de l'Art.

g Voyez la Relation de Mrs. Chicoyneau, Verni & Soulier, imprimée à Marſeille.

MÉMOIRE

Où l'on fait voir que les Régles fondamentales de la Médecine-Pratique peuvent être démontrées , & que dans le traitement des Maladies aiguës , la Méthode générale fondée fur ces Régles a un avantage infini fur les Méthodes particulieres.

Lû à l'Acad.
de Béf. le 13.
May 1745.

ON a dit dans la Préface du premier Volume qu'à l'égard des Maladies *aiguës* , on tâcheroit de fixer les Régles de la Pratique , & d'en introduire l'unité dans tous les Climats de la Terre. On a été plus loin. On a ofé avancer par rapport à ces mêmes Maladies qu'on pourroit démontrer d'une maniere aifée & naturelle les Régles fondamentales de la Pratique. Me trompé-je en préfumant que ces propofitions auront revolté bien des Perfonnes ? Fixer les Régles de la Médecine-Pratique , les démontrer , n'eft-ce pas , aura-t-on dit , prefqu'auffi impoffible que de fixer le Mercure , que de trouver la quadrature du Cercle ? Vouloir affujettir tout le Monde médecin à ces mêmes Régles , n'eft-ce pas auffi un projet autant chymerique que celui d'une Monarchie univerfelle ? Quoiqu'il en foit , je ne me retracte point : j'efpére même faire voir que ce n'eft pas fans fondement que j'ai avancé ces deux propofitions , & puis qu'elles font liées entr'elles de telle forte que , fi l'une eft prouvée , l'autre ne fçauroit être conteftée , la *verité* n'étant qu'*une* & la *même* dans tous les Pays , je vais m'attacher principalement à juftifier cette premiere propofition , fçavoir , qu'on peut démontrer les Régles fondamentales de la Médecine-Pratique ; & pour mieux réüffir dans mon deffein , je commencerai par faire voir que tout ce qu'on pourroit oppofer pour foûtenir qu'il eft impoffible de démontrer ces Régles eft tout-à-fait frivole , & n'eft fondé que fur des préjugés ou fur des équivoques : mais c'eft ce qu'on ne croira pas aifé.

Pour guérir fûrement les Maladies , dira-t-on , pour les traiter méthodiquement & felon des Régles fixes & invariables , felon des Régles démontrées , il faudroit d'un côté connoître en elles mêmes leurs caufes efficientes * , & de l'autre les Remédes propres à enle-

---

* *Neque curari id quod ægrum eft , poffe ab eo qui , quid fit ignoret.* Celf. lib. 1. Præf.

ὅτι πάντων ἁπλῶς , ὧν τὸ ποιοῦν ἔτι παρέστι , ἀπ' ἐκείνου τῆς θεραπείας ἀρκτέον. *Gal. Meth. Med. l.* 4. *c.* 4.

ver

ver ces cauſes ; car c'eſt un axiome généralement reçû, qu'un mal ne ceſſe qu'après qu'on en a ôté la cauſe * ; & il eſt viſible que pour ôter cette cauſe, il faut non-ſeulement la connoître, mais connoître encore les moyens propres à produire cet effet : il faudroit donc dans les Maladies humorales *aiguës*, dont on entend ici parler, connoître d'un côté, & la quantité préciſe des humeurs vicieuſes ou de la matiére morbifique, & la qualité ou la nature intrinſéque de cette matiére, ou, ce qui eſt le même, la configuration de ſes parties avec leur maniere d'agir, & de l'autre il faudroit connoître la qualité intrinſéque, la quantité déterminée, la maniere d'agir des Remédes qu'on veut employer, ou pour chaſſer hors du Corps cette matiére, ou pour la corriger & la raméner à ſon état naturel : car enfin, ce n'eſt que ſur la connoiſſance exacte des rapports qu'ont les Remédes avec cette matiére qu'on peut fonder des Régles ſûres & invariables, qu'on peut les démontrer, comme en Géometrie ce n'eſt que ſur la connoiſſance des rapports qu'ont entr'eux le triangle & le parallelogramme, qu'on peut donner des Régles ſûres & démontrées pour changer l'une de ces figures en l'autre.

Ce n'eſt pas même tout, continuera-t-on. Il faudroit non-ſeulement connoître en elle-même la matiére morbifique ou les ſubſtances nuiſibles qui ſont confonduës avec nos humeurs & qui les infectent, & les Remédes qu'on veut leur oppoſer ; mais encore il faudroit pouvoir déterminer 1°. En quel temps ou dans quelles circonſtances cette matiére morbifique ou ces impuretés confonduës avec nos humeurs peuvent ou être corrigées & ramenées à leur état naturel, ou en être ſéparées & expulſées : 2°. En quel temps les Vaiſſeaux où elles doivenr ſe cuire & s'affiner, ou ſe ſéparer & s'expulſer, peuvent leur donner une libre entrée ou ſe prêter à leur ſortie ; & par quel genre de Remédes on en doit changer la qualité, ou en procurer l'expulſion.

Or, ajoûtera-t-on, qui peut ſe vanter de connoitre en elle-même la matiére morbifique ? Quels moyens a-t-on pour déterminer au juſte ſa quantité, pour découvrir la configuration de ſes parties & leur maniere d'agir, pour prévoir le temps où il faut évacuer cette matiére, ou l'adoucir & la changer, pour trouver le moment précis où les Vaiſſeaux ſeront prêts à la recevoir & à la travailler, ou à lui donner paſſage & à l'expulſer ? Qui peut enfin ſe flatter de connoître des Remédes dont les parties integrantes ayent la configuration

---

* *Cauſa omnis priuſquam affectus Methodo recta excindi & ſummoveri debet. Cauſa enim perſiſtente affectus manet, nec penitus evelli poteſt.* Fernel. *Meth. Med. Lib. 1. Cap. 4.*

H

requise & le degré de mouvement nécessaire pour agir contre les parties de la matiére morbifique d'une maniere propre, ou à les adoucir
& à les changer en un suc loüable, ou à les pousser vers les orifices
des Tuyaux excrétoires & à les chasser hors du Corps ? Tout cela
n'est-il pas impossible? Car enfin n'est-il pas au dessus de l'Art de changer un Corps inconnu en un autre Corps inconnu , *Corpus ignotum
in aliud ignotum mutare methodi vel artis est nullius* , comme l'a fort
bien observé un sçavant Médecin Géometre ? Donc n'est-il pas impossible aussi de rien déterminer au juste dans la Pratique de la Médecine ? C'est donc envain qu'on voudroit en démontrer les Régles,
qu'on voudroit les fixer pour toûjours.

    Il y a plus. Ces mêmes Régles quand elles seroient démontrées ,
peuvent elles avoir lieu à l'égard de tous les Hommes, quel que soit
leur tempérament, quelle que soit leur maniere de vivre , & quel
que soit l'air qu'ils respirent ? Peut-on supposer que le sang & les
autres humeurs sont entiérement les mêmes dans des Personnes qui
vivent sous des Climats différents , & qui se nourrissent d'une maniere
différente ? Et si le sang & les humeurs ne sont pas les mêmes, peut-
on suivre les mêmes Régles pour les raméner à leur état naturel lorsqu'elles s'en sont écartées ? Voilà , dira-t-on, des difficultés ausquelles il n'est pas possible de rien répondre de solide. Voilà ce qui a
fait toûjours regarder la Médecine comme un Art conjectural , &
sujet à des fréquentes méprises, *Conjecturalem Artem esse Medicinam ,
rationemque conjectura talem esse , ut cum sapiùs aliquando responde-
rit , interdum tamen fallat :* Comme un Art qui n'a eu jusqu'ici aucunes Régles fixes , & qui n'en n'aura jamais. Voilà ce qui a déterminé les Médecins qui nous ont précedés & qui ont pratiqué en
divers Pays à suivre différentes routes & à combattre les mêmes Maladies, les uns par la *Glace,* & les autres par le *Feu.* Voilà, dis-je , l'origine des diverses Méthodes particulieres qu'on a introduites dans différents Pays & qu'on suivra sans doute à l'avenir par l'impossibilité
où l'on sera d'en établir une générale qui convienne dans tous les Climats. Voilà sans doute ce qui a obligé *Baglivi* à dire : *In Remediis
præscribendis semper ante oculos habe tui Climatis naturam , tuorumque
popularium temperiem , neque quidquam præscribas quod ex Libris di-
diceris , nisi prædicta colleas ,* & d'ajoûter ensuite , *sicuti pro Climatum
& victûs rationum varietate varia in hominibus oriuntur temperamenta,
ita pro varietate temperierum medendi quoque Methodus aliqua ex parte varianda erit :* Ce qui revient à ce qu'avoit dit *Celse* long-temps
auparavant , *differe pro Natura locorum genera Medicina , & aliud
opus esse Roma , aliud in Ægypto , aliud in Galliis ;* à quoi le sçavant M. *Richa* * a cru devoir encore ajoûter , *& pro ratione tempo-*

rum , à l'imitation du grand *Sydenham* , qui ſur la foi de ſes Obſervations s'eſt cru obligé d'avertir qu'avec la même Méthode, avec laquelle on aura ſauvé ſes Malades dans le cours de l'année, on riſquera de les perdre à la fin de la même année , *qua Methodo currente* *Cap. 2. de morb.* *anno ægrotos liberaveris , eadem ipſa anno jam vertente forſitan è me-* *epidem.* *dio tolles.*

On croira ces difficultés d'autant plus preſſantes qu'elles ont forcé M. *Pitcarne* à convenir que la Médecine n'étoit point un *Art*, mais ſeu- *De Diviſion.* lement un *Uſage* ou une *Routine*, & que les Remédes , à la *Saignée* près *morbor. p. m.* depuis la découverte de la circulation du ſang , n'avoient été trou- *174.* vés & ne ſeroient trouvés à l'avenir que par hazard & non par aucun raiſonnement , par aucune Régle ſûre. *Ex his-ce patet Metho-* *Ibid.* *dum medendi ſive Artem eſſe nullam ; ſed tantum* uſum medendi *cum* Virgilio , *& caſu non conſilio Medicamenta eſſe inventa , (excepta ve-* *na ſectione poſt cognitam circulationem) & poſt hac inventum iri.* La Médecine , ajoûte-t-il encore , n'eſt que le ſouvenir des choſes que l'uſage à fait voir être utiles à chaque Maladie. Car on ne connoît point la nature des Corps qui coulent dans nos Veines ou qui y ſont arrêtés ; & ce n'eſt que par la ſeule obſervation qu'on connoît ce qui convient à chaque Maladie , après qu'on a vû pluſieurs fois que les mêmes choſes convenoient à la même Maladie. *Medicinam ergo eſſe* *Ibid.* *memoriam eorum qua cuilibet Morbo uſus oſtendit fuiſſe utilia. Nam ,* *notas non eſſe Corporum intra Venas fluentium aut conſiſtentium naturas,* *adeòque ſola obſervatione innoteſcere , quid cuique Morbo conveniat ,* *poſtquàm ſæpius eadem eidem Morbo profuiſſe comperimus.* Voilà des aveus bien humiliants pour un ſçavant Médecin , pour un Médecin Géometre , qui malgré l'avertiſſement de Celſe , *cujus rei non eſt cer-* *ta notitia , ejus opinio certum reperire Remedium non poteſt* , s'eſt vanté au même endroit d'avoir reſolu ce magnifique Problême , une Ma- *Ibid. p. 175.* ladie étant donnée , trouver le Reméde qui lui convient , *Dato Morbo* *Remedium ipſi proportionatum invenire* , & qui croit avoir fait un Ouvrage qui ſera à l'abri des injures du temps , *jamque opus exegi* , &c. Certes , il n'y a guere que la force de la verité qui ſoit capable d'arracher de pareils aveus.

Nous ne craignons point qu'on nous accuſe d'avoir préſenté ces difficultés par les endroits les moins frappants & de les avoir affoiblies exprès afin d'en triompher plus aiſément. Nous avoüerons même ſans peine qu'on ne nous peut rien oppoſer de plus fort. Cependant ſi on veut bien tout péſer , on trouvera que dans le fond ces difficultés ſont plus ſpécieuſes que ſolides , & ſi on ſe rappelle ce qui a été dit ailleurs * , on verra que nous les avons déja préve- ** Elem. de la* nuës en partie , en poſant pour principe que *c'eſt la Nature elle-mê-* *Med. Pratiq. pag.* *57.*

H ij

me qui guérit les Maladies , &c. Mais ce n'eſt pas aſſés : notre interêt particulier , celui de la Médecine & même celui de la verité demandent qu'on examine en détail ces mêmes difficultés & qu'on les
combatte directement. Pour le faire avec plus d'avantage , nous join-
drons à nos propres Réflexions celles de deux ſçavants Médecins
Géometres, *Bellini* & *Pitcarne* ; car nous ne ferons pas difficulté d'oppoſer *Pitcarne* à lui-même , & d'emprunter de cet Auteur des armes
pour le combattre.

1. Je conviens d'abord, & je n'ai nulle peine à en convenir, que
s'il falloit connoitre en elles-mêmes les cauſes des Maladies & les
Remédes qu'on leur veut oppoſer : s'il falloit , dis-je , les connoitre
de la maniere & dans le ſens qui a été expoſé ci-deſſus , pour donner des Régles ſûres de Pratique , comme cela n'eſt pas poſſible , on
ne pourroit pas auſſi fixer jamais ces Régles , encore moins les démontrer ; de même que s'il falloit connoitre en lui-même le Pain &
les autres Aliments dont on ſe nourrit , ſoit en *Santé* , ſoit en *Ma-*
ladie , s'il falloit connoitre en eux-mêmes les agents qui doivent en
faire la digeſtion , pour donner des Régles de *Diatetique* , comme
on n'a pû encore percer le voile qui nous derobe toutes ces connoiſſances , il ſeroit auſſi impoſſible de préſcrire aucun Régime, ſoit aux
Sains , ſoit aux *Malades* , encore moins de le fixer , de le démontrer :
auſſi n'eſt - ce point en ce ſens - là ou ſur la connoiſſance de pareils
rapports que j'ai prétendu qu'Hippocrate avoit démontré les premieres
Régles de la *Diatetique* , & qu'à ſon exemple on pourroit démontrer les principales Régles de la *Therapeutique* , ainſi qu'on le peut
inférer de ce que j'ai dit là-deſſus dans la Préface du Volume précédent , & comme on le verra plus au long ci-après.

A la verité il ſeroit à ſouhaiter qu'on pût connoitre en elles-mêmes toutes les choſes dont on vient de parler, comme il ſeroit à ſouhaiter qu'on pût connoitre en eux-mêmes la circonférence du Cercle &
ſon Diametre , les côtés du Quarré & ſa Diagonale , qu'on pût connoitre auſſi la nature des Nombres irrationnels, &c. De pareilles connoiſſances ſeroient des ſources lumineuſes & fecondes d'où couleroient
naturellement une infinité de rapports qui nous ſeront peut-être toûjours inconnus , & les Démonſtrations qu'on fonderoit ſur la connoiſſance exacte de ces rapports éclaireroient l'eſprit en même-temps
qu'elles le convaincroient. Mais quoiqu'on ne connoiſſe pas intimément toutes ces choſes , quoique le rapport exact du Diametre du
Cercle à la circonférence ſoit inconnu , qu'on ait même lieu de préſumer qu'on ne le connoitra jamais exactement ; quoiqu'il ſoit démontré que le côté du Quarré eſt incommenſurable avec ſa Diagonale , & qu'il n'y a aucun rapport connu entre leurs parties : cepen-

dànt on ne laiſſe pas de démontrer en toute rigueur Géometrique, que la circonférence d'un Cercle eſt double de celle d'un autre Cercle, ſi le Diametre du premier eſt double de celui du ſecond, que l'aire ou la ſurface d'un Cercle eſt égale à celle d'un Triangle qui a pour hauteur le rayon de ce Cercle & pour baſe ſa circonférence: que les ſurfaces de deux différents Cercles ſont entr'elles comme les quarrés de leurs Diametres, que dans un Quarré parfait le quarré de la Diagonale eſt double du quarré de chacun des côtés: enfin, on ne laiſſe pas de tirer des Concluſions exaƈtes des Nombres irrationnels, quoiqu'on n'en connoiſſe pas la nature, &c. Et cela parce qu'on ſe fonde ſur d'autres rapports connus, ce qui ſuffit même en Géometrie pour former des Démonſtrations exaƈtes.

Maintenant ſi on applique ces Réflexions au ſujet dont il s'agit, on comprendra aiſément que quoiqu'on ne connoiſſe pas intimément & en elles-mêmes les cauſes des Maladies, quoique la nature intrinſéque des Remédes nous ſoit inconnuë, on peut cependant ſur ce qu'on connoît aujourd'hui & de ces cauſes & des Remédes, on peut, dis-je, ſur d'autres rapports connus démontrer les Régles qu'il faut ſuivre dans l'adminiſtration des Remédes pour aider la Nature à combattre ſûrement ces cauſes & à les ſubjuguer.

Qu'il me ſoit permis d'ajoûter encore une autre Réflexion. Je ne ſerois pas ſurpris que des Gens qui ne connoiſſent les Mathématiques que de nom, qui ne ſçavent point ce que c'eſt que Démonſtration, ou qui n'en reconnoiſſent que d'une ſeule eſpéce, ou bien des Gens qui ont un interêt particulier de rabaiſſer la Médecine, de la décrier & de la faire paſſer pour une veritable charlatanerie: je ne ſerois pas, dis-je, ſurpris que des Gens de ce caraƈtere propoſaſſent de pareilles difficultés; mais n'a-t-on pas lieu d'être étonné qu'un Médecin Géometre, qu'un Sçavant tel que *Pitcarne*, qui après *Borelli* & *Bellini* eſt celui qui a repandu le plus de jour dans la Théorie de la Médecine, & qui a le plus contribué à élever cette Théorie à la majeſté des Sciences Mathématiques, qu'un ſi grand Génie ſe ſoit ainſi fait illuſion à lui-même, qu'il n'ait pas diſtingué la *Médecine empirique* d'avec la *Médecine raiſonnée*, la *Phyſique expérimentale* d'avec la *Therapeutique*, & qu'il ait décidé ſi cavalierement, qu'une choſe dont on ne connoît pas tous les rapports à tout autre choſe eſt entiérement inconnuë? *Uno verbo*, dit-il, *ignotum id eſt, cujus ad aliud quodvis omnes rationes non novimus.* D'où il conclud qu'une Perſonne qui ne connoît pas mieux la nature de l'Or & du Plomb, qu'on ne la connoît maintenant, ne changera jamais le Plomb en Or, ſi ce n'eſt par hazard; & que tous ceux-là reſſemblent à des Alchymiſtes ou à des Charlatans qui ſe vantent de don-

Ilid. p. m. 176.

ner la Cure des Maladies , dont la nature qui depend de la qualité des humeurs qui les produifent, n'eft pas plus connuë , ou l'eft beaucoup moins que la nature de l'Or & du Plomb. *Hifce tamen (Alchymiftis) fimiles funt qui Curationes venditant Morborum quorum natura à Corporum eos excitantium naturis pendentes non magis fed minus multo nobis funt notæ quam Auri vel Plumbi.* Conclufion précipitée & tirée d'un principe érronné, une chofe n'étant entiérement inconnuë , que lorfqu'elle n'a abfolument aucun rapport connu avec tout autre chofe , & non lorfque tous fes rapports avec cette chofe ne font pas connus ; Conclufion qui ne feroit pas pardonnable à *Pitcarne* , fi on ne fçavoit d'ailleurs que les plus Grands Hommes font toûjours des Hommes & qu'il faut par quelque endroit payer à l'humanité le tribut de foibleffe qu'elle exige.

2. Je conviens encore volontiers que c'eft par hazard , par des effais multipliés , par des expériences réïterées que les Aliments & les Remédes ont été trouvés , que le raifonnement, que la Théorie n'y a nulle part , *non poft rationem inventa eft Medicina :* que c'eft par hazard & non par raifonnement qu'on a reconnu que le Pain , les Boüillons étoient propres à nourrir, que certaines Drogues avoient la faculté de purger , d'autres celle de faire vomir, &c. Mais ne doit-on pas convenir auffi que fur les découvertes que le hazard a procurées , fur les obfervations qu'on a faites des mouvements qui fe paffent en nous avant ou après avoir pris certains Aliments , avant ou après avoir ufé de certains Remédes , fur ce qu'on a trouvé dans l'Ouverture des Cadavres , &c. on a enfuite raifonné , on a fait des Réflexions qui font devenuës des Régles dont quelques - unes peuvent fort bien paffer pour démontrées, *fed poft inventam Medicinam quæfita eft ratio.* C'eft donc mal à propos que *Pitcarne* reftreint avec les Empiriques la Médecine *au feul fouvenir des chofes que l'ufage a canonifé* , pour ainfi dire , *à l'égard de chaque Maladie* , & qu'il exclud en quelque façon les Régles & les Préceptes qui ont été établis pour l'adminiftration de ces chofes.

3. Il eft vrai auffi que la nature intrinféque de nos humeurs eft inconnuë, mais leurs qualités fenfibles, leurs mouvements & les loix de ces mouvements ne nous font pas tout - à - fait inconnuës , & elles feront encore mieux connuës à l'avenir lorfqu'on aura fait un plus grand nombre d'Obfervations ou qu'on aura mieux comparé celles qui ont été faites , comme l'a fort bien remarqué le même *Pitcarne* , qui ne doute point que tous les Corps ne foient foumis aux mêmes loix de mouvement, & qu'on pourra un jour déterminer les loix & les affections des fluides & des folides du Corps humain. *Eft profecto* , dit-il, *Corporum omnium fimilis natura , poteftque Corpus om-*

In Prolog.§. 8.

ne in alterius cujuscunque generis Corpus transmutari , adeòque com-
munibus motuum seu mutationum eventis omnia Corpora cujuscunque
molis aut molecula sunt obnoxia. Undè sequitur definiri quoque posse
fluidorum & canalium Corporis humani leges & affectiones , postquam
aut plures Observationes instituerimus , aut rite contulerimus institu-
tas. Or au Jugement même de *Pitcarne* , il suffit pour la Pratique de
connoître les loix & les affections sensibles de nos humeurs , & il
n'est nullement nécessaire de remonter jusqu'à leur nature intrinséque ,
ou d'en rechercher les causes Physiques ou la forme intérieure. *Ex Ibid. §. 4. & 5.*
*his-ce deduco,*dit-il encore, *causarum Physicarum investigationem qualem,*
instituere solent Phylosophi Medicis neque utilem neque necessariam ...
Cuivis profecto in Mathematicis versato , vel in Medicina facienda
paulò magis occupato manifestum est , nos nihil aliud in rebus cognos-
cere , quam earum ad alias relationem legesque & proprietates virium
quibus eas mutare , vel ab iis mutari solent. Vires autem illa virium-
que leges actionibus mutuis & utrinque redditis deteguntur. Nam ac-
tiones & earum eventa sunt data illa , quorum ope leges virium in-
venimus ; causa verò Physica & tantopere à Phylosophis quæsita rerum
natura , est illud in rebus ignotum , à quo vires emanare volunt. Illud
autem cum sciri non possit nisi prius agnitis viribus harumque legibus
inventis , neque quicquam prastet nisi per vires ; sequitur viribus ig-
notis , notitiam illius esse nullam , notis verò esse inutilem. D'où l'on
voit combien *Pitcarne* s'est éloigné de ses propres principes lorsqu'il
a avancé ce que nous avons rapporté de lui ci-dessus. Ajoûtons que
quoique la nature de nos humeurs nous soit inconnuë , quoique pour
guérir une Maladie il faille changer une chose inconnuë en un autre
qui nous est aussi inconnuë , cela n'empêche point qu'on ne puisse
donner des Régles pour aider la Nature à opérer ce changement :
car ce n'est pas la Médecine qui change nos humeurs , ce n'est pas
l'Art , à proprement parler, qui guérit , c'est le concours des causes
naturelles qui résident en nous , c'est un méchanisme animé ou mate-
riel selon lequel se fait le mouvement réciproque de nos parties solides & fluides , c'est une force qui nous a été donnée , qui agit aveuglement pour la conservation de notre Machine sous les ordres d'une
intelligence infinie , & qui sans avoir appris les Mathématiques , sans
avoir été instruite par aucun Géometre , suit exactement les Régles
de la Géometrie & des Méchaniques , en un mot c'est cet Agent que
quelques Médecins appellent *Principe vital* & que le plus grand nombre après *Hippocrate* appellent *Nature*: C'est , dis-je , cet Agent qui
guérit , qui par le secours de l'Art change des Corps dont la nature
intrinséque ne nous est pas connuë en d'autres Corps dont nous ne
connoissons pas aussi la nature. Or ne suffit-il pas pour mettre la *Na-*

ture à portée d'opérer ce changement, que par les Obſervations qu'on a faites des proprietés ſenſibles de nos humeurs & de leurs mouvements, par les Eſſais qu'on a faits de différents Aliments & de différents Remédes, par les Réflexions qu'on a faites ſur les mouvements réciproques de nos parties ſolides & fluides & ſur l'operation des Aliments & des Remédes, on ait raiſonné pour parvenir à établir des Régles dans l'adminiſtration des Aliments & des Remédes, & à fonder un Art qui ſeconde la *Nature* dans ſes beſoins, ſoit en Santé, ſoit en Maladie, & qui la ſeconde d'une maniere ſcientifique.

D'où l'on voit encore que c'eſt mal-à-propos que *Pitcarne* compare les Médecins Dogmatiques à des Alchymiſtes. C'eſt à l'aveugle que ceux-ci travaillent, au lieu que ceux-là ſe fondent ſur des expériences mille fois verifiées, ſur des Obſervations conſtantes & ſouvent réïterées, ſur des Réflexions fondées ſur des Principes tirés de l'Anatomie & des Mathématiques. D'ailleurs, pour le dire en paſſant, ne ſe trompe-t-il point, lorſqu'il croit que pour faire de l'Or avec une autre Matiére, il faudroit connoitre la nature intrinſéque de cette Matiére & de l'Or ? Pour moi, je penſe, que s'il eſt vrai que l'Or ſe forme chaque jour dans les entrailles de la Terre, d'une Matiére qui n'étoit pas Or auparavant, ce qui eſt très-vraiſemblable, à moins qu'on ne prétende que tout l'Or qui a été ou qui ſera découvert à l'avenir eſt ſorti tout formé & tel qu'il eſt des mains du Créateur : je penſe, dis-je, que s'il eſt vrai que d'une Matiére qui n'eſt pas Or, il ſe forme de l'Or dans les entrailles de la Terre, il ne faudroit pour faire de l'Or que connoitre par Obſervation cette Matiére & le Suc *Aurifique* par lequel cette Matiére ſe convertit Or ; car en les mêlant enſemble & laiſſant agir la Nature ou les loix générales du mouvement que le Créateur à établies pour la production de tous les effets naturels, cette Matiére ſe convertiroit infailliblement en Or, ſans qu'il fut beſoin qu'on en connut auparavant la forme intérieure ni celle de l'Or. Et cette penſée ne paroitra point hazardée à ceux qui ſçavent qu'en conſéquence des Obſervations de M. de Reaumur,

V. *Hiſt. de l'Acad.* 1739. p. 1. & *ſuiv.* M. Baſin Correſpondant de l'Académie Royale des Sciences eſt parvenu à faire un Caillou artificiel en arroſant régulierement chaque jour pendant deux ans de la Terre de Potier avec de l'Eau de Puits qu'on ſçait contenir beaucoup de Suc *pierreux*, & en laiſſant repoſer cette Terre pendant autres deux ans, ou pour mieux dire, en l'abandonnant aux ſoins de la Nature ou de cette cauſe générale qui préſide à la production de tous les effets naturels : Expérience qui prouve évidemment la foibleſſe du raiſonnement de M. *Pitcarne* au ſujet de l'Or.

Mais revenons à notre ſujet. La premiere difficulté n'a pû être propoſée que par des Gens peu inſtruits des loix de l'Œconomie animale,

qui

qui confondent les Opérations de la *Nature* avec celles de l'*Art*, qui ne fçavent point diftinguer les droits de l'une d'avec les droits de l'autre, qui prennent dans un fens trop étroit ce fameux principe *contraria contrariis curantur* ; & qui croyent que les Remédes feuls & par eux-mêmes opérent dans nos humeurs les changements néceffaires pour détruire les caufes des Maladies & pour nous rétablir en fanté. Car quiconque fera attention à ce que la Nature opére en nous, foit en Santé, foit en Maladie, quiconque fera perfuadé qu'il n'en eft pas des Vaiffeaux du Corps humain comme de ceux des Chymiftes, quiconque fçaura que tout eft mouvement, tout eft vie dans nos parties, au lieu que les Vaiffeaux des Chymiftes font des Corps qui n'ont ni vie ni mouvement, des Inftruments purement paffifs, ne penfera point que pour guérir fûrement & par des Régles démontrées telles ou telles Maladies, il faille connoître en elles-mêmes les caufes de ces Maladies & les Remédes qu'on voudroit leur oppofer. Cette objection ne vient donc que d'une équivoque ou d'une méprife. Mais pour ne laiffer aucun doute là-deffus, expofons en peu de mots ce que fait la *Nature* & ce que font les Remédes, après quoi il fera aifé de voir fi fur ce que nous connoiffons des opérations de la *Nature* & de celles des Remédes, il eft poffible ou non de donner des Régles fûres de Pratique, de les fixer, de les démontrer.

Nous prenons tous les jours une certaine quantité d'Aliments proportionnée à la force de notre Eftomach, ou à notre appetit qui eft à-peu-près la mefure de cette force, & lorfque notre Corps ni ne croît ni n'engraiffe, nous faifons tous les jours une diffipation égale à la quantité des Aliments que nous avons pris ; & cela fe paffe en nous dans l'état de Santé fans que nous connoiffions la forme intérieure ou la nature des Aliments que nous prenons, ni des matiéres que nous évacuons journellement. Les Aliments fe convertiffent en chyle & en matiére fœcale par l'action des humeurs digeftives & des Organes deftinés à cette fonction : la matiére fœcale eft chaffée au dehors par les mouvements des Boyaux : le chyle fe convertit en Sang par les mouvements alternatifs du Cœur, des Poulmons, des Artéres. Du Sang fe féparent toutes les autres humeurs, foit celles qui doivent fe remêler avec lui, foit celles qui doivent être pouffées au dehors & expulfées. C'eft une force qui agit en nous fans même que nous y penfions & foit que nous veillons ou que nous dormions ; & cette force s'accroît & redouble fon action, fi on lui donne plus de travail à faire, fi on prend une quantité d'Aliments un peu plus grande qu'à l'ordinaire, ou fi quelques Sucs retenus augmentent la quantité du Sang : alors on voit arriver ou un vomiffement, ou une hémorrhagie, ou un flux d'urines, ou des felles copieufes, ou une

I

tranfpiration plus abondante , ou fi cette force fe trouve accablée fous le poids des matiéres qui devroient être évacuées , on reffent des laffitudes & les autres avant-coureurs d'une Maladie , & alors il faut avoir recours , ou à la Diette , ou aux Remédes , ou à tous les deux enfemble. Si les matiéres retenuës font en fort petite quantité , fi leur qualité n'eft pas dépravée au point d'exciter la fiévre , on n'a qu'à diminuer un peu la quantité ordinaire des Aliments , & cette force dont on vient de parler & qu'on appelle communement *Nature* par le mouvement qu'elle entretient continuellement dans nos parties folides & fluides & qu'elle augmente felon le befoin , cette force , dis-je , vient aifément & en peu de temps à bout d'atténuer ces matiéres & de les expulfer ou par les urines ou par la tranfpira-tion , &c. Si ces matiéres retenuës font un peu plus abondantes , & qu'elles foient alterées au point d'exciter la fiévre , on n'a qu'à re-trancher tout-à-fait les Aliments folides , ne boire que de l'Eau pure ou panée , & dans 24 heures on voit quelquefois ces matiéres fe cuire ou fe digérer , fe féparer du fang & s'évacuer entiérement par quelqu'une des voyes dont on vient de parler : & c'eft , comme on voit , le cas de la fiévre *Ephémere* que la Diette feule guérit en 24 heures avec le fecours de la *Nature* , auffi fûrement que fi la quan-tité précife & la qualité de la matiére morbifique euffent été connuës , & qu'on eut connu le rapport de fes parties avec celles de la boiffon dont on s'eft fervi pour aider la *Nature* à digérer cette matiére & à l'expulfer. Enfin , fi les matiéres retenuës font non - feulement plus abondantes , mais encore plus alterées que dans le cas précédent : qu'-elles ne puiffent pas être évacuées par les voyes ordinaires en 24 heures : que les Vaiffeaux fe gonflent par la raréfaction du Sang fans qu'il furvienne aucun faignement de nés : que ce qui fe fépare du Sang fe porte & vers l'habitude du Corps , & vers l'Eftomach, & vers les Boyaux , fans qu'on voye paroître ni fueur , ni vomiffement , ni de-jections : ou même fi malgré le vomiffement , malgré la fueur ou les dejections , il refte encore affés de matiére retenuë pour entretenir dans le Sang un boüillonnement capable de faire créver quelque Vaif-feau intérieurement ou extérieurement ; alors fi outre la Diette , on a recours aux faignées pour diminuer la quantité & le volume du Sang , fi par un Vomitif on évacuë les matiéres contenuës dans la cavité de l'Eftomach , fi par des Médecines on chaffe celles qui fe font jettées dans le Canal inteftinal , c'eft autant de travail de moins pour la *Nature* , qui déchargée d'une partie du fardeau qui l'accabloit , re-double fes efforts , & par-là fe délivre plus aifément du refte ou par la tranfpiration , ou par les felles , ou par les urines ; & c'eft le cas des *Synoques* fimples qui fe terminent en fix , huit , douze ou

quatorze jours, fans qu'on connoiffe la Nature intrinféque des Remédes employés, ni leur rapport avec les matiéres que la *Nature* a
domptées & évacuées par leur fecours. En voilà affés fans doute pour
faire comprendre ce que fait la *Nature*.

A l'égard des Remédes, j'entends les Remédes généraux, comme
la faignée, les vomitifs, les purgatifs, il eft vifible qu'ils n'agiffent
que très-peu par eux-mêmes ou par la maffe, la figure, le mouvement de leurs parties fur la matiére morbifique, & qu'à proprement
parler, ils ne font que diminuer la maffe ou le volume des humeurs,
ôter les obftacles qui s'oppofent à leur mouvement naturel & à la
dépuration que la *Nature* en doit faire par des fecrétions & des excrétions, augmenter le mouvement trop rallenti des folides & des
fluides, reprimer leur mouvement trop fougueux, qu'ils ne font, dis-
je, que redreffer ou reveiller une *Nature* qui fe fourvoye, ou qui
s'oublie, & la contenir dans les Régles qu'elle doit fuivre pour le
rétabliffement & la confervation des loix de l'Œconomie animale :
après quoi c'eft la *Nature* qui agit fur une matiére dont nous ne
connoiffons pas la forme intérieure, c'eft la *Nature* qui broye, qui
affine, qui tranfmuë cette matiére, & qui la conduit vers les lieux de
fa fecrétion & de fon excrétion. Cela étant ainfi, ce n'eft qu'à
épier les mouvements de la *Nature*, à obferver les forces des Maladies & des Remédes, à découvrir ces forces par leurs opérations,
à les mefurer & à les comparer, qu'un Médecin doit mettre toute
fon application, & non à rechercher des caufes Phyfiques, qui ne
peuvent être connuës que par leurs effets, & qui, lorfque leurs
effets font connus, ne font d'aucun fecours à un Médecin : *Adeòque,*
comme ajoûte *Pitcarne*, *Medicis folum incumbit, ut vires Medica-* In Præleq. §. 5.
mentorum & Morborum, qua per operationes poffunt inveniri, expen-
dant & ad leges revocent ; non autem ut caufis Phyficis eruendis infu-
dent, qua non nifi ex prius inventis virium legibus poffunt deduci, iif-
que inventis Medico non funt profutura.

Or fi c'eft la *Nature* feule qui guérit les Maladies, fi les Remédes
n'agiffent pas feuls & par eux-mêmes fur la matiére morbifique, s'il
n'eft plus queftion que de connoître les effets fenfibles des Remédes,
& non de découvrir en eux des corpufcules propres à tranfmuer ou
à détruire les molecules de la matiére morbifique, des corpufcules
contraires à ceux de cette matiére, comme l'on en doit convenir après
tout ce qui vient d'être dit, quel befoin avons-nous de connoître in-
trinféquement la matiére morbifique & les Remédes ? Qu'eft-ce qui
empêche que par l'obfervation exacte des mouvements de la *Nature*
& des operations fenfibles des Remédes, on ne forde des Régles fûres,
des Régles fixes & démontrées pour guérir les Maladies, ou ce qui

eſt le même , pour aider la *Nature* à opérer tout ce qui eſt néceſſaire pour leur guériſon ? A-t-on jamais conteſté ou du moins peut-
on raiſonnablement conteſter aux Aſtronomes la démonſtration de
leurs Régles , quoiqu'ils ne connoiſſent point la nature des Corps
Celeſtes , quoiqu'on ignore ſi ces grands Corps ont des forces attrac-
tives mutuelles qui leur font décrire leurs orbes , ou s'ils doivent
tout leur mouvement à la matiére ſubtile dans laquelle ils nagent ?
C'eſt que les Aſtronomes ne ſe fondent que ſur des Obſervations exactes & mille fois verifiées. Pourquoi donc conteſteroit-on aux Médecins leurs Démonſtrations lorſqu'elles ne ſeront fondées que ſur des
Obſervations , ſur des Expériences , & ſur des Réflexions uniquement
tirées de ces Obſervations & de ces Expériences ?

Mais , dira-t-on , s'il ſe gliſſe quelqu'erreur pour ſi légere qu'elle
ſoit dans les Obſervations , dans les Expériences , les Réflexions ou
les Conſéquences qu'on en tirera ne ſeront pas tout-à-fait juſtes , &
par conſéquent les Démonſtrations qu'on fondera ſur ces Obſervations , ſur ces Expériences , ne ſeront pas tout-à-fait exactes. Or ne
doit-on pas convenir qu'il eſt impoſſible qu'il ne ſe gliſſe quelque
petite erreur dans les Obſervations & dans les Expériences ? Donc il
eſt impoſſible qu'on puiſſe fonder là-deſſus des Démonſtrations exactes.

Il eſt vrai que, quelqu'exactes que ſoient les Obſervations & les Expériences des Médecins , il eſt impoſſible qu'il ne s'y gliſſe quelqu'-
erreur , & nous avons d'autant moins de peine à en convenir , que
nous ſçavons que dans les plus exactes Obſervations des Aſtronomes
malgré la perfection où l'on a porté les Inſtruments aſtronomiques ,
malgré la dexterité avec laquelle on manie aujourd'hui ces Inſtruments , il ſe gliſſe inévitablement quelque petite erreur , & que la même choſe arrive dans toutes les Sciences qui ſont de Pratique , dans
les *Mathématiques mixtes.* Mais comme dans l'Aſtronomie, on eſt forcé
de negliger ces petites erreurs & de les regarder comme des infini-
ments petits qui ne tirent pas à conſéquence , & qui n'empêchent pas
dans la Pratique que les Régles fondées ſur ces Obſervations ne ſoient
reçûës comme inconteſtables , de même dans la Médecine-Pratique
on peut ſans aucun riſque négliger les petites erreurs qui peuvent ſe
gliſſer dans les Obſervations & dans les Expériences , & on doit les
regarder comme des différences infiniment petites qui n'empêchent
point que les inductions qu'on tire de ces Obſervations & de ces Expériences ne ſoient cenſées démontrées en Pratique. Il y a même tout
lieu d'eſpérer , qu'en pouſſant plus loin ces Obſervations & ces Expériences , & en leur donnant la même attention que les Aſtronomes
donnent à leurs Obſervations, on parviendra bien-tôt à faire diſparoître ces petites erreurs ou du moins à les rendre les moindres qu'il

foit poſſible , & à donner par-là aux Régles fondamentales de la
Médecine-Pratique , toute la certitude dont elles ſont ſuſceptibles.
Mais nous joüiſſons déja de ce qu'on croiroit que nous n'avons que lieu
d'eſpérer. Grace aux travaux d'*Hippocrate* , de *Ballonius* , de *Syden-*
ham , de *Chirac* , & de quelques autres Praticiens Anciens & Modernes , les Obſervations ſe ſont multipliées au point qu'on ne croit
pas qu'il y ait beaucoup à ajoûter. On a auſſi depuis la découverte
de la circulation du ſang , & depuis qu'on a allié les lumieres de la
Géometrie avec celles de l'*Anatomie* & de la *Phyſique* expérimentale :
On a , dis-je , porté preſqu'auſſi loin qu'il eſt poſſible la connoiſſance
des loix de l'œconomie animale , des cauſes des Maladies & des vertus des Remédes.

Voilà ce que nous avions d'abord à repondre à la difficulté qu'on
nous oppoſe : nous croyons même avoir mis hors de doute , que quoiqu'on ne connoîſſe point intrinſéquement la matiére morbifique ni
les Remédes qu'on veut employer , on peut cependant démontrer les
principales Régles de la Pratique. Mais il y a plus. Ce n'eſt pas toûjours la mauvaiſe qualité du ſang ou des humeurs qu'il renferme ,
qui donne la naiſſance aux Maladies humorales *aiguës* , c'eſt ſouvent
la quantité exceſſive du ſang & d'un ſang même bien conditionné
qui en eſt la premiere & l'unique cauſe , comme il ſeroit aiſé de le
prouver contre *Vanhelmont* & ſes Partiſans. Or la quantité du ſang
étant une choſe qui peut être meſurée ou évaliée aſſés au juſte , quoiqu'on ne le puiſſe pas dans la derniere préciſion , ce qui ne ſçauroit être d'aucune dangereuſe conſéquence dans la Pratique , où la
Nature ſupplée efficacement aux légeres mais inévitables erreurs de
l'Art , rien n'empêche qu'à cet égard on ne puiſſe fixer des Régles
& les démontrer auſſi ſolidement que celles des Méchaniques.

Mais quand même les mauvaiſes qualités du ſang ſeroient les ſeules cauſes des Maladies , il ne faudroit pas pour démontrer les Régles
de la Pratique connoître en elles-mêmes ces mauvaiſes qualités ; il
ſuffiroit de connoître quelque choſe qui les repreſentât ou qui leur fut
proportionnel , & qui pût être meſuré ou comparé : Or il a été démontré par *Bellini* * & par *Pitcarne* **, qu'on pouvoit raméner toutes
les mauvaiſes qualités , toutes les dépravations du ſang au ſeul changement de ſa quantité , & qu'il n'étoit point d'effet dépendant de la
qualité ou de la conſtitution du ſang changée , qui ne peut être également produit par la quantité du ſang changée , c'eſt-à-dire , augmentée ou diminuée , & qu'ainſi l'augmentation ou la diminution
de la quantité du ſang étoit la meſure de ſa dépravation , ou des
vices qu'il pouvoit contracter. Et l'on comprendra ceci aiſément , ſi
l'on ſuppoſe que dans un Homme qui ſe porte bien il y ait 20 livres

On entend ici
par le Sang tout
ce qui eſt contenu
dans les Arteres
& dans les Vei-
nes , & par les
qualités vicieuſes
du Sang. on en-
tend auſſi ſon
mouvement dére-
glé.
* *Opuſc. prop.* 49.
** *Diſſ. de leg.*
Hiſt. nat.

de fang , & qu'à raifon de cette quantité de fang , les forces qui produifent les contractions du Cœur & les autres mouvements vitaux , foient comme 100 , c'eft-à-dire , que ces forces foient telles qu'elles puiffent foutenir ou contrebalancer un poids de 100 livres ; car par les premiers principes des Méchaniques on verra clairement que fi de ces 20 livres de fang on en ôte 5 , ou qu'on leur en ajoûte 5 , les forces vitales de cet Homme diminueront ou augmenteront dans la même proportion , & que dans le premier cas elles feront feulement comme 75 , au lieu que dans le fecond elles deviendront comme 125 ; & que réciproquement fi les forces vitales de cet Homme , qui dans l'état de Santé étoient comme 100 , deviennent dans l'état de Maladie comme 75 ou comme 125 , la quantité du fang reftant la même , mais fa qualité étant changée au point de diminuer ou d'augmenter les forces vitales dans la proportion que nous venons de marquer , on pourra fort bien confidérer cette diminution ou cette augmentation des forces caufées par le changement de la qualité du fang , comme provenant d'une diminution ou d'une augmentation de 5 livres de fang : car les effets étant les mêmes de part & d'autre , & étant toûjours proportionnels à leurs caufes , leurs caufes doivent être égales , & par conféquent elles peuvent fans aucune erreur fenfible être repréfentées l'une par l'autre ou être fubftituées à la place l'une de l'autre. Donc on peut confidérer la dépravation du fang , comme un changement arrivé dans fa quantité ; & la quantité du fang étant , comme on l'a déja dit , une chofe qu'on peut mefurer & comparer , il fuit que l'ignorance où l'on eft de la qualité intrinféque du fang vicié , ne fçauroit être un obftacle à la démonftration des Régles de la Pratique.

Cependant nous ne fommes pas dans une fi parfaite ignorance qu'on le prétend des rapports que peuvent avoir les humeurs dépravées qui caufent les Maladies avec les Remédes qu'on a accoûtumé d'employer pour corriger ces humeurs & pour les raméner à leur état naturel : à la verité leur forme intérieure eft cachée , mais leurs qualités fenfibles ne font pas tout-à-fait inconnuës. Il y a des fignes qui qui nous font connoître les altérations de ces humeurs , leur épaififfement , leur vifcofité , leur aigreur , leur acrimonie , leur diffolution , &c. & l'on tire de ces fignes des indications très-utiles dans la Pratique : l'expérience nous a auffi fait connoître des Remédes capables de corriger ces altérations , ces qualités vicieufes ; mais il faut convenir que ces connoîffances étant encore imparfaites & ne fuffifant pas pour établir des Régles fondamentales , pour les démontrer , il eft plus fûr de s'en tenir aux propofitions déja démontrées d'après *Bellini* & *Pitcarne* , fçavoir que *le fang étant vicié de telle*

*forte que les forces vitales en foient augmentées ou diminuées, c'eft la
même chofe que fi le fang étant, quant à fa qualité, dans fon état naturel, fa quantité étoit augmentée ou diminuée au point qu'il faut pour
produire cette augmentation ou cette diminution de forces; & qu'ainfi
il n'eft point d'effet dépendant de la qualité du fang changée, qui ne
puiffe être produit par fa quantité changée, & partant que la quantité
du fang changée eft la mefure du vice que ce fluide peut contracter:
comme auffi qu'un Reméde qui détruit une qualité vicieufe, fait tout
le même effet qu'il feroit s'il donnoit au fang (en le diminuant ou en
l'augmentant) une quantité proportionnelle à cette qualité & capable
de la repréfenter.*

Quant aux autres difficultés qui ont été propofées ci-deffus, il ne
fera pas difficile d'y répondre. Et 1°. à l'égard du temps auquel la
matiére morbifique doit fe féparer du fang & être chaffée hors du
Corps, c'eft à l'Obfervation à le déterminer, & il eft clair qu'on peut
aifément en venir à bout par ce moyen. Or on fçait déja qu'en Santé
la *Nature* fe décharge journellement du fuperflu de la nourriture à
de certaines heures réglées, & l'on a conftamment obfervé que dans les
Maladies *aiguës* à la fin de chaque redoublement le fang fe dépure
plus ou moins felon le caractere de la Maladie & la difpofition du
Sujet, & qu'il pouffe au dehors plus ou moins de matiére morbifique par la tranfpiration, par les Urines ou par les Selles, & qu'ainfi
il y a des temps réglés pour la féparation des humeurs dépravées, des
moments de relâche pendant lefquels la *Nature* tâche de fe défaire
de la matiére morbifique, ou fi on ne voit point arriver ces moments,
il faut qu'un Médecin travaille à les procurer aux Malades, foit en diminuant la quantité de leur fang, foit en appaifant la fougue & le
trop grand mouvement des humeurs, foit en relâchant ou en affou-
pliffant les Canaux trop tendus ou trop refferrés. D'où l'on voit qu'il
n'eft nullement impoffible de découvrir les temps où la matiére morbifique peut fe féparer du fang, & où les Tuyaux fecrétoires & excrétoires peuvent fe prêter à fa féparation & à fon expulfion. C'eft fur
quoi les Anciens plus laborieux & plus zelés pour l'avancement de la
Pratique que la plupart des Modernes, nous ont laiffé de très-exactes Obfervations. Ils nous ont appris quels étoient les jours critiques dans les
Maladies *aiguës*, c'eft-à-dire, quels étoient les jours où la *Nature*
travailloit à féparer & à expulfer la matiére morbifique; & c'eft fur
ces Obfervations qu'un Médecin doit régler fa conduite, non pour
contempler en Spectateur oifif les mouvements de la *Nature*, mais
pour les feconder à propos & pour les aider par des Remédes convenables à opérer fûrement & fans crainte de rechûte une guérifon
parfaite.

2. On fera convaincu que la différence des Tempéraments , du Régime , de l'Air , du Climat , &c. ne fçauroit empêcher qu'on établiffe
des Régles générales de Pratique dans les Maladies *aiguës* , & qu'on
les démontre , fi l'on fait attention , 1°. que tous les Tempéraments
font , comme les qualités vicieufes qui caufent les Maladies , proportionnels , ou répondent aux quantités du fang qui mefurent ou qui
repréfentent les qualités *génératrices* des Tempéraments , comme l'a
fort bien démontré M. *Pitcarne* : 2°. que la différence du Régime ne
peut qu'introduire des qualités différentes dans le fang , & que ces
différentes qualités répondent exactement à de différentes quantités
de fang , ou peuvent être mefurées par ces quantités , comme on l'a
démontré ci-deffus : 3°. qu'à raifon des différentes qualités de l'Air ,
il ne peut auffi que réfulter des qualités différentes dans le fang de
ceux qui le refpirent : 4°. que le fang des Européens ne différe pas
effentiellement de celui des Afiatiques , des Affricains & des Americains , & que les qualités accidentelles du fang de tous les Peuples
de la Terre ne différent guere plus entr'elles que les qualités accidentelles du fang des Européens ne différent dans différents Sujets fous un
même Climat ; car on verra que ces quatre Cas , & tous ceux qui
pourroient réfulter de la différence de l'Age , du Sexe , de la Condition , fe reduifent à un feul , fçavoir , au changement de la quantité du fang , c'eft-à-dire , à la diminution ou à l'augmentation de
cette quantité , qui , comme il a été déja prouvé , eft la mefure de
toutes les qualités naturelles ou accidentelles du fang. Ainfi pour ne
pas nous étendre au de-là des bornes que nous nous fommes prefcrites , nous ne confidérerons ici que la différence des Tempéraments ,
& ce que nous en dirons , on pourra aifément l'appliquer à la différence du Régime , de l'Air , du Climat , &c.

Pour être perfuadé que tous les Tempéraments font proportionnels
aux différentes quantités du fang & peuvent être mefurés par ces mêmes quantités , il n'y a qu'à fe repréfenter que dans un Homme dont
la fanté ou la conftitution du fang eft la plus parfaite qu'il foit poffible , ou dans lequel toutes les qualités naturelles du fang font fi
bien mêlées que l'une ne prédomine en aucune façon fur l'autre , ou ,
ce qui eft le même , dont le fang eft parfaitemenr tempéré , il n'y a
point , à proprement parler , de Tempérament , puifqu'on ne peut
pas dire de cet Homme , qu'il foit *fanguin* , *bilieux* , &c. autrement
fon fang ne feroit pas parfaitemant tempéré contre la fuppofition qu'on
a faite : il n'y a , dis-je , qu'à fe repréfenter qu'on ne dit d'un Homme qu'il a un Tempérament *fanguin* , un Tempérament *bilieux* ,
&c. que lorfque fon fang s'écarte de la parfaite conftitution dont on
vient de parler , & qu'il panche plus qu'il ne faut vers une qualité

plûtôt

V. *Diff. de legib.*
Hift. nat.

plûtôt que vers une autre, ou, ce qui revient au même, lorſque le mélange ou l'aſſortiment des qualités de ſon ſang n'eſt pas ſi parfait qu'il n'y ait ou défaut ou excès d'une qualité à l'égard de l'autre, à raiſon de quoi cet Homme a plus ou moins de forces vitales, eſt plus ou moins propre à telle ou telle fonction, & a plus ou moins de diſpoſition pour telle ou telle Maladie, ou, ce qui eſt le même, a tel ou tel Tempérament ; car, comme l'ont fort bien remarqué *Sennert*, *Pitcarne*, &c. les Tempéraments ne ſont dans le fond que des Maladies naiſſantes. Mais on a vû ci-deſſus * que les qualités vicieuſes du ſang qui produiſent les Maladies, pouvoient fort bien être raménées aux différentes quantités du ſang, ou être meſurées par ces mêmes quantités. Donc l'excès ou le défaut de telle ou telle qualité du ſang, à raiſon de quoi naît une diſpoſition à telle ou telle Maladie, ou bien tel Tempérament : c'eſt excès, dis-je, ou ce défaut peut fort bien être repréſenté & meſuré par telle ou telle quantité ; car lorſque le ſang prend une qualité qui altére ſa parfaite conſtitution, c'eſt la même choſe du moins quant aux effets qui en reſultent, que ſi cette qualité n'ayant pas été introduite, ou ſi le ſang étant toûjours dans ſon état naturel, ſa quantité étoit augmentée ou diminuée. Donc tous les Tempéraments ſont proportionnels aux différentes quantités du ſang & peuvent fort bien être meſurés par ces quantités : & les mêmes Remédes qui opérent la guériſon d'un Malade d'un Tempérament *ſanguin*, par exemple, opéreront la guériſon d'un Malade d'un Tempérament *bilieux*, ou de tout autre Tempérament, pourvû que les doſes de ces Remédes (tout le reſte étant égal) ſoient proportionnelles aux quantités du ſang qui engendrent ces Tempéraments ou qui repréſentent les qualités *génératrices* de ces Tempéraments, ainſi qu'il ſeroit aiſé de le prouver par tout ce qui vient d'être dit.

D'où l'on voit que la différence des Tempéraments ne ſçauroit empêcher qu'on ne puiſſe établir des Régles générales de Pratique, qu'on ne puiſſe les fixer & les démontrer, & que l'on en peut dire autant de la différence du Régime, de l'Air, du Climat, &c. & qu'ainſi tout ce qu'on oppoſe d'après *Celſe*, *Baglivi*, *Sydenham*, &c. ne milite point contre nous. Toute la difficulté ſe reduit ſeulement à fixer l'application de ces Régles dans les différents cas de Pratique, ce qui ne ſe peut faire que par le moyen d'une infinité d'Obſervations, à cauſe de l'infinie variété des cas qui peuvent ſe préſenter dans le traitement des Maladies *aiguës* ; & nous ne diſſimulerons point que, quelque grand que ſoit le nombre des Obſervations qui ont été déja faites par de très-habiles Praticiens, il en reſte encore beaucoup à faire pour pouvoir fixer cette application, pour pouvoir démontrer

* *Pag.* 69. & *ſuiv.*

K

toutes les modifications & les restrictions qu'exige la Méthode générale : Mais ne desespérons de rien, le peu qui nous manque aujourd'hui, nous avons tout lieu de l'attendre du zéle & de l'esprit d'Observation qui regnent plus que jamais parmi la plûpart des Praticiens Modernes.

Il ne me reste maintenant qu'à donner par maniere d'Essai la démonstration de quelques-unes des Régles fondamentales de la Pratique, & à faire voir en peu de mots que dans le traitement des Maladies *aiguës* la Méthode générale fondée sur ces Régles a un avantage infini sur les Méthodes particulieres.

On a insinué dans la Préface du Volume précédent qu'on pourroit démontrer de deux façons les Régles fondamentales de la Pratique, & par des Réflexions simples sur les mouvements de la *Nature*, & par des raisonnements fondés sur la connoissance des loix de l'Œconomie animale & des causes des Maladies. Donnons un Exemple de l'une & l'autre de ces manieres de démontrer ces mêmes Régles. Pour les démontrer de la premiere façon, nous demandons qu'on nous accorde comme incontestables les trois propositions suivantes, dont l'une est un Principe fondamental reçû de tous les Médecins, l'autre une Observation constante & averée de tout le monde, & la troisiéme un Principe d'expérience.

Proposition 1. Principe fondamental de la Médecine-Pratique. *La Nature ou guérit elle-même les Maladies aiguës, ou elle indique aux Maîtres de l'Art les voyes qu'il faut suivre pour les guérir.* Νούσων φύσιες ἰητροί. Hipp. *Epid. lib.* 6. ἀρεθεῖσα δὲ δηλοῖ τοῖσι τὰ τῆς τέχνης ἰδόντιν ἃ ποιητέα. Id. *lib. de Arte.*

Proposition 2. Observation non contestée. *Toutes les Maladies aiguës abandonnées à la Nature ne guérissent que par des Hémorrhagies, ou par des Vomissements, ou par des Dévoyements, ou par des flux d'Urine, ou par des Sueurs, ou par plusieurs de ces évacuations spontanées.* Τὰ ᵹ νουσήματα πάντα λύεται ἢ κατὰ σόμα, ἢ κατὰ κοιλίην, ἢ κατὰ κύσιν, &c. Id. *de vict. rat. in acut. & lib.* 1. *& 3. Epid.*

Proposition 3. Principe d'expérience. *La Saignée, la Diette, les Vomitifs & les Purgatifs diminuent la quantité du sang :* la saignée la diminuë immédiatement, la Diette par le moyen de la soustraction de la nourriture destinée à réparer les pertes continuelles que souffre la Masse du sang, par la transpiration, par les urines, &c. & les Evacuants soit par la soustraction des Sucs contenus dans les premieres voyes, & qui en passant dans le sang empêcheroient la diminution de sa quantité, soit par la dérivation des Sucs confondus avec le sang vers les Glandes stomachales & intestinales d'où par les secousses qu'occasionnent les Vomitifs & les Purgatifs, ces Sucs sont exprimés.

& évacués par le vomiſſement ou par les ſelles : ce qui eſt autant de
moins pour le ſang.

Remarque. Les moyens qu'on vient d'indiquer opérent infailliblement leur effet en diminuant toûjours plus ou moins promptement
la quantité du ſang , ils donnent même occaſion à une ſéparation
plus aiſée de la bile , de la tranſpiration , des urines , &c. ce qu'on
ne peut pas dire des Remédes échauffants qu'on regarde comme ſpécifiques pour provoquer la ſueur ou pour pouſſer par les Urines ,
tous ceux qu'on a connus juſqu'à préſent étant des Remédes équivoques , des Remédes dont l'expérience n'a que très-rarement confirmé l'effet , & dont elle a très-ſouvent fait voir le danger. Il y a beaucoup plus à compter ſur les Délayants, les Diapnoïques , les Rafraiſ-
chiſſants , &c. qui en humectant les *fluides* , & en aſſoupliſſant les
ſolides , aident infiniment aux ſecrétions & aux excrétions des matiéres nuiſibles.

PREMIERE REGLE FONDAMENTALE.

Dans toutes les Maladies humorales aiguës , il faut d'abord inter-
dire au Malade toute nourriture ſolide & le reduire à une Dietta
proportionnée à ſes forces & à la violence de la Maladie.

Cette Régle ayant été démontrée d'après *Hippocrate* dans la Préface du premier Volume , nous n'ajoûterons ici autre choſe , ſinon ,
que par ce moyen on diminuë inſenſiblement la quantité du ſang ,
& qu'on met la *Nature* à portée de ſe délivrer plus aiſément des
matiéres qui troublent les loix de l'Œconomie animale.

SECONDE REGLE FONDAMENTALE.

Dans toutes les Maladies humorales aiguës , il faut promptement
avoir recours à la ſaignée , ſi rien ne s'y oppoſe d'ailleurs.

Par la premiere Propoſition ; la *Nature* indique aux Médecins les
voyes qu'il faut ſuivre pour guérir les Maladies. Mais par les Hémorrhagies qui ſurviennent ſi fréquemment au commencement ou
dans le cours des Maladies *aiguës* , & qui ſont un des moyens naturels , par lequel elles ſe terminent quelquefois par la Propoſition
2 , la *Nature* indique viſiblement une diminution de la quantité du
ſang. Donc pour ſuivre les voyes qu'indique la *Nature* , un Médecin doit diminuer la quantité du ſang. Mais par la 3. Propoſition
la ſaignée diminuë infailliblement la quantité du ſang. Donc dans les
Maladies *aiguës* , il faut promptement avoir recours à la ſaignée.
Ce qu'il falloit démontrer.

On a fuppofé que rien ne s'oppofoit d'ailleurs à la faignée , c'eſt-à-dire , que le Malade n'étoit point , par exemple , dans un froid univerfel , ou dans une fueur générale , ou dans une fyncope , &c. & que d'ailleurs fon Poulx marquoit affés qu'il étoit en état de foûtenir la faignée. Quant à la foibleffe & à l'abbattement extrême où l'on fe trouve quelquefois à l'entrée d'une Maladie *aiguë* , ce ne doit point être une raifon pour ne pas faigner , à moins que cette foibleffe ne provienne de quelques évacuations immoderées , autrement on doit penfer que cette foibleffe n'eſt qu'apparente , & que les forces réelles ne font point épuifées , mais feulement opprimées , ou étouffées par une furabondance ou une rarefaction exceffive du fang , ou par quelque vive douleur , &c. Ce que l'expérience juſtifie chaque jour , puifque dans ces occafions on voit ordinairement qu'après la faignée les forces fe relevent , & que la fiévre s'allume fouvent au point qu'on eſt obligé de rouvrir promptement la Veine.

TROISIE'ME REGLE FONDAMENTALE.

Dans les Maladies humorales aiguës , *il faut dès les premiers jours avoir recours aux Vomitifs & aux Purgatifs,* fi rien ne s'y oppofe d'ailleurs.

Par les vomiffements & les déjections qui furviennent fi fréquemment dès l'entrée ou dans le cours des Maladies *aiguës* , & qui font des moyens par lefquels ces Maladies fe terminent quelquefois d'elles-mêmes , par la Propofition 2. la *Nature* indique aux Médecins qu'il faut évacuer les matiéres contenuës dans les premieres voyes & dans le fang. Mais les Vomitifs & les Purgatifs évacuent infailliblement ces matiéres felon la Propofition 3. Donc dans les Maladies *aiguës* , il faut dès les premiers jours avoir recours aux Vomitifs & aux Purgatifs. C. Q. F. D.

On a fuppofé que rien ne s'oppofoit d'ailleurs aux Vomitifs & aux Purgatifs , qu'on avoit fait précéder les faignées néceffaires pour diminuer fuffifamment la quantité du fang , qu'il n'y avoit d'inflammation confidérable en aucune partie , & que le Malade étoit en état de fupporter ces Remédes.

QUATRIE'ME REGLE FONDAMENTALE.

Dans le commencement & dans le cours des Maladies aiguës , *il faut faire ufage des Humectants , des Délayants , des Diapnoïques ,* &c.

On a vû ci-deffus que nous n'avions point de fpécifiques exempts de danger pour provoquer la fueur ou pour pouffer par les Urines,

& qu'il y avoit beaucoup plus à compter fur les Humectans, les Délayants, &c. qui en rendant les humeurs plus coulantes & les Tuyaux
plus fouples, favorifent la fecrétion & l'excrétion des matiéres nuifibles par les divers couloirs du Corps, il faut donc pour fatisfaire
aux vuës de la *Nature*, & pour rendre en même-temps plus fûre
l'action des Vomitifs & des Purgatifs, il faut, dis-je, faire ufage de
ces Remédes. C. Q. F. D.

Sur ces mêmes principes & par de femblables Réflexions on dé-
montreroit beaucoup d'autres Régles de Pratique, fi les bornes que
nous nous fommes prefcrites pouvoient le permettre; on feroit voir
fur-tout qu'il faut réïterer les Saignées & les Purgatifs, qu'outre les
Saignées du Bras il faut avoir recours à celles du Pied, & dans certains cas à celles de la Jugulaire, qu'il faut auffi quelquefois appliquer des Véficatoires, &c. & l'on forceroit les plus opiniâtres à convenir qu'en fuivant toutes ces Régles, ou ce qui eft le même, une
Méthode générale qui embraffe tous les moyens fur lefquels ces Régles font fondées, on met la *Nature* à portée de fe délivrer de la
matiére morbifique, & d'achever plus aifément la guérifon des Maladies *aiguës*. Mais venons à la feconde maniere de démontrer ces
mêmes Régles. Pour cela outre les trois Propofitions avancées ci-deffus
nous nous fervirons des deux Lemmes fuivants.

Lemme 1. *Dans toutes les Maladies* humorales aiguës, *à l'excep-*   V. *l'Addition*
tion de celles qui furviennent fur le champ à des évacuations immo-   *à ce Mémoire.*
derées, ou à une trop longue abftinence, *la quantité du fang eft lors*
de l'invafion ou réellement augmentée, ou peut être confiderée comme
réellement augmentée.

Dans toutes ces Maladies, fur-tout au commencement, les forces vitales ou font vifiblement plus grandes que dans l'état naturel, ou
elles paroiffent moindres. Si elles font vifiblement plus grandes, c'eft
ou par l'augmentation de la quantité du fang, ou par la qualité vicieufe du fang qui repond à une augmentation de quantité capable
de produire cette augmentation de forces vitales, ainfi qu'on l'a démontré ci-deffus d'après *Bellini* & *Pitcarne*. Si ces forces paroiffent
moindres, ce ne peut être par une diminution de la quantité du fang,
puifqu'il n'a précédé aucune évacuation immoderée ni aucune diette
outrée; il faut donc que ce foit par un excès de fa quantité, ou par
un vice de fa qualité, qui opprime & étouffe, pour ainfi dire, ou
qui fufpend ces forces, lequel vice peut être mefuré par l'excès de
quantité propre à produire cette oppreffion ou cette fufpenfion de
forces. Donc dans l'un & dans l'autre cas, il eft vrai de dire que dans
le commencement des Maladies *humorales aiguës*, la quantité du fang
eft réellement augmentée, ou peut être confiderée comme réellement
augmentée. C. Q. F. D.

Scholie. On peut encore démontrer ce Lemme en cette façon. Par la Médecine Statique de *Santorius* , de Mrs. *Dodart* & *Keill* , il conſte qu'en ſanté la ſomme de toutes les évacuations , ſoit ſenſibles , ſoit inſenſibles , eſt chaque jour preſqu'exactement égale à la ſomme des Aliments , ſoit ſolides , ſoit liquides , que prend en 24 heures un Homme qui eſt dans l'état de conſiſtence. Il conſte auſſi qu'on tombe Malade , lorſque la ſomme de toutes les évacuations n'égale pas à-peu-près la ſomme des Aliments. Donc dans le commencement des Maladies *humorales aiguës* , qui n'ont été précédées ni par des évacuations immoderées , ni par une trop longue abſtinence , la quantité du ſang eſt réellement augmentée. C. Q. F. D.

Lemme 2. *La Médecine n'eſt autre choſe qu'une addition & une ſouſtraction : une ſouſtraction des choſes trop abondantes , & une addition des choſes qui manquent.* Ἰητρικὴ γὸ ὅτι πρόσθεσις καὶ ἀφαίρεσις· ἀφαίρεσις μὲν τῶν ὑπερβαλλόντων, πρόσθεσις δὲ τῶν ἐλλειπόντων. Hipp. *de Flatib.*

L'Art n'étant qu'une imitation de la *Nature* , & la *Nature* ne faiſant autre choſe , ſoit en Santé , ſoit en Maladie , que réparer par la nourriture les pertes que ſouffre continuellement notre Corps , ou ajoûter , & retrancher ou évacuer d'une maniere ſoit ſenſible , ſoit inſenſible , le ſuperflu de cette nourriture ; il faut auſſi que l'Art ou la Médecine ne faſſe autre choſe qu'ajoûter & retrancher , ajoûter , ou réparer par un Régime convenable les Sucs qui s'exhalent de notre Corps , & retrancher ou ôter par des évacuations ſenſibles ce qu'il peut y avoir de trop dans nos humeurs. Donc la Médecine n'eſt autre choſe qu'une addition & une ſouſtraction , &c. C. Q F. D.

REGLE GENERALE ET FONDAMENTALE.

V. *l'Addition à ce Memoire.*

Dans toutes les Maladies humorales aiguës , il faut dès le commencement avoir recours à la Diette , aux Saignées , aux Délayants , aux Vomitifs , aux Purgatifs , &c.

Dans toutes ces Maladies la quantité du ſang étant augmentée , ou devant être conſiderée comme augmentée par le *premier Lemme* , & la Médecine n'étant par le *Lemme ſecond* , qu'une ſouſtraction de ce qui ſurabonde dans le ſang , il eſt viſible que dans ces Maladies la Médecine doit diminuer la quantité du ſang. Or l'expérience nous ayant appris (*Prop. 3. & Remarq*) que la Diette , les Saignées , les Vomitifs , les Purgatifs , les Délayants , &c. diminuent infailliblement la quantité du ſang , c'eſt par le moyen de ces Remédes qu'il faut ôter ce qu'il y a de trop dans le ſang. Donc , &c. C. Q. F. D.

On a expliqué ci-deſſus ce qui pouvoit s'oppoſer à l'adminiſtration de ces Remédes.

On dira fans doute que lorfque la quantité du fang n'eft augmentée, par exemple, que par une certaine quantité de tranfpiration retenuë, c'eft en pure perte qu'on diminuë la quantité du fang par la
faignée, & qu'il conviendroit bien mieux de pouffer cette matiére
vers l'habitude du Corps, & de la chaffer par les Glandes cutanées,
puifqu'on ôteroit par-là ce qu'il y a d'inutile & de trop abondant
dans le fang, & qu'on n'ôteroit rien de ce qu'il y a d'utile & de néceffaire. Je réponds qu'il feroit à fouhaiter que cela fe pût faire, &
que l'expérience nous eut montré quelque Reméde, qui, à coup fûr
& fans qu'il furvint aucun danger, pût pouffer vers les Glandes cutanées & chaffer hors du Corps la matiére de la tranfpiration retenuë, ou tout autre portion de matiére morbifique ; mais jufqu'à ce
qu'un pareil Reméde foit connu, je foûtiens qu'il faut avoir recours
à la Saignée & aux Evacuants avec d'autant plus de confiance qu'une
infinité d'Obfervations nous ont appris qu'après la Saignée & les Evacuants toutes les fecrétions interrompuës fe rétabliffent par les feules
forces de la *Nature*, & que non - feulement la tranfpiration fe fait
plus abondamment, mais encore les Urines & les autres Humeurs
fe féparent plus aifément, & entraînent beaucoup plus de matiére
morbifique : avantage qu'aucun autre Reméde connu n'a jamais procuré fi fûrement que ceùx dont on vient de parler.

Maintenant pour peu qu'on y faffe reflexion, on verra que tout
ce que nous avons dit pour démontrer les Régles fondamentales de
l'Art de guérir, fe reduit aifément aux feules reflexions que tout
Homme fenfé, qu'un fimple Spectateur peut faire fur ce qui fe paffe
en nous, foit en fanté, foit en Maladie, & fur ce que l'expérience
nous a appris de la Diette & des Remédes ; & qu'ainfi la maniere
fimple & naturelle dont ces Régles ont été trouvées par les premiers
Médecins, porte avec foi leur démonftration.

Au refte, il ne faut pas penfer que l'Art de guérir refulte de quelqu'une des Régles que nous avons démontrées, ou de tout autre prife
en particulier ; ce n'eft qu'à l'affemblage de toutes ces Régles, à une
Méthode générale qui les embraffe toutes, que ce nom peut convenir, puifque pour imiter parfaitement la *Nature*, il ne fuffit pas de
copier quelqu'une de fes démarches, qu'il faut encore fuivre exactement toutes fes voyes, & l'aider efficacement à remplir toutes fes
vûës.

Mais d'où vient, dira-t-on, qu'en ne fuivant point toutes ces Régles, qu'en fe livrant à des Méthodes particulieres les Médecins des
Pays étrangers ne laiffent pas de guérir la plûpart des Maladies *aiguës* ? D'où vient qu'en Angleterre on guérit, par exemple, les Fiévres
malignes, en n'employant que des Cordiaux & des Veficatoires,

preſqu'auſſi - bien qu'en France où l'on ſuit une Méthode générale
qui ſatisfait à toutes les indications que ces Maladies peuvent offrir :
qu'en Eſpagne & en Portugal on ne les traite que par des Saignées
& par de la Limonade à la Glace ; & qu'en Allemagne on n'a recours
qu'aux Sudorifiques , aux Abſorbants , aux Nitreux , aux Calmants ?
D'où vient encore une fois, que les mêmes maux ſe guériſſent par des
moyens qui paroiſſent ſi oppoſés ? Dire que les Climats différents demandent une Méthode abſolument différente , ce ſeroit detruire ce
que nous avons ſi ſolidement établi ci-deſſus , & avoüer que mal-à-
propos on a ſuivi pendant fort long-temps la Méthode générale d'Hippocrate & de Galien dans des Climats différents ; ce que nous n'a-
vons garde de faire. D'ailleurs on ſçait que les Fiévres malignes ſont
les mêmes dans tous les Pays , qu'elles ſuppoſent par - tout les mêmes dérangements dans l'intérieur des Corps , & que quand la différente temperature de l'air exigeroit quelque différence dans leur
traitement , quelque reſtriction ou modification dans l'application de
la Méthode générale , il ne s'enſuivroit point qu'on dût combattre
ces mêmes Maladies par des Remédes directement oppoſés , ſur-tout
dans des Climats fort proches les uns des autres. Revoquerons-nous
en doute de pareilles guériſons ? Nullement. Car nous ſçavons qu'autrefois tous les Médecins d'un même Pays ou d'une même Ville , ne
ſuivoient pas la même Méthode , & qu'ils ne laiſſoient pas de guérir quelques-uns de leurs Malades.

Or ſi cela arrivoit ſous un même Climat , la même choſe peut bien
arriver ſous des Climats éloignés l'un de l'autre. Voilà donc de part &
d'autre des guériſons , quoiqu'on ait ſuivi des routes différentes pour
traiter les mêmes Maladies : mais l'on n'en ſera pas ſurpris ſi l'on reconnoît, comme on eſt obligé de le faire , qu'à proprement parler ce
n'eſt pas les Remédes qui guériſſent , que c'eſt la *Nature* qui guérit
toute ſeule ou par le ſecours de l'Art ; on comprendra même aiſément
que la *Nature* , ſur-tout lorſqu'elle eſt vigoureuſe , peut ſe délivrer
d'une Maladie *aiguë* , de quelque façon qu'elle ait été ſecouruë , &
ſoit qu'on n'ait eu recours qu'à une Diette bien menagée , comme
le faiſoit Hippocrate à l'égard de la plûpart des Malades dont il parle
dans le premier & dans le troiſiéme Livre des *Epidémies* , ſoit qu'on
n'ait employé que des Cordiaux & des Veſicatoires , comme on le
pratique en Angleterre , ſoit qu'on n'ait ſuivi que la Méthode particuliere des Allemands , ou celle des Eſpagnols & des Portugais , &c.
Et l'on comprendra avec encore moins de peine que la *Nature* peut
opérer de pareilles guériſons malgré la diverſité des moyens dont on
s'eſt ſervi pour l'aider , ſi d'un côté on eſt perſuadé, comme on le doit
être , que pour guérir il ne faut qu'ôter la cauſe *efficiente* ou *conjointe*

du

du mal , & de l'autre ſi on veut bien ſe rappeller ce qui a été démontré par *Bellini* dans ſon Traité de *Miſſione ſanguinis* , ſçavoir ,
que tous les Remédes n'agiſſent qu'en diminuant la quantité du ſang
& des humeurs , & que par-là la Saignée ſupplée à la Purgation ,
la Purgation à la Saignée , la Diette , les Sudorifiques , les Veſicatoires , &c. à l'un & à l'autre de ces Remédes. Car on verra que la
Nature peut elle-même dompter quelquefois & chaſſer la cauſe *efficiente* du mal pour ſi peu qu'on ôte des humeurs ſuperfluës , ſoit par la
Diette , ſoit par tout autre Reméde; & cela parce qu'au moyen de la circulation continuelle du ſang & des mouvements reciproques de nos
parties *ſolides* & *fluides* , la matiére morbifique ſe cuit & s'affine inſenſiblement , & s'échappe enfin par quelqu'une des voyes dont on a
parlé ci-deſſus , les inflammations internes ſe reſolvent , & ainſi le
mal ſe termine quelquefois après quatorze , dix-ſept , vingt-un ou
vingt-huit jours , quoiqu'on n'ait ſuivi qu'une Méthode particuliere.

Mais ſi l'on fait attention à ce qu'ajoûte *Bellini,* que ces manieres
de ſuppléer à un Reméde par un autre ſont très-équivoques & très-
dangereuſes , on ne balancera point à abandonner toutes ces Méthodes particulieres , ces Méthodes bornées à telle ou telle indication &
armées ſeulement de quelque Reméde particulier , & à leur préferer
hardiment une Méthode générale & raiſonnée , une Méthode qui enſeigne à remplir toutes les indications , qui ſe préſentent dans les
Maladies *aiguës* , & qui , comme l'on ſçait , varient preſqu'à l'infini :
une Méthode qui n'exclud aucun Reméde ſuffiſamment éprouvé , &
qui apprend à commencer la cure de ces Maladies , tantôt par des
Saignées , tantôt par des Cordiaux , quelquefois par un Vomitif ,
toûjours par une Diette exacte , & à la continuer cette cure par un
Régime de vivre convenable , par des Saignées repetées ſelon le beſoin , par des Purgatifs appliqués à propos , & réiterés autant qu'il
eſt néceſſaire , par des Délayants , des Abſorbants , des Diapnoïques ,
des Calmants , des Bechiques , de légers Fondants , par des Véſica-
toires même s'il eſt beſoin : en un mot une Méthode qui en ſe di-
verſifiant à l'infini par la combinaiſon de tous les moyens dont elle
eſt munie , en s'accommodant & en ſe pliant, pour ainſi dire, à l'infinie varieté des indications , puiſſe aider efficacement la *Nature* à
détruire la cauſe *efficiente* de ces Maladies.

D'où l'on voit 1°. qu'à proprement parler, ce n'eſt point par des Méthodes différentes qu'on traite les mêmes Maladies *aiguës* dans différents
Pays , puiſque toutes ces Méthodes quelque différentes qu'elles paroiſſent, ne laiſſent pas, quoique moins ſûrement , d'aller au même but ,
de diminuer la quantité du ſang , & d'aider par-là la *Nature* à
dompter & à détruire la matiére morbifique qui eſt la cauſe *efficiente*

L

de ces Maladies. 2°. qu'on peut guérir des mêmes Maladies *aiguës* ,
par le moyen de ces différentes Méthodes particulieres , lorfque la
Nature eft affés vigoureufe pour fuppléer au défaut de l'Art. 3°. enfin , que ces Méthodes particulieres font très-équivoques & très-dangereufes , & que la Méthode générale & raifonnée , eft la feule qui
puiffe dans tous les Pays aider fùrement & efficacement la *Nature* à
opérer la guérifon des Maladies *aiguës*.

Voyons maintenant quel eft dans le traitement des Maladies *aiguës*
l'avantage de la Méthode générale fur chacune des Méthodes particulieres. D'abord il eft vifible que cet avantage doit être très - confidérable , puifque la Méthode générale embraffe toutes les voyes par
lefquelles on peut ou diminuer la quantité des humeurs contenuës dans
la maffe du fang , ou en changer la qualité, qu'elle tend à ôter tous
les obftacles qui peuvent empêcher la *Nature* d'agir , qu'elle a une
infinité de moyens pour remplir toutes les indications que les Maladies *aiguës* peuvent offrir , & que par-là elle aide fùrement & efficacement la *Nature* à détruire la caufe *efficiente* de ces Maladies ; au
lieu que les Méthodes particulieres , les Méthodes qui profcrivent les
Saignées , les Vomitifs , les Purgatifs , &c. n'embraffent que quelques-unes de ces voyes, qu'elles font bornées à quelques indications ,
qu'elles n'ont même pour remplir ces indications que quelques moyens
toûjours équivoques & fouvent très-dangereux , qu'elles n'ôtent par-
là que quelques obftacles , & qu'elles laiffent à la *Nature* le foin de
furmonter tous les autres.

Mais pour fe former une idée plus précife de cet avantage , on n'a
1°. qu'à fe repréfenter d'un côté que tous les cas irremédiables , qu'on
a obfervés jufqu'ici dans les Maladies *aiguës* , fe peuvent reduire à
trois ou quatre , fçavoir, 1°. à une coagulation extrême de tout
le fang ou de fa partie lymphatique , à raifon de laquelle la circulation eft tout à coup interceptée : 2°. à une acreté corrofive des humeurs qui les porte promptement à une diffolution totale , & qui cor-
rode les Vaiffeaux , les perce ou les gangréne : 3°. à une conftriction
fpafmodique ou à un refferrement convulfif des *folides* , capable d'arrêter brufquement la circulation : 4°. à une diftenfion extrême des
Vaiffeaux des Vifceres , telle que ces Vaiffeaux ne puiffent plus recouvrer leur ton naturel , qu'ils foient obligés ou de créver & de
donner occafion à des fuppurations mortelles , à des gangrénes , &c.
ou de laiffer échapper des ferofités capables de relâcher totalement
le tiffu de ces Vifceres ; & d'autre côté on n'a qu'à fe repréfenter ,
qu'entre ces cas irremédiables & l'état naturel des *fluides* & des *folides* , il y a une infinité de degrés d'alteration dans les humeurs , de
conftriction & de diftenfion dans les Vaiffeaux , aufquels la *Nature*

aidée à propos par une Méthode générale peut remédier : ce qui dans le traitement des Maladies *aiguës*, donne une infinité de cas favorables pour la Méthode générale contre trois ou quatre cas deſavantageux.

2°. On n'a qu'à conſidérer qu'il n'y a qu'un très-petit nombre de cas auſquels on puiſſe remédier ſûrement & efficacement par une Méthode particuliere, & qu'il y en a une infinité qui deviennent irremédiables faute de donner à propos à la *Nature* tous les ſecours qu'elle demande : ce qui donne pour chacune des Méthodes particulieres, une infinité de cas deſavantageux contre un très-petit nombre de cas favorables ; d'où l'on conclura aiſément que la Méthode générale doit avoir un avantage infini ſur chacune des Méthodes particulieres, & que l'eſpérance qu'on doit avoir de guérir les Maladies *aiguës* par la Méthode générale, ſurpaſſe autant l'eſpérance que l'on peut avoir de les guérir par le moyen d'une Méthode particuliere, que l'infini ſurpaſſe le fini : ce qu'on pourroit démontrer de la même maniere qu'on démontre que dans toute ſorte de *Jeux* ou de *Gageu-res*, celui-là a un avantage infini ſur ſon Adverſaire, qui a de ſon côté un nombre infini de cas qui peuvent le faire gagner, contre un nombre fini qui peuvent le faire perdre, tandiſque ſon Adverſaire n'a de ſon côté qu'un nombre fini de cas qui peuvent le faire ga-gner, contre un nombre infini qui peuvent le faire perdre, &c.

Je ne ſuis pas aſſés exactement informé de ce qui ſe paſſe dans les Pays étrangers pour évaluer au juſte le ſuccès des Méthodes parti-culieres qu'on y ſuit : mais je ne crains point d'avancer qu'on y gué-riroit un plus grand nombre de Malades, ſi on aidoit plus ſûrement la *Nature*, en ſuivant la Méthode générale fondée ſur toutes les Régles qui ont été démontrées, ou indiquées ci-deſſus. Tout ce que je ſçais, c'eſt que malgré l'habileté avec laquelle *Hippocrate* manioit l'Art du Régime, il ne pût empêcher que de 42 Malades dont il donne l'Hiſtoire dans ſon premier & dans ſon troiſiéme Livre des *Epidémies*, il ne lui en mourut 25 ; ce qui ne lui ſeroit pas ſans doute arrivé, ſi dans ſa jeuneſſe, temps auquel je juge qu'il traitoit ces Malades, au lieu de ſuivre ſervilement la Méthode des Médecins *Diéteriques* qui l'avoient précédé, Méthode particuliere & bornée uniquement au Régime, il s'étoit conduit ſelon la Méthode géné-rale qu'il a tracée dans ſes autres Ecrits, Méthode qui embraſſe la Diette, les Saignées, les Evacuants, &c. & à laquelle je préſume qu'il ſe livra dans un âge plus avancé. Or ſi de 42 Malades qu'*Hip-pocrate* traita par une Méthode particuliere, il ne pût en garantir que 17, ou, pour mieux dire, ſi entre les mains d'un ſi habile Maî-tre la *Nature* aidée par une Méthode particuliere ne pût opérer la guériſon que d'un ſi petit nombre de Malades, que doit-on penſer

V. *Elem. de Med. Pratiq. p.* 69. *& ſuiv. & p.* 344. *& ſuiv.*

L ij

qu'elle faſſe dans les Pays étrangers, aidée ſeulement par les Méthodes particulieres qu'on a coûtume d'y ſuivre ?

Il eſt vrai qu'on ne s'y borne pas au ſeul Régime, ni à un ſeul genre
de Remédes ; mais dès lors qu'on y proſcrit la ſaignée, ou qu'on ne
la répéte pas autant que la nature du mal peut l'exiger, qu'on n'a
point recours aux Evacuants, que de funeſtes cataſtrophes ne doit-il
pas s'en ſuivre ? Outre les cas irremédiables dont on a parlé ci-deſſus,
& à raiſon deſquels il arrive que quelques-uns meurent des Maladies
aiguës, quoique traités par la Méthode générale, il doit dans le plus
grand nombre de ceux, qui ne ſont traités que par une Méthode particuliere, ſe faire des engorgements funeſtes, faute d'avoir ſuffiſamment déſempli les Vaiſſeaux par des Saignées, & d'avoir netoyé les
premieres voyes par des Purgatifs réïterés à propos.

Mais en voilà aſſés ſur cette matiére : je ne m'arrêterai pas même
ici à faire voir que dans le traitement des Maladies *aiguës* on doit
ſuivre ſous quelque Climat que ce ſoit les Régles que nous avons
démontrées, je l'ai aſſés inſinué dans ma Réponſe à l'Obſervation critique de l'Auteur du Mercure, & je dirai encore quelque choſe là-
deſſus dans les Remarques que j'ajoûterai à la fin de cet Ouvrage ;
mais je ne ſçaurois me diſpenſer de prévenir une objection qu'on ne
manquera pas de me faire. On dira ſans doute que les plus habiles
Médecins font quelquefois des fautes dans le traitement des Maladies
aiguës, d'où l'on conclura que les Régles de la Pratique ne ſont ni
ſûres ni démontrées. A cela il eſt aiſé de repondre avec *Celſe* *, qu'a-
lors c'eſt moins le défaut de l'Art que la faute de ceux qui l'exercent, *nec protinus crimen Artis eſſe ſi quod ſit Profeſſoris*, & que quoique les Régles de la Pratique ſoient ſûres & démontrées, on peut ſe
tromper en faiſant une mauvaiſe application de ces Régles faute d'un
nombre ſuffiſant d'Obſervations & d'une attention aſſés ſcrupuleuſe
pour diriger cette application. A quoi l'on peut ajoûter que ceux qui
joignent les lumieres de la Théorie avec une longue Pratique, ne font
guere de pareilles fautes, & qu'il eſt bien rare que des Médecins
éclairés & expérimentés ne guériſſent pas du moins tous ceux qui
peuvent être guéris.

On dira encore que les mêmes Maladies *aiguës* changent quelquefois de caractere, & que la ſaignée, par exemple, qui au commencement de l'*Epidémie* leur avoit été très-utile, leur devient à la fin
très-préjudiciable ; qu'on a même des exemples de ces différents effets
de la ſaignée dans les Maladies *populaires* ; & qu'il faut alors s'écarter des Régles générales, ſi on ne veut pas voir perir tous ceux
qui ſont attaqués de ces ſortes de Maladies ; ce qui, ſelon la Remarque d'un ſçavant Praticien *, intimidé mal-à-propos comme M.

V. *ci-deſſus*
pag. 16. & *ſuiv.*

* *Lib.* 1. *cap.* 6.

* *Lanciſ. Hiſt.*
Rom. Epid. cap.
VI.

Richa dont on a parlé ci-deſſus * , par l'avertiſſement que donne
Sydenham , ne manque pas d'arriver toutes les fois qu'en Pratique
on regarde ces Régles comme des axiomes de Géometrie : *Hinc in-*
telligit unuſquiſque , quàm neceſſe ſit ut variantibus in populari etiam
Morbo cauſis & ſignis , illicò medela varietur ; ne facultas levandis
ægris divinitus data , in perniciem potius , incuriâ Medicorum ver-
tatur ; quod tunc præcipuè accidit , cum theoremata Medica tanquam
Geometrica axiomata Clinici ſequuntur , &c. Pour répondre ſolidement à cette objection il faudroit faire voir que le caractere eſſentiel
des mêmes Maladies *aiguës* eſt toûjours le même , qu'il ne peut tout
au plus que recevoir diverſes modifications qui n'en changent pas l'eſſence , & qui d'ailleurs , peuvent fort bien , comme on la vû ci-deſſus , être rapportées à de différentes quantités du ſang , qu'ainſi il
n'eſt jamais beſoin de changer totalement la Méthode générale de
traiter ces Maladies , & qu'il ſuffit de varier ſeulement la maniere
d'appliquer cette Méthode : mais , comme cette diſcuſſion nous meneroit trop loin , nous nous contenterons de renvoyer nos Lecteurs à ce
que nous avons déja dit alleurs * là-deſſus , & à ce que nous y ajoûterons à la fin de cet Ouvrage. Quant aux exemples qu'on pourroit

* V. le Vol.
précéd. & ci deſſ.

oppoſer d'après l'Autheur qu'on vient de citer , outre qu'ils ne ſont
fondés que ſur trois Malades , dont deux moururent quoiqu'ils euſſent été ſaignés , & le troiſiéme guérit quoiqu'on ſe fut abſtenu de
le ſaigner , on peut dire hardiment qu'ils ne ſont pas du tout con-
cluants , & que ce ne fut point pour avoir été ſaignés que les deux premiers moururent, mais pour n'avoir pas été ou aſſés tôt ou ſuffiſammeut
ſaignés , ou parce qu'ils ſe trouverent dans quelqu'un des cas irremédiables dont on a parlé ci-deſſus , ou enfin , parce qu'on ne ſuivit
pas exactement toutes les Régles de la Méthode générale ; que ce ne
fut point auſſi pour n'avoir pas été ſaigné que le dernier guérit ,
mais parceque la *Nature* fut en lui aſſés vigoureuſe pour ſupléer au
défaut de l'Art , comme il ſeroit aiſé de le faire voir , ſi on vouloit
faire l'analyſe des ſymptomes de la Maladie , & de la Méthode particuliere dont on ſe ſervit pour la traiter. D'ailleurs pour être convaincu qu'on ne doit avoir aucun égard à l'avertiſſement de *Syden-*
ham , on n'a qu'à faire réflexion qu'il n'y a pas eu égard lui même ,
& que dans les mêmes Maladies , quoique d'un caractere ſelon lui
différent , il a toûjours ſuivi la même Méthode , comme l'a fort bien
remarqué M. *Freind.* *

* De Febrib.
comm. 1.

Tout ce que je viens de dire ne regarde que les Maladies *aiguës.*
A l'égard des Maladies *chroniques* , j'ai dit dans un autre Mémoire * ,
qu'on ne les voyoit point guérir par des *Criſes* , ou par les ſeules
forces de la *Nature* , que les Méthodes générales ne ſuffiſoient pas

* V. cy-deſſ,
pag. 4. & ſuiv.

pour leur guérison , qu'on étoit obligé d'avoir recours à des *Spécifi-*
ques , & qu'on ne pouvoit point raméner au seul changement de quantité les différents vices des humeurs qui causent ces Maladies ; mais
cela ne se doit entendre que des Maladies *chroniques* qui sont causées
& entretenuës par une Lymphe ou *tartareuse* qui bouche ses Vaisseaux,
ou *corrosive* qui les ronge , par une Lymphe qui se souftrait aux loix
de la circulation. Car nous ferons voir dans une autre occasion qu'à
l'égard des Maladies *chroniques* dont la cause réside dans le Sang ,
ou dans la Lymphe qui roule encore dans ses Vaisseaux & qui n'a pas
entiérement perdu sa fluidité , ou qui malgré quelques légeres *con-*
crétions trouve encore dans les Tuyaux , où elle doit passer , assés d'espace pour continuer son cours : nous ferons voir , dis-je , que ces
Maladies peuvent céder à une Méthode générale , qu'elles guérissent
quelquefois par le secours de la *Nature* , que les vices des humeurs
qui les causent peuvent être ramenés au seul changement de quantité , & qu'on peut démontrer les principales Régles que l'on doit suivre dans leur traitement. En même-temps nous ferons voir que comme
dans les Maladies *chroniques* on a diminué par le moyen des *Spécifi-*
ques le nombre des cas incurables , on pourroit aussi à force d'Essais diminuer le nombre des cas irremédiables dans les Maladies *ai-*
guës ; enfin , nous fixerons les cas ausquels il est absolument impossible de trouver du Reméde ; d'où l'on pourra tirer la solution de ce
Problême , *une Maladie étant donnée , trouver les moyens d'y remédier ,*
ou démontrer dans quels cas il est impossible d'y remédier.

ADDITION

AU MEMOIRE PRECE'DENT.

DANS les Régles de Pratique que nous avons établies ci-dessus ,
nous avons eu principalement en vûë les cas où , dès le commencement des Maladies *aiguës* , il faut diminuer la quantité du
sang pour imiter la *Nature* dans ses démarches , & pour l'aider , en
ôtant les obstacles qui l'empêchent d'agir , à dompter & à expulser
la matiére morbifique : nous avons eu , dis-je , principalement ces
cas en vûë , & parcequ'ils sont les plus ordinaires dans la Pratique ,
& parceque ce sont ceux à quoi font le moins d'attention les Médecins qui ne veulent ni Saignées ni Purgatifs ; cependant, comme
il est des cas où , dès le commencement des Maladies *aiguës* , il faut

augmenter la quantité du ſang pour donner à la *Nature* ce qu'elle demande , & pour l'aider par cette augmentation de quantité non-ſeulement à ſupporter avec plus de vigueur le fardeau qui l'accable , mais encore à s'en défaire plus aiſément , nous avons été obligés de faire quelques exceptions à nos Régles.

Mais pour rendre ces mêmes Régles plus générales , & pour faire diſparoître ces exceptions , il n'y a 1°. qu'à ajoûter à la troiſiéme Propoſition que *les Cardiaques,les Analeptiques ou les Confortatifs, aug-mentent la quantité du ſang* , ſoit par l'Addition de nouveaux Sucs propres à *s'aſſimiler* avec cette liqueur , ſoit en augmentant ſon mou-vement progreſſif , ou ſa fluidité , ou , ce qui eſt le même , en in-troduiſant dans ce fluide des qualités équivalentes à une augmenta-tion de quantité. V. *cy-deſſ.pag.* 75.

2° Il n'y a qu'à rétrancher les exceptions rapportées dans le pre-mier Lemme , & à énoncer ce Lemme de la maniere ſuivante. V. *cy-deſſ.pag.* 77.

Dans toutes les Maladies humorales aiguës , *la quantité du ſang eſt lors de l'invaſion , ou réellement augmentée , ou réellement dimi-nuée , ou peut etre conſiderée comme augmentée , ou comme diminuée.*

Or il a été prouvé ci-deſſus , que la quantité du ſang étoit aug-mentée , ou devoit être conſiderée comme augmentée , lorſque les forces vitales ſont viſiblement plus grandes que dans l'état naturel , ou ne ſont moindres qu'en apparence ; il ne reſte donc qu'à prouver que la quantité du ſang eſt réellement diminuée , ou doit être conſi-derée comme diminuée lorſque les forces vitales ſont réellement moin-dres que dans l'état naturel , ou qu'elles le paroiſſent à un point qu'elles doivent paſſer pour réellement moindres : ce qui eſt évident , puiſque les forces vitales ne peuvent être moindres que par une di-minution de la quantité du ſang , ou de ſon mouvement progreſſif ou de ſa fluidité , en un mot , par une dépravation proportionnelle à la diminution de ſa quantité. Donc ,&c. C. Q. F. D.

Cela poſé , voici une Régle qui embraſſe tous les cas qui avoient été exceptés , & qui ne demande qu'une reſtriction par rapport aux Vomitifs qui ne doivent point être employés dans les Maladies *ai-guës* avec inflammation , & quelques modifications par rapport aux Purgatifs qu'on doit ménager davantage dans cette occaſion.

Dans les Maladies humorales aiguës , *il faut dès le commencement avoir recours ordinairement à la Diette , aux Saignées , aux Vomitifs, aux Purgatifs , & quelquefois aux Cardiaques , aux Confortatifs , &c.* V. *cy-deſſ.pag.* 78.

Pour démontrer la derniere partie de cette Régle , il n'y a qu'à obſerver que la quantité du ſang eſt réellement diminuée , ou doit par le *précédent Lemme* , être conſiderée comme diminuée , lorſque les forces vitales ſont réellement moindres, ou qu'elles ſont opprimées

& étouffées à un tel point qu'elles doivent être regardées comme réellement moindres, & que par le *Lemme* 2. la Médecine n'étant qu'-
une Addition de ce qui manque, il faut dans ce cas-là augmenter
la quantité du sang pour donner des forces à la *Nature* & pour l'aider à dompter & à chasser les Sucs nuisibles. Mais l'expérience nous
a appris (*Addition à la Prop.* 3.) que les Analeptiques ou les Confortatifs, augmentent la quantité du sang. Donc dans les Maladies
aiguës il faut quelquefois dès-le commencement avoir recours aux
Confortatifs, &c. C. Q. F. D.

Au reste, ces Remédes conviennent sur-tout à des Sujets épuisés
par des évacuations immoderées ou affoiblis par le défaut de nourriture,
à des Personnes qui tombent en syncope, ou qui risquent d'y tomber à
l'occasion d'un violent frissonnement ou d'un froid universel qui dure
trop long-temps, &c. Mais dès que les forces sont revenuës, que le
froid a passé, il faut suivant les indications qui se présentent employer
les autres Remédes que la Régle prescrit & dont la nécessité a été
démontrée. Et ce que nous disons du commencement des Maladies
aiguës, se doit aussi entendre de tous leurs autres temps où il faut
quelquefois employer des Confortatifs sans renoncer tout-à-fait aux
Evacuants.

Après ces mots dont on vient de parler, pag 79. *ajoûtés.* D'ailleurs
quand on trouveroit un pareil Reméde, il ne pourroit tout au plus
avoir lieu qu'avant que les *solides* fussent affectés ou les *fluides* vi-
ciés : autrement, en vain on évacueroit la transpiration retenuë, il
faudroit encore corriger le vice des *solides* & des *fluides*, ce qui ne
se peut faire qu'en aidant à propos la *Nature* par les Remédes que
prescrit la Méthode générale.

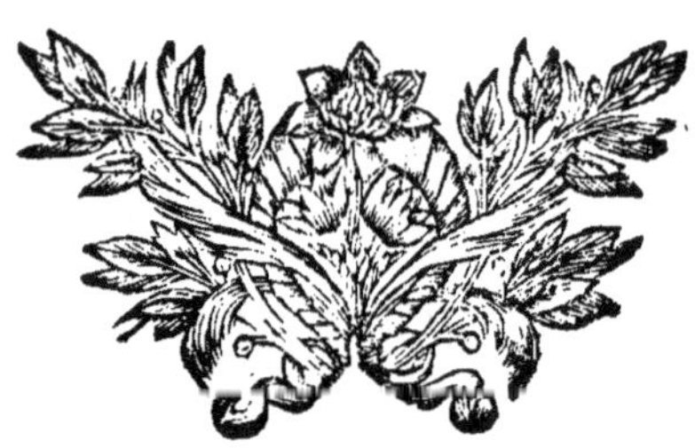

LES ELEMENTS

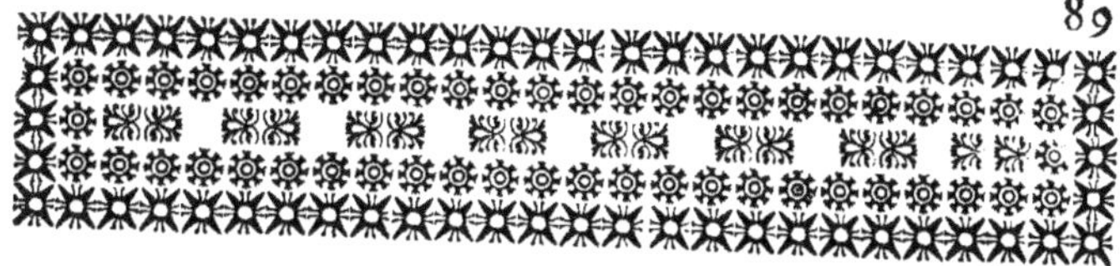

LES ELEMENTS
DE LA
MÉDECINE-PRATIQUE

SUITE DE LA QUATRIEME PARTIE.

Des Maladies qui ont été les plus communes dans la Ville de Béfiers pendant les Années 1743, 1744 & 1745.

JE fuivrai ici le même ordre que j'ai gardé dans la quatrième Partie du Volume précédent. Je diviferai en deux Articles ce que je dois dire. Dans le premier, je parlerai de notre Climat, des Maladies qui y ont ordinairement le plus de cours, & de la manière générale de les traiter. Dans le fecond, j'expoferai fommairement les Maladies que jai obfervées ces trois dernières années, j'en décrirai quelques-unes en particulier, & je rapporterai fidèlement la manière dont je les ai traitées : je ne négligerai pas même quelques Maladies, foit *aiguës*, foit *chroniques*, qui font beaucoup moins communes ; & je terminerai le tout par faire voir que les Règles générales de Pratique que j'ai embraffées doivent avoir lieu dans tous les temps & dans tous les Pays. Enfin j'ajoûterai quelques Remarques, où je tâcherai d'éclaircir divers points de Pratique ou de Théorie que je n'ai pas encore touchés, ou que je n'ai qu'indiqués ci-devant.

J'ai cru devoir reparler de notre Climat, foit pour confirmer ce que j'en avois dit, foit pour fuppléer ce que je pouvois en avoir omis, foit enfin pour me conformer aux fages avis d'*Hippocrate*, qui recommande à fes Difciples, non feulement d'avoir égard aux faifons de l'année, mais encore d'examiner foigneufement la fituation des

M

ποιέειν· πρῶτον μὲν ἐνθυμέεσθ τὰς ὥρας τȣ ἔτεος, &c. *Lib. de Aër. Aq. & Loc.*

Villes , la nature du Terroir , la direction des Vents , la qualité des Eaux , le regime & les occupations des Habitants , &c. non que je fois perfuadé que ces connoiſſances fuffifent pour découvrir le caractère effentiel des Maladies qui naiffent fous notre Climat , & pour y apporter les remèdes néceffaires ; mais parce que ces connoiſſances peuvent aider les jeunes Médecins à mieux connoître les variétés ou les diverfes modifications de ce caractère , & à appliquer plus à propos les Règles de la Méthode générale. J'ai cru auffi devoir reparler des Maladies de ce Pays, foit en général , foit en particulier ; & cela d'un côté pour confirmer ce que j'ai dit du traitement des Maladies *aiguës* , auffi-bien que pour faire voir combien peu vraifemblable eft le fentiment de ceux qui croyent qu'il en paroît tous les ans de nouvelles , & qu'il en paroîtra de même à l'avenir : & de l'autre , pour donner une idée générale de la manière de traiter celles que l'on appelle *chroniques* , avec quelques exemples de l'application de cette Méthode.

I.

Du Climat de Béfiers , & en général des Maladies qui y regnent ordinairement.

1. IL n'y a prefque rien à ajoûter à ce qui a été dit en général fur le Climat de Béfiers dans le Volume précédent , & les obfervations qui ont été faites depuis le commencement de l'année 1743 jufqu'à la fin de 1745 , n'ont fait que confirmer ce qui a été déja avancé ; car il en réfulte encore qu'en Hyver il fait toûjours un peu moins de froid à Béfiers qu'à Paris , & qu'il dure même moins de temps : il en réfulte auffi qu'en Eté les chaleurs y font pour l'ordinaire un peu moins confidérables , mais qu'elles durent davantage ; qu'il pleut ici un peu plus chaque année , & que l'air y pèfe un peu moins qu'à Paris.

2. A ces obfervations générales , ajoûtons que cette Contrée n'eft point fujette à des tremblements de terre. Car on doit compter pour rien les deux fecouffes que quelques-uns difent qui fe firent fentir pendant le mois de Juillet de l'année 1711 , puifqu'elles ne furent apperçuës que de peu de perfonnes , & qu'elles ne cauferent aucun changement dans la conftitution de l'Atmofphère.

3. Il ne fe fait point ici de remuements de terre qui puiffent donner occafion à des exhalaifons malignes de s'élever & d'infecter l'air

qui nous environne. Nous n'avons aussi rien à craindre de la transpiration *animale* qui devient quelquefois si pernicieuse dans les Villes fort peuplées ; car , outre qu'il y a dans cette Ville plus de logement qu'il ne faut pour le nombre des Habitants , qui ne va pas tout-à-fait à quinze mille, les Vents qui soufflent ici presque continuellement , sont plus que suffisants pour chasser toutes les vapeurs *animales* qui pourroient se mêler avec l'air que nous respirons.

4. Quoique le sol de cette Ville soit assez spacieux , on ne voit toutefois dans l'enceinte des murs que fort peu de Jardins, dont la plûpart même sont trop élevés pour qu'on y puisse conduire des eaux pour les arroser ; & ceux qui sont hors des murs sont trop bas & trop éloignés pour que les exhalaisons qui s'élevent des eaux dont on se sert pour les arroser , puissent parvenir jusqu'à la Ville.

5. Il seroit inutile de parcourir ici quelques autres causes, qui selon la remarque des Historiens , ont accoûtumé d'infecter l'air & de le disposer à produire des Maladies *épidémiques.* Il suffira d'ajoûter que non seulement ces causes ne se rencontrent pas ici ; mais que nous avons encore tout ce qui , selon Hippocrate, constituë la bonté d'un Climat , une situation heureuse, un Terroir élevé , sec & fertile en Grains, aussi-bien qu'en Plantes odoriférantes & médicinales , des eaux pures & légères ; que nous avons même tout cela joint aux preuves qu'on donne ordinairement de la salubrité de l'air d'une Ville, & qu'on fait consister dans la bonne couleur des Habitans, dans la vivacité de leur esprit , dans la douceur & dans la politesse de leurs mœurs , & dans le grand nombre des vieillards de l'un & de l'autre sexe.

6. Il ne faut pourtant pas dissimuler qu'en un même jour on éprouve ici quelquefois toutes les saisons de l'année , & que , selon la remarque d'*Hippocrate*, les Contrées qui sont sujettes à de fréquents changements de temps , ne sçauroient être bien saines. Mais l'on doit observer que cet inconvénient qui nous est commun avec la plûpart des Villes du Languedoc & avec quelques autres Lieux élevés & exposés à tous les Vents, nous est plus avantageux que nuisible ; car n'y ayant rien aux environs de cette Ville qui puisse infecter l'air qui nous est apporté par les Vents , ceux-là seulement en souffrent quelquefois qui ne prennent pas les précautions nécessaires, tandis que les autres Habitants , soit de cette Ville , soit des autres Villes de cette Province en deviennent plus sains , plus robustes , plus laborieux , plus vigilants , & plus propres aux Sciences & à la Guerre , ainsi que l'a soit bien remarqué le même *Hippocrate.*

Ὅκου δ' ἐστὶν ἡ χώρη ψιλή τε ᾗ &c. ἔς τε τὰς Τέχνας ὀξυτέρους τε καὶ συνετωτέρους, ᾗ ἐς τὰ πολέμια ἀμείνους δ' ῥήσεις.   *Lib. de aër. aq. & loc.*

7. Après l'exposé que je viens de faire de la conſtitution de notre Climat, on ne doit pas être ſurpris que les Maladies ſoient ici un peu moins communes que dans bien d'autres endroits qui n'ont pas les mêmes avantages que nous avons, & qu'aux Maladies près qui regnèrent dans ces Contrées pendant la Diſette qui ſucceda au grand froid de l'année 1709, on n'en ait pas vû depuis, qu'on peut en toute rigueur qualifier d'*Epidémiques*, de celles du moins qui n'épargnent preſque perſonne, dont il en meurt plus qu'il n'en réchappe, & qu'on eſt forcé d'attribuer à de malignes exhalaiſons répanduës dans l'air; mais malgré toutes les faveurs dont la Nature a comblé notre Climat, on ne laiſſe pas d'eſſuyer ici bien de ces Maladies qu'on appelle *Sporradiques*, ſoit parce qu'on ne ſe précautionne pas aſſez contre les impreſſions d'un air trop chaud ou trop froid, trop ſec ou trop humide, ou parce qu'on ne garde pas aſſez les règles de la tempérance & de la ſobrieté, ou enfin parce qu'on manque dans l'uſage des autres choſes que les Médecins appellent non-naturelles. Il y a plus. Si par *Epidémiques* on entend des Maladies qui s'en prennent en même temps à un grand nombre de perſonnes à l'occaſion des qualités ſenſibles de l'air alterées juſqu'à un certain degré, ou à raiſon de quelques autres cauſes *évidentes*, nous convenons, comme il a été dit ailleurs *, que nous voyons ici quelquefois de ces ſortes de Maladies, comme des Pleuréſies, des Fiévres malignes, des Fiévres doubles tierces, &c. leſquelles Maladies ſont même ſouvent accompagnées de divers ſymptômes *accidentels*, qui les rendent tantôt plus, tantôt moins rebelles, & qui obligent à varier un peu la manière générale de les traiter, & à inſiſter davantage ſur certains moyens & moins ſur d'autres.

* *Tom.* I. *p.* 145.

8. Mais ſi par l'heureuſe ſituation de cette Ville, & par les bonnes qualités du Terroir qui l'environne, il n'arrive pas ici des Maladies qui ſoient cauſées par de malignes exhalaiſons élevées du ſein de la terre, nous en voyons quelquefois qui ſont cauſées par les exhalaiſons qui ſortent du corps des Malades, ſur-tout lorſque ces Malades ſont enfermés dans des Chambres trop petites & trop fermées, ou qu'ils ſont en grand nombre dans un même endroit, comme dans un Hôpital. J'ai vû du moins ces dernières années quelques Malades qui m'ont fait comprendre que ſi la communication avec d'autres Malades n'avoit pas été l'unique cauſe de leur mal, elle y avoit du moins beaucoup contribué. Il mourut en Ville la femme d'un Boulanger qui étoit logée dans une Chambre fort étroite; cette femme avoit une Fiévre maligne très-envénimée, & ſon mal ſe communiqua à quatre perſonnes qui ne l'avoient preſque pas quittée pendant le cours de la Maladie. A l'Hôpital il y eut auſſi des Fiévres malignes

qui fe répandirent fur les Servants & fur un homme affez jeune qui
ne bougeoit pas du lit à caufe de la contraction des membres que
lui a laiffé un Rhumatifme univerfel. Je ne nie point que la mauvaife nourriture de ceux qui contractèrent leur mal auprès de la
femme du Boulanger & dans l'Hôpital , ne doive être regardée comme
la principale caufe des Fiévres malignes dont ils furent attaqués ;
mais je crois auffi que fans les mauvaifes exhalaifons qui s'infinuè-
rent dans leurs humeurs , les fautes que ces perfonnes commirent
dans le regime , & qui ne furent pas plus grandes que celles qu'ils
commettent ordinairement , n'auroient peut-être pas été fuffifantes
pour faire éclorre leurs Maladies. Et l'on ne doutera point de la
part que purent avoir les exhalaifons des premiers Malades aux Ma-   V. *Boerb.*
ladies de ceux qui les fervoient ou qui humoient continuellement le   *Arbuthn.*
même air , fi l'on fait réflexion à quel point devient pernicieufe la
tranfpiration des gens même fains enfermés dans des lieux étroits ,
chauds & exactement clos , & fi l'on fe rappelle les différentes voyes   V. *cy - deffus*
par lefquelles l'air imbibé de vapeurs s'infinuë dans notre corps.   *p.* 39 & *fuiv.*

9. Il ne fe paffe guere d'année que l'on ne voye ici , fur-tout en Eté ,
quelques Enfants attaqués de la petite Vérole volante. Il n'en eft pas
de même de la Rougeole & de la petite Vérole , la première n'ayant
point paru pendant ces trois dernières années , & l'autre qui ceffa
au Printemps de l'année 1742 , n'ayant reparu que dans l'Eté de
cette année 1745. Les trois premiers Enfants qui ont été atteints de
la petite Vérole venoient d'Agde où cette Maladie faifoit alors beaucoup de ravage , deux en font guéris & l'autre en eft mort. Quoique
ces Malades fuffent logés en différents quartiers de la Ville , on n'a
pas vû la petite Vérole fe communiquer aux Enfants qui étoient logés dans les mêmes maifons ou dans les maifons voifines , fi on en
excepte le frere de celui qui mourut : cependant la même Maladie n'a
pas laiffé de fe montrer en d'autres quartiers affez éloignés de ceux
où elle avoit d'abord paru , & malgré les pluyes abondantes de cette
Automne , elle continuë encore fon cours , mais d'une manière bénigne & *fporradique* ; car elle n'a attaqué jufqu'à préfent * qu'un fi   * 30. *Nov.*
petit nombre de fujets qu'il ne m'en eft point encore tombé entre   1745.
les mains ni à la Ville , ni aux Hopitaux. Ce n'eft donc point par des
exhalaifons élevées du fein de la Terre , ni par *contagion* que cette
Maladie fe répand toûjours ; & il y a bien de l'apparence qu'elle naît
quelquefois par la difpofition des fujets qui en font les premiers attaqués , & par le concours des caufes ordinaires ou des chofes non-
naturelles , comme on voit naître la Fiévre *Scarlatine* , la petite Vérole volante , les Echaubouluges , la Galle , &c. ce qui n'empêche
point que cette Maladie ne devienne auffi quelquefois *contagieufe* &

épidémique lorfqu'elle eſt accompagnée d'une grande quantité de puſtules, & que les particules de pus qui s'en élevent ſont en aſſez grand nombre & ont aſſez de maſſe & d'acreté pour agir ſur d'autres ſujets d'une manière propre à faire éclorre en eux la même Maladie, & cela ſans le concours d'aucunes exhalaiſons terreſtres, celles qui s'exhalent des puſtules des premiers Enfants vérolés étant quelquefois plus que ſuffiſantes pour infecter l'air, & pour le diſpoſer à tranſmettre cette Maladie des uns aux autres. Si à ce que je viens de dire on ajoûte l'Obſervation rapportée dans le précédent Volume pag. 307, on ne doutera point que la petite Vérole ne naiſſe quelquefois comme d'autres Maladies, & on ne ſera pas ſurpris qu'elle ne ſe communique pas toûjours.

10. Les Charbons qu'on regardoit autrefois comme un mal particulier à cette Contrée, *peculiare Narbonenſis Provinciæ malum* *, n'y ſont pas maintenant plus fréquents qu'ils n'étoient en Grece du temps d'*Hippocrate* *, & qu'ils ne ſont aujourd'hui en bien d'autres endroits ; n'en ayant vû qu'un ſeulement pendant ces trois dernières années.

* Plin. Hiſt. nat. l. 26. c. 1.
* Epid. lib. 2.

11. A l'égard des autres Maladies, elles ont été de la même eſpèce que celles dont il a été fait mention dans le premier article de la quatrième Partie du Volume précédent, & ce que nous avons obſervé depuis confirme ce qui a été avancé au même endroit. Seulement je dois avertir que ce qui a été dit des revolutions règlées de certaines Maladies, ne ſe doit entendre que du temps où elles ſont beaucoup plus communes. Car, comme l'a fort bien remarqué *Hippocrate*, il n'eſt point de Maladie qui ne ſe montre en quelque ſaiſon que ce ſoit, mais il en eſt quelques-unes qui ſont plus communes & plus violentes dans de certaines ſaiſons que dans d'autres. Νοσήματα δὲ πάντα ἐν πάσῃσι τῇσιν ὥρῃσι γίνεται, μᾶλλον δ᾽ ἔνια κατ᾽ ἐνίας αὐτέων κỳ γίνεται κỳ παροξύνεται. En effet on obſerve aſſez ſouvent que les Maladies qui ont, pour ainſi dire, des ſaiſons fixes, ne laiſſent pas de ſe montrer en tout autre temps, ſur-tout lorſque la température de l'air paſſe bruſquement du chaud au froid, ou du froid au chaud ; ce qui a donné occaſion à *Ovide* de dire

Aph. 19. ſect. 3.

> *Cum modò frigoribus, calido modò ſtringimur æſtu*
> *Tempore non certo corpora languor habet.*

Je ne dois pas auſſi omettre de rapporter que j'ai encore obſervé dans ces dernières années que lorſqu'à un temps ſec & froid il ſuccédoit d'abord un temps doux & humide, ou lorſqu'après des Vents Septentrionnaux froids il ſouffloit tout à coup des Vents Méridionnaux tempérés, on voyoit alors que les Maladies inflammatoires deve-

ñoient plus fréquentes qu'auparavant, ainſi que je m'en étois apperçû
pour la première fois dans le commencement de l'année 1717, &
comme *Sydenham* & quelques-autres l'avoient obſervé long-temps auparavant. Et l'on n'en ſera pas ſurpris ſi l'on ſe repréſente le différent
état de nos parties *ſolides* & *fluides* dans cette prompte alternative
de froid & de chaud, car on verra que les *ſolides* qui avoient été
reſſerrés doivent ſe relâcher promptement, & que les *fluides* qui
avoient été condenſés doivent ſe raréfier bruſquement ; ce qui ne ſe
peut faire ſans que le ſang ne s'embarraſſe dans ſon cours, qu'il ne
diſtende outre meſure les artères capillaires des poulmons ou de quelqu'autre viſcère, qu'il n'en faſſe créver quelques-unes, ou qu'il ne
s'engage dans quelques vaiſſeaux lymphatiques, d'où doivent s'enſui-
vre des Maladies inflammatoires.

12. Nous n'avons rien à ajoûter à la Méthode générale que nous
avons expoſée dans le premier Volume pour le traitement des Maladies *aiguës*, & ce que nous allons rapporter dans l'article ſuivant,
n'eſt que pour confirmer d'un côté ce que nous avons avancé au
même endroit, & de l'autre pour donner un plus grand nombre
d'exemples de l'application de cette Méthode, & des modifications
qu'il a fallu y apporter : ce qui nous donnera en même temps occaſion de mieux faire connoître quelques Maladies dont on n'avoit
rapporté que peu d'exemples. Cependant, comme nous n'avons point
parlé expreſſément du temps où il falloit placer la Saignée dans les
redoublements des Fiévres, ſoit continuës, ſoit intermittentes, il ne
ſera peut-être pas inutile d'avertir qu'on ne doit jamais, ou preſque
jamais, ſaigner dans le temps du *Friſſon*, qu'on ne doit pas non plus
ſaigner dans le temps du *déclin*, du *relâche* ou de l'*intermiſſion* de la
Fiévre, à moins qu'on ne ſoit appellé trop tard & que la dureté
du poulx ou quelqu'autre accident preſſant n'exige ce ſecours,
mais que l'on doit toûjours, autant qu'il ſe peut, pratiquer la Saignée dans le temps du *chaud* ou du fort de la Fiévre, & la réïtérer
même s'il eſt beſoin. Comme nous n'avons pas auſſi parlé de la manière dont on fait ici les Boüillons, nourriture ordinaire des Malades dans toutes les Maladies *aiguës*, nous ajoûterons qu'on eſt dans
l'uſage de les faire avec du Mouton & du Veau, ou de la Volaille
jeune ou vieille, ſelon que l'état du Malade demande une nourriture
plus ou moins forte.

13. A l'égard des Maladies *chroniques*, nous n'en répeterons pas
ici l'énumération ; mais après avoir obſervé qu'il en paroît aujour-
d'hui beaucoup moins qu'autrefois depuis qu'on a ſoin de ſe mieux
couvrir la Poitrine, qu'on boit moins de Vin & d'autres Liqueurs
ſpiritueuſes, & que les Limons & les Boiſſons glacées ſont

moins à la mode, nous ajoûterons qu'à quelques-unes de ces Maladies il se joint souvent une Fiévre *erratique* qui prend tantôt la forme d'une Fiévre continuë, tantôt celle d'une Fiévre intermittente, & dont la durée est plus ou moins longue & les retours plus ou moins fréquents, selon la nature du mal & la manière dont se conduit le Malade. Les Phtisiques & ceux qui ont des embarras considérables dans les Viscères du bas ventre ou dans quelques-unes des Glandes extérieures, sont sujets à cette espèce de Fiévre qui accompagne les premiers jusqu'à la mort, & qui n'abandonne les autres qu'après leur guérison, s'ils sont assez heureux de l'obtenir de la Nature & de l'Art.

14. Quant aux vûës que l'on doit avoir dans le traitement des Maladies *chroniques*, comme elles doivent être différentes selon les différentes espèces de ces Maladies, il seroit difficile de les exposer ici dans toute leur étenduë. On pourra toutefois s'en former une idée générale sur ce que nous en allons dire, & l'on pourra même prévoir par avance ce que l'on doit attendre de l'effet des Remèdes.

On observe en Pratique quatre espèces de Maladies *chroniques*, sçavoir, d'*Humorales*, d'*Organiques*, d'*Organico-humorales*, & d'*Ex-organico-humorales*. Nous appellons *Humorales* celles qui sont entretenuës principalement par le vice des Humeurs, *Organiques* celles qui dépendent du dérangement sensible de quelque Organe, *Organico-humorales* celles où les Organes & les Humeurs sont également en faute, & *Ex-organico-humorales* celles qui, outre le vice des Humeurs & le dérangement des Organes, ont pour cause conjointe des Liqueurs extravasées, des Corps étrangers formés au-dedans de nous ou venus du dehors : car, quoiqu'à la rigueur, il n'y ait point de Maladies *chroniques* purement *Humorales* ou purement *Organiques*, n'étant pas possible que les Humeurs soient sensiblement dépravées sans que les Vaisseaux qui les renferment ne soient plus tendus ou plus relâchés qu'à l'ordinaire, plus dilatés ou plus resserrés, ou enfin qu'ils ne soient intéressés de quelqu'autre façon, ni que les Organes soient sensiblement dérangés sans que les Humeurs ne souffrent quelque changement notable dans leur quantité ou dans leur qualité, ou dans leur mouvement, je crois pourtant qu'on peut appeller simplement *Humorales*, les Maladies *chroniques* qui dépendent principalement du vice des Humeurs, & où les Organes ne sont pas tellement dérangés qu'ils ne puissent, pour ainsi dire, se rétablir d'eux-mêmes en leur état naturel, dès qu'on a remédié à la dépravation des Humeurs : je crois aussi qu'on peut appeller simplement *Organiques* celles qui sont entretenuës par une lésion considérable de quelque Organe, & où les Humeurs, qui ne souffrent qu'en consé-

quence

quence de cette léfion , reviennent bientôt à leur état naturel , dès que cette léfion ne fubfifte plus. Enfin je crois qu'on doit appeller *Organico-humorales* , celles qui reconnoiffent un dérangement dans les Organes , qui quoique pour l'ordinaire incurable , ne gêne pas notablement le cours des Humeurs, n'intéreffe pas fenfiblement l'exercice des fonctions, & ne dérange pas continuellement la fanté. De cette efpèce font les Maladies qui n'attaquent que par périodes, & qui ne fe déclarent ordinairement que lorfque les Humeurs viennent à être gênées dans leur cours jufqu'à un certain point , ou qu'elles viennent à fe dépraver jufqu'à un certain dégré.

On pourroit encore fubdivifer toutes ces efpèces de Maladies ; on pourroit entr'autres diftinguer les *Humorales* en *Sanguines* , en *Lymphatiques* , en *Sanguineo-lymphatiques* , en *Bilieufes* , &c. mais ce détail nous meneroit trop loin.

15. Je ferois auffi trop long fi je voulois donner des exemples de toutes ces efpèces de Maladies ; mais je ne dois pas oublier de faire obferver qu'à l'exception de quelques Maladies *organiques* que des caufes extérieures ou intérieures ont pû produire en agiffant immédiatement fur les Organes , toutes les autres Maladies *chroniques* ont commencé par être fimplement *Humorales* , & que celles qui ne font d'abord que fimplement *Humorales* , ne manquent pas de devenir enfin *Organiques* , fi on n'y remédie à temps : car , comme l'a fort bien remarqué *Harvée* , on ne fçauroit comprendre à quel point les Maladies *chroniques* font capables de pervertir & de rendre monftrueux l'intérieur de notre machine. *Neque quifquam* , dit-il * , *facile crederet quantum ex Morbis præfertim* chronicis *interiora pervertantur , & quanta partium interiorum monftra gignantur.*

* *Exercit.* 1. *anat. ad Joan. Riolan.*

16. Maintenant il eft aifé de s'appercevoir , 1. qu'on peut aifément guérir les Maladies *chroniques* fimplement *Humorales* , pourvû qu'on foit bien au fait de la nature du mal , & qu'on infifte affez long-temps fur le regime & fur les Remèdes qui lui conviennent. 2. Qu'on ne peut remédier aux *Organiques* qu'en faifant ceffer le dérangement des Organes ; ce qui n'eft pas toûjours aifé. 3. Que pour guérir les *Organico-humorales* il faut remédier au vice des Organes & à la dépravation des Humeurs , ce qui eft pour l'ordinaire très-difficile & quelquefois impoffible. 4. Enfin que pour venir à bout des *Ex-organico-humorales* , il ne fuffit pas de travailler à rétablir dans leur état naturel les Organes lefés & les Humeurs dépravées , qu'il faut encore ôter les matières épanchées , ou les corps étrangers qui concourent au dérangement des *folides* & à la dépravation des *fluides* ; ce qui n'eft que trop fouvent impraticable. D'où l'on voit combien il importe de connoître l'efpèce de Maladie *chronique* que l'on a à trai-

N

ter, afin de ne pas fatiguer par des Remèdes inutiles ceux dont le mal est absolument irrémèdiable, & d'employer à propos & pendant un temps suffisant tous les secours de l'Art en faveur de ceux qui peuvent être guéris.

17 Comme la manière de traiter toutes ces espèces de Maladies demanderoit un Volume exprès, je me bornerai ici à indiquer en peu de mots la manière de traiter celles que nous avons appellées *Humorales*, & que nous avons dit précéder presque toûjours, ou du moins accompagner toutes les autres. Pour cet effet, je dois avertir qu'avant toutes choses il faut éloigner les causes antécedentes ou occasionnelles, supprimer tous excès dans le boire & le manger, proscrire les aliments cruds, grossiers & indigestes, renoncer à une vie molle & sédentaire, se défaire des passions de l'ame, s'égayer par d'honnêtes divertissements, &c. qu'il faut ensuite diminüer par le moyen des Saignées la quantité du sang si les humeurs surabondent, & en rabattre le mouvement, s'il est trop impétueux, nétoyer par des Vomitifs & des Purgatifs les premières voyes, s'il y a de mauvais sucs qui y croupissent, observant de proportionner ces Remèdes à l'âge & à l'état des Malades, qu'en même temps il faut contenir les digestions en règle par le moyen d'un régime convenable & d'un exercice moderé, & qu'il faut enfin travailler à corriger le vice ou la *dyscrasie* des humeurs.

18. Pour remplir cette dernière vûë, on examinera avec beaucoup de soin en quoi consiste cette *dyscrasie* ; & si le sang & la lymphe sont trop épais, trop denses, trop compactes, & qu'en même temps les Vaisseaux soient tendus, roides, resserrés, on aura recours à un régime & à des Remèdes humectants, délayants & émollients, observant d'en faire un long usage & de les associer quelquefois avec des absorbants ou de légers incisifs, soit stomachiques, soit purgatifs. Mais si le sang & la lymphe sont trop épais, trop cruds ou mal digerés, qu'ils ayent déja produit des embarras dans les Viscères, & qu'en même temps les Vaisseaux soient mous, flexibles, dilatés, on employera les fondants, les apéritifs, les stomachiques, observant de commencer par les plus légers, de les continuer long-temps, tantôt avec des délayants, tantôt avec des purgatifs, & de ne passer que par dégrés à l'usage de ceux qui sont un peu plus forts ou plus violents. Si le sang & la lymphe sont trop aqueux, & les *solides* trop relachés, on se servira de vomitifs, de purgatifs, de diurétiques, de diaphorétiques, & on usera en même temps d'un régime un peu dessechant. Enfin, si le sang & la lymphe se trouvent chargés de sels âcres & caustiques, on pratiquera sans délai les aqueux, les adoucissants, les balsamiques, les empâtants, les calmants, observant aussi de con-

tinuer long-temps l'ufage de ces Remèdes & de purger bénignement dans le befoin. On voit par là que ni les feuls délayants ou émollients, ni les feuls fondants ou incififs, ni les feuls adouciffants ou empâtants ne fuffifent pas pour corriger· le vice des humeurs dans les Maladies *chroniques*, & qu'il faut avoir recours tantôt aux uns, tantôt aux autres, les marier fouvent enfemble, & en aider quelquefois l'action par de légers purgatifs placés à propos.

19. Par le moyen de ces Remèdes bien ménagés, & en fe fervant dans l'occafion des fpécifiques déja connus & éprouvés, on parviendra à guérir le plus grand nombre de ceux qui ont le malheur d'être attaqués de Maladies *chroniques humorales*, fi ces Malades n'attendent pas pour fe plaindre que leur mal ait fait de grands progrès, s'ils font dociles aux avis d'un Médecin fage & expérimenté, & qu'ils ayent la patience d'obferver un régime convenable, & la force d'ufer pendant un temps fuffifant des remèdes néceffaires. Mais comme la plûpart de ces Malades ne fe plaignent ordinairement que fort tard, & qu'ils n'ont ni la docilité, ni la patience, ni la force qui leur feroient néceffaires, auffi ne voit-on que trop fouvent que leurs maux fe perpétuent, & qu'ils deviennent enfin tout-à-fait incurables.

20. Cependant dans les Maladies même incurables, foit qu'elles le foient abfolument & de leur nature, foit qu'elles ne le foient que parce qu'on n'a pas encore trouvé le fécret de les guérir, la Médecine ne laiffe pas de trouver fa place, & d'être même d'un grand fecours. Il eft vrai que dans ces occafions on fait confifter tout le devoir d'un Médecin à prefcrire une nourriture convenable, à donner des palliatifs, à procurer le fommeil, à calmer les douleurs, à éloigner les accidents, à remédier à la Fiévre *erratique* qui attaque par intervalles ces fortes de Malades. C'eft même beaucoup que de foulager quand on ne peut pas guérir, & de rendre du moins le mal fupportable quand on ne peut pas le déraciner entièrement. Mais dans certains cas la Médecine ne pourroit-elle pas s'élever plus haut ? On eft parvenu à guérir quelques Maladies qu'on regardoit autrefois comme incurables, pourquoi ne pourroit-on pas à l'avenir trouver le fécret d'en guérir quelques autres ? Ce qu'on n'a pu faire jufqu'à préfent par les Remèdes internes connus, on le fera peut-être un jour par d'autres qui nous font encore inconnus, ou par le moyen de quelques Remèdes externes. Le plus haut dégré du Mal Venerien avoit refifté à tous les Remèdes pris intérieurement, il céda enfuite au Mercure appliqué extérieurement. Peut-être que les concrétions lymphatiques qui rendent certaines Maladies *chroniques* fi rebelles, fe laifferoient amollir & diffoudre par des Topiques, fi après une fuffifante préparation on ufoit de ces Remèdes pendant un affez long intervalle de temps, & felon

la Méthode dont on use des frictions Mercurielles. Ce que le *Savon* d'Alicant pris intérieurement fait à l'égard de la Pierre des Reins & de la Vessie, peut-être le fera-t-il à l'égard de ces concrétions lymphatiques, si après les préparations nécessaires on l'applique extérieurement comme on applique l'Onguent Mercuriel. J'ai cru devoir ajoûter cette idée à ce que j'ai dit ailleurs en faveur de ce Remède, soumettant le tout au jugement des gens experts dans l'Art, & à l'expérience, qui seule a droit de décider du mérite des Remèdes.

21. A l'égard de la Fiévre erratique, lorsqu'elle n'arrive que par des sucs dépravés qui s'accumulent insensiblement dans les premières voyes à l'occasion du dérangement des digestions causé par la dyscrasie des humeurs qui entretient la Maladie *chronique*, elle cède ordinairement à une Diette de 14 ou de deux fois 24 heures, à moins qu'elle ne soit trop considérable; auquel cas on est souvent obligé d'en venir à une Saignée & à une légère Purgation. Mais si cette Fiévre reconnoît de plus quelque excès dans le régime ou quelqu'autre faute dans l'usage des choses non-naturelles, il ne suffira pas de réduire le Malade aux Boüillons, de le saigner une fois & de le purger bénignement, il faudra, si la durée & la violence de la Fiévre le demandent, revenir à la Saignée & à la Purgation, & donner même un Vomitif dès le commencement, si la nature de la Maladie *chronique* permet l'usage de ce Remède.

22. Enfin, si malgré tous les soins du Médecin, quelque matière vient à s'épancher dans quelqu'une des cavités, on s'empressera de l'évacuer par le moyen des Opérations de Chirurgie que les Anciens nous ont enseignées, & que les Modernes ont beaucoup perfectionnées, & pour le reste de la Cure l'on se reglera sur l'état des parties solides & fluides du Malade.

II.

Des Maladies qui ont été observées à Béfiers, en particulier : Année 1743.

23. LE commencement de cette année, à en juger par le Thermometre, ne fut guere froid ; mais les Vents, tantôt Septentrionnaux, tantôt Orientaux, mais plus souvent les Septentrionnaux qui regnèrent presque continuellement pendant les mois de Janvier, de Février, de Mars & d'Avril, un peu de neige qui tomba vers la fin du mois de Janvier, les fréquentes pluyes qui survinrent en Mars,

A'vril & May; tout cela nous procura un Hyver & un Printemps
affez rudes, & ne contribua pas peu à rendre les fix premiers mois
de l'année très-fertiles en Maladies. Nous vimes des Fiévres putrides
avec des redoublements, des Fiévres éréfipelateufes, des Fiévres malignes, des Fiévres catarrheufes, des Maux de gorge, quelques Apoplexies, &c. Mais les Maladies les plus fréquentes & les plus meur-
triéres furent des Pleuréfies, qui ayant commencé de paroître vers le
milieu du mois de Janvier, s'étendirent jufqu'au commencement du
mois de Juin : en forte qu'à cet égard cette année ne le céda en rien
à celle de 1738. La Rougeole qui regnoit l'année précédente difparut au commencement de celle-ci.

24. Les chaleurs ne furent pas plus grandes qu'à l'ordinaire, & le
froid de la fin de l'année fut encore moindre que celui du commencement. Les Cours de ventre, les Fiévres putrides, les malignes, les
ardentes, les pourprées, les rhumatifmales, furent les Maladies les
plus fréquentes pendant les fix derniers mois de l'Année. On obferva
auffi des Cholera-morbus, des Pleuréfies, des Efquinancies, des Hé-
moptyfies, des Apoplexies, &c. mais en fort petit nombre.

25. Les Pleuréfies qui parurent dans le mois de Janvier ne furent
pas du tout meurtrières, quoiqu'elles fuffent compliquées avec une
Fiévre putride, & que dans les déjections de quelques Malades, on
vit des Vers vivants. Ce ne fut que dans les deux mois fuivants qu'elles
déployèrent toute leur rage. Les Fiévres putrides, les éréfipelateufes
ne furent pas non plus funeftes, & les malignes, continuës ou intermittentes ne m'enlevèrent qu'une feule perfonne.

26. C'étoit une Fille de 18 à 20 ans, maigre, pâle & d'une conftitution délicate, qui après un excès de travail & une paffion d'ame des
plus violentes, tomba malade le 22 de Janvier au foir, fon mal commença par des friffons qui furent fuivis de cardialgie, de vomiffement, de déjections involontaires, d'une vive douleur de tête, d'anxietés, &c. Ayant été appellé le 23 au matin, & l'ayant trouvée avec
un poulx très-fréquent, je la fis d'abord faigner du bras, & j'ordonnai qu'on lui donnât enfuite un Lavement émollient. Le redoublement
entremêlé de friffons la reprit le même jour avant midi : la langue fe
chargea d'une croute blanche, la tête fut faifie d'une douleur des plus
aiguës, ce qui me détermina à la faire faigner copieufement du pied
dans le fort de la Fiévre & à lui ordonner fix grains de Tartre Stibié
délayés dans de l'eau tiéde pour prendre le lendemain matin. Ce Vomitif, quoiqu'aidé par une fuffifante quantité de Boiffon théïforme,
n'opéra prefque rien par enhaut & très-peu par embas. Il fallut re-
faigner la Malade au pied le même jour dans le fort du redoublement
qui revint à peu près à la même heure que le jour précédent, & la

V. Elem. de Med.
pratiq. p. 245.

Purgation aiguillonnée que je lui ordonnai pour le lendemain, n'ayant produit presqu'aucun effet , on eut recours aux Lavements laxatifs qui la vuidèrent un peu : en même temps elle usa d'une Potion absorbante , & légèrement cardiaque. Le même jour vers le soir la Fièvre s'étant rallumée , la Malade fut encore saignée du bras ; ce qui ne l'empêcha pas de délirer un peu pendant la nuit : ses Règles ayant alors paru , elle eut le 26 au matin un peu de relâche dont on profita pour lui faire recevoir les Sacrements. Le même jour à deux heures après midi elle expira dans l'entrée du redoublement & sans agonie. Il auroit été à souhaiter qu'on eut voulu permettre l'ouverture du Cadavre. Selon toutes les apparences on auroit trouvé des inflammations gangréneuses dans l'intérieur de la Tête & du bas Ventre.

27. De tous ceux qui dans les mois de Février & de Mars furent attaqués de Maladies inflammatoires de Poitrine , il en mourut presqu'autant qu'il en réchappa ; le Sang qu'on leur tiroit étoit d'abord figé & ressembloit à de la Cire jaune : j'attribüai toutes ces morts autant à la disposition des Sujets , dont les uns étoient âgés ou épuisés par des Maladies précédentes ou par un mauvais Regime , & dont les autres étoient fort gros & gras , lesquels , comme l'a fort bien remarqué *Hippocrate* , succombent plus promprement que les Gens maigres & effilés : j'attribüai , dis-je , toutes ces morts autant à leur disposition qu'à la violence de la Maladie , car de ceux mêmes qui en réchappèrent il y en eut deux qui eurent la Maladie au plus haut degré où elle puisse être portée. L'Exemple suivant va le faire voir.

28. Le Pere de Calages âgé d'environ 19 ans, maigre & d'un tempérament vif , Professeur de Théologie chez les RR. PP. Dominicains de cette Ville , après s'être fort échauffé soit à prêcher , soit à enseigner , soit à étudier pendant la nuit , contracta au commencement du mois de Février un Rhume de Poitrine qu'il négligea d'abord, mais qui fut quelques jours après suivi d'une grande difficulté de respirer , d'une douleur de côté , d'une toux fréquente & séche , & d'un grand froid qui se termina par une grosse Fiévre accompagnée d'étourdissement & d'un vomissement presque continuel. L'inflammation fit de si grands progrès qu'elle s'étendit du dedans au dehors. Tout étoit si tendu au tour de la Poitrine & au devant de l'Abdomen , que le Malade ne se remuoit qu'avec beaucoup de peine , qu'il ne toussoit qu'avec de vives douleurs & qu'il ne pouvoit souffrir qu'on le touchât & encore moins qu'on le pressât avec la main. Dans le froid qui dura près de deux heures , je lui fis prendre de l'Infusion théïforme de Capillaire aussi chaude qu'il pût l'avaller ; & après que le froid l'eut quitté , il fut saigné du Bras & ressaigné dans la nuit , car il étoit déja tard lorsqu'il entra dans le chaud de la Fiévre.

Il ufa auffi pendant la nuit de la même Infufion de Capillaire feulement
dégourdie , & à laquelle on ajoûta demi-once de Syrop de Nenuphar.
La Fiévre ayant un peu diminué le lendemain matin je lui fis donner
un Lavement émollient qui le vuida beaucoup. Il eut alors un peu moins
de peine à touffer , & il commença à cracher des Phlegmes mêlés de
quelques filaments de Sang. Les faignées furent continuées de quatre
en quatre heures , & dans les intervalles il ufa d'un Looch adouciffant
& d'une Ptifane pectorale. Cependant le vomiffement revenoit par
intervalles , la Langue fe chargea d'un Limon blanchâtre fort épais ,
les Crachats devinrent plus fanglants , & la Fiévre accompagnée d'oppreffion de Poitrine & d'étourdiffement de Tête ayant redoublé vers
le foir on fut obligé de le faigner encore deux fois dans la nuit ; mais
le Redoublement ayant ceffé vers le matin , je crus devoir le purger
benignement pour tâcher de précipiter par le bas les mauvais Sucs
qui irritoient l'Eftomach & qui entretenoient le vomiffement , & crai-
gnant qu'il ne rejettât fa Médecine fi on la lui donnoit en boiffon ,
je me determinai à lui prefcrire le Looch fuivant pour être pris à
cuillerées.

*℞. Pulp. Caff. recent. extract. & Syrup. Rofar. folutiv. ăā;
ʒj. Mann. elect. ʒij. Vin Stibiat. ʒj. m. f. Looch.*

Les premières cuillerées de ce Remède le firent vomir ; mais les
autres le vuidèrent fort bien par embas , ce qui fit ceffer le vomiffement , & diminua un peu la tenfion du Ventre. La Tête n'étant pas
encore entièrement dégagée il fut faigné du Pied dans le Redoublement qui furvint le foir , & reffaigné du Bras dans la nuit ; il ufa
auffi de fon Looch adouciffant , de fa Ptifane & de quelques cuillerées de jus de Bourrache. Le quatrième jour il prit le matin un Lavement émollient & il fut encore faigné du Bras le foir dans le Redoublement : on lui donna auffi un Julep fait avec demi - once de
Syrop de Nenuphar delayé dans quatre onces d'Eau de Coquelicot.
Le cinquiéme jour on lui réïtera fon Looch purgatif , dont on aida
l'action par un Lavement laxatif donné le foir & réïteré le lendemain , au moyen dequoi la tenfion du bas-Ventre s'appaifa tout-à-
fait , & le Malade fut en état d'être purgé le feptième jour avec un
Minoratif en deux verres. Malgré toutes ces évacuations qui réüffirent affez bien , les Redoublemens ne laifferent pas d'aller leur train ,
& l'on fut obligé de revenir plus d'une fois à la faignée. Pour aider auffi à expulfer les Crachats qui avoient de la peine à fe détacher quoiqu'ils euffent changé de couleur , on eut recours au Looch
fuivant.

℞. Spermat. ceti ʒjß. Sanguin. Ibicin. & Gumm. Traga-
cant. āa. ʒj. Syrup. Capill. vener. ʒjj. Olei Amygdal. dulc. ʒj.
Sacch. cand. q. f. m. f. Looch fensim Lambend.

Le Malade cracha plus aifément & plus abondamment, & il fua affez copieufement par intervalles pendant le 8. & le 9. jour de fa Maladie. On revint aux Purgatifs en lavage le 10. le 13. le 17. & le 16. jour, donnant dans l'intervalle un Lavement le matin. Il ufoit toûjours de fa Ptifane adouciffante, quelquefois de légers Abforbants & de doux Vulneraires & prenoit tous les foirs fon Julep. Ses Crachats étoient devenus purulents, car tout ce qui avoit été pratiqué, n'avoit pû procurer une parfaite refolution. C'eft pourquoi après avoir été purgé le 34. jour de fa Maladie, il fut mis à l'ufage du Lait d'Aneffe, qu'il conti-nua tous les matins pendant vingt-fix jours après lefquels ayant été re-purgé le 61. jour de fa Maladie, il recouvra bien-tôt après plus d'em-bonpoint qu'il n'avoit auparavant, & depuis il a toûjours joüi d'une parfaite fanté.

Ὁκόσοι πλευ-
ριτικοὶ γινόμενοι
οὐκ ἀνακαθαίρον-
ται ἐν τεσσαρεσ-
καίδεκα ἡμέρῃσι,
τελέοισιν ἐς ἐμ-
πύημα μάλιστα
Hipp. *Aph. 8.*
Sect. 5.

29. Tous ceux qui guérirent ne furent pas fi maltraités, & ne traî-nèrent pas fi long-temps leur Maladie. La plûpart en furent quittes le quatorfième jour, quelques-uns allerent au vingt-unième, mais fans qu'il s'enfuivit aucune fuppuration. Quant à ceux qui moururent, les uns furent enlevés brufquement & avant le feptième jour, les au-tres avant le quatorfième & les autres avant le vingt-unième. Il ne nous fut pas poffible de faire ouvrir aucun Cadavre, mais par les fymptômes de la Maladie & par la manière dont elle fe terminoit, il nous fut aifé de juger que le plus grand nombre périffoit par des Engorgements ou des Congeftions fanguines dans les Vaiffeaux des Poulmons, d'autres par des Congeftions lymphatiques, & quelques-uns par des Inflammations gangrèneufes. Nous terminerons cet Ar-ticle par un Exemple qui nous donnera occafion de parler & de la Phthifie qui fe développe quelquefois après une Pleurefie & Peripneu-monie fur-tout dans les Sujets qui ont une difpofition naturelle ou acquife pour cette Maladie, & de la Fiévre erratique qui l'accompagne.

30. Au commencement du mois de Mars, Mad. de ... âgée d'en-viron 30 ans, un peu maigre, d'un tempérament fort vif, & qui pendant plus d'un an avoit nourri un de fes Enfants à caufe de l'a-bondance du Lait qu'elle fe fentoit, contraᵍta une Pleuro-pneumo-nie peu de temps après que par mon avis elle eut ceffé de nourrir & qu'elle eut fait perdre fon Lait. Ses Crachats étoient fanglants & fa Fiévre fort aiguë. On eut d'abord recours aux faignées qu'on me-nagea pourtant par rapport à la complexion délicate de la Malade, on mit un jeune Poulet dans les Boüillons, & on n'épargna ni les
Ptifanes

Prisanes adouciffantes, ni les Lavements émollients, ni les Juleps anodyns. Après les premiers Redoublements de fiévre, la Langue s'é- tant chargée d'un Limon blanchâtre fort épais, on la purgea dans le relâche avec un doux Minoratif en deux verres qui opéra très-bien, & on revint le soir même à la saignée dans le fort du Redoublement: on lui donna aussi son Julep avec le Syrop de Nenuphar & l'Huile d'Amandes douces dans l'Eau de Coquelicot. Elle avoit été déja sai- gnée cinq fois du Bras & une fois du Pied, elle avoit même sué & avoit été purgée deux fois lorsqu'à l'issuë d'un Redoublement ses Re- gles commencèrent à couler. On suspendit ce jour-là & le lendemain les Saignées & les Purgations; mais quoique l'évacuation naturelle allât son train, les Redoublements de Fiévre avec toux & oppreffion de Poi- trine qui revenoient tous les soirs & qui alloient même en augmen- tant, obligèrent à réïterer la Purgation qui ne fut pourtant donnée qu'en guife de Béchique sous la forme d'un Looch & à plusieurs re- prises pendant la journée dans l'intervalle d'un Redoublement à l'au- tre; ce qui n'ayant point imterrompu l'évacuation périodique, fait voir que quoiqu'on doive obferver de ne point purger les Perfon- nes du Sexe dans ce temps-là, il eft toutefois des occafions où l'on peut s'écarter de cette règle.

Ce Looch compofé avec la Caffe, la Manne, le Syrop de Rofes laxatif, celui de Violettes, l'Huile d'Amandes douces & le Sucre Candy vuida fort doucement la Malade, lui facilita l'expectoration & rallentit la violence de fes Redoublements. On continua les Hu- mectants, les Adouciffants, les Béchiques, on repurgea la Malade & par cette méthode on la tira d'affaire en moins de vingt-deux jours. Mais à peine fut-elle relevée de Maladie, que je m'apperçûs qu'elle étoit devenuë un peu voûtée, & que fes Epaules s'étoient un peu élevées en forme d'Ailes. La Convalefcente mangeoit pourtant avec appetit, fes forces revenoient; mais elle ne reprenoit pas d'embon- point, elle touffoit même quelquefois, & le foir elle fe fentoit un peu de chaleur. Dès lors je n'hefitai point à annoncer à fes Parents qu'elle alloit tomber dans la Phthifie, à laquelle l'*Allaitement* de fon Fils & la Maladie qu'elle venoit d'effuyer, avoient achevé de la dif- pofer, car du refte il y avoit dequoi préjuger qu'elle y avoit origi- nairement une difpofition, mais qui n'étoit pas manifefte.

On n'oublia rien pour la prémunir contre le mal dont elle étoit menacée: on l'obligea à fe précautionner contre les impreffions de l'air, afin de ne point contracter de Rhumes de Poitrine: on la tint tout le Printemps aux Aliments doux & légers: on lui fit prendre des Boüil- lons adouciffants: on la mit à l'ufage du Lait d'Aneffe: on effaya auffi la Diette blanche après les préparations néceffaires, mais elle ne

O

1743.

pût point la supporter : en Eté on l'envoya dans les Montagnes voisines afin qu'elle y respirât un air moins chaud & plus sain : là elle continua son Regime , & usa du Lait, des Boüillons de Poulet avec quelques Ecrévisses de Riviere , &c.

Dès le commencement de l'Automne & au retour de la Campagne son mal commença d'empirer, son Poulx devint un peu plus fréquent & la chaleur qu'elle ressentoit le soir un peu plus sensible , sa toux qui étoit auparavant séche & rare , la fatigua davantage la nuit & fit détacher des Serosités écumeuses , une petite moiteur parût tous les matins , en un mot la Fiévre lente avec ses petits Redoublements journaliers se déclara ouvertement. Bientôt après il fallut garder la Chambre , & tout alla en augmentant malgré tous les Remèdes dont elle avoit usé & dont elle usoit encore , tels que Ptisanes adoucissantes , Emulsions anodynes, Boüillons de Tortuë, Beaume de la Meque , Lait , Absorbants , &c. Le tout précédé d'une petite saignée & accompagnée de quelque légère Purgation dans le besoin. Cependant la Malade se nourrissoit encore avec des Potages , avec du Veau & de la jeune Volaille boüillie ou rotie, observant de se tenir le Ventre libre par des Lavements à l'Eau ; mais quoique sa nourriture fut fort légère, & qu'elle n'en usât qu'avec beaucoup de sobrieté, elle tomboit en des intervalles de temps non réglés dans des Redoublements de Fiévre plus considérables qu'à l'ordinaire, soit pour le froid, soit pour le chaud , lesquels duroient quelquefois plus de 14 heures, & obligoient la Malade à ne prendre dans cet intervalle que de simples Boüillons pour sa nourriture , au moyen dequoi elle revenoit dans son premier état ; mais lorsque cette Fiévre *erratique* duroit davantage il falloit en venir à une Médecine douce.

C'est ainsi que la Malade passa la plus grande partie de l'Automne ; mais après les premiers jours du mois de Novembre elle fut obligée de s'aliter tout-à-fait, & il fallut supprimer entièrement toute nourriture solide. La Fiévre , la Toux , les Sueurs nocturnes augmentèrent , ses Crachats étoient encore sereux , mais on voyoit au milieu quelques particules d'un Pus verdâtre. En vain on tâcha de la soulager par les moyens les plus doux dont on puisse se servir en pareil cas. Le mal fit de si rapides progrès que sans qu'il eut paru de cours de Ventre ni d'enflures aux Pieds , la Malade mourut avant le 15 de Décembre , après un petit rallement précédé d'une Sueur générale très-abondante , laquelle avoit succèdé à une foiblesse avec des Sueurs froides au Visage & aux extrémités du Corps.

31. L'évenement des Fiévres putrides , malignes, catarrheuses fut beaucoup plus heureux que celui des Pleuresics qui regnoient en même temps ; elles ne nous enlevèrent personne dans les mois de Février

& de Mars , & ne nous offrirent rien de fort remarquable. Le cas le 1743.
plus fingulier fut celui que je vais rapporter.

32. Si jamais Maladie a mérité le nom de *Coup de Vent* , ce nom
dont on ufe fi familièrement dans cette Ville , & dont on abufe affez
fouvent , ce fut celle d'une fille de 20 à 22 ans , niéce de Mademoifelle Efpinaffié. Cette Maladie commença par un grand froid & par
une vive douleur que cette jeune fille reffentit à la tête à l'occafion
d'un vent froid qui la faifit en revenant de l'Eglife à la maifon de fa
tante. Le mal de tête devint bientôt fi violent qu'il lui faifoit jetter
de grands cris. Le poulx s'éclipfoit quelquefois prefqu'entièrement,
la Malade avoit des naufées & fouvent elle étoit près de pâmer. On
lui donna d'abord un peu de Thériaque délayée dans du vin : on lui
couvrit la tête avec des linges bien chauds & qu'on avoit parfumés
avec du fucre en poudre jetté fur de la braife. Je fus appellé peu
de temps après , & quoique cette fille ne fut pas bien robufte , qu'elle
eut même le poulx ferré & concentré à caufe de la douleur aiguë qu'elle
reffentoit à la tête , je ne laiffai pas de lui faire tirer du bras ou du
pied environ une livre & demie de fang en moins de quatre heures
de temps. On lui donna auffi un Lavement laxatif , & je lui ordonnai une Médecine aiguillonnée pour le lendemain matin. Malgré
toutes ces évacuations qui réüffirent affez bien , le mal de tête non-
feulement perfifta , mais il redoubla même dans les redoublements de
Fiévre qui furvinrent tous les foirs ; en forte que je fus obligé de faire
réïtérer les Saignées du bras & du pied , & d'en venir bientôt à un
Vomitif compofé de 30 grains d'Ipécacuanha & de 2 grains de Tartre
Stibié , qui lui fit rejetter beaucoup de matières aigres & verdâtres.
Elle fut encore purgée & repurgée plufieurs fois dans l'efpace de dix-
fept jours que dura fa Maladie. Quelques mois auparavant cette fille
avoit pris des Apéritifs pour de pâles couleurs qu'elle traînoit depuis
long-temps , & pendant fa Maladie il fallut lui faire ufer de temps
en temps de Potions cordiales & hyftériques pour calmer les rapports ,
les naufées & les maux d'eftomach dont elle étoit tourmentée. Par le
moyen de ces remèdes & par le fecours des fueurs copieufes qui furvinrent dans le fort de fa Maladie à la fin d'un redoublement , & qui
rendirent le poulx plus mol & plus développé , elle fe tira parfaitement bien d'affaire , & elle a depuis joüi d'une affez bonne fanté.

33. Dans les mois d'Avril , de May & de Juin les Pleuréfies & les
Péripneumonies ne furent pas moins communes que dans les deux
mois précédents ; mais elles firent beaucoup moins de ravage , & elles
n'enlevèrent tout au plus que le quart de ceux qui en furent attaqués. Parmi ceux-là même le plus grand nombre étoient ou des gens
âgés ou qui traînoient depuis long-temps des Rhumes de poitrine , ou

qui avoient été depuis peu frappés de la même Maladie, ou dont la poitrine étoit délicate, ou qui enfin avoient fait quelque excès confidérable, soit dans leurs exercices, soit dans les autres choses que nous appellons non-naturelles. Le sang qu'on tira à ces Malades étoit sec, caillé & toûjours couvert d'une pellicule épaisse qui parut rarement blanche, & beaucoup plus souvent jaunâtre, comme on l'avoit observé dans les mois précédens. Le plus ou le moins de froid au commencement de ces Maladies faisoit ordinairement juger du plus ou du moins de danger qu'elles avoient à faire courir, mais il ne décidoit pas toûjours de leur événement. Quelques-uns en guérirent par les secours ordinaires quoiqu'ils n'eussent pas sué, & d'autres eurent besoin de ces mêmes secours malgré de très-abondantes sueurs.

34. Le Valet de Chambre de M. l'Evêque de S. Pons nous fournira un exemple de cette dernière classe de Malades. C'étoit un garçon de 20 à 25 ans, grand, maigre & bilieux. Il étoit à S. Chinian d'où l'on m'écrivit de lui venir donner du secours, ou d'envoyer quelqu'un, supposé que je ne pusse pas y aller moi-même. On me marquoit qu'il toussoit & crachoit depuis 4 à 5 jours, qu'il s'étoit seulement alité l'avant-veille avec un peu de mal à la tête & une douleur au bas des côtes du côté gauche, que cette douleur s'étoit augmentée la veille à midi & avoit monté au-dessous de la mammelle du même côté, ce qui lui ôtoit la facilité de respirer & le faisoit extrêmement souffrir : qu'on lui avoit appliqué des linges chauds sur cette partie, & qu'il avoit beaucoup sué, mais que la douleur n'en étoit pas moins vive, & qu'on alloit le saigner, quoique sa Fiévre ne fut pas bien violente ni son mal à la tête extrêmement fort. On ajoûtoit qu'il avoit vomi au commencement, mais que ce n'étoit que de l'eau qui n'avoit pas mauvaise couleur, qu'on lui avoit donné le matin un Lavement qu'il n'avoit rendu qu'en partie, & qu'on pensoit à le purger le lendemain. La Lettre étoit dattée du 30 Mars à quatre heures du soir. Il ne me fut pas possible de partir par rapport au nombre des Malades que j'avois en Ville, & surtout au Monastere de Sainte Claire où il étoit déja mort trois Religieuses un peu avancées en âge, & où il y avoit alors une de ces saintes Filles à toute extrémité. J'y envoyai un jeune Médecin de mes Parents nommé M. Brouzet qui me suivoit en Pratique depuis quelque temps & à qui je confiois ici quelques Malades que je n'avois pas le temps de voir moi-même. Il m'écrivit le lendemain de son départ, & il me marqua qu'à son arrivée il avoit trouvé le Malade extrêmement altéré, que la Fiévre étoit ardente, qu'il avoit saigné du nez, qu'il se plaignoit d'une oppression continuelle & d'une douleur aiguë & fixe, qui se faisoit sentir vers la troisième des fausses côtes, que la violence de la toux lui

ôtoit presque la respiration, qu'il avoit de fréquentes nausées, & que comme il n'avoit été saigné qu'une fois, il l'avoit fait saigner encore deux fois, qu'on lui avoit réïteré le Lavement, qu'on lui faisoit user du Suc de Bourrache, & qu'il lui avoit donné le soir un Julep avec le Syrop de Nymphæa & l'Huile d'Amandes douces dans l'eau de Coquelicot, que tout cela ne l'avoit point soulagé, qu'il avoit passé une nuit très-fâcheuse & n'avoit pas été en état d'être purgé le matin ; & qu'ainsi il croyoit que je devois venir & que je pourrois m'en retourner le lendemain. J'arrivai avant huit heures du soir, & ayant trouvé le Malade dans le fort du redoublement, je le fis ressaigner, & son sang comme celui des saignées précédentes fut bientôt couvert d'une pellicule épaisse & jaunâtre. Les crachats étoient jaunes & teints de quelques filaments de sang : la langue étoit couverte d'un limon jaunâtre. Le Malade avala quelques verrées d'une Ptisane faite avec les Jujubes séches & les feuilles de Capillaires, & se trouvant moins agité qu'auparavant il fut bientôt couvert de sueur. Il continua d'user de sa Ptisane dégourdie, il prit aussi son Julep, & sa sueur ayant cessé vers les trois heures après minuit, il fut en état d'être purgé une heure après en deux verres avec Casse, Manne, Syrop de Roses solutif, Huile d'Amandes douces dans une Infusion de fleurs de Pêcher & de Violettes, ajoûtant un gros de Vin émétique à chaque verre. La Médecine ayant commencé de bien passer, je repartis vers les neuf heures du matin après avoir arrêté avec M. Brouzet que le Malade seroit saigné du pied dans le fort du premier redoublement, qu'on lui feroit user d'un Looch avec le Blanc de Baleine, le Syrop de Violettes, l'Huile d'Amandes douces & le Sucre Candy, qu'on lui continueroit sa Ptisane & le Jus de Bourrache, & qu'on reviendroit aux Saignées & aux Purgations en grand lavage, selon l'état & le besoin du Malade. Les sueurs ne manquoient pas de paroître à la fin de chaque redoublement, mais la Fiévre & les autres accidents qui alloient toûjours leur train n'exigèrent pas moins tous les secours dont on vient de parler. Ces sueurs même ne cessèrent pas avec la Fiévre : elles revenoient toutes les nuits & en si grande abondance qu'on étoit obligé de changer les Matelats du Lit. Le vingt-unième jour de la Maladie étoit passé, les Potages que le Convalescent mangeoit soir & matin ne l'incommodoient pas. Il fallut le repurger, lui faire user d'Absorbants, le mettre à l'usage du Lait ; ce qui fit enfin cesser les sueurs & emporta une petite toux séche qui le fatiguoit tous les matins & quelquefois pendant le jour.

3 5. Pendant les mêmes mois dont je viens de parler, tous ceux que je vis attaqués de Fiévres, soit putrides, soit malignes, parmi lesquelles il y en eut de celles que j'ai appellé lymphatiques, eurent le

V. Elem. de Med, p. 201. & 218.

1743.

bonheur d'en réchapper. Je vis aussi deux personnes attaquées de ces Fiévres compliquées, dans l'une avec des accidents apoplectiques, & dans l'autre avec des accidents épileptiques, qui se tirèrent fort bien d'affaire. Ces mêmes Fiévres compliquées avec l'Esquinancie ou avec l'Ischurie, ou avec une Erésipele, ne furent pas non plus funestes. Le Régime & les Altérants appropriés furent mis en usage dans le traitement de toutes ces Maladies; mais ce fut principalement par le moyen des Saignées répétées & des Purgatifs réïterés & appliqués à propos, autant que je pus, que je vins à bout de les dompter. C'est par cette Méthode qu'une personne de distinction de cette Ville fut guérie d'une Fiévre putride très-violente avec Ischurie, malgré son âge déja un peu avancé, & ses Ulceres aux jambes qui avoient d'eux-mêmes cessé de fluer depuis quelque temps. En vain on appliqua sur ces Ulceres des feuilles de Lierre, elles ne firent rien couler. Ces mêmes Ulceres n'ont plus flué depuis, & la personne n'a pas moins joui & ne jouit pas moins encore d'une parfaite santé : ce qui fait voir que l'observation d'Hippocrate & celle de Ballonius rapportées dans le Volume précédent ne font pas une Règle absolument générale. Je ne prétends pas toutefois que le desséchement des vieux Ulceres soit avantageux, je veux dire seulement qu'il peut n'être pas toûjours préjudiciable.

36. Je pourrois confirmer ici par plusieurs exemples ce que j'ai avancé ailleurs, qu'on peut dans certaines circonstances saigner même assez copieusement, quoique le poulx paroisse foible & petit, comme dans des Douleurs aiguës, dans des Essoufflements qui menacent de suffocation, dans des Mouvements épileptiques, &c. mais il me suffira de faire voir par deux exemples pris de mon Journal que des Saignées exorbitantes & beaucoup plus fortes que celles qu'on pratique communément n'avoient point eu de mauvaises suites, même dans des personnes assez âgées. Il est vrai que dans un de ces Sujets, quoiqu'âgé de plus de 60 ans, on avoit eu raison de ne pas épargner le sang, soit à cause de sa complexion qui étoit des plus vigoureuses & de la grosseur presque monstrueuse de son corps, soit à cause de son Attaque d'Apoplexie, puisque malgré trois livres de sang qu'on lui avoit déja tiré du bras, & l'Emétique qu'on lui avoit fait prendre & qui n'opéroit pas, je trouvai encore son poulx assez fort pour soutenir une ample Saignée du pied que je lui ordonnai sur le champ, & qui ayant beaucoup dégagé la tête, le mit en état d'être bien vuidé par une Médecine aiguillonnée que je lui fis donner ; ce qui, avec les secours ordinaires, acheva de le tirer d'affaire. Mais je dois avoüer ici que je fus étonné de la quantité énorme de sang qu'on tira par une saignée du Pied que j'avois ordonnée à un Homme âgé de plus de 65 ans, d'une taille au-dessous de la mediocre, & qui n'étoit ni gros

ni plethorique : & cela après trois faignées du Bras affez copieufes. J'avois entendu une faignée mediocre, & à la première vifite que je fis au Malade environ deux heures après, la Garde me fit voir le Chaudron dans lequel on l'avoit faigné au Pied, & ayant remué l'eau avec un bâton & fenti beaucoup de Sang caillé au fond, je fis verfer l'eau qui furnageoit & qui n'avoit été que rougie, & ayant trouvé le Chaudron prefqu'à demi plein de Sang caillé, je jugeai qu'il y en avoit plus de quatre livres. Heureufement le Malade ne fe trouva pas incommodé de cette faignée, & ayant été purgé & repurgé il fut bientôt guéri d'une Fluxion qu'il avoit fur la Poitrine compliquée avec une Fiévre putride.

1743.

37. Voici encore un autre Exemple qui fait voir que dans un âge même extrêmement avancé on peut perdre impunement une grande quantité de Sang. M. de Mahieu âgé de 84 ans, fut attaqué d'une Hémoptyfie dans le mois de Juillet de cette année. Je fus appellé & quoiqu'il eut déja craché une quantité de Sang fort confidèrable, je trouvai fon Poulx affez fort pour foûtenir dans un court intervalle de temps trois faignées un peu plus que mediocres. Il n'étoit ni grand ni gros, mais il ne fe nourriffoit pas mal, & il ne faifoit prefque point d'exercice à caufe de fon grand âge. Il ufa d'une Potion pectorale où l'on avoit mis quelques grains d'Alun de Roche, de Corail & de Sang de Dragon, il ufa auffi d'une Ptifane adouciffante & de Suc d'Orties. On lui donna quelques Lavements émollients. Le crachement de Sang, la toux & la Fiévre s'appaisèrent en moins de trois jours. Il fut enfuite purgé benignement, il prit des Boüillons de Poulet & il fe rétablit ; mais environ deux mois après étant retombé pendant la nuit dans le même accident il mourut affez brufquement & avant qu'on eut le temps de lui donner du fecours.

38. Dans le mois de Juillet, d'Août & de Septembre plufieurs Perfonnes de tout âge furent attaquées de cours de Ventre, la plûpart avec la Fiévre qui redoubloit tous les foirs. Il parut des Fiévres putrides précédées dans les uns de tenefme & de naufée, & dans les autres de tournoyement de tête. Quelques Perfonnes effuyèrent des Fiévres intermittentes, foit fimples tierces, foit doubles tierces ou fubintrantes qui ne furent pas funeftes: Il parut auffi des Fiévres malignes fans Pourpre & avec Pourpre dont quelques-unes fe terminèrent par la mort ; & j'obfervai encore à l'égard des Sujets atteints de ces Maladies ce que j'ai rapporté ci-deffus à l'égard des Pleuretiques ; fçavoir, que plus ils étoient gros, gras & plethoriques, moins on en devoit efpérer. A l'égard des Cholera-morbus fimples, ou fans Fiévre maligne, je n'eus occafion que d'en voir une Perfonne attaquée. Les Eréfipeles ne furent pas rares, & elles fe joignirent quelquefois aux

V. n°. 27.

 Fiévres malignes & plus souvent aux Fiévres putrides. Enfin nous observames des Fiévres catarrhales, les unes avec des sueurs abondantes, & d'autres avec des douleurs rhumatismales.

39. Il seroit inutile de rapporter ici des Exemples de toutes ces Maladies & de la méthode qu'on suivit dans leur traitement, ce ne seroit que répéter ce qui a été déja rapporté tant de fois. Je me bornerai au cas suivant qui est beaucoup moins commun. Après avoir fait remarquer que parmi ceux qui essuyèrent des Fiévres putrides même avec Tenesme, il se trouva une Femme grosse de trois mois qui malgré les Saignées & les Purgations menagées à propos ne laissa pas de porter son Fruit à terme.

40. Le Fils aîné du sieur Foulquier, âgé de 35 ans, grand, gros & plethorique, fut attaqué d'un Cholera-morbus au commencement du mois de Septembre. Il sentoit une chaleur brûlante au dedans tandis que toute l'habitude de son Corps étoit froide. Il ne pouvoit étancher sa soif, & d'abord après avoir bû de l'Eau ou du Boüillon, il alloit par enhaut & par embas : son Poulx étoit petit & serré, & sa Langue chargée d'un Limon épais & blanchâtre. Au lieu d'un Vomitif qu'on lui avoit conseillé je lui fis faire en moins de quatre heures de temps deux amples saignées, je lui ordonnai la Ptisane de Poulet dont il avalla de grandes verrées, & une Potion absorbante & anodyne pour prendre à cuillerée ; ce qui ayant fait cesser ce Dévoyement, appaisé l'ardeur intérieure, & rappellé la chaleur de l'habitude du Corps, il fut en état le lendemain de prendre demi-gros d'Ipecacuanha qui lui fit rejetter beaucoup de glaires. La Fiévre ayant plûtôt diminué qu'augmenté, je ne fûs pas obligé de revenir à la saignée,& en moins de huit jours le Malade se tira entièrement d'affaire par le moyen de deux Médecines en lavage qu'il prit dans cet intervalle.

41. Les trois derniers mois de l'Année nous aménèrent des Pleuresies dont quelques-unes se compliquèrent avec des Fiévres malignes & d'autres avec des Fiévres putrides. Les premières nous enlevèrent quelques Sujets ; mais toutes les autres cedèrent aisément aux Remèdes ordinaires, ausquels on ajoûta le Vomitif pour quelques-unes qui nous parurent beaucoup plus symptômatiques qu'essentielles. Plusieurs Asthmatiques furent attaqués de ces Maladies, mais ils eurent le bonheur d'en réchapper. Je vis aussi des Fiévres malignes ordinaires qui se terminèrent heureusement après le vingt-unième jour,quoique dans quelques-unes un Délire de sept à huit jours eut été de la partie. Une attaque d'Apoplexie mêlée de convulsions & de mouvemens convulsifs nous enleva en 24 heures une Personne âgée de 72 ans malgré tous les secours usités en pareil cas. Il parut quelques Esquinancies ausquelles on remédia par de copieuses saignées, par un Vomitif &

par

par des Purgatifs réïterés. Enfin plufieurs Perfonnes effuyèrent des Rhumes, foit de Cerveau, foit de Poitrine, mais qui n'eurent pas de mauvaifes fuites.

42. Les Maladies chroniques, fur-tout la Phthifie & l'Hydropifie, furent fatales à deux ou trois Perfonnes; mais il feroit trop long d'en donner ici le détail. J'ajoûterai feulement l'Hiftoire d'une Maladie pour laquelle je fus appellé en Confultation quelques jours avant fa fin.

Une Religieufe âgée de 76 ans avoit un cours de Ventre bilieux depuis plus de 18 mois. On s'étoit tourné de toutes les façons pour y remédier, mais inutilement. Au commencement cette Diarrhée s'arrêtoit quelquefois, enfuite elle devint continuelle. La Malade avoit un dégoût affreux pour toutes fortes d'Aliments, elle vomiffoit très-fréquemment & elle avoit la Langue toûjours brune. Son Ventre n'étoit ni élevé, ni tendu, ni douloureux : feulement on fentoit un battement d'Artère en appuyant la main fur la Region épigaftrique. Elle avoit fort maigri quoiqu'elle ne parut pas avoir la Fiévre. Son Poulx avoit été toûjours petit & quelquefois un peu fréquent. Trois jours avant la mort elle avoit eu le Hoquet pendant quelques heures, & en mourant elle vomit du Sang & du Pus. Le Cadavre ne fut point ouvert, mais ce que la Malade rendit par la Bouche un moment avant que d'expirer, fuffit pour faire voir qu'elle avoit un Abfcès dans l'Eftomach ou dans le Duodenum, & pour rendre raifon du peu de fuccès des Remèdes qui avoient été employés.

Année 1744.

43. Cette année fut un peu plus pluvieufe que la précédente : l'Hyver fut auffi un peu plus froid & l'Eté plus chaud. Pour le nombre des Maladies en général, il fut à peu près le même; car fi les Pleurefies & les Peripneumonies furent moins fréquentes, bien d'autres Maladies furent plus communes, mais ni les unes ni les autres ne furent pas à beaucoup près fi funeftes. Il parut beaucoup de Rhumes de Poitrine, de maux de Gorge, de Toux ftomachales, de Fiévres catarrheufes, de Fiévres putrides & de Fiévres malignes. On vit auffi quelques Inflammations extèrieures foit phlegmoneufes, foit érefipelateufes & quelques Fiévres doubles tierces. Quelques-unes des Fiévres putrides furent précédées de Vertige, d'autres de Dévoyement. Il y en eut qui furent accompagnées de Colique, d'autres de Douleurs rhumatifmales. Pour les Fiévres malignes la plûpart n'eurent rien d'extraordinaire, je n'en vis qu'une précédée d'Apoplexie, d'autres furent compliquées avec une inflammation de Poitrine, & quelques-unes furent accompagnées de Pourpre ou de Parotides. Il n'en parut qu'une avec un Bubon fous l'Aiffelle, qui enleva brufquement le Malade; toutes les

1744.

autres ne furent pas fort meurtrières. A l'Hôpital je vis vers la fin du mois d'Avril & dans le mois de May beaucoup de Soldats Espagnols attaqués de Maladies aiguës très violentes, sçavoir, de Pleurésies, de Peripneumonies, d'Esquinancies, de Fiévres malignes avec inflammation de Poitrine. Il y eut même un de ces Malades à qui il survint une Parotide. Il ne mourut que deux de ces Soldats, & ce ne fut même qu'en rechute : tous les autres eurent le bonheur d'en réchapper par de fréquentes & copieuses Saignées, par des Ptisanes adoucissantes & des Purgatifs en grand lavage & souvent réïterés. Ils ne furent point émus des premières saignées, mais lors de leur fréquente répétition ils ne purent, sans verser des larmes, voir repandre leur Sang avec une profusion à laquelle ils n'étoient pas accoûtumés. Ce secours leur fut pourtant très-salutaire. J'observai aussi quelques autres Maladies moins communes dont je ne manquerai pas de faire mention ci-après.

44. Nous ne rapporterons ici aucun Exemple des Maladies *aiguës* ordinaires qui ont paru cette année. Il suffira de dire que nous les avons combattuës avec les mêmes Armes dont nous nous servimes les années précédentes. Nous n'avons pas même épargné les Purgatifs dans les Fiévres putrides avec Dévoyement, après avoir fait précéder les Vomitifs & les Saignées nécessaires, & le succès a repondu à notre attente. Nous avons traité de même ces sortes de Fiévres lorsqu'elles ont été compliquées avec des Douleurs rhumatismales, ou avec une Colique intestinale. Pour les Toux stomachales nous en sommes venus à bout par les Saignées, le Vomitif & les doux Purgatifs soûtenus d'une abondante boisson & d'un Regime convenable. Quant à la Fiévre maligne précédée d'une attaque d'Apoplexie qui surprit à Table un Homme d'un âge moyen, nous en brusquâmes la Cure par des saignées du Bras & du Pied faites coup sur coup & par l'Emètique donné en même temps : la Maladie ne laissa pas de parcourir tous ses temps, mais nous eumes la satisfaction de la voir terminer heureusement au vingt-unième jour en continuant à propos les saignées & en employant de deux en deux jours des Purgatifs en grand lavage. C'est aussi par des saignées faites brusquement & par de doux Purgatifs que nous avons remédié aux Pleuresies compliquées avec une Fiévre maligne, pour quelques-unes desquelles nous avons même dès le premiers jours employé avec succès le Vomitif. Malheureusement nous fumes M. Carbasse & moi appellés trop tard pour celui qui fut atteint d'une Fiévre pestilentielle vers la fin du mois de Juin. C'étoit un Homme déja sexagenaire qui venoit d'essuyer quelques chagrins & qui après s'être fort échauffé, soit par des Voyages à pied, soit en travaillant à la Campagne, avoit bû abondamment de l'Eau froide

d'une Fontaine. Nous le trouvames dans la Fiévre lipyrie avec un Bu- 1744. bon dur fous l'Aiffelle qui s'étendoit jufqu'à la Mammelle. Il avoit été faigné & vuidé par enhaut & par embas. Il étoit déja tard lorf- que nous le vimes, & notre principal foin fut de lui faire adminif- trer les Sacrements. Nous ne laiffames pas de lui ordonner une Potion cordiale un peu animée pour prendre à cuillerées avec de l'Eau de Poulet pardeffus ; mais il ne nous donna pas la peine de le revoir, il mourut dans la nuit à la fin de fon troifième jour.

45. Mais à la place des Relations que nous devrions donner des Maladies *aiguës* ordinaires que nous avons été obligés de traiter cette année, nous infererons ici tout au long le Journal exact de la cruelle Maladie qu'effuya à Metz au commencement du mois d'Août notre Augufte & Bien - Aimé Monarque LOUIS XV. perfuadés que ce Journal dreffé fous les yeux de l'illuftre Chef de la Médecine * fera plus de plaifir à nos Lecteurs, ornera davantage notre Hiftoire & confirmera d'une manière plus brillante & plus décifive la Méthode que nous avons accoûtumé de fuivre dans le traitement de ces fortes de Maladies. Nous ne laifferons pas toutefois d'ajoûter enfuite quelques - uns des cas qui nous ont paffé par les mains & qui nous ont paru moins communs que ceux dont nous avons parlé ci - deffus.

** M. de Chicoyneau premier Médecin du Roy.*

DIARIUM accuratum gravis feu acuti morbi quem perpeffus eft Rex nofter Galliarum Auguftiffimus LUDOVICUS decimus-quintus in Urbe Metenfi, dum ad Rhenum fe conferret, nempè poftquam trimeftre temporis fpatium confumpfiffet in expugnandis tribus validiffimis Flandriæ propugnaculis, & idcircò non leves tàm animi quàm corporis labores exantlaffet, nec-non præfata Civitatis Mœniis jam propinquus radiorum folarium præfervidos fenfiffet ictus.

Ce Journal a été imprimé avec une Lettre de M. le premier Médecin du Roy à Mrs. les Confeillers des Etudiants en l'Univerfité de Médecine de Montpellier, du 7. Décemb. 1744.

Die quarta menfis Augufti, quâ nimirum Rex Auguftiffimus Metas advenit, poftquam ibidem quatriduo fuiffet commoratus & ad iter incæptum Rhenum versùs profequendum fe accingeret, præfati menfis octavâ die matutinis horis quintâ videlicet, expergifcitur è fomno cum dolore Capitis fatis intenfo, moleftaque membrorum omnium laffitudine fimul & levi quâdam pulfus frequentia quorum ratione quemadmodum & propter alvum per trium dierum decurfum contumaciter adftrictam tres fucceffivè Clyfteres ex Aqua fimplici continenter injecti funt, unde copiofa craffaque fed adufta fub forma fcybalorum materies fuit expurgata fed fine manifefto levamine, quin potius cum memorata fymptomata viderentur intendi Domini CHICOYNEAU & LAPEYRONIE, fanguinem è brachio mitti horâ fecundâ pomeridianâ curaverunt. Subindèque motus Febrilis & dolor

Capitis notabiliter imminuti, cumque ſub veſperam alius Clyſterfuiſſet immiſſus, & ſtatim copioſa ſucceſſiſſet rejectio Bilis intenſè flavæ, cujus prava prorſus indoles recrudeſcentibus aliundè tantiſper ſymptomatis febrem continuam bilioſam putridamque præſagiebat, catharticum Medicamen quam citius fieri poſſet præſcribendum cenſuimus, ne nimirum à conſimili materiæ vaſorum ſanguineorum intima ſubeunte morbus inſigniter augeretur, & idcircò cum Rex Auguſtiſſimus in hujuſce noctis decurſu per quinque vel ſex horas vicibus licet interruptis obdormiviſſet, experrectus bis ejuſdem biloſæ ſeu indolis malignæ materiem per alvum ejeciſſet, horâ ſextâ matutinâ Clyſtere renovato cum eodem effectu, duabus aliis horis elapſis purgans Medicamen ex ſex drachmis Salis Glauberi cum duabus unciis Mannæ Calabrinæ, & unico Salis Stibiati Grano in ſufficienti Aquæ Fontanæ quantitate ſolutis propinari ſategimus, tanto potiori jure quod Febris non parum de vehementiâ ſuâ remiſerat & ejuſdem ſub veſperam incrementum foret præcavendum ; ab hoc autem aſſumpto Medicamine non modo per inferiora ſed & per ſuperiora decies videlicet aut duodecies per alvum, ter autem aut quater ore Biloſæ ſordes fuerint rejectæ, cum quibuſdam anxietatibus purgationis effectum antecedentibus.

Jam verò die decimâ, horâ poſt mediam noctem exactâ, Febris & dolor Capitis notabiliter intendebantur & illud poſtremum ſymptomatis genus ſævitiem ſuam præſertim excercebat à dextris in regione temporis & oculi lateris ejuſdem, cum inſigni calore partium earundem ; undè potiſſimum orta fuit occaſio ſuſpicandi Caput ſolis ardoribus fuiſſe graviter impetitum, cum aliundè Rex optimus in adventu ſuo ad Metenſem Civitatem & eidem jam propinquus ſe ab ardente ſole exuri conqueſtus eſſet, perindèque iidem medentes qui ſupra cum Domino M a r c o t Medico Regis ordinario cenſuerunt unanimiter malleoli ſeu pedis Venam aperiendam, quâ ſtatim celebratâ Febris & dolor ſic fuere mitigata ut reliquum noctis, licet inſomne, nihilominùs quietum permanſerit, & per ſubſequentis diei decurſum in eodem remiſſionis ſtatu præfata ſymptomata perſtiterint.

Poſtquam ergo dies hæc undecima tranquillè ſatis fuiſſet exacta ſub mediam ejuſdem diei noctem ſomnus ad duas horas ſolummodo protractus, & tum Rex experrectus, non leve ſenſit Viſcerum tormentum quod ad horam uſquè quintam anxium detinuit, ſimul & dolor Capitis aliquantiſper exacerbatus. Quæ quidem accidentia ſubſequebatur duplex materiei flavæ ſeu Bilis inſtar ochræ vividè flaveſcentis rejectio per inferiora, præſcriptoque ſubindè Clyſtere excrementitius ejuſdem indolis humor expurgatus, & cum paulo poſt Viſcerum anxietates revivivſcerent abſque ullo Febris incremento, imo & hæc eadem ex adverſo mitigari videretur, ſanioris practicæ legibus conſentaneum

judicavimus ut Minorativum ex Sale Polychrefto & Mannâ fimpli-
citer compofitum præfcriberetur. Quo quidem ex tempore fumpto copiofa Biliofæ & fœtidiffimæ materiei fucceffit evacuatio, quæ tamen
nequaquam præpedivit quominus Capitis dolor fub vefperam vehementer fæviret, undè neceffum fuit ad venæ fectiouem è malleolo
denuò recurri, & hanc illico factam fubfecuta eft liberalis feu abundans perfpiratio, fimul & fomnus per trium horarum curriculum
productus, denique Febris & dolor Capitis non parum quoque fuere
mitigata ; ubi operæ pretium eft annotare celebrioris Metenfis Civitatis Medicos in confilium fuiffe advocatos, nimirum Dominos Cas-
TERA, MANGIN & ELIAN, prout & Dominum BOUNIOL
Univerfitatis noftræ Monfpellienfis Medicum. Sed cum prædicta fymptomata tum temporis effent remiffiora, recenter celebratam venæ fectionem quoad præfentem rerum ftatum fufficere cuncti reputavimus,
& revera noctis fuccedentis fomnus horarum octo menfuram propemodum implevit brevis nimirum vigiliæ vicibus interruptus, in quibus Biliofæ quædam fordes minoris multo quam antea fœtoris per
alvum fuerunt eliminata.

Die decimâ-fecundâ permanfit idem tranquillitatis ftatus, eademque fuit fymptomatum remiffio, cum quodam materierum Biliofarum per inferiora feceffu quem fovebat augebatque copiofa potulentorum præfertim aqueorum, & laxantis Apozematis adminiftratio.

Sed decimâ-tertiâ die, tertiâ circiter horâ poft mediam noctem,
omnia jam pluries dicta fymptomata maximè vero Febris & Capitis
dolor intensè recruduerunt, undè prælaudati medentes fanguinem iterum è pede mittendum unanimiter ftatuerunt, eademque venæ fectio feptimam verfus matutinam inftituta fuit, & mox quoniam pa-
roxifmorum fingulis diebus conftanter redeuntium vehementia contu-
macem & fortaffis periculofum affectum denuntiabat, Rex Chriftianiffi-
mus, in hoc incerto futuræ fortis difcrimine animæ quoque fuæ faluti
confulendum ratus, non firmâ minus & intrepidâ quam piâ devotâ-
que mente, primum horâ circiter undecimâ confeffus, dein poft meridiem fe Viatici Sacramento communiri curavit fubindèque cum eadem præfatorum accidentium vis & malignitas conftanter fævire non
defineret, horam verfus octavam vefpertinam iterata fuit venæ fectio quam denique fomnus pacatus quemadmodum Febris & doloris
Capitis notabilis remiffio fubfecuta fuere, fic ut nox fuccedens quietè
fatis tranfigeretur.

At cum horâ quintâ matutinâ decimæ-quartæ diei fubfequentis
iterum eadem numero fymptomata viderentur exacerbari, iidem qui
fuprà medentes ad quintam è malleolo venæ fectionem recurrendum
nemine prorfus difcrepante ftatuerunt, cujus quidem venæ fectionis

ope Febris & dolor Capitis plurimum attemperata in eodem remiffionis ftatu ad horam ufque quintam poft meridiem permanfere , fed tum mentis angores & crebræ pandiculationes , proximè futuram periodum denuntiantes , & ftatim Capitis dolor infigniter auctus cum notabili caloris & frequentiæ pulfus incremento prælaudatos confultores adegerunt ad præfcribendas Sanguifugas quæ nimirum regioni temporis ad dextrum latus ubi dolor maximè fæviebat fuerunt appofita , & exinde fanguis ad feptem circiter uncias horâ videlicet octavâ ferotinâ continenter eductus fed abfque ullo defiderati levaminis indicio quin imo duabus horis elapfis , id eft decimam verfus dolor & Febris iterum increvere , fic ut Regem Auguftiffimum non pietate minus quam fortitudine mentis infignem ad extremæ, uti vulgo loquuntur, Unctionis Sacramentum expetendum impulerint , illudque horâ primâ poft mediam noctem fuerit adminiftratum.

Die decimâ-quintâ ad horam circiter quintam matutinam Febris equidem erat vehementior , fed nullus penè Capitis dolor , at illius vicem implebat genus quoddam fymptomatis multo magis (noftro quidem indicio) metuendum nimirum foporis quædam fpecies veluti comatofa , fimul & membrorum omnium vires penitus poftratæ, quorum ut funeftus præcaveretur effectus unanimi medentium affenfu Veficatoria pinguiori tibiarum & crurum cuti fuerunt applicita , tum & catharticum iteratum felici cum fucceffu & identidem ratione virium oppreffarum aliquot guttæ Generalis de la Motte , & paulo poft Lilii Paracelfi fuerunt propinatæ. Ab appofitis autem Veficatoriis copiofa feri craffioris illuvies fuit elicita , catharticum vero verfus undecimam ante meridiem cæpit operari , fic ut Rex Auguftiffimus melius multo fe habere vifus fit , nam & pulfus apertior & calor magis attemperatus leniorque tum & Caput non tantum à dolore fed & à fopore liberius evaferit , denique fomnus ut-ut interruptus ad ftatum naturalem propiùs accedebat & nihilominus horâ fecundâ poft mediam noctem Febris increvit , & illico defiit per alvum evacuatio ad horam ufque noctis quartam , cum autem eadem tum temporis abundanter rediret , Febris ftatim plurimum imminuta , fimul & fucceffit mira quædam animi tranquillitas , & ab omni Capitis dolore liberatio , nec-non & virium naturalium robur videbatur revivifcere , fomnus autem pacatus fuit ab horâ nonâ ad undecimam , & tum Regis experrecti cutis ad tactum amœnè frigida , pulfus vero parum commotus , denique Caput neque dolens nec gravidum ita ut ab affumpto jufculo fomnus adhuc dum ad duas horas ufquè fuerit protractus.

Die decimâ-fextâ cum poft mediam noctem Rex expergifceret reliquum noctis in vigiliâ confumebatur & nihilominus Febris perftitit

1744.

admodum mediocris cum angoribus quibufdam , uti vulgo loquuntur, vaporofis feu fpamodicis , idcircò fovendam cenfuimus alvi libertatem ope Minorativi ex uno & altero Salis Stibiati granis in duebus aut tribus Aquæ Cyathis , feu in magnâ copiâ Aquæ folutis , horâ octavâ matutinâ fomnus iterum Regem invafit,fed folummodo per horæ medietatem , & tum affumpto jufculo , fomnus denuo redux ad horæ unius & dimidiæ fpatium protendebatur fed per alternas vices abruptus , poftmodum vero fupervenere quædam anxietates prægreffis leviores , dimidiâ autem poft meridiem horâ , cum percelebris Medicus MOLINÆUS è Parifiis accerfitus adveniffet , cunctaque jam enarrata ipfi fummâ cum curâ fuiffent expofita , vir in Arte medendi confummatus nihil efficacius ad hunc Morbum debellandum fieri poffe judicavit quam ut juxta methodum jam incæptam perfeveraretur in debitâ præfati Minorativi adminiftratione , donec luxurians æftuantis & putridi , feu humoris Biliofi intensè flavefcentis minera reliquias hujus affectus adhuc dum fovens per alvum penitus eliminaretur , fubindèque tertius jam memorati Minorativi Cyathus , in eumdem fiuem paratus illico fuit propinatus , cujus effectus ad vefperam ufquè moderatè tamen perduravit , ita ut fomnus horâ decimâ leniter obrepferit , & ad mediam ufquè noctem eadem cum lenitate produceretur, ubi rurfus notandum eft quod juxta folitum hujus Morbi decurfum metuendum foret ne fub vefperam motus Febrilis intenderetur , quod nihilominus non accidit nifi die fubfequenti.

Nimirum die decimâ-feptimâ horâ primâ & dimidiâ poft mediam noctem Febrilis fervor non parum increvit cum quadam ad fomnum præternaturalem propenfione , quæ quidem quatuor horis elapfis minuebatur , fed folummodo per horæ dimidium,hinc igitur fopor & Febris iterum augebantur , quorum fymptomatum Febrilis motus horâ feptimâ pacatior evafit , fopore conftanter permanente , quapropter Minorativum iterandum & propinandum cenfuimus , à quo ex tempore fumpto juxta methodum prælaudatam quater & abundanter Biliofæ fordes ejufdem indolis eliminat fic ut Caput multo liberius & Febris multo quoque minor evaferint , nec-non fomnus naturali penè fimilis ad tres horas per intervalla protenfus , & diei refiduum fuerit folito quiefcius.

Die decimâ-octavâ horâ primâ poft mediam noctem pulfus folito magis intendebatur , ita tamen ut cum verfus horam fextam matutinam fieret remiffior, nequaquam præpediretur Minorativi adminiftratio , perindèque fuccederet copiofa per alvum evacuatio non fine quibufdam Stomachi & cordis anxietatibus , quarum prima horâ vix elapsâ à fumpto medicamine repentinam motus & fenfus abolitionem fic invexit, ut Regis Auguftiffimi vita in ultimum difcrimen adducta

1744.

videretur , fed eadem ab injecta fubito frigida non minus derepentè defiit , cumque fuccefliffet illico non mediocris Biliofarum fordium ejectio , non levis fpes indè fuborta futurum ut exacerbatio poft mediam noctem redire folita multo minoris effet vehementiæ , fed fpem noftram fuperavit felicitas eventus noctis fubfequentis , fi quidem poftquam unius & alterius Clyfteris fimplicis ope præfati Minorativi debitus effectus probè fuit confirmatus , hac eadem nocte horâ videlicet undecimâ fomnus pacatus naturali prorfus fimilis periodi Febrilis vicem fic implevit , ut uno propemodum eodemque tenore abfque ullo vigiliæ intervallo primum ad meridiem ufquè diei fubfequentis , & iterum (poft affumptum jufculum) à meridie ad horam ufquè quintam vefperam fomnus hic falutaris continenter duraverit , & memoratorum hactenus fymptomatum ne vel minimum in expergefacto principe veftigium apparuerit , miraque prorfus animi tranquillitas, non modo difcriminis fed & Morbo finem certo præfagiret.

Diei namque vigefimæ prout & fubfequentis noctes adeo quietæ fuerunt , & confimiliter lucis tempora pacatè fic tranfacta ut defideratam Convalefcentiam feliciter tandem adveniffe fuerit unanimiter affertum.

Interim tamen ut hujufce Convalefcentiæ progreffus adjuvari fimul & motus Febrilis cæterorumque fymptomatum reditus poffet præcaveri , non modo folitum feu ftrictum vitæ regimen ex jufculis & Ptifanâ fimplici per aliquot adhuc dum dies obfervari curavimus , fed & duobus circiter diebus elapfis lene catharticum ex Mannâ & Sale Polychrefto ad reliquias (fi quæ forent) Biliofarum fordium eliminendas fuit præfcriptum,unde ter aut quater Bilis revera fed ad ftatum naturalem propius accedentis per alvum evacuatiofucceffit ac non fine quodam Stomachi &Inteftinorum anxio cruciatu nec-non & notabili virium difpendio perindèque ne viriumharumce naturalium robur tardius quam par fit revivifceret,Remediis catharticis in pofterum valedicendum cenfuimus , & ab unico penè vitæ regimine juxta prudentiæ leges ordinato perfectæ fanitatis reditum expectandum , ita tamen ut quibufdam auxiliis è Pharmaciâ depromptis naturalis appetitus non nihil dejectus & languidus excitaretur , nec-non anxietates Stomachi & Inteftinorum quæ per omnem Morbi decurfum acerrimæ Bilis & catharticorum repetitorum ftimulis frequenter laceffita fenfibilia nimis evaferant , & idcircò Convalefcentiæ progreffum poterant inhibere , ut inquam tormentum illud feu angores crebro redeuntes mitigarentur tandem & fomnus quoque non parum anxius & inquietus intermixtis moleftæ vigiliæ vicibus , ad naturæ bene conftitutæ normam pacatus conciliaretur , unanimi medentium affenfu Pharmacum ex levi Decocto Kinkinæ ad Scrupulum unum cui quinque vel fex Diacodii drachmæ

& Aquæ

& Aquæ Naphæ Cochlear unum addebantur præfcriptum fuit & duabus videlicet horis ante cibum feu horâ quintâ poft meridiem aſſump-
tum, cujus quidem medicaminis per plures dies continuos adminiſtrati
ut-ut fimplicis virtus adeò fuit efficax, ut trium aut quatuor circiter
dierum ſpatio memoratæ ſuperius Corporis functiones juxta naturæ
ſanioris leges peragi viderentur, & Regis Auguſtiſſimi Convaleſcen-
tia ſpe concepta promptius ad exoptatum perfectionis gradum feliciter
pervenerit.

Si quidem vix menſis integer ab elapſo Febris acutæ diſcrimine,
& ab inchoato cibi ſolidioris uſu fuit exactus, cum invicti roboris
animi Princeps deſideratam ad vires Corporis confirmandas quietem
minimè neceſſariam reputans bellicæ Militiæ laborem ut-ut arduum
reſſumpſerit, & ad finem præſtitutum, expugnatâ nimirum validiſſimâ
Friburgi Civitate, reluctantibus licet anni tempeſtate magnoque de-
fenſorum apparatu, glorioſè perduxerit.

46. Il feroit à ſouhaiter que l'Hydropiſie de Poitrine ſe fit d'abord
connoître d'une manière à ne pouvoir pas s'y méprendre, & qu'il
n'y en eut que d'une ſeule eſpèce, je veux dire qu'il n'y eut point
d'autre Hydropiſie de Poitrine que celle qui eſt formée par un épanchement de ſeroſités dans la capacité du Thorax. Par la Ponction
pratiquée au commencement de cette Maladie on pourroit ſauver
quelques-uns de ceux qui ont le malheur d'en être attaqués, ou du
moins leur prolonger la vie. Car pourquoi ce ſecours qui a été propoſé & pratiqué par de très-habiles Médecins, n'auroit pas le même
ſuccès qu'ont eu quelquefois l'Opération dans l'Empyème, & la Paracenteſe dans l'Aſcite ? Je dis que ce ſecours a été propoſé & pratiqué par de très-habiles Médecins, & pour en convaincre mes Lecteurs, je n'aurois qu'à rapporter ici ce qu'on trouve là-deſſus dans
les Ecrits d'Hippocrate, d'Avicenne, de Zacutus Luſitanus, de Willis,
dans les Mémoires de l'Académie Royale des Sciences de l'année
1703, dans les Aphoriſmes de M. Boërhaave, dans la Diſſertation
de M. Bergerou imprimée à Paris en 1736, & dans la Thèſe ſoûtenuë en 1742 aux Ecoles de Médecine de Paris, *An in Pectoris
Hydrope quò maturior, eò felicior Thoracis Paracenteſis ?* où l'on conclud pour l'affirmative : mais il ſuffira ſans doute de renvoyer ceux
qui pourroient douter de ce que j'ai dit, aux Ouvrages mêmes que
je viens d'indiquer. Par malheur il n'arrive que trop ſouvent que
l'eau s'imbibe dans la propre ſubſtance du Poulmon, ou qu'elle ſe
repand dans la duplicature du Mediaſtin ou de la Pleure, ou dans
la cavité du Pericarde. Il y a à la verité des Opérations pour le deuxième
& le troiſième cas, mais quel ſecours à attendre de la Chirurgie dans
le premier & le quatrième ? Ajoûtons que le ſecond cas n'eſt pas même

1744.

Τοῦτον χρὴ,
ἣν μὲν ἀπιδήσῃ
ἔξω, ταμόντα διὰ
τ̃ πλαδρέων ἰῆσ.
Hipp. 2. *De
Morb.*

Q

toûjours susceptible d'Opération , & par la raison qu'en a donnée M. Winslow*,& par d'autres obstacles qui peuvent s'y rencontrer comme on le verra ci-après. Il y a plus. Lorsque l'épanchement dans l'un des côtés de la Poitrine ou dans tous les deux est bien constaté, ce qui n'arrive que lorsque l'Hydropisie est montée à son plus haut période, car au commencement les signes de cet épanchement sont très-équivoques , & on craint avec raison que ce qu'on prend pour une collection d'eaux dans la capacité du Thorax ne soit qu'une infiltration dans la substance des Poulmons, ou un amas dans la duplicature du Mediastin ou dans la cavité du Pericarde : lors, dis-je , que l'épanchement est averé, il est rare que le Malade affoibli par la longueur du mal soit en état de soûtenir la Ponction ou d'en retirer quelque fruit. Mais dans le commencement même de cette Maladie où l'on est encore en doute, y auroit-il beaucoup à craindre de tenter la Ponction par le moyen du Troiscart ? Quand sur dix Malades on n'en sauveroit qu'un par ce moyen-là , ne seroit-ce pas un grand avantage ? Si les Médecins & les Chirurgiens étoient un peu moins jaloux de leur reputation, ils ne balanceroient pas à essayer ce secours dans les cas même où les signes d'épanchement ne seroient pas encore entièrement univoques. Il est vrai que le Public ne rendroit pas aisément justice à leurs bonnes intentions ; & qu'elle honte ne seroit-ce pas pour eux d'avoir enfoncé le Troiscart dans la Poitrine sans qu'on en vit sortir de l'eau ? Ce n'est pas tout. Ne blesseroit-on pas le Poulmon en cas qu'il fut adhérent à la Pleure ? Pour la honte elle me paroit mal fondée dès que les Médecins,les Chirurgiens & le Malade ou les Assistants seroient convenus de cet essai. On ne doit pas aussi en cas d'adhérence craindre la blessure du Poulmon , lorsqu'un Chirurgien habile & en état de juger de l'épaisseur des Teguments & des Muscles intercostaux manie le Troiscart. Il y a bien plus de danger lorsque dans la Pleurésie on enfonce une longue Lancette dans l'entredeux des Côtes pour percer la Pleure. Ce moyen a été pourtant pratiqué par d'anciens Médecins, à ce que dit M. Hecquet * & proposé par le célèbre Lancisi *. Après tout, quand même le Poulmon seroit légèrement blessé,l'inconvénient ne seroit pas fort grand, on peut guérir * de pareilles blessures par la Saignée & la Diette. Mais la plûpart des Médecins & des Chirurgiens se mettent peu en peine de tenter de nouveaux moyens, & le Public qui se règle sur leurs décisions n'est que trop porté à rejetter ces moyens,surtout lorsqu'ils sont un peu douloureux. De deux Malades dont je vais parler, il y en avoit une à laquelle la Ponction auroit vraisemblablement été bien appliquée, pour l'autre le Trépan au Sternum auroit été infructueux , aussi-bien que la Ponction.

47. Vers la fin du mois de Janvier je fus appellé en consultation pour

1744.

* Expos. anat. Traité de la Poitr. n. 29 & 30.

* Médec. natur. Tom. 2. p. 254.
* V. Morgagni adversaria.
* An simplicia pulmonum vulnera, &c. Paris. 17. Mart. 1740.

une Dame de 35 à 40 ans, d'une complexion fort délicate. On la soupçonnoit depuis plus d'un mois Hydropique de poitrine, & son mal avoit fait de si grands progrès que le côté droit & le bras du même côté étoient devenus un peu œdémateux. Ses cuisses s'étoient aussi enflées. Elle étoit fort oppressée & obligée de se tenir toûjours sur son séant. Son poulx étoit petit & fréquent. Elle avoit des palpitations de cœur & des maux d'estomach. La toux, tantôt séche, tantôt humide, l'empêchoit de dormir, ou si elle s'assoupissoit un instant, elle s'éveilloit bientôt avec plus d'oppression. On avoit déja essayé tous les Remèdes usités en pareil cas, qui loin de la soulager, n'avoient fait qu'empirer son mal & le porter à son plus haut période. Dans la Consultation nous convînmes tous qu'il n'y avoit plus d'autre ressource que dans la Ponction, convaincus par l'état de la Malade & par tout ce qui avoit précédé, que la capacité de la poitrine, & surtout le côté droit étoient inondés. Les parents de la Malade nous demandèrent si par ce moyen nous étions assurés de la tirer d'affaire. Nous nous contentames de répondre que l'Opération étoit indiquée, mais que nous n'étions pas garants du succès : nous aurions pu même ajoûter qu'il y avoit beaucoup plus à craindre qu'à espérer. Là-dessus on nous pria de travailler uniquement à soulager la Malade. Mais malgré tous nos soins les défaillances arrivèrent, les crachats devinrent sanguinolents, & la Malade expira cinq jours après la Consultation. On ne voulut point permettre l'ouverture du Cadavre ; mais quoiqu'on n'eut point senti de fluctuation, n'ayant pas osé secouer la Malade de crainte qu'elle ne suffoquât, personne ne douta qu'elle n'eut des eaux épanchées dans la poitrine, & que la Ponction n'eut pu lui être utile si elle lui avoit été faite dès le commencement du mal.

48. Quelques jours après je fus prié de consulter Mademoiselle de B. âgée de 31 ans, soupçonnée aussi d'être Hydropique de poitrine. Elle l'étoit en effet, comme l'ouverture du Cadavre le fit voir. La Malade n'avoit pas entièrement perdu son embonpoint, & n'étoit pas encore reduite aux Bouillons. Dans la première Consultation nous convinmes qu'il y avoit des eaux dans la poitrine, n'ayant rien précédé qui eut pu donner occasion à une suppuration ; mais lorsqu'il fallut décider si ces eaux étoient répanduës dans l'un des côtés ou dans tous les deux ensemble, ou enkistées & enfermées dans la duplicature du Médiastin, ou dans le Péricarde, ou imbibées dans la substance du Poulmon, on se trouva fort embarrassé. La Malade ne toussoit que rarement, & seulement pendant la nuit, son poulx étoit petit & fréquent, & sa Fiévre augmentoit un peu le soir. Elle se couchoit tantôt du côté droit, tantôt du côté gauche, & plus souvent du côté droit, mais elle ne pouvoit garder long-temps aucune de ces

situations, & étoit obligée de se tenir presque toûjours sur son séant, tant elle étoit essoufflée : son oppression augmentoit même beaucoup d'abord après qu'elle avoit mangé, mais sans qu'elle fut accompagnée d'aucun sifflement. Elle sentoit de la douleur aux épaules & à la partie supérieure & moyenne de la région épigastrique, précisément au-dessous du Cartilage Xiphoïde où elle sentoit aussi une espèce de poids. Elle avoit une palpitation de cœur presque continuelle, & son essouflement alloit quelquefois jusqu'à une suffocation imminente. Pendant la nuit elle se trouvoit encore plus mal que pendant le jour. Point d'Œdème d'aucun côté du Thorax, seulement sa main droite paroissoit un peu bouffie. Tout cela ne suffisant point pour nous décider sur le siége du mal, on se borna au régime, à une légère Purgation & aux Béchiques ausquels on ajoûta les Cloportes & les doux Diurétiques. J'oubliois de dire que les Remèdes qu'on lui avoit faits pendant plus d'un mois n'avoient rien opéré, & je dois ajoûter que ceux dont on convint dans la Consultation n'opérèrent pas davantage ; au contraire le mal empira & les signes furent toûjours équivoques, ou du moins insuffisants pour déterminer le lieu précis de l'épanchement. Enfin on s'apperçut d'un léger Œdème au devant de la poitrine entre les deux mammelles. Auparavant les extrémités supérieures & inférieures du côté droit avoient aussi paru un peu œdémateuses ; ce qui avoit fait penser à tenter la ponction du côté droit du Thorax par le moyen du Troicart, quoiqu'il ne parut point d'Œdème en cet endroit. Il auroit fallu aussi appliquer le Trépan au Sternum ; mais on ne se détermine pas aisément à de pareilles tentatives. Quatorze jours après la première Consultation la Malade expira dans une foiblesse. Le Cadavre fut ouvert à l'insçu des Parents, mais avec beaucoup de précipitation, ou, pour mieux dire, on ne fit qu'enlever le Sternum & plonger le Scalpel dans la duplicature du Médiastin, d'où il sortit environ une livre d'eau. On remarqua seulement que depuis le Sternum jusqu'à la cavité d'où sortoit l'eau, la portion cellulaire de la Pleure qui attache au Sternum les portions membraneuses du Mediastin avoit plus d'un pouce d'épaisseur, & que cette portion cellulaire étoit squirrheuse & avoit craqué sous le Scalpel. On ne trouva que fort peu d'eau dans la cavité droite, & l'on se retira sans rien examiner davantage de crainte d'être surpris. Peut-être auroit-on trouvé quelque Polype dans les Oreilletes ou dans les Ventricules du Cœur, ou dans quelqu'une des Artères qui en partent. Mais ce que nous vîmes, suffit pour nous convaincre de l'inutilité de tous les essais qu'on auroit pû faire. En effet, quand on auroit appliqué le Trepan au Sternum, auroit-il été prudent d'enfoncer dans la Poitrine un Bistouri de plus de la longueur d'un pouce & à travers des concrétions graveleuses

& fquirrheufes pour pénétrer dans le Mediaftin ? On peut dire que c'étoit un cas véritablement irremèdiable , quoique dans un bon Sujet , car à une Fiévre putride près que cette Demoifelle avoit effuyée environ quatre mois avant fa mort , & dont elle s'étoit parfaitement relevée , elle avoit toûjours paru jouir d'une fort bonne fanté & avoit même eu toûjours beaucoup d'embonpoint. Dans un pareil malheur il feroit à fouhaiter pour l'honneur de la Médecine , qu'on eut des fignes fuffifants pour décider d'avance que le cas furpaffe les forces de la Nature & de l'Art.

49. Nous avons dit ci-deffus * que *le deffechement des vieux Ulcères pouvoit n'être pas toûjours préjudiciable* , & nous ne l'avons entendu qu'à l'égard de ceux qui fe deffèchent d'eux mêmes & fans aucune application extérieure. Car à l'égard de ceux qu'on force , pour ainfi dire , à fe deffécher , fans en avoir auparavant tari la fource par des remèdes intérieurs , nous penfons que les fuites en font ordinairement funeftes , & l'obfervation fuivante va le faire voir. On verra en même temps que les Scarifications , foit légères , foit profondes , quoiqu'indiquées * pour la Cure de l'Anafarque , n'auroient pû qu'être inutiles dans le cas dont nous allons parler.

Il y avoit plus de trois mois qu'un Colporteur âgé de 24 ans s'étoit fait arrêter par je ne fçais quels Topiques l'écoulement d'un Ulcère à la Jambe gauche , lorfqu'il fe fit porter à l'Hôpital au commencement de Février. Sa mort prompte , qui arriva 24 heures après fon entrée à l'Hôpital , ne me permit que d'obferver qu'il étoit enflé prodigieufement de tout fon Corps , & qu'il avoit des eaux épanchées dans la capacité du bas Ventre. J'appris auffi par fon rapport que depuis le defféchement de fon Ulcère , il avoit commencé de s'enfler , & que fon mal n'avoit fait toûjours qu'empirer malgré tous les Remèdes qu'on lui avoit faits. Pour fa refpiration , elle ne me parut pas plus gênée qu'elle ne l'eft ordinairement dans l'Afcite , & il n'étoit pas obligé de fe tenir affis fur fon lit , ce qui paroitra furprenant quand on fçaura qu'il avoit auffi des Eaux repanduës en quantité dans la capacité de la Poitrine. A l'ouverture du Cadavre nous examinames d'abord les Teguments que nous trouvames imbibés de Serofités. La Membrane adipeufe du côté qu'elle adhére à la Peau n'avoit que fort peu d'epaiffeur , elle contenoit une Graiffe jaune & peu de Serofités , mais du côté qu'elle touche aux Mufcles elle ne contenoit point de Graiffe , étoit fort dilatée & trafparente , & les Cellules de fes feüillets étoient pleins d'une Serofité claire qui couloit abondamment lors de l'Incifion. La dilatation de cette partie du Tiffu cellulaire alloit à près d'un pouce & avoit lieu dans toute l'habitude du Corps , & même , quoique moins confidèrablement , dans les Interftices des Muf-

*N°. 35. pag. 110.

* V. *l'Hift. de la Méd. par M.* Freud , *& la Thefe* An Leucophegmatiæ leves fcarificationes. *Paris* 1738.

cles entre lesquels ce Tiſſu cellulaire s'inſinuë, auſſi-bien que dans les Viſcères du bas Ventre & dans les Membranes qui tapiſſent l'intérieur de la Poitrine, en ſorte que les Seroſités s'étoient inſinüées par tous ces endroits & avoient fait ici le même effet que produit l'Air dans un Animal que l'on ſouffle d'abord aprés l'avoir égorgé, car l'eau avoit pénétré partout & avoit produit intérieurement auſſi-bien qu'extèrieurement une Hydropiſie univerſelle. Nous trouvames environ quatre pintes d'une eau rouſſatre dans l'Abdomen & preſqu'autant dans la capacité de la Poitrine. L'Epilploon étoit preſqu'entièrement fondu, & le peu de Graiſſe qu'il contenoit étoit fort jaune. Le Foye, la Rate étoient extrêmement gonflés. L'Eſtomach & les Inteſtins étoient auſſi fort gonflés & pleins de vents. La Veſicule du Fiel étoit de la groſſeur d'un œuf de Poule, elle étoit épaiſſe, blanche en dehors & jaune en dedans. Elle étoit pleine d'une Bile réſineuſe d'un jaune verdâtre, qui filoit en coulant. A la ſurface du Foye il y avoit des Hydatides pleines d'une Seroſité limpide, mais dans ſa ſubſtance on ne trouva aucune marque d'obſtruction. La Rate & le Meſentere étoient auſſi exempts de toute concrétion ou dureté ſquirrheuſe. Il coula du Pus par l'inciſion du Lobe droit des Poulmons, le Lobe gauche n'en fournit point. Il y avoit un Polype dans chaque Ventricule du Cœur, l'un de la groſſeur d'une Noix & l'autre plus petit. Tous ces deſordres ne reconnoiſſant point d'obſtructions dans aucun des Viſcères, on doit ſans doute les rapporter au reflux du Pus ou des Seroſités qui couloient par l'Ulcère qu'on eut l'imprudence de deſſécher, ou au reflux de l'une & de l'autre de ces matières & à la diſpoſition du Sang propre à former des concrétions polypeuſes.

50. Ces trois cas s'offrirent à moi dans la Pratique, au commencement de l'année, mais il n'y aura pas ſans doute un grand inconvénient d'interrompre un peu l'ordre des temps pour joindre ici un autre cas qui n'a pas peu de rapport avec les précédents & où la Paracenteſe a réüſſi audelà de mes eſpérances. La Mere du Sr. Bouniol Me. Apothicaire de cette Ville, âgée de 73 ans, ſe preſenta à moi vers la fin du mois d'Août de cette même année avec un Ventre fort gros & fort tendu, ſans ſçavoir à quelle occaſion ſon Ventre s'étoit enflé, n'ayant eſſuyé auparavant aucune Maladie aiguë ni aucune autre incommodité qu'une Fluxion opiniâtre ſur les yeux & un larmoyement preſque continuel. L'appetit commençoit à diminuer & la ſoif à augmenter. Du reſte, point de Fiévre lente, point d'enflure aux extrémités, & ſon mal ne l'empêchoit point d'agir & de vaquer à ſes affaires. Nous l'examinames avec le Sr. Favin Me. Chirurgien de cette Ville & avec le Sr. Bouniol ſon fils, & par la fluctuation que nous apperçûmes dans la capacité de l'Abdomen, nous

reconnumes ſur le champ qu'elle étoit attaquée d'un Aſcite. C'eſt pourquoi après une Purgation ordinaire & ſans autre préparation qu'un
Regime convenable , M. Favin fut prié de lui faire la Ponction , ce
qui fut exécuté en ma préſence deux jours après ſa Médecine. On lui tira
plus de quinſe livres d'une eau trouble & rouſſatre & qui n'avoit pas
une fort bonne odeur ; ce qui nous fit craindre beaucoup pour le
ſuccès de l'Opération. Cependant la Malade n'eut point de Fiévre ,
elle ne garda le lit & ne ſe tint aux Boüillons que pendant deux
jours , après quoi ayant été repurgée , elle ſe trouva parfaitement
guérie. Pour prévenir la rechute je lui conſeillai les Apozèmes délayants & légèrement apéritifs ; mais ayant fait ajoûter au premier
deux drachmes de Savon d'Alicant , elle en fut ſi rebutée qu'elle n'en
voulut plus prendre abſolument. Il s'eſt paſſé depuis l'Opération un
an & demi ſans qu'elle ait pris aucun Remède & ſans qu'elle ſe ſoit
apperçûë d'aucun ſymptôme qui peut faire craindre le retour de ſon
mal. Elle s'eſt trouvée auſſi quitte de ſa Fluxion aux yeux & de ſon
larmoyement.

51. J'avois projetté de rapporter ici la manière dont j'ai traité quelques autres Maladies *chroniques* ; mais le détail où j'aurois été obligé
d'entrer , m'ayant paru trop long pour être inſeré ici , j'ai cru qu'il
convenoit mieux de donner ſéparément ces Obſervations ou de les
renvoyer à l'Hiſtoire générale des Maladies. Je ne parlerai que d'une
Jauniſſe que j'eus occaſion de voir vers la fin de cette année , laquelle ayant paru en même temps qu'une Fiévre putride , ne diſparut pas
après la guériſon de la Fiévre ; & cela après que j'aurai rapporté les
cas ſuivants qui me paſſèrent auparavant par les mains.

52. La Fille aînée de M. P. âgée de 16 à 18 ans , fut attaquée dans
le mois de Février d'une Fluxion ſur la Poitrine , à laquelle on auroit
donné le nom de Catarrhe ſuffoquant , ſi on n'avoit ſçu que cette
Demoiſelle étoit ſujette à l'Aſthme. Comme elle ne pouvoit garder
aucune ſituation , & qu'on craignoit à tout moment qu'elle ne ſuf-
foquât , on lui ouvrit d'abord la Veine du Bras , mais faute d'avoir
mis le Coude dans de l'eau chaude , le Sang s'arrêta de lui même avant
qu'il en eut coulé une Palette. J'arrivai ſur ces entrefaites , c'étoit vers
les 8 heures du ſoir , & quoique le Poulx fut fort concentré & que
les extrémités fuſſent un peu froides , je ne balançai point à la faire
ſaigner ſur le champ de la Veine du Pied , d'où le Sang , quoique
fort épais , coula en ſuffiſante quantité à la faveur de l'eau chaude
dont on ſe ſervit. Par ce moyen & par le ſecours des Boiſſons chaudes
la reſpiration devint plus libre , & la Malade qui avoit ſa Langue
fort chargée & ſon Eſtomach plein , fut en état de prendre le lendemain matin un Vomitif qui fit un grand effet. L'après midi la reſ-

1744.

piration étant redevenuë un peu preſſée, & la fréquence du Poulx, étant plus grande, elle fut ſaignée du Bras. On la purgea le jour ſuivant. Ses Regles parurent vers le ſoir & achevèrent de la dégager, de ſorte qu'elle n'eut beſoin que d'une autre Médecine qu'elle prit après que ſes Regles eurent ceſſé. Dans le Printemps on la mit aux Remèdes pour la guérir de ſon Aſthme : on lui fit exécuter fort ſcrupuleuſement une Ordonnance d'un habile Praticien de Montpellier : on lui réïtera les mêmes Remèdes dans l'Automne ſuivante ; mais tout cela n'a pû deraciner le mal : elle en a encore comme auparavant des Paroxiſmes plus ou moins fréquents, & plus ou moins conſidérables, ſelon la manière plus ou moins reglée dont elle ſe conduit.

53. Peu de temps après je fus obligé de traiter une autre Maladie, qui avoit auſſi l'air d'un Catarrhe ſuffoquant, & qui par ſa longueur fit craindre qu'elle ne dégénerât en Hydropiſie de Poitrine. La Mere d'un jeune Médecin de cette Ville qui étoit mort Pulmonique dans le mois de Septembre précédent, fut ſaignée & purgée bénignement vers la fin de Février de cette année pour un Rhume de Poitrine qui ne l'obligeoit pas à garder le lit, quoiqu'elle eut un peu de Fiévre. Je la croyois guérie ; mais quelques jours après ayant été rappellé un après-midi, je la trouvai aſſiſe dans ſon lit avec un eſſoufflement qui lui ôtoit preſque la reſpiration. Son Poulx étoit petit & fréquent & ſa Langue fort chargée d'un Limon blanchâtre : elle ſentoit un peu de douleur au côté gauche & ne pouvoit ni s'étendre, ni ſe remüer, crainte de ſuffocation. Elle n'avoit pas encore atteint l'âge de 50 ans, & n'avoit pas été reglée depuis la mort de ſon fils qui étoit unique, & qu'elle avoit fort regretté. Elle n'avoit pas auſſi gardé un Regime fort exact, ayant mangé des Potages & d'autres Aliments ſolides, quoique depuis ſon Rhume elle eut été fort dégoûtée, & qu'elle n'eut pas été tout - à - fait quitte de la Fiévre : elle s'étoit même expoſée à l'air. Pour dégager ſa Poitrine, & en vûë de rappeller ſes Regles, je la fis ſaigner du Bras & du Pied dans l'intervalle d'environ deux heures. Elle bût auſſi chaudément qu'elle put quelques taſſées de Décoction des fleurs de Pied-de-Chat, & ſon eſſoufflement ayant fort diminué elle ne prit le ſoir qu'un Julep béchique & très-peu de Boüillon pendant la nuit. Le lendemain elle fut purgée avec une Médecine douce en deux verres, à chacun deſquels on ajoûta un gros de Vin émétique. L'évacuation qui fut fort abondante & un flux copieux d'Urines qui ſurvint le lendemain de la Médecine n'emportèrent pas entièrement ſon eſſoufflement. Il étoit moindre le matin, mais il augmentoit un peu le ſoir auſſi-bien que la Fiévre. Après un jour d'intervalle, pendant lequel on réïtera la ſaignée, elle fut repurgée & elle fit une quantité prodigieuſe de matières bilieuſes. Immédiatement

médiatement après l'effet de son Remède ses Regles parurent & du-   1744.
rèrent 4 à 5 jours sans faire cesser entièrement la Fiévre, la Toux
& l'Essoufflement. Pendant l'écoulement de ses Menstruës elle eut quelques atteintes de Colique qu'on appaisa par des Lavements émollients;
& pour calmer la Toux on lui donnoit le soir un Julep anodyn. Après
cette évacuation naturelle, sa Bouche étant fort pâteuse, elle fut encore repurgée plus d'une fois. Enfin le vingt-unième jour de la Maladie
étant passé, la Toux & l'Essoufflement, quoique moindres, n'avoient
pas entièrement disparu : son Visage paroissoit même un peu bouffi.
La Malade craignoit que son fils, qu'elle avoit servi avec beaucoup
d'affection, ne lui eut communiqué son mal; & j'apprehendois qu'elle
ne devint bientôt Hydropique de Poitrine; cependant par le moyen
du Regime exact que je lui prescrivis, des Boüillons adoucissants &
légèrement diurétiques que je lui fis prendre pardessus une Opiate
absorbante & vulneraire, & par le secours du Lait d'Anesse dont
elle usa ensuite pendant une quinsaine de jours avec les précautions
nécessaires, elle parvint enfin à se rétablir; & elle a recouvré depuis
plus d'embonpoint qu'elle n'avoit auparavant.

54. Dans le mois de Mars une jeune Religieuse de Sainte Claire,
qui a une fort mauvaise Poitrine, & qui crache du Sang de temps
en temps, tomba dans une Fiévre continuë avec des redoublements.
La Toux, le Crachement de sang, l'Essoufflement parurent en même
temps avec une douleur aux Epaules. Avant que je la visse, on la
saigna du Pied à cause de ses Regles qui avoient commencé de couler
& qui s'étoient arrêtées. Elle fut ensuite saignée trois fois du Bras;
& elle prit des Lavements qui la vuidèrent fort bien : elle usa d'une
Ptisane adoucissante, du Suc d'Orties & de Bourache, & des Juleps avec le Syrop de Nenuphar & l'Huile d'Amandes; mais lorsque
je proposai la Purgation, elle me représenta que les Médecines les plus
légères la fatiguoient effroyablement & qu'elle ne se sentoit pas la force
de les supporter. Cependant l'opiniâtreté de la Fiévre & des Redoublements, qui, malgré les saignées qu'on réitera, alloient toûjours en
augmentant,& qui avoient fait deposer sur la Langue un Limon blanchâtre fort épais, m'ayant obligé le sixième jour de la Maladie à in-
sister sur la nécessité d'un doux Purgatif, & la Malade y ayant con-
senti, je fis préparer deux verres d'un Dilutum de Casse ausquels on
ajoûta deux onces de Manne & autant d'Eau de neuf infusions de
Roses & d'Huile d'Amandes douces, pour être donnés, l'un à deux
& l'autre à quatre heures après minuit, à cause du Redoublement,
qui selon l'ordre de la Maladie devoit revenir à huit heures du matin.
Mais la Nature n'attendit pas le Remède. A minuit la Malade vomit son Boüillon avec beaucoup de matières aigres. Elle ne laissa pas

R

de prendre fa Médecine aux heures marquées, & après chaque prife elle vomit encore une grande quantité de matières, & alla un peu par embas. Le Redoublement qu'on attendoit à huit heures, ne vint qu'à midi avec un léger faignement de nez, & ne dura pas long temps : le lendemain il fut un peu plus confidèrable auffi-bien que l'Hémorrhagie, ce qui nous obligea de revenir à la faignée du bras, & de réïtérer après le redoublement la Purgation qui la tourmenta beaucoup & la vuida affez. Deux jours après elle fut en état d'être mife au Lait coupé dont elle avoit accoûtumé de faire ufage, & qu'elle fupporta fort bien.

55. Dans le mois de May un Garçon Sellier âgé de 24 ans effuya une Fiévre ardente & pourprée qui fe termina heureufement après le vint-unième jour. La langue fut *cordée* au commencement, enfuite elle devint noire. Dans le cours de la Maladie il rendit des Vers par embas. Il fut faigné plufieurs fois & très-copieufement du bras & du pied : il prit l'Emètique, & il fut purgé en grand lavage huit à neuf fois, en obfervant les intervalles néceffaires pendant lefquels on lui faifoit paffer des Lavements émolliens. Dans le cours de la Maladie la tête & la poitrine menacèrent fouvent de s'engager, mais on prévint ces défordres en réïtérant à propos, & furtout dans les redoublemens, les Saignées du bras & du pied. On ne lui épargna pas les Boiffons délayantes, les Ptifanes émulfionées & les Juleps anodyns. On lui fit ufer du Suc de Bourache & de la décoction de cette Plante, à laquelle on ajoûta quelques grains de Sang de Bouquetin vers le déclin de la Maladie, & lorfqu'on vit qu'il avoit de la difpofition à fuer. J'ai cru devoir rapporter ce cas, parce qu'il eft très-rare de voir des Fiévres pourprées en Ville, & que ce n'eft qu'à l'Hôpital que j'en vois quelquefois.

56. M. de F. âgé de 78 ans, de mediocre ftature, mais vigoureux, qui dans le mois d'Août avoit été à toute extrémité par une Fiévre maligne qui ne s'étoit terminée qu'après le vingt-quatrième jour, fut attaqué dans le mois d'Octobre d'un *Miferere* qui lui fit courir encore un plus grand danger. Ce fut à l'occafion d'une defcente d'un des Boyaux & de l'Epiploon dans le Scrotum, laquelle il avoit négligé de contenir par un bon Bandage. Il avoit eu déja quelques attaques de cette Hernie qui avoient été accompagnées de Colique, de Vomiffement, &c. Mais par le moyen d'une Potion anodyne, de quelques taffes de Thé, d'un Lavement, quelquefois d'une faignée, & du repos qu'il gardoit dans fon lit, tout rclâchoit, & il faifoit rentrer lui-même dans le Ventre ce qui étoit defcendu dans le Scrotum. Dans cette occafion il n'en fut pas de même. Tous les fymptômes furent d'abord plus violents : le Hoquet furvint : la Partie étranglée

s'enflamma malgré les faignées réïterées & les autres fecours dont il
avoit accoûtumé de fe fervir : il fallut avoir recours aux Cataplafmes
émollients & huileux : on tenta plufieurs fois, mais inutilement, la
reduction ; & l'on en feroit venu à l'Opération fi l'épuifement du
Malade & fon grand âge n'y avoient mis obftacle. Le Hoquet devint
plus fréquent & il fut bientôt fuivi d'un vomiffement ftercoreux. On
ne négligea rien pour foulager le Malade ; mais malgré tous les Remèdes intérieurs & extérieurs fon mal augmenta à un point qu'on
s'attendoit à une mort prochaine. Le Poulx devint petit & intermittent : l'affoupiffement & le délire fe joignirent au vomiffement ftercoreux. Le Malade avoit fon Ventre élevé & tendu : il n'avoit pas
plûtôt pris du Boüillon, ou de l'Huile d'Amandes douces, ou de quelqu'autre boiffon, foit Potion, foit Ptifane, que le Hoquet paroiffoit;
& bientôt après il vomiffoit une grande quantité de matières bilieufes
& fœcales très-puantes, fur lefquelles on voyoit ordinairement nager
l'Huile d'Amandes douces. Les Urines qui étoient un peu enflammées,
couloient affez librement ; mais rien ne fortoit par le fondement. Les
chofes demeurèrent fix jours dans ce déplorable état, pendant lefquels
on continua les Cataplafmes émollients & huileux ; après quoi le
Scrotum ayant paru moins tendu & le Boyau moins dur, on fit aifément la reduction de la Hernie. Le Malade fe vuida enfuite par le
moyen d'un Lavement : fon vomiffement ceffa : l'affoupiffement & le
délire difparurent : fon Ventre s'abbaiffa & fe ramollit : fon Poulx fe
ranima ; & ayant été purgé bénignement & repurgé, il revint bientôt
en parfaite fanté, & il s'eft depuis fort bien porté.

57. Vers la mi-Novembre Mad. de M. âgée d'environ 50 ans, de
petite ftature & attaquée depuis long-temps d'un Flux en blanc, d'un
gonflement d'Eftomach & d'une Fiévre habituelle à l'occafion des embarras qu'elle a dans le Foye & dans les autres Vifcères du bas Ventre, tomba dans une Fiévre putride avec des redoublements & dans
une Jauniffe univerfelle. Le Sang qu'on lui tiroit & les Urines qu'elle
rendoit, étoient fort jaunes. Je combattis la Fiévre putride par les Remèdes ordinaires, & en même temps je tâchai de delayer, d'adoucir
& d'incifer la Bile épaiffie, par une abondante boiffon faite avec une
légère Infufion de Plantes hépatiques, & par quelques cuillerées de
jus de Bourache & de Chicorée: J'employai auffi pour les maux d'Eftomach dont la Malade fe plaignoit, une Potion abforbante, un peu
cardiaque & antihyfterique dont elle ufoit de temps en temps. La
Fiévre putride qui parcourut tous fes temps malgré de fuffifantes évacuations, fit courir un grand danger, ne fe termina que vers le vingt-
quatrième jour & n'emmena point l'Ictère. Après quelques jours de
convalefcence, il fallut avoir recours aux Opiates apéritives & pur-

1744.

gatives que je lui fis prendre avec un Boüillon adouciſſant & légèrement apéritif. Mais ces Opiates compoſées chacune avec dix grains de
Saffran de Mars apéritif, autant de Rhubarbe, de Caſſia lignea, de
Saffran Oriental & avec quinſe grains de Tartre Chalibé ſoluble qu'on
incorporoit avec le Syrop de fleurs de Pécher, & à laquelle on ajoûtoit ſix grains de Jalap & autant de Diagrède avec huit Cloportes
lavées & écraſées en vie : non plus que les Boüillons faits avec les
Racines de Gramen, de Patience & de Rubia tinctorum & les feüilles
de Chicorée, de Bugloſſe, de Pimprenelle, de Creſſon de fontaine
& de Ceterac : tout cela pris pendant dix jours ne fut point capable
de faire diſparoître cette Jauniſſe. En vain, après une Purgation en
deux verres, je tentai des Ptiſanes & des Boüillons ſimplement délayants ; la Bile étoit trop épaiſſe & trop reſineuſe pour ſe laiſſer pénétrer à de ſi foibles Diſſolvants. Le Viſage devenoit bouffi & les Pieds
œdemateux. Il fallut réïterer les mêmes Opiates & les memes Boüillons, & comme la Malade étoit fort dure & fort difficile à emou-
voir, il fallut augmenter la doſe du Jalap & du Diagrède & ajoûter
à chaque priſe d'Opiate un gros de Savon d'Alicant. Par le moyen
de ces Remèdes qu'elle continua pendant autres dix jours, d'un Regime convenable & d'une autre Médecine qui fit couler par embas
beaucoup de Bile, la couleur de la Malade commença à s'éclaircir,
ſon appetit ſe reveilla, elle reprit des forces & revint peu de temps
après dans le même état où elle étoit avant ſa Maladie.

58. Peu de temps après je fus prié de voir M. de S. P. qui avoit
ſur le dos de la Main une Veſſie groſſe comme une Noiſette, dure,
noire & enflammée tout au tour, & dont la Main étoit enflée depuis
le bout des Doits juſqu'au-delà du Carpe. M. Bailleron ſon Chirurgien avoit déja propoſé d'appliquer ſur cette Veſſie un Bouton de fer
rougi au feu ; je fus du même avis ; ce qui ayant été exécuté ſur le champ,
il en coula une ſeroſité jaunâtre. On ſcarifia légèrement la partie brulée,
on la couvrit d'un plumaceau chargé de Suppuratif, & pardeſſus tout on
appliqua le Cataplaſme reſolutif d'Ambroiſe Paré. Le Malade n'avoit
preſque pas de Fiévre, il fut pourtant mis aux Boüillons, il prit quelques cuillerées d'une Potion cordiale. On lui donna quelques Lavements & je le fis purger quatre jours après. Il ne ſurvint aucun fâcheux accident. La Playe fut panſée avec un Digeſtif, l'Eſcarre tomba
bientôt ; & le Malade reprit ſon train de vie ordinaire.

59. Outre les Maladies dont j'ai fait l'énumeration ci-deſſus *, je
vis encore une Fiévre maligne dont les redoublements furent les premiers jours accompagnés de Cholera-morbus : je vis auſſi une Fiévre
maligne intermittente qui dura vingt-un jour avec un Paroxiſme chaque jour précédé d'un grand froid avec tremblement Ces deux Ma-

ladies se terminèrent heureusement par le moyen des Saignées, des
Purgatifs & des légers Cardiaques. Dans la première les Ptisanes dé-
layantes, les Juleps anodyns & l'Eau de Poulet furent aussi mis en
usage. Dans la Fiévre maligne intermittente après de suffisantes éva-
cuations je tentai le Kinkina avec la Poudre de Vipere, mais inutile-
ment. La Langue étoit séche, brune au milieu & blanche aux bords:
il fallut revenir aux Vomitifs & aux Purgatifs, & réïterer les derniers
jusqu'à la fin de la Maladie.

Année 1745.

60. Cette année a marché de pair avec la précédente, & pour le
froid, & pour le chaud, à cela près que la fin de cette année a été
plus froide que la fin de l'année dernière,& que notre Hyver a été un peu
anticipé, la gélée ayant commencé avant la fin de Novembre & fini
avant les Fêtes de la Noël. A l'égard des pluyes, elles ont été plus
abondantes; & l'on se ressouviendra long-temps de l'Inondation ar-
rivée le 11. d'Octobre, par rapport aux grands Dommages qu'elle a
causés & dont presque tous les Habitants de cette Ville se sont res-
sentis, quoique beaucoup moins que ceux de Bedarrieux & des autres
endroits par où passe notre Riviere : car elle y a renversé & demolli
de fond en comble un grand nombre de Maisons, en a entraîné tous
les Effets & a submergé même quelques Personnes. Pour les Maladies,
elles ont été à peu près les mêmes que celles de l'année précédente.
Seulement nous avons eu vers la fin de l'Eté un plus grand nombre
de Fiévres doubles tierces pendant les cours desquelles ont paru quel-
ques symptômes peu ordinaires, principalement une salivation abon-
dante & presque continuelle. La petite Verole s'est aussi montrée com-
me on l'a dit ci-dessus *. Personne n'est mort des Fiévres doubles tier-
ces, quoiqu'elles ayent été portées à leur plus haut degré & qu'elles
ayent fait courir un très-grand danger. Les Apoplexies ont enlevé
brusquement quelques Personnes. Toutes les autres Maladies n'ont été
funestes qu'à très-peu de Sujets. Nous n'entrerons point dans le dé-
tail de toutes ces Maladies, nous nous bornerons aux cas les moins
communs, & nous nous étendrons principalement sur les Fiévres dou-
bles tierces.

61. Les guérisons qu'opère la Nature toute seule ne sont pas or-
dinairement aussi sures que celles qui sont opérées par la Nature ai-
dée à propos de l'Art. Vers la fin de Janvier Mad. de B. guérit en
deux fois 24 heures d'une Fiévre catarrheuse avec des Douleurs rhu-
matismales, en ne prenant dans tout cet intervalle de temps d'autre
Remède ni d'autre nourriture que quelques tasses de Thé. Elle ne

1744.

1745.

* N° 9. pag. 93.

1745.

voulut point être faignée quoique la Fiévre fut affez vive , & moyennant une légère fueur qui furvint , elle crut en être quitte & refufa même de fe purger. Mais elle ne fut pas long-temps à reconnoître fa faute , & il fallut enfuite plus d'une Saignée & d'une Purgation pour la délivrer de la Fiévre qui revint plus d'une fois , qui dura fort long-temps & qui ne céda qu'avec peine à bien d'autres Remèdes.

62. Au commencement du mois de Février , je fus appellé à dix heures du foir pour confulter avec M. Valadon une jeune Accouchée qui étoit attaquée d'une Fiévre putride maligne avec une inflammation à la Matrice , & dont le Poulx étoit petit & fréquent , & le Vifage pâle & plombé quoiqu'elle fut dans le redoublement. Depuis l'Accouchement qui avoit été fort laborieux , il ne s'étoit paffé que fept à huit jours , & les Lochies ne couloient plus : elle avoit fouvent befoin du Baffin , & fes Déjections étoient noirâtres. Elle étoit fort abbattuë & avoit fa Langue féche & brune , & fon Ventre un peu élevé , tendu & douloureux ; la douleur s'étendoit même jufqu'à l'Aîne droite. Nous convinmes dans la Confultation de la faigner deux fois du Bras dans la nuit & de la purger en deux verres le lendemain à l'iffuë du redoublement ; ce qui fut exécuté. Par le moyen de ces Remèdes , d'une Prifane avec le Chiendent & les feüilles de Capillaire & d'une Potion abforbante & huileufe dont elle ufa en même temps dans l'intervalle des Boüillons , on arrêta le progrès de l'Inflammation , & la violence des redoublements ; de forte qu'on ne fut obligé de traiter enfuite cette Maladie que comme une Fiévre putride ordinaire dont la Malade fe releva après vingt & un jour.

63. La Pratique nous fournit tous les jours de nouvelles preuves de la verité d'un grand nombre de remarques d'*Hippocrate*. Mademoifelle de Bofc nous fit voir * qu'il eft bien difficile & prefqu'impoffible dans le cours d'une Maladie *aiguë* de décider de fon évenement , & Madame de Moyria ne nous permit pas de douter * que les reffemblances des Maladies ne puiffent quelquefois impofer aux plus habiles Médecins. La première de ces Malades attaquée d'une Pleuro-pneumonie compliquée avec une Fiévre putride dont les redoublements dans le fort du mal & même vers le déclin furent toûjours accompagnés d'un fifflement qui approchoit fort du râle , ne laiffa pas d'en réchapper , quoiqu'elle fut âgée de près de 80 ans , & que fon poulx , fa refpiration & fon maintien ne nous donnaffent que des préfages finiftres. La feconde âgée feulement de 20 à 22 ans traina pendant plus de 40 jours une Fiévre maligne compliquée avec une Fluxion fur la poitrine & avec une Toux ftomachale , qu'on auroit pris pour une Toux purement pulmonaire , fi la furdité , l'abbattement & l'état de la langue dans les petits redoublements qu'elle avoit tous les foirs ,

* Τῶν ὀξέων νοσημάτων οὐ πάμπαν ἀσφαλέες αἱ προδιαγορεύσιες , οὔτε τοῦ θανάτου , οὔτε τῆς ὑγιείης. *Aph.* 19. *fect.* 2.

* Ἀγαθοῖσι δὲ ἰητροῖσιν αἱ ὁμοιότητες πλάνας καὶ ἐμπορίας. *Epid. lib.* 6. *fect.* 8.

ne nous avoient obligé de suspendre notre jugement, malgré le petit sifflement qui accompagnoit ces redoublements & les petites sueurs qui les terminoient. Ce fut depuis la fin de Février jusques à la fin d'Avril que je vis ces deux Malades, surtout la dernière ; & en même temps je visitai quelques autres personnes attaquées de Pleurésies d'un moindre dégré, & d'autres qui eurent des Toux stomachales moins équivoques. Je vis aussi des Fiévres malignes ordinaires, dont quelques-unes me parurent avoir été contractées, du moins en partie, par communication.

64. Le sang qu'on tira à Mademoiselle de Bosc, car malgré son grand âge elle soutint fort bien cinq à six saignées, fut tantôt bleuatre, tantôt d'un blanc jaunatre. Elle ne cracha pas beaucoup, quoiqu'on ne lui épargnât point les Ptisanes, les Loochs & les Juleps béchiques, mais elle se vuida assez copieusement par des Lavements & des Médecines en grand lavage : elle sua aussi, mais légèrement, dans le cours de sa maladie, & urina copieusement. Par le moyen de ces évacuations, & surtout de celles que les Médecines réïtérées procurèrent, la Malade se tira d'affaire en 24 jours & se rétablit ensuite tout-à-fait par le moyen du Lait de Vache coupé & écrêmé dont elle usa pendant une quinsaine de jours.

65. La Maladie de Madame de Moyria fut beaucoup plus longue : elle fut saignée plus souvent & plus copieusement, soit du bras, soit du pied. Au commencement ses crachats furent teints de quelques petits filaments de sang, puis dans tout le cours de la maladie la Toux qui fut fort fréquente, sur-tout pendant la nuit, ne lui faisoit détacher que des sérosités écumeuses. Après les premières saignées la langue se chargea d'une croute blanche, elle devint ensuite à chaque redoublement séche & brune. Après le vingt-unième jour de la Maladie le poulx étoit presque naturel hors du redoublement ; mais tous les soirs il devenoit plus fréquent & la Toux plus violente ; en sorte que la Malade passoit de fort mauvaises nuits, & le jour à tous les symptômes que j'ai rapportés ci-dessus se joignoit souvent un assoupissement qui la jettoit dans un accablement & dans une prostration générale des forces. Outre les Humectants, les Béchiques, les Absorbants & les Calmants, il fallut continuer les Evacuants en grand lavage ; & le 50. jour, ayant été repurgée pour se disposer à prendre le lait d'Anesse, elle fit par embas un ver rouge long d'un pied & demi. Après quelques jours de lait il fallut encore la purger ; après quoi ayant continué son lait d'Anesse pendant une vingtaine de jours, elle recouvra une parfaite santé.

Je passerai sous silence beaucoup de Maladies que nous voyons toutes les années, pour en venir aux Fiévres doubles tierces qui nous donnèrent pendant l'Eté & l'Automne de cette année plus d'occupa-, tion qu'à l'ordinaire : mais pour ne pas revenir sur mes pas , je rap- porterai auparavant les cas suivants.

66. Dans les mois de May & de Juin deux femmes logées en des quartiers de cette Ville fort éloignés l'un de l'autre, & qui n'avoient entr'elles aucune communication, furent enlevées par des Fiévres malignes qui avoient passé le vingt-unième jour & qui peu de jours auparavant s'étoient déclarées pestilentielles, l'une par une pustule charbonneuse qui s'éleva d'un pouce de hauteur, & qui fut suivie de la gangrène qui s'étendit beaucoup en peu de temps, & l'autre par de petits bubons sous l'aisselle & en quelques autres parties du corps, & par un clou dur & qui ne suppura point. La première de ces femmes n'avoit guere plus de 60 ans , mais elle étoit cachectique & avoit essuyé quelques chagrins. La seconde avoit 84 ans , & quoique fort robuste , elle avoit été sujette tous les ans à des Fiévres putrides à cause de son mauvais régime.

67. Vers la fin de Juin le Fils de M. Maintenon , âgé de 5 à 6 ans, tomba dans un accident de convulsions & de mouvements convulsifs avec perte de connoissance & avec un rallement effrayant. On lui donna d'abord du Vin émétique qui ne fit aucun effet. Nous fumes appellés en même temps M. Masson & moi, & quoique le visage du Malade fut fort pâle & que son poulx fut très-petit & inégal , nous ne balançames point à le faire saigner promptement du pied , en vûë de dégager la tête , d'appaiser la violente palpitation de cœur dont cet enfant étoit attaqué, & de relâcher toutes les parties qui étoient en convulsion ou dans des mouvements convulsifs. La connoissance ne revint pas d'abord , mais le rallement & la palpitation du cœur diminuèrent beaucoup , aussi-bien que les convulsions & les mouvements convulsifs. D'abord après la Saignée on lui donna un Lavement & on lui fit avaler en deux ou trois fois une Potion purgative où l'on avoit mis beaucoup d'Huile d'Amandes douces. S'étant beaucoup vuidé par en haut & par embas, il recouvra l'usage de tous ses sens, le poulx se développa , il eut un peu de Fiévre, & ayant été repurgé le surlendemain il revint en parfaite santé.

68. M. R. qui depuis quelque temps n'avoit pas souffert de sa Colique Néphrétique , en eut cette année-ci dans l'espace d'environ trois mois, trois attaques à chacune desquelles il rendit une Pierre par le canal de l'Urethre. La seconde de ces attaques fut la plus vive. Il avoit vomi naturellement, il s'étoit évacué par embas par le moyen d'un Lavement , il s'étoit mis dans le Bain d'eau tiéde & il avoit pris de l'Huile d'Amandes douces avec une Potion narcotique lorsque je le vis. Tout cela ne l'avoit point soulagé ; son poulx étoit dur & fréquent ,

quent , & fon vifage haut en couleur. Les trois Saignées du bras
que je lui ordonnai, & qui furent faites affez brufquement, n'ayant
point appaifé fes douleurs, non plus que les Lavements & les Potions
huileufes & anodynes dont il ufoit de temps en temps, je lui confeillai la Saignée du pied qui lui procura un peu de foulagement. Il
fe remit dans le Bain , & peu de temps après en être forti , il fit en
urinant une petite Pierre ronde, raboteufe & d'environ deux lignes de
longueur. Il fut trois jours dans ce travail , après lefquels ayant été
purgé , il prit pendant 25 jours le Lait d'Aneffe ; ce qui ne l'empêcha
pas d'effuyer quelque temps après une troifième attaque de fon mal ,
mais qui fut beaucoup moins violente & qui a été la dernière jufqu'à préfent. Depuis cette dernière attaque je lui propofai l'ufage du
Savon d'Alicant ; mais il n'a pas voulu encore eflayer ce Remède.

69. De Morbis Venereis nullam huc ufque mentionem fecimus ,
tum quia de his affectibus gallicè loqui parum decebat , tum præcipuè
quia alienigenæ funt, ac, velut rari nantes, apparent in noftro gurgite.
Prætereà nhil memoratu dignum obtulerant ii quos anteà curandos fuf-
ceperam morbi, quod cùm æquè dici non poffit de eo qui noviffimè vi-
rum fexaginta fex annos natum malè mulctavit, idcircò illius hiftoriam
vulgarium morborum hiftoriæ annectere non gravabor. Paffus erat vir
ille menfe Julio febrem malignam , nec ullo ufus erat Medico per viginti & duorum dierum fpatium quod duraverat illa febris : res enim
erat ei angufta domi. Purgatus tamen pluries ac diæta convenienti ufus
fuerat. Sed cum jamdudum tentaretur fœdo ac diro carcinomate ,
quod poft abfumptum integrum balanum , colem depafcebatur, varios
in cavernofa illius corpora agens cuniculos, teterrimumque fœtorem
exhalans , in confilium me advocavit ineunte menfe Augufto ; noluit
enim Chirurgus cui fe tractandum commiferat , cuique pauci admodum in arte fua fuperiores exiftunt, hujufce mali curam fine confilio
fufcipere. Ægrotus licet macie & febre confectus, viribufque planè
deftitutus , fortis tamen erat animo ac fpe confidens. Cancer autem illius à virulento in balano ulcufculo per impurum concubitum duobus
abhinc annis contracto, fed ftyptico quodam , vitriolo fcilicet , imprudenter repreffo , ac dein per incuriam fenfim ferpente erat enatus.
Ne longum faciam : cum legitimæ hydrargyrofi , debitæque præpara-
tioni impar effet ægrotans, nec longam malum procraftinationem pa-
teretur , rebus omnibus cum Chirurgo ritè penfitatis,nec-non præmif-
fis tantum per tres dies lenientibus emulfionibus, ptifanis humectanti-
bus ac minorativo purgante ; ftatim ad colis abfciffionem deventum
eft , quæ abfque gravi dolore & cum modica fpiffi fanguinis effufione
in inftanti peracta fuit. Appofitæ funt ftupæ ovi albumine madefactæ
& pulvere ftyptico confperfæ,ac fuperimpofita iintea replicata, nec non

 fervi conftituti qui per vices ea omnia continerent: quo facto ne minimum quidem fanguinis effluxit. Vulnus deindè tractatum juxta notas
artis Chirurgicæ leges, & intra triginta quatuor aut quinque dies, tefte
Chirurgo, ad perfectam cicatricem deductum nulla meïendi fuperftite
difficultate etiam abfque ullius fiftulæ ope. Nonnulli per medicationis
curfum adhibiti fuerant illitus Mercuriales, fed parciores propter febrim
& rariores ne ptyalifmus vel diarrhœa provocaretur, ac proindè infufficientes ad tantum virus debellandum licet à plantis pedum ad peri-
næum ufque protenfi , intactis tamen clunibus propter fupinum in
lecto jacentis ægroti fitum, curæ ac virium ratione neceffarium. Statu-
tum enim erat ad pleniorem dein hydrargyrofin confugere cùm eam
ferre poffet ægrotus. Imperata pariter fuerat diæta tenuis & humectans
fed analeptica quæ diligenter ab ægro fuit obfervata : præfcriptæ quoque poft debitam temporis intercapedinem leniores purgationes, quibus auxiliis decrefcente fenfim fuppuratione decrefcebat & febris ,
virefque reftituebantur , ita ut tandem perfectè confirmaretur à morbo
valetudo , ægerque lecto valediceret.

Hæc cùm ita fe haberent , convalefcenti vifum fuit exeunte menfe
Septembri Gabianum fe conferre , in natale fcilicet folum, ut vires
penitùs redintegraret , proindèque neceffariam ad fubigendas penitùf-
que eliminandas fuperftitis virulenti feminii latentes particulas , faciliùs tolerare poffet hydrargyrofin præviamque præparationem. Dixit
enim Chirurgo fe quam primum in hanc Urbem reverfurum ut ante
Brumam fatis effet temporis ftatutæ medicationi adminiftrandæ. Sed
promiffis non ftetit fortè ob gravem Autumni hujufce inclementiam
infolitafque inundationes, aut forfan propter æris neceffarii penuriam.
Intereà dum hæc prelo fubjacebant , accepi illum quatuor à difceffu
fuo menfibus fupremum diem obiiffe. Mortis caufam percontanti nar-
ratum mihi fuit eum febre maligna à pravo victu, eâque graviffimâ ,
cum tendonum fcilicet fubfultibus , fummaque linguæ nigredine &
afperitate intra novem dies interemptum fuiffe. Sed rem altiùs per-
crutari volens , ægroti cuftodem interrogavi quæ mihi retulit illum ,
nonnullis & fortè pluribus quam viginti ante febrim quâ de vitâ de-
ceffit diebus, laboraviffe duobus permagnis tumoribus in utroque in-
guine confpicuis , quorum alter in fuppuratum abiit , alter verò in
eodem ftatu ad mortem ufque permanfit , curam dirigente Chirurgo
Gabianenfi, chymiæ, ut aiunt, perito, fed rei venereæ, ejufque medicinæ, ut reor, ignaro, nec forfan opinante virus venereum in fanguine viri ferro privati virili parte, fyphilidique concipiendæ minimè
idonei aliquandiu fluitare poffe, virulentos dein bubones excitaturum.

70. Les Fiévres doubles tierces de mauvais caractère ne fe montrèrent que dans le mois d'Août ; deux mois auparavant il avoit

paru des Fiévres tierces intermittentes & quelques doubles tierces continuës, mais ordinaires ; & cela en des perfonnes qui étoient arrivées malades de leurs Campagnes & qui n'avoient pas communiqué enfemble. Les doubles tierces malignes attaquèrent indifféremment ceux qui étoient à leur Campagne & ceux qui avoient refté à la Ville. Il nous vint même un de ces Malades de quatre lieuës au-delà de Montpellier ; mais quoique bien des gens ayent été attaqués de ces Maladies, il n'y a jamais eu deux Malades dans une même maifon, & ceux qui les fervoient n'en ont pas été infectés. D'où l'on doit inférer que des exhalaifons, foit *terreftres*, foit *animales*, n'avoient eu aucune part à la production de ces Maladies, & que les mauvaifes qualités de l'air ou le mauvais régime, ou plûtôt ces deux caufes enfemble avoient été les feuls agents qui les avoient fait naître.

Ces Maladies fe déclaroient d'abord à la manière des Fiévres intermittentes ; mais on s'appercevoit bientôt qu'elles en étoient fort différentes, foit par rapport à leurs paroxifmes qui revenoient chaque jour, ou même, mais rarement, deux fois dans un jour, foit par rapport à la Fiévre qui s'étendoit d'un paroxifme à l'autre, foit enfin par rapport à d'autres fymptômes qu'on rapportera dans la fuite. Leur caractère effentiel participoit auffi beaucoup plus de celui des Fiévres continuës-putrides-malignes, que de celui des Fiévres intermittentes, même dans ceux qui peu de jours auparavant avoient eu de fimples accès de Fiévre tierce ; car quoique dans le plus grand nombre de ces Malades la plûpart des Redoublements fuffent précédés d'un refroidiffement des extrémités, & d'un froid très-fenfible dans quelques-uns, toutefois le Kinkina donné en affez grande dofe dans le relâche de la Fiévre & après des Saignées & des Purgations réïterées, non feulement ne fut d'aucun fecours, mais il fit même plus de mal que de bien, en forte que je fus obligé de le faire retrancher des Médecines de quelques-uns de mes Malades dans lefquelles on le mettoit en infufion. D'où je concluds qu'outre la *Cacochylie* qui s'étoit formée dans les premières voyes, & qui avoit infecté & épaiffi la maffe du fang, il falloit encore reconnoître dans l'Eftomach & dans quelques autres Vifcères du bas-ventre une légère *Phlogofe*, à laquelle le Kinkina eft toûjours plus contraire qu'utile, comme l'a fort bien obfervé *Sydenham* *.

La Salivation fut un fymptôme commun à tous ces Fébricitants ; mais elle parut plûtôt & en plus grande abondance dans les uns, & plus tard & en moindre quantité dans les autres, & ne fut pas dans tous d'une égale durée. Pour la longueur de la Maladie, elle fut prefqu'égale dans tous ceux qui en furent attaqués : car perfonne ne fut bien guéri qu'après le quarantième jour ; & ceux qui dès le com-

1745.

* *Epift. Refponf.* *ad* Rob. Brady.

mencement ne voulurent point prendre un Vomitif, ou qui à raison de leur mauvaise poitrine ne purent point le prendre, & qui rejettèrent par en haut leurs Médecines, furent beaucoup plus maltraités que ceux qui après les Saignées nécessaires, furent d'abord vuidés par en haut & qui rendirent bien par embas leurs Médecines. Les autres symptômes de cette Maladie, soit communs, soit particuliers, seront détaillés dans les exemples que nous allons rapporter. On y verra aussi la manière dont ces Fiévres furent traitées.

A l'égard de la Salivation, je jugeai qu'elle dépendoit d'une cause semblable à celle qui produit la Salivation des femmes enceintes dans les premiers mois de leur grossesse, c'est-à-dire, d'une légère *Phlogose* de l'estomach jointe à un épaississement de la masse du sang ; car on remarquoit aussi dans ces Malades, comme dans les femmes grosses, des cardialgies, des naufées, des vomissements.

71. Mademoiselle de B. dont nous avons parlé plus d'une fois dans le Volume précédent*, fut la première que je vis attaquée de cette sorte de Fiévre. C'étoit au commencement du mois d'Août, & il y avoit d'autant moins lieu de s'attendre à une pareille attaque, que cette Demoiselle âgée déja de 75 ans ne sortoit pas depuis quelque temps de sa maison à cause de ses infirmités, & qu'elle ne s'écartoit guère du régime que je lui avois prescrit. Je ne dissimulerai pas même que les premiers jours je fus en suspens sur la nature de son mal, d'autant plus qu'à raison des obstructions dont elle étoit attaquée depuis long-temps dans les glandes du Foye & du Méfentere, d'un Cancer occulte qu'elle portoit à sa mammelle gauche, & de la Fiévre lente qu'elle trainoit depuis plus de deux ans, elle étoit sujette à de fréquents redoublements de Fiévre précédés de froid & quelquefois de vomissement. D'abord je crus que les nouveaux symptômes que je remarquois dans la Malade, provenoient d'une cause qui lui étoit particulière, & n'étoient qu'une suite de la disposition antérieure de ses Viscères ; mais la marche de sa Maladie conforme à celle des Maladies de quelques autres personnes que je vis presqu'en même temps, me fit bientôt changer de sentiment. Je compris que Mad. de B. étoit attaquée d'une Fiévre d'un mauvais caractère, épidemique & très-différente de la Fiévre *erratique* à laquelle elle étoit sujette.

Mad. de B. quoique née d'une mere Phthifique, avoit joüi d'un grand embonpoint jusqu'à l'âge de 60 ans. Il est vrai qu'elle n'avoit rien négligé pour entretenir cet embonpoint & pour se prémunir contre la Maladie dont sa mere étoit morte avant l'âge de 25 ans : elle avoit surtout pendant toute sa vie fait un grand usage du Lait ; mais elle étoit devenüe ensuite sujette à de fréquentes indispositions, & en dernier lieu elle avoit fort maigri. Le Lait même n'avoit pas peu

* P. 210 & 295.

contribué à déranger sa santé, parce qu'elle n'en avoit pas toûjours
usé avec toutes les précautions néceffaires. En vain dans les intervalles
des accès *erratiques* de sa Fiévre lente, elle effaya plufieurs fois de revenir
au Lait, foit d'anefle, foit de vache, foit entier, foit coupé & écrêmé, fon
eftomach ne pût jamais le fupporter, non plus que les Boüillons médici-
naux ni d'autres remèdes que je lui confeillai. Il fallut fe borner à un régime humeſtant & adouciffant ; & lorfque la Fiévre *erratique* revenoit, il fuffifoit d'avoir recours aux fimples Boüillons pendant quelques jours, aux Lavements à l'eau, & à une Médecine douce & légère.
Vers la fin de l'année dernière & au commencement de celle-ci il lui
étoit arrivé de vomir du fang caillé & noirâtre, & d'en pouffer par
les felles. Auparavant elle avoit été fujette à des vents & à un gonflement d'eftomach, & il y avoit fort long-temps qu'elle fe plaignoit
d'un battement d'artère à la région épigaftrique.

　Elle étoit dans un dégré déja bien avancé de fa Fiévre lente, lorfqu'au commencement du mois d'Août il lui furvint une augmentation
de Fiévre avec un vomiffement de matières aigres & avec une falivation des plus defagréables & des plus abondantes. Ce vomiffement &
cette falivation ayant duré pendant deux jours, pendant lefquels elle
ne prit d'autre Remède que quelque Lavement à l'eau, & fa bouche
étant devenuë fort pâteufe, je fus d'avis de la purger le 3. jour dans
le relâche de la Fiévre avec un doux Minératif dont une partie fut re-
jettée par en haut, & l'autre paffa affez bien par embas. Par ce moyen
le vomiffement & la falivation diminuèrent beaucoup ; mais la Fiévre
ayant augmenté vers le foir, la falivation revint auffi abondante, &
le vomiffement auffi fréquent qu'auparavant. Tout cela même étoit
précédé de rapports aigres, de hoquet, & accompagné d'une violente
pulfation à l'hypocondre droit, d'une dureté & d'une élévation dans
cette partie. J'ordonnai alors une petite Saignée (l'épuifement de la
Malade ne permettant point de fortes ni de fréquentes évacuations)
& une Potion abforbante & adouciffante dont elle ufa à cuillerées dans
l'intervalle des Boüillons. Je confeillai auffi une fomentation émolliente
qu'on appliqua fur la région épigaftrique & fur l'hypocondre droit.
Le lendemain elle prit un Lavement qui n'opéra prefque rien. Cependant la Fiévre alloit toûjours fon train, auffi-bien que la falivation &
le vomiffement. A la verité la Fiévre n'étoit pas violente, mais fes redoublements étoient marqués par un refroidiffement des extrémités,
& quelquefois par un froid fenfible, la falive étoit toûjours d'un fort
mauvais goût, tantôt fade, tantôt aigre, & les matières qu'elle rendoit étoient ordinairement aigres & quelquefois, mais rarement, amè-
res. Elle paffa ainfi cinq à fix jours, vomiffant tout ce qu'elle prenoit quelques moments, ou tout au plus deux heures, après l'avoir

pris, & ne rendant prefque rien par les felles & fort peu par les urines. Dans cet intervalle de temps je ne propofai point de Purgatifs, perfuadé qu'elle les rejetteroit fur le champ, & je n'employai que quelques doux Abforbants, la Ptifane de Chien-dent, & des Juleps légèrement anodyns : Remèdes dont elle n'ufoit qu'en fort petite quantité & avec beaucoup de repugnance par le défagrement qu'elle avoit de les rejetter. On continua les Fomentations ; les Lavements furent auffi réïterés quoiqu'ils ne fiffent aucun effet. Enfin fix jours s'étoient écoulés depuis fa Médecine, lorfqu'elle prit un Lavement qui la vuida beaucoup. Elle faliva moins ce jour-là, mais avec plus de peine, parce que fa falive étoit devenuë fort épaiffe & fort gluante. Elle ne vomit auffi qu'un peu dans la nuit & le lendemain. Le 10. jour elle fut purgée avec affez de fuccès ; cependant elle vomit encore un peu l'après-midi : mais la nuit fuivante elle fut tranquille & exempte de vomiffement & de falivation. La pulfation & l'élevation de l'hypocondre droit difparurent, & il n'y refta que la dureté profonde qu'on y fentoit avant la Maladie. Depuis ce temps-là la falivation ne reparut plus, & le vomiffement ne fe montra que fort rarement ; mais la Fiévre, quoique beaucoup moindre, ne laiffa pas de porter jufqu'au vingt-unième jour. Les Lavements furent continués & les doux Purgatifs furent encore réïterés en laiffant trois & quelquefois cinq jours d'intervalle de l'un à l'autre ; & comme la Malade fouffroit de temps en temps des douleurs d'eftomach, & qu'elle paffoit quelquefois les nuits fans dormir, il fallut avoir recours aux Gouttes anodynes, qui tantôt la foulageoient, tantôt ne produifoient aucun effet & n'empêchoient pas même qu'elle ne vomit quelquefois dans la nuit.

Après le ving-deuxiéme jour, la Malade dégoûtée des Boüillons, voulut effayer un léger potage, auquel elle ajoûta le lendemain un morceau de jeune volaille rôtie. Véritablement les redoublements avoient ceffé, & fon poulx étoit à peu près au même état qu'avant la Maladie *aiguë*. Mais elle fut bientôt obligée de renoncer à toute nourriture folide, quelque légère & modique qu'elle fut. La Fiévre augmenta, les redoublements reparurent, il fallut revenir à un doux Minoratif & le réïterer quelques jours après. En un mot ce ne fut qu'après le quarantième jour que je jugeai que la Fiévre fubintrante avoit ceffé.

On comprend prefque fans que je le dife, que la Maladie dont je viens de parler, accélera beaucoup le progrès de la Fiévre lente dont Mad. de B. étoit attaquée depuis long-temps. En effet quelques jours après, les mains, les pieds, les jambes, les cuiffes s'enflèrent, le vomiffement reparut quelquefois, les foibleffes arrivèrent. Elle fit du fang par les felles, & le vingtième jour après la ceffation préfumée de la Maladie *aiguë* elle expira.

Le Cadavre ne fut point ouvert, mais la Phthifie dont la Mere de 1749
Mad. de B. étoit morte, le Cancer occulte qu'elle portoit à fa mammelle, le Cancer ulceré dont j'avois vû mourir fa fœur douze ans auparavant, la Fiévre lente qui avoit précedé fa Maladie aiguë, la douleur pulfative qu'elle avoit fenti à l'hypocondre droit : tout cela ne me
permit pas de douter qu'il ne fe fut fait une fuppuration fourde dans
quelqu'une des glandes du Foye & peut-être du Méfentere & des
Boyaux, & que ce ne fut là ce qui avoit caufé fa mort.

72. Vers la mi-Août Mad. de B. fe trouva mal à fa Maifon de Campagne, & fon premier foin fut de retourner à la Ville. En arrivant
elle eut une efpéce d'accès de Fiévre, ce qui la détermina à fe faire
faigner dans le chaud de l'accès & à fe purger le lendemain dans le
relâche de la Fiévre avec une Médecine ordinaire qui paffa affez bien.
En même temps elle fe mit aux Boüillons pour toute nourriture. Le
jour de fa Médecine, le redoublement étant revenu vers les deux heures après midi, je fus appellé. Je la trouvai fort chaude & fort alterée : fon poulx étoit fréquent, mais peu élevé : elle avoit mal à la
tête & à l'eftomach : fes urines étoient rouges : elle avoit la bouche
pâteufe & la langue blanche. Je fus d'avis de revenir à la Saignée &
de lui faire prendre le lendemain une prife d'Ipécacuanha. La moiteur
qui furvint bientôt après qu'elle fut entrée dans le chaud de la Fiévre,
empêcha qu'on n'exécutât la Saignée. A l'égard du Vomitif, la Malade dit qu'elle avoit refolu de n'en point prendre de fa vie ; car quoiqu'elle eut paru toùjours fe bien porter, qu'elle eut même de l'embonpoint, & qu'elle ne fut pas fort avancée en âge, elle ne croyoit
pas cependant avoir une bonne poitrine, ajoûtant qu'elle avoit eu la
douleur de voir mourir pulmonique une de fes fœurs qui avoit beaucoup d'embonpoint. Dans le redoublement du lendemain, qui arriva
deux heures plûtôt que celui du jour précédent, elle fut faignée du
pied, & le quatriéme jour elle fut repurgée. Hors du redoublement
elle ne paroifloit prefque pas malade. Seulement elle fe fentoit un peu
abbatuë, & avoit fa tête un peu pèfante. Son poulx qui étoit naturellement profond & lent, n'étoit qu'un peu plus fréquent qu'il ne devoit être. Après le redoublement fuivant qui ne fut pas fort cenfidé-
rable, elle fut purgée pour la troifième fois. Après quoi voyant que
tout alloit en diminuant, je voulus tenter le Kinkina, dont je lui fis
prendre fix gros en trois prifes pendant le relâche de la Fiévre. Mais
le redoublement qui furvint le même jour vers les fix heures du foir,
ayant été plus fort qu'aucun des précédents, je ne crus pas devoir in-
fifter fur ce Remède. Il fallut réïterer la Saignée & revenir aux Purgatifs. Dès lors la maladie devint un peu plus férieufe. La Médecine, qui fut donnée le lendemain du redoublement, fut re-

jettée par en haut peu de temps aprés avoir été prife , & ce ne fut que par le moyen d'un Lavement que la Malade vuida beaucoup de matières auffi épaiffes que celles qui avoient été pouffées par la première Médecine. Cette évacuation même ne foulagea point la Malade. Le redoublement revint précédé comme les autres d'un peu de froid aux extrêmités , l'abbattement fut plus grand , la douleur de tête augmenta , le mal à l'eftomach fut plus confidérable , la falivation & le vomiffement furvinrent. On revint à la Saignée du pied , & on réïtera le lendemain fa Médecine qui n'eut pas un meilleur fuccès que la précédente. Heureufement les Lavements opéroient & évacuoient des matières bilieufes & très-fœtides ; les urines étoient auffi plus abondantes & plus claires qu'à l'ordinaire. Le vomiffement devint plus fréquent dans les redoublements. Pour la falivation , elle ne fut pas à beaucoup près auffi abondante que celle de Mademoifelle de B. mais elle dura plus long-temps. La Malade ne pouvant fe refoudre à prendre l'Ipécacuanha, on eut recours aux Potions abforbantes aufquelles on ajoûtoit du Sel d'Abfynthe & du Suc des Limons. Les Médecines furent encore réïterées , mais fans aucun fuccès. Les redoublements n'étoient pas violents , mais ils revenoient chaque jour , & la Malade avoit conçu tant d'averfion pour les Boüillons , qu'elle les rejettoit tous prefque fur le champ , & qu'il fallut avoir recours au jus de la viande rôtie qu'on lui donnoit tantôt tout pur , tantôt mêlé avec un peu de boüillon. On effaya auffi la Gelée , mais elle s'aigriffoit fur fon eftomach. On continua les Lavements qui faifoit toûjours couler des matières bilieufes. Malgré la longueur de la Maladie & le vomiffement prefque continuel , la Malade qui n'avoit pas entièrement perdu fes forces , ne paroiffoit pas du tout allarmée , fes redoublements n'étoient pas longs , & quand ils étoient paffés,elle écoutoit avec plaifir fes parents & fes amies , & entroit même quelquefois dans la converfation. Mais fatiguée de l'opiniâtreté de la Fiévre , du vomiffement, de la falivation & du flux d'urines qui duroient encore , & voyant qu'elle ne pouvoit retenir aucune Médecine , elle demanda elle-même le 29. jour de la maladie qu'on lui donnat un Vomitif. M. Maffon ayant été appellé fur le foir en confultation , il fut déliberé qu'on lui donneroit le lendemain matin 40 grains d'Ipecacuanha. Ce Remède fit plus qu'on n'en attendoit,quoiqu'on eut pris la précaution de donner la veille à dix heures du foir quelques grains de Corail & de poudre de Confection de Hyacinthe avec huit gouttes de teinture anodyne dans demi gros de Confection alkermès , & que par ce moyen la Malade eut été affez calme pendant la nuit. Le vomiffement fut violent & dura jufqu'à cinq heures & demie du foir , auquel temps on donna à la Malade fon Opiate abforbante avec les huit gouttes de

Teinture

Teinture anodyne ; ce qui ayant fufpendu un peu le vomiffement fans procurer aucun fommeil , le même Remède fut réiteré à dix heures & demie. A 11 heures la Malade vomit copieufement & s'endormit quelques moments après minuit. A 2 heures elle s'éveilla pour uriner & en même temps fe fentant défaillir , elle demanda qu'on lui donnât vîte un Boüillon. Sa foibleffe augmenta à un point qu'on fut obligé d'ôter le Traverfier de fon Lit , & de la laiffer étenduë tout de fon long. Le Vin, l'Eau des Carmes , le Lilium dans l'Eau de Fleurs d'O-range , & dans des cuillerées d'une Potion cordiale , tout cela fut employé intérieurement , tandis qu'on frottoit les narines & les tem-pes avec de l'Eau de la Reine d'Hongrie. La Malade ne perdit jamais entièrement connoiffance , mais elle fe fentoit toûjours défaillir , elle avoit la voix fort baffe , & ne pouvoit qu'à peine bégayer quelques paroles : fon poulx étoit fort abbatu , & s'éclipfoit même quelquefois. A 7 heures du matin elle fe trouva en état de recevoir pour la feconde fois le Viatique , après lequel on lui donna l'Extrême-Onction. Vers les 10 heures , après un court fommeil , elle eut encore une petite dé-faillance & paffa le refte du jour dans une efpèce d'étourdiffement. Sur les 4 à 5 heures du foir le nés , les mains & les pieds devinrent froids fans qu'il s'enfuivit une augmentation de Fiévre ; mais trois heures après elle eut un grand froid précédé de vomiffement & ac-compagné de tremblement , lequel froid dura près d'une heure. Tou-tefois la Fiévre ne fut pas violente & la Malade paffa la nuit affez tranquillement malgré le hoquet qui paroiffoit de temps en temps & qui difparoiffoit après une ou deux fecouffes. Le lendemain matin elle vomit encore un peu. Depuis trois jours elle n'avoit rien pouffé par les felles , mais après un Lavement ayant fait une grande quantité de bile avec quelques excréments fort durs , elle paffa affez bien le refte de la journée & ne vomit que vers les 11 heures du foir. Le redou-blement précédé d'une légère défaillance arriva deux heures après , mais il paffa bientôt , & la Malade fut en état d'être purgée le len-demain avec fuccès. Cependant le même jour elle eut deux redouble-ments , peu confidérables à la vérité par la Fiévre , mais remarqua-bles , l'un par un petit froid fuivi d'un peu d'élévation dans le poulx, & l'autre par un vomiffement copieux de glaires & d'une bile porra-cée , & par un grand froid avec tremblement qui dura près de trois heures. Le premier arriva après midi , & l'autre à huit heures du foir , mais la chaleur ni la fiévre n'ayant pas répondu au froid qui avoit précédé , la Malade s'endormit & fut fort tranquille le refte de la nuit & le jour fuivant , pendant lequel ayant pris trois Prifes d'Opiate compofée avec le Kinkina , les Petits Amers & le Sel d'Abfynthe à la dofe de dix grains chacun , qu'on incorpora avec le

T

Syrop de Chicorée compofé, elle pouffa cinq felles copieufes, qui la foulagèrent beaucoup. Depuis ce temps-là jufqu'au quarantième jour la Fiévre ne venoit plus que par bouffées, & après une autre Médecine la Malade commença à prendre un peu de nourriture folide ; mais quelques jours après, la Fiévre ayant reparu vers le foir, & la Malade fentant fon eftomach un peu chargé, il fallut revenir au Purgatif qu'elle vomit fur le champ, ce qui obligea à lui donner pendant trois jours demi drachme de Rhubarbe avec autant de Kina, Remède qui l'évacua affez copieufement, mais qui n'empêcha point que la Malade n'eut encore deux paroxifmes de Fiévre tierce intermittente bien caractérifés, pour la guérifon defquels, après une autre Médecine qui paffa affez bien, il fallut avoir recours au Kinkina en grande dofe ; après quoi la Malade fe rétablit, quoiqu'avec beaucoup de peine & fort lentement, en obfervant un grand régime, & en réïterant de loin à loin le Kinkina, foit en infufion, foit en fubftance & mêlé avec la Rhubarbe.

73. La Maladie de Mad. de S. quoique dans le fond la même que celle de Mad. de B. varia un peu dans fes circonftances. Ces deux Dames furent attaquées en même temps, mais leur état précédent avoit été bien différent. Mad. de B. avoit eu toûjours beaucoup d'embonpoint, & n'étoit pas fondée à craindre pour fa poitrine. Mad. de S. étoit fort maigre, & avoit eu toûjours la poitrine fort délicate : elle avoit même autrefois craché un peu de fang, & avoit fait enfuite quelques crachats purulents ; ce qui ne permettoit pas de douter que fes poulmons ne fuffent un peu tuberculeux : enfin elle avoit effuyé depuis peu une Fiévre tierce intermittente qu'elle avoit contractée à fa Maifon de Campagne, & qui avoit obligé d'en venir à la Saignée, aux Purgatifs & au Kinkina. Elle n'étoit pas même parfaitement bien rétablie lorfqu'elle tomba dans la Fiévre fubintrante. La Fiévre de Mad. de S. fut plus vive & avec des redoublements plus violents, mais qui furent fouvent fuivis d'une fueur abondante ; ce qui n'arriva pas à Mad. de B. Elle vomit quelquefois, mais beaucoup moins fouvent, elle fut auffi moins incommodée du hoquet & de la falivation, elle urina moins, & il ne lui arriva point de défaillance. Dès les premiers jours de fon mal elle eut fes Regles précédées de colique & de dévoyement ; ce qui obligea à différer les Saignées & à fe contenter de quelques Lavements adouciffants. Elle fut enfuite purgée bénignement, & faignée du bras & du pied ; mais on n'eut point recours au Vomitif par rapport à fa mauvaife poitrine. Il n'y eut que la première Médecine qui paffa fort bien & qui évacua beaucoup de bile, toutes les autres furent prefqu'entièrement rejettées par en haut, & ce ne fut que par le moyen des Lavements que la Malade fe vuida copieufement.

Les redoublements ayant ceſſé vers le quinſième jour , la Malade 1743. voulut abſolument prendre un peu de nourriture ſolide , quoiqu'elle ne fut pas tout-à-fait quitte de la Fiévre. Je fis tous mes efforts pour l'en détourner , & je ne manquai pas de lui faire connoître le danger auquel elle s'expoſoit. Mes remontrances furent inutiles. Cependant ce que je lui avois prédit arriva. Deux ou trois jours après les redoublements revinrent précédés d'un plus grand froid qu'auparavant & accompagnés d'une plus grande chaleur & d'un plus grand mal à la tête. Elle ſua , elle vomit , elle ſaliva. La ſurdité ſurvint. L'étourdiſſement ſuccéda quelquefois aux veilles opiniâtres. Il fallut revenir à la Saignée & aux doux Purgatifs dans leſquels on eſſaya de mettre un peu de Kinkina en infuſion , mais qui fut bientôt retranché ſur l'obſervation que je fis qu'il échauffoit & altéroit beaucoup plus la Malade que ne faiſoit le Vin Stibié à la doſe d'une drachme dans chaque verre de Médecine. Les légers Abſorbants & Anodyns furent employés de loin à loin. On continua les Lavements. La Malade ſe rebutta des Médecines , ſoit parce que quelquefois elle ne les retenoit pas du tout , ſoit parce qu'elle en rendoit toûjours par la bouche la plus grande partie ; & elle auroit pris volontiers un Vomitif. Je n'oſai point le lui donner tout pur ; mais dans le premier verre d'un doux Minoratif je fis mettre dix grains ſeulement d'Ipécacuanha en poudre qui fit un effet merveilleux par en haut. Quatre heures après on donna le ſecond verre qui opèra parfaitement bien par embas. Le terme de la Maladie étoit alors fort avancé , & depuis ce temps-là la ſalivation , les nauſées , le hoquet & le vomiſſement ne reparurent plus : les redoublements allèrent toûjours en diminuant ; & la Malade ayant été repurgée avec un ſimple Minoratif , fut bientôt entièrement hors de Fiévre. Le quarantiéme jour étoit paſſé lorſqu'elle commença de prendre un peu de nourriture ſolide , & quoiqu'elle ſe ménageât beaucoup dans ſon régime elle ne laiſſa pas huit jours après de retomber dans ſa Fiévre tierce intermittente ; mais par le moyen d'une douce Médecine & d'une Opiate fébrifuge & purgative elle parvint à fixer ſes accès. Enſuite par le moyen d'une infuſion de Kinkina dont elle uſa de loin à loin , & de bien d'autres Remèdes convenables à l'état de ſa poitrine dont elle a fait un long uſage , & qui en adouciſſant ſon ſang , ont procuré le retour de ſon évacuation périodique qui avoit été ſuſpenduë , elle s'eſt inſenſiblement rétablie.

74. Je vis en même temps bien d'autres perſonnes de l'un & de l'autre ſexe attaquées de la même maladie , parmi leſquelles il n'y eut pourtant point d'enfants ni de jeunes gens au-deſſous de vingt ans. Ces Malades n'eurent pas , comme ceux dont je viens de parler , beſoin de tant de menagements , auſſi coururent-ils moins de danger. Les

1745.

Saignées ni les Vomitifs ne leur furent point épargnés, & les Purgatifs opérèrent ensuite selon nos desirs. Il y en eut dont la Fièvre fut fort violente & qui rendirent même des vers par la bouche & par embas. D'autres furent tourmentés d'une Toux stomachale pour laquelle il fallut vers la fin de la Maladie réiterer un doux Vomitif. Quelquesuns eurent des convulsions au commencement des redoublements avec un essouflement qui leur ôtoit presque la respiration. Parmi tous ces Malades les uns ne salivèrent presque point, les autres ne salivèrent que fort peu & ne vomirent que fort rarement. Il y en eut deux qui après le vingt-deuxiéme jour furent tout-à-fait quittes de la Fiévre & qui ne furent pas obligés de se tenir exactement aux Boüillons jusqu'au quarantiéme. Mais quelque exact que fut leur régime, la Fiévre reparoissoit de temps en temps & il falloit réiterer les Purgatifs. Enfin après le terme de la Maladie presque tous eurent besoin du Kinkina ou en infusion ou en substance & mêlé avec les petits fébrifuges, ou avec de la Rhubarbe.

75. Vers la fin mois de Septembre je vis une fille de 14 à 15 ans qui n'avoit pas perdu la connoissance quoiqu'elle fut roide de toute l'épine du dos & du cou & qu'elle eut les dents serrées par la convulsion de la machoire inférieure. On l'avoit déja saignée du pied, & cependant rien ne s'étoit relâché. Elle ne remuoit ses bras qu'avéc beaucoup de peine & de douleur. Son visage devenoit quelquefois pâle, mais il reprenoit bien-tôt une couleur rouge, & son poulx étoit presque toûjours élevé, dur & fréquent. Je fis promptement réiterer les Saignées soit du bras soit du pied, & on les fit aussi abondantes que les forces de la Malade purent le permettre. J'eus recours à une Potion antispasmodique, à une boisson abondante, aux Lavements réiterés, au Vin Stibié mêlé avec l'Huile d'amandes douces; mais tous ces secours furent inutiles. La Malade mourut en moins de trois jours sans s'être vuidée par en haut ni par embas. Après la mort il coula du sang de la bouche & du nez. *An Tetanos?*

76. Vers la fin du mois d'Octobre je vis avec M. Masson deux personnes de consideration âgées l'une de 30 & l'autre de 56 ans, bien constituées d'ailleurs, qui après un dégoût de quelques jours causé par des peines d'esprit, étoient tombées dans la Jaunisse. Leur langue étoit blanche au commencement, mais elle devint ensuite un peu jaune, & leurs excremens blanchatres. A l'égard du poulx, il n'étoit seulement qu'un peu plus fréquent que dans l'état naturel. Le plus jeune de ces Malades fut saigné: il prit ensuite un Vomitif & après avoir été purgé avec une Médecine ordinaire il fut mis à l'usage de la décoction de Chelidoine dans le vin blanc, dont il prit trois verres par jour pendant une douzaine de jours. Il se repurgea à la fin, & par ce moyen il recouvra

V. River. obs. 6. cent. 1. Syden. sect. 4. cap. 7. M. de Tournefort, Hist. des Plantes tom. 1.

ſa couleur naturelle. A l'égard de celui qui étoit un peu plus âgé, comme il avoit pris pendant trois jours de ſuite du Kinkina avec de la Rhubarbe, qui l'avoit fort évacué, & qu'il ne voulut point prendre de Vomitif, nous fumes M. Maſſon & moi d'avis de lui donner la décoction de Chelidoine dans le vin blanc dont il uſa comme le Malade précédent pendant le même eſpace de temps. Il prit enſuite pendant quelques jours ſix grains de Rhubarbe avec autant de Safran de Mars apéritif & d'Iris de Florence, ce qui l'évacua conſidérablement & fit diſparoître ſa jauniſſe.

77. Il parut pendant l'Automne qui fut fort pluvieuſe quelques Fiévres malignes & quelques Fiévres putrides. Ces dernières Maladies furent accompagnées de ſueurs très-abondantes ; mais ni les unes ni les autres ne furent point funeſtes. Il ſurvint enſuite un froid prématuré qui aména des Pleureſies dont quelques perſonnes moururent. Enfin je vis dans le mois de Décembre un jeune homme de 15 à 16 ans atteint d'une indiſpoſition légère à la verité, mais peu commune, & un autre à peu près du même âge attaqué de la Petite-Verole. C'eſt par ces deux cas que je terminerai l'expoſition des Maladies de cette année. Qu'il me ſoit permis de rapporter le premier en Latin.

78. Puellarum pubertatem attingentium mammas tumere ac extuberare, ſeu, ut aiebant Antiqui, *ſororiare* nemini mirum ac inauditum, cum hoc, ut ita dicam, quotidianum ſit : quibuſdam etiam non ſine dolore levioriſque morbi ſpecie aliquando primitùs inflari inſtantibus catameniis frequenter audivi. Puerorum verò ad pubertatem accedentium mammulas inſtanti ſpermatis ſecretione pariter intumeſcere, ſeu, ut *Plauti* * verbis utar, *fraterculare*, ne mihi quidem à triginta quatuor annis Praxim exercenti videre contigerat, tum quia pauci forſan id incommodi genus patiuntur, tum quià Medico illud denuntiare non ſatagunt, præſertim cum nullum hinc aut perexiguum dumtaxat dolorem experiuntur. Quid quod altum etiam hac de re ſilentium apud Auctores Medicos, ſi *Paulum Æginetam* * excipias, qui poſtquam paucis ac ſatis oſcitanter hunc affectum deſcripſit his verbis, *Ὥσπερ ταῖς τηλύαις οὕτω κ̄ ταῖς ἄρρεσι περὶ τὸν τ̄ ἥβης χρόνον, οἱ μαςοὶ φυτῶνται κτ ποσόν ἀλλὰ τοῖς μὲν πλείςοις ὑποκαθίςονται πάλιν* ; i. e. *Quemadmodum fœminis, ita maſculis quoque pubertatis tempore mamilla modicè inſlantur, ſed pleriſque rurſus ſubſidunt :* hæc tantùm dein ſubjungit *in nonnullis ſumpto initio creſcunt pinguedine ſubnaſcente.* In quo caſu Operationem Chirurgicam proponit ipſo affectu longè intolerabiliorem, ut rectè meo quidem judicio, annotavit *Fabricius ab Aquapendente* *. At de poſtremo illo ſymptomate hìc non agitur : neque enim, quem vidi puerum annis ferè ſexdecim natum γυναικομαςὶς ſed παρθενικομάςῳ, ut ita dicam laborabat, cùm nec ambæ ejus

* *In frivolaria.*

* *Lib. 6. cap. 46. περὶ γυναικομάςων.*

* *Operat. Chirurg. Part. 2. c. 51.*

1745.

mammulæ nec multùm protuberarent, sed altera tantùm affici cœpisset tumore exiguo, phlegmonodæo-scirrhode ac gravem quique tactu exasperabatur, dolorem inferente, in quo ut verum fatear, statim mihi hæsit aqua, credidique primo intuitu tumorem illum ad frigus præposterè susceptum referendum esse, donec à natu minimo Medicorum hujusce urbis paulò post accepi illum quoque aliquot ante annos mammis doluisse, brevique convaluisse, quod cùm ea quæ puellis in pubertate eveniunt, mihi in mentem revocasset protinùs suspicatus sum eundem pueri istius ac puellarum quarum mammæ *sororiant*, affectum esse, videlicet mammulas ejus *fraterculare*.

Intereà cùm tumor ille applicitis linteis modicè calentibus debitoque regimini non cederet, dolorque in dies ingravesceret, tundendam venam præcepi, tametsi nulla febris adesset nec à sanorum victu puer recessisset, postridièque exhibendum purgans minorativum ad phlogosin compescendam tollendosque luxuriantes humores & à parte affecta avertendos. Quibus auxiliis mitiore admodùm facto dolore puer solitis absque ulla noxa vacavit officiis. Neque mea me fefellit opinio, aliquot namque post dies alia pueri istius mammilla paululum intumescere ac dolore modico tentari cœpit, altera interim subsidente. Quocircà puerum rursùs bono animo esse jussi, eique victum tenuem ac humectantem continuandum, mammillasque adversùm frigus continuò muniendas consului, affirmans brevi hæc incommoda penitùs desitura esse. Dolor quidem ac phlogosis citò evanuerunt, verumtamen licet quatuor hinc elapsi sint menses, remanet adhuc sub utraque mammula velut tenuis verticillus, seu tuberculum quoddam rotundum cujus centrum occupat papilla, quod nisi sensim resolvatur ac spontè retrocedat, illud verno tempore remediis internis aggrediemur, diluentibus scilicet ac demulcentibus nec non leviter aperientibus, in subsidium quoque, si opus est, accersitis parcioribus quibusdam illitibus mercurialibus, ut spissa ac in mammis concreta lympha, si fieri possit, liquefiat & in auras per *diapnoen* diffluat, aut in sanguinem per propria vasa resorbeatur.

79. Je ne croïois pas d'avoir occasion en 1745, de voir de Petite-Verole, lorsque quelques jours avant les Fêtes de la Noël je fus appellé pour le Fils de M. Dejan du Lieu de Vendrès, qui étudioit en cette Ville. On me dit d'abord qu'il n'avoit pas eu la Petite-Verole, & qu'il avoit déja pris une Potion cardiaque & vermifuge : mais comme il se plaignoit d'un grand mal de tête, qu'il avoit la Fiévre avec des nausées, & que sa langue étoit devenuë blanche, je le fis saigner & je lui ordonnai un Vomitif pour le lendemain matin. La Petite-Verole ayant paru dans la nuit, & le Malade ayant vomi copieusement avant qu'on lui apportât son Remède, il ne le voulut

point prendre , non plus que la Médecine qu'on lui avoit préparée
pour le jour suivant. De sorte qu'il fallut se borner à un Lavement
laxatif qui l'évacua beaucoup. La Petite-Verole qui se trouva du
genre des *discretes* parcourut tous ses temps sans autre accident qu'un
peu d'enrouement avec une Fiévre médiocre qui dura jusqu'au quin-
tième jour ; en sorte qu'il ne fut besoin que de tenir le Malade aux
Boüillons , de lui faire user d'une Ptisane adoucissante & de quelques
Juleps anodyns , de lui tenir le ventre libre par le moyen des Lavements donnés de loin à loin & de le purger vers le déclin de la Maladie avec une Médecine ordinaire.

J'ajouteray que dans les mois de Fevrier & de Mars de cette année
1746 j'ay vu deux enfants chez M. Masmejan & trois chez M. Gausy
attaqués de la même espèce de Petite-Verole , & qui se sont tous parfaitement bien tirés d'affaire par le moyen d'un Régime exact & de
quelques Lavements après avoir été , les uns saignés dès le commencement & évacués par le moyen d'un Vomitif & d'un Purgatif , &
les autres purgés seulement avec une Médecine ordinaire. Je n'en ai
point vu encore dans les Hôpitaux ; d'où l'on peut inférer que cette
Maladie n'a pas fait heureusement jusqu'ici de grands ravages , &
qu'il y a bien de l'apparence qu'elle n'en fera pas davantage.

Conclusion.

80. De tout ce qui a été rapporté , soit dans ce Volume , soit dans
le Volume précédent , & de ce que j'avois observé depuis l'année
1712 que je commençai à pratiquer la Médecine , ce qui forme une
suite d'Observations de trente-quatre années révoluës : de tout cela ,
dis-je , il résulte , 1°. que le caractere essentiel des Maladies *aiguës*
que l'on observe dans ce Pays, est toûjours le même , & qu'il faut
par conséquent le combattre toûjours par la même Méthode générale
que nous avons cy-devant exposée. 2°. Que les différents symptômes
qu'on remarque quelquefois dans ces Maladies ne supposent pas un
changement de nature dans leur caractère , mais un changement de
modification , un différent degré de force ou d'activité , & qu'ils ne
demandent pas par conséquent une manière de traitement entièrement
différente de celle qu'on a coûtume de suivre , mais seulement quelques légers changements dans l'application de cette Méthode générale.

81. Il résulte aussi que les Maladies *aiguës* qui ont regné ici depuis
1712 jusqu'à présent , ont été parfaitement semblables à celles qui
avoient été observées par *Hippocrate* & par tous les autres Médecins
qui nous ont précédés , & que l'on peut sans vouloir faire le devin ,   * *De morb. epid.*
ni passer pour plus habile que *Sydenham* * , qui a terminé ses Obser-   *sect. 5. cap. 6.*

vations en difant que celui-là feul qui connoît toutes chofes , fçait quelles feront les Maladies qui paroîtront à l'avenir , *qui poft fequentur morbi , folus novit qui novit omnia* : que l'on peut , dis-je , fans temerité avancer qu'il regnera à l'avenir des Maladies pareilles à celles qui ont regné par le paffé , & que leur caractère effentiel fera le même. Il y a plus. On pourroit par les Regles qu'a données M. Bernoulli * démontrer que la probabilité que nous avons que cela fera ainfi , eft auffi grande qu'aucune probabilité donnée.

** Tract. de Arte conjectandi.*

Je ne fuis pas même feul de ce fentiment : un grand nombre de très-habiles Médecins m'ont prévenu là-deffus. *Bellini* * ne feint point d'avancer que toutes les Fiévres qu'on pourra obferver , foit continuës, foit intermittentes , feront femblables à celles qu'il a décrites , ou pourront être rapportées à quelqu'une de leurs efpèces. *Baglivi* * va encore plus loin : fi l'on compare , dit-il , les Obfervations d'Hippocrate avec celles de fes Defcendants , on verra que la nature & la marche de toutes les Maladies font aujourd'hui les mêmes qu'elles étoient autrefois : *fi* Hippocratis *aphorifmos , præfagia , coacas , &c. cum pofterorum obfervationibus comparaveris , quæ fuit fuperioribus faculis eandem nunc effe morborum naturam , & eodem ac olim ordine procedere illorum periodos liquido conftabit.* D'où il conclud que la Médecine , loin d'être incertaine & mal étayée , comme on le prétend , eft fondée fur des Regles fures & confirmées par un long ufage. *Ex his omnibus deduci jure merito poterit , Medicinam non adeò incertam effe , nec adeò levibus , ut vulgò putant , innixam fundamentis , fed ex Regulis certis multoque ufu confirmatis pronunciare.* Car enfin , continuë-t-il , les Obfervations qui font le fondement de l'Art , ont pour fujet le Corps humain , dont les mouvements , foit naturels , foit contre nature , ont une origine immuable & des périodes reglées & conftantes ; d'où il conclud encore qu'il faut que les Maximes de la Médecine fondées fur ces Obfervations foient certaines & perpétuelles. *Obfervationes namque , quæ caput artis funt , pro fubjecto habent humanum corpus , cujus motus five naturales five morbofi originem habent ftabilem & periodos regulares & conftantes : undè & Medicina dogmata talibus fuperftructa obfervationibus , fieri vix poteft , quin certa fint & perpetua.*

** De febrib. prop. 34. & 35.*

** Prax. Med. lib. 1. cap. 2. §. 7.*

Baglivi penfoit donc que la nature des Maladies feroit la même à l'avenir qu'elle étoit de fon temps & qu'elle avoit été par le paffé , autrement il n'auroit pas pu avancer que *les Maximes de la Médecine font certaines & perpetuelles.* Mais Mrs. *Chirac , Lifter* & *Freind* font encore plus decidés fur cette matière. Dans tout fon Traité des Fiévres malignes , M. *Chirac* ne parle que du caractère conftant & invariable de ces Maladies. Le célébre *Lifter* * regarde comme des reveries & de

** Exercit. Medic. de Hydrop.*

pures

pures fictions tous ces nouveaux genres de Maladies *épidemiques* qu'on prétend qui naissent toutes les années, & traite de vains & d'inutiles les soins que se donnent ceux qui ne veulent pas s'en tenir aux Descriptions que les Anciens nous en ont laissées. *At nova (inquies) Morborum genera & epidemica quot annis oriuntur : illa autem*, replique-t-il, *annua proles, cerebri vacui imaginatio & mera figmenta sunt. Veteribus attendant velim, ubi ea multò accuratiùs depicta & in species diducta habebunt ; ut eorum vana & supervacua diligentia sit.* Enfin, M. *Freind* * avance hardiment que les Fiévres sont des Maladies communes à tous les Climats & aux siécles passés & à venir, qu'en tout temps il en a paru de semblables à celles qu'*Hippocrate* a décrites & qu'il en paroitra de même à l'avenir : ainsi que le prouvent les Ecrits de tous les Médecins, & surtout de *Sydenham*. *Febres*, dit-il, *omnibus æquè terrarum partibus, omnibus æquè sæculorum ætatibus communes*... *Febres*, *his quas delineat* Hippocrates, *nequaquam absimiles*, *& orta sunt omni tempore, &, credo, orientur : quod ex omnium Auctorum, præsertim è* Sydenhami *scriptis evincitur.*

* De febrib. comm. 1. pag. 6.

82. Il resulte enfin que dans le traitement des Maladies *aiguës* qui paroitront à l'avenir, on ne sera point obligé de tâtoner, ni de hazarder aucun Remède équivoque, & qu'il suffira d'avoir recours à la Méthode générale & raisonnée que nous avons suivie, observant de l'adapter aux différents temps de ces Maladies, de la proportionner à leurs différents degrés, & d'en varier seulement un peu l'application selon le Climat, la Saison de l'année, l'âge, le sexe, le tempérament & la manière de vivre des Malades.

Remarques.

83. Pour raisonner juste sur les Maladies *aiguës*, je crois 1°. Qu'il faut les distinguer en différentes *Familles*, & chaque Famille en différents *genres* ou *espèces*, à peu près comme les Botanistes distinguent les Plantes en différentes *Classes* ou *Familles*, & chaque Classe en divers *genres* qui comprennent sous eux différentes *espèces*, ou peut-être encore mieux, comme les Géomètres distinguent les Courbes Algebriques en diverses *Familles* & chaque Famille en différents *genres* ou *espèces*. 2°. Qu'il faut se représenter que comme chaque Famille de Plantes a un caractère distinctif pris de quelques-unes de leurs parties essentielles, lequel convient à tous les genres & espèces de Plantes de la même Famille, ou comme chaque Famille de Courbes a un caractère distinctif exprimé par une Equation générale qui comprend tous les genres des Courbes de la même Famille, de même chaque Famille des Maladies *aiguës* a un caractère essentiel déterminé

V

par un vice ſpècial des parties fluides & ſolides du Corps humain, duquel vice dependent toutes les eſpèces de Maladies de la même Famille. 3°. Qu'il faut penſer que comme le caractère diſtinctif de chaque Famille de Plantes eſt conſtant & invariable, & qu'il ſera par conſéquent à l'avenir & ſous quelque Climat que ce ſoit, le même qu'il eſt aujourd'hui & qu'il a été par le paſſé, de même le caractère eſſentiel de chaque Famille des Maladies *aiguës* eſt conſtant & invariable, & qu'il ſera par conſéquent à l'avenir & dans toutes les Regions de la Terre le même qu'il eſt aujourd'hui & qu'il a été par le paſſé. Car enfin, pourquoi la Nature ſeroit-elle moins uniforme dans la production des Maladies *aiguës* que dans la production des Plantes ? Seroit-ce parceque les Plantes ſont des Corps organiſés, des ſubſtances vivantes, & que les Maladies ne ſont que des modifications, des manières d'être des corps animés ? Mais ces modifications, ces manières d'être ayant eu toûjours & devant toûjours avoir pour ſujet les mêmes corps animés, & la manière d'agir des cauſes productrices de ces modifications ayant été toûjours & devant toûjours être la même, comme il ſeroit aiſé de le faire voir, elles ne doivent point, ces modifications, être ſeparées de leur ſujet, & on peut fort bien les regarder comme des ſubſtances vivantes, qui ont été toûjours & qui ſeront toûjours les mêmes. D'ailleurs les Maladies en elles-mêmes ou dans leur cauſe *conjointe* qui n'eſt autre choſe que les fluides & les ſolides affectés, ne ſont pas moins quelque choſe de ſubſtantiel que les Plantes, & n'ont pas moins qu'elles, leur naiſſance, leur accroîſſement, leur état & leur fin.

84. Si *Sydenham*, ce ſage & judicieux Praticien que nous avons appellé ailleurs l'Hippocrate Anglois, avoit conſideré les Maladies *aiguës* ſous ces points de vûë, s'il avoit eu égard à leur nature intrinſèque plûtôt qu'à leurs apparences extérieures, il n'auroit pas regardé comme nouvelles ou comme différentes toutes les Maladies de même genre où il remarquoit de nouveaux ou de différents ſymptômes, & il n'auroit pas donné occaſion à bien d'autres qui ſont venus après lui d'en juger de même. Il ne ſe ſeroit pas empreſſé d'annoncer comme nouvelle la Fiévre dont il donne la deſcription dans ſa *Schedula monitoria de nova Febris ingreſſu*, & dont le traitement, de ſon propre aveu, auroit pû convenir aux Fievres qui avoient paru les années précéden-

* Integr. Proceſſ.
in Morb. ferè
omn. curand.
*Hiſt. de l'Acad.
1719. p. 56.

tes. *Curationem*, dit-il, dans l'Abregé de ſa Pratique *, *Febrium horum annorum non attingo, quoniam methodo in Febre anni* 1685. *deſcriptâ curari eas potuiſſe Autumo.* Peut-être auſſi que le célèbre Hiſtorien de l'Académie-Royale des Sciences *, après avoir rapporté que dans les Dyſenteries de 1719, *l'Ipécacuanha s'étoit preſque deshonoré, & que le Chacril y avoit acquis beaucoup de gloire,* n'auroit pas ajoûté, *ce qui ne tire pourtant pas à conſéquence pour une autre année, car malheu-*

reufement il n'eft que trop certain que d'une année à l'autre les *Maladies qui ont les mêmes noms font différentes.* Il fe feroit fans doute contenté d'ajoûter , comme il a fait ailleurs * à l'occafion même des Dyfenteries fur les Obfervations de M. *de Juffieu. Nul Remède fpécifique pour une Ma- ladie ne l'eft pour toutes les efpèces de cette Maladie, & il y en a tel, qui eft excellent, & à qui on a fait dans la fuite du temps l'injuftice de le négliger ou de le méprifer , parcequ'on lui avoit fait d'abord l'honneur exceffif de le croire infaillible fans diftinction.* Remarque judicieufe & qui conduit naturellement à penfer qu'il n'y a d'autres Remèdes infaillibles que ceux que prefcrit une Méthode générale & raifonnée , une Méthode qui foit fondée fur des indications tirées du caractère effentiel des Maladies , une Méthode enfin qui embraffe leurs différentes efpèces , & qui aux Remèdes généraux joigne à propos les fpécifiques déja découverts.

Hift. de l'Acad. 1729. p. 28.

85. Ce que nous venons de dire de *Sydenham*, on peut l'appliquer à prefque tous les Médecins des Pays étrangers qui nous ont donné l'Hiftoire des Maladies qu'ils ont obfervées, auffi-bien qu'aux *Boër-haave* & aux *Hoffman* (*Frider.*) à ces rares Génies qui ont d'ailleurs fi bien merité de la Médecine , & dont les Ecrits meritent de paffer jufqu'à la pofterité la plus reculée. Car ils ont cru les uns & les autres que le caractère des Maladies *épidemiques* n'étoit pas toûjours le même , & qu'il ne demandoit pas toûjours le même traitement , ainfi qu'il feroit aifé de le faire voir fi nous voulions rapporter ici quelques paffages de chacun de ces Autheurs ; mais comme cela nous meneroit trop loin nous nous contenterons d'introduire ici Mrs. *Boër-haave* & *Hoffman*. Voici comme s'exprime le premier. *Notandum Morbos fluidorum hactenus defcriptos , licet iidem appareant nomine, fignis , &c. tamen in indole tecta , fanandi methodo requifita fapè immenfum differre, adeòque requirere aliam medelam, alia medicamenta , &c.* Le fecond après avoir obfervé que les Maladies épidemiques doivent être rapportées aux vices de l'Air & aux exhalaifons étrangères qui y font contenuës , ajoûte*. *Quia verò harum mutationum aëris magna eft differentia , neque unius ejufdemque femper indolis funt inordinata aëris conftitutiones & exhalationes in eo contenta noxia , qua diverfiffimo fapè genio & moribus incedunt , accidit, ut non una femper methodo curationem recipiant , fed qua uno tempore prorfunt remedia , alio noceant.* Au refte loin de combattre *Sydenham , Boërhaave , Hoffman , &c.* Nous aurions foufcrit volontiers à leur décifion fi nous n'avions eu en notre faveur les fuffrages de Mrs. *Chirac , Lifter , Freind , &c.* & fi la raifon & nos propres obfervations ne nous en avoient empéché.

Aph. de cogn. & cur. morb. §. 1404. & feq.

Med. rat. fyft. t. 2. Pathol. part. 1. cap. 6. §. 7. in fchol.

86. Il feroit inutile de répeter ici ce que nous avons rapporté ci-deffus de ces derniers Autheurs, il fuffira de faire voir que la raifon

& nos propres Obſervations nous ont convaincu, que le caractère
eſſentiel des Maladies *aiguës* d'une même *Famille* eſt ici toûjours le
même, & qu'il faut toûjours le combattre par une Méthode fondée
ſur les mêmes Régles générales. D'où il ſera aiſé de conclure qu'il en
eſt de même ailleurs, & qu'ici & ailleurs il en ſera de même à l'avenir.
Mais pour abréger, nous n'examinerons ici que trois de ces *Familles*,
ſçavoir, les Fiévres *humorales continuës aiguës*, les *Pleureſies* & les *Dy-*
ſenteries, perſuadés que ce que nous dirons du caractère de ces Maladies qui ſont les plus fréquentes des *Epidemiques*, pourra aiſément
s'appliquer aux autres Maladies *aiguës* reconnuës pour *Epidemiques*.

87. Je ne ferai pas ici la deſcription des Fievres *humorales continuës*
aiguës, ceux qui n'auront pas eu l'avantage de lire les ſçavantes Diſ-
ſertations que M. *Fizes* Profeſſeur Royal en l'Univerſité de Médecine
de Montpellier vient de publier ſur ces Maladies, pourront conſulter
les Ecrits de *Bellini*, de M. *Gourraigne*, &c. ſur cette matière. Je

V. *River. Chirac.*
Junck. Nenter.
&c.

dirai ſeulement que je regarde avec un grand nombre d'habiles Médecins les Fiévres *putrides*, les Fiévres *malignes pourprées* ou non *pour-*
prées, les Fiévres *peſtilentielles*, comme des Maladies qui appartiennent à une même *famille*, & qui ne ſont par conſéquent que des
eſpèces différentes d'une même Maladie; & cela parce que la même dépravation des humeurs portée à un degré plus ou moins haut, & la
diſpoſition inflammatoire de différents vaiſſeaux plus ou moins forte,
ſont capables de produire toutes ces eſpèces de Fiévres *aiguës*. Pour s'en
convaincre on n'a qu'à lire les Traités des Fiévres que nous venons
d'indiquer, & l'on verra que les cauſes *conjointes*, *prochaines* ou *im-*
médiates de toutes ces eſpéces de Fiévres *aiguës* peuvent aiſément être
reduites à l'identité, comme il ne ſeroit pas difficile de raméner à l'u-
nanimité les ſentiments propoſés par les Autheurs de ces Traités ſur
ces mêmes cauſes, quelque différents qu'ils paroiſſent à certains
égards.

88. Mais d'où vient, dira-t-on, tant de différence dans les apparences extérieures de ces Maladies? D'où vient, par exemple, que la
même eſpéce de Fiévre, cette eſpèce ſur-tout à qui on a donné le nom
de *maligne* ſe préſente tantôt ſous une forme, tantôt ſous une autre,
ce qui lui a fait donner les noms de *petechiale*, d'*éréſipelateuſe*, de
dyſenterique, de *comateuſe*, &c? D'où vient encore que dans quelques-unes de ces Fiévres la Nature ſemble affecter certaines voyes de
terminaiſon, & que dans les autres elle ſemble s'interdire ces mêmes
voyes & s'en frayer d'autres toutes différentes? Ne ſont-ce pas là des
preuves certaines du génie différent de ces ſortes de Fiévres, comme
l'a cru *Sydenham*? Pour reſoudre ces difficultés, on n'auroit qu'à recourir aux Traités des Fiévres que j'ai cités, & ſur-tout au Traité des

Fiévres Malignes & Peftilentielles de M. *Chirac*, où l'on trouveroit tous ces différents fymptômes déduits en détail des mêmes caufes ; mais on aimera peut-être mieux en trouver ici une folution abrégée.

89. Pour expliquer la diverfité prefqu'infinie des différents accidents qui ont accoutumé de furvenir aux Fiévres malignes, & qui fouvent fe reffemblent fi peu les uns aux autres que d'habiles Médecins ont cru qu'ils formoient des Maladies de différent caractére, nous n'aurons pas recours aux différentes modifications de la matière morbifique qui les caufe, aux différents dégrés d'altération de cette matiére & des humeurs qu'elle infecte ; cela nous meneroit trop loin. Nous ne confidererons ici que l'embarras, la *phlogofe* ou la difpofition inflammatoire des Vaiffeaux de quelqu'une des parties intérieures, qui accompagne ou qui fuit toûjours de près la dépravation des Humeurs. Cette caufe, toute fimple qu'elle paroit, comme le remarque fort judicieufement M. Sylva * dont nous rapporterons ici, à peu de chofe près, les propres expreffions, fuffira pour cela, parcequ'elle peut prendre diverfes formes & qu'elle peut fe diverfifier en mille manières. Car 1°. l'engagement d'une partie intérieure peut être *phclgmoneux*, *œdemateux*, *éréfipelateux*, ou bien *phlegmoneux* & *œdemateux*, *phlegmoneux* & *éréfipelateux*, *éréfipelateux* & *œdemateux*, fuivant la différente conftitution du fang qui le caufe ; & il doit par-là produire des accidents très-différents. 2°. Cet engagement peut occuper différentes parties & avoir fon fiége dans les Membranes qui les enveloppent, ou dans leur fubftance, au haut, au milieu, à la bafe, &c. Cela fuffit pour donner lieu à de différents fymptômes. Enfin cet engagement peut varier & par rapport à l'étenduë qu'il occupe & par rapport au dégré où il eft porté. C'eft une nouvelle raifon qui doit attirer dans les Fiévres malignes des accidents très-différents. En effet des différentes modifications des *phlogofes* internes, de leur différent dégré, de leur fiége, de leur étenduë, on pourra aifément deduire toutes les différentes formes fous lefquelles les Fiévres malignes ont pu jufqu'ici ou pourront à l'avenir fe préfenter en différents Sujets, en différentes Saifons, en différentes années, & en différents Pays.

A l'égard des différentes voyes par lefquelles la Nature tend à fe délivrer du fardeau qui l'accable dans ces Maladies, elles ne marquent qu'une différente difpofition dans les Organes de ceux qui en font attaqués & un différent degré de fluxilité de la matière morbifique, une différente modification accidentelle de cette matière, & non un caractère effentiel différent. Du refte tout ce qu'on dit de la prédilection de la Nature pour terminer quelques-unes de ces Maladies par les Sueurs, d'autres par les Hémorrhagies, celles-ci par les Urines, celles-là par les Déjections : tout ce qu'on dit de fes différents penchants en différentes années & en divers Pays : tout cela, dis-je, je le regarde comme des idées peu exactes. En tout temps & par-tout, soit en santé, soit en Maladie, la Nature tend à procurer toutes les secrétions & les excrétions nécessaires à la dépuration du Sang ; & si dans les Maladies dont il s'agit ici, ces secrétions & ces excrétions se font quelquefois plus abondamment par de certaines routes que par d'autres, c'est de la modification accidentelle des Humeurs dépravées, & de la disposition accidentelle de certains Organes que cela dépend.

90. Pour prouver maintenant que le caractère essentiel de ces Fiévres étoit autrefois & qu'il sera à l'avenir le même dans tous les Pays, je n'ajoûterai que deux Reflexions. 1°. Nous observons qu'à l'égard de ces Maladies le plus grand nombre des signes pronostiques indiqués par *Hippocrate* se verifient tous les jours non-seulement dans ces Contrées, mais encore dans les Pays étrangers comme nous l'apprennent les Ecrits des Médecins qui y pratiquent la Médecine ; & *Hippocrate* nous assure qu'en chaque année & en chaque Saison les Signes salutaires sont de bon augure, & les Signes funestes de sinistre augure, non seulement dans la *Libye*, mais encore à *Delos* & dans la *Scythie*, c'est-à-dire, dans toutes les Parties de la Terre alors connuës :

V. Lib. Prænot. versus finem.

ὅτι ἐν παντὶ ἔτει ϰỳ πάσῃ ὥρῃ τά τε ϰαϰὰ ϰαϰὸν σημαίνει, ϰỳ τὰ χρησὰ ἀγαϑόν· ἐπεὶ ϰỳ ἐν Λιϐύῃ, ϰαὶ ἐν Δήλῳ, ϰỳ ἐν Σϰυϑίῃ, φαίνεται τὰ προγεγραμμένα ἀληϑεύοντα σημεῖα. D'où il suit qu'aujourd'hui les causes *conjointes* de ces Maladies doivent être les mêmes dans tous les Climats qu'elles étoient autrefois, puisque les mêmes Signes pronostiques ou les symptômes qui sont produits par ces causes & sur lesquels sont fondés ces Signes, sont également par tout & en tout temps les uns de bon & les autres de mauvais augure, & que ces causes seront toûjours les mêmes à l'avenir, si l'on en doit juger par le passé, ainsi que nous l'apprennent les Règles de l'*Art de conjecturer*. 2. Il conste par les Ecrits du plus grand nombre des Médecins Grecs, Latins, Arabes, François, Allemands, Anglois, &c. qu'on combattoit autrefois ces Maladies par les mêmes moyens, à-peu-près, avec lesquels les combattent aujourd'hui ceux qui suivent les Règles fondamentales de Pratique que je crois avoir démontrées *:

* V. cy-dessus p. 56. & suiv.

Preuve certaine que leur caractère essentiel étoit autrefois le même qu'il est aujourd'hui ; & qu'il sera aussi le même à l'avenir. Pour ne pas fatiguer nos Lecteurs par une foule de passages, nous ne rapporterons que ce que dit *Allen* * de la Méthode dont se servoit *Donckers* dans le traitement de la Fiévre maligne pourprée &

* .Abregé de la Med. Pratiq. tom. 1. p. 80. & suiv.

épidémique qui se repandit vers l'année 1673. dans la Ville & le Territoire de Cologne. ,, Il faut selon *Donckers* commencer la Cure de ,, cette Maladie par la Purgation, à moins que quelque symptôme pres- ,, sant ne s'y oppose ; mais lorsque cette Fiévre est accompagnée d'une

ardeur violente , il faut d'abord commencer par un Lavement, fai- "
gner enfuite , & faire prendre intérieurement les Remèdes *Antiphlo-* "
giftiques ; on doit même quelquefois réïterer la Saignée : les Purgatifs "
échauffants doivent être évités ; mais il eft à propos de mettre en "
ufage les Lénitifs. . . . La néceffité & les bons effets de la Purgation "
mife en ufage dans le commencement de la Maladie , ne font pas feu- "
lement autorifés par une raifon manifefte; mais j'en fuis tellement "
convaincu , dit encore *Donckers* , par ma propre expérience , fi fré- "
quemment réïterée , fi certaine & fi claire , qu'au cas qu'elle fut fauffe, "
ou qu'elle le pût être , je croirois que nulle expérience n'auroit ac- "
tuellement , n'auroit jamais eu par le paffé , & n'aura jamais à l'ave- "
nir aucune certitude. „ J'aurois pû auffi alleguer *Sydenham* , *Freind* ,
Pitcarne , &c. comme de grands Praticiens qui ne craignoient point de
pratiquer en Angleterre les Saignées & les Purgations ; mais leurs
Ouvrages étant entre les mains de prefque tous les Médecins , j'ai
cru qu'il fuffiroit de citer ici *Donckers* , dont l'Ouvrage * eft moins   * V. *Idea febr.*
connu pour faire voir que ces mêmes Remèdes étoient dernierement *petechial.*
en ufage en Allemagne.

91. On oppofera fans doute que le caractère effentiel des Fiévres
malignes n'eft pas toûjours le même , puifque leur caufe *materielle*
eft tantôt un fang ralenti, couëneux & prefqu'entièrement grumêlé, ou
une *Stafe* , στάσις, tantôt un fang coulant & prefqu'entièrement diffous, ou une *Fonte* , διάχυσις, comme la différente confiftence du fang,
qu'on tire par les Saignées ou qui coule par les Hémorrhagies , ou
qu'on obferve dans les Cadavres , & les différents fymptômes de ces
Maladies femblent le prouver. Il eft vrai qu'à confulter les fens préferablement à la raifon , & à ne pas avoir égard aux différents périodes des Fiévres malignes , à leur naiffance , à leur progrès , à leur
terminaifon, il faudroit reconnoître un différent caractère dans ces
Maladies. Il y a plus. Il faudroit dans un même Sujet , fous un même Climat , dans une même conftitution d'Air & après les mêmes
caufes occafionnelles, reconnoitre deux différents caractères dans une
même Fiévre maligne , une *Stafe* au commencement & une *Fonte* à
la fin ; car il eft affez ordinaire de voir ces deux différents états du
fang dans ces deux différents temps de la même Maladie : en effet dans
tous ceux que nous avons vû perir des Fiévres malignes par une diffolution totale de la maffe du Sang & dont nous avons fait mention
dans le Volume précédent * , le fang qu'on leur tiroit au commen-   * *Pag.* 274,
cement étoit fort épais & fe cailloit d'abord dans les Palettes. Mais   280 *&* 281.
comme il feroit ridicule de reconnoître dans une même Fiévre ma-   291. *&c.*
ligne deux différents caractères , d'autant plus qu'on conçoit aifément
que la diffolution du Sang peut très-naturellement fuccéder à fa coa-

gulation par la feule action de la matière febrile aidée des forces vitales & fans l'intervention d'aucune nouvelle caufe, comme l'a fait
voir M. *Chirac* dans fon Traité des Fiévres malignes, il feroit auffi
tout-à-fait déraifonnable de regarder comme différents les caractères
des Fiévres malignes qui attaquent différentes Perfonnes en différents
temps & fous divers Climats. Que s'il arrive que dans de certains Sujets attaqués des Fiévres malignes le Sang paroiffe plûtôt diffous que
dans d'autres, c'eft à l'acreté du Sang naturellement plus grande dans
les uns que dans les autres, ou à l'activité de la matière febrile plus
grande en de certains temps qu'en d'autres, & non à fon différent
caractère qu'il faut l'attribuer.

92. Je ne m'arrêterai point à faire voir que les Climats ne différent pas effentiellement les uns des autres : je ne ferai pas voir non
plus que les Corps des Americains ou des autres Peuples ne différent
pas effentiellement de ceux des Européens ; ce feroit, ce me femble,
fe méfier un peu trop de la pénétration de mes Lecteurs. Je ne crois
pas auffi, après ce qui a été dit ci-deffus *, qu'il foit néceffaire de mettre ici en ligne de compte la différence des tempéraments. Il ne me
refte qu'à conclure que dans le traitement des Fiévres malignes, la
Méthode générale doit avoir lieu dans tous les temps & dans tous les
Climats, & qu'il n'y a que l'application de cette Méthode qui doit
varier un peu felon les différentes efpèces ou les divers degrés de ces
Maladies, & leurs différents périodes

93. Tout ce qu'on vient de dire des Fiévres malignes fe peut fort
aifément appliquer aux Pleurefies, aux Peripneumonies & aux Dyfenteries. Toutes ces Maladies reconnoiffent pour caufe *conjointe* une altération dans les Humeurs & un embarras, une *phlogofe* ou une inflammation des Vaiffeaux de telle ou telle partie folide,& les différences
qu'on remarque en elles auffi-bien dans la même année, dans la même Saifon & fous le même Climat, qu'en différentes années, en différentes Saifons & fous divers Climats : ces différences, dis - je, ne
marquent pas un différent caractère effentiel, mais une différente efpèce de *phlogofe*, un différent degré, un différent fiége, une différente étenduë, en un mot une différente modification de ce même
caractère ; comme il feroit aifé de le faire voir fi nous voulions entreprendre une explication détaillée de toutes les différentes efpèces
de ces Maladies. Aux différentes modifications du caractère effentiel
de la caufe *materielle* de toutes ces Maladies fuivant la différente difpofition du Sang & des Organes, il faut même ajoûter le différent
caractère de l'efprit, qui, comme l'a fort bien remarqué M. *De Sauvages* * après M. *Stahl* & plufieurs autres Médecins Anciens & Modernes, influë beaucoup fur le Corps: ,, Ainfi, *ajoûte-t-il*, dans les
Perfonnes

* Diff. Prélim. pag. 72 & 73.

* V. Ses Nottes fur la Statiq. des Anim. pag. 11 & 12.

Perſonnes d'un eſprit vif, emporté, pétulant, les mouvements criti- «
ques ſont vifs, turbulents, les efforts de la Nature ſont exceſſifs & «
outrés : dans les Perſonnes au contraire dont l'eſprit eſt paiſible, ré- «
glé, moderé, les efforts de la Nature ſont plus réguliers & plus mo- «
derés : ceux dont l'eſprit puſillanime & léger ſe trouble dans les Af- «
faires domeſtiques ſont ſujets à des délires, à des tremblements, &c. «

94. On demandera peut-être d'où vient que les Anciens diſtinguoient
les Pleureſies & les Péripneumonies en *ſanguines*, en *pituiteuſes*, en
bilieuſes & en *mélancholiques*, & qu'à leur exemple quelques Modernes * les diviſent en *ſanguines*, en *lymphatiques*, en *lymphatico-ſangui-*
nes, en *bilieuſes*, en *lymphatico-bilieuſes*, en *ſpaſmodiques*, &c. ? N'eſt-
ce pas le différent caractère de ces Maladies qui a obligé les uns &
les autres à leur impoſer différents noms & à leur aſſigner un traitement différent ? Nullement : car il eſt viſible que ces différentes dénominations ne marquent que les différentes modifications du caractère eſſentiel de ces Maladies : qu'elles ne déſignent qu'un embarras
formé dans quelques Vaiſſeaux de la Pleure, du Poulmon ou de quelqu'autre partie de la Poitrine par un Sang plus ou moins chargé de
parties globuleuſes rouges, ou de parties blanches appellées lymphatiques ou de parties ſereuſes, & qu'elles ne ſuggèrent que les mêmes
vûës générales qui doivent tendre uniquement à débarraſſer les Vaiſſeaux engagés par plus ou moins de Saignées & par les autres Remèdes indiqués par la conſtitution du Sang & par la nature des ſymptômes, & à rétablir dans les Parties affectées la libre circulation & la
ſecretion des Humeurs. D'ailleurs toutes ces diſtinctions me paroiſſent
aſſez mal inventées : car, à proprement parler, toute Pleureſie ou Peripneumonie doit être *ſanguineo-lymphatico-ſereuſe*, même celle qu'on
qualifie de *ſéche*, de *ſpaſmodique*, ou *convulſive*, puiſque tout Sang
eſt compoſé de globules rouges, de parties blanches & de parties ſereuſes, & que du reſſerrement des Vaiſſeaux qui produit la Pleureſie
ſpaſmodique ou *ſéche*, il s'enſuit néceſſairement une *Staſe* ou un engagement du Sang & par conſéquent des globules rouges & des parties blanches & ſereuſes qui le compoſent. Il eſt vrai que ſelon la différente proportion de ces parties, ſelon l'excès de l'une par-deſſus
l'autre, il en doit reſulter une différente modification dans le caractère eſſentiel de ces Maladies, & qu'on pourroit appeller *ſanguines*
celles où la partie rouge du Sang prédomine & forme des grumeaux
rouges, qu'on pourroit donner le nom de *lymphatiques*, à celles où
la partie blanche du Sang prédomine & ſe trouve épaiſſie au point
de former quelquefois des concrétions polypeuſes, &c. qu'on pourroit
auſſi les appeller *ſanguineo-lymphatiques*, *ſanguineo-ſereuſes*, &c. ſelon
que les parties rouges & blanches du Sang, ou les parties rouges &

X

* *Mrs.* Bianchi
Hepatica Hiſt.
Valcarengi *Me-*
dicina rational.
&c.

ſereuſes , &c. prédominent : car pour les anciennes dénominations , on voit aſſez qu'elles ne ſçauroient quadrer avec la conſtitution naturelle du Sang telle qu'on la connoit aujourd'hui ; mais il eſt viſible que toutes ces diſtinctions , même bien entenduës , ne peuvent que donner lieu à quelque rafinement dans l'application de la manière générale de traiter ces Maladies , & qu'elles ne détruiſent en aucune façon ce que nous avons avancé. Nous croyons même qu'il vaut encore mieux s'attacher à connoître l'eſpèce d'engagement qui conſtitue le caractère eſſentiel de ces Maladies , & à découvrir ſi c'eſt une ſimple *phlogoſe* , ou une inflammation *phlegmoneuſe*, ou *éréſipélateuſe*, ou *œdemateuſe* , &c. d'autant plus que toutes les autres diſtinctions ſe trouvent compriſes dans ces différentes eſpèces d'engagement.

Quant aux Pleureſies *bilieuſes* ou *lymphatico-bilieuſes*, elles ne ſçauroient être admiſes , à moins qu'on ne les regarde comme des Maladies compliquées ; car dans l'état naturel il n'y a point dans le Sang de particules de Bile toutes formées , & la couleur jaune ou roüillée des Crachats n'eſt point une preuve que la Bile prédomine quelquefois dans ces Maladies, mais ſeulement elle marque un certain mélange de la partie rouge du Sang avec les parties blanches & ſereuſes. Du reſte nous n'avons garde de nier que les Pleureſies ne puiſſent ſe compliquer avec d'autres Maladies , & qu'elles ne demandent alors des égards particuliers : mais c'eſt ce que nous n'entreprendrons pas de développer ici.

95. D'où vient donc, dira-t-on , que ces Maladies cèdent ſi aiſément aux Remèdes ordinaires en certaines années , & qu'en d'autres années elles ſont ſi rebelles & font de ſi grands ravages ? C'eſt à la différente eſpèce d'engagement , au différent degré où il eſt porté , & aux autres Maladies avec leſquelles il peut être compliqué qu'on doit principalement attribuer cette différence. Ainſi les Pleureſies & les Peripneumonies qui dependent d'une inflammation *éréſipélateuſe*, ſont beaucoup plus dangereuſes que celles qui ne reconnoiſſent qu'une ſimple inflammation *phlegmoneuſe* , & deviennent plus fréquemment *gangréneuſes*. Un plus haut degré d'inflammation dans les unes ou dans les autres , fait auſſi qu'elles ſont plus ou moins rebelles & qu'elles font plus ou moins de ravages. Enfin les Pleureſies & les Peripneumonies compliquées avec des Fiévres malignes ſont bien plus meurtrières que celles qui ne ſont compliquées qu'avec des ſimples Fiévres putrides.

96. À l'égard des Dyſenteries , ſi elles cèdent en un temps à l'Ypécacuanha , & ſi elles lui reſiſtent en un autre. C'eſt que ce Remède , comme je l'ai remarqué ailleurs * , n'eſt ſpécifique dans ces Maladies, qu'autant qu'il eſt ſoumis à une Méthode générale & raiſonnée, qu'autant qu'il eſt employé après les ſaignées néceſſaires & ſur de certaines

* *Tom.* 1. *pag.* 367.

indications qui le demandent,qu'autant qu'il eſt donné dans les eſpèces de ces Maladies & dans les temps qui en permettent l'uſage. Vouloir , par exemple , que l'Ypécacuanha guériſe une Dyſenterie où les boyaux ſont *ulcerés*,ce ſeroit vouloir l'impoſſible. Vouloir auſſi qu'il guériſſe les Dyſenteries compliquées avec des Fiévres malignes , ſans employer pour la guériſon de cés Fiévres les autres Remèdes convenables , ce ſeroit s'abuſer groſſierement. Que ſi dans les Dyſenteries épidemiques qui ſe mirent dans l'Armée au Siége de Roſes en 1693. l'Ypécacuanha donné avec opiniâtreté & de toutes les façons , comme le remarque le célèbre Hiſtorien de l'Académie Royale des Sciences * , ne produi-ſit aucun bon effet , & que le Lait coupé avec la Leſſive de Sarments de Vigne , fut d'un ſi grand ſecours , c'eſt ſans doute parceque ces Dyſenteries tendoient promptement à l'*exulceration*, & qu'après les Re-mèdes généraux , il falloit un Balſamique déterſif pour prévenir cet accident ou pour y remédier. Ce que nous venons de dire de l'Ypé-cacuanha , on doit l'appliquer au *Chacril* * au *Simarouba* * , & ne regarder ces Remèdes comme ſpécifiques que dans de certaines eſpèces de Dyſenteries & après avoir employé les Remèdes généraux.

97. Enfin on ne manquera pas de nous objecter ce que nous avons nous-même expoſé ci-deſſus * , ſçavoir , que *les Fiévres doubles-tierces de mauvais caractère ne ſe montrèrent que dans le mois d'Août*, & que *deux mois auparavant il avoit paru quelques doubles-tierces continuës, mais ordinaires*. D'où l'on conclura ſans doute que puiſque je regarde ces Maladies tantôt comme *ordinaires* , tantôt comme *extraordinaires*, je dois auſſi reconnoitre en elles un différent caractère eſſentiel. A cela je reponds que, ſoit qu'on regarde ces Maladies comme des Fiévres *intermittentes* dont les accès enjambent l'un ſur l'autre , ſoit qu'on les conſidère comme des *continuës-redoublantes* , ſoit enfin qu'on les con-çoive comme compoſées d'une *continuë* & d'une *intermittente* unies enſemble , ainſi qu'elles m'ont paru dans cette occaſion , rien n'em-pêche qu'on ne regarde ces Maladies comme *ordinaires* , lors , par exemple , que n'étant compoſées que d'une *continuë-putride*, & d'une *intermittente-ſimple* , elles parcourent aſſez promptement leuis temps & cèdent aiſément aux Remèdes uſités en pareil cas , parceque c'eſt ce que nous voyons arriver ici le plus ſouvent , & que nous n'appellions *extraordinaires* , celles qui étant compoſées d'une *continuë-maligne* & d'une *ſimple-intermittente* ſont plus lentes à parcourir leurs temps & réſiſtent davantage aux Remèdes les plus efficaces , parceque nous ne voyons ici que fort rarement des Fiévres de cette eſpèce. Du reſte , comme le caractère des Fiévres *malignes* ne diffère pas eſſentiellement de celui des Fiévres *putrides* , mais ſeulement à raiſon du degré auquel il eſt élevé , ou de quelques modifications accidentelles dont il eſt

Hiſt. de l'Acad. 1732. p. 221.

Hiſt. de l'Acad. 1719.
* Hiſt. & Mem. de l'Acad.1729.
* Pag. 138, & 139.

X ij

fufceptible , ainfi qu'on peut le recüeillir de Ecrits de Mrs. *Bellini ,
Chirac , Fizes* , &c. & comme nous aurons peut-être un jour occafion
de le faire voir , de même le caractère des Fiévres doubles-tierces, foit
ordinaires , foit *extraordinaires*, ne doit pas être effentiellement différent.

Ainfi par *ordinaires* nous n'entendons que les Maladies que nous
voyons ici prefque toutes les années , & par *extraordinaires* nous entendons celles que nous n'obfervons que rarement. C'eft dans ce fens
qu'on pourroit appeller *ordinaires* les Fiévres malignes *non-pourprées* ,
& *extraordinaires* les Fiévres malignes *pourprées* , *dyfenteriques* , *peftillentielles* , &c. ce qui ne fuppofe pas toutefois dans ces Maladies un
caractère effentiellement différent , ainfi qu'on l'a remarqué ci-deffus.

98. Que les Fiévres doubles-tierces dont nous venons de parler ,
fuffent pour la plûpart compofées d'une Fiévre *continuë - maligne* , &
d'une Fiévre *tierce - intermittente non-maligne* , c'eft ce que j'ay cru
pouvoir inférer d'un côté de leurs fymptomes qui marquoient vifiblement une Fiévre maligne , & de l'autre des Paroxifmes qui après
l'entière guérifon de la Fiévre maligne atteftoient manifeftement une
Fiévre tierce-intermittente qui fubfiftoit encore ou qui fe renouvelloit
bien-tôt après , & pour la guérifon de laquelle il falloit avoir recours
au Kinkina. C'étoient des Fiévres compliquées qui approchoient fort
de l'efpèce de celles que les Anciens appelloient *Hemitritæs* & *Tri-
tæophyes* , & que le célèbre *de Baillou* * difoit être *inflammatoires* &
malignes. Ces Fiévres que nous ne voyons ici que fort rarement , &
que *de Baillou* * difoit être rares en France de fon temps, étoient fort
communes en Italie du temps de *Baglivi* * & même du temps de *Galien* * , qui pour prouver leur exiftence dit qu'il n'a pas befoin du témoignage d'*Hippocrate* , puifqu'il les voyoit fréquemment à Rome :
ὅτι γὸ κỳ τοιοῦτός τις γίνεται πυρετὸς , ὁποῖον εἶπον , οὐκ ἐτ᾽ ἐν τῶδε μάρτυρος ὰ γ
Ἱπποκράτους , ὰ τε ἄλλου τινὸς ὁ λόγος χρήζει , μόνον ὰ κατ᾽ ἑκάsλω ἡμέραν ὁρώντων
ἡμῶν αὐτὸν , κỳ μάλιs᾽ ἐν ῥωμη. En 1694. elles regnèrent auffi à Rochefort, mais à un plus haut degré qu'ici & avec d'autres fymptômes ,
ainfi que nous l'apprend M. *Chirac* * , qui eut même le malheur d'en
être attaqué. Ceux qui fouhaiteront un plus grand éclairciffement fur
cette matière n'auront qu'à lire *Duret* * , *Spigelius* * & les Autheurs
que je viens de citer.

99. Que les jeunes Médecins ne s'imaginent donc point que les Maladies *épidemiques* ont en différentes années & fous divers climats un
différent caractère effentiel , & qu'elles demandent un traitement tout-
à fait différent : Qu'après s'être fait une idée nette du caractère effentiel de ces Maladies par la lecture des bons Livres ou par l'ouverture
des Cadavres , ils s'attachent feulement à connoître la *famille* & l'ef-
pèce de celles qu'ils auront à combattre , qu'ils tâchent de découvrir

* *Epid. p. 36.*

* *Ibid. p. 138.*
* *Prax. med.
lib.* I.
* *Lib. de Mor-
bor. temporib.*

* *Traité des Fié-
vres malign. tom.*
I. *p. 46. & fuiv.*
* *Comm. in coa.
Hipp.*
* *De femitertian.
lib.* IV.

leur différent degré , leur complication , &c; & qu'ils ne craignent point de fuivre les Règles générales de l'Art avec les ménagements dûs à la faifon , au climat , à l'âge , au fexe , au tempérament des Malades. J'ofe les affurer avec un fçavant Moderne * , qu'ils feront heureux en Pratique pourvû qu'ils trouvent des gens qui puiffent être guéris , & qu'ils manient ces Règles avec toute la prudence & la circonfpection qu'exige le précepte d'*Hippocrate* (μηδὲν εἰκῆ , μηδὲν ὑσπορὲν *) qui en défendant de rien faire temerairement , ordonne auffi de ne rien négliger. *Felix femper erit Medicus fi in hominem fanitatis recipiendæ capacem inciderit , & fecundùm artis præcepta rectè egerit* *.

    J'avois refolu d'ajoûter quelques autres Remarques pour faire voir 1°. le danger & les inconveniens de la Fiévre confiderée comme un moyen dont la Nature fe fert pour opérer la dépuration du Sang & la refolution des inflammations dans les Maladies aiguës. 2°. Le danger & les inconveniens de l'expectoration toute feule dans les Pleurefies & les Peripneumonies. 3°. La neceffité des fréquentes Saignées, des Purgatifs réiterés & quelquefois des Veficatoires pour procurer la dépuration du Sang & la refolution des inflammations internes. 4°. La néceffité d'une même Méthode générale & raifonnée dans tous les Climats de la Terre. 5°. Enfin je voulois auffi donner quelques Remarques fur les Maladies chroniques. Mais pour ne pas retarder davantage l'impreffion de ce Volume, j'ai cru devoir renvoyer tout cela à un autre Ouvrage, auquel je vais travailler & qui contiendra mes Obfervations fur les Maladies chroniques avec une expofition fuccinte des Maladies de 1746.

    Addition au N°. 22. *p.* 100. Outre l'efpèce de Fiévre erratique dont j'ay parlé, j'en ay obfervé une autre qui fuccède quelquefois à des Fiévres continuës & à de longues Fiévres intermittentes , laquelle a cedé à l'ufage du Lait coupé avec la teinture du Kinkina.

    Addition au N°. 78. *pag.* 150, après *reforbeatur.* ajoûtez :
Eft & aliud malum huic affine quo frequentiùs laborant pueri pubefcentes , glandularum fcilicet inguinalium alterutrius aut utriufque lateris intumefcentia, feu , ut *D. de Sauvages* * verbis utar , *Bubo fpurius adolefcentium* vulgò les *Croiffants* : qui tumor nifi fpontè brevi fubfidat aut congruis Remediis citò refolvatur, crurales tum arterias tum nervos comprimendo , infanabilem , ut non femel obfervavi , claudicationem accerfit, qua de re juniores Practicos monendos effe mihi vifum fuit.

Priori fimilem affectum eodem tempore obfervavi in muliere qua-
dragenaria ac macilenta, cui cùm mammæ prorsùs exaruiflent, pe-
nitùfque fubfediflent, tum propter Febrem diuturnam è maligna &
tertiana intermittente compofitam, tum propter tenuem diætam, levem ptyalifmum, fudores fpontaneos, prægreflas venæ fectiones,
repetitafque purgationes, earum altera, dum paulò plenior victus per
aliquot dies adhibitus fuiflet poft Febris folutionem, tumere cœpit,
ac indolefcere. Qui tumor cum paululum accreviflet, tactuique re-
niteretur, parvum fcirrhum fub mammilla æmulans, me non parum
anxium per plures dies detinuit, eòque graviorem ægrotanti metum
incuflit, quod ejus foror aliquot ante annos mammillari Cancro defuncta eflet. Ufurpata funt ftatim jufcula demulcentia ac leviter in-
cidentia è vitulina fcilicet ac teftudinea carne conflata, nec-non ad-
hibitum ferotinis horis lac afininum cui quatuor millepedes contufi
addebantur, interpofitaque leniora purgantia : interim cum tertius jam
inftaret menfis ex quo catamenia manare defierant, accedente Febre ad
majorem molem protinùs attollitur tumor ita ut vel apertionem vel
integram exciffionem poftulare videretur, fed poft celebratam venæ
fectionem fluentibus ubertim catameniis ftatim fubfidit, fuperftite tantum fub mammilla parvo fed duro verticillo. At cùm altera mamma
quæ nihil aliud præter pellem coftis fuperextenfam præfeferebat, paulò
poft inflari cœpiflet cum modico dolore, in mentem mihi venit ejus
mammas rursùs *fororiare*, quod eventus comprobavit. Nunc enim poft
aflumpta per quatuor aut quinque menfes diluentia ac demulcentia
nec-non poft reftitutum periodicum catameniorum fluxum, ambæ hujus mulieris mammæ modicè dumtaxat ac molliter tument, globofam-
que formam rursùs adeptæ penitùs fe habent ut fe habere folent in
puberibus puellis.

FIN.

E R R A T A.

Pag. 117. l. 18. eliminita, *lifez* eliminatæ.
Pag. 118. l. 7. appofita, *lifez* appofitæ.
Pag. 135. l. 30. *après* violente, *ajoûtez* furtout après le boüillon
accident ordinaire aux Toux ftomachales ;
Pag. 136. l. 17. de 5 à 6 ans, *lifez* de 3 à 4 ans,
Pag. 144. l. 24. faifoit, *lifez* faifoient
Pag. 150. l. 22. confului, *lifez* fuafi,

TABLE

DES SOMMAIRES.

LES ELEMENTS

DE LA

MEDECINE-PRATIQUE,

SUITE DE LA QUATRIE'ME PARTIE.

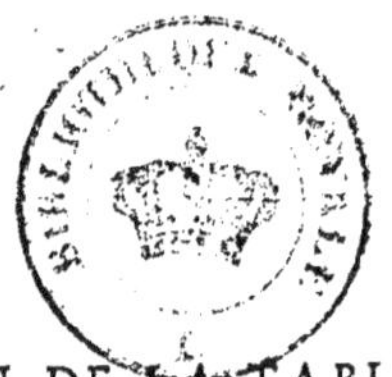

FIN DE LA TABLE,

9 782329 475943